普通医药院校创新型系列教材

外 科 学

史宏灿　王正兵　主编

科学出版社

北　京

内 容 简 介

本教材是临床医学专业的主干课程,是普通医药院校创新型系列教材之一。内容涉及外科常见病、多发病的临床诊断与治疗。本教材借鉴国内外优秀教材及专著,结合我国临床医学教育的特点,基于国家临床执业医师资格考试大纲要求编写而成。在确保外科学知识的科学性、完整性和系统性的前提下,坚持以需求为导向,注重理论创新,体现实用原则。编写内容充分体现外科学的基础理论、基本知识和基本技能,并适当介绍外科学发展最前沿的研究成果及与外科学密切相关的边缘性学科理论和技术,着力提高医学生临床综合思维能力和解决实际问题的临床操作技能。本教材每章之前设有"学习要点",每章之后还附有"小结"、"思考题"。此外,本教材最后附有"推荐补充阅读书目及网站",便于学生预习、自学和知识巩固之用。

本教材可供高等医药院校医学及医学相关专业本、专科学生,成人高考学员,以及从事医学及医学相关专业教学工作者参考、学习使用。

图书在版编目(CIP)数据

外科学 / 史宏灿,王正兵主编. —北京:科学出版社,2016.1

普通医药院校创新型系列教材

ISBN 978 - 7 - 03 - 046178 - 0

Ⅰ. ①外… Ⅱ. ①史… ②王… Ⅲ. ①外科学-医学院校-教材 Ⅳ. ①R6

中国版本图书馆 CIP 数据核字(2015)第 259359 号

责任编辑:闵 捷
责任印制:谭宏宇 / 封面设计:殷 靓

科学出版社 出版
北京东黄城根北街 16 号
邮政编码:100717
http://www.sciencep.com

南京展望文化发展有限公司排版
上海叶大印务发展有限公司印刷
科学出版社发行 各地新华书店经销

*

2016 年 1 月第 一 版 开本:889×1194 1/16
2016 年 1 月第一次印刷 印张:30 1/2
字数:970 000

定价:98.00 元
(如有印装质量问题,我社负责调换)

总　序

　　高等教育改革的关键是提高教育质量,医学教育尤其如此。医药卫生体制改革是一项重大的民生工程,对医学人才培养的结构、质量也提出了更加迫切的要求;同时世界医学也正在发生深刻变化,医学的社会性、公平性、整合性,健康需求的广泛性、医学的国际化都在加速发展,医学发展新趋势对医学教育提出了新挑战。要解决这些问题,关键要改革创新,要通过综合改革,提高质量,提高水平,满足医药卫生事业和人民群众的健康需求。

　　2014 年 6 月,国家教育部等六部门出台"关于医教协同,深化临床医学人才培养改革的意见",意见指出:到 2020 年,基本建成院校教育、毕业后教育、继续教育三阶段有机衔接的具有中国特色的标准化、规范化临床医学人才培养体系。院校教育质量显著提高,毕业后教育得到普及,继续教育实现全覆盖。

　　继续医学教育与全日制本科教育相比,具有其自身的规律与特点。继续医学教育在课程设置、教学内容、教学时数、授课方式上都有相应变化,体现了成人教育的成人性、自主性和实践性。扬州大学医学院基于自身学科优势和办学经验,根据国家医学本科专业培养要求,以"优化资源、重视素质、强调创新"为理念,坚持"本科水平、成人特色、重在实用、便于自学"的原则,精心策划和编写了这套教材,体现了科学性、实用性和启发性。使用对象主要是继续医学教育、医药类本科专业学生等,对基层医务工作者、各类专业培训也有适用性。同时也可作为专业教师的参考用书。

　　全套教材涉及基础医学、临床医学、护理学、预防医学等相关核心课程,内容丰富翔实、信息量大;理论联系实际、实用性强;语言简洁练达、图文并茂。相信这套教材的出版,必将对临床医学、护理学等专业教育质量的不断提升起到重要的推动作用。

阮长耿

中国工程院院士

2015 年 4 月

前　言

　　外科学是临床医学专业的主干课程。本教材共分 67 章,内容涉及外科总论、普通外科、神经外科、胸心外科、泌尿外科、骨科等系统常见病、多发病的临床诊断与治疗。

　　本教材借鉴国内外优秀教材及专著,结合我国医学教育的特点和要求编写而成。在编写原则上,本教材遵循《外科学》教学大纲,兼顾国家临床执业医师考试要求,以"厚基础、宽口径、强能力、高素质、有特色"为医学人才培养目标,在科学性、完整性和系统性的前提下,以必需、够用为度,注重理论创新,体现实用原则,突出外科学的专业特点,既有传承,又推陈出新。编写内容充分体现外科学的基础理论、基本知识和基本技能。在编写过程中,本教材还注重把脉医学教育发展的方向和趋势,适当介绍外科学发展最前沿的研究成果及与外科学密切相关的边缘性学科理论和技术,着力提高医学生临床综合思维能力和解决实际问题的临床操作技能。每章之前设有"学习要点",每章之后附有"小结"、"思考题"。此外,本教材最后附有"推荐书目及网站",便于学生预习、自学和知识巩固之用。

　　本教材的编写得到了扬州大学医学院的大力支持和科学出版社的悉心指导。就组织管理而言扬州大学医学院各级领导都很重视此书的出版工作,多次就编写的形式、内容等组织相关专家讨论、论证。本教材由扬州大学出版基金资助。由于现代医学发展日新月异,教材中难免存在缺点,恳请广大师生和读者提出宝贵意见,以便再版时修订、改进。

主　编

2015 年 4 月 13 日

目 录

第九章 围术期处理 52

第十章 外科患者的营养代谢 57

第十一章 外科感染 63

第十二章 创伤 72

第十三章　烧伤、冷冻伤 77

第十四章　肿瘤 85

第十五章　移植 90

第十六章　内镜外科 97

第十七章　颅内压增高和脑疝 100

第十八章　颅脑损伤 107

第三十二章 腹外疝 207

第三十三章 腹部损伤 214

第三十四章 急性化脓性腹膜炎 221

第三十五章 胃、十二指肠疾病 227

第三十六章 小肠疾病 243

第三十七章 阑尾疾病 253

第五十六章　男性性功能障碍、不育和节育　384

第五十七章　骨折概论　389

第五十八章　上肢骨、关节损伤　407

第五十九章　断指(肢)再植　419

第六十章　下肢骨、关节损伤　422

第一章 绪 论

学习要点

● **掌握:**① 外科学概念;② 外科疾病的分类。
● **熟悉:** 现代外科学的发展史。
● **了解:** 学好外科学的基本方法。

第一节 外科学的范畴

外科学(surgery)一词来自拉丁文 chirurgia,又由希腊文 chir(手)和 ergon(工作)组成,是一门以手术或手法为主要治疗手段的临床学科。

按病因分类,外科疾病大致可分为五类。

1. 损伤 由暴力或其他致伤因子作用于人体所造成的组织结构完整性的破坏或功能障碍,多需要手术或其他外科处理,以修复组织和恢复功能。

2. 感染 是指需要外科治疗的感染,包括创伤、烧伤、手术、器械检查等并发的感染。外科感染常为多种细菌的混合感染,常有组织化脓坏死而需外科处理。

3. 肿瘤 是机体中正常细胞在不同的始动与促进因素长期作用下,所产生的增生与异常分化所形成的新生物。绝大多数的肿瘤需要手术处理,对良性肿瘤,切除有良好的疗效;对恶性肿瘤,则需要通过外科手术达到根治目的。

4. 畸形 先天性畸形如先天性心脏病、肛管直肠闭锁等均需手术治疗。后天性畸形如烧伤后瘢痕挛缩,多需手术整复。

5. 其他性质的疾病 常见的有梗阻性疾病如肠梗阻、尿路梗阻等;循环障碍性疾病如下肢静脉曲张、门静脉高压症等;结石形成如胆石症、尿路结石等,常需手术治疗予以纠正。

现代外科学不但包括上述疾病的诊断、预防以及治疗的知识和技能,而且还要研究疾病的发生和发展规律。循证医学(evidence based medicine)以证据为基础,"慎重、准确和明智地应用当前所能获得的研究依据,结合医生个人的专业技能和临床经验,同时考虑患者的价值和愿望,将三者完美地结合,制定出患者最优化的治疗措施"。外科实践中同样涉及诊断、药物、非手术治疗、手术方式等问题,也需要按照循证医学的要求去选择最佳的方法,这就是"循证外科学"(evidence based surgery)。"循证外科学"的研究范畴包括在外科治疗中应用的药物或非手术治疗方法、手术方式的对比及手术治疗与非手术治疗的对比等。因此,只有紧跟医学发展的步伐,不断从这些前沿学科中吸取知识,才能有所进步、有所创新。

第二节 外科学的发展

外科学是人们在与自然界作斗争过程中逐渐形成的一门实用性科学。我国医学史上外科开始很早,公元前14世纪商代的甲骨文中就有"疥""疮"等字的记载。在周代(公元前1066～公元前249年)有"金疡"与"疡医"、"疡科"之分,主治未溃肿物、已溃疮疡、刀枪箭伤及骨伤等人体外部伤。汉代的外科著作《五十二病方》中强调预防破伤风,有对腹股沟疝的治疗描述。华佗(约141～208年)使用麻沸汤为患者进行死骨剔除术、剖腹术等。南北朝龚庆宣著《刘涓子鬼遗方》(483年)是中国最早的外科学专著。孙思邈著《备急千金要方》(652年)中,应用手法整复下颌关节脱位。金元时代,危亦林著《世医得效方》(1337

年)已有正骨经验,如在骨折或脱臼的整复前用乌头、曼陀罗等药物先行麻醉,用悬吊复位法治疗脊柱骨折。明代陈实功著《外科正宗》中记叙刎颈切断气管,应急用丝线缝合切口。孙志宏著《简明医彀》记载着先天性肛门闭锁的治疗方法。清末高文晋著《外科图说》(1856 年),是一本以图释为主的中医外科学。

公元前 460~公元前 377 年,古希腊医学家 Hippocrates 对骨折、脱位和创伤的治疗创立了许多新方法,成为西方外科学最初奠基人。Celstts 描述的炎症四大症状,即红、肿、热、痛仍沿用至今。

现代外科学奠基于 19 世纪 40 年代,先后解决了手术疼痛、伤口感染和止血、输血等问题。1800 年 Davy 应用一氧化二氮做麻醉剂,1846 年美国 Morton 首先采用了乙醚作为全身麻醉剂。1892 年德国 Schleich 首先倡用可卡因做局部浸润麻醉。麻醉技术的发展有力地促进了手术学的进步。19 世纪初已有手术记载,但术后感染甚为严重,手术死亡率甚高,产妇的死亡率亦高。1846 年匈牙利 Semmelweis 首先提出在检查产妇前用漂白粉水将手洗净,遂使他所治疗的产妇死亡率自 10%降至 1%。1867 年英国 Lister 采用碳酸溶液冲洗手术器械,并用碳酸溶液浸湿的纱布覆盖伤口,使他所施行的截肢术的死亡率自 46%降至 15%。1877 年德国 Bergmann 创用蒸气灭菌法,1889 年德国 Furbringer 提出了手臂消毒法,1890 年美国 Halsted 倡议戴橡皮手套,使无菌术臻于完善。手术出血是妨碍外科发展的另一重要因素。1872 年英国 Wells 介绍止血钳,1873 年德国 Esmarch 在截肢时倡用止血带。1901 年美国 Landsteiner 发现血型。1915 年德国 Lewisohn 提出了混加枸橼酸钠溶液使血不凝固的间接输血法,加上血库的建立,使输血变得简便易行。

外科学和生理学的结合使外科学的视野从局部扩展到整体。Hunter(1728~1793 年)主张解剖学、生理学和病理学知识相结合,开展了实验外科,解决临床外科遇到的问题。1952 年美国外科学家 Moore 提出了外科手术的代谢反应与代谢管理问题,加强了外科患者手术前后的代谢处理,改善了手术效果。

20 世纪 50 年代,低温麻醉和体外循环为心脏直视手术开辟了新的途径。60 年代,显微外科技术的发展,推动了创伤、整复和器官移植外科的进步。器官移植是 20 世纪医学的一大进展,是组织、器官功能损坏至不可逆转程度时的理想治疗方法。近年来,科学技术日新月异,发明或改良了许多器械、设备,外科疾病的诊断和治疗水平从此获得了很大发展。超声影像、内镜、核素扫描、计算机体层成像(computed tomography,CT)、磁共振成像(magnetic resonance imaging,MRI)、数字减影血管造影(digital subtraction angiography,DSA)到单光子发射计算机断层(single photon emission computed tomography,SPECT)、正电子发射断层显像(positron emission tomography,PET)等检查及影像的三维重建技术,不仅可以准确地确定病变的部位,且能帮助确定病变的性质。微创外科(minimally invasive surgery,MIS)技术以其创伤小、并发症低、患者痛苦少、恢复快等优点,成为 21 世纪外科发展的主要方向之一。机器人外科手术(robot-assisted surgery)和远程微创外科手术取得成功,使外科学再次面临着腾飞的机遇。

第三节　怎样学好外科学

医学科学技术日益进步不仅提高了外科疾病的诊断和治疗水平,同时对外科工作者也提出了新的技能要求及不断完善、更新知识储备。

注重基础理论、基本知识和基本技能的学习与掌握。现代外科学在广度和深度方面获得了迅速发展。生物工程、再生医学和组织工程技术对医学发挥着重要影响,免疫学、分子生物学的进展,特别是对癌基因的研究,已渗透到外科学各领域。基础理论是促使外科学发展的基础,如免疫学阐明与解决了组织器官移植术后免疫排斥的问题,基因学的发展使人们认识到,某些疾病的发生是因人体对同一损害有不同反应所致。基本知识包括基础医学知识和其他临床各学科的知识,如解剖、病理、病理生理、临床诊断学等。如要做好腹股沟疝修补术,就必须熟悉腹股沟区的局部解剖;施行乳癌手术,就应了解乳癌的淋巴转移途径;为合并糖尿病患者手术,应懂得手术前后如何纠正糖的代谢紊乱等。掌握临床基本技能是培养医学人才的核心目标。在临床基本技能方面,要写好病史记录、学会体格检查是其基本功;要培养严格的无菌观念;要重视外科基本操作如切开、分离、止血、结扎、缝合及引流、换药等训练。其他处理如胃肠减压、气管插管或切开、胸腔闭式引流、导尿等,都需认真学习并掌握使用。要遵循外科基本原则,不可草率行事,否则会影响到手术的效果。

外科学是一门实践性很强的应用学科。要学好用好外科学知识,就必须遵循理论与实践相结合的原则。在学习外科学的同时,要自觉温习解剖学、生理学、病理学(病理生理)、药理学等基础医学知识,有助于对外科疾病有更加深入的理解和把握。不同疾病的发病机制不同,同一疾病在不同患者机体上的发病也可能存在差异,处理方法也应因病不同、因人而异。学习外科学要仔细观察外科患者各系统、各器官的形态和功能变化;要参加各种诊疗操作,包括手术和麻醉;要密切注意手术治疗对患者的疗效。要注重实践锻炼(见习、实习),在实践中磨炼意志、砥砺品格、提高技能。要善于分析临床工作中所遇到的各种问题和难题,通过自己的独立思考和体悟,厚基础、强实践,不断地提高临床综合思维能力和解决实际问题的临床操作技能。

(史宏灿)

第二章　无　菌　术

学习要点

- **掌握**：① 无菌术的概念,及临床灭菌、消毒的常见方法;② 手术进行中的无菌
  原则。
- **熟悉**：手术人员和患者手术区域的准备。
- **了解**：手术室的管理。

无菌术(asepsis)是针对微生物及感染途径所采取的一系列预防措施,包括消毒、灭菌法、操作规则及管理制度。其不仅是医学的一个基本操作规范,对外科而言其意义更为重要,在手术、穿刺、插管、注射及换药等过程中,应采取一系列严格措施,防止这些微生物通过接触、空气或飞沫进入伤口或组织引起感染。

灭菌是指用物理的方法,杀灭与手术区或伤口接触的物品上的一切活的微生物(包括芽孢等)。消毒是指用化学药物杀灭病原微生物和其他有害微生物,但不要求清除或杀灭所有微生物(如芽孢等)。灭菌和消毒都必须能杀灭所有病原微生物和其他有害微生物,达到无菌术的要求。无菌术中的操作规则和管理制度则是为了防止已经灭菌和消毒的物品、已行无菌准备的手术人员或手术区不再被污染所采取的措施。

第一节　手术器械、物品、敷料的灭菌、消毒法

一、高压蒸气法

用高温加高压灭菌,不仅可杀死一般的细菌,对细菌芽孢也有杀灭效果,这是手术用品灭菌最常用最可靠是方法,主要用于能耐高温的物品,如金属器械、玻璃、敷料及一些药物的灭菌。物品经高压灭菌后,可保持包内无菌 2 周。

使用高压蒸气灭菌器的注意事项:① 待灭菌的各种包裹不宜过大,一般应小于 40 cm×30 cm×30 cm;② 排放包裹时不宜过密,以免妨碍蒸气透入,影响灭菌效果;③ 包内和包外预置专用灭菌指示纸带,在压力及温度达到灭菌标准条件并维持 15 min 时,指示纸带即出现黑色条纹,表示已达到灭菌的要求;④ 易燃和易爆炸物品如碘仿、苯类等,禁用高压蒸气灭菌法;锐利器械如刀、剪不宜用此法灭菌,以免变钝;⑤ 瓶装液体灭菌时,只能用纱布包扎瓶口,如果为橡皮塞封闭,则应插入针头以排气;⑥ 应在已灭菌的物品上做好标记,注明有效日期,并需与未灭菌的物品分开放置;⑦ 高压灭菌器应由专人负责,每次灭菌前应检查安全阀的性能是否良好,以防锅内压力过高,发生爆炸。

二、煮　沸　法

煮沸法适用于金属器械、玻璃制品及橡胶类等物品。可以使用专用的煮沸灭菌器,也可以将一般的铝锅或不锈钢锅洗去油脂后使用。物品在水中煮沸至 100℃并持续 15～20 min,一般细菌即可被杀灭,但带芽孢的细菌至少需煮沸 1 h 才能被杀灭。如在水中加碳酸氢钠,使成 2％碱性溶液,沸点可提高到 105℃,灭菌时间可缩短至 10 min,并有防止金属物品生锈的作用。在高原地区,由于气压低导致水的沸点降低,煮沸灭菌的时间需相应延长。一般海拔每增高 300 m,灭菌时间需相应延长 2 min。在高原地区,还可用压力锅来煮沸灭菌。压力锅蒸气压力一般为 127.5 kPa,锅内最高温度能达 124℃左右,10 min 即可灭菌。

应用煮沸法的注意事项:① 物品必须完全浸没在水中,才能达到灭菌目的;② 橡胶和缝线类的灭菌应在水煮沸之后放入,不要煮沸过久,持续煮沸 10 min 即可取出,以防影响物品质量;③ 玻璃类物品要用纱布包好,放入冷水中逐渐加热至煮沸,以免骤热而破裂;注射器应预先拔出其内芯,同时用纱布包好针筒、内芯;④ 煮沸器的锅盖应严密关闭,以保持沸水温度;⑤ 灭菌时间应从水煮沸后算起,如果中途加入其他物品,应重新计算时间。

三、火 烧 法

在紧急情况下,金属器械的灭菌可用此法。将器械置于搪瓷或金属盆中,倒入少量 95% 乙醇并点火直接燃烧。此法常使锐利器械变钝,又会使器械失去原有的光泽,一般不宜应用。

四、药 液 浸 泡 法

锐利器械、内镜等不适于热力灭菌的器械,可以使用化学药液浸泡消毒。常用的化学消毒剂有下列几种。

1. 2% 中性戊二醛水溶液 浸泡时间为 30 min。常用于刀片、剪刀、缝针及显微器械的消毒。灭菌时间为 10 h。药液宜每周更换一次。

2. 1:1 000 新洁尔灭(苯扎溴铵)溶液 浸泡时间为 30 min。1 000 mL 中加医用亚硝酸钠 5 g 可有防止金属器械生锈。虽亦可用于刀片、剪刀及缝针的消毒,但由于其消毒效果不如戊二醛溶液,故目前常用于已消毒的持物钳的浸泡。

3. 10% 甲醛溶液 浸泡时间为 20~30 min。适用于输尿管、导管等树脂类、塑料类及有机玻璃类制品的消毒。

4. 70% 乙醇 浸泡 30 min。多用于已消毒过的物品的浸泡,以维持消毒状态。乙醇应每周过滤,并核对浓度一次。

5. 1:1 000 氯己定(洗必泰)溶液 浸泡时间为 30 min。抗菌作用较新洁尔灭强。

药液浸泡法注意事项如下所述。

(1) 物品浸泡前应去污,要擦净器械附着的油脂。

(2) 待消毒的物品应全部浸入溶液中。

(3) 有轴节的器械(如剪刀),轴节应张开;瓶类物品的内面亦应浸泡在消毒液中。

(4) 使用前,应用灭菌盐水将药液冲洗干净,以防药液损害机体组织。

五、甲醛蒸气熏蒸法

用有蒸格的容器,物品置蒸格上部。蒸格下放一量杯,按容器体积加入高锰酸钾及 40% 甲醛(福尔马林)溶液(用量以每 0.01 m³ 加高锰酸钾 10 g 及 40% 甲醛 4 mL 计算)。将容器盖紧,熏蒸 1 h 可达消毒目的,灭菌需 6~12 h。

清洁、保管和处理:所有使用后的器械、敷料和用具,都必须经过一定的处理,才能重新进行消毒供再次使用。具体处理方法因物品种类、污染性质和程度而略有差异。凡金属器械、玻璃、搪瓷等物品,使用后都需用清水洗净,特别需注意沟、槽、轴节等处的去污;金属器械还须擦油防锈;各种导管均需仔细冲洗内腔;凡属铜绿假单胞菌感染、破伤风或气性坏疽伤口,或乙型肝炎抗原阳性患者,所用的布类、敷料、注射器及导管应尽量选用一次性物品,用后焚烧处理,避免交叉感染。金属物品冲洗干净后须置于 20% 聚维酮碘原液(0.1% 有效碘)内浸泡 1 h。

第二节 手术人员和患者手术区域的准备

一、手术人员的术前准备

1. 一般准备 进手术室要换穿手术室准备的清洁鞋和衣裤,并戴好口罩、帽子。口罩应盖住鼻孔,帽子要盖住全部头发。应剪短指甲,除去甲缘下积垢。手臂皮肤破损或有化脓性感染时,不能参加手术。

2. 手臂消毒法　　在体皮肤皱纹内和皮肤深层如毛囊、皮脂腺等都藏有细菌,手臂消毒法可以清除皮肤表面的细菌。过去肥皂水洗手法常用,包括清洁和消毒两个步骤。现在已逐渐被应用新型消毒剂的方法所替代,刷洗手时间短,灭菌效果好。消毒剂有含碘与不含碘两大类。各种消毒剂的使用要求会有些不同,但都强调消毒前的皮肤清洁步骤,不能忽视。

(1)肥皂刷手法

1)先用肥皂做一般的洗手,再用无菌毛刷蘸煮过的肥皂水刷洗手和臂,清除皮肤上的各种污渍,刷洗范围为手指尖到肘上10 cm处。两臂交替刷洗,注意甲缘、甲沟、指蹼等处的刷洗。刷完后,手指朝上肘朝下,用流动的清水将手臂上的肥皂水冲洗干净。反复刷洗三遍,共约10 min。再用无菌毛巾从手到肘部擦干手臂,注意擦拭顺序,擦过肘部的毛巾不可再回擦手部。

2)将手和前臂浸泡在70%乙醇内5 min。浸泡范围到肘上6 cm处。洗手消毒后,应保持拱手姿势,手臂不可下垂,也不能再接触未经消毒的物品。否则应重新洗手。

(2)碘尔康刷手法:肥皂水擦洗双手、前臂3 min,刷洗范围同前。刷洗后用无菌纱布擦干。用浸透0.5%碘尔康的纱布球涂擦手和前臂1遍,稍干后穿手术衣和戴手套。

手术完毕后若继续施行另一手术时,如手套未破可不用重新刷手,仅需用消毒液再涂擦手和前臂,穿上无菌手术衣和戴手套即可。若前一次手术为污染手术,则继续施行手术前应重新洗手。

3. 穿无菌手术衣和戴手套的方法　　手臂消毒法仅能清除皮肤表面的细菌,而藏在皮肤深处的细菌并不能被消灭。手术过程中,这些深藏的细菌可逐渐移到皮肤表面。所以在手臂消毒后,还要戴上消毒橡胶手套和穿无菌手术衣,用干手套,应先穿手术衣,后戴手套。

(1)穿无菌手术衣:提起衣领两角,将手术衣轻轻抖开,两手插入衣袖内。两臂前伸,让别人协助穿上。勿将衣服外面对向自己或触碰到其他物品或地面。

(2)戴无菌手套:没有戴无菌手套的手,不应触碰手套外面,只能接触手套套口的向外翻折部分。用左手自手套夹内捏住手套套口翻折部,将手套取出。先将右手插入右手套内,注意勿触及手套外面;再用已戴好手套的右手指插入左手套的翻折部,帮助左手插入手套内。将手套翻折部翻回盖住手术衣袖口,无菌盐水冲净手套表面的滑石粉。

二、患者手术区的准备

目的是消灭拟做切口处及其周围皮肤上的细菌。一般外科手术,患者最好在手术前一天下午洗浴,并用肥皂清洗皮肤。如皮肤上有油脂或胶布粘贴的残迹,可用松节油和75%乙醇擦去。然后用2.5%～3%碘酊涂擦皮肤,碘酊干后,再以70%乙醇涂擦两遍。另一种消毒方法是用0.5%碘尔康溶液或1:1000苯扎溴铵溶液涂擦两遍。对婴儿、面部皮肤、口腔、肛门、外生殖器等部位,可选用刺激性小、作用较持久的0.75%吡咯烷酮碘消毒。

注意事项如下所述。

(1)一般以由手术区中心部向四周涂擦,如为感染伤口或会阴肛门等处手术,应从外周向感染伤口或会阴肛门处涂擦。

(2)手术区皮肤消毒范围要包括手术切口周围15 cm的区域;如术中有延长切口的可能,则应事先相应扩大皮肤消毒范围。

手术区消毒后,铺无菌布单,只显露手术切口所必需的区域,以尽量减少术中的污染。可以在手术区的皮肤上粘贴无菌塑料薄膜,皮肤切开后薄膜仍可以黏附在伤口边缘,术中可防止皮肤上尚存的细菌进入伤口。小手术可仅使用一块孔巾,较大手术须铺盖无菌巾和其他必要的布单,除手术野外,至少要有两层无菌布单遮盖。

一般的铺巾方法:用4块无菌巾,每块的一边双折少许,在切口每侧铺盖一块无菌巾,通常先铺操作者的对面或相对不洁区,最后铺靠近操作者的一侧。用巾钳夹住交角处,防止移动。无菌巾铺盖后,不可随便移动,如位置不正确,只能由手术区向外而不能向内移动。再铺中单、大单。大单的头端要盖过麻醉架,两侧和足端部均应垂下超过手术台边30 cm。

第三节 手术进行中的无菌原则

手术过程中,器械和物品都已灭菌、消毒,手术人员也已洗手、消毒、穿戴无菌手术衣和手套,手术区又已消毒和铺覆无菌布单,已为手术提供了一个无菌操作环境。但如果没有一定的规章来保持这种无菌环境,则已经灭菌和消毒的物品或手术区域仍有受到污染、引起伤口感染的可能,甚至影响患者的生命。这种所有参加手术的人员必须认真执行的规章,即称为无菌操作规则。手术进行中的无菌原则有以下内容。

(1) 手术人员一经"洗手",穿无菌手术衣和戴无菌手套之后,手不能接触背部、腰部以下和肩部以上部位,这些区域属于有菌地带;同样也不要接触手术台边缘以下的布单。

(2) 不可在手术人员的背后传递手术器械及手术用品。坠落到无菌巾或手术台边以外的器械物品,禁止拾回再用。

(3) 手术中如手套破损或接触到有菌地方,应及时更换无菌手套。前臂或肘部触碰到有菌地带,应及时更换无菌手术衣或加套无菌袖套。如无菌巾、布单等物已被血液等浸透,其无菌隔离作用已不再完整,须加盖新的干无菌布单。

(4) 在手术过程中,同侧手术人员如需调换位置,一人应先退后一步,背对背地转身到达另一位置,以防触及对方背部不洁区。

(5) 手术开始前要清点器械、敷料,手术结束时应仔细检查胸、腹等体腔,待核对器械、敷料数无误后,方能关闭切口,以免异物遗留腔内,产生严重后果。

(6) 切口边缘应以无菌大纱布垫或手术巾遮盖,并用巾钳或缝线固定,仅显露手术切口。也可在手术区粘贴无菌塑料薄膜,可起到同样效果。

(7) 切开空腔脏器前,要先用纱布垫保护周围组织,以防止或减少污染。

(8) 做皮肤切口及缝合皮肤之前,需用70%乙醇再涂擦消毒皮肤一次。

(9) 手术进行时不应开窗通风或使用电扇,室内空调机风口也不能直接吹向手术台,以免扬起尘埃,污染手术室内空气。

(10) 参观手术的人员不宜超过2人,参观时不可太靠近手术人员或站得过高,也不可经常在室内走动,以减少污染的机会。

第四节 手术室的管理

手术室需要有良好的管理制度以保证手术室的洁净环境。应设立手术室工作人员通道、手术患者通道和污物通道。当一个手术室安排有数个手术时,应先做无菌手术,后做污染或感染手术。特殊感染手术必须在感染手术间施行,不可在同一手术间同时施行无菌和感染两种手术。每次手术完毕后和每天工作结束时,都应彻底打扫,清除污液、敷料和杂物。至少每周应大扫除一次。手术室内应定期进行空气消毒。通常采用乳酸消毒法。在清洁工作完成后,打开窗户通风 1 h。每 100 m^3 空间可使用 12 mL 80%乳酸,倒入锅内(或再加等量的水),置于三角架上,架下点一酒精灯,待蒸发完后将火熄灭,紧闭门窗 30 min后再打开通风。在铜绿假单胞菌感染手术后,则先用乳酸进行空气消毒,1~2 h 后再进行扫除,用1:1000 苯扎溴铵溶液擦洗室内物品后,开窗通风 1 h。在破伤风、气性坏疽手术后,可用 40%甲醛溶液消毒手术室,按每立方米空间用甲醛溶液 2 mL 和高锰酸钾 1 g,即能产生蒸气,12 h 后打开窗户通风。在HBsAg 阳性,尤其是 HBeAg 阳性的患者手术后,地面和手术台等可喷洒 0.1%次氯酸钠水溶液,30 min后清扫和擦拭。也可以采用紫外线消毒手术室空气,通常以每平方米地面面积使用紫外线电功率1~2 W 计算,照射 2 h,照射距离不超过 2 m。

知识拓展

六步洗手法

在平时日常生活中是预防肠道传染病的关键,最好流水洗手加肥皂擦洗,90％左右的沾污在手上的微生物都能洗干净。现做以下介绍:第一步:掌心相对,手指并拢相互摩擦;第二步:手心对手背沿指缝相互搓擦,交换进行;第三步:掌心相对,双手交叉沿指缝相互摩擦;第四步:弯曲各手指关节,在另一手掌心旋转搓擦,交换进行;第五步:一手握另一手大拇指旋转搓擦,交换进行;第六步:将五个指尖并拢,在另一掌心揉搓。六步洗手法目前已在各医院逐步推广(图2-1)。

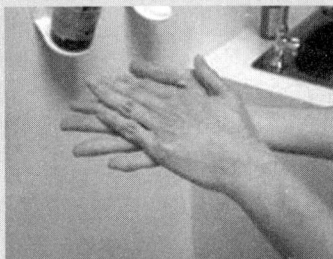

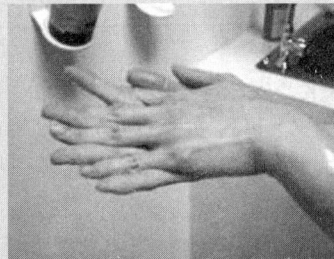

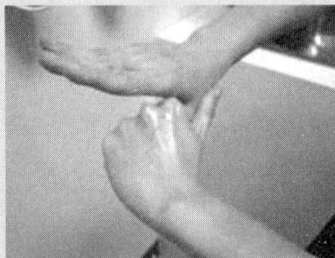

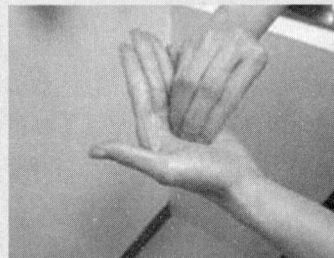

第一步:掌心相对,手指并拢相互摩擦　　第二步:手心对手背沿指缝相互搓擦,交换进行　　第三步:掌心相对,双手交叉沿指缝相互摩擦

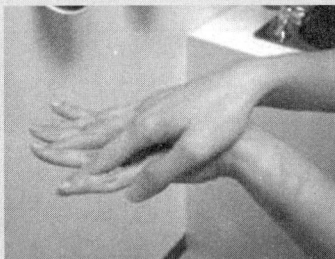

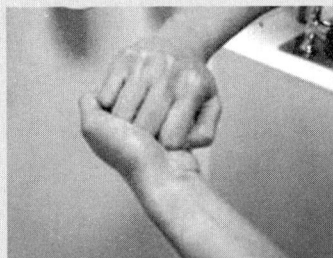

第四步:弯曲各手指关节,在另一手掌心旋转搓擦,交换进行　　第五步:一手握另一手大拇指旋转搓擦,交换进行　　第六步:将五个指尖并拢,在另一掌心揉搓

图2-1　六步洗手法图解

小　结

1. 无菌术(asepsis)是针对微生物及感染途径所采取的一系列预防措施,包括消毒、灭菌法、操作规则及管理制度。
2. 手术器械、物品、敷料的灭菌、消毒法很多,针对不同材料使用不同方法,各有其注意事项。
3. 手术人员要进行必要的术前准备,术前要对患者手术区进行必要的准备。
4. 手术进行中要遵循必要的无菌原则。

【思考题】
(1) 手术区皮肤的消毒范围是什么?
(2) 手术进行中的无菌原则有哪些?

(王正兵)

第三章 外科患者的体液失调

学习要点

- **掌握**：① 各型缺水、低血钾症、高血钾症的临床表现、诊断、防治方法；代谢性
  酸中毒、碱中毒的临床表现、诊断、治疗。
- **熟悉**：代谢性酸中毒、碱中毒的病理生理掌握临床表现、诊断和治疗。
- **了解**：体液平衡失调、酸碱平衡失调的治疗。

体液平衡失调可表现为：容量失调、浓度失调和成分失调。容量失调是指等渗性体液的减少或增加，只引起细胞外液量的变化，而细胞内液容量无明显改变。浓度失调是指细胞外液中的水分增加或减少，导致渗透微粒浓度改变，渗透压随之改变。由于 Na^+ 占细胞外液渗透微粒的90%，因而此时的浓度失调就表现为低钠血症或高钠血症。细胞外液中其他离子所占渗透微粒的比例很小，其浓度改变对细胞外液渗透压影响甚微，主要引起成分失调，如低钾血症或高钾血症，低钙血症或高钙血症，以及酸中毒或碱中毒等。

第一节 概 述

一、体液组成与分布

体液分为细胞内液和细胞外液两部分。肌组织含水量较多（75%～80%），而脂肪组织含水量较少（10%～30%），细胞内液绝大部分存在于骨骼肌中。由于成年男性肌肉相对发达，而女性脂肪比例较高，因此成年男性的体液量约占体重的60%，而成年女性的体液量约占体重的50%，两者均有±15%的变化幅度。小儿脂肪组织较少，故体液量所占比例较高，新生儿可达体重的80%，随其年龄增大，体内脂肪组织比例逐渐增大，14岁之后已与成人所占比例相似。

男、女性细胞外液均占体重的20%。细胞外液由血浆和组织间液两部分组成，血浆量约占体重的5%，组织间液量约占体重的15%。绝大部分的组织间液能迅速地与血管内液体或细胞内液进行交换并取得平衡，称为功能性细胞外液；另有一小部分组织间液仅能缓慢地交换，在维持体液平衡方面的作用甚小，称为无功能性细胞外液，如结缔组织液、脑脊液、关节液和消化液等。但是，有些无功能性细胞外液的变化导致机体水、电解质和酸碱平衡失调却是很显著的，如胃肠消化液。无功能性细胞外液占体重的1%～2%，约占组织间液的10%。

细胞外液中最主要的阳离子是 Na^+，主要的阴离子是 Cl^-、HCO_3^- 和蛋白质。细胞内液中的主要阳离子是 K^+ 和 Mg^{2+}，主要阴离子是 HPO_4^{2-} 和蛋白质。正常血浆渗透压为 $290\sim310$ mmol/L，细胞外液和细胞内液的渗透压相等。

二、体液平衡及渗透压的调节

正常情况下，由于进食、排泄和组织代谢，机体的水、电解质和酸碱度处于不断变化中，并在机体自身的各种调节机制作用下，处于动态平衡状态，维持于正常范围。

体液及渗透压的稳定是由神经-内分泌系统调节的。体液渗透压由下丘脑-垂体-抗利尿激素系统维

持,血容量由肾素-醛固酮系统维持。此两系统共同作用于肾,调节水及钠等电解质的吸收及排泄,维持体液平衡。相对于渗透压,血容量对机体更为重要。当低血容量和低渗透压并存时,前者对抗利尿激素的促进分泌作用远远强于后者对抗利尿激素分泌的抑制作用,目的是优先恢复血容量。

当机体失水时,细胞外液的渗透压增高,可刺激下丘脑-垂体-抗利尿激素系统,产生口渴感,机体增加摄水量,同时抗利尿激素分泌增加,促使远曲小管的集合管上皮细胞增加水分的重吸收,使细胞外液渗透压降至正常。反之,口渴反应被抑制,同时水分的重吸收减少,使细胞外液渗透压增至正常。这种调节非常敏感精确,当血浆渗透压较正常有$\pm 2\%$的变化就能使抗利尿激素的分泌发生相应的变化。

此外,肾素-醛固酮系统也参与体液平衡的调节。当血容量减少和血压下降时,可刺激肾小球旁细胞增加肾素的分泌,进而刺激肾上腺皮质增加醛固酮的分泌。后者可促进远曲小管对 Na^+ 的再吸收和 K^+、H^+ 的排泄。随着 Na^+ 再吸收的增加,水的再吸收也增多,使已降低的细胞外液量增加至正常。

三、酸碱平衡及调节

人体通过体液的缓冲系统、肺的呼吸和肾的排泄对酸碱度进行调节,使其处于动态平衡状态。机体的酸碱度通常以动脉血浆的 pH 为标准,正常值为 7.40 ± 0.05。

血液中最重要的缓冲系统是 HCO_3^-/H_2CO_3。HCO_3^- 的正常值平均为 24 mmol/L,H_2CO_3 平均为 1.2 mmol/L,两者相比值 $HCO_3^-/H_2CO_3=24/1.2=20:1$。只要 HCO_3^-/H_2CO_3 的比值为 20:1,血浆的 pH 就保持为 7.40,与 HCO_3^- 及 H_2CO_3 绝对值无关。肺可通过呼吸作用排出 CO_2,从而调节血中的 H_2CO_3。肾通过改变排出固定酸及保留碱性物质的量,来维持正常的血浆 HCO_3^- 浓度,其机制为:① 通过 Na^+-H^+ 交换而排 H^+;② 通过 HCO_3^- 重吸收而增加碱储备;③ 通过产生 NH_3^+ 并与 H^+ 结合成 NH_4^+ 而排 H^+;④ 通过尿的酸化过程而排 H^+。肺和肾相互协调,使血浆 pH 维持平衡。

四、水、电解质及酸碱平衡的临床意义

临床工作中,许多外科急、重病病症都会伴有不同性质、不同程度的水、电解质及酸碱平衡紊乱问题,需要准确判断和正确处理。如大面积烧伤、消化道瘘、肠梗阻、严重腹膜炎等,都可直接导致脱水、血容量减少、低钾血症及酸中毒等严重内环境紊乱,如不及时纠正,则会加重病情恶化而导致患者死亡。维持患者的内环境相对稳定是手术成功的基本保证。临床实践证明:如若伴有电解质紊乱或酸中毒,手术风险随之增加;即便手术很成功,但术后不能维持患者内环境稳定,也可导致治疗的失败。

临床上发生水、电解质和酸碱失调的表现形式多种多样,可以只发生一种异常,如低钾血症。但更为常见的是同时存在多种异常,例如,既有水、电解质紊乱,又有酸碱失调。因此,外科医生应全面掌握病情变化,对各种水、电解质平衡紊乱应予以全面纠正,不可疏漏。

第二节　水和钠的代谢紊乱

在细胞外液中,水和钠的关系非常密切,故一旦发生代谢紊乱,缺水和失钠常同时存在。水、钠代谢紊乱可分为下列几种类型。

一、等 渗 性 缺 水

【病因/病理/病理生理】 等渗性缺水(isotonic dehydration)是指水和钠成比例丧失,血清钠和细胞外液渗透压维持在正常范围;因细胞外液量迅速减少,故又称急性缺水或混合性缺水。这种缺水在外科患者最易发生。由于丧失的液体为等渗,细胞外液的渗透压基本不变,细胞内液短时期内不会代偿性向细胞外间隙转移,因此细胞内液的量一般不发生变化。但如果这种体液丧失持续时间较久,细胞内液也将逐渐外移,随同细胞外液一起丧失,以致引起细胞缺水。

常见病因有：① 消化液的急性丧失，如肠外瘘、大量呕吐等；② 体液丧失在感染区或软组织内，如腹腔内或腹膜后感染、肠梗阻、烧伤等。其丧失的体液成分与细胞外液基本相同。

【临床表现】 患者有恶心、厌食、乏力、少尿等，但不口渴。舌干燥，眼窝凹陷，皮肤干燥、松弛。若在短期内体液丧失量达到体重的 5%（占细胞外液的 25%），患者则会出现脉搏细速、肢端湿冷、血压不稳定或下降等血容量不足之症状。当体液继续丧失达体重的 6%～7%时（占细胞外液的 30%～35%），则有更严重的休克表现。

并发休克患者，因微循环障碍常导致酸性代谢性酸中毒。但如果患者丧失的体液主要为胃液，因有 H^+ 的大量丧失，则可伴发代谢性碱中毒。

【诊断/鉴别诊断】 有消化液或其他体液大量丧失的病史及相应的临床症状。实验室检查可有血液浓缩现象，红细胞计数、血红蛋白量和血细胞比容均增高；血清 Na^+、Cl^- 浓度正常。尿比重增高。

【治疗】 最重要的是治疗原发病，同时针对性地纠正其细胞外液的减少。可静脉滴注平衡盐溶液或等渗盐水，尽快恢复血容量。对等渗性缺水的治疗，对已有脉搏细速和血压下降等症状者，表示细胞外液的丧失量已达体重的 5%，需从静脉快速滴注上述溶液约 3 000 mL（按体重 60 kg 计算），以恢复其血容量。注意所输注的液体应该是含钠的等渗液，如果输注不含钠的葡萄糖溶液则会导致低钠血症。另外，静脉快速输注上述液体时必须监测心脏功能，包括心率、中心静脉压或肺动脉楔压等。对血容量不足表现不明显者，可给患者上述用量的 1/2～2/3，即 1 500～2 000 mL。此外，还应补给日需要水量 2 000 mL 和氯化钠 4.5 g。

平衡盐溶液的电解质含量和血浆相仿，适于治疗等渗性缺水。目前常用的平衡盐溶液有两种：① 1.86% 乳酸钠溶液和复方氯化钠溶液按 1:2 配制；② 1.25% 碳酸氢钠溶液和等渗盐水按 1:2 配制。如果单用等渗盐水，因溶液中的 Cl^- 含量比血清 Cl^- 含量高 50 mmol/L（Cl^- 含量分别为 154 mmol/L 及 103 mmol/L），大量输入后有导致血 Cl^- 过高引起高氯性酸中毒的危险。

在纠正缺水后，排钾量会有所增加，故应注意预防低钾血症。一般在血容量恢复使尿量 40 mL/h 后，即应开始补钾。

二、低 渗 性 缺 水

【病因/病理/病理生理】 低渗性缺水（hypotonic dehydration）又称为慢性缺水或继发性缺水。特点是水和钠均丢失，失钠多于失水，血清钠低于正常范围，细胞外液呈低渗状态。

主要病因有：① 胃肠道消化液持续性丢失，例如，反复呕吐、长期胃肠减压引流或慢性肠梗阻，以致大量钠随消化液而排出；② 大创面的慢性渗液；③ 应用排钠利尿剂如氯噻酮、依他尼酸等时，未注意补给适量的钠盐；④ 等渗性缺水治疗时补充水分过多。

【临床表现】 因缺钠程度不同而异，一般均无口渴感。根据缺钠程度，低渗性缺水可分为三度：轻度缺钠者血钠浓度在 135 mmol/L 以下，患者感疲乏、头晕、手足麻木，尿中 Na^+ 减少；中度缺钠者血钠浓度在 130 mmol/L 以下，患者除有上述症状外，尚有恶心、呕吐、脉搏细速，血压不稳定或下降，浅静脉萎陷，尿量少，尿中几乎不含钠和氯；重度缺钠者血钠浓度在 120 mmol/L 以下，患者神志不清，肌痉挛性疼痛，常发生休克。

【诊断】 如患者具有上述特点的体液丢失病史和临床表现，可初步诊断为低渗性缺水。支持诊断的其他检查包括：尿比重常在 1.010 以下，尿 Na^+ 和 Cl^- 常明显减少；血钠浓度低于 135 mmol/L，血钠浓度越低，病情越重；红细胞计数、血红蛋白量、血细胞比容及血尿素氮值增高。

【治疗】 最重要的是处理原发病。同时静脉输注含盐溶液或高渗盐水，以纠正细胞外液的低渗状态和补充血容量。低渗性缺水的补钠量可按下列公式计算：需补充的钠量（mmol）=[血钠的正常值（mmol/L）-血钠测得值（mmol/L）]×体重（kg）×0.6（女性为 0.5）

举例如下：女性患者，体重 60 kg，血钠浓度为 130 mmol/L。

$$补钠量=(142-130)\times60\times0.5=360 \text{ mmol}。$$

以 17 mmol Na^+ 相当于 1 g 钠盐计算，补氯化钠量约为 21 g。当天先补 1/2 量，即 10.5 g，加每天正常需要量 4.5 g，共计 15 g。以输注 5% 葡萄糖盐水 1 500 mL 即可基本完成。此外还应补给日需液体量

2 000 mL。其余的一半钠,可在第二天补给。

需要强调的是,不能绝对依靠上述公式补钠,一般总是先补充缺钠量的一部分,以解除急性症状,使血容量有所纠正。如果将计算的补钠总量全部快速输入,可能造成血容量过高,加重心脏负荷,对心功能不全者将非常危险。所以应依据临床表现及血钠监测结果分次逐步补钠。但输注高渗盐水时应严格控制滴速,每小时不应超过 100～150 mL。以后根据病情及血钠浓度再调整治疗方案。

重度缺钠出现休克者,则应先补足血容量,以改善微循环和组织器官的灌注。

在补充血容量和钠盐后,由于机体的代偿调节功能,合并存在的酸中毒常可同时得到纠正,所以不需在一开始就用碱性药物治疗。如经动脉血血气分析测定,酸中毒仍未完全纠正,则可静脉滴注 5% 碳酸氢钠溶液 100～200 mL 或平衡盐溶液 200 mL。在尿量达到 40 mL/h 后,同样需要注意补钾。

三、高 渗 性 缺 水

【病因/病理/病理生理】 高渗性缺水(hypertonic dehydration)又称原发性缺水。特点是水和钠均丢失,失水多于失钠,故血清钠高于正常范围,细胞外液渗透压升高。高渗性缺水时,细胞内液移向细胞外间隙,导致细胞内外液量都有减少,继续发展可因脑细胞缺水而导致脑功能障碍。

主要病因为:① 摄入水分不够,如食管癌致吞咽困难,重危患者的给水不足,经鼻胃管或空肠造口管给予高浓度肠内营养溶液等;② 水分丧失过多,如高热大量出汗(汗液中含氯化钠 0.25%)、大面积烧伤暴露疗法、糖尿病未控制致大量尿液排出等。

【临床表现】 据缺水程度可将高渗性缺水分为轻、中、重三度。轻度缺水者仅有口渴,缺水量为体重的 2%～4%;中度缺水者有极度口渴,有乏力、尿少和尿比重增高,唇舌干燥,皮肤失去弹性,眼窝下陷,甚至烦躁不安,缺水量为体重的 4%～6%;重度缺水者除上述症状外,出现躁狂、幻觉、谵妄,甚至昏迷,缺水量超过体重的 6%。

【诊断】 有相关的病史和临床表现即可做出初步诊断,辅助检查见血钠浓度升高,在 150 mmol/L 以上,尿比重高,血液浓缩。

【治疗】 在治疗原发病的同时,使用 5% 葡萄糖溶液或低渗的 0.45% 氯化钠溶液补充液体。所需补液体量据临床表现估算丧失水量占体重的百分比,按每丧失体重的 1% 补液 400～500 mL 计算,失水量可分在两天内补足。此外,每天还应给予生理需要量 2 000 mL。

在补水的同时应注意适当补钠,否则可能出现低钠血症。为避免输入过量而致血容量的过分扩张及水中毒,计算所得的补水量,一般可分在二天内补给。治疗一天后应监测全身情况及血钠浓度,必要时可酌情调整次日的补给量。

四、水 中 毒

【病因/病理/病理生理】 水中毒(water intoxication)又称稀释性低血钠。因机体摄入的水量超过了排出水量,以致体内水分潴留,引起血浆渗透压下降和循环血量异常增多。

【病因】 ① 抗利尿激素分泌过多;② 肾功能不全,少尿或无尿;③ 机体摄入水分过多或接受过多的静脉输液。

【临床表现】 急性水中毒的特点是发病急骤,血清钠浓度降低,渗透压下降,细胞外液量明显增加。由此引发脑细胞肿胀和颅内压增高,导致一系列神经、精神症状,如头痛、嗜睡、精神错乱、谵妄,甚至昏迷、脑疝,极严重者死亡。慢性水中毒的症状往往被原发疾病的症状所掩盖,可有软弱无力、恶心、呕吐、嗜睡等。体重明显增加,皮肤苍白而湿润。

【诊断】 有相关的病史和临床表现,实验室检查见血液稀释,血浆渗透压降低,血钠低于 135 mmol/L。

【治疗】 水中毒一经诊断,应立即停止水分摄入。程度较轻者,在机体排出多余的水分后,水中毒即可解除。程度严重者,除禁水外,还需用利尿剂以促进水分的排出。如 20% 甘露醇 250 mL 快速静脉滴注(20 min 内滴完),或静脉注射呋塞米以减轻脑细胞水肿和增加水分排出。

预防水中毒临床意义更为重要,尤应注意各种应激反应可引起抗利尿激素的分泌过多造成水钠潴留,如剧烈疼痛、大量失血、休克、创伤及大手术等情况下,切勿过量输液。急性肾功能不全和慢性心功能不全者,也要注意限制水分摄入。

第三节 钾代谢异常

钾是细胞内最主要的电解质,参与细胞的正常代谢,维持细胞内液的渗透压和酸碱平衡,保持神经肌肉组织的兴奋性及心肌正常功能等,具有重要的生理功能。体内钾总含量的 98% 存在于细胞内,仅有 2% 存在于细胞外液中。正常血清钾浓度为 3.5～5.5 mmol/L。钾的代谢异常有低钾血症(hypokalemia)和高钾血症(hyperkalemia),以前者为常见。

一、低 钾 血 症

低钾血症指血钾浓度低于 3.5 mmol/L。

【病因】 ① 摄入量不足;② 肾排钾量过多,如应用呋塞米利尿,肾小管性酸中毒,急性肾衰竭的多尿期、盐皮质激素(醛固酮)过多等;③ 长期补液忽略补钾或静脉营养患者补钾量不足;④ 钾从肾外途径丧失,如呕吐、持续胃肠减压、肠瘘等;⑤ 钾向组织内转移,如大量输注葡萄糖和胰岛素,或碱中毒时。

【临床表现】 最早的临床表现是肌无力,由四肢逐渐累及躯干,可有软瘫、腱反射减退或消失。进一步发展可累及呼吸肌,导致呼吸困难或窒息。消化道受累表现为厌食、恶心、呕吐和腹胀、肠蠕动消失等肠麻痹表现。心脏受累主要表现为传导阻滞和节律异常。典型的心电图改变为早期出现 T 波降低、变平或倒置,随后出现 ST 段降低、QT 间期延长和出现 U 波。但并非低钾血症都必然出现心电图改变,故不能单凭心电图改变诊断低钾血症。另外还应注意,当患者脱水伴有严重的细胞外液减少时,临床主要表现为缺水、缺钠症状,而低钾血症症状却不明显,但当补液钾浓度被进一步稀释之后,低钾症状才会明显。此外,低钾血症可导致代谢性碱中毒,其机制是:① K^+ 由细胞内移出,与 Na^+、H^+ 的交换增加(每移出 3 个 K^+,即有 2 个 Na^+ 和 1 个 H^+ 移入细胞内),使细胞外液的 H^+ 浓度降低;② 肾脏远曲肾小管 Na^+、K^+ 交换减少而 Na^+、H^+ 交换增加,故而排 H^+ 增多。这样的离子交换导致低钾性碱中毒,而尿液却呈酸性,此即所谓"反常性酸性尿"。

【诊断】 根据缺钾病史和临床表现即可做出初步诊断,实验室检查血钾浓度低于 3.5 mmol/L 即可确诊。心电图检查可作为辅助性诊断手段。

【治疗】 首先必须消除病因,同时根据缺钾程度补钾。通常根据血钾检测结果分次补钾,边补边测,直至血钾稳定于正常水平。口服钾剂相对简单而安全,但大多外科患者需要静脉补钾。根据血钾降低程度,每天补钾 40～80 mmol 不等,根据每克氯化钾等于 13.4 mmol 钾计算,每天补给氯化钾 3～6 g。病情严重者,每天补钾可能高达 100～200 mmol。但应特别强调,由于细胞外液的钾总量仅 60 mmol,静脉补钾过快可致血钾浓度异常增高而致心脏抑制,导致生命危险。因而静脉补充钾有浓度及速度的限制,每升输液中含钾量不宜超过 40 mmol(相当于氯化钾 3 g),溶液应缓慢滴注,输入钾量应控制在 20 mmol/h 以下。当患者同时伴有休克时,应先扩容,待尿量超过 40 mL/h 后,再静脉补充钾。临床上常用的钾制剂是 10% 氯化钾。由于低钾血症常伴有细胞外液的碱中毒,输入氯化钾后,其中的 Cl^- 有助于减轻碱毒,另外,Cl^- 还可增强肾脏的保钾作用。

二、高 钾 血 症

血钾浓度超过 5.5 mmol/L,即为高钾血症。

【病因】 ① 钾摄入过多,大多为补钾不当、使用含钾药物及大量输入陈旧库血所致;② 肾脏排钾功能减退,如急性及慢性肾衰竭;③ 应用保钾利尿剂如螺内酯(安体舒通)、氨苯蝶啶及盐皮质激素不足等;④ 大范围组织细胞损伤导致细胞内钾的移出,如溶血、挤压综合征、酸中毒等。

【临床表现】 高钾血症并无特异性临床表现,血钾一般性增高患者可以表现为神志模糊、感觉异常和肢体软弱无力等,严重者可出现微循环障碍,如皮肤苍白、发冷、青紫、低血压等,常伴有心动过缓、心律不齐,甚至心搏骤停。高钾血症,特别是血钾浓度超过 7 mmol/L,都会有心电图的异常变化,表现为早期 T 波高而尖,P 波波幅下降,随后出现 QRS 增宽。

【诊断】 存有引起血钾增高因素的患者,当出现无法用原发病解释的临床表现时,应考虑到高钾血症的可能性,实验室检查血钾超过 5.5 mmol/L 即可确诊。心电图具有较大的辅助诊断价值。

【治疗】 首先应着力消除病因,立即停用含钾的药物或溶液,酌情应用下列降钾方法。

1. 促使 K⁺ 向细胞内转移 ① 输注 5‰碳酸氢钠:将 5‰碳酸氢钠溶液先静脉注射 60～100 mL,再继续静脉滴注 100～200 mL。这种高渗性碱性溶液可使血容量增加,稀释血清 K⁺,促进 K⁺ 向细胞内转移或由尿排出,其中的 Na⁺ 可使肾远曲小管的 Na⁺、K⁺ 交换增加,使 K⁺ 从尿中排出。碱性溶液还可纠正酸中毒。② 输注葡萄糖溶液＋胰岛素:用 25‰葡萄糖溶液 100～200 mL,每 5 g 糖加入胰岛素 1 U 静脉滴注,可促使 K⁺ 向细胞内转移,每 3～4 h 可重复使用。③ 对于肾功能不全输液受限者,可用 10‰ 葡萄糖酸钙 100 mL、11.2‰乳酸钠溶液 50 mL、25‰葡萄糖溶液 400 mL,加入胰岛素 20 U,24 h 缓慢静脉滴注。

2. 应用阳离子交换树脂 每次 15 g,每日 4 次口服,可将 K⁺ 经大便排出。如有便秘,可同时口服山梨醇或甘露醇以导泻。

3. 透析疗法 有腹膜透析和血液透析两种,对上述治疗效果不佳者可酌情采用。

钙与钾有对抗作用,静脉注射 10‰葡萄糖酸钙溶液 20 mL 能缓解 K⁺ 对心肌的毒性作用,纠正心律失常。必要时可重复使用。

第四节 体内钙、镁及磷的异常

一、钙 异 常

人体 99‰的钙储存于骨骼中,细胞外液钙仅占总钙量的 0.1‰。血钙浓度为 2.25～2.75 mmol/L,相当稳定。其中的 45‰为离子化钙,具有维持神经肌肉稳定性的作用。外科钙代谢紊乱更多见低钙血症。

(一)低钙血症

【病因】 低钙血症(hypocalcemia)可发生于急性重症胰腺炎、坏死性筋膜炎、肾衰竭、消化道瘘、手术或放疗致甲状旁腺损伤。

【临床表现】 主要表现为神经肌肉兴奋性增加,如有口周和指(趾)尖麻木及针刺感、手足抽搐、腱反射亢进,以及 Chvostek 征阳性。血钙浓度低于 2 mmol/L 有诊断价值。

【治疗】 首先应治疗原发疾病,同时补钙以缓解症状,可用 10‰葡萄糖酸钙 10～20 mL 或 5‰氯化钙 10 mL 静脉注射,必要时 8～12 h 后再重复注射。长期治疗者可逐渐改用口服钙剂及维生素 D。

(二)高钙血症

【病因】 高钙血症(hypercalcemia)多见于甲状旁腺功能亢进症,如甲状旁腺增生或腺瘤形成者。其次是骨转移性癌,尤其是接受雌激素治疗的骨转移性乳癌。

【临床表现】 早期症状无特异性,血钙浓度进一步增高时可出现严重头痛、背部和四肢疼痛等。在甲状旁腺功能亢进症的病程后期,可致全身性骨质脱钙而发生多发性病理性骨折。

【治疗】 对甲状旁腺功能亢进者予手术治疗,切除腺瘤或增生的腺组织,可彻底治愈。对骨转移性癌患者,可给予低钙饮食,大量补充水分以利钙的排泄。静脉注射硫酸钠能使钙经尿排出有所增加,不过作用并不明显。

二、镁 异 常

体内的镁绝大多数存在于骨骼和细胞内,细胞外液中的镁仅占 1‰,而其对神经活动的控制、神经肌肉兴奋性的传递、肌收缩及心脏激动性等方面均具有重要作用。正常血镁浓度为 $0.70\sim1.10$ mmol/L。

（一）镁缺乏

【病因】 镁缺乏（magnesium deficiency）主要因长期饥饿、吸收障碍综合征、长时期胃肠道消化液丧失（如肠瘘）、长期静脉乏镁输液等所致。

【临床表现】 与钙缺乏很相似，有肌震颤、手足搐搦及 Chvostek 征阳性等。由于镁缺乏时血清镁浓度不一定降低，因此治疗不宜仅仅依据血镁监测，对有低镁病因，又有类似低钙症状者，要考虑镁缺乏可能。镁负荷试验具有诊断价值：正常人在静脉输注氯化镁或硫酸镁 0.25 mmol/kg 后，注入量的 90% 很快从尿中排出，而镁缺乏者 $40\%\sim80\%$ 被保留在体内，尿镁很少。

【治疗】 一般低镁患者可按 0.25 mmol/(kg·d) 的剂量静脉补充镁盐（氯化镁或硫酸镁），重症者可按 1 mmol/(kg·d) 补充镁盐。完全纠正镁缺乏需较长时间，因此在解除症状后仍应每天补硫酸镁 $5\sim10$ mL，持续 $1\sim3$ 周。

（二）镁过多

【病因】 镁过多（magnesium excess）多见于肾功能不全、子痫应用硫酸镁治疗过量、烧伤早期、广泛性外伤或外科应激反应，严重细胞外液量不足和严重酸中毒等也可引起血清镁增高。

【临床表现】 可有乏力、疲倦、腱反射消失、血压下降等。血镁过高导致心脏传导障碍，心电图出现高钾血症相似表现：PR 间期延长，QRS 波增宽和 T 波高尖。晚期可出现呼吸抑制、意识障碍、心搏骤停。

【治疗】 应用镁拮抗剂葡萄糖酸钙治疗。一般用 10% 葡萄糖酸钙（或氯化钙）溶液 $10\sim20$ mL，缓慢静脉滴注，同时纠正酸中毒和缺水。严重者还可行透析治疗。

三、磷 异 常

体内的磷约 85% 存在于骨骼中，细胞外液中仅含磷 2 g。正常血清无机磷浓度为 $0.96\sim1.62$ mmol/L。磷是核酸及磷脂的基本成分、高能磷酸键的成分之一，磷还参与蛋白质的磷酸化、细胞膜的组成，以及参与酸碱平衡等。

（一）低磷血症

【病因】 低磷血症（hypophosphatemia）主要见于甲状旁腺功能亢进症、严重烧伤或感染、长期肠外营养未补充磷制剂及输注大量葡萄糖及胰岛素使磷向细胞内转移。此时血清无机磷浓度 <0.96 mmol/L。

【临床表现】 低磷血症可有神经肌肉症状，如头晕、厌食、肌无力等，重症者可出现抽搐、精神错乱或昏迷，甚至可因呼吸肌无力而危及生命。低磷血症的发生率并不低，往往因无特异性临床表现或被其他疾病症状掩盖而被忽略。

【治疗】 对可能发生低磷血症者应注意积极预防，长期静脉输液者应在补液中常规添加磷 10 mmol/d，可补充甘油磷酸钠 10 mL。

（二）高磷血症

【病因】 高磷血症（hyperphosphatemia）很少见，可见于急性肾衰竭、甲状旁腺功能低下等。此时血清无机磷浓度 >1.62 mmol/L。

【临床表现】 由于高磷血症常继发于低钙血症，患者表现为低钙血症症状。还可因异位钙化而出现肾功能损害症状。

【治疗】 防治原发疾病，同时治疗低钙血症。急性肾衰竭伴明显高磷血症者，可行透析治疗。

第五节 酸碱平衡的失调

维持体液适宜的酸碱度是机体正常生命活动的基本条件，人体适宜的酸碱度为 pH $7.35\sim7.45$。在物质代谢过程中，机体摄入不同酸碱度的物质，代谢也能产生酸性和碱性物质，但能依赖体内的缓冲系统和肺及肾的调节，使体液的酸碱度可始终维持在正常范围之内。当摄入酸碱物质超过负荷，或是调节功能障碍,则会发生酸碱平衡失调。原发性的酸碱平衡失调可分为代谢性酸中毒(metabolic acidosis)、代谢性碱中毒(metabolic alkalosis)、呼吸性酸中毒(respiratory acidosis)和呼吸性碱中毒(respiratory alkalosis)四种。严重者可发生混合型酸碱失衡。

根据酸碱平衡公式,正常动脉血的 pH 为:

$$pH=6.1+\log\frac{HCO_3^-}{(0.03\times PaCO_2)}=6.1+\log\frac{24}{0.03\times40}=6.1+\log\frac{20}{1}=7.40$$

从上述公式可见,pH、HCO_3^- 及 $PaCO_2$ 是反映机体酸碱平衡的三大基本要素。其中,HCO_3^- 反映代谢性因素,HCO_3^- 的原发性减少或增加,可引起代谢性酸中毒或代谢性碱中毒。$PaCO_2$ 反映呼吸性因素,$PaCO_2$ 的原发性增加或减少,则引起呼吸性酸中毒或呼吸性碱中毒。

一、代谢性酸中毒

代谢性酸中毒是临床最常见的酸碱失衡,体内 H^+ 增多或 HCO_3^- 减少。

【病因】 主要病因为:① 碱性物质丢失过多,如腹泻、肠瘘等,HCO_3^- 大量丢失;② 酸性物质生成过多,如休克患者急性循环障碍,无氧代谢可大量产生丙酮酸及乳酸,发生乳酸性酸中毒;糖尿病患者,体内脂肪分解过多,引起酮体酸中毒;③ 肾功能不全,由于肾远曲小管泌 H^+ 功能障碍,内生性 H^+ 不能排出体外,或近曲小管 HCO_3^- 再吸收功能障碍致 HCO_3^- 吸收减少,均可致酸中毒。

【临床表现】 轻度代谢性酸中毒可无明显症状。重症者可表现为疲乏、眩晕、嗜睡,可有感觉迟钝或烦躁。最明显的表现是呼吸变得又深又快,呼吸频率可高达 40~50 次/min,呼出气带有酮味。体内酸性代谢产物积聚可使血管扩张,患者表现面颊潮红,心率加快,血压偏低。可出现腱反射减弱或消失、神志不清甚至昏迷。代谢性酸中毒可降低心肌收缩力和周围血管对儿茶酚胺的敏感性,患者容易发生心律不齐、急性肾功能不全和休克,而一旦产生则很难纠治。代谢性酸中毒患者还常伴有缺水症状。

【诊断】 当患者有相应病史,且伴有深而快的呼吸,即提示有代谢性酸中毒。动脉血 pH 和 HCO_3^- 明显下降。代偿期的血 pH 可在正常范围,但 HCO_3^-、BE(碱剩余)和 $PaCO_2$ 均有一定程度的降低。

【治疗】 首先应积极消除病因,只要消除病因,再辅以补液治疗,轻的代谢性酸中毒常可自行纠正,这是由于机体自身具有一定的调节酸碱平衡的能力。低血容量性休克伴有的代谢性酸中毒,经补充血容量以纠正休克之后,也随之可被纠正。对于这类患者不宜过早使用碱剂,否则反而可能造成代谢性碱中毒。

对症状较重者(血浆 HCO_3^- 低于 15 mmol/L),应补充碱剂,临床常用碳酸氢钠溶液。碳酸氢钠溶液进入体液后即离解为 Na^+ 和 HCO_3^-。HCO_3^- 与体液中的 H^+ 化合成 H_2CO_3,再离解为 H_2O 和 CO_2,CO_2 则自肺部排出,从而减少体内 H^+,使酸中毒得以改善。Na^+ 留于体内则可提高细胞外液渗透压和增加血容量。5%碳酸氢钠每 100 mL 含 Na^+ 和 HCO_3^- 各 60 mmol。临床上根据酸中毒严重程度,首次补给 5%$NaHCO_3$ 溶液的剂量可 100~250 mL 不等。在用后 2~4 h 复查动脉血血气分析及血浆电解质浓度,根据测定结果决定是否需继续输给及输给用量。边治疗边观察,逐步纠正酸中毒,是治疗的原则。5%$NaHCO_3$ 溶液为高渗性,过快输入可致高钠血症,使血渗透压升高,应注意避免。在酸中毒时,离子化的 Ca^{2+} 增多,故即使患者有低钙血症,也可以不出现手足抽搐。但在酸中毒被纠正之后,离子化的 Ca^{2+} 减少,便会发生手足抽搐。应及时静脉注射葡萄糖酸钙以控制症状。但如前述,过快纠正酸中毒还能引起 K^+ 向细胞内转移,引起低钾血症,应注意防治。

二、代谢性碱中毒

体内 H^+ 丢失或 HCO_3^- 增多可引起代谢性碱中毒。

【病因】 ① 胃液丧失过多:这是外科患者发生代谢性碱中毒的最常见的原因。胃液丢失可丧失大量的 H^+ 及 Cl^-。肠液中的 HCO_3^- 未能被胃液的 H^+ 所中和,使血浆 HCO_3^- 增高;② 碱性物质摄入过多:长期服用碱性药物或大量输注库存血(库血中抗凝剂可转化成 HCO_3^-);③ 低钾血症:缺钾时,K^+ 从细胞内移至细胞外,每 3 个 K^+ 从细胞内释出,就有 2 个 Na^+ 和 1 个 H^+ 进入细胞内,引起细胞内的酸中毒和细胞外的碱中毒;④ 利尿剂的作用:呋塞米、依他尼酸等能抑制近曲小管对 Cl^- 的再吸收,发生低氯性碱中毒。

【临床表现/诊断】 一般无明显症状,有时可有呼吸变浅变慢,或嗜睡、精神错乱或谵妄等精神症状。血气分析显示 pH 和 HCO_3^- 明显增高,$PaCO_2$ 正常。代偿期血液 pH 可基本正常,但 HCO_3^- 和 BE(碱剩余)均有一定程度的增高。可伴有低氯血症和低钾血症。

【治疗】 关键是治疗原发疾病。对胃液大量丧失所致的代谢性碱中毒,可输注等渗盐水或葡萄糖盐水,既有助于恢复细胞外液量,又可补充 Cl^-,可以纠正轻症低氯性碱中毒。必要时可补充盐酸精氨酸,既可补充 Cl^-,又可中和过多的 HCO_3^-。治疗严重碱中毒时(血浆 HCO_3^- 45~50 mmol/L,pH>7.65),可应用 0.1 mol/L 或 0.2 mol/L 的盐酸溶液,经中心静脉导管缓慢滴入(25~50 mL/h)。不得经周围静脉输入,因一旦溶液渗漏会导致软组织坏死的严重后果。

由于碱中毒时几乎都同时存在低钾血症,故须同时补给氯化钾(尿量超过 40 mL/h 才可开始补 K^+)。补 K^+ 之后可纠正细胞内、外离子的异常交换,终止从尿中继续排 H^+,将利于加速碱中毒的纠正。

清除病因之后,碱中毒一般容易纠正,对较重患者,不宜迅速纠正,也无须完全纠正,每 4~6 h 监测血气分析及血电解质,必要时第二天可重复治疗。

三、呼吸性酸中毒

血液 $PaCO_2$ 增高,引起高碳酸血症。

【病因】 主要为各种原因所致的通气、换气功能障碍,如镇静剂过量、中枢神经系统损伤、气胸、急性肺水肿及肺组织广泛纤维化和重度肺气肿等慢性阻塞性肺部疾患。由于机体不能充分排出体内生成的 CO_2,以致血液 $PaCO_2$ 增高,引起高碳酸血症。外科患者术后易由于痰液引流不畅、肺不张,或有胸腔积液、肺炎,加上切口疼痛、腹胀等因素,均可使换气量减少,当存在上述基础疾病时,更容易产生呼吸性酸中毒。

【临床表现/诊断】 患者可有胸闷、呼吸困难、躁动不安等,因换气不足致缺氧,可有头痛、发绀。随酸中毒加重,可有血压下降、谵妄、昏迷等。脑缺氧可致脑水肿,严重者可发生脑疝甚至呼吸骤停。

患者有呼吸功能障碍及上述症状,应考虑存在呼吸性酸中毒。血气分析显示 pH 明显下降,$PaCO_2$ 增高,血 HCO_3^- 亦有增高。

【治疗】 首先应积极消除病因。由于机体对呼吸性酸中毒的代偿能力较差,而且常合并存在缺氧,对机体的危害性极大,因此还必须积极改善患者的通气功能,如做气管插管或气管切开术并使用呼吸机,要保证足够的有效通气量,既可将潴留体内的 CO_2 迅速排出,又可纠正缺氧状态。一般将吸入氧气浓度调节在 0.6~0.7,可供给足够 O_2,且较长时间吸入也不会发生氧中毒。引起慢性呼吸性酸中毒的疾病大多很难治愈,应针对性地采取控制感染、扩张小支气管、促进排痰等措施,可改善换气功能和减轻酸中毒程度。此类患者手术耐受性很差,应充分做好围术期管理。

四、呼吸性碱中毒

血 $PaCO_2$ 降低引起低碳酸血症,血 pH 上升。

【病因】 各种原因引起的过度通气,使得 CO_2 排出过多,以致血 $PaCO_2$ 降低,最终引起低碳酸血症,如癔症、创伤、疼痛、低氧血症,肝衰竭及呼吸机辅助通气过度等。

血中 H_2CO_3 代偿性增高。但这种代偿很难维持下去,因这样可导致机体缺氧。肾的代偿作用表现为肾小管上皮细胞分泌 H^+ 减少,以及 HCO_3^- 的再吸收减少,排出增多,使血中 HCO_3^- 降低,HCO_3^-/H_2CO_3 值接近于正常,尽量维持 pH 在正常范围之内。

【临床表现/诊断】 多数患者因各种原因先有呼吸急促,当引起呼吸性碱中毒之后,$PaCO_2$ 降低可抑制呼吸中枢,使呼吸变浅变慢以减少 CO_2 排出,同时患者可有眩晕,手足和口周麻木和针刺感,肌震颤及手足搐搦,并伴有心率加快。血气分析提示 pH 增高,$PaCO_2$ 和 HCO_3^- 下降。值得注意的是,危重患者发生急性呼吸性碱中毒常提示预后不良,或将发生急性呼吸窘迫综合征。

【治疗】 首先应积极治疗原发疾病,同时用纸袋或卷筒罩住口鼻以增加气道无效腔,减少 CO_2 的呼出,如系呼吸机使用不当所造成通气过度,应降低呼吸频率及潮气量。

五、混合型酸碱平衡失调

若患者同时存在两种以上的酸碱平衡失调,则可发生混合型酸碱失调。此时病理变化比较复杂,临床表现也不典型。临床常见以下混合型酸碱平衡失调。

1. 代谢性酸中毒合并呼吸性碱中毒　　此型可见于革兰阴性菌脓毒症患者。由于严重感染造成组织缺氧,发生代谢性酸中毒;也由于感染及其他因素使通气过度而发生呼吸性碱中毒。血气分析提示,反映代谢性因素的 BE 负值增大,而反映呼吸性因素的 $PaCO_2$ 值降低。此时 pH 仍会在正常范围之内。治疗的关键在于积极控制全身性严重感染,解除病因就能纠正酸碱失调。

2. 代谢性酸中毒合并代谢性碱中毒　　肾功能不全或糖尿病酸中毒的患者伴有严重呕吐或治疗时应用 HCO^- 太多,则可发生代谢性酸中毒合并代谢性碱中毒。由于酸碱中毒相互抵消,使反映酸碱平衡的各项指标如 pH、$PaCO_2$ 和 BE 等变化不大。诊断主要依据临床病史。治疗要点应着重控制原发疾病所致呕吐和合理使用碱性药物。

3. 呼吸性酸中毒合并代谢性碱中毒　　常见于严重肺部疾病或慢性肺源性心脏病的患者。这类患者都有不同程度的 CO_2 潴留,即存在呼吸性酸中毒。如果患者发生反复呕吐,或多次使用碱化利尿剂,使体内 HCO_3^- 增多,则发生代谢性碱中毒。患者血气分析表现为:反映呼吸性因素的 $PaCO_2$ 升高,反映代谢性因素的 BE 也增大,pH 可能正常。治疗着重于控制患者的呕吐,而呼吸功能的改善则比较困难。

4. 混合型酸碱中毒　　混合型酸中毒可见于心搏骤停的患者或有严重肺水肿的患者。由于通气障碍使 CO_2 在体内积聚而导致高碳酸血症,组织灌流不足又引起乳酸性酸中毒。这种混合型酸中毒的血气分析表现为 $PaCO_2$ 升高、BE 的负值增大,血 pH 明显下降,有时甚至低于 7.0。治疗应首先使用呼吸机以改善呼吸功能。针对乳酸性酸中毒可静脉滴注碳酸氢钠。混合型碱中毒可见于剧烈呕吐合并发热的患者。因呕吐而丢失大量 H^+,引起代谢性酸中毒。发热引起的过度呼吸可导致呼吸性碱中毒。这类患者的血气分析提示 BE 的正值增大,$PaCO_2$ 降低,以致 HCO_3^- 升高,血 pH 明显升高。治疗应尽早消除病因,可静脉滴注等渗盐水,严重者可静脉滴注稀盐酸溶液。

知识拓展

　　血浆渗透压:渗透压指的是溶质分子通过半透膜的一种吸水力量,其大小取决于溶质颗粒数目的多少,而与溶质的分子量、半径等特性无关。由于血浆中晶体溶质数目远远大于胶体数目,所以血浆渗透压主要由晶体渗透压构成。血浆胶体渗透压主要由蛋白质分子构成,其中,血浆白蛋白分子量较小,数目较多(白蛋白>球蛋白>纤维蛋白原),决定血浆胶体渗透压的大小。

　　晶体渗透压——维持细胞内外水平衡;胶体渗透压——维持血管内外水平衡。

　　晶体物质不能自由通过细胞膜,而可以自由通过有孔的毛细血管,因此,晶体渗透压仅决定细胞膜两侧水分的转移;蛋白质等大分子胶体物质不能通过毛细血管,决定血管内外两侧水的平衡。

　　血浆渗透压约为 300 $mOsm/kgH_2O$,相当于 7 个大气压 708.9 kPa(5 330 mmHg)。血浆的渗透压主要来自溶解于其中的晶体物质,特别是电解质,称为晶体渗透压。由于血浆与组织液中晶体物质的浓度几乎相等,所以它们的晶体渗透压也基本相等。血浆中虽含有多量蛋白质,但蛋白质分子量大,所产生的渗透压甚小,为 1.3 $mOsm/kgH_2O$,约相当于 3.3 kPa(25 mmHg),称为胶体渗透压,由于组织液中蛋白质很少,所以血浆的胶体渗透压高于组织液。在血浆蛋白中,白蛋白的分子量远小于球蛋白,故血浆胶体渗透压主要来自白蛋白。若白蛋白明显减少,即使球蛋白增加而保持血浆蛋白总含量基本不变,血浆胶体渗透压也将明显降低。

　　血浆蛋白一般不能透过毛细血管壁,所以血浆胶体渗透压虽小,但对于血管内外的水平衡有重要作用。由于血浆和组织液的晶体物质中绝大部分不易透过细胞膜,所以细胞外液的晶体渗透压的相对稳定,对于保持细胞内外的水平衡极为重要。

小　结

1. 等渗性缺水
水和钠成比例丧失,血清钠和细胞外液渗透压维持在正常范围;因细胞外液量迅速减少,故又称急性缺水或混合性缺水,在外科患者最易发生
临床表现:患者有恶心、厌食、乏力、少尿等,但不口渴
实验室检查:可发现有血液浓缩现象,红细胞计数、血红蛋白量和血细胞比容均增高;血清 Na^+、Cl^- 浓度正常;尿比重增高
治疗原则:最重要的是治疗原发病,同时针对性地纠正其细胞外液的减少

2. 低渗性缺水
又称慢性缺水或继发性缺水
特点:水和钠均丢失,失钠多于失水,血清钠低于正常范围,细胞外液呈低渗状态
临床表现:因缺钠程度而不同而异,一般均无口渴感。根据缺钠程度,低渗性缺水可分为三度:轻度缺钠、中度缺钠和重度缺钠
实验室检查:支持诊断的其他检查包括尿比重常在 1.010 以下,尿 Na^+ 和 Cl^- 常明显减少;血钠浓度低于 135 mmol/L,血钠浓度越低,病情越重;红细胞计数、血红蛋白量、血细胞比容及血尿素氮值增高
治疗:最重要的是处理原发病;同时静脉滴注含盐溶液或高渗盐水,以纠正细胞外液的低渗状态和补充血容量

3. 高渗性缺水
又称原发性缺水
特点:水和钠均丢失,失水多于失钠,故血清钠高于正常范围,细胞外液渗透压升高
临床表现:据缺水程度可将高渗性缺水分为轻、中、重三度
实验室检查:血钠浓度升高,在 150 mmol/L 以上,尿比重高,血液浓缩
治疗:在治疗原发病的同时,使用 5% 葡萄糖溶液或低渗的 0.45% 氯化钠溶液补充液体

4. 低钾血症
指血钾浓度低于 3.5 mmol/L
临床表现:最早的表现是肌无力,由四肢逐渐累及躯干,可有软瘫、腱反射减退或消失
实验室检查:血钾浓度低于 3.5 mmol/L 即可确诊;心电图检查可作为辅助性诊断手段
治疗:首先必须消除病因,同时根据缺钾程度补钾

5. 高钾血症
血钾浓度超过 5.5 mmol/L,即为高钾血症
临床表现:无特异性临床表现,血钾一般性增高患者可以表现为神志模糊、感觉异常和肢体软弱无力等
实验室检查:血钾超过 5.5 mmol/L 即可确诊;心电图具有较大的辅助诊断价值
治疗:首先应着力消除病因,立即停用含钾的药物或溶液,酌情应用降钾方法

【思考题】
(1) 简述混合性缺水的病因及治疗原则。
(2) 简述继发性缺水的病因及临床表现。
(3) 简述原发性缺水的治疗原则。
(4) 简述低钾血症的病因及治疗原则。
(5) 简述高钾血症的治疗方法。
(6) 简述代谢性酸中毒的病因及治疗方法。
(7) 简述代谢性碱中毒的治疗方法。
(8) 简述呼吸性酸中毒的治疗方法。
(9) 简述呼吸性碱中毒的定义。

(武永康)

第四章　输　　血

输血(blood transfusion)作为一种替代性治疗,是外科重要的治疗和抢救措施,对保证外科治疗具有重要意义。根据治疗需要,输注全血或血液成分,可以扩充血容量,改善携氧能力,提高血浆蛋白,增进机体免疫力和凝血功能。临床上进行安全有效的输血,必须严格遵循输血的各项原则,包括把握输血适应证,预防并发症,选择合适的血液制品。

第一节　输血的适应证、输血技术和注意事项

一、适 应 证

1. 大量失血　因手术、严重创伤或其他各种原因导致大量失血,发生的低血容量休克时,必须输血扩充血容量。输血量和输血成分应根据失血量、失血速度和患者的临床表现确定。失血量低于总血容量10%(500 mL)时,机体自身可代偿,不需输血。当失血量达总血容量的10%~20%(500~1 000 mL)时,应根据临床症状,血红蛋白和血细胞比容(hematocrit, HCT)的变化选择治疗方案。患者仅有血容量不足的表现,如活动时心率增快,体位性低血压,而无 HCT 改变,不需输血,可适量输入晶体液、胶体液或少量血浆代用品。若有明显的血容量不足的表现,并且伴有 HCT 下降,需同时适量输入浓缩红细胞(concentrated red blood cells, CRBC)以提高携氧能力。失血量在20%~30%,只输入 CRBC,不输全血;超过30%时,可输全血与 CRBC 各半。在输血的同时,需输入晶体和胶体液及血浆以补充血容量。应注意胶体液或血浆蛋白的输入,以维持胶体渗透压,一般晶体、胶体液比例为2:1。当失血量超过50%且大量输入库存血时,还应及时补充清蛋白(白蛋白)、血小板及凝血因子,预防高钾血症及酸中毒。

2. 贫血　多种原因可导致贫血,应结合 HCT 多次少量输入 CRBC 予以纠正。如消化道溃疡可致慢性失血、营养不良如铁元素吸收或利用障碍可致血红蛋白合成不足、自身免疫性贫血可致红细胞破坏增加等。

3. 凝血异常　新鲜冰冻血浆或冷沉淀富含凝血因子,适用于凝血因子缺乏导致的出血性疾病,如血友病者输Ⅷ因子或抗血友病因子;纤维蛋白原缺乏症者补充纤维蛋白原或冷沉淀制剂、血小板减少症或血小板功能障碍者可输入血小板。

4. 低蛋白血症　肝功能障碍、营养不良等可致白蛋白合成不足;烧伤、肾病等可致白蛋白大量流失。可输入血浆或白蛋白治疗低蛋白血症。

5. 重症感染　全身性严重感染或脓毒症、恶性肿瘤化疗后继发难治性感染者,抗生素治疗效果不佳同时伴有低白细胞血症时,可考虑输入浓缩粒细胞以助控制感染。输注粒细胞有引起巨细胞病毒感染、肺部合并症等不良反应,故较少使用。

2000 年我国卫生部输血指南建议:Hb>100 g/L 不需要输血;Hb<70 g/L 可输入浓缩红细胞;Hb为 70~100 g/L 时,应根据患者的具体情况来决定是否输血。对于可输可不输的患者应尽量不输。

二、注 意 事 项

必须严格遵守输血核查制度。输血前必须做严格的交叉配血试验；接收血液后应检查血袋是否破损，血液颜色是否正常，有无异常沉淀，采血日期及保存时间；输血前仔细核对患者和供血者姓名、血型和交叉配合单。输血时应严密观察患者，如有不适症状，需迅速辨明原因，及时处理。输血后仍需要观察病情，以防延迟型输血反应。输血完毕后血袋应保留 2 h，以便必要时化验检查。除生理盐水外，不得向血液内加入任何其他药物和溶液，以免产生溶血或凝血。

第二节　输血的并发症及其防治

输血可引发各种并发症，重者可危及生命。因此，要严格掌握输血指征，规范操作，预防并发症的发生；同时要能及时诊治各种并发症，以避免发生不良后果。

一、发 热 反 应

发热反应主要表现为畏寒、寒战和高热，体温可上升至 39～40℃。发生率为 2%～10%，是最常见的早期输血并发症之一，多于输血开始后 15 min 至 2 h 内发生。症状持续 30 min 至 2 h 后逐渐缓解。血压多无变化。少数严重者还可出现抽搐、呼吸困难、血压下降，甚至昏迷。

【原因】　① 免疫反应：常见于经产妇或多次接受输血者，因体内已有白细胞或血小板抗体，当再次输血时发生抗原抗体反应而引起发热；② 致热原：血液或器皿被致热原（如蛋白质、死菌或细菌的代谢产物等）污染引起发热反应。目前此类反应已少见；③ 细菌污染和溶血。

【治疗】　出现发热时，首先暂停输血，分析可能的病因。确定为发热反应时，对于症状较轻者可先减慢输血速度，对症处理，边输血边观察，如病情加重应停止输血。症状严重者应立即停止输血。畏寒与寒战时应注意保暖，出现发热时可服用阿司匹林或物理降温，伴寒战者可肌内注射异丙嗪 25 mg 或哌替啶 50 mg。

【预防】　使用高质量输血器具，并严格消毒，以控制致热原；筛选献血员，经产妇献血员血浆内含白细胞凝集素，再次配血时选用男性供血者血液；对于多次输血或经产妇患者应输注不含白细胞和血小板的成分血如洗涤红细胞。

二、过 敏 反 应

过敏反应多表现为皮肤瘙痒或荨麻疹，一般发生在输血数分钟后，也可在输血中或输血后发生。少数严重过敏反应，表现为咳嗽、呼吸困难、哮鸣、面色潮红、过敏性休克乃至昏迷、死亡。

【原因】　① 过敏性体质患者对血中蛋白类物质过敏，或曾经接受过敏体质的供血者的血液而致敏，当患者再次接触该过敏原时，即可发生过敏反应。此类反应的抗体常为 IgE 型；② 多次输注血浆制品，体内产生多种抗血清免疫球蛋白抗体，尤以抗 IgA 抗体为主。或有些免疫功能低下的患者，体内 IgA 低下或缺乏，当输血时便对其中的 IgA 发生过敏反应。

【治疗】　当皮肤瘙痒或荨麻疹症状轻或范围局限时，可继续输血，同时抗过敏治疗，使用抗组胺药物如苯海拉明 25 mg。如症状持续加重或早期即出现严重过敏反应，应立即停止输血，皮下注射 1：1 000 肾上腺素 0.5～1 mL，也可使用糖皮质激素，如氢化可的松 100 mg 加入 500 mL 葡萄糖盐水静脉滴注。喉头水肿伴呼吸困难者应酌情做气管插管或气管切开，以防窒息。

【预防】　① 对有过敏史患者，在输血前半小时使用抗组胺药物，同时静脉滴注糖皮质激素；② 输血前检查血 IgA 及其抗体水平，对 IgA 水平低下和（或）有抗 IgA 抗体的患者，应输不含 IgA 的成分血如洗涤红细胞；③ 有过敏史者不宜献血；④ 献血前 4 h 禁食。

三、溶血反应

溶血反应是由于输入血型不相容红细胞或受血者自身红细胞被抗体破坏所引起的反应,发生率不高,但却是最严重的输血并发症,容易导致死亡。临床症状取决于溶血的程度与速度。典型的症状为患者输入十几毫升血后,立即出现沿输血静脉的红肿及疼痛、寒战、高热、呼吸困难、腰背酸痛、头痛、胸闷、心率加快乃至血压下降、休克,随之出现血红蛋白尿和溶血性黄疸。低血压或免疫复合物在肾小球沉积可引起肾血流量减少,继发急性肾衰竭。术中处于麻醉状态的患者最早的溶血相关征象是不明原因的血压下降和手术野渗血。少数患者在输血后7～14 d发生溶血,称为延迟性溶血反应,症状多较轻,表现为原因不明的发热、黄疸和血红蛋白尿。少数延迟性溶血患者可继发全身炎症反应综合征,表现为体温升高或下降,心律失常,白细胞减少,血压升高或下降甚至发生休克、急性呼吸窘迫综合征(ARDS),甚至致多器官功能衰竭。

【原因】　① 血型不合是导致溶血的主要原因,是由补体介导、以红细胞破坏为主的免疫反应,包括ABO血型不合、A亚型不合、Rh血型不合及其他血型不合。此外,一次大量输血或短期内输入不同供血者的血液时,也可因供血者之间血型不合发生溶血;② 输入有缺陷的红细胞后可引起非免疫性溶血,如血液储存、运输不当,输入前预热过度,血液中加入高渗、低渗性溶液或对红细胞有损害作用的药物等;③ 受血者患自身免疫性贫血时,其血液中的自身抗体也可使输入的异体红细胞遭到破坏而诱发溶血。

【治疗】　应急处置包括:① 立即停止输血;② 核对受血者与供血者姓名和血型;③ 实验室检查进一步确诊溶血:静脉血离心后血浆为粉红色,尿潜血阳性及血红蛋白尿;④ 查明溶血原因:收集供血者血袋内血和受血者输血前后血样本,重新做血型鉴定、交叉配合试验及做细菌涂片和培养。抢救治疗包括:① 抗休克:应用晶体、胶体液及血浆以扩容,应用糖皮质激素以减少溶血,重新配血,酌情输血。② 保护肾功能:碱化尿液,防止血红蛋白结晶沉积阻塞肾小管引起肾衰竭,可静脉滴注5%碳酸氢钠250 mL。当血压平稳后,应使用呋塞米或甘露醇等药物利尿加速游离血红蛋白排出。当有急性肾衰竭时可行血液透析治疗。③ 治疗DIC,首选肝素。④ 血浆交换治疗:以彻底清除患者体内的异形红细胞及有害的抗原抗体复合物。

【预防】　严格执行各项输血的规章制度,规范化操作:① 准确配血,输血前做好各项查对工作;② 规范输血操作,除生理盐水外,不向血袋内加入其他药物;不连续输入不同供血者的血液,期间用生理盐水冲洗输血皮管或更换输血皮管;不输入不合格红细胞;预热处理要恰当;③ 尽量行同型输血。

四、细菌污染反应

由于血液被细菌污染导致,后果严重。患者的症状严重程度取决于污染细菌的种类、毒力和输入的量。轻者仅有发热反应,严重者可出现感染性休克和DIC。临床表现有寒战、高热、呼吸困难、少尿、无尿、神志不清、昏迷,严重者可休克或死亡。

【原因】　在血液采集、储存或输注过程中无菌操作不严格而致污染。多为革兰阴性杆菌污染,在4℃环境中革兰阴性菌可快速生长并产生大量内毒素。有时也可为革兰阳性球菌污染。

【治疗】　① 立即中止输血;② 将血袋内的血液离心,取血浆底层及细胞层分别行涂片染色细菌检查及细菌培养检查;③ 积极的抗感染和抗休克治疗。

【预防】　① 严格无菌制度,按无菌要求采血、储血和输血;② 输血前仔细检查血液,如发现颜色改变、浑浊或产气增多等受污染征象时,不得使用。

五、循环超负荷

由于快速、大量输血而引起急性心力衰竭和肺水肿,常见于老年、幼儿、心功能低下及低蛋白血症患者。主要表现为气急、发绀、咳吐血性泡沫痰、颈静脉怒张、双肺大量湿啰音。胸部X线可见肺水肿,双侧肺门处见蝶形阴影。

【原因】　① 输血速度过快过多致心脏前负荷过高;② 原有心肺功能不全或低蛋白血症,不能耐受血容量增加。

【治疗】 立即停止输血。吸氧,强心、利尿。

【预防】 对有相关危险因素者要严格控制输血速度及输血量,可少量、多次输血,输浓缩红细胞。有条件者可在监测中心静脉压的情况下输血。

六、输血相关的急性肺损伤

输血相关的急性肺损伤(transfusion related acute lung injury,TRALI)与供血者血浆中存在白细胞凝集素或 HLA 特异性抗体有关,常发生在输血后 1~6 h 内,症状与肺部感染、吸入性肺炎等非输血因素所致的 ARDS 相似,表现为急性呼吸困难、双肺严重水肿及低氧血症,可伴有发热和低血压,后者对输液无效。TRALI 诊断应首先排除心源性呼吸困难。发生 TRALI 时,应及时进行气管插管、输氧和机械通气,一般在 48~96 h 内病情可明显改善。随着临床症状的好转,X 线肺部浸润在 1~4 d 内消退,少数可持续 7 d。TRALI 的预防措施为不采用多次妊娠者的供血。

七、输血相关性移植物抗宿主病

输血相关性移植物抗宿主病(transfusion associated graft versus host disease,TAGVHD)是由于有免疫活性的淋巴细胞输入有严重免疫缺陷的受血者体内以后,持续增殖并通过免疫反应损伤受血者的组织。主要临床症状有发热、皮疹、肝炎、腹泻、骨髓抑制和感染,严重者可致死亡。目前仍无有效的治疗手段,关键在于预防。对给免疫力低下患者输注的含淋巴细胞的全血或成分血,应经 γ 射线辐照等物理方法去除免疫活性淋巴细胞。

八、疾 病 传 播

某些致病微生物可经输血途径传播,主要为病毒和细菌。病毒包括 EB 病毒、巨细胞病毒、肝炎病毒、HIV 和人类 T 细胞白血病病毒(HTLV)Ⅰ、Ⅱ型等;细菌如布氏杆菌病等。其他还有梅毒、疟疾等。最常见的输血传播性疾病是肝炎和疟疾。预防措施有:① 严格掌握输血适应证,少输血或不输血;② 对供血者进行严格体检;③ 在血制品制备过程中采用有效手段灭活病毒;④ 提倡自体输血。

九、免 疫 抑 制

输血可使受血者的非特异免疫功能和抗原特异性免疫功能下降,增加感染率,并可促进肿瘤生长、转移及复发。免疫抑制同输血的量和成分相关。输入不多于 3 个单位红细胞成分血对肿瘤复发影响较小,而输注全血或大量红细胞成分血则影响较大。

十、大量输血的影响

大量输血后是指 24 h 内用库存血置换患者全部血容量或数小时内输入血量超过 4 000 mL。大量输血后可出现:① 低体温(因输入大量冷藏血);② 碱中毒(枸橼酸钠在肝转化成碳酸氢钠);③ 暂时性低血钙(大量含枸橼酸钠的血制品);④ 高血钾(一次输入大量库存血所致)及凝血异常(凝血因子被稀释和低体温)等变化。大量输血时需监测血钾、血钙、血 pH 和凝血功能等变化,并及时处置。

第三节 自 体 输 血

自体输血(autologus blood transfusion)或称自身输血(autotransfusion)是预先采集并储存患者自身血液,在治疗时进行回输。自体输血不需检测血型和交叉配合试验,能最大限度减少各种输血并发症,同时也节省了血液资源。目前外科自体输血常用的有三种方法。

一、回收式自体输血

回收式自体输血(salved autotransfusion)是将创伤或手术过程中未受污染的失血收集并经抗凝、过滤后再回输给患者。适用于外伤性脾破裂、异位妊娠破裂等造成的腹腔内出血;大血管、心内直视手术及门静脉高压症等手术时的失血和术后 6 h 内所引流的血液。目前临床上多用血液回收机进行回收式自体输血,血液回收功能自动过滤去除血浆和有害物质,使回收血的 HCT 达 50%~65%。

二、预存式自体输血

预存式自体输血(predeposited autotransfusion)适用于预期出血量大,术中需输血的择期手术患者,要求患者无感染且血细胞比容(HCT)＞ 30%。通常从术前的一个月开始采血,每 3~4 日 1 次,每次 300~400 mL,直到术前 3 日为止。采血次数和每次采血量根据预期输血量调整。采血的同时需补充铁剂和加强营养支持,以促进红细胞生成。

三、稀释式自体输血

稀释式自体输血(hemodiluted autotransfusion)是指麻醉前从患者一侧静脉采血,同时从另一侧静脉输入晶体、胶体液补充血容量,一般输液量为采血量的 3~4 倍,晶、胶体比例 3∶1。每次可采血 800~1 000 mL,每 5 min 200 mL,一般以血细胞比容不低于 25%、白蛋白 30 g/L 以上、血红蛋白 100 g/L 左右为限,采血速度每 5 min 200 mL 左右,采得的血液备术中回输之用。后采取的血中各种成分浓度相对较低,手术中最先输注,而先采的血中各种成分含量高,手术中最后输注,当术中失血量超过 300 mL 时可开始回输自体血。

自体输血的禁忌证包括:① 血液已被消化液、粪便、尿液或肿瘤细胞等污染;② 有脓毒症或菌血症者,血液中含有病菌;③ 肝、肾功能不全者;④ 严重贫血者不宜预存式或稀释式自体输血;⑤ 胸、腹腔开放性损伤超过 4 h 或血液在体腔中存留过久者。

第四节　血液成分制品

常用的血液成分制品分为血细胞、血浆和血浆蛋白成分三大类。

一、血 细 胞 成 分

有红细胞、白细胞和血小板三类。
(1) 红细胞制品见表 4-1。

表 4-1　红细胞制品

品　名	特　点	适　应　证
浓缩红细胞	每袋含 200 mL 全血中的全部红细胞,总量 110~120 mL,HCT 70%~80%	各种急性失血,慢性贫血及心功能不全者输血
洗涤红细胞	200 mL 中含红细胞 170~190 mL,内含少量血浆、无功能白细胞及血小板,去除了肝炎病毒和抗 A、B 抗体	对白细胞凝集素有发热反应者及肾功能不全不能耐受库存血中之高钾者
冰冻红细胞	200 mL 中含红细胞 170~190 mL,不含血浆,在含甘油媒介中 65℃可保存 3 年,有利于稀有血型的保存	① 同洗涤红细胞;② 自身红细胞的储存
去白细胞的红细胞	200 mL 全血中含(1~1.5)×10^9 的白细胞,去除 90%白细胞后,残留的白细胞数为 1×10^8 左右,可减少 HLA 抗原的同种免疫反应	① 多次输血后产生白细胞抗体者;② 预期需要长期或反复输血者

（2）白细胞制剂：主要有浓缩白细胞（leukocyte concentrate）。但由于输注后合并症多，现已较少应用。

（3）血小板制剂：血小板的制备有机器单采法与手工法。机采血小板易控制，质量高，可最大限度地减少免疫反应和疾病传播，适用于各类低血小板血症的患者。成人输注 2 袋血小板 1 h 后血小板数量可至少增加 $5 \times 10^9/L$。

二、血 浆 成 分

有新鲜冰冻血浆、冰冻血浆和冷沉淀三种。新鲜冰冻血浆（fresh frozen plasma，FFP）是采血后 6 h 内分离并立即置于 $-20 \sim -30 ℃$ 保存的血浆。FFP 在 4℃ 下融解时产生上清血浆和沉淀，上清血浆称为冰冻血浆（frozen plasma，FP），沉淀物称为冷沉淀（cryoprecipitate，Cryo）。

（1）FFP 和 FP 两种血浆的主要区别是 FFP 中 Ⅷ因子（FⅧ）和 Ⅴ 因子（FⅤ）及部分纤维蛋白原的含量较 FP 高，其他全部凝血因子和各种血浆蛋白成分含量则与 FP 相同。对血友病或因 FⅧ 和 FⅤ 缺乏的患者需用 FFP，而对其他凝血因子缺乏者 FFP 和 FP 均可采用。

（2）冷沉淀：Cryo 每袋 20～30 mL，内含纤维蛋白原（至少 150 mg）和 FⅧ（80～120 U 以上）及血管性假血友病因子（vW 因子）。主要用于血友病甲、先天或获得性纤维蛋白缺乏症等。

三、血浆蛋白成分

血浆蛋白成分包括白蛋白制剂、免疫球蛋白及浓缩凝血因子。

1. 白蛋白制剂　有 5％、20％ 和 25％ 三种浓度。临床上常用的为 20％ 的白蛋白，能提高血浆蛋白水平，提高胶体渗透压，补充血容量，可稀释使用或直接使用，直接使用时尚有脱水作用。用于治疗肝硬化等原因所致的低蛋白血症和营养不良性水肿。

2. 免疫球蛋白　包括正常人免疫球蛋白（肌内注射用）、静脉注射免疫球蛋白和针对各种疾病的免疫球蛋白（抗乙型肝炎、抗破伤风及抗牛痘等）。肌内注射免疫球蛋白多用于预防病毒性肝炎等传染病，静脉注射丙种球蛋白用于低球蛋白血症引起的重症感染。

3. 浓缩凝血因子　包括抗血友病因子（AHF），凝血酶原复合物（Ⅸ因子复合物），浓缩 Ⅷ、Ⅺ 因子及 Ⅷ 因子复合物，抗凝血酶Ⅲ（anti～thrombinⅢ，AT～Ⅲ）和纤维蛋白原制剂等。用于治疗各种凝血因子缺乏症。其中Ⅷ因子复合物能促进伤口愈合。

第五节　血浆代用品

血浆代用品（plasma substitute）是天然或合成的高分子物质制成的胶体溶液，其分子量和胶体渗透压近似血浆蛋白，可以代替血浆以扩充血容量。产品无抗原性和致敏性，对身体无害。临床常用血浆代用品包括以下内容。

1. 右旋糖酐　6％右旋糖酐等渗盐溶液属多糖类血浆代用品。中分子量（平均 75 000）右旋糖酐的渗透压较高，能在体内维持作用 6～12 h，常用于低血容量性休克、输血准备阶段以代替血浆。低分子（平均 40 000）右旋糖酐的作用时间较短，仅能维持 1.5 h，且具有渗透性利尿作用。由于右旋糖酐无凝血功能，且能覆盖血小板和血管壁而引起出血倾向，故 24 h 用量不应超过 1 500 mL。

2. 羟乙基淀粉代血浆　是由玉米淀粉制成，作用时间较长（24 h 尚有 60％），已成为扩容治疗的常用制剂。临床上常用的有 6％羟乙基淀粉代血浆，不仅能维持胶体渗透压，还含有与血浆相似的电解质及碳酸氢根，可补充电解质，碱化血液。每天最大用量为 2 000 mL。

3. 明胶类代血浆　是由各种明胶与电解质组合的血浆代用品。含 4％琥珀酰明胶的血浆代用品，其胶体渗透压可达 6.2 kPa，相对黏稠度与血浆相似，能有效地增加血浆渗透压，扩充血容量，改善微循环。

知识拓展

Rh 血型鉴定

Rh 血型鉴定一般指 Rh 系统中 D 抗原的检测,根据患者红细胞是否带有 D 抗原分为 Rh 阳性和 Rh 阴性。Rh 血型鉴定正常值:Rh+,称作"Rh 阳性"、"Rh 显性",表示人类红细胞有"Rh 因子"; Rh—,称作"Rh 阴性"、"Rh 隐性",表示人类红细胞没有"Rh 因子"。

Rh 血型鉴定意义:

(1) 中国汉族人的 Rh 阴性率为 0.34%,绝大多数人为 Rh 阳性,故由 Rh 血型不合引起的输血反应相对较 ABO 血型少。

(2) Rh 血型系统一般不存在天然抗体,故第一次输血时不会发现 Rh 血型不合。但 Rh 阴性的受血者接受了 Rh 阳性血液后,可产生免疫性抗 Rh 抗体,如再次输受 Rh 阳性血液时,即可发生溶血性输血反应。

(3) Rh 阴性母亲孕育胎儿为 Rh 阳性,如果胎儿红细胞上的因子由于某些原因进入母体血液 (如胎盘剥落引起的流血),会使母体产生抗凝集素。抗凝集素又经过胎盘进入胎儿循环,使胎儿的红细胞凝集、破坏,这可以导致胎儿的严重贫血,甚至死亡。

小 结

1. 输血的适应证
- 大量失血:因手术、严重创伤或其他各种原因导致大量失血,发生的低血容量休克时,必须输血扩充血容量
- 贫血:多种原因可导致贫血,应结合 HCT 多次少量输入 CRBC 予以纠正
- 凝血异常
- 低蛋白血症
- 重症感染

2. 输血的并发症
- 发热反应:主要表现为畏寒、寒战和高热,体温可上升至 39～40℃,发生率为 2%～10%,是最常见的早期输血并发症之一,多于输血开始后 15 min～2 h 内发生;出现发热时,首先暂停输血,分析可能的病因;预防:使用高质量输血器具,并严格消毒,以控制致热原
- 过敏反应
- 溶血反应:是由于输入血型不相容红细胞或受血者自身红细胞被抗体破坏所引起的反应,发生率不高,但却是最严重的输血并发症,容易导致死亡。应急处置包括:① 立即停止输血;② 核对受血者与供血者姓名和血型;③ 实验室检查进一步确诊溶血:静脉血离心后血浆为粉红色,尿潜血阳性及血红蛋白尿;④ 查明溶血原因。预防:严格执行各项输血的规章制度,规范化操作
- 细菌污染反应
- 循环超负荷
- 输血相关的急性肺损伤
- 输血相关性移植物抗宿主病
- 疾病传播
- 免疫抑制
- 大量输血的影响

【思考题】

(1) 试述输血的适应证。

(2) 简述输血后发热反应的病因及如何防治。

(3) 简述输血后溶血反应的病因及防治原则。

(4) 简述输血相关性移植物抗宿主病的定义。

(5) 简述大量输血对人体的影响。

(武永康)

第五章 外科休克

休克(shock)是机体有效循环血容量减少、组织灌注不足，细胞代谢紊乱和功能受损的病理过程，它是一个由多种病因引起的综合征。氧供给不足和需求增加是休克的本质，产生炎症介质是休克的特征，因此恢复对组织细胞的供氧、促进其有效的利用，重新建立氧的供需平衡和保持正常的细胞功能是治疗休克的关键环节。现代的观点将休克视为一个序贯性事件，是一个从亚临床阶段的组织灌注不足向多器官功能障碍综合征(multiple organ dysfunction syndrome，MODS)或多器官衰竭(multiple organ failure，MOF)发展的连续过程。

第一节 概 述

【分类】

1. 病因分类 低血容量性休克、感染性休克、心源性休克、过敏性休克、神经源性休克、细胞性休克。失血性休克、失液性休克、创伤性休克均属于低血容量性休克。

2. 血流动力学分类 高动力型休克，又称高排低阻型休克或温性休克；低动力型休克，又称低排高阻型休克或冷性休克。

3. 轻重程度分类 轻度休克，中度休克，重度休克。

【病理生理】

1. 微循环的变化 在有效循环量不足引起休克的过程中，占总循环量20%的微循环也相应地发生不同阶段的变化。

(1) 微循环收缩期：休克早期，由于有效循环血容量显著减少，引起循环容量降低、动脉血压下降。此时机体通过一系列代偿机制调节和矫正所发生的病理变化。包括：通过主动脉弓和颈动脉窦压力感受器引起血管舒缩中枢加压反射，交感-肾上腺轴兴奋导致大量儿茶酚胺释放及肾素-血管紧张素分泌增加等环节，可引起心跳加快、心排血量增加以维持循环相对稳定；又通过选择性收缩外周(皮肤、骨骼肌)和内脏(如肝、脾、胃肠)的小血管使循环血量重新分布，保证心、脑等重要器官的有效灌注。由于内脏小动、静脉血管平滑肌及毛细血管前括约肌受儿茶酚胺等激素的影响发生强烈收缩，动静脉短路开放，结果外周血管阻力和回心血量均有所增加；毛细血管前括约肌收缩和后括约肌相对开放有助于组织液吸收和血容量得到部分补偿。但微循环内因前括约肌收缩而致"只出不进"，血量减少，组织仍处于低灌注、缺氧状态。若能在此时去除病因积极复苏，休克常较容易得到纠正。

(2) 微循环扩张期：若休克继续进展，微循环将进一步因动静脉短路和直接通道大量开放，使原有的组织灌注不足更为加重，细胞因严重缺氧处于无氧代谢状况，并出现能量不足、乳酸类产物蓄积和舒张血管的介质如组胺、缓激肽等释放。这些物质可直接引起毛细血管前括约肌舒张，而后括约肌则因对其敏感性低仍处于收缩状态。结果微循环内"只进不出"，血液滞留、毛细血管网内静水压升高、通透性增强致血浆外渗、血液浓缩和血液黏稠度增加,于是又进一步降低回心血量,致心排血量继续下降,心、脑器官灌注不足,休克加重而进入抑制期。此时微循环的特点是广泛扩张,临床上患者表现为血压进行性下降、意识模糊、发绀和酸中毒。

(3)微循环衰竭期:若病情继续发展,便进入不可逆性休克。淤滞在微循环内的黏稠血液在酸性环境中处于高凝状态,红细胞和血小板容易发生聚集并在血管内形成微血栓,甚至引起弥散性血管内凝血。此时,由于组织缺少血液灌注,细胞处于严重缺氧和缺乏能量的状况,细胞内的溶酶体膜破裂,溶酶体内多种酸性水解酶溢出,引起细胞自溶并损害周围其他的细胞。最终引起大片组织、整个器官乃至多个器官功能受损。

2. 代谢改变

(1)无氧代谢引起代谢性酸中毒:当氧释放不能满足细胞对氧的需要时,将发生无氧糖酵解。缺氧时丙酮酸在细胞质内转变成乳酸,因此,随着细胞氧供减少,乳酸生成增多,丙酮酸浓度降低,即血乳酸浓度升高和乳酸/丙酮酸(L/P)比率增高。在没有其他原因造成高乳酸血症的情况下,乳酸盐的含量和L/P比值,可以反映患者细胞缺氧的情况。当发展至重度酸中毒pH<7.2时,心血管对儿茶酚胺的反应性降低,表现为心跳缓慢、血管扩张和心排血量下降,还可使氧合血红蛋白离解曲线右移。

(2)能量代谢障碍:创伤和感染使机体处于应激状态,交感神经-肾上腺髓质系统和下丘脑-垂体-肾上腺皮质轴兴奋,使机体儿茶酚胺和肾上腺皮质激素明显升高,从而抑制蛋白合成、促进蛋白分解,以便为机体提供能量和合成急性期蛋白的原料。上述激素水平的变化还可促进糖异生、抑制糖降解,导致血糖水平升高。

在应激状态下,蛋白质作为底物被消耗,当具有特殊功能的酶类蛋白质被消耗后,则不能完成复杂的生理过程,进而导致多器官功能障碍综合征,应激时脂肪分解代谢明显增强,成为危重患者机体获取能量的主要来源。

3. 炎症介质释放和缺血再灌注损伤　严重创伤、感染、休克可刺激机体释放过量炎症介质形成"瀑布样"连锁放大反应。炎症介质包括白细胞介素(interleukin,IL)、肿瘤坏死因子(tumor necrosis factor,TNF)、集落刺激因子、干扰素、血管扩张剂和一氧化氮(NO)等。活性氧代谢产物可引起脂质过氧化和细胞膜破裂。

代谢性酸中毒和能量不足还影响细胞各种膜的屏障功能。细胞膜受损后除通透性增加外,还出现细胞膜上离子泵的功能障碍如Na^+-K^+泵、钙泵。表现为细胞内外离子及体液分布异常,如Na^+、Ca^{2+}进入细胞内不能排出,K^+则在细胞外无法进入细胞内,导致血钠降低、血钾升高,细胞外液伴随Na^+进入细胞内,引起细胞外液减少和细胞肿胀、死亡,而大量Ca^{2+}进入细胞内后除激活溶酶体外,还导致线粒体内Ca^{2+}升高,并从多方面破坏线粒体。溶酶体膜破裂后除前面提到释放出许多引起细胞自溶和组织损伤的水解酶外,还可产生心肌抑制因子(MDF)、缓激肽等毒性因子。线粒体膜发生损伤后,引起膜脂降解产生血栓素、白三烯等毒性产物,呈现线粒体肿胀、线粒体嵴消失,细胞氧化磷酸化障碍而影响能量生成。

4. 内脏器官的继发性损害

(1)肺:休克时缺氧可使肺毛细血管内皮细胞和肺泡上皮受损,表面活性物质减少,复苏过程中,如大量使用库存血,则所含较多的微聚物可造成肺微循环栓塞,使部分肺泡萎陷和不张、水肿,部分肺血管关闭或灌注不足,引起肺分流和无效腔通气增加,严重时导致急性呼吸窘迫综合征(ARDS)。高龄患者发生ARDS的危险性更大,超过65岁的老年患者病死率相应增加。具有全身性感染的ARDS患者病死率也明显增加。ARDS常发生于休克期内或稳定后48~72 h内。

(2)肾:因血压下降、儿茶酚胺分泌增加使肾的入球血管痉挛和有效循环容量减少,肾滤过率明显下降而发生少尿。休克时,肾内血流重分布,并转向髓质,因而不但滤过尿量减少,还可导致皮质区的肾小管缺血坏死,可发生急性肾衰竭。

(3)脑:因脑灌注压和血流量下降将导致脑缺氧。缺血、CO_2潴留和酸中毒会引起脑细胞肿胀、血管通透性增高而导致脑水肿和颅内压增高。患者可出现意识障碍,严重者可发生脑病、昏迷。

(4)心:冠状动脉血流减少,导致缺血和酸中毒,从而损伤心肌,当心肌微循环内血栓形成,可引起心肌的局灶性坏死。心肌含有丰富的黄嘌呤氧化酶,易遭受缺血-再灌注损伤,电解质异常将影响心肌的收缩功能。

（5）胃肠道：因肠系膜血管的血管紧张素Ⅱ受体的密度比其他部位高,故对血管加压物质的敏感性高,休克时肠系膜上动脉血流量可减少70%。肠黏膜因灌注不足而遭受缺氧性损伤。另外,肠黏膜细胞也富含黄嘌呤氧化酶系统,并产生缺血-再灌注损伤,可引起胃应激性溃疡和肠源性感染。因正常黏膜上皮细胞屏障功能受损,导致肠道内的细菌或其毒素经淋巴或门静脉途径侵害机体,称为细菌移位和内毒素移位,形成肠源性感染,这是导致休克继续发展和形成多器官功能障碍综合征的重要原因。

（6）肝：休克可引起肝缺血、缺氧性损伤,可破坏肝的合成与代谢功能。另外,来自胃肠道的有害物质可激活肝库普弗细胞,从而释放炎症介质。组织学方面可见肝小叶中央出血、肝细胞坏死等。生化检测有ALT、血氨升高等代谢异常。受损肝的解毒和代谢能力均下降,可引起内毒素血症,并加重已有的代谢紊乱和酸中毒。

【临床表现】 按照休克的发病过程可分为休克代偿期和休克抑制期,或称休克早期或休克期。

1. 休克代偿期 由于机体对有效循环血容量减少的早期有相应的代偿能力,患者的中枢神经系统兴奋性提高,交感-肾上腺轴兴奋。表现为精神紧张、兴奋或烦躁不安、皮肤苍白、四肢厥冷、心率加快、脉差小、呼吸加快、尿量减少等。此时,如处理及时、得当,休克可较快得到纠正。否则,病情继续发展,进入休克抑制期。

2. 休克抑制期 表现为:患者神情淡漠、反应迟钝,甚至可出现意识模糊或昏迷;出冷汗、口唇肢端发绀;脉搏细速、血压进行性下降。严重时,全身皮肤、黏膜明显发绀,四肢厥冷,脉搏摸不清、血压测不出,尿少甚至无尿。若皮肤、黏膜出现瘀斑或消化道出血,提示病情已发展至弥散性血管内凝血阶段。若出现进行性呼吸困难、脉速、烦躁、发绀,一般吸氧而不能改善呼吸状态,应考虑并发急性呼吸窘迫综合征。

【诊断】 诊断关键是应早期及时发现休克。要点是凡遇到严重损伤、大量出血、重度感染及过敏患者和有心脏病史者,应想到并发休克的可能;临床观察中,对于有出汗、兴奋、心率加快、脉差小或尿少等症状者,应疑有休克。若患者出现神志淡漠、反应迟钝、皮肤苍白、呼吸浅快、收缩压降至 90 mmHg 以下及尿少者,则标志患者已进入休克抑制期。

【监测】 通过监测不但可了解患者病情变化和治疗反应,并为调整治疗方案提供客观依据。

1. 一般监测

（1）精神状态：是脑组织血液灌流和全身循环状况的反映。例如,患者神志清楚,对外界的刺激能正常反应,说明患者循环血量已基本足够;相反若患者表情淡漠、不安、谵妄或嗜睡、昏迷,反映脑因血循环不良而发生障碍。

（2）皮肤温度、色泽：是体表灌流情况的标志。如患者的四肢温暖,皮肤干燥,轻压指甲或口唇时,局部暂时缺血呈苍白,松压后色泽迅速转为正常,表明末梢循环已恢复、休克好转;反之则说明休克情况仍存在。

（3）血压：维持稳定的组织器官的灌注压在休克治疗中十分重要。但是,血压并不是反映休克程度最敏感的指标。在判断病情时,还应兼顾其他的参数进行综合分析。在观察血压情况时,还要强调应定时测量、比较。通常认为收缩压<90 mmHg、脉压<20 mmHg 是休克存在的表现;血压回升、脉压增大则是休克好转的征象。

（4）脉率：脉率的变化多出现在血压变化之前。当血压还较低,但脉率已恢复且肢体温暖者,常表示休克趋向好转。常用脉率/收缩压(mmHg)计算休克指数,帮助判定休克的有无及轻重。指数为 0.5 多提示无休克;>1.0～1.5 提示有休克;>2.0 为严重休克。

（5）尿量：是反映肾血液灌注情况的有用指标。尿少通常是早期休克和休克复苏不完全的表现。尿量<25 mL/h,比重增加者表明仍存在肾血管收缩和供血量不足;血压正常但尿量仍少且比重偏低者,提示有急性肾衰竭可能。当尿量维持在 30 mL/h 以上时,则休克已纠正。此外,创伤危重患者复苏时使用高渗溶液者可能产生明显的利尿作用;涉及垂体后叶的颅脑损伤可出现尿崩现象;尿路损伤可导致少尿与无尿,判断病情时应予注意鉴别。

2. 特殊监测 包括以下多种血流动力学监测(hemodynamic monitoring)项目。

（1）中心静脉压(CVP)：中心静脉压代表了右心房或者胸腔段腔静脉内压力的变化,可反映全身血容量与右心功能之间的关系。CVP 的正常值为 0.49～0.98 kPa(5～10 cmH_2O)。当 CVP<0.49 kPa 时,表示血容量不足;高于 1.47 kPa(15 cmH_2O)时,则提示心功能不全、静脉血管床过度收缩或肺循环阻力增高;若 CVP 超过 1.96 kPa(20 cmH_2O)时,则表示存在充血性心力衰竭。临床实践中,通常进行连续测定,动态观察其变化趋势以准确反映右心前负荷的情况。

（2）肺毛细血管楔压（PCWP）：应用 Swan-Ganz 漂浮导管可测得肺动脉压（PAP）和肺毛细血管楔压（PCWP），可反映肺静脉、左心房和左心室的功能状态。PAP 的正常值为 $1.3\sim2.9$ kPa（$10\sim22$ mmHg）；PCWP 的正常值为 $0.8\sim2$ kPa（$6\sim15$ mmHg），与左心房内压接近。PCWP 低于正常值反映血容量不足（较 CVP 敏感）；PCWP 增高可反映左心房压力增高如急性肺水肿时。因此，临床上当发现 PCWP 增高时，即使 CVP 尚属正常，也应限制输液量以免发生或加重肺水肿。此外，还可在做 PCWP 时获得血标本进行混合静脉血气分析，了解肺内动静脉分流或肺内通气/灌流比的变化情况。但必须指出，肺动脉导管技术是一项有创性检查，有发生严重并发症的可能（发生率 3%～5%），故应当严格掌握适应证。

（3）心排血量（CO）和心脏指数（CI）：CO 是心率和每搏排血量的乘积，可经 Swan-Ganz 导管应用热稀释法测出。成人 CO 的正常值为 $4\sim6$ L/min；单位体表面积上的心排血量便称作心脏指数（CI），正常值为 $2.5\sim3.5$ L/(min·m^2)。

（4）动脉血气分析：动脉血氧分压（PaO$_2$）正常值为 $10.7\sim13$ kPa（$80\sim100$ mmHg）；动脉血二氧化碳分压（PaCO$_2$）正常值为 $4.8\sim5.8$ kPa（$36\sim44$ mmHg）。休克时可因肺换气不足，出现体内二氧化碳聚积导致 PaCO$_2$ 明显升高；相反，如患者原来并无肺部疾病，因过度换气可致 PaCO$_2$ 较低；若 PaCO$_2$ 超过 $5.9\sim6.6$ kPa（$45\sim50$ mmHg）时，常提示肺泡通气功能障碍；PaO$_2$：低于 8.0 kPa（60 mmHg），吸入纯氧仍无改善者则可能是 ARDS 的先兆。动脉血 pH 正常为 $7.35\sim7.45$。通过监测 pH、碱剩余（BE）、缓冲碱（BB）和标准重碳酸盐（SB）的动态变化有助于了解休克时酸碱平衡的情况。碱缺失（BD）可反映全身组织的酸中毒情况，反映休克的严重程度和复苏状况。

（5）动脉血乳酸盐测定：休克患者组织灌注不足可引起无氧代谢和高乳酸血症，监测有助于估计休克及复苏的变化趋势。正常值为 $1\sim1.5$ mmol/L，危重患者允许到 2 mmol/L。此外，还可结合其他参数判断病情，例如，乳酸盐/丙酮酸盐（L/P）比值在无氧代谢时明显升高；正常比值约 10：1，高乳酸血症时 L/P 比值升高。

（6）胃肠黏膜内 pH（intramucosal pH，pHi）监测：根据休克时胃肠道较早便处于缺血、缺氧状态，因而易于引起细菌移位、诱发脓毒症和 MODS；而全身血流动力学检测常不能反映缺血严重器官组织的实际情况。测量胃黏膜 pHi，不但能反映该组织局部灌注和供氧的情况，也可能发现隐匿性休克。

（7）DIC 的检测：对疑有 DIC 的患者，应测定其血小板的数量和质量、凝血因子的消耗程度及反映纤溶活性的多项指标。当下列五项检查中出现三项以上异常，结合临床上有休克及微血管栓塞症状和出血倾向时，便可诊断 DIC。包括：① 血小板计数低于 80×10^9/L；② 凝血酶原时间比对照组延长 3 s 以上；③ 血浆纤维蛋白原低于 1.5 g/L 或呈进行性降低；④ 3P（血浆鱼精蛋白副凝）试验阳性；⑤ 血涂片中破碎红细胞超过 2% 等。

【治疗】

1. 补充血容量　　这是抗休克疗法最重要的内容，也是狭义的抗休克疗法。休克时，需要补充的血和液体量可能很大，可依据中心静脉压和血压的变化来指导补液（表 5-1）。

表 5-1　休克补液原则

CVP	血　压	循　环　状　态	处　理　原　则
低	低	血容量严重不足	充分补液
低	正常	血容量相对不足	适当补液
高	低	心功能不全或血容量过多	强心利尿，扩张血管
高	正常	容量血管收缩	扩张血管
正常	低	心功能不全或血容量不足	补液试验*

* $5\sim10$ min 静脉注入等渗盐水 250 mL，若血压升高而 CVP 不变为血容量不足，若 CVP 升高而血压不变为心功能不全。

2. 纠正酸碱平衡失调　　常用 5% 碳酸氢钠溶液，但补碱不宜过量。对患者来说，宁可偏酸也不能偏碱，因碱环境不利血红蛋白释放氧，可加重组织缺氧。

3. 调节心血管功能　　药物种类较多，应依据当时的主要病情来选用，总体原则是血管收缩剂不宜单独大剂量长期使用，血管舒张剂应在补充血容量的基础上使用，必要时可考虑血管收缩剂与舒张剂联合使用。多巴胺是一种有多重作用的药物，小剂量可增强心肌收缩力和扩张肾动脉，大剂量可致外周血管收缩，因此，多巴胺常在严重休克时被选用。用法：5% 葡萄糖液 $250\sim500$ mL 加多巴胺 $20\sim40$ mg，静脉滴注。

4. 积极处理原发病　对于需要手术处理的原发病,基本原则是先抗休克后手术,但有时应在积极抗休克的同时做手术才能赢得抢救时机。对于活动性大出血必须首先止血。

5. 类固醇激素治疗　可在严重休克时选用,用法多主张短期大剂量疗法,维持时间不超过 48 h。

6. 防治并发症　重点防治 DIC 和器官衰竭。对已经发生的 DIC,早期可肝素抗凝,后期宜用抗纤溶药物。对已经发生的器官衰竭,应加强相应器官的功能支持。

7. 其他治疗　如创伤制动,大出血止血,保持呼吸道通畅,保证心脏持续跳动,取休克体位,建立静脉通道等急救治疗。此外,下述药物治疗也可选用以下措施。

(1) 能量合剂类：可减轻细胞的结构与功能损害。常用药物有 ATP-氯化镁合剂、葡萄糖-胰岛素-氯化钾合剂。

(2) 前列腺素类：重症休克合并多器官衰竭者使用可减低病死率。常用 PGE_1 和 PGI_2。

(3) 吗啡类受体拮抗剂：可改善组织灌注和细胞功能失常。常用纳洛酮。

(4) 氧自由基清除剂类：可减轻缺血再灌注性损伤。常用 SOD。

(5) 钙通道阻断剂类：可防止 Ca^{2+} 内流而保护细胞结构和功能的作用。常用维拉帕米。

第二节　低血容量性休克

低血容量性休克包括失血性、失液性和创伤性休克,始发原因是大量出血或体液丢失致循环血量的绝对量大幅减少。失血量与失液量的估算可以参照表 5-2 与表 5-3 所列方法进行。低血容量休克的临床表现多较典型,主要有神志、皮肤、脉搏、血压和尿量变化等表现(表 5-4)。充分补充血容量和制止继续失血与失液是治疗该型休克的关键(表 5-5)。

表 5-2　急性失血量的估算

指　标	失血量(mL)	指　标	失血量(mL)
脉搏(次/min)		血细胞比容	
90~100	<500	>0.3	<1 000
100~120	500~1 000	<0.3	>1 000
>120	>1 000	中心静脉压(mmH$_2$O)	
收缩压(mmHg)		<50	>1 000
>80	<500		
60~80	500~1 000		
<60	>1 000		

表 5-3　急性失液量的估算

以血浆丢失为主的失液量估算	以水盐丢失为主的失液量估算
失液量%=100{1−[Ht$_1$(100−Ht$_2$)/Ht$_2$(100−Ht$_1$)]} Ht$_1$ 与 Ht$_2$ 分别为正常与实测血细胞比容	失液量%=100[1−(Pr$_1$/Pr$_2$)],Pr$_1$ 与 Pr$_2$ 分别为正常与实测血清蛋白浓度

表 5-4　低血容量性休克的临床表现与临床分度

程　度	临 床 表 现					失血量(%)
	神　志	皮温与色泽	血压(mmHg)	脉搏(次/min)	尿量(mL/h)	
轻　度	基本正常	温暖,稍白	收缩压正常舒张压升高	有力<100	>25,比重↑	<20
中　度	烦躁不安或表情淡漠	发凉,苍白	收缩压 90~70,脉压<20	100~120	15~25	20~40
重　度	谵妄、嗜睡或昏迷	冰冷,苍白肢端青紫	收缩压<70	细弱>120	<15,比重↓	>40

表 5-5 低血容量性休克的治疗要点

	失血性休克	失液性休克	创伤性休克
补充血容量	充分补液,适量补血	充分补液	充分补液,酌情补血
纠正酸碱失衡	适当补碱	适当补碱	适当补碱
调节血管功能	必要时使用	必要时使用	必要时使用
原发病处理	迅速控制活动性出血	制止继续大量失液	止血、止痛、制动
激素疗法	必要时使用	必要时使用	必要时使用
防治并发症	防 DIC 和器官衰竭	防 DIC 和器官衰竭	防 DIC,感染,器官衰竭

第三节 感染性休克

该型休克的病理变化较复杂,治疗比较困难。依据血流动力学可将感染性休克分为高动力型和低动力型。前者外周血管扩张、阻力降低、心排血量增加、动静脉短路异常开放、组织内血流分布异常、细胞代谢障碍和能量生成不足。后者外周血管收缩、阻力增加、心排血量减少、微循环淤血、细胞代谢障碍和功能受损。高动力型休克也称高排低阻型休克,又因患者皮肤相对温暖干燥,故又称温性休克。低动力型休克也称低排高阻型休克,又因患者皮肤湿冷明显,故又称冷性休克。温性休克相对少见,多为革兰阳性细菌感染引起的早期休克。冷性休克比较多见,可由革兰阴性细菌感染引起。温性休克加重时也将发展成为冷性休克。

【临床表现】 温性休克与冷性休克的临床表现及其鉴别见表 5-6。

表 5-6 两型感染性休克的临床表现及其鉴别

临 床 表 现	冷 性 休 克	温 性 休 克
神志	躁动、淡漠或嗜睡	清醒
皮肤色泽	苍白、发绀或花斑样	粉红或潮红
皮肤温度	湿冷	温干
毛细血管充盈时间	延长	<2 s
脉搏	细速	慢,搏动清楚
脉压(mmHg)	<30	>30
尿量(mL/h)	<25	>30

【治疗要点】 基本原则是在休克未纠正前,应着重治疗休克,并同时治疗感染。在休克纠正后,应着重治疗感染。

1. 补充血容量 液体种类以平衡盐溶液为主,配合适量的血浆或全血。患者常有心肌和肾损害,故要把握好输液量与输液速度。

2. 处理原发病 主要是使用抗生素和处理原发感染灶。

3. 纠正酸碱失衡 通常在补充血容量同时,静脉滴注 5% 碳酸氢钠 200 mL,然后依据动脉血气分析结果再做补充。

4. 调节心血管功能 常用多巴胺,20~40 mg 加入 5% 葡萄糖盐液中滴注。

5. 糖皮质激素治疗 要点是剂量要够大,可为正常用量的 10~20 倍;维持时间要短,不宜超过 48 h。

6. 防治并发症 重点防治感染扩散,防治 DIC 和器官衰竭。

7. 其他治疗 加强营养支持等。

知识拓展

抗休克裤的应用

(1)抗休克裤利用充气加压原理研制而成。用它来处理失血性休克,以及其他原因引起的休克及制止腹内和下肢活动性出血等方面,显示出独特的功效,成为院前和医院急救复苏中不可缺少的装备,近 20 年来在世界范围得到了广泛应用。

（2）抗休克裤的使用方法：使用时将其打开，从伤患者的侧身垫入身后，将腹部片及双下肢片分别包裹腹部和双下肢。上缘必须达到剑突水平，以便充气发挥其作用，下缘可连踝部。充气方法可用口吹，或用打气筒或氧气瓶充气。囊内压力一般在 5.33 kPa，可显示明显效果。

（3）应用抗休克裤适应证：① 收缩压低于 80 mmHg 的低血容量休克、神经源性休克和过敏性休克；② 感染、中毒性休克；③ 腹部及股部以下出血需直接加压止血者；④ 骨盆及双下肢骨折需要固定者；⑤ 脑外科手术中预防低血压。

（4）应用抗休克裤禁忌证：① 心源性休克；② 脑水肿或脑疝；③ 横膈以上出血。

（5）使用注意事项：① 由熟习休克的人员来决定使用；② 穿着要正确，经常监测神志、血压、脉搏、呼吸、瞳孔的情况和囊内压的变化；③ 有条件时，一面穿裤打气，一面输血、输液；④ 解除休克裤时加快输血、输液，以免血压骤停重陷休克，较长时间穿抗休克裤时，应适当降低气压，并适量输入 5% 碳酸氢钠以防酸中毒。

小 结

1. 外科常见的休克 ｛ 多为低血容量休克，尤其是创伤性休克 / 其次为感染性休克 / 在外科患者中多由于化脓性胆管炎、弥漫性腹膜炎、绞窄性肠梗阻及烧伤败血症等引起

2. 休克治疗 ｛ 纠正酸中毒及水电解质失衡 / 应用血管活性药物 / 药理剂量皮质类固醇的应用 / 增强心肌收缩力和抗凝治疗

【思考题】

（1）简述休克的临床表现与治疗原则。

（2）简述低血容量性休克与感染性休克的鉴别要点与治疗要点。

（3）如何利用中心静脉压变化来指导临床输液？

（张培建）

第六章 麻 醉

学习要点

- **掌握**：① 全身麻醉的并发症及其处理；② 椎管内麻醉的并发症及其处理；③ 局部麻醉药常用剂量（及范围）；④ 气管插管术的常见并发症。
- **了解**：① 麻醉前准备内容及麻醉前用药的选择；② 肌松药的分类和应用。
- **应用**：① 常用局部麻醉药的药理特点及临床应用；② 硬膜外阻滞的并发症及处理要点。

麻醉（anesthesia）一词来源于希腊文，指应用药物或其他方法来消除手术时的疼痛。麻醉虽然能解决手术无痛的问题，但对生理功能都有不同程度的影响，甚至可危及生命，镇痛是以患者的生理代价而获得的。因此，在手术麻醉期间如何维持和调控患者的生理功能，不仅是临床麻醉的重要内容，而且其难度和所需知识的深度及广度都比单纯消除手术疼痛更为困难和复杂。在现代麻醉工作中，消除手术疼痛已不是麻醉的全部内容，在急救复苏、重症监测治疗、急性和慢性疼痛治疗等方面也积累了丰富的临床经验，进行了广泛的科学研究，并逐渐形成了较完整的理论系统。

第一节 麻醉前准备和麻醉前用药

一、麻醉前病情评估

麻醉的风险性与手术大小并非完全一致，有时手术并非复杂，但患者的病情和并存病却为麻醉带来许多困难。为了提高麻醉的安全性，麻醉前应仔细阅读病历，详细了解临床诊断、病史记录及与麻醉有关的检查。访视患者时，应询问手术麻醉史、吸烟史、药物过敏史及药物治疗情况，平时体力活动能力及目前的变化。根据访视和检查结果，对病情和患者对麻醉及手术的耐受能力做出全面评估。美国麻醉医师协会（ASA）将病情分为 5 级，对病情的判断有重要参考价值（表 6-1）。

表 6-1　ASA 病情分级和围术期病死率

分 级	标　　　准	病死率（%）
I	体格健康，发育营养良好，各器官功能正常	0.06~0.08
II	除外科疾病外，有轻度并存病，功能代偿健全	0.27~0.40
III	并存病较严重，体力活动受限，但尚能应付日常活动	1.82~4.30
IV	并存病严重，丧失日常活动能力，经常面临生命威胁	7.80~23.0
V	无论手术与否，生命难以维持 24 h 的濒死患者	9.40~50.7

注：急症病例注"急"或"E"，表示风险较择期手术增加。

二、麻醉前准备事项

（1）纠正或改善病理生理状态：术前应改善营养不良状态并纠正脱水、电解质紊乱和酸碱平衡失调。凡有心力衰竭史、心房纤颤或心脏明显扩大者，应以洋地黄类药物治疗；术前以洋地黄维持治疗者，手术当天应停药。长期服用 α-受体阻滞剂治疗心绞痛、心律失常和高血压者,最好术前停药 24～48 h。合并高血压者,应经过内科系统治疗以控制血压稳定,收缩压低于 180 mmHg、舒张压低于 100 mmHg 较为安全。合并呼吸系统疾病者,术前应检查肺功能、动脉血气分析和肺 X 线片;行雾化吸入和胸部物理治疗以促进排痰;应用有效抗生素 3～5 d 以控制急、慢性肺部感染。合并糖尿病者,择期手术应控制空腹血糖不高于 8.3 mmol/L,尿糖低于(＋＋),尿酮体阴性。

(2) 心理准备:患者于术前难免紧张和焦虑,甚至有恐惧感。这种心理状态对生理都有不同程度的扰乱,并在整个围术期产生明显影响。因此,在访视患者时,应以关心和鼓励的方法消除其思想顾虑和焦虑心情。耐心听取和解答患者提出的问题,以取得患者的理解、信任和合作。

(3) 胃肠道的准备:择期手术前应常规排空胃,以避免围手术期间发生胃内容物的反流、呕吐或误吸,及由此而导致的窒息和吸入性肺炎。成人择期手术前应禁食 8～12 h,禁饮 4 h。小儿术前应禁食(奶)4～8 h,禁水 2～3 h。

(4) 麻醉前必须对麻醉和监测设备、麻醉用具及药品进行准备和检查。无论实施何种麻醉,都必须准备麻醉机、急救设备和药品。麻醉期间除必须监测患者的生命体征外,还应根据病情和条件,选择适当的监测项目。

三、麻 醉 前 用 药

1. 目的 麻醉前用药(premedication)的目的在于:① 消除患者紧张、焦虑及恐惧的心情。同时也可增强全身麻醉药(简称全麻药)的效果,减少全麻药用量及其不良反应。② 提高患者的痛阈。③ 抑制呼吸道腺体的分泌功能,以防发生误吸。④ 消除因手术或麻醉引起的不良反射,维持血流动力学的稳定。

2. 药物选择 一般来说,全身麻醉患者以镇静药和抗胆碱药为主,有剧痛者加用麻醉性镇痛药不仅可缓解疼痛,并可增强全麻药的作用。腰麻患者以镇静药为主。准备选用异丙酚行全麻者、椎管内麻醉者、术前心动过缓者、行上腹部或盆腔手术者,除有使用阿托品的禁忌证外,均应选用阿托品。冠心病及高血压患者的镇静药剂量可适当增加,而心脏瓣膜病、心功能差及病情严重者,镇静及镇痛药的剂量应酌减,抗胆碱药以东莨菪碱为宜。

第二节 全 身 麻 醉

麻醉药经呼吸道吸入或静脉、肌内注射进入人体内,产生中枢神经系统的抑制,临床表现为神志消失,全身的痛觉丧失,遗忘,反射抑制和一定程度的肌肉松弛,这种方法称为全身麻醉。

一、全 身 麻 醉 药

(一) 吸入麻醉药

吸入麻醉药(inhalation anesthetics)是指经呼吸道吸入人体内并产生全身麻醉作用的药物。一般用于全身麻醉的维持,有时也用于麻醉诱导。

1. 理化性质与药理性能 现今常用吸入麻醉药多为卤素类,经呼吸道吸入后,通过与脑细胞膜的相互作用而产生全身麻醉作用。吸入麻醉药的油/气分配系数和血/气分配系数,对其药理性能有明显影响。吸入麻醉药的强度是以最低肺泡有效浓度(minimum alveolar concentration, MAC)来衡量的。MAC 是指某种吸入麻醉药在一个大气压下与纯氧同时吸入时,能使 50% 患者在切皮时不发生摇头、四肢运动等反应的最低肺泡浓度(表 6-2)。

2. 影响肺泡药物浓度的因素 肺泡浓度(F_A)是指吸入麻醉药在肺泡内的浓度,而吸入药物浓度(F_I)是指从环路进入呼吸道的药物浓度。临床常以 F_A/F_I 来比较不同药物肺泡浓度上升的速度。F_A 和 F_A/F_I 的上升速度取决于麻醉药的输送和由肺循环摄取的速度。

表 6-2 吸入麻醉药的理化性质

药 物	相对分子量	油/气	血/气	代谢率(%)	MAC(%)
笑 气	44	1.4	0.47	0.004	105
异氟烷	184	98	1.4	0.2	1.15
七氟烷	200	53.4	0.65	2~3	2.0
地氟烷	168	18.7	0.42	0.02	6.0~7.25

3. 代谢和毒性 吸入麻醉药的脂溶性较大,绝大部分由呼吸道排出,仅小部分在体内代谢后随尿排出。此外,有些药物具有药物代谢酶诱导作用,可加快其自身代谢速度。由于药物的代谢过程及其代谢产物,对肝和肾的功能都有不同程度的影响。

4. 常用吸入麻醉药

(1) 氧化亚氮(笑气,nitrous oxide,N_2O):为麻醉性能较弱的气体麻醉药,推算其 MAC 为 105%。氧化亚氮对心肌有一定的直接抑制作用,但对心排血量、心率和血压都无明显影响。对呼吸有轻度抑制作用,但对呼吸道无刺激,对肺组织无损害。

(2) 异氟烷(异氟醚,isoflurane):麻醉性能强,MAC 为 1.15%。低浓度时对脑血流无影响,高浓度时(>1 MAC)可使脑血管扩张,脑血流增加和颅内压升高。对心肌力的抑制作用较轻,对心排血量的影响较小,但可明显降低外周血管阻力而降低动脉压。对冠状动脉有扩张作用,并有引起冠状动脉窃流的可能。不增加心肌对外源性儿茶酚胺的敏感性。对呼吸有轻度抑制作用,对支气管平滑肌有舒张作用,对呼吸道有刺激。

(3) 七氟烷(七氟醚,sevoflurane):麻醉性能较强,成人的 MAC 为 2%。对 CNS 有抑制作用,对脑血管有舒张作用,可引起颅内压升高。对心肌力有轻度抑制,可降低外周血管阻力,引起动脉压和心排血量降低。对呼吸道无刺激性,不增加呼吸道的分泌物。对呼吸的抑制作用比较强,对气管平滑肌有舒张作用。

(4) 地氟烷(地氟醚,desflurane):麻醉性能较弱,成人的 MAC 为 6.0%~7.25%。可抑制大脑皮质的电活动,降低脑氧代谢率;低浓度虽不抑制中枢对 CO_2 的反应,但过度通气时也不使颅内压降低;高浓度可使脑血管舒张,并降低其自身调节能力。对心肌力有轻度抑制作用,对心率、血压和心输出量影响较轻。

(二) 静脉麻醉药

经静脉注射进入体内,通过血液循环作用于中枢神经系统而产生全身麻醉作用的药物,称为静脉麻醉药(intravenous anesthetics)。常用静脉麻醉药有以下内容。

1. 氯胺酮(ketamine) 静脉注射后 30~60 s 患者意识消失,作用时间 15~20 min。可增加脑血流、颅内压及脑代谢率。氯胺酮有兴奋交感神经作用,使心率增快、血压及肺动脉压升高。对呼吸的影响较轻,但用量过大或注射速度过快,或与其他麻醉性镇痛药伍用时,可引起显著的呼吸抑制。

2. 依托咪酯(etomidate) 起效快,静脉注射后约 30 s 患者意识即可消失,1 min 时脑内浓度达峰值。可降低脑血流量、颅内压及代谢率。对心率、血压及心排血量的影响均很小;不增加心肌氧耗量,并有轻度冠状动脉扩张作用。

3. 咪达唑仑(midazolam) 起效较快,半衰期较短。具有较强的镇静、催眠、抗焦虑、抗惊厥及降低肌张力作用。其顺行性遗忘作用与剂量有关,静脉注射 5 mg 以后的遗忘作用可达 20~32 min。

4. 异丙酚(propofol) 具有镇静、催眠作用,有轻微镇痛作用。起效快,静脉注射 1.5~2 mg/kg 后 30~40 s 患者即入睡,维持时间仅为 3~10 min,停药后苏醒快而完全。

(三) 肌松弛药(muscle relaxants)

能阻断神经-肌传导功能而使骨骼肌松弛。只能使骨骼肌麻痹,而不产生麻醉作用,不能使患者的神志和感觉消失,也不产生遗忘作用。

1. 肌松药的分类 肌松药主要分为两类:去极化肌松药(depolarizing muscle relaxants)和非去极化肌松药(nondepolarizing muscle relaxants)。

(1) 去极化肌松药:以琥珀胆碱为代表。其特点为:① 使突触后膜呈持续去极化状态;② 首次注药时,在肌松出现前,有肌纤维成串收缩,是肌纤维不协调收缩的结果;③ 胆碱酯酶抑制药不仅不能拮抗其肌松作用,反而有增强效应。

(2) 非去极化肌松药:以筒箭毒碱为代表。其特点为:① 阻滞部位在神经-肌结合部,占据突触后膜上的乙酰胆碱受体;② 神经兴奋时突触前膜释放乙酰胆碱的量并未减少,但不能发挥作用;③ 出现肌松前没有肌纤维成束收缩;④ 能被胆碱酯酶抑制药所拮抗。

2. 常用肌松药

(1)琥珀胆碱(司可林,suxemethonium):为去极化肌松药,起效快,肌松完全且短暂。静脉注射后15~20 s 即出现肌纤维震颤,在 1 min 内肌松作用达高峰。不良反应:有引起心动过缓及心律失常的可能;可引起血清钾升高;可引起眼压、颅内压及胃内压升高;有的患者术后主诉肌痛。

(2)维库溴胺(万可罗宁,vecuronium):为非去极化肌松药,肌松作用强,为泮库溴铵的 1~1.5 倍,但作用时间较短。起效时间为 2~3 min,临床作用时间为 25~30 min。在临床用量范围内,不释放组胺,也无抗迷走神经作用,因而适用于缺血性心脏病患者。主要在肝内代谢。30%以原形经肾排出,其余以代谢产物或原形经胆道排泄。临床可用于全麻气管内插管和术中维持肌松弛。

(3)罗库溴铵(爱可松,rocyronium):为非去极化肌松药,该药作用强度为维库溴铵的 1/7,时效为维库溴铵的 2/3。其药代动力学与维库溴铵相似,主要依靠肝消除,其次是肾消除。罗库溴铵的起效时间在所有非去极化肌松药中最快,仅次于琥珀胆碱。此药对心血管无明显作用,不释放组胺,临床应用剂量无心率和血压变化。

(4)顺式阿曲库铵(cis-atracurium):为非去极化肌松药。起效时间为 2~3 min,临床作用时间为50~60 min。最大优点是在临床剂量范围内不会引起组胺释放;代谢途径为霍夫曼降解。临床应用于全麻气管插管和术中维持肌肉松弛。

(四)麻醉性镇痛药

1. 吗啡(morphine) 作用于大脑边缘系统可消除紧张和焦虑,并引起欣快感,有成瘾性。对呼吸中枢有明显抑制作用,并有组胺释放作用而引起支气管痉挛。吗啡能使小动脉和静脉扩张、外周阻力下降及回心血量减少,引起血压降低,但对心肌无明显抑制作用。

2. 芬太尼(fentanyl) 对中枢神经系统的作用与其他阿片类药物相似,镇痛作用为吗啡的 75~125 倍,持续 30 min。对呼吸有抑制作用,芬太尼与咪达唑仑配伍用时呼吸抑制更为明显。常用于心血管手术的麻醉。

3. 瑞芬太尼(remifentanil) 为超短效镇痛药。单独应用时对循环的影响不明显,但可使心率明显减慢;与其他全麻药合并使用时可引起血压和心率的降低;可产生剂量依赖性呼吸抑制,但停药后 5~8 min 自主呼吸可恢复;引起肌强直的发生率较高。

4. 舒芬太尼(sufentanil) 与芬太尼比较,其亲脂性更高,易于透过血-脑脊液屏障,与阿片受体亲和力强,故其镇痛作用最强,为芬太尼的 5~10 倍,持续时间为芬太尼的 2 倍。注射后在肝中代谢,代谢产物从肾排泄。

二、气管内插管术

(一)经口腔明视插管

借助喉镜在直视下暴露声门后,将导管经口腔插入气管内(图 6-1、图 6-2)。插管完成后,要确认

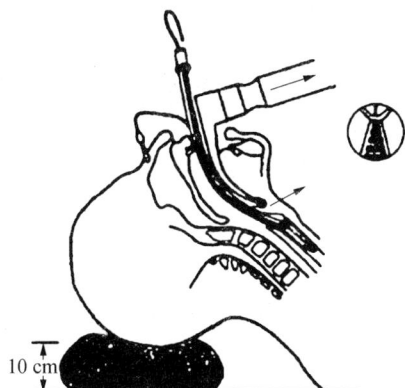

图 6-1 用弯喉镜显露声门

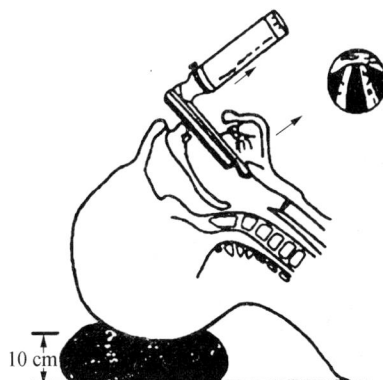

图 6-2 用直喉镜显露声门

导管已进入气管内再固定。确认方法有：① 压胸部时，导管口有气流。② 人工呼吸时，可见双侧胸廓对称起伏，并可听到清晰的肺泡呼吸音。③ 如用透明导管时，吸气时管壁清亮，呼气时可见明显的"白雾"样变化。④ 患者如有自主呼吸，接麻醉机后可见呼吸囊随呼吸而张缩。⑤ 如能监测呼气末 CO_2 分压（$ETCO_2$）显示有 $ETCO_2$ 图形则确认无误。

（二）经鼻腔盲探插管

将气管导管经鼻腔在非明视条件下，根据患者自主呼吸的气流，插入气管内。

（三）气管内插管的并发症

（1）气管插管时有引起牙齿损伤或脱落，口腔、咽喉部和鼻腔的黏膜损伤引起出血，下颌关节脱位的可能。

（2）浅麻醉下行气管内插管可引起剧烈呛咳、憋气、喉头及支气管痉挛，心率增快及血压剧烈波动而导致心肌缺血。严重的迷走神经反射可导致心律失常、心动过缓，甚至心搏骤停。

（3）气管导管内径过小，可使呼吸阻力增加；导管内径过大，或质地过硬都容易损伤呼吸道黏膜或因压迫、扭折而引起呼吸道梗阻。

（4）导管插入太深可误入一侧支气管内，引起通气不足、缺氧或术后肺不张。导管插入太浅时，可因患者体位变动而意外脱出。

三、全身麻醉的实施

（一）全身麻醉的诱导

全身麻醉的诱导（induction of anesthesia）是指患者接受全麻药后，由清醒状态到神志消失，并进入全麻状态后进行气管内插管，这一阶段称为全麻诱导期。

（二）全身麻醉的维持

1. 吸入麻醉药维持　　目前吸入的气体麻醉药为氧化亚氮，挥发性麻醉药为氟化类麻醉药，如恩氟烷、异氟烷等。由于氧化亚氮的麻醉性能弱，难以单独用于维持麻醉。挥发性麻醉药的麻醉性能强，高浓度吸入可使患者意识、痛觉消失，能单独维持麻醉。但肌松作用并不满意，吸入浓度越高，对生理的影响越严重。

2. 静脉麻醉药维持　　为全麻诱导后经静脉给药维持适当麻醉深度的方法。目前所用的静脉麻醉药中，除氯胺酮外，多数都属于催眠药，缺乏良好的镇痛作用。因此，单一的静脉全麻药仅适用于全麻诱导和短小手术，而对复杂或时间较长的手术，多选择复合全身麻醉。

3. 复合全身麻醉　　是指两种或两种以上的全麻药和（或）方法复合应用，彼此取长补短，以达到最佳临床麻醉效果。

四、全身麻醉的并发症及其处理

1. 反流与误吸　　全麻时容易发生反流和误吸。误吸入大量胃内容物的死亡率可高达 70%。全麻诱导时因患者的意识消失，咽喉部反射消失，一旦有反流物即可发生误吸。麻醉期间预防反流和误吸是非常重要的，主要措施包括：减少胃内物的滞留，促进胃排空，降低胃液的 pH，降低胃内压，加强对呼吸道的保护。

2. 呼吸道梗阻（airway obstruction）　　以声门为界，呼吸道梗阻可分为上呼吸道梗阻和下呼吸道梗阻。

（1）上呼吸道梗阻：常见原因为机械性梗阻。不全梗阻表现为呼吸困难并有鼾声。完全梗阻者有鼻翼扇动和三凹征，虽有强烈的呼吸动作而无气体交换。

（2）下呼吸道梗阻：常见原因为气管导管扭折、导管斜面过长而紧贴在气管壁上、分泌物或呕吐物误吸入后堵塞气管及支气管。

3. 通气量不足　　主要表现为 CO_2 潴留和（或）低氧血症。颅脑手术的损伤、麻醉药、麻醉性镇痛药和镇静药的残余作用，是引起中枢性呼吸抑制的主要原因。

4. 低氧血症(hypoxemia)　吸空气时,$SpO_2<90\%$,$PaO_2<8$ kPa(60 mmHg)或吸纯氧时 $PaO_2<12$ kPa (90 mmHg)即可诊断为低氧血症(hypoxernia)。

5. 低血压(hypotension)　麻醉期间收缩压下降超过基础值的 30% 或绝对值低于 80 mmHg 者应及时处理。

6. 高血压(hypertension)　麻醉期间舒张压高于 100 mmHg 或收缩压高于基础值的 30%,都应根据原因进行适当治疗。

7. 心律失常(arrhythmia)　窦性心动过速与高血压同时出现时,常为浅麻醉的表现,应适当加深麻醉。手术牵拉内脏(如胆囊)或心眼反射时,可因迷走神经反射致心动过缓,严重者可致心搏骤停,应立即停止操作,必要时静脉注射阿托品。发生期前收缩时,应先明确其性质并观察其对血流动力学的影响。麻醉下发生的偶发室性期前收缩无须特殊治疗。如室性期前收缩为多源性、频发或伴有 R－on－T 现象,表明有心肌灌注不足,应积极治疗。

第三节　局部麻醉

用局部麻醉药(简称局麻药)暂时阻断某些周围神经的冲动传导,使这些神经所支配的区域产生麻醉作用,称为局部麻醉(local anesthesia),简称局麻。广义的局麻包括椎管内麻醉。

1. 分类　① 酯类局麻药,如普鲁卡因、丁卡因等;② 酰胺类局麻药,如利多卡因、丁哌卡因、左旋丁哌卡因和罗哌卡因等。

2. 理化性质和麻醉性能　局麻药的理化性质可影响其麻醉性能,较为重要的是离解常数、脂溶性和血浆蛋白结合率。

(1) 离解常数(pK_a):在局麻药水溶液中含有未离解的碱基(B)和已离解的阳离子(BH^+)两部分。而离解程度取决于溶液的 pH,pH 越低[BH^+]越多,pH 越高则 B 越多。在平衡状态下,$K_a=$ [H^+]·[B]/[BH^+],K_a 一般多以其负对数 pK_a 表示。当溶液中[B]和[BH^+]浓度完全相等,即各占50%时,p$K_a=$pH,故该时溶液的 pH 即为该局麻药的 pK_a 值。不同局麻药各有其固定的 pK_a 值(表6－3)。

(2) 脂溶性:脂溶性越高,局麻药的麻醉效能越强。

(3) 蛋白结合率:局麻药注入体内后,一部分呈游离状态的起麻醉作用,另一部分与局部组织的蛋白结合,或吸收入血与血浆蛋白结合,结合状态的药物将暂时失去药理活性。

表6－3　常用局麻药比较

	普鲁卡因	利多卡因	丁哌卡因	罗哌卡因
理化性质				
pK_a	8.9	7.8	8.1	8.1
脂溶性	低	中等	高	高
血浆蛋白结合率(%)	5.8	64	95	94
麻醉性能				
效能	弱	中等	强	强
弥散性能	弱	强	中等	中等
毒性	弱	中等	中等	中等
起效时间				
表面麻醉	-	中等	-	-
局部浸润	快	快	快	快
神经阻滞	慢	快	中等	中等
作用时间(h)	0.75~1	1~2	5~6	4~6
一次限量(mg)*	1 000	100(见表面麻醉)	150	150
		400(神经阻滞)		

*此系成人剂量,使用时还应根据具体患者、具体部位决定。

3. 局麻药的不良反应

(1) 毒性反应:局麻药吸收入血液后,当血药浓度超过一定阈值时,就会发生局麻药的全身毒性反应,严重者可致死。

（2）过敏反应：过敏反应是指使用很少量局麻药后，出现荨麻疹、咽喉水肿、支气管痉挛、低血压和血管神经性水肿，甚至危及患者生命。

4. 常用局麻药

（1）普鲁卡因（procaine）：是一种弱效、短时效但较安全的常用局麻药。它的麻醉效能较弱，黏膜穿透力很差，故不用于表面麻醉和硬膜外阻滞。由于它毒性较小，适用于局部浸润麻醉。

（2）利多卡因（lidocaine）：是中等效能和时效的局麻药。它的组织弥散性能和黏膜穿透力都很好，可用于各种局麻方法，但使用的浓度不同。最适用于神经阻滞和硬膜外阻滞。

（3）丁哌卡因（bupivacaine）：是一种强效和长时效局麻药。常用于神经阻滞、腰麻及硬膜外阻滞。它与血浆蛋白结合率高，故透过胎盘的量少，较适用于分娩镇痛，使用时应注意其心脏毒性。

（4）罗哌卡因（ropivacaine）：是一新的酰胺类局麻药，其作用强度和药代动力学与丁哌卡因类似，但它的心脏毒性较低。使用低浓度、小剂量时几乎只阻滞感觉神经；又因它的血浆蛋白结合率高，故尤其适用于硬膜外镇痛如分娩镇痛。

第四节　椎管内麻醉

椎管内有两个可用于麻醉的腔隙，即蛛网膜下隙和硬脊膜外间隙。根据局麻药注入的腔隙不同，分为蛛网膜下隙阻滞（简称腰麻），硬膜外间隙阻滞及腰麻-硬膜外间隙联合阻滞（combined spinal-epidural block，CSE），统称椎管内麻醉。

一、椎管内麻醉的机制及生理

1. 药物作用部位　　腰麻时，局麻药直接作用于脊神经根和脊髓表面。而硬膜外阻滞时局麻药作用的途径可能有：① 通过蛛网膜绒毛进入根部蛛网膜下隙，作用于脊神经根；② 药液渗出椎间孔，在椎旁阻滞脊神经。由于椎间孔内神经鞘膜很薄，局麻药可能在此处透入而作用于脊神经根。

2. 麻醉平面与阻滞作用　　麻醉平面是指感觉神经被阻滞后，用针刺法测定皮肤痛觉消失的范围。

3. 椎管内麻醉对生理的影响

（1）对呼吸的影响：取决于阻滞平面的高度，尤以运动神经被阻滞的范围更为重要。如胸脊神经被阻滞，肋间肌大部或全部麻痹，可使胸式呼吸减弱或消失。如膈肌同时麻痹，腹式呼吸减弱或消失，则将导致通气不足甚或呼吸停止。

（2）对循环的影响：① 低血压：椎管内麻醉时，由于交感神经被阻滞，使小动脉舒张而周围阻力降低，静脉扩张使静脉系统内血容量增加，回心血量减少，心输血量下降，而导致低血压。② 由于交感神经被阻滞，迷走神经兴奋性增强，可使心率减慢。

（3）对其他系统的影响：椎管内麻醉下，迷走神经功能亢进，胃肠蠕动增加，容易诱发恶心、呕吐。对肝肾功能也有一定影响，并可发生尿潴留。

二、蛛网膜下隙阻滞

1. 腰麻穿刺术　　穿刺时患者一般取侧卧位，屈髋屈膝，头颈向胸部屈曲，腰背部尽量向后弓曲，使棘突间隙张开便于穿刺。成人穿刺点一般选 $L_{3\sim4}$ 间隙。直入法穿刺时，以 0.5%～1% 普鲁卡因在间隙正中做皮丘，并在皮下组织和棘间韧带逐层浸润。腰椎穿刺针刺过皮丘后，进针方向应与患者背部垂直。当针穿过黄韧带时，常有明显落空感，再进针刺破硬脊膜和蛛网膜，出现第二次落空感。拔出针芯见有脑脊液自针内滴出，即表示穿刺成功。

2. 麻醉平面的调节　　局麻药注入蛛网膜下隙以后，应设法在短时间内调节和控制麻醉平面。影响麻醉平面的因素很多，药物的剂量是影响腰麻平面的主要因素，剂量越大，平面越高。

3. 并发症

（1）术中并发症

1）血压下降、心率减慢：腰麻时血压下降可因脊神经被阻滞后，麻醉区域的血管扩张，回心血量减少，心排血量降低所致。

2）呼吸抑制：常出现于高平面腰麻的患者，因胸段脊神经阻滞，肋间肌麻痹，患者感到胸闷气促，吸气无力，说话费力，胸式呼吸减弱。当全部脊神经被阻滞，即发生全脊椎麻醉，患者呼吸停止，血压下降甚至心脏停搏。

3）恶心呕吐：常见于：① 麻醉平面过高，发生低血压和呼吸抑制，造成脑缺血缺氧而兴奋呕吐中枢；② 迷走神经亢进，胃肠蠕动增强；③ 牵拉腹腔内脏。

（2）术后并发症

1）腰麻后头痛：发生率 3%～30%，其特点是抬头或坐起时头痛加重，平卧后减轻或消失。发生腰麻后头痛者应平卧休息，充分补液，可服镇痛或安定类药，针灸或用腹带捆紧腹部也有一定疗效。

2）尿潴留：较常见。主要因支配膀胱的副交感神经纤维很细，对局麻药很敏感，阻滞后恢复较晚，即使皮肤感觉恢复，仍可发生尿潴留。

3）化脓性脑脊膜炎：可因直接或间接原因引起，如皮肤感染、脓毒症者等，严重者可危及生命，故重在预防。

4. 适应证和禁忌证　　腰麻适用于 2～3 h 以内的下腹部、盆腔、下肢和肛门会阴部手术。禁忌证：① 中枢神经系统疾患；② 休克；③ 穿刺部位有皮肤感染；④ 脓毒症；⑤ 脊柱外伤或结核；⑥ 急性心力衰竭或冠心病发作。

三、硬 膜 外 阻 滞

1. 硬膜外穿刺术　　穿刺体位、进针部位和针所经过的层次与腰麻基本相同。但硬膜外穿刺时，当针尖穿过黄韧带即达硬膜外间隙。可采用下列方法来判断硬膜外针尖是否到达硬膜外间隙。① 阻力消失法：在穿刺过程中，开始阻力较小，当抵达黄韧带时阻力增大，并有韧性感。推动注射器芯有回弹阻力感，气泡被压小。继续缓慢进针，一旦刺破黄韧带时有落空感，注液无阻力，小气泡不再缩小，回抽无脑脊液流出，表示针尖已达硬膜外间隙。② 毛细血管负压法：穿刺针抵达黄韧带后，与盛有液体的玻璃毛细接管相连接，继续缓慢进针。当针进入硬膜外间隙时，在有落空感的同时，管内液体被吸入，为硬膜外间隙特有的"负压"现象。

2. 麻醉平面的调节　　硬膜外阻滞的麻醉平面与腰麻不同，是节段性的。影响平面的主要因素有：① 局麻药容积；② 穿刺间隙；③ 导管方向；④ 注药方式；⑤ 患者情况：老年、动脉硬化、妊娠、脱水、恶病质等患者，注药后麻醉范围较一般人为广，故应减少药量。

3. 并发症

（1）术中并发症

1）全脊椎麻醉（total spinal anesthesia）：是由于硬膜外麻醉所用局麻药大部分或全部意外注入蛛网膜下隙，使全部脊神经被阻滞的现象。患者可在注药后几分钟内发生呼吸困难、血压下降、意识模糊或消失，继而呼吸停止。一旦发生全脊椎麻醉，应立即以面罩加压给氧并紧急行气管内插管进行人工呼吸，加速输液，并以血管加压药维持循环稳定。若处理及时和正确，可避免严重后果，否则可导致心搏骤停。

2）局麻药毒性反应：硬膜外间隙内有丰富的静脉丛，对局麻药的吸收很快；导管可意外进入血管内，使局麻药直接注入血管内；导管损伤血管也可加快局麻药的吸收。

3）血压下降：主要因交感神经被阻滞而引起阻力血管和容量血管的扩张，导致血压下降。尤其是上腹部手术时，因胸腰段交感神经阻滞的范围较广，并可阻滞心交感神经引起心动过缓，更易发生低血压。

4）呼吸抑制：硬膜外阻滞可影响肋间肌及膈肌的运动，导致呼吸储备功能降低。当阻滞平面低于 T_8 时，呼吸功能基本正常，如达 T_2 以上，通气储备功能明显下降。

（2）术后并发症：硬膜外阻滞的术后并发症一般较腰麻为少，一般多不严重。但它也可发生严重神经并发症，甚至截瘫。

1）神经损伤：表现为局部感觉和（或）运动的障碍。在穿刺或置管时，如患者有电击样异感并向肢体放射,说明已触及神经。异感持续时间长者,可能损伤严重,应放弃阻滞麻醉。

2)硬膜外血肿:发生率2‰～6‰,血肿形成引起截瘫的发生率为1:20 000。硬膜外麻醉后若出现麻醉作用持久不退,或消退后再出现肌无力、截瘫等,都是血肿形成压迫脊髓的征兆。应及早做出诊断,争取在血肿形成后8 h内进行椎板切开减压术,清除血肿。如超过24 h则一般很难恢复。有凝血功能障碍或正在抗凝治疗者,禁用硬膜外阻滞。

3)硬膜外脓肿:因无菌操作不严格,或穿刺针经过感染组织,引起硬膜外间隙感染并逐渐形成脓肿。临床表现出脊髓和神经根受刺激和压迫的症状。应予大剂量抗生素治疗,并及早进行椎板切开引流。

4)导管拔出困难或折断:可因椎板、韧带及椎旁肌群强直,使导管拔出困难。处理时可将患者处于原穿刺体位,一般可顺利拔出。

4. 适应证和禁忌证　　最常用于横膈以下的各种腹部、腰部和下肢手术,且不受手术时间的限制。禁忌证与腰麻相似。对老年、妊娠、贫血、高血压、心脏病、低血容量等患者,应非常谨慎,减少用药剂量,加强患者管理。

> **知识拓展**
>
> **蛛网膜下隙与硬膜外隙联合阻滞**
>
> 蛛网膜下隙与硬膜外隙联合阻滞又称腰麻-硬膜外联合阻滞,近年来较广泛用于下腹部及下肢手术。其特点是既有腰麻起效快、镇痛完善与肌松弛的优点,又有硬膜外阻滞时控调麻醉平面、满足长时间手术的需要等长处。穿刺方法有两种。两点法:患者体位与腰麻相同,先选T_{12}～L_1,做硬膜外隙穿刺并置入导管,然后再于$L_{3～4}$或$L_{4～5}$间隙行蛛网膜下隙穿刺。一点法:经$L_{2～3}$棘突间隙用特制的联合穿刺针做硬膜外隙穿刺,穿刺成功后再用配套的25G腰穿针经硬膜外穿刺针内行蛛网膜下隙穿刺,见脑脊液流出即可注入局麻药(腰麻);然后退出腰穿针,再经硬膜外针向头端置入硬膜外导管,并固定导管备用。由于所用腰穿针很细,故对硬脊膜损伤很小,术后头痛的发生率明显减少,但注药时间需45～60 s。目前临床上多采用一点法。

小　结

根据麻醉作用部位和所用药物的不同,可将临床麻醉方法进行分类

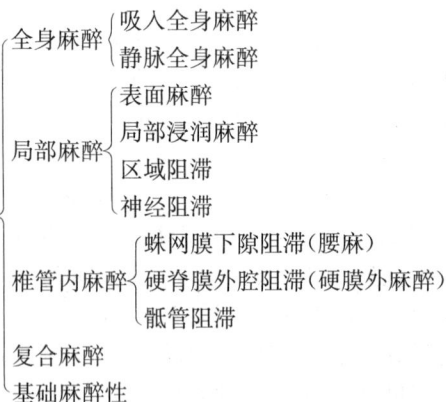

- 全身麻醉
  - 吸入全身麻醉
  - 静脉全身麻醉
- 局部麻醉
  - 表面麻醉
  - 局部浸润麻醉
  - 区域阻滞
  - 神经阻滞
- 椎管内麻醉
  - 蛛网膜下隙阻滞(腰麻)
  - 硬脊膜外腔阻滞(硬膜外麻醉)
  - 骶管阻滞
- 复合麻醉
- 基础麻醉性

【思考题】

麻醉前用药中,使用麻醉镇痛剂(吗啡等)的主要目的是什么?

（高　巨）

第七章 重症监测治疗与复苏

学习要点

- **掌握**：心肺脑复苏的三个阶段的主要内容。
- **了解**：重症监护病房(ICU)主要工作内容及常规监测项目。
- **应用**：建立起对早期心肺复苏的正确认识及操作规范。

重症监护病房(intensive care unit，ICU)是医院集中监护和救治重症患者的专业科室。2008 年我国将重症医学(critical care medicine，CCM)定义为研究危及生命的疾病状态的发生、发展规律及其诊治方法的临床医学学科。

第一节　ICU 的工作内容

ICU 的主要工作内容是对重症患者的生理功能进行严密监测，收集临床资料；对临床资料进行综合分析以做出正确诊断；及时发现和预测重症患者的病情变化和发展趋势；针对病情采取积极有效的治疗措施，防止严重病情的发展，改善和促进器官功能的恢复，或进行生命支持治疗以便争取时间治疗原发病；经过适当治疗后，及时对病情进行分析和判断，衡量治疗效果及其预后。

1. 循环系统的监测

(1) 心电图监测：为危重患者的常规监测项目。监测心电图的临床意义主要是了解心率的快慢，心律失常类型的诊断，心肌缺血的判断等。

(2) 血流动力学监测：包括有创和无创监测，可以实时反映患者的心率、心律、心脏前负荷、后负荷和心肌收缩性等循环功能状态，并可根据测定的心排血量和其他参数计算出血流动力学的全套数据，连续监测循环功能有利于对循环状态的判断和治疗原则的确定。

2. 呼吸系统的监测

(1) 呼吸功能监测：呼吸功能的监测项目除一般观察之外，还包括对患者的肺容量、肺通气功能、换气功能、呼吸动力学、血液气体分析等的全面监测。呼吸功能监测可以帮助判断肺功能的损害程度、治疗效果及组织器官对氧的输送和利用状况。

(2) 呼吸治疗：机械通气是治疗呼吸衰竭的有效方法，也是危重症患者急救及呼吸支持的重要手段。其目的是：为保障通气功能以适应机体需要；改善维持肺的换气功能；减少呼吸肌做功；特殊治疗需要，如连枷胸的治疗等。机械通气本身也可引起或加重肺损伤，称为呼吸机相关肺损伤(ventilator induced lung injury，VILI)，主要包括气压伤(barotrauma)、容积伤(volutrauma)及生物伤(biotrauma)。

3. 脑功能的监测

(1) 脑电图监测：脑电图(EEG)监测对大脑的病理生理变化比较敏感，临床可用于癫痫、颅脑外伤、昏迷和脑死亡、脑功能判断及预测预后。

(2) 颅内压的监测：临床多应用症状观察法，如有无脑膜刺激征、头痛、呕吐、球结膜水肿、视盘水肿等可间接了解颅内压增高的程度。监测方法大致分两类，开放测压法和闭合测压法。

(3) 诱发电位监测：应用诱发电位动态监测中枢神经系统功能。诱发电位分为：脑干听觉诱发电位(BAEP)、体感诱发电位(SEP)、视觉诱发电位(VEP)、运动诱发电位(MEP)和事件相关电位(ERP)，可用于脑血管病、颅脑损伤、脊髓损伤和脑死亡的监测。

(4) 脑血流监测：具体包括正电子发射断层扫描(PET)、单光子发射断层扫描(SPECT)、局部脑血流量测定(rCBF)和脑多普勒超声(TCD)4 种监测方法。其中 TCD 具有床边操作简便、无创、无辐射等优点,在 ICU 具有重要的临床使用价值。TCD 持续监测可用于重症脑血管病变或其他脑部病变致颅内压升高的监测;脑血管自动调节功能和脑血管舒缩功能的监测及脑死亡的监测。

(5) 其他手段还有脑微透析监测技术、脑组织氧监测、神经内分泌功能监测、微透析技术、脑温监测等。

4. 肾功能的监测　　急性肾衰竭是重症患者较常见的并发症。目前常用肾功能监测指标有尿量、尿比重、血清尿素氮(BUN)、血肌酐(Scr)和内生肌酐清除率(Ccr)等。此外影像诊断技术有助于排除尿路梗阻和外伤性损害。监测肾功能的动态改变可以及时发现肾功能不全的早期征兆,以便采取治疗或预防措施,避免发生急性肾衰竭。

5. 水、电解质和酸碱平衡的监测与调控　　体液和酸碱的动态平衡是维持人体内环境稳定和正常生理功能的必要条件。维持人体水、电解质和酸碱平衡监测的主要任务是:根据重症患者对体液和电解质的需求,以及临床监测所获得的实际参数,维持体液和电解质出入量的平衡;维持血管内外晶体和胶体渗透压的正常和稳定;维持酸碱平衡稳定,避免发生呼吸性或代谢性酸碱失衡。

第二节　心肺脑复苏

"心肺复苏"(cardiopulmonary resuscitation, CPR)是指针对呼吸和心搏骤停所采用的紧急医疗措施,以人工呼吸替代患者的自主呼吸,以心脏按压形成暂时的人工循环并诱发心脏的自主搏动。但是,心肺复苏成功的关键不仅是自主呼吸和心跳的恢复,更重要的是中枢神经系统功能的恢复。从心脏停搏到细胞坏死的时间以脑细胞最短,因此,维持脑组织的灌流是心肺复苏的重点,一开始就应积极防治脑细胞的损伤,力争脑功能的完全恢复。故现将"心肺复苏"扩展为"心肺脑复苏"(cardiopulmonary cerebral resuscitation, CPCR)。复苏可分为三个阶段:基本生命支持、高级生命支持和复苏后治疗。

一、基本生命支持

基本生命支持(basic life support,BLS)又称初期复苏或心肺复苏,是心搏骤停后挽救患者生命的基本急救措施。胸外心脏按压和人工呼吸是 BLS 的主要措施。成年人 BLS 的主要内容包括以下几点。

1. 尽早识别心搏骤停和启动紧急医疗服务系统　　对心搏骤停的早期识别十分重要,但也很困难。一旦犹豫不定,就有可能失去宝贵的抢救时间。因此 2010 年 AHA 复苏指南(2010 American Heart Association Guidelines for Cardiopulmonary Resuscitation and Emergency Cardiovascular Care)中不再强调检查是否有大动脉搏动作为诊断心搏骤停的必要条件,也将"看、听、感"作为判断是否有呼吸存在的方法从传统的复苏指南中删除。对于非专业人员来说,如果发现有人突然神志消失或晕厥,可轻拍其肩部并大声呼叫,如无反应,没有呼吸或有不正常的呼吸,就应立即判断已发生心搏骤停,立即呼叫急救中心,启动急救医疗服务体系(EMSS),以争取时间获得专业人员的救助和得到电除颤。即使是专业救治人员在 10 s 内还不能判断是否有脉搏,也应该立即开始 CPR。

2. 尽早开始 CPR　　CPR 是复苏的关键,在启动 EMSS 的同时立即开始 CPR。胸外心脏按压是 CPR 的重要措施,因为在 CPR 期间的组织灌注主要依赖心脏按压。因此,2010 年 AHA 复苏指南将成人 CPR 的顺序由 A - B - C 改为 C - A - B,即在现场复苏时,首先进行胸外心脏按压 30 次,随后再开放呼吸道并进行人工呼吸。

心脏按压分为胸外心脏按压和开胸心脏按压两种方法。

(1) 胸外心脏按压(external chest compression):胸外心脏按压能使心脏排血,是由于心脏在胸骨和脊柱之间直接受压,使心室内压升高推动血液循环。正确的操作时,即能建立暂时的人工循环,动脉压可达 80～100 mmHg,足以防止脑细胞的不可逆损害。

施行胸外心脏按压时,患者必须平卧,背部垫一木板或平卧于地板上。术者立于或跪于患者一侧。胸外心脏按压的部位在胸骨下 1/2 处。将一手掌根部置于按压点,另一手掌根部覆于前者之上。手指向上方跷起,两臂伸直,凭自身重力通过双臂和双手掌,垂直向胸骨加压。根据 2010 年 AHA 复苏指南,高质量的复苏措施包括:胸外按压频率至少 100 次/min;按压深度至少为胸部前后径的 1/3 或至少 5 cm,大多数婴儿约为 4 cm,儿童约为 5 cm;每次按压后胸部充分回弹;维持胸外按压的连续性,尽量避免或减少因人工呼吸或电除颤而使心脏按压中断。在心脏按压过程中,容易发生疲劳而影响按压的深度和频率。因此,如果有两人以上进行心脏按压时,建议每 2 min(或 5 个按压周期)就交换一次。交换时一人在患者一旁按压,另一人在对侧做替换准备,当对方手掌一离开胸壁,另一方立即取代进行心脏按压。按压与人工呼吸比为 30:2,直到人工气道的建立。

　　心脏按压有效时可以触及颈动脉或股动脉的搏动。监测呼气末 CO_2 分压(ETCO$_2$)用于判断 CPR 的效果更为可靠,ETCO$_2$ 升高表明心排血量增加,肺和组织的灌注改善。心脏按压过程中如果瞳孔立即缩小并有对光反应者,预后较好。

　　(2)开胸心脏按压(open chest compression):对于胸廓严重畸形,胸外伤引起的张力性气胸、多发性肋骨骨折、心包填塞、胸主动脉瘤破裂需要立即进行体外循环者,以及心脏停搏发生于已行开胸手术者,应该首选开胸心脏按压。胸外心脏按压效果不佳并超过 10 min 者,只要具备开胸条件,应采用开胸心脏按压。尤其在手术室内,应于胸外心脏按压的同时,积极做开胸的准备,一旦准备就绪而胸外心脏按压仍未见效时,应立即行开胸心脏按压。

　　3. 尽早电除颤　　电除颤(defibrillation)是以一定能量的电流冲击心脏使心室颤动终止的方法。心搏骤停中心室颤动的发生率高达 85%,心室颤动后 4 min 内,CPR 8 min 内除颤可使其预后明显改善。因此施行电除颤的速度是复苏成功的关键。胸外除颤时将一电极板放在胸骨右缘第二肋间,另一电极板置于左胸壁心尖部,首次除颤电能≤200 J(焦耳),第二次可增加至 200~300 J,第三次可增至 360 J。小儿一般为 2 J/kg,再次除颤至少 4 J/kg,最大不超过 10 J/kg。

二、高级生命支持

　　高级生命支持(advanced life support,ALS)是初期复苏的继续,是借助于器械和设备、先进的复苏技术和知识以争取最佳疗效的复苏阶段。后期复苏的内容包括:继续 BLS;借助专用设备、专门技术建立和维持有效的肺泡通气及循环功能;监测心电图,识别和治疗心律失常;建立和维持静脉输液,调整体液、电解质和酸碱平衡失衡;采取一切必要措施(药物、电除颤等)维持患者的循环功能稳定。

　　1. 呼吸道的管理　　需行心肺复苏的患者中,对于自主呼吸已恢复者可放置口咽或鼻咽通气道,需要行机械通气治疗者,应施行气管内插管,而对于不适宜气管内插管者,可施行气管切开术以保持呼吸道的通畅。

　　2. 监测　　前期应尽快监测心电图,后期复苏期间,尤应重视呼吸、循环和肾功能的监测。

　　3. 药物治疗　　复苏时用药的目的是为了激发心脏复跳并增强心肌收缩力,防治心律失常,调整急性酸碱失衡,补充体液和电解质。常用药物有肾上腺素(epinephrine)、血管加压素(vasopressin)、阿托品(atropine)、氯化钙(calcium chloride)、利多卡因(lidocaine)、碳酸氢钠(sodium bicarbonate)等。

　　4. 体液治疗　　积极恢复有效循环血容量十分重要。一般来说,心脏停搏后的患者适当扩容才能保持循环功能的稳定,且适当的血液稀释可降低血液黏稠度,有利于改善组织灌流。

　　5. 起搏器(pacemaker)起搏　　起搏器是以电刺激波激发心肌收缩的装置。如患者发生心脏停搏前已存在完全性心脏传导阻滞可考虑使用起搏器。

三、复 苏 后 治 疗

　　心脏停搏使全身各组织器官立即缺血缺氧。但心、脑、肺、肾和肝脏缺氧损伤的程度对于复苏的转归起到决定性意义。心脏缺氧损害是否可逆,决定患者是否能存活;中枢神经功能的恢复取决于脑缺氧损伤的程度;而肺、肾和肝功能的损害程度,决定整个复苏和恢复过程是否平顺。对于病情较轻,初期复苏及时(4 min 内)和非常有效者,其预后较好,无须特殊治疗,但必须加强监测以防再发生呼吸循环骤停。病情较重或初期复苏延迟者,其循环功能即使基本稳定,神志可能仍未恢复,呼吸功能可能存在不同程度的障碍,脑、心、肾、肺等重要器官的病理生理改变不仅难以恢复,而且可能会继续恶化。其中尤以脑的病变最为复杂也最难处理。防治多器官功能衰竭和缺氧性脑损伤是复苏后治疗的主要内容。

知识拓展

急性生理及慢性健康评估系统

急性生理及慢性健康评估系统(acute physiology and chronic health evaluation, APACHE)是目前比较广泛采用的评估方法。APACHE Ⅱ 由急性生理改变、慢性健康状况以及年龄三部分组成,包括12项常规监测的生理指标和 Glasgow 昏迷评分,加上年龄和既往健康等状况,而每项评分是根据入住 ICU 第一个 24 h 测定值进行评定。生理指标正常者为 0 分,高于或低于正常值都要加分,异常的程度不同,分值也有区别。因此,积分越高病情越重,预后也越差。APACHE 评分大于 20 分者为严重危险,而大于 15 分者为中度危险,大于 8 分者为轻度危险。但 APACHE 并未考虑患者入住 ICU 之前的治疗情况,有的患者可能因入住 ICU 之前的治疗而使病情改善,积分降低,则不能反映患者真正的危险性。

小　结

重症监测的主要内容
- 循环系统监测:如心电图监测,血压、心率、心排血量、心脏指数等
- 呼吸系统监测:潮气量、呼吸频率、动脉血氧浓度、动脉血氧分压等
- 脑功能监测:脑电图监测、颅内压监测、诱发电位监测、脑血流监测
- 肾功能监测与保护:尿量、血尿素氮、血尿肌酐等
- 水电解质和酸碱平衡的调控

【思考题】

成人心肺复苏时,胸外按压的频率及按压与放松时间比是什么?

（高　巨）

第八章 疼痛治疗

国际疼痛研究协会把疼痛(pain)定义为：与实际的或潜在的组织损伤相关联，或者可以用组织损伤描述的一种不愉快的感觉和情绪上的体验。因此，疼痛是人对伤害性刺激的一种主观感受，是人的理性因素、情感因素和生理因素相互作用的结果。不同个体对疼痛的感受是不同的，同一个体在不同时期对疼痛的反应也不一样。疼痛是许多疾病常见或主要的症状，可引起机体发生一系列病理生理变化和严重后果。如手术后疼痛可影响患者术后的恢复，慢性疼痛可使人不能正常生活和工作等。由于疼痛生理学、镇痛药理学及疼痛治疗技术方面与麻醉学的关系非常密切，疼痛诊疗学已成为麻醉学科的重要组成部分。近年来，许多医院在疼痛治疗门诊和病房的基础上，已发展成为疼痛诊疗科或疼痛诊疗中心。

第一节 概 述

一、临 床 分 类

1. 按疼痛程度分类 ① 轻微疼痛；② 中度疼痛；③ 剧烈疼痛。

2. 按起病缓急分类 ① 急性疼痛(acute pain)：如发生于创伤、手术、急性炎症、心肌梗死等。② 慢性疼痛(chronic pain)：如慢性腰腿痛、晚期癌症痛等。

3. 按疼痛部位分类 ① 浅表痛：位于体表或黏膜，以角膜和牙髓最敏感。性质多为锐痛，比较局限，定位明确。主要由 A 类有髓神经纤维传导。② 深部痛：内脏、关节、韧带、骨膜等部位的疼痛。一般为钝痛，不局限，患者常只能笼统地说明疼痛部位。主要由 C 类无髓神经纤维传导。内脏痛是深部痛的一种，往往会在远离脏器的体表皮肤出现牵涉痛。

二、评 估 方 法

1. 视觉模拟评分法(visual analogue scales，VAS) 是临床上最常用的疼痛程度的定量方法。即在纸上画一条 10 cm 长的直线，两端分别标明"0"和"10"的字样。"0"代表无痛，"10"代表最剧烈的疼痛。让患者根据自己所感受的疼痛程度，在直线上标出相应位置，起点至记号点的距离(以 cm 表示)，即为评分值。分值越高，表示疼痛程度越重。

2. 语言描述评分法(verbal rating scale，VRS) 患者描述自身感受的疼痛状态，一般将疼痛分为四级：① 无痛；② 轻微疼痛；③ 中度疼痛；④ 剧烈疼痛。每级 1 分，如为"剧烈疼痛"，其评分为 4 分。此法很简单，患者容易理解，但不够精确。

第二节　疼痛对生理的影响

1. 精神情绪变化　急性疼痛引起患者精神兴奋、焦虑烦躁,甚至哭闹不安。长期慢性疼痛可使人精神抑郁、表情淡漠。

2. 内分泌系统　疼痛可引起应激反应,促使体内释放多种激素,如儿茶酚胺、皮质激素、血管紧张素等。促进糖原异生和肝糖原分解,最后造成血糖升高和负氮平衡。

3. 循环系统　剧痛可兴奋交感神经,血中儿茶酚胺和血管紧张素Ⅱ水平的升高可使患者血压升高、心动过速和心律失常,对伴有高血压、冠状动脉供血不足的患者极为不利。

4. 呼吸系统　胸、腹部手术后的急性疼痛对呼吸系统影响较大。因疼痛引起患者呼吸浅快,潮气量和功能残气量均降低,肺泡通气/血流比值下降,易产生低氧血症。同时患者可因疼痛而不敢深呼吸和用力咳嗽,积聚于肺泡和支气管内的分泌物不能很好地咳出,易酿成肺炎或肺不张。

5. 消化系统　慢性疼痛常引起纳差,消化功能障碍及恶心、呕吐。

6. 其他　疼痛可引起机体免疫功能下降,不利于防治感染和控制肿瘤扩散。

第三节　慢性疼痛治疗

慢性疼痛(chronic pain)是指疼痛持续超过一种急性疾病的一般病程或超过损伤愈合所需的一般时间,或疼痛复发持续超过1个月。

【诊治范围】　慢性疼痛诊治主要有:① 头痛:偏头痛、紧张性头痛;② 颈肩痛和腰腿痛:颈椎病、颈肌筋膜炎、肩周炎、腰椎间盘突出症、腰椎骨质增生症、腰背肌筋膜炎、腰肌劳损;③ 四肢慢性损伤性疾病:滑囊炎、狭窄性腱鞘炎(如弹响指)、腱鞘囊肿、肱骨外上髁炎(网球肘);④ 神经痛:三叉神经痛、肋间神经痛、灼性神经痛、幻肢痛、带状疱疹和带状疱疹后遗神经痛;⑤ 周围血管疾病:血栓闭塞性脉管炎、雷诺综合征;⑥ 癌症疼痛;⑦ 获得性免疫缺陷综合征疼痛;⑧ 心理性疼痛。

【治疗方法】

1. 药物治疗　是疼痛治疗最基本、最常用的方法。一般慢性疼痛患者需较长时间用药,为了维持最低有效的血浆药物浓度,应采取定时定量用药。如待疼痛发作时使用,往往需要较大剂量而维持时间较短,效果不够理想。

(1) 解热消炎镇痛药:常用的有阿司匹林、对乙酰氨基酚、保泰松、羟布宗(羟基保泰松)、吲哚美辛、萘普生、布洛芬、酮洛芬、双氯芬酸等。它们通过抑制体内前列腺素的生物合成,降低前列腺素使末梢感受器对缓激肽等致痛因子增敏作用,以及降低它本身具有的致痛作用。这些药物对头痛、牙痛、神经痛、肌肉痛或关节痛的效果较好,对创伤性剧痛和内脏痛无效。该类药物(对乙酰氨基酚除外)还有较强的消炎和抗风湿作用。

(2) 麻醉性镇痛药:因这类药物很多有成瘾性,仅用于急性剧痛和晚期癌症疼痛。常用的有吗啡、哌替啶、芬太尼、美沙酮、可待因和喷他佐辛等。

(3) 催眠镇静药:以苯二氮䓬类最常用,如地西泮、硝西泮、艾司唑仑、咪达唑仑等,也用巴比妥类药物。但应注意此类药物反复使用后,可引起药物依赖性和耐药性。

(4) 抗癫痫药:苯妥英钠和卡马西平治疗三叉神经痛有效。

(5) 抗抑郁药:因长期受到疼痛的折磨,患者可出现精神忧郁,情绪低落,言语减少,行动迟缓等,需用抗忧郁药。常用的有丙米嗪、阿米替林、多塞平(多虑平)和马普替林等。

2. 神经阻滞　是慢性疼痛的主要治疗手段。一般选用长效局麻药,对癌症疼痛、顽固性头痛如三叉神经痛可以使用无水乙醇或5%～10%苯酚,以达到长期止痛目的。许多疾病的疼痛与交感神经有关,可通过交感神经阻滞进行治疗,例如,用交感神经阻滞治疗急性期带状疱疹,不但可解除疼痛,使皮疹迅速消退,而且还可减少后遗神经痛的发生率。常用的交感神经阻滞法有星状神经节阻滞和腰交感神经阻滞。

（1）星状神经节阻滞（stellate ganglion block）：星状神经节由下颈交感神经节和第 1 胸交感神经节融合而成，位于第 7 颈椎和第 1 胸椎之间前外侧，支配头、颈和上肢。适用于偏头痛、灼性神经痛、患肢痛、雷诺综合征、血栓闭塞性脉管炎、带状疱疹等。

并发症：① 局麻药的毒性反应；② 药物意外注入椎管内，引起血压下降，呼吸停止；③ 气胸；④ 膈神经麻痹；⑤ 喉返神经麻痹。

（2）腰交感神经阻滞（lumbar sympathetic ganglion block）：腰交感神经节位于腰椎椎体的前侧面，左右有 4～5 对神经节，支配下肢，其中 L_2 交感神经节尤为重要。

并发症：① 药液意外注入蛛网膜下隙；② 局麻药毒性反应；③ 损伤引起局部血肿。

3. 椎管内注药

（1）蛛网膜下隙注药：用无水乙醇或 5%～10% 酚甘油注入以治疗晚期癌痛。

（2）硬脊膜外间隙注药

1）糖皮质激素：主要治疗颈椎病和腰椎间盘突出症。可减轻或消除因脊神经根受机械性压迫引起的炎症，或消除髓核突出后释放出糖蛋白和类组胺等物质引起神经根的化学性炎症，从而缓解症状。① 颈椎病：选 $C_{6\sim7}$ 或 $C_7\sim T_1$ 间隙穿刺，成功后注入泼尼松龙 1.5 mL（37.5 mg）、地塞米松 1 mL（5 mg），再加 0.5%～1% 利多卡因 4～5 mL。② 腰椎间盘突出症：一般选椎间盘突出的上或下一个间隙进行穿刺，成功后，注入泼尼松龙 2 mL（50 mg）、地塞米松 1 mL（5 mg）及 2% 利多卡因 4 mL 的混合药液。一般每周注射一次，3～4 次为一个疗程。根据病情可间隔 1～2 个月后再治疗一个疗程。除常用泼尼松龙混悬液外，也可用地塞米松棕榈酸酯、甲泼尼龙醋酸酯、醋酸曲安奈德等。

2）阿片类药物：常用吗啡。因其成瘾问题，多限于癌症疼痛治疗。

3）局麻药：可单独使用，但常与糖皮质激素或阿片类药物合用。

4. 痛点注射　　主要用于慢性疼痛疾病，如腱鞘炎、肩周炎、肱骨外上髁炎、紧张性头痛及腰肌劳损等。可在局部固定压痛点注药，每一痛点注射 1% 利多卡因或 0.25% 丁哌卡因 1～4 mL，加泼尼松龙混悬液 0.5 mL（12.5 mg），每周 1～2 次，3～5 次为一个疗程。

5. 针灸疗法　　针灸疗法在我国具有悠久的历史，针刺疗法止痛确切，较灸法常用。适用于各种急、慢性疼痛治疗。

6. 推拿疗法　　在治疗时医生根据病情在患者身体的特定部位或体表穴位，施用各种手法技巧，矫正骨与关节解剖位置异常，改善神经肌肉功能，调整脏器的功能状态，以达到治疗目的。常用于治疗颈椎病、肩周炎、肱骨外上髁炎、腰肌劳损等。

7. 物理疗法　　简称理疗，包括电疗、光疗、磁疗和石蜡疗法等。电疗法有短波、超短波、微波等高频电疗，以及直流电离子导入、感应电、电兴奋和间动电疗法等。光疗法常用近红外线和远红外线两种。其主要作用是消炎、镇痛、解痉、改善局部血液循环、软化瘢痕和兴奋神经肌肉等。

8. 经皮神经电刺激疗法（transcutaneous electrical nerve stimulation, TENS）　　采用电脉冲刺激治疗仪，通过放置在身体相应部位皮肤上的电极板，将低压的低频和高频脉冲电流透过皮肤刺激神经，以提高痛阈、缓解疼痛。电极板可直接放在疼痛部位或附近，或支配疼痛区域之神经部位，如带状疱疹引发的肋间神经痛可放置于该神经的起始部位。

9. 心理疗法　　心理因素在慢性疼痛治疗中起着重要作用。心理疗法中的支持疗法就是医务人员采用解释、鼓励、安慰和保证等手段，帮助患者消除焦虑、忧郁和恐惧等不良心理因素，从而调动患者主观能动性，增强机体抗病痛的能力，积极配合治疗。此外，还有催眠与暗示疗法、认知疗法及生物反馈疗法等。

【癌症疼痛治疗】　　癌症是多发病，约 70% 晚期癌症患者都有剧烈疼痛，有些患者可能绝望并产生轻生念头。这对患者、家庭和社会都带来很大影响。现在绝大多数癌性疼痛都能得到有效控制。但是，癌症患者常常有严重心理障碍，因此，在积极治疗癌痛的同时，要重视心理治疗，包括姑息保健（palliative care）。

1. 癌痛的三阶梯疗法（WHO 推荐）基本原则　　① 根据疼痛程度选择镇痛药物；② 口服给药，一般以口服药为主；③ 按时服药，根据药理特性有规律地按时给药；④ 个体化用药，应根据具体患者和疗效给药。

WHO 推荐的三阶梯疗法如下所述（图 8-1）。

```
                                              强阿片类药
                                              ±非阿片类药
                                              ±辅助药
                                  Ⅲ
                              不缓解或加剧

                  弱阿片类药
                  ±非阿片类药
                  ±辅助药
          Ⅱ
      不缓解或加剧

  非阿片类药
  ±辅助药
Ⅰ
```

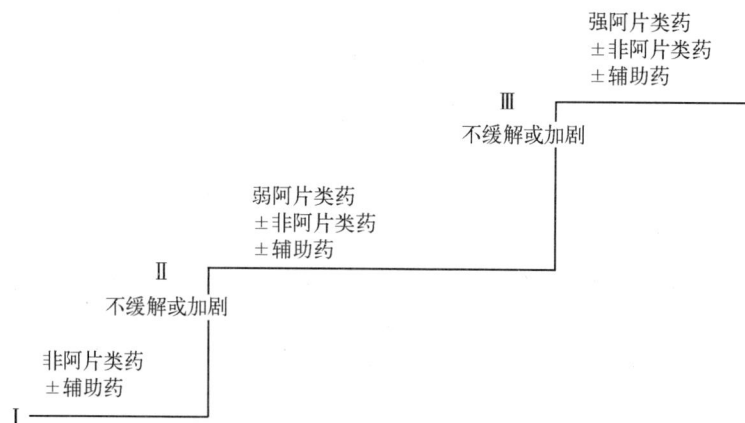

图 8-1 WHO 推荐的三阶梯疗法

第一阶梯,轻度疼痛时,选用非阿片类镇痛药,如阿司匹林;也可选用胃肠道反应较轻的布洛芬和对乙酰氨基酚等。第二阶梯,在轻、中度疼痛时,单用非阿片类镇痛药不能控制疼痛,应加用弱阿片类药以提高镇痛效果,代表药物为可待因。第三阶梯,选用强阿片类药,代表药物是吗啡。其选用应根据疼痛的强度而不是根据癌症的预后或生命的时限,常用缓释或控释剂型,在癌痛治疗中,常采取联合用药的方法,即加用一些辅助药以减少主药的用量和不良反应。辅助药有:① 弱安定药,如地西泮和艾司唑仑等;② 强安定药,如氯丙嗪和氟哌啶醇等;③ 抗忧郁药,如阿米替林。

2. 椎管内注药

(1) 硬膜外间隙注入吗啡:可选择于疼痛部位相应的间隙进行穿刺,成功后置入导管以便反复注药。每次注入吗啡 1～2 mg,用生理盐水 10 mL 稀释,每日一次。

(2) 蛛网膜下隙内注入神经毁损性药物:常用苯酚或无水乙醇注入蛛网膜下隙,破坏后根神经,使其产生脱髓鞘丧失传导功能从而达到止痛目的。

1) 苯酚:常用 5%～7% 酚甘油,为重比重溶液。穿刺点应选择在拟麻痹脊神经根的中间点。患者痛侧向下卧位,穿刺针进入蛛网膜下隙后,将患者向背后倾斜 45°(即倒向操作者侧),然后缓慢注入酚甘油 0.5 mL,最多不超过 1 mL。注药后保持原体位不变 20 min。

2) 无水乙醇:是轻比重溶液,患者应采取痛侧向上并前倾 45° 体位,使拟被麻痹的后根神经处于最高点。穿刺点的确定同上,穿刺成功后注入药 0.5 mL,需要时酌情补加,总量不超过 2 mL。注药后维持原体位 30 min。

3. 放疗、化疗和激素疗法 均为治疗癌肿的方法,同时也可用作晚期癌症止痛。放疗或化疗用于对其敏感的癌瘤,可减少由于其压迫和侵犯神经组织引起的疼痛。对于一些激素依赖性肿瘤可使用激素疗法,例如,雄激素和孕激素用于晚期乳癌,雌激素用于前列腺癌,都能起到止痛的作用。

第四节 术后镇痛

术后疼痛是人体对手术伤害刺激后的一种反应,它所引起的病理生理改变能影响术后恢复,导致呼吸、泌尿及心血管系统的并发症。因而越来越引起人们的重视。

1. 镇痛药物 术后镇痛最常用的药物有阿片类药,如吗啡、芬太尼等;非阿片类药,如曲马多等。解热镇痛药因对锐痛和内脏痛效果较差,故较少使用。硬膜外镇痛时局麻药常选用丁哌卡因,其作用时间较长,如浓度低于 0.2% 则对运动神经的阻滞很弱,比较安全。

2. 镇痛方法 传统的术后镇痛方法有口服药物,肌内、皮下、静脉注射药物和直肠给药等。由于这些方法:① 不能及时止痛;② 血药浓度波动大,有效镇痛时间有限,镇痛效果往往不够满意;③ 不能个体化用药,对于药物需求量很大的患者常镇痛不全,而对于需求量较小的患者又可能用药过量,抑制呼吸;④ 重复肌内注射造成注射部位疼痛,对患者产生不良的心理影响。故现在以患者自控镇痛(patient controlled analgesia, PCA)为术后镇痛主要方法。

患者自控镇痛(PCA)：即在患者感到疼痛时，可自行按压 PCA 装置的给药键，按设定的剂量注入镇痛药，从而达到止痛效果。它弥补了传统镇痛方法存在的镇痛不足和忽视患者个体差异，以及难以维持血药浓度稳定等问题。PCA 装置包括：注药泵；自动控制装置，一般用微电脑控制；输注管道和防止反流的单向活瓣等。

(1) 分类：① 患者自控静脉镇痛(PCIA)；② 患者自控硬膜外镇痛(PCEA)。

(2) 常用术语：① 负荷剂量(loading dose)，指 PCA 迅速达到无痛所需血药浓度，即最低有效镇痛浓度(MEAC)所需药量；② 单次剂量(bolus dose)，是指患者因镇痛不全所追加的镇痛药剂量；③ 锁定时间(lock out time)，是指设定的两个单次有效给药的间隔时间，在此期间 PCA 装置不执行单次剂量指令；④ 背景剂量(basal infusion)为设定的持续给药量。

(3) 注意事项：PCA 的药物配方种类较多，PCIA 主要以麻醉性镇痛药为主，常用吗啡、芬太尼或曲马多等。PCEA 则以局麻药和麻醉性镇痛药复合应用，常用 0.1%～0.2%丁哌卡因加小量的芬太尼或吗啡。无论采用 PCIA 或 PCEA，医生都应事先向患者讲明使用的目的和正确的操作方法。PCA 开始时，常给一负荷剂量作为基础，再以背景剂量维持。遇镇痛不全时，患者可自主给予单次剂量，以获得满意的镇痛效果。在此期间，医生应根据病情及用药效果，合理调整单次剂量、锁定时间及背景剂量，达到安全有效的个体化镇痛的目的。

疼痛的治疗操作中应该充分做好准备，治疗和抢救并发症和药物不良反应。在治疗疼痛的过程中根据病情、疗效和不良反应调整治疗方案以求疼痛治疗安全有效。

知识拓展

针 灸 疗 法

针灸方法分为体针和耳针两种，体针疗法较常用。体针穴位选择原则如下：① 近取法：在疼痛部位及其附近取穴，如颈肌筋膜炎取阿是穴；② 远取法：根据循经取穴原则，选取与痛处相距较远的腧穴，如腰背痛取委中穴；③ 远取与近取相结合：如偏头痛取合谷、印堂、攒竹等穴位；④ 随证取穴：根据某些腧穴具有主治一些特殊病症的特点选穴。另可依据辨证施治原则进行诊断和治疗，如腰痛可分寒湿、湿热、淤血和肾虚等类型。

小 结

头疼痛的临床分类 { 按疼痛程度分：轻微疼痛、中度疼痛、剧烈疼痛 / 按起病缓急分：急性疼痛、慢性疼痛 / 按疼痛部位分：浅表痛、深部痛

【思考题】

WHO 推荐的三阶梯疗法，其基本原则是什么？

（高 巨）

第九章　围术期处理

- **掌握：**外科患者术后的各种处理措施。
- **熟悉：**外科患者术后各种并发症的临床表现及防治原则。
- **了解：**外科患者的术前一般准备和特殊准备。

围术期处理(perioperative management)是指为外科患者评估手术风险、做好手术准备和促进术后康复。围术期是指从决定手术治疗开始，到与本次手术相关的治疗基本结束为止的一段时间。根据发病的缓急与复杂程度，术前期由数分钟到数日乃至数周不等。

第一节　术　前　准　备

外科患者的术前准备与发病的轻重缓急、手术范围大小关系密切。根据手术的时限性，外科手术可分为急症手术、限期手术和择期手术三种。

一、一　般　准　备

1. 心理沟通　　外科患者及家属对与手术相关的知识很陌生，但对治疗效果多有较高的期望、对预后及并发症则有焦虑甚至恐惧的心理。外科医生应对患者表现出同情和关心，对患者的病情、施行手术的必要性及可能取得的效果，手术相关的危险性(手术本身、麻醉、输血等)及可能发生的并发症及意外情况向患者家属做详细介绍和解释，并签订知情同意书。

2. 生理调节　　是对患者生理状态的调整，使患者在相对最好的状态下安全度过手术和术后的治疗过程。

(1)适应性锻炼：如甲状腺术前练习颈部过伸位；术后需卧床者术前练习在床上大小便；开腹手术患者练习正确的咳嗽咳痰方法；术前2周应禁烟。

(2)输血和补液：施行大中手术者，术前应做好血型和交叉配合试验，备好一定数量的血制品。电解质、酸碱平衡紊乱影响器官功能，对有贫血和水、电解质及酸碱平衡失调的患者应在术前予以纠正，酌情输血，保证术前血红蛋白达80 g/L。

(3)预防感染：手术前，应采取多种措施提高患者的体质，预防感染。及时处理已发现的感染灶。对某些特殊情况需预防性应用抗生素。选用广谱抗生素，术前1 h使用第一个剂量，根据半衰期追加1个剂量。

(4)胃肠道准备：术前8～12 h禁食，术前4 h禁止饮水，以防因麻醉或手术过程中的呕吐而引起窒息或吸入性肺炎。必要时可用胃肠减压。涉及胃肠道手术者，术前1～2 d开始进流质饮食，有幽门梗阻的患者，需在术前进行洗胃。如果施行的是结肠或直肠手术，酌情在术前1 d及手术当天清晨行清洁灌肠或结肠灌洗，并于术前2～3 d开始口服肠道制菌药物。

(5)其他：手术前夜可给予镇静剂，以保证良好的睡眠。如发现患者有与疾病无关的体温升高，或妇女月经来潮等情况，应延迟手术日期。由于疾病原因或手术需要，可在术前放置胃管。术前应取下患者的可活动义齿，以免麻醉或手术过程中脱落或造成误咽或误吸。

二、特　殊　准　备

1. 营养不良　营养不良可导致细胞代谢障碍、内环境紊乱、器官功能不全,患者手术耐受力下降,死亡率增高;组织修复、切口愈合、抗感染能力下降,术后吻合口瘘、感染的发生率增加。因此,术前必须积极纠正营养不良,补充足够的热量、蛋白质和维生素。

2. 脑血管病　围术期中风不常见(一般为<1%,心脏手术为 2%～5%),80%都发生在术后,多因低血压、心房颤动的心源性栓塞所致。危险因素包括老年、高血压、冠状动脉疾病、糖尿病和吸烟等。

3. 心血管功能不良　包括高血压、心律失常、冠心病或伴有心绞痛、心肌梗死等。术前应详问病史,临床表现及治疗情况。高血压者无论是原发性还是继发性均应继续服用降压药物,避免戒断综合征(withdrawal syndrome)。已有心肌梗死发作者择期手术应安排在 6～12 个月之后进行;对有严重心肌缺血、心功能障碍者原则上不宜做任何非心脏手术。因心血管疾病服用抗凝药或抗血小板聚集药,术前应停药至少一周。

4. 肺功能不良　有肺病史或预期行肺切除术、食管或纵隔肿瘤切除术者,术前尤应对肺功能进行评估。危险因素包括慢性阻塞性肺疾病、吸烟、年老、肥胖、急性呼吸系统感染。凡年龄大于 60 岁或有呼吸系统慢性疾病史者术前应常规检查肺功能。有吸烟史者术前应予戒烟。哮喘发作者择期手术应推迟。

5. 肝功能不良　急慢性肝炎、肝硬化患者肝功能储备较差,难以耐受手术。对拟行择期手术者均应术前常规检查肝功能,甚至肝脏超声或 CT。肝硬化患者的手术适应证根据其肝功能状态而定(按 Child-Pugh 分级标准)。A 级患者基本无手术禁忌证,B 级患者可做中等以下手术;C 级患者为手术禁忌,但为抢救生命的紧急手术是不得已而为之,术后并发症发生率及死亡率均很高。

6. 肾功能不良　麻醉、手术创伤都会加重肾的负担。术前应做尿常规及肾功能检查,以判断患者对手术的耐受能力。与外科有关的急性肾衰竭的病因几乎都是肾前性的,各种原因致有效循环血容量减少,导致缺血性肾小管坏死。及时纠正肾前病因,恰当地补充钠与水,能减轻肾损害,改善肾功能。

7. 糖尿病　糖尿病患者在整个围术期都处于应激状态,其并发症发生率和死亡率较无糖尿病者上升 50%。对糖尿病患者的术前评估包括糖尿病慢性并发症(如心血管、肾疾病)和血糖控制情况,并做相应处理。对糖尿病患者在术中应根据血糖监测结果,静脉滴注胰岛素控制血糖。严重的、未被认识的低血糖危险性更大。

8. 凝血障碍　病史中询问患者及家族成员有无出血和血栓栓塞史;输血史,有无出血倾向的表现,是否易发生皮下瘀斑、鼻出血或牙龈出血等;是否同时存在肝、肾疾病;有无营养不良的饮食习惯,过量饮酒,服用阿司匹林、非甾体抗炎药物或降血脂药,抗凝治疗等。查体时应注意皮肤、黏膜出血点(紫癜),脾大或其他全身疾病征象。术前 7 d 停用阿司匹林,术前 2～3 d 停用非甾体类抗炎药,术前 10 d 停用抗血小板药噻氯匹定和氯吡格雷。

9. 下肢深静脉血栓形成的预防　围术期发生静脉血栓形成的危险因素包括年龄>40 岁,肥胖,有血栓形成病史,静脉曲张,吸烟,大手术,长时间全身麻醉和血液学异常。有静脉血栓危险因素者,应预防性使用低分子量肝素,间断气袋加压下肢和口服华法林(近期曾接受神经外科手术或有胃肠道出血的患者慎用)。

第二节　术　后　处　理

一、常　规　处　理

1. 术后医嘱　这一医疗文件的书写包括诊断、施行的手术、监测方法和治疗措施,如止痛、抗生素应用、伤口护理及静脉输液,各种管道、插管、引流物、吸氧等处理。

2. 监测　手术后多数患者可返回原病房,需要监护的患者可以送进外科重症监测治疗室(ICU)。常规监测生命体征,包括体温、脉率、血压、呼吸频率、每小时(或数小时)尿量,记录出入水量。监测中心静脉压(CVP)、肺动脉楔压(PAWP)及心电监护,采用经皮氧饱和度监测仪动态观察动脉血氧饱和度。

3. 静脉输液　输液的用量、成分和输注速度,取决于手术的大小、患者器官功能状态和疾病严重程度。

4. 引流管　引流的种类,吸引的压力,灌洗液及次数,引出的部位及护理也应写进医嘱。要经常检查放置的引流物有无阻塞、扭曲等情况,要注意引流物的妥善固定,以防落入体内或脱出,并应记录、观察引流物的量和性质。

二、体　　位

手术后,应根据麻醉及患者的全身状况、术式、疾病的性质等选择卧式,使患者处于舒适和便于活动的体位。全身麻醉尚未清醒的患者除非有禁忌,均应平卧,头转向一侧;蛛网膜下隙阻滞的患者,亦应平卧或头低卧位 12 h。

三、各种不适的处理

1. 疼痛　术后早期应积极止痛。止痛前应将切口疼痛与出血、感染引起的腹部、胸腔等部位疼痛相鉴别。常用的麻醉类镇痛药有吗啡、哌替啶和芬太尼等。

2. 呃逆　手术后早期发生者,可采用压迫眶上缘、刺激舌后段增加迷走神经张力,短时间吸入二氧化碳,抽吸胃内积气、积液,给予镇静或解痉药物等措施。上腹部术后出现顽固性呃逆,要特别警惕吻合口或十二指肠残端漏致膈下感染之可能。

四、胃肠道与进食

胃肠道手术应于术前预置鼻胃管,并确保鼻胃管通畅,留置 2～3 d,直到可闻及肠鸣音或已排气。空肠造口的营养管可在术后第 2 d 滴入营养液。一般手术于麻醉清醒后即可逐渐进食。

五、活　　动

手术后,如果镇痛效果良好,早期床上活动,争取在早期内起床活动。早期活动有利于增加肺活量,减少肺不张、坠积性肺炎等并发症,改善全身血液循环,促进切口愈合,减少深静脉血栓形成的发生率。减少腹胀和尿潴留的发生。

六、缝　　线

拆除缝线的拆除时间,可根据切口部位、局部血液供应情况、患者年龄来决定。一般头、面、颈部在术后 4～5 d 拆线,下腹部、会阴部在术后 6～7 d 拆线,胸部、上腹部、背部、臀部手术 7～9 d 拆线,四肢手术 10～12 d 拆线(近关节处可适当延长),减张缝线 14 d 拆线。

对于初期完全缝合的切口,拆线时应记录切口愈合情况,可分为三类:① 清洁切口(Ⅰ类切口),指缝合的无菌切口。② 可能污染切口(Ⅱ类切口),指手术时可能带有污染的缝合切口。③ 污染切口(Ⅲ类切口),指邻近感染区或组织直接暴露于污染或感染物的切口。切口的愈合也分为三级:① 甲级愈合,用"甲"字代表,指愈合优良,无不良反应。② 乙级愈合,用"乙"字代表,指愈合处有炎症反应,如红肿、硬结、血肿、积液等,但未化脓。③ 丙级愈合,用"丙"字代表,指切口化脓,需要做引流等处理。

第三节 术后并发症的防治

一、术 后 出 血

术后出血原因：术中止血不完善，创面渗血未得到完全控制，患者原有凝血障碍，原痉挛的小动脉断端舒张，结扎线因组织水肿消退、坏死而脱落等。术后出血表现：发生在胃肠道出现呕血、黑便、便血；发生在手术切口出现不断渗血；留置引流管者可见引流出大量新鲜血液（＞100 mL/h）。未留置引流管的体腔内出血较难早期发现，腹腔手术后 24 h 之内出现休克，应考虑到有内出血。治疗：视出血量和患者状况而定。出血量较小，循环稳定，补充血容量同时静脉应用止血药物；较大出血明确诊断后，抗休克同时立即手术探查止血；如情况允许可酌情行选择性动脉造影，明确出血点同时可行动脉栓塞治疗。

二、术后发热与低体温

1. 发热　　发热是术后最常见的症状。如体温不超过 38℃，可不予处理。高于 38.5℃，患者感到不适时，可予以冰袋降温，对症处理，严密观察。如物理降温效果不佳可考虑应用退热药物。感染性发热应寻找感染部位，通常引流显得尤为重要，如肺部感染要加强排痰，切口、腹腔脓肿需摆放引流管。同时行脓液或分泌物的细菌培养及药敏鉴定，根据结果予敏感抗生素治疗。

2. 低体温（hypothermia）　　轻度低体温也是一个常见的术后并发症。预防措施：术中应监测体温。大量输注冷的液体和库存血液时，应通过加温装置，必要时用温盐水反复灌洗体腔，术后注意保暖。

三、呼吸系统并发症

1. 肺膨胀不全　　上腹部手术的患者，老年、肥胖、长期吸烟和有呼吸系统疾病的患者更常见，最常发生在术后 48 h 之内。预防和治疗：叩击胸、背部，鼓励咳嗽和深呼吸，经鼻气管吸引分泌物。严重慢性阻塞性肺疾病患者，雾化吸入支气管扩张剂和溶黏蛋白药物有效。有气道阻塞时，应行支气管镜吸引。

2. 术后肺炎　　原因：肺膨胀不全，异物吸入和大量的分泌物。腹腔感染需要长期辅助呼吸者，术后肺炎的危险性最高。表现为高热，咳嗽咳痰，呼吸急促等。胸部 X 线或 CT 可确诊。促进排痰，选用敏感抗生素，多数患者都能治愈。

3. 肺脂肪栓塞　　90% 的长骨骨折和关节置换术者，肺血管床发现脂肪颗粒。肺脂肪栓塞常见，但很少引起症状。预后与呼吸功能不全的严重程度相关。

四、术 后 感 染

1. 腹腔脓肿和腹膜炎　　表现为发热、腹痛、腹部触痛及白细胞增加。如为弥漫性腹膜炎，应急诊剖腹探查。如感染局限，行腹部和盆腔 B 超或 CT 扫描常能明确诊断。

2. 真菌感染　　临床上多为念珠菌所致，长期应用广谱抗生素的患者若有持续发热，又未找出确凿的病原菌，应想到真菌感染的可能。

五、切 口 并 发 症

1. 血肿、积血和血凝块　　最常见，归咎于止血技术的缺陷。治疗方法：严格无菌操作下排空凝血块，结扎出血血管，再次缝合伤口。

2. 血清肿（seroma）　　系伤口的液体积聚而非血或脓液，与手术切断较多的淋巴管有关。血清肿使伤口愈合延迟,增加感染的危险。皮下的血清肿可用空针抽吸,敷料压迫,以阻止淋巴液渗漏和再积聚。

3. 脂肪液化　危险因素包括肥胖、高频电刀反复灼烧止血、缝合切口结扎过紧致皮下脂肪缺血坏死等。处理:无菌条件下,局部敞开切口,清除积液,必要时放置引流物。

4. 伤口裂开　伤口裂开系指手术切口的任何一层或全层裂开。原因:① 营养不良,组织愈合能力差;② 切口缝合技术有缺陷;③ 腹腔内压力突然增高。切口裂开常发生于术后1周之内。切口裂开患者立即无菌条件下再次缝合切口。

5. 切口感染　表现:伤口局部红、肿、热、疼痛和触痛,多有脓性分泌物,伴或不伴发热和白细胞增加。处理:将切口红肿处敞开,通常引流,同时行细菌培养。选用相应的抗生素治疗。

六、泌尿系统并发症

1. 尿潴留　较为多见,防治措施:重大或复杂手术术前常规留置导尿管,术后2～3 d排尿功能恢复后可酌情拔出导尿管,对于盆腔或会阴部手术排尿功能恢复较迟,可延长留置导尿时间。术前未导尿者手术后6～8 h未排尿,如发现明显浊音区、患者有憋胀感,即表明有尿潴留,应及时处理。

2. 泌尿道感染　下泌尿道感染是最常见的获得性医院内感染。急性膀胱炎表现为尿频、尿急、尿痛和排尿困难,有轻度发热;急性肾盂肾炎则有高热、腰痛及触痛,尿液检查有大量白细胞和脓细胞,细菌培养得以确诊。预防和处理:术前处理泌尿系统污染,预防和迅速处理尿潴留,严格无菌条件下进行泌尿系统的操作,治疗包括给足量的液体、膀胱彻底引流和针对性应用抗生素。

知识拓展

加速康复外科

加速康复外科(enhanced recovery after surgery, ERAS),也被称为快通道外科(fast track surgery, FTS)或快速康复外科,2001年由丹麦外科医生 Kehlet 等系统提出并实施。ERAS 对长期以来我们习以为常的围手术期处理原则提出了革命性的改变,这一理念已经得到循证医学的支持。实施 ERAS 的技术要点:① 术前对患者的宣教;② 术前准备,ERAS 提倡术前正常饮食,鼓励患者术前2 h服用碳水化合物饮品,不但可以减少患者术前的饥渴、焦虑,还可以显著降低胰岛素抵抗,改善负氮平衡;③ 麻醉方法的优化及术后无痛处理;④ 手术切口及手术方式选择;⑤ 术中保温;⑥ 围手术期输液管理;⑦ 各种管道的留置与处理:ERAS 不提倡安置胃管,如果安置了胃管,应该在麻醉清醒前拔除,ERAS 提倡早期拔除导尿管;⑧ 术后护理及营养支持:ERAS 建议手术当天离床活动2 h,之后每天应不少于6 h直至出院。引流管、尿管等会阻碍患者活动,因此尽可能早拔除,早期经口饮食并不增加吻合口漏的发生率。

小　结

1. 术前对患者做心理及生理的一般准备。择期手术患者,应行心、肺、肝、肾、凝血、营养状态等相关检查,综合评价各器官功能,以评估手术风险;如某些器官功能异常增加手术风险,应予以处理后再行手术或放弃手术。
2. 术后根据病情进行静脉输液,做好生命体征监测;护理好各种引流管道,摆放适当的体位;处理疼痛、呃逆等不适,根据病情如无禁忌,鼓励患者早期床上或下床活动。
3. 根据发热的发生时间、持续时间、发热程度、热型等因素判断发热的原因,予以对症或对因处理。

【思考题】

(1) 简述术前胃肠道准备的内容。

(2) 简述术后发热的诊断和处理原则。

(朱云祥)

第十章　外科患者的营养代谢

- **掌握**：肠内营养及肠外营养的适应证和并发症。
- **熟悉**：外科患者的营养需要和补充营养的方法。
- **了解**：手术对人体代谢的影响。

第一节　概　　述

营养支持(nutritional support，NS)是指在饮食摄入不足或不能的情况下，通过肠内或肠外途径补充或提供人体必需的营养素。

一、营养物质的种类与功能

营养物质的种类有：蛋白质、脂肪、糖、维生素、水及无机盐。另外膳食纤维也是人体不可缺少的营养成分。营养物质在机体的代谢过程中都具有独特的功能，又彼此密切相关，其主要功能有：① 构成机体的组织成分；② 供给机体生命活动所需要的能量；③ 调节机体的生理功能。

二、营养物质的需要量

机体维持生命活动和从事各种劳动需要营养物质提供能量。人体对营养物质的需要量与其基础需要量、活动、疾病等有关。成人维持正常生命活动所需能量的 10%～15%来自蛋白质，15%～25%来自脂肪，60%～70%来自糖。

三、手术、创伤后三大营养素的代谢特点

体内的能量来源包括糖原、脂肪和蛋白质。手术、创伤应激后的神经-内分泌变化使体内三大营养素处于分解代谢增强而合成代谢降低的状态。

1. 糖代谢　　手术、创伤后早期，中枢神经系统对葡萄糖的消耗基本维持在约 120 g/d；肝糖原分解增强，空腹血糖升高，其水平与应激程度平行；葡萄糖生成基本正常或仅轻度增加，虽然此时胰岛素水平正常或升高，但却存在高血糖现象，提示机体处理葡萄糖的能力受到影响及对胰岛素敏感性减弱。

2. 蛋白质代谢　　较大的手术、创伤后，骨骼肌群进行性消耗，大量氮自尿中排出，源自氨基酸的糖异生增强。氮的丢失除与手术创伤大小相关外，也取决于原先的营养状况和年龄等因素。

3. 脂肪代谢　　手术创伤后，由于儿茶酚胺的作用，体内脂肪被动用，氧化利用率增加。此时即使提供外源性脂肪，亦难于完全抑制体内脂肪分解，该现象系交感神经系统受到持续刺激的结果。

四、营养不良的类型

当蛋白质和能量的供给不足以满足或维持人体正常生理功能的需要时，即可发生蛋白质-能量营养

不良(protein-energy malnutrition，PEM)。临床根据蛋白质或能量缺乏,可分为三种类型。

(1) 消瘦型营养不良(marasmus)为能量缺乏型,以人体测量指标值下降为主。

(2) 低蛋白型营养不良(kwashiorkor)为蛋白质缺乏型,主要表现为血白蛋白类水平降低及全身水肿,故又称水肿型。

(3) 混合型营养不良(marasmickwashiorkor)系慢性能量缺乏和慢性或急性蛋白质丢失所致,临床表现兼有上述两种类型的特征。

五、营养评价指标

1. 病史　患者处于慢性疾病的消耗及手术创伤、感染的应激状态或因各种原因致较长时间不能正常饮食。

2. 人体测量指标

(1) 体重是评价营养状况的一项重要指标:短期内出现的体重变化,可受水钠潴留或脱水因素的影响,故应根据病前3~6个月的体重变化加以判断。当实际体重仅为理想体重的90%以下时,即可视为体重显著下降。

(2) 体质指数(body mass index，BMI):BMI＝体重/身高(m)^2,理想值介于18.5~23.9,<18.5为消瘦,≥24为超重。

(3) 三头肌皮褶厚度(triceps skinfold，TSF):可间接判断体内脂肪量。正常参考值:男性11.3~13.7 mm;女性14.9~18.1 mm。

(4) 臂肌围(arm muscle circumference，AMC):用于判断骨骼肌或体内瘦体组织群量。计算公式为:AMC(cm)＝上臂中点周长(cm)－3.14×TSF(cm)。正常值:男性为22.8~27.8 cm;女性为20.9~25.5 cm。

(5) 生物电阻抗:系利用生物组织(瘦组织群和脂肪组织)导电性的差异,测得相应组织的含量。

3. 实验室指标

(1) 肌酐身高指数(%):肌酐是肌肉蛋白质的代谢产物,尿中肌酐排泄量与体内骨骼肌群基本成正比,故可用于判断体内骨骼肌含量。

$$肌酐身高指数(\%)＝\frac{24\,小时尿肌酐(mg/dL)}{标准身高肌酐}×100\%$$

(2) 血白蛋白质:临床用作评价营养状况的主要有血清白蛋白、转铁蛋白和前白蛋白等,但因各自半衰期(分别约为20 d、8 d和2 d)不同而致其血清水平的改变呈现先后及程度之差。

(3) 氮平衡:用于初步评判体内蛋白质合成与分解代谢状况。当摄入的氮量大于排出氮量时是为正氮平衡,反之为负氮平衡。氮平衡(g/d)＝24 h摄入氮量(g/d)－24 h排出氮量(g/d)。

(4) 整体蛋白质更新率:是更精确地判断体内蛋白质合成或分解状态的方法。

1) 淋巴细胞总数:是反映细胞免疫状态的一项简易参数,但在严重感染时,该指标的参考价值受影响。淋巴细胞总数＝周围血白细胞数×淋巴细胞%。

2) 迟发性皮肤超敏试验(delayedhypersensitiveskintest，DH):能基本反映人体细胞免疫功能。通常用5种抗原于双前臂不同部位做皮内注射,24~48 h后观察反应,皮丘直径≥5 mm者为阳性,否则为阴性。人体细胞免疫能力与阳性反应程度呈正比。

3) T细胞亚群和自然杀伤细胞活力。

六、营养不良的诊断

根据上述各项指标的检测结果并结合病情基本可判断患者是否存在或存在何种程度的营养不良(表10-1)。

表 10 - 1 营养不良的诊断

评 定 指 标	正 常 范 围	营 养 不 良		
		轻 度	中 度	重 度
体重	>理想体重的90%	81～90	60～80	<60
三头肌皮褶厚度(mm)	>正常值的90%	81～90	60～80	<60
上臂肌围(cm)	>正常值的90%	81～90	60～80	<60
肌苷身高指数	>正常值的90%	81～90	60～80	<60
白蛋白(g/L)	≥35	31～34	26～30	≤25
转铁蛋白(g/L)	2.0～2.5	1.5～2.0	1.0～1.5	<1.0
前白蛋白(mg/L)	≥180	160～180	120～160	<120
总淋巴细胞计数	≥1 500	1 200～1 500	800～1 200	<800
迟发性皮肤超敏试验	≥++	+～++	-～+	-
氮平衡(g)	±1	-5～-10	-10～-15	<-15

七、营养支持的基本指征

出现下列情况之一时,应提供营养支持治疗:① 近期体重下降大于正常体重的10%;② 血清白蛋白<30 g/L;③ 连续7 d以上不能正常进食;④ 已明确为营养不良;⑤ 可能产生营养不良或手术并发症的高危患者。

八、总能量需求

根据病情、患者的基础能量消耗、活动程度和治疗目标而定,有多种估算方法。

1. 基础能量消耗(basal energy expenditure, BEE)　　根据 Harris～benedict 公式计算。

2. 实际能量消耗(actual energy expenditure, AEE)　　AEE＝BEE×AF×IF×TF,其中 AF(active factor)为活动因素;IF(injury factor)为手术、创伤等因素。

3. 静息能量消耗(rest energy expenditure, REE)　　利用仪器直接或间接测定机体静息能量消耗。

4. 简易估算　　一般为30～35 kcal/(kg·d),再根据病情和治疗目标增减。

第二节 肠内营养

肠内营养(enteral nutrition,EN)即经口或通过消化道置管提供营养物质的方法,适宜于胃肠道功能正常或接近正常的患者。具体的方法有口服、鼻饲及胃肠造口。"只要胃肠道有功能,就利用它"已成为临床医师的共识。

一、适 应 证

凡有营养支持指征、有胃肠道功能并可利用的患者都可接受肠内营养支持。包括:① 吞咽和咀嚼困难;② 意识障碍或昏迷,无进食能力者;③ 消化道疾病稳定期,如消化道瘘、短肠综合征、炎性肠疾病和胰腺炎等;④ 高分解代谢状态,如严重感染、手术、创伤及大面积灼伤患者;⑤ 慢性消耗性疾病,如结核、肿瘤等。

二、禁 忌 证

肠梗阻、消化道活动性出血、腹腔或肠道感染、严重腹泻、休克均系肠内营养的禁忌证;吸收不良者当慎用。

三、肠内营养剂分类

美国食品药品监督管理局（Food and Drug Administration，FDA）使用"医疗食品（medical foods，MF）"定义肠内营养剂，系指具有特殊饮食目的或为保持健康的食品、需在医疗监护下使用而区别于其他食品。

1. 肠内营养剂　按营养素预消化的程度，可分为大分子聚合物和要素膳两大类。

（1）大分子聚合物：该类制剂包括：① 自制匀浆膳；② 大分子聚合物制剂。前者可用牛奶、鱼、肉、水果、蔬菜等食品配制，后者所含的蛋白质系从酪蛋白、乳白蛋白或大豆蛋白等水解、分离而来；糖类通常是淀粉及其水解物形式的葡萄糖多聚体；脂肪来源于植物油，如谷物油、红花油、葵花油等；此外尚含有多种维生素和矿物质，但通常不含乳糖，有些配方含有膳食纤维。配方中的这些差异为临床应用提供了选择余地。大分子聚合物制剂可经口摄入或经喂养管注入，适合于胃肠功能完整或基本正常者。

（2）要素膳：主要特点是化学成分明确，无须消化、可直接被胃肠道吸收利用、无渣。要素膳中的氮多由结晶氨基酸构成，也可由短肽构成（半要素膳）。要素膳中的糖类为部分水解的淀粉（麦芽糖糊精和葡萄糖寡糖）；脂肪常为植物来源的中链三酰甘油（medium chain triglyceride，MCT）和长链三酰甘油（long chain triglyceride，LCT），少数制剂含有短链脂肪酸；不含乳糖和膳食纤维。此类配方亦含有足够的矿物质、微量元素和维生素。由于该类配方的高渗透压趋于吸引游离水进入肠腔而易产生腹泻，应用时需加强护理。

2. 按配方成分分类

（1）平衡型配方制剂：多用于单纯营养不良的患者，起支持作用。

（2）特殊配方制剂：指在常用配方中增加或去除某种营养素以满足特殊疾病状态下代谢的需要。

1）高支链氨基酸（BCAAs）配方：特点为支链氨基酸（亮氨酸、异亮氨酸和缬氨酸）的浓度较高，占总氨基酸量的 35%～40% 以上；而芳香族氨基酸（色氨酸、酪氨酸和苯丙氨酸）的浓度较低。有助于防治肝性脑病和提供营养支持。

2）必需氨基酸配方：含有足够的能量、必需氨基酸、组氨酸、少量脂肪和电解质，适用于肾衰竭患者。

3）免疫增强配方：增添某些营养素，如 ω-3 脂肪酸、核苷酸（RNA）、锌和精氨酸等，对免疫系统有正性调节作用。

4）调节性制剂：系指各类营养素，如蛋白质、糖和脂肪等以独立形式出现，应用时可互相混合或以单独形式提供，也可将某一调节性制剂加入其他配方中，以增强该成分的比例。

四、肠内营养的投入与方法

因营养剂的类型、患者耐受程度和进入途径等而不同。

1. 投入途径　有经口和管饲两种。多数患者因经口摄入受限或不足而采用管饲。

（1）经鼻胃管或胃造瘘。

（2）经鼻肠管或空肠造瘘。

2. 输注方式　根据喂养管尖端所在位置和胃肠道承受能力，选择分次或连续输注方式。

（1）分次给予：适用于喂养管尖端位于胃内及胃功能良好者。分次给予又包括分次推注和分次输注，每次量为 100～300 mL。

（2）连续输注：适用于胃肠道耐受性较差或导管尖端位于十二指肠或空肠内的患者。

五、并　发　症

肠内营养的并发症不多，也不严重，但方法不当时也有发生。

（1）误吸：多发生在昏迷患者或患者有胃潴留，因呃逆、呕吐而致。

（2）腹胀、腹泻：与输注的速度，营养液的浓度、温度及是否污染有关。

第三节　肠外营养

肠外营养(parenteral nutrition，PN)系指通过静脉途径提供人体代谢所需的营养素。当患者被禁食，所需营养素均经静脉途径提供时，称之为全胃肠外营养(total parenteral nutrition，TPN)。

一、适 应 证

适应证包括：① 营养不良；② 胃肠道功能障碍；③ 因疾病或治疗限制不能经胃肠道摄食或摄入不足；④ 高分解代谢状态，如严重感染、灼伤、创伤或大手术；⑤ 抗肿瘤治疗期间不能正常饮食者。

二、禁 忌 证

禁忌证包括：① 严重水电解质、酸碱平衡失调；② 出凝血功能紊乱；③ 休克。

三、营养素及肠外营养制剂

1. 葡萄糖　　肠外营养时主要的非蛋白质能源之一，成人的代谢能力为 $4\sim5$ g/(kg·d)。一般 1 g 糖：$4\sim8$ 单位胰岛素。

2. 脂肪　　脂肪乳剂是一种水包油性乳剂，主要由植物油、乳化剂和等渗剂等组成。临床应用脂肪乳剂的意义在于提供能量和必需脂肪酸、维持细胞结构和人体脂肪组织的恒定。临床常用的脂肪乳剂分两类。一类系 100% 为 LCT 构成；另一类则由 50%MCT 与 50%LCT 经物理混合而成(MC31/LcT)。

3. 氨基酸　　复方结晶氨基酸溶液都按一定模式配比而成，可归纳为两类：平衡型与非平衡型。平衡型氨基酸溶液所含必需与非必需氨基酸的比例符合人体基本代谢所需，适用于多数营养不良患者；非平衡型氨基酸溶液的配方系针对某一疾病的代谢特点而设计，兼有营养支持和治疗的作用。近年来，个别氨基酸在代谢中的特殊意义已受到重视和强调，较具代表性的有谷氨酰胺(glutamine，Gln)和精氨酸(arginine，Arg)。现已有谷氨酰胺双肽制剂，可加入肠外营养液中使用。

4. 维生素和矿物质　　维生素的种类较多，按其溶解性可分为水溶性和脂溶性两大类。前者包括维生素 B 族、C 族和生物素等，后者包括维生素 A、维生素 D、维生素 E、维生素 K。根据血电解质水平，调整和补充钠、钾、氯、钙、磷、镁等电解质。

四、输 注 方 法

1. 全营养混合液(total nutrient admixture，TNA)　　即将每天所需的营养物质，在无菌条件下按次序混入由聚合材料制成的输液袋或玻璃容器后再输注。TNA 又称"全合一"(all in one，AIO)营养液，强调所供营养物质的完全性和有效性。

2. 单瓶输注　　在无条件以 TNA 方式输注时，可以单瓶方式输注。单瓶输注时氨基酸与非蛋白质能量溶液应合理间隔输注。

五、输 注 途 径

输注途径包括周围静脉途径和中心静脉途径，其选择需视病情、营养液组成、输液量及护理条件等而定。

六、并 发 症

1. 因技术操作引起的并发症　　多由操作不当所致，包括：① 空气栓塞；② 导管栓子形成；③ 导管扭结或折断;④ 大血管、心脏壁穿破;⑤ 静脉炎、血栓形成及栓塞;⑥ 气胸、血胸、血气胸、水胸、纵隔血肿;⑦ 穿刺部位的血管、淋巴管(胸导管),神经(臂丛神经)损伤及皮下气肿等。其中空气栓塞最为严重。

2. 代谢性并发症　　高血糖发生率较多,与葡萄糖注射液输注速度太快或机体对葡萄糖的利用率降低有关。糖代谢紊乱:① 高糖高渗性非酮性昏迷。② 低血糖症。另有电解质紊乱,如低钾、低磷,微量元素、脂肪酸缺乏等。长期营养支持疗法的患者,还可导致胆石形成,肝酶谱升高等。

3. 感染性并发症　　包括导管性和肠源性感染,这是胃肠外营养最严重的并发症之一,与无菌技术及护理不当有关。

知识拓展

细 菌 移 位

　　细菌移位的定义为肠腔内的活菌进入正常无菌组织,如肠系膜淋巴结及其他内脏。细菌移位不仅限于细菌,一些惰性颗粒及大分子化合物也能通过黏膜进入血流。虽然肠外营养与肠内营养对体重增加与氮平衡都有效,但肠外营养在改善免疫功能、降低应激反应、维持肠道结构完整及避免细菌移位方面都不及肠内营养。长期全肠外营养可导致肠道微生态平衡破坏,使革兰阴性需氧菌过度生长,使厌氧菌的定植抗力大为减弱,破坏黏膜结构而使致病菌移位。目前多主张使用肠内营养。

小　结

1. 体内的能量来源包括糖原、脂肪和蛋白质,手术后机体分解代谢增加,合成代谢减少。
2. 术前评估营养状态,如已存在营养不良应予肠内或肠外营养加以纠正;术后给予足够的热量和营养,以适应机体高代谢需要。
3. 术后根据禁食时间和胃肠道功能状态选择肠内或肠外营养;根据患者年龄、体重等因素选择适当的剂型与量;注意营养的投入速度和方式,减少肠内和肠外营养的并发症。

【思考题】
(1) 什么是肠内营养?
(2) 肠内营养的适应证是什么?
(3) 什么是肠外营养?
(4) 肠外营养的适应证是什么?
(5) 肠外营养的并发症是什么?

(朱云祥)

第十一章 外科感染

感染(infection)是由病原菌侵入人体内生长繁殖所导致的局部或全身性炎症反应。外科感染一般是指需要手术治疗的感染性疾病和发生在创伤、手术、器械检查或插管等治疗后的感染。外科感染极为常见，约占所有外科疾病的1/3。外科感染的特点是：多为数种细菌引起的混合感染；大多数患者局部症状、体征显著；感染集中于局部，发展后可导致化脓、坏死，局部组织遭到破坏，最终形成瘢痕组织影响局部功能。

第一节 概　　述

【外科感染的分类】

1. 按致病菌分类

（1）非特异性感染：又称化脓性感染，即一般感染。可由单一病菌导致感染，也可由几种病菌共同致病形成混合感染。病变通常先有急性炎症反应，继而形成局部化脓。如疖、痈、脓肿、丹毒、急性骨髓炎等。

（2）特异性感染：由特定的病菌引起，特定的细菌只引起特定的感染。如破伤风、气性坏疽、结核病等。病程演变和防治措施各有特点。

2. 按病程分类

（1）急性感染：病程在 3 周以内者，病变以急性炎症为主。大多数非特异性感染属于此类。

（2）慢性感染：病程超过 2 个月者。部分急性感染迁延不愈可转为慢性感染。

（3）亚急性感染：病程介于急、慢性感染之间者。

3. 其他分类

（1）按病原体入侵时间

1）原发性感染：由伤口直接污染引起的感染。

2）继发性感染：在伤口愈合过程中发生的感染。

（2）按病原体来源

1）外源性感染：病原体由体表或外环境侵入人体造成的感染。

2）内源性感染：由原存在体内的病原体引起的感染。

（3）按发生感染的条件

1）机会性感染：通常条件下为非致病菌或致病力低的病菌，由于数量多和毒力增大或机体免疫力下降而引起的感染。

2）医院内感染：在医院内因致病菌侵入人体引起的感染。

3）二重感染：指在一种感染的过程中出现了另一种微生物感染。

【病因】

1. 病菌的致病因素

（1）黏附因子及荚膜或微荚膜：病菌有黏附因子能附着于人体组织细胞以利入侵；很多病菌具有荚膜或微荚膜，能抗拒吞噬细胞的吞噬或杀菌作用，在组织内生存繁殖，导致组织细胞损伤、病变。

（2）侵入组织病菌的数量与增殖速率：侵入人体组织的病菌数量越多，导致感染的概率越高。在健康个体，伤口污染的细菌数如果超过105常引起感染，低于此数量则较少发生感染。

（3）病菌毒素：与胞外酶、内毒素、外毒素等有关。透明质酸酶可分解组织而促进感染的扩散。脓液的臭味、脓栓、气泡等，常与病菌胞外酶的作用相关。内毒素是革兰阴性菌细胞壁的脂多糖成分，可激活补体、凝血系统与释放细胞因子等，导致代谢改变、发热、白细胞增多或减少、休克等全身反应。外毒素在菌体内产生后释出或在菌体崩解后生成，毒性很强。如肠毒素可损害肠黏膜、溶血毒素可破坏血细胞、破伤风毒素作用于神经而引起肌痉挛等。

2. 机体的易感性

（1）局部情况：皮肤黏膜破损如开放性创伤、烧伤、手术、胃肠穿孔等使屏障破坏，病菌易于入侵；管腔阻塞内容物淤积，管腔阻塞，使细菌大量繁殖侵袭组织，如乳腺导管阻塞，乳汁淤积后可发生急性乳腺炎；血管或体腔内的留置导管处理不当，可为病菌入侵开放通道；局部组织血流障碍或水肿、积液，降低了组织防御和修复的能力；局部组织缺血缺氧不仅抑制吞噬细胞的功能还有助于致病菌的生长；异物与坏死组织的存在，使得吞噬细胞不能有效发挥功能。

（2）全身性抗感染能力降低：严重的营养不良、贫血、糖尿病、尿毒症、肝硬化等慢性疾病，使患者易受感染；严重损伤或休克，可使机体抗感染能力下降；长期使用免疫抑制剂，接受抗癌药物或放射治疗，可使免疫功能显著降低；先天性或获得性免疫缺陷（艾滋病）者易发生各种感染性疾病；高龄老人与婴幼儿属易感人群。

3. 条件因素　在人体局部和（或）全身的抗感染能力降低的条件下，本来栖居于体内但未致病的菌群可以变成致病菌，所引起的感染称为条件性或机会性感染。另外感染也与病菌的抗（耐）药相关。在使用广谱抗生素或联合应用抗生素治疗感染过程中，可出现原先致病菌被抑制，而耐药菌株如金黄色葡萄球菌、白念珠菌等大量繁殖，引起二重感染，又称菌群交替症，导致病情加重。

【病理生理】

1. 感染后的炎症反应　局部组织损伤后，致病菌入侵，局部产生急性炎症反应，致病菌入侵组织并繁殖，受损细胞变性，释放多种炎症介质和细胞因子，局部现红、肿、热、痛等炎症的特征性表现。部分炎症介质、细胞因子和病菌毒素等可经血流引起全身性炎症反应。

2. 感染的转归　外科感染因细菌的毒力不同和机体抵抗力的差异等可出现以下结局。

（1）炎症好转：经有效药物治疗后，炎症消退，感染治愈。

（2）炎症局限：当人体抵抗力占优势时，感染局限、吸收，有的形成脓肿。较大脓肿经手术切开排出脓液，脓腔逐渐被肉芽组织填充，最后形成瘢痕组织而愈合。

（3）炎症扩散：当病原菌的毒性大、数量多，超过人体抵抗力时，感染向周围扩散，可引起全身化脓性感染。

（4）转为慢性感染：当人体抵抗力和致病菌毒力处于相持之势时，感染就转为慢性。一旦机体抵抗力减弱，慢性感染可重新急性发作。

第二节　浅部软组织的急性化脓性感染

一、疖

疖是单个毛囊及其所属皮脂腺或汗腺的急性化脓性感染。感染可发生于任何有毛囊的皮肤，但以颈项、头面、背部等处多见。多个疖同时在身体各部位散在发生或在颈、背、臀部反复发作，称为疖病，多见于糖尿病患者或营养不良的小儿。金黄色葡萄球菌的毒素含有凝固酶，形成脓栓是其感染的一个特征。

【病因】　致病菌主要为金黄色葡萄球菌，表皮葡萄球菌或其他病菌致病也可致病。该病的发生与皮肤不洁、局部擦伤、机体抵抗力降低有关。

【临床表现/诊断】　根据临床表现，该病易于诊断。如有寒战、高热等全身反应，应做白细胞计数或血常规检查。疖病患者还应检查血糖和尿糖，做脓液细菌培养及药物敏感试验。

1. 临床表现

（1）局部症状：初起局部皮肤有红、肿、痛的小硬结，2~3 d 内结节中央组织坏死、变软化脓，中心处形成黄白色小脓栓，继而脓栓脱落、破溃流脓。炎症逐渐消退形成瘢痕而自愈。发生于"危险三角区"的上唇周围和鼻部疖，随意挤压或挑刺，病菌可经内眦静脉、眼静脉进入颅内海绵状静脉窦，引起化脓性海绵状静脉窦炎。表现为突然出现的延及眼部的进行性肿胀和硬结，伴寒战、高热、头痛、呕吐、昏迷等症状，病情严重，死亡率很高。

（2）全身症状：当机体抵抗力减弱时，可有不适、畏寒、发热、头痛和厌食等毒血症状。

2. 辅助检查

（1）血常规：可有白细胞计数和中性粒细胞比例升高。

（2）脓液细菌培养：可明确致病菌的种类。

【治疗】 尽早促使炎症消退，局部化脓时应及早排脓，加强营养支持，积极治疗相关疾病如糖尿病等，提高机体抗感染能力。

1. 早期促使炎症消退 未溃破时切忌挤压，可做热敷、超短波、红外线等理疗措施。

2. 局部化脓应及早排脓 疖顶有脓点者在其顶部涂苯酚，有波动感时应及时切开引流，禁忌挤压，出脓后可辅以呋喃西林、湿纱条或以化腐生肌的中药膏外敷。

3. 抗菌治疗 对全身反应严重的患者，可选用青霉素或复方磺胺甲噁唑（复方新诺明）等抗菌药物治疗。

二、痈

痈是多个相邻的毛囊及其所属皮脂腺或汗腺的急性化脓性感染，可由多个疖融合而成。多发生与皮肤厚而韧的部位，如颈背部。常见于体质较弱或糖尿病患者。

【临床表现/诊断】 诊断依据临床表现，该病易于做出诊断。

1. 临床表现

（1）局部症状：初起为小片皮肤肿硬、色暗红，界限不清，表面上有几个凸出点或脓点，疼痛较轻。随感染的发展，肿硬范围扩大，脓点增大增多，中央区皮肤坏死、化脓、溃烂、塌陷，周围出现浸润性水肿，破溃后成蜂窝状如同"火山口"状，局部疼痛加剧。

（2）全身症状：常伴有全身症状，如畏寒、发热、食欲减退、乏力等，甚至并发全身性感染。处理不当，可引起败血症、脓血症而危及生命。

2. 辅助检查

（1）血常规检查：白细胞计数和中性粒细胞比例增高。

（2）脓液细菌培养：将脓液做细菌培养可明确致病菌种类。

（3）血糖和尿糖检查：可了解糖尿病患者的血糖控制情况。

【治疗】 应及时使用敏感的抗菌药物，致病菌不明确时可先经验用药。有糖尿病时应予胰岛素及控制饮食。酌情休息、加强营养。

局部早期可用 50% 硫酸镁湿敷，鱼石脂软膏、金黄散等敷贴，也可用聚维酮碘每天涂布。面部痈患者应减少说话和咀嚼动作。

手术治疗：对已出现多个脓点、表面紫褐色或已破溃流脓时，宜做切开引流术。切口一般用"＋"或"＋＋"形，长度要超出炎症范围少许，清除化脓和坏死组织。操作过程中切勿挤压，以防感染扩散。伤口内填塞生理盐水纱条，外加干纱布绷带包扎，每天换药。若皮肤坏死较多、创面较大，在肉芽组织生长后可考虑施行植皮术。

三、急性蜂窝织炎

急性蜂窝织炎是指疏松结缔组织的急性感染，常由乙型溶血性链球菌或葡萄球菌侵入皮下、筋膜下、肌间隙或是深部蜂窝组织。致病菌释放毒性强的溶血素、链激酶、透明质酸酶等，且因受侵组织疏松，常扩展迅速，与正常组织无明显界限，有时能引起败血症。厌氧菌引起的产气性蜂窝织炎，局部可检出捻发音，又称捻发音性蜂窝织炎。

【临床表现/诊断】

1. 临床表现

（1）一般性皮下蜂窝织炎：致病菌主要为乙型溶血性链球菌、金黄色葡萄球菌。局部皮肤组织红、肿、热、痛，边界不清，中央部红肿最明显，边缘稍淡。深部病变者，皮肤红肿常不明显，但出现组织水肿和深压痛，可有畏寒、发热、头痛、乏力、白细胞计数增高等，全身症状较重。

（2）产气性皮下蜂窝织炎：常见于下腹部、会阴部，致病菌主要为厌氧菌。疾病初期临床表现与一般性蜂窝织炎类似，但病情发展较快，局部有捻发音，破溃后可有臭味，全身状态迅速恶化。

（3）颌下急性蜂窝织炎：炎症迅速波及咽喉部，可因喉头水肿而压迫气管，导致呼吸困难甚至窒息。

（4）新生儿皮下坏疽：多见于新生儿经常受压的部位如背、臀部等。

2. 辅助检查

（1）血常规：白细胞计数和中性粒细胞比例增高。

（2）细菌培养：可明确致病菌的种类，通过药物敏感试验选择敏感抗生素。

（3）影像学检查：有助了解深部组织的感染情况。

【治疗】

（1）患部休息，局部制动，用50%硫酸镁或金黄膏外敷。

（2）脓肿切开引流。颌下急性蜂窝织炎时应早期切开可减压，防止喉头水肿压迫气管。对发生捻发音的厌氧菌感染应广泛切开引流，用3%过氧化氢溶液冲洗或湿敷。

（3）全身应用敏感抗生素，合并厌氧菌感染者加用甲硝唑。加强营养支持，增强机体抵抗力。

四、丹　　毒

丹毒是指皮肤网状淋巴管的急性炎症感染，好发于下肢和面部，为乙型溶血性链球菌侵袭所致。患者常先有皮肤和黏膜的某种破损，病菌自皮肤、黏膜的微小伤口侵犯皮内网状淋巴管，引起炎症反应。病变蔓延很快，常累及引流区淋巴结，伴有全身反应，很少有组织坏死或局部化脓。病情反复，治愈后易复发。

【临床表现/诊断】

1. 临床表现

（1）局部症状：表现为片状皮肤红疹，微隆起，中间稍淡，周围色深，边界清楚。手指轻压褪色，松手后红色随即恢复。病变范围向外周扩展时，中央红色消退，表面脱屑，颜色转变为棕黄色。局部有烧灼样疼痛，有的可起水泡，引流区的淋巴结常肿大、疼痛。丹毒患者可因病情反复，导致淋巴水肿，在含高蛋白淋巴液刺激下局部皮肤粗厚，肢体肿胀，甚至发展为"象皮肿"。

（2）全身症状：起病急，患者开始即可有畏寒、发热、头痛、全身不适等症状。

2. 辅助检查

（1）血常规：示白细胞计数和中性粒细胞比例升高。

（2）细菌培养：分泌物或脓液做细菌培养及药物敏感试验可明确致病菌、协助治疗。

【治疗】

（1）局部可以50%硫酸镁液湿热敷，抬高患肢，注意皮肤清洁。

（2）全身应用敏感抗生素。如青霉素、头孢类抗生素等静脉滴注。局部及全身症状消失后，继续用药3～5 d，防止复发。

（3）积极治疗与丹毒相关的足癣、溃疡、鼻窦炎疾病，避免复发。

（4）防止接触性传染。

五、浅部急性淋巴管炎和淋巴结炎

急性淋巴管炎和淋巴结炎是由致病菌经过破损的皮肤、黏膜或其他感染病灶侵入淋巴流，导致淋巴管与淋巴结的急性炎症。致病菌主要为金黄色葡萄球菌、乙型溶血性链球菌。浅部急性淋巴管炎在皮下结缔组织层内，沿集合淋巴管蔓延；浅部急性淋巴结炎常见于颈部、腋窝、腹股沟区。主要病理改变为淋巴管壁和周围组织的充血水肿、增厚,管腔内充满细菌、凝固的淋巴液和脱落的内皮细胞。

【临床表现/诊断】

1. 临床表现　　急性淋巴管炎分为网状淋巴管炎(丹毒)与管状淋巴管炎。管状淋巴管炎多见于四肢,下肢多见。皮下浅层急性淋巴管炎在表皮下可见一条或多条红线,有触痛,扩展时红线向近心端延伸。皮下深层的淋巴管炎看不到红线,有条形触痛区。常引起发热、畏寒、头痛、食欲减退和全身不适等症状。

急性淋巴结炎轻者局部淋巴结肿大、疼痛和触痛,与周围软组织界限清楚,表面皮肤正常。轻者常能自愈。炎症加重时局部有红肿热痛,可出现发热、白细胞增加等全身反应,多个淋巴结融合形成肿块,可形成脓肿,少数可破溃流脓。

2. 辅助检查

(1) 血常规:发热患者常有白细胞计数和中性粒细胞比例升高。

(2) 细菌培养:严重淋巴结炎患者形成脓肿时,穿刺抽得脓液可做细菌培养及药物敏感试验。

【治疗】

(1) 及时治疗原发感染。

(2) 急性淋巴管炎,抬高患肢,可用呋喃西林等湿温敷,全身用抗生素。

(3) 急性淋巴结炎,无化脓者处理同上;若已形成脓肿,除应用抗菌药物外,还需切开引流。

第三节　手部急性化脓性感染

一、甲沟炎和脓性指头炎

甲沟炎是甲沟及其周围组织的感染,常在发生微小的刺伤、挫伤、新皮倒刺、指甲剪得过深等甲沟皮肤损伤引起。脓性指头炎是手指末节掌面皮肤下组织的急性化脓性感染。致病菌多为金黄色葡萄球菌。手指组织结构致密,感觉神经末梢丰富,感染发生时,脓液不易向四周扩散,局部组织内张力较高,疼痛剧烈。严重者可压迫末节指骨的滋养血管,引起指骨缺血、坏死,发生指骨骨髓炎。

【临床表现/诊断】

1. 临床表现

(1) 甲沟炎:常先发生在一侧甲沟,皮肤出现红肿、疼痛。部分可形成脓肿,红肿区有波动,但不易破溃流脓。炎症可蔓延至甲根或扩展到另一侧甲沟,形成甲下脓肿。感染可向深层蔓延而成指头炎。一般无全身症状。

(2) 指头炎:早期表现为指头发红,有针刺样痛感,轻度肿胀。以后随组织肿胀、压力增高,指头肿胀加重、有剧烈的跳痛,患肢下垂时加重。多伴发热、全身不适、白细胞计数增高。感染更加严重时,神经末梢因受压和营养障碍而麻痹,指头疼痛反而减轻,皮色由红转白,此时并不表示病情好转,而代表局部组织有坏死倾向。末节指骨易发生骨髓炎,手指皮肤破溃溢脓后,因指骨坏死或骨髓炎常导致创口经久不愈。

2. 辅助检查

(1) 血常规:白细胞计数和中性粒细胞比例增加。

(2) X线检查:感染手指的X线摄片可明确有无指骨坏死。

【治疗】

1. 感染初期,未形成脓肿者

(1) 甲沟炎:局部超短波、红外线等理疗,外敷鱼石脂软膏、金黄散糊等药。

(2) 指头炎:悬吊前臂平置患手,避免下垂以减轻疼痛。予以鱼石脂软膏及金黄散糊剂敷贴患指。

2. 感染后期,已形成脓肿者　　切开减压、引流,合理使用抗生素。

(1) 甲沟炎:沿甲沟旁纵行切开引流。若甲下积脓,需要分离拔除一部分指甲甚至全片指甲。拔甲时应避免损伤甲床。

（2）指头炎：若患指明显肿胀，剧烈疼痛，应当及时切开减压引流，以免感染侵入指骨。应在患指末节侧面作纵切口，近端不可超过手指末节与中节交界处，以免伤及腱鞘。

二、急性化脓性腱鞘炎、滑囊炎和手掌深部间隙感染

化脓性腱鞘炎、滑囊炎和手掌深部间隙感染都是手掌深部的化脓性感染。致病菌多为金黄色葡萄球菌。急性化脓性腱鞘炎是手指屈肌腱鞘的急性化脓性感染，常因直接刺伤所致。化脓性滑囊炎是手掌尺侧滑液囊或桡侧滑液囊的化脓性感染，可由小指或拇指腱鞘感染蔓延而来，也可因外伤将细菌带入滑液囊而引起。

【临床表现/诊断】

1. 局部表现

（1）化脓性腱鞘炎：病情发展迅速，患指疼痛剧烈。除末节外，患指呈明显均匀性肿胀，皮肤张力明显增加；患指呈半屈状；主动或被动伸指时剧痛；沿整个腱鞘均有明显压痛。治疗不及时，感染可向掌侧深部蔓延，可导致肌腱坏死而丧失手指功能。

（2）化脓性滑囊炎：桡侧化脓性滑囊炎常继发于拇指腱鞘炎，表现为拇指肿胀、微屈、外展和伸指可引起剧痛；拇指及大鱼际处压痛。尺侧化脓性滑囊炎多继发于小指腱鞘炎，表现为小指和无名指呈半屈状，伸指可引起剧痛；小鱼际和小指腱鞘区肿胀、压痛。

（3）掌深间隙感染：包括掌中间隙感染和鱼际间隙感染。掌中间隙感染表现为掌心凹陷消失，肿胀、隆起状。皮肤张力高，发白，压痛明显。掌背和指蹼肿胀，中指、环指和小指处于半屈位。鱼际间隙感染表现为掌心凹陷存在，大鱼际和"虎口"明显肿痛，示指与拇指微屈，活动受限，拇指对掌不能，被动伸指可产生剧痛。

2. 全身症状　患者常有明显的全身症状，表现为高热、寒战、恶心、纳差、全身不适、头痛，白细胞计数及中性粒细胞增高。可继发腋窝或肘内淋巴结肿痛。

【治疗】　早期局部可以鱼石脂软膏或金黄散糊剂外敷、理疗（超短波或红外线）、抬高患肢，合理使用抗生素。感染严重时，应尽早切开引流或减压，以防止肌腱缺血、坏死。

第四节　全身性感染

全身化脓性感染是指致病菌经局部感染病灶侵入血液循环，并在其内繁殖或产生毒素，引起的全身性感染症状或中毒症状。脓毒症是指因病原菌因素引起的全身性炎症反应，如体温、循环、呼吸、神志有明显改变的外科感染统称；菌血症是脓毒症中的一种，为血培养检出病原菌者。革兰染色阴性杆菌、革兰染色阳性球菌、无芽孢厌氧菌、真菌都可致病，但以革兰阴性杆菌及金黄色葡萄球菌多见。

【病因】　患者的全身性外科感染常继发于严重创伤后的感染和各种化脓性感染，如大面积烧伤创面感染、开放性骨折合并感染、急性梗阻性化脓性胆管炎等。

（1）致病菌数量多、毒力强。

（2）机体抗感染能力低下，成为全身性感染的易感因素。

（3）医源性感染：长时间静脉留置导管，尤其是中心静脉置管，护理不慎易成为病原菌直接侵入血液的途径。

（4）肠源性感染：严重创伤等危重患者，肠内致病菌和内毒素可突破肠黏膜屏障，经肠道移位导致肠源性感染。

（5）长期或大量使用糖皮质激素或抗癌药等的患者，非致病菌和条件致病菌易转为致病菌而引起全身性感染。

【病理生理】　致病菌感染机体后，可产生内毒素、外毒素。毒素自身对机体存在着毒性损伤，且能刺激机体产生多种炎症介质对机体产生损害。常见的炎症介质如肿瘤坏死因子、白细胞介素-1、氧自由基、一氧化氮等，适量时可起防御作用，过量时就会造成组织损害。如果感染未得到有效控制，则炎症介质失控，发生级联或网络反应，导致严重的全身性炎症反应综合征，以致脏器受损和功能障碍，严重者可

致感染性休克、多器官功能障碍综合征。革兰阴性杆菌可产生内毒素,其引起的感染症状常较重,可出现三低(低温、低白细胞、低血压)现象,早期可发生感染性休克。

【临床表现/诊断】

1. 临床表现　起病急,病情重,发展迅速。全身中毒症状明显,骤起寒战,继以高热可达40~41℃、头痛、头晕、恶心、呕吐、面色苍白或潮红、出冷汗。神志淡漠或烦躁、谵忘和昏迷;心率加快、脉搏细速,呼吸急促或困难;体检可有肝、脾大,严重者出现黄疸或皮下出血瘀斑等。病情严重者,可出现感染性休克、多器官功能不全乃至衰竭。

2. 辅助检查

(1)血常规:白细胞计数明显增高,可达(20~30)×10⁹/L以上或降低、左移、幼稚型增多,出现毒性颗粒。

(2)尿常规:可出现蛋白、血细胞、酮体等。

(3)生化检查:出现不同程度的肝、肾受损。

(4)血细菌或真菌培养:寒战发热时抽血进行细菌或真菌培养,较易发现致病菌。

根据在原发感染灶的基础上出现的典型临床表现,可以做出初步诊断。分析致病菌时,可以根据原发感染灶的性质及脓液性状,特征性的临床表现,结合体液和分泌物的细菌培养结果得以明确。应在发生寒战、发热时抽血做细菌培养,并多次送检以提高阳性率。多次血液细菌培养阴性者,应考虑厌氧菌或真菌性脓毒症。

【治疗】　注意综合治疗,重点是尽早处理原发感染灶。

(1)处理原发感染灶:及时、彻底处理感染的原发灶,清除坏死组织,充分引流脓肿。解除相关的病因,插管及留置体内的导管需拔除或更换。急性腹膜炎、急性梗阻化脓性胆管炎和绞窄性肠梗阻等疾病应及时有效治疗。

(2)早期、大剂量使用抗生素:重症感染不能等待培养结果,可根据原发病灶性质选用广谱抗生素,以后根据疗效及细菌培养和抗生素敏感试验结果,调整用药。真菌性脓毒症,应停用广谱抗生素,全身应用抗真菌药物。

(3)纠正电解质紊乱和维持酸碱平衡。

(4)对症处理:控制高热,控制原有基础病如糖尿病、肝硬化等。必要时少量多次输新鲜血,提高机体抵抗力。

第五节　破　伤　风

破伤风是一种特异性感染,常和创伤相关联,破伤风芽孢梭状杆菌侵入伤口并大量繁殖,产生外毒素,引起局部及全身肌肉阵发性痉挛或抽搐等全身症状。

【病因】　破伤风梭菌为革兰阳性的厌氧梭状芽孢杆菌,平时存在于人畜的肠道,随粪便排出体外,以土壤中为常见。当机体组织发生开放性的损伤,甚至细小的锈钉刺伤造成的皮肤黏膜完整性受损,加之伤口内因坏死组织、血块充塞,局部缺血等造成的缺氧环境,使该病易于发生。在窄而深的伤口,如果同时存在需氧菌感染,后者将消耗伤口内残留的氧气,更加有利于形成缺氧环境,导致该病的发生。

【病理生理】　破伤风的主要致病因素为外毒素,即神经痉挛毒素和溶血毒素。痉挛毒素吸收至脊髓、脑干等处后,与联络神经细胞的突触相结合,抑制突触释放抑制性传递介质。运动神经元因失去中枢抑制而兴奋性增强,引起随意肌紧张与痉挛。破伤风毒素还可以阻断脊髓对交感神经的抑制,使交感神经过度兴奋,引起血压升高、心率增快、体温升高等。溶血毒素则可引起局部组织坏死和心肌损害。

【临床表现/诊断】　破伤风的症状比较典型,诊断主要依据临床表现。凡有外伤史患者,无论伤口大小、深浅,如伤后出现肌紧张、扯痛,张口困难、颈部发硬、反射亢进等,均应考虑到此病的可能。

1. 临床表现

(1)潜伏期:平均6~12 d,个别患者可在伤后1~2 d发病,最长可达数月。一般潜伏期越短,症状越重,预后越差。

(2) 前驱期：一般持续 12～24 h,无特征性表现,患者可感全身乏力、头晕、头痛、咀嚼肌紧张酸胀、烦躁不安、打呵欠、多汗等。

(3) 发作期：典型症状是在肌紧张性收缩(肌强直、发硬)的基础上,阵发性强烈痉挛。最初受影响的是咬肌,之后依次受到影响的是面部表情肌、颈肌、背肌、腹肌、四肢肌,最后为膈肌。可出现张口困难(牙关紧闭)、蹙眉、口角下缩、咧嘴"苦笑"、颈项强直、头后仰;当背腹肌同时收缩时,由于背部肌群更为有力,躯干会扭曲成弓,与颈、四肢的屈膝、弯肘、半握拳等痉挛姿态一起,形成了"角弓反张"或"侧弓反张";强烈的肌肉痉挛,可使肌断裂,甚至发生骨折。持续的呼吸肌和膈肌痉挛,面唇青紫,通气困难,可出现呼吸暂停。膀胱括约肌痉挛可引起尿潴留。患者受到外界轻微的刺激,如光、声、接触、饮水等均可诱发阵发性痉挛,但发作时神志清楚,表情痛苦。每次发作持续数秒至数分钟,病情重者,发作频繁。病程一般为3～4 周。患者死亡原因多为窒息、心力衰竭或肺部并发症。

如通过积极治疗、未产生特殊并发症者,发作的程度可逐步缓解,缓解时间为 1 周左右。恢复期间患者可出现一些精神症状,如幻觉,言语、行动错乱等,但多能自行恢复。

2. 辅助检查　伤口渗出物做涂片检查可发现破伤风杆菌。

【治疗】　针对患者临床表现进行综合治疗,包括清除毒素来源,中和游离毒素,控制和解除痉挛,保持呼吸道通畅和防治并发症等。

1. 清除毒素来源　在麻醉良好、控制痉挛的情况下行彻底的清创术。局部可用 3% 过氧化氢溶液冲洗,伤口完全敞开。有的伤口看上去已愈合,须仔细检查皮下有无窦道或无效腔。

2. 中和游离毒素　注射破伤风抗毒素:可中和未与神经组织结合的毒素,早期有效。一般用量为1 万～6 万 U,分别由肌内注射或稀释于 5% 葡萄糖溶液中缓慢静脉滴注。用药前应做皮内过敏试验。人体免疫球蛋白在早期应用有效,剂量为 3 000～6 000 U,一般只用一次。

3. 控制和解除痉挛　可根据病情适当使用镇静、解痉药物,降低对外界刺激的敏感性。常用药物有 10% 水合氯醛 20～40 mL 保留灌肠,苯巴比妥钠 0.1～0.2 g 肌内注射,地西泮 10～20 mg 肌内注射或静脉滴注,病情严重者,可予以冬眠 1 号合剂(由氯丙嗪、异丙嗪各 50 mg,哌替啶 100 mg 及 5% 葡萄糖250 mL 配成)静脉缓慢滴注,低血容量时忌用。痉挛发作频繁不易控制者,可用 0.25～0.5 g 2.5% 硫喷妥钠缓慢静脉滴注,但要警惕发生喉头痉挛和呼吸抑制。适当使用肌松剂,但应警惕呼吸肌麻痹的风险。

4. 保持呼吸道通畅和防治并发症　保持呼吸道通畅,预防窒息、肺不张、肺部感染。对抽搐频繁、药物不易控制的严重患者,宜尽早气管切开,清除呼吸道分泌物,必要时可行人工辅助呼吸或高压氧舱辅助治疗。选用敏感抗生素预防感染。

5. 加强营养支持　注意纠正水电解质代谢紊乱。

知识拓展

气 性 坏 疽

气性坏疽是厌氧菌感染的一种,即由梭状芽孢杆菌所引起的肌坏死或肌炎。感染发展迅速,预后差。

【病因】　梭状芽孢杆菌在人畜粪便、周围环境中(特别是泥土)广泛存在,主要有产气荚膜杆菌、恶性水肿杆菌、腐败杆菌等。这类细菌有的以产气为主要临床表现,有的以水肿为主要临床表现,而发病时往往是两种以上致病菌引起的混合感染。这类细菌在人体内生长繁殖需具备缺氧环境,通常易发生于开放性骨折伴有血管损伤、挤压伤伴有深部肌肉损伤、上止血带时间过长或石膏包扎过紧等患者。

【病理生理】　细菌可产生多种有害的外毒素与酶。有的酶能溶解组织蛋白,使组织细胞坏死、渗出、产生恶性水肿。有的酶能产生大量不溶性气体如硫化氢等。气、水夹杂,局部张力增高,皮肤表面变硬如"木板样",筋膜下张力急剧增加,微血管受到压迫,组织缺血、缺氧程度进一步加重,更加有利于细菌繁殖生长。这类细菌还可产生透明质酸酶、卵磷脂酶等,使细菌易于穿透组织间隙而快速扩散。感染发生后可沿肌束或肌群向上下扩展,肌肉外观如熟肉,弹性消失。活体组织检查在肌纤维间可发现大量气泡和革兰阳性粗短杆菌。

【临床表现/诊断】 该病发展迅速,局部表现是早期诊断的主要依据。伤口内分泌物涂片检查有革兰阳性染色粗大杆菌和 X 线检查显示患处软组织间积气,有助于确诊。

1. 临床表现

(1) 潜伏期:一般为 1～4 d,最短为伤后 8～10 h,长可达 6 d,多见伤后 3 d 发病。

(2) 局部症状:伤肢持续性沉重或"胀裂样"剧痛常为最早的症状,一般镇痛药不能奏效。病情发展迅速,局部肿胀与创伤所能引起的程度不成比例,皮肤受压发白,表面可出现如大理石样斑纹。伤口中有大量浆液性或血性液体,恶臭;肌肉坏死,犹如熟肉,暗红无弹性,切面不出血。轻压伤口周围皮肤,可见气泡从伤口边缘逸出,皮下可触及捻发音。

(3) 全身症状:早期患者神志清醒,但软弱无力,焦虑、表情淡漠,继之烦躁不安,可伴有恐惧或欣快感。并可有脉搏快速、高热、出冷汗、呼吸急促及贫血、黄疸、尿少等症状。晚期患者常有严重中毒现象,可发展至感染性休克、昏迷以至死亡。

2. 辅助检查

(1) 伤口渗出物涂片染色:可查出革兰阳性粗大杆菌,白细胞计数很少。

(2) X 线检查:伤口软组织间有积气。

(3) 厌氧菌培养:可肯定诊断。

(4) 病理活检。

【治疗】 明确诊断后,应尽早积极治疗,可以减少组织的坏死率和截肢率,挽救患者的生命。

1. 急症清创 病变区应做广泛、多处切开,切除失活组织,术后用氧化剂冲洗、湿敷,经常更换敷料。如整个肢体已广泛感染,为抢救患者生命,应果断进行截肢。

2. 应用抗生素 大剂量应用青霉素,每天在 1 000 万 U 以上。大环内酯类(如琥乙红霉素、麦迪霉素)和硝咪唑类(如甲硝唑、替硝唑)也有一定疗效。

3. 高压氧治疗 可作为辅助疗法,提高组织间的含氧量,抑制厌氧菌的生长繁殖,可提高治愈率,减轻伤残率。

4. 全身支持疗法 包括多次少量输血,纠正水与电解质失调、营养支持与对症处理等。

小 结

外科感染有其独到的特点,根据认识和诊治的需要有不同的分类方法

浅部软组织的急性化脓性感染、如疖、痈、急性蜂窝织炎、丹毒、急性淋巴管炎和淋巴结炎、甲沟炎和脓性指头炎、急性化脓性腱鞘炎、滑囊炎和手掌深部间隙感染等在临床上均较常见,分别认识其临床特点及治疗原则很有意义

全身性感染:如果感染未得到有效控制,则炎症介质失控,发生级联或网络反应,导致严重的全身性炎症反应综合征,以致脏器受损和功能障碍,严重者可致感染性休克、多器官功能障碍综合征

破伤风:是特异性感染,有独特的临床表现及并发症;治疗原则包括:清除毒素来源,中和游离毒素,控制和解除痉挛,保持呼吸道通畅和防治并发症等

【思考题】

(1) 外科感染的转归有哪些?

(2) 全身性感染的治疗原则有哪些?

(3) 试述破伤风的治疗原则。

(王正兵)

第十二章 创 伤

- **掌握：**常用的急救技术。
- **熟悉：**救治创伤患者的一般原则和措施。
- **了解：**创伤的临床表现和诊断方法。

创伤是指由各种物理、化学和生物等致伤因素导致的人体组织器官解剖结构的破坏和生理功能的障碍。目前创伤已成为人类继心血管疾病、恶性肿瘤和脑血管疾病之后的第四位死亡原因，所以我们应该给予足够的重视。本章将主要介绍创伤的共同规律和救治原则，至于各部位创伤的诊断和救治可参考相关章节。

第一节 创 伤 概 论

【分类】 创伤的分类是为了尽快对伤员做出正确的诊断，以便使伤员得到及时有效的救治，提高救治工作的有效性和时效性，同时也有利于日后的资料分析和经验总结，使创伤基础理论研究和救治水平不断提高和发展。分类方法较多，常用的有以下几种。

1. 按受伤的部位分类 分为颅脑创伤、胸部创伤、腹部创伤、四肢创伤等，每个部位的损伤有各自的特点。

2. 按损伤组织器官的多少分类 分为单个创伤，多发创伤。一种因素引起的多个组织器官的损伤称为多发伤，两种或两种以上原因引起的创伤称复合伤。

3. 按致伤因素分类 分为刺伤、火器伤、撕裂伤、扭伤、烧伤、咬伤等。

4. 按皮肤的完整性分类 分为闭合性创伤(closed injury)和开放性创伤(opened injury)，闭合性创伤受伤部位的皮肤及黏膜保持完整。而开放性创伤的受伤部位皮肤及黏膜遭到破坏，有外出血，伤口容易污染，受伤后细菌更易侵入，感染机会增多。

5. 按伤情轻重分类 一般分为轻、中、重伤，轻伤主要是局部软组织伤，暂时失去作业能力，但仍可坚持工作，无生命危险，或只需小手术者；中等伤主要是广泛软组织伤、上下肢开放骨折、肢体挤压伤、机械性呼吸道阻塞、创伤性截肢及一般的腹腔脏器伤等，丧失作业能力和生活能力，需手术，但一般无生命危险；重伤指危及生命或治愈后有严重残疾者。

【创伤后病理生理变化】 在致伤因素作用下机体迅速产生各种局部和全身反应，两者往往同时发生，但不同的损伤，机体的反应也不相同。

1. 局部反应 局部反应主要表现为创伤后组织炎症反应、组织增生反应、组织修复反应。

局部组织炎症反应主要由伤后组织结构破坏、细胞变性坏死、微循环障碍、病原微生物入侵或异物存留等所致，其基本病理过程与一般炎症相同，组织释放各种炎性介质，如缓激肽、组胺、补体碎片、血管活性胺、前列腺素等。这些物质可引起局部肿胀、发热、疼痛等炎症反应。局部反应的轻重与致伤因素的种类、作用时间、组织损害程度和性质，以及污染轻重和是否有异物存留等有关。它有利于组织的增生与修复，其变化过程为伤后出血，血凝块填充伤口，在伤口两缘起连接与支架作用。随后内皮细胞形成新的毛细血管与大量成纤维细胞共同构成肉芽组织充填伤口。同时由上皮组织覆盖伤口而形成临床愈合。伤口的愈合一般分为一期愈合和二期愈合两种，前者以原来的组织细胞修复为主，仅含有少量的纤维组织，伤缘整齐，对合良好，愈合顺利，愈合后功能较好。后者多因伤口较大或化脓感染，需要大量的肉芽组织充填,愈合时间延长,愈合后留有瘢痕挛缩或瘢痕增生,影响生理功能及外观。

2. 全身反应　致伤因素作用于人体后,会引起的一系列的神经内分泌活动变化,机体通过下丘脑-垂体-肾上腺皮质轴和交感神经-肾上腺髓质轴产生大量的儿茶酚胺、肾上腺皮质激素、抗利尿激素、生长激素和胰升血糖素;同时,肾素-血管紧张素-醛固酮系统也被激活。上述三个系统相互协调,共同调节全身各器官功能和代谢,伤后机体总体上处于一种分解代谢状态,表现为基础代谢率增高,能量消耗增加,糖、蛋白质、脂肪分解加速,糖异生增加。

【影响创伤愈合的因素】　影响创伤愈合的因素主要有局部和全身两个方面。局部因素中伤口感染是最常见的原因。其次损伤范围大、坏死组织多,或有异物存留的伤口亦不易愈合。另外,局部血液循环障碍,或由于采取的措施不当(如局部制动不足,包扎或缝合过紧等)也不利于愈合。全身因素主要有营养不良(低蛋白血症、贫血,维生素及铁、铜、锌等微量元素缺乏或代谢异常)、大量使用细胞增生抑制剂(如皮质激素等)、免疫功能低下(如糖尿病、肝硬化、尿毒症、白血病或获得性免疫缺陷病等)及全身性严重并发症(如多器官功能不全)等。因此,临床上处理创伤时,应重视影响创伤愈合的因素,并积极采取相应的措施予以纠正。

第二节　创伤的诊断

【临床表现】

1. 局部表现

(1)疼痛:创伤后一般均有疼痛,但是疼痛的程度常与创伤的严重程度、受伤的部位、个人耐受力等因素有直接关系。一般创伤后疼痛因患者伤处活动而加重,且将逐日缓解,若疼痛持续或逐渐加重表示有异物残留、感染等因素存在。在明确诊断之前慎用哌替啶等镇痛药物。

(2)肿胀:因伤处出血、液体渗出所致。常伴有皮肤青紫、瘀斑、血肿。四肢严重的肿胀可导致组织间隙或筋膜室内的压力增高,压迫血管、神经。静脉受压后血液回流受阻,使肢体肿胀加剧,随病情发展,动脉受压后肢体远端缺血坏死,神经受压可导致神经功能受损。

2. 全身表现

(1)生命体征的改变:主要表现为血压下降,脉搏加速,呼吸急促等。多因伤后疼痛、有效血容量不足,交感神经、肾上腺髓质系统兴奋,释放儿茶酚胺所致。严重者可表现为创伤性休克。体温升高,创伤后代谢旺盛,分解产物吸收可引起体温上升,但一般不会超过38℃,若体温超过38℃或持续升高则可能是未能及时、彻底清创引起的感染所致。

(2)口渴:与伤后出血导致的有效血容量减少、神经内分泌功能紊乱等因素有关。

(3)尿少:伤后血容量减少,肾灌注量不足,需警惕由此造成的肾衰竭,表现为少尿、血中尿素氮、肌酐持续升高,形成氮质血症、尿毒症。

(4)月经不调、纳差、失眠、焦虑等多与伤后情绪紧张有关。

3. 并发症　创伤可能有多种并发症,最常见的并发症是化脓性感染,感染的伤口有疼痛、红肿、触痛、脓性分泌物等,体温可增高,创伤性休克也较常见,休克是重度创伤患者死亡的常见原因。重度创伤并发休克和(或)感染后还可继发多器官功能障碍、应激性溃疡、凝血功能障碍等。

【诊断】　对创伤需要确定其部位、性质、程度、全身性变化及并发症,方能实施正确的治疗。

1. 询问病史

(1)受伤情况:首先是了解致伤原因,暴力的大小、作用部位、作用方式(直接或间接)及作用持续时间、人体姿势等受伤时的情况,可明确创伤类型、性质和程度。

(2)伤后出现的症状及演变过程:不同部位创伤,伤后表现不尽相同。如颅脑损伤,应了解是否有意识丧失、持续时间及肢体瘫痪等,如伤后当即出现昏迷,十余分钟后清醒,感觉头痛、恶心,后来又再次昏迷,应考虑硬膜外血肿形成。

(3)伤后处理情况:包括现场急救,所用药物及采取的措施等,如使用止血带者,应计算使用时间。

(4)既往史:注意与损伤相关的病史,若患者原有糖尿病、肝硬化、慢性尿毒症、血液病等,或长期使用皮质激素类、细胞毒性类药物等,伤口易发生感染和不易愈合。

2. 体格检查

(1) 患者全身情况的检查：首先检查呼吸、脉搏、血压、体温等生命体征及意识状态、面容、体位姿势等。尤应注意有无窒息、休克等表现。

(2) 根据受伤史或某处突出的体征，详细检查局部。如胸部伤需注意肋骨叩痛、双侧呼吸音是否对称等；四肢伤需检查肿胀、畸形或异常活动、骨擦音、肢端脉搏等。

(3) 对于开放性损伤，必须仔细观察伤口或创面，注意伤口形状、大小、边缘、深度及污染情况、异物存留及伤道位置等。

3. 辅助检查　根据伤情可能需做下列辅助检查以协助评估病情，辅助诊断。血常规和血细胞比容检查，可提示贫血、血浓缩或感染等；尿常规检查，可提示泌尿系损伤、糖尿、体液丢失及肾功能；血液生化检查，了解有无水、电解质、酸碱平衡失调；B超检查，了解有无肝脾等腹部脏器损伤、有无内出血等；X线检查，了解有无骨折、血胸和气胸；CT检查，了解颅脑、胸腔、腹腔损伤的情况；穿刺和导管检查，胸穿可证实血胸和气胸，腹穿或置管引流可证实内脏破裂出血。

第三节　创伤的治疗

【治疗原则】

(1) 迅速准确评估伤情，分选病患。

(2) 重视全身情况，抢救危重患者。

(3) 分类处理伤口，争取早日愈合。

(4) 做好沟通及健康教育。

【治疗措施】

1. 现场急救　创伤患者的救治，最重要的是早期适当的处理，尤其是现场急救，要求急救人员能迅速准确地评估伤情，采取紧急措施，以抢救生命为首要任务。首先将患者从灾害的现场转移出来；设法保持呼吸道通畅，必要时气管插管；保护脊柱；如有明显的外出血采用压迫止血等临时止血方法。

(1) 心肺复苏：一经确诊呼吸、心搏骤停，立即实行心肺复苏。

(2) 保持呼吸道通畅：解开患者衣领，清除口腔内异物及气管内的分泌物，必要时做气管切开或用粗针头做环甲膜穿刺、气管插管。

(3) 止血：一般用局部压迫或上止血带的方法控制出血。

(4) 包扎伤口：减少伤口受污染机会，防止进一步加重损伤，防止和保护内脏脱出。

(5) 骨折固定：减轻疼痛，防止骨折断端加重局部组织的损伤。可就地取材，用木板、棍棒、树枝做简易的固定。

(6) 气胸的处理：张力性气胸应穿刺排气，开放性气胸应迅速将其变为闭合性气胸，然后再做胸腔穿刺排气或胸腔闭式引流。

2. 制动、休息　病情较重的患者应卧床休息，减少搬动，避免进一步损伤和增加患者痛苦。

3. 稳定患者情绪　使用镇痛、镇静剂让患者安静休息，消除紧张和焦虑，有利于患者恢复。

4. 液体治疗、抗休克　有条件者应迅速给患者补充液体，补充血容量，防治休克。

5. 转送　经现场急救，病情稳定，应将患者转送至上级有条件的医院治疗，转送途中应有医护人员陪护。

6. 开放性伤口处理　开放性创伤的主要特点是有伤口开放，可能有污物、细菌沾染。临床上针对不同的切口做不同处理。

(1) 清洁伤口：无细菌沾染，缝合即达到一期愈合。

(2) 可能污染伤口：需做清创处理，争取及时彻底清创缝合，使其达到一期愈合。

(3) 感染伤口：指受伤时间长，伤口有细菌生长繁殖，局部红肿热痛，有脓性分泌物。应积极控制感染，清除异物及坏死组织，引流脓液，加强换药，促进伤口早日的愈合。

7. 纠正水、电解质及酸、碱平衡失调　原则上依据患者需什么，补什么。需多少，补多少。评估患者脱水的程度和性质，有针对性地选用生理盐水、平衡盐液、葡萄糖溶液、高渗盐水、血液制品等。可通过血常规、血电解质测定、血气分析等检验评估电解质、酸碱平衡情况,再根据检验结果采用适当的液体治疗。

8. 抗生素的应用 对于较重或严重的创伤,无论是开放性创伤,还是闭合性创伤都应重视抗生素的应用,防治感染。

第四节 特殊的创伤

一、蛇 咬 伤

蛇咬伤多发于夏、秋两季,可分为无毒蛇咬伤和毒蛇咬伤,无毒蛇咬伤只在局部留下两排对称的锯齿状细小齿痕,轻度刺痛,毒蛇咬伤后的表现则与相应蛇毒的种类有关。蛇毒可分为神经毒素、血液毒素和混合毒素三种。神经毒素对中枢神经和神经肌肉节点有选择性毒素作用;血液毒素对血细胞、血管内皮细胞及组织有破坏作用,可引起出血、溶血、休克、心力衰竭等;混合毒素则兼具两者的特点。应尽早自救或互救,挤出毒素,减慢毒素吸收。治疗、护理上注意以下内容。

1. 减轻恐惧情绪 安慰患者,告知患者毒蛇咬伤后的疾病发展过程和治疗方法,帮助患者树立战胜疾病的信心,使其情绪稳定,能积极配合治疗。

2. 加强伤口处理、促进愈合 及时清除变性、坏死组织,以多层纱布浸湿高渗盐水或 1∶5 000 高锰酸钾溶液后湿敷,勤换药。选用胰蛋白酶 2 000 U 加入 0.05% 普鲁卡因或注射用水 20 mL,封闭伤口外周或近侧,间隔 12～24 h 可重复注射,或 0.25% 普鲁卡因 10 mL 加地塞米松 5 mg 在肿胀上方做环形注射,有止痛、抗炎、消肿和减轻过敏的作用。

3. 并发症的预防 ① 全身监测和支持:密切监测患者生命体征、意识、感觉,不能正常饮食的患者予以营养支持;② 伤肢下垂,保持创面清洁、干燥、伤口引流通畅;③ 嘱患者多饮水或快速输液、应用利尿药等,促进蛇毒排出,减轻肾脏损害;④ 加强观察,若发现患者出现血红蛋白尿,及时静脉应用 5% 碳酸氢钠碱化尿液,减轻肾负荷;补液时注意患者心肺功能,以防快速、大量补液导致心肺功能衰竭。

二、犬 咬 伤

近年来,随着宠物犬和流浪犬数量的增多,各地犬咬伤的发生率也相应增高。若伤人犬感染狂犬病病毒,则被咬伤者可发生狂犬病,出现伤口及整个肢体周围麻木、疼痛、烦躁、全身乏力、恐水、怕风、咽喉痉挛、进行性瘫痪、昏迷、循环衰竭乃至死亡。应及时清创、充分引流、注射狂犬病疫苗进行主动免疫,并预防破伤风及伤口细菌感染。治疗、护理上注意以下内容。

1. 保持气道通畅,避免发生窒息 避免声、光、风的刺激,防止患者痉挛发作;加强观察,如呼吸道分泌物过多,及时吸出,一旦发生痉挛,立即应用巴比妥类镇静药等,必要时行气管切开或气管插管。

2. 预防感染 早期伤肢下垂,保持伤口清洁、引流通畅;应用抗菌药物;穿隔离衣、戴口罩、手套,严格无菌操作,避免患者伤口感染及防止患者伤口内分泌物、唾液中的病毒通过皮肤破损侵入感染医务人员。

3. 其他 输液及肠内、肠外营养支持。

> **知识拓展**
>
> ### 清 创 术
>
> 清创术的目的是将污染伤口变成清洁伤口,为组织愈合创造良好条件。清创时间越早越好,伤后 6～8 h 内清创一般都可达到一期愈合。清创步骤是:① 先用无菌敷料覆盖伤口,用无菌刷和肥皂液清洗周围皮肤;② 去除伤口敷料后可取出明显可见的异物、血块及脱落的组织碎片,用生理盐水反复冲洗;③ 常规消毒铺巾;④ 沿原伤口切除创缘皮肤 1～2 mm,必要时可扩大伤口,但肢体部位应沿

纵轴切开,经关节的切口应做"S"形切开;⑤ 由浅至深,切除失活的组织,清除血肿、凝血块和异物,对损伤的肌肉和神经可酌情进行修复或仅用周围组织掩盖;⑥ 彻底止血;⑦ 再次用生理盐水反复冲洗伤口,污染重者可用3%过氧化氢溶液清洗后再以生理盐水冲洗;⑧ 彻底清创后,伤后时间短和污染轻的伤口可予缝合,但缝合不宜过密、过紧,以伤口边缘对合为度。缝合后消毒皮肤,外加包扎,必要时固定制动。如果伤口污染较重或处理时间已超过伤后8~12 h,但尚未发生明显的感染,皮肤的缝线暂不结扎,伤口内留置盐水纱条引流。24~48 h后伤口仍无明显感染者,可将缝线结扎使创缘对合。如果伤口已感染,则取下缝线按感染伤口处理。

小 结

创伤
- 概念:是指由各种物理、化学和生物等致伤因素导致的人体组织器官解剖结构的破坏和生理功能的障碍
- 一般治疗原则:迅速准确评估伤情,分选患者;重视全身情况,抢救危重患者;分类处理伤口,争取早日愈合;做好沟通及健康教育
- 常用的急救技术:包括心肺复苏、止血、包扎、固定、转送等;清创术的目的是将污染伤口变成清洁伤口,为组织愈合创造良好条件,不同伤口,分类处理

【思考题】
(1) 试述影响创伤愈合的因素。
(2) 试述创伤的主要临床表现。
(3) 如何诊断创伤。
(4) 试述创伤的治疗原则。

(黄金华)

第十三章 烧伤、冷冻伤

学习要点

● **掌握**：烧伤的治疗原则。
● **熟悉**：烧伤的临床表现和伤情判断。
● **了解**：烧伤后的病理生理变化。

烧伤是由热力(火焰、热水、蒸汽等)、电流、激光、放射线或化学物质(强酸、强碱等)作用于人体所引起的局部或全身性损害。我们通常所称的或狭义的烧伤，是指单纯由热力所造成的热烧伤，在临床上常见。由电、化学物质所致的损伤，也属于烧伤范畴，但具有某些特性。

第一节 热 烧 伤

通常高温热力所引起的烧伤，称热烧伤(thermal burn)。大面积深度烧伤可引起机体一系列病理生理变化，若处理不当，常可危及伤者生命。

【病理生理】

1. 局部改变 皮肤和黏膜受致伤因子作用后，不同层次的细胞因蛋白质变性和酶失活等发生变质和坏死，皮肤甚至深部组织炭化。烧伤区及其邻近组织的毛细血管可发生充血、渗血、血栓形成等变化。

2. 全身反应 烧伤的全身反应大部分取决于烧伤的范围和深度，烧伤范围越广、深度越深，则全身反应越严重。范围较小的烧伤，对全身影响不明显。

(1) 血容量减少：烧伤后局部及其他部位因受体液炎症介质作用，毛细血管通透性增强，大量血浆样液体外渗，一部分从创面渗出，一部分渗入组织间隙，引起组织水肿。这样就造成有效血容量减少，如果血容量减少超过机体代偿能力，则可引起低血容量性休克。血浆样液体渗出在伤后 2~3 h 最为急剧，8 h 达高峰，随后逐渐减缓，至 48 h 渐趋恢复，渗出在组织间隙的水肿液开始回吸收，水肿逐渐消退。

(2) 能量消耗和负氮平衡：烧伤可使患者消耗能量增加，加之应激反应，使分解代谢显著增加，患者可出现明显的负氮平衡，在大面积烧伤时尤为突出。

(3) 血细胞减少：严重的深度烧伤可使机体红细胞减少，可能与血管内凝血、红细胞形态改变易被破坏等相关，因此，患者可发生贫血。

(4) 免疫功能下降：严重的烧伤可使患者免疫功能和中性粒细胞功能降低，所以容易并发感染。

【临床表现/伤情判断】 烧伤的严重性与烧伤面积和深度有密切关系。治疗烧伤时，首先应正确估计烧伤的面积和深度。

1. 烧伤面积的估算 以烧伤占体表面积百分比表示。国内常用中国新九分法和手掌法。

(1) 新九分法：是将人体各部分定为若干个 9%，主要适用于成人，成年女性的臀部和双足各占 6%；儿童头部较大而下肢较小，应结合年龄进行计算，并可绘制成图附于病历以标明(表 13-1)。

表 13-1 新 九 分 法

部 位			占成人体表面积(%)		占儿童体表面积(%)
头 颈	头 部	3	9×1	(9%)	9+(12-年龄)
	面 部	3			
	颈 部	3			

（续表）

部　位			占成人体表面积(%)		占儿童体表面积(%)
双上肢	双上臂	7	9×2	18%	9×2
	双前臂	6			
	双　手	5			
躯　干	躯干前	13	9×3	27%	9×3
	躯干后	13			
	会　阴	1			
双下肢	双　臀	5	9×5+1	46%	46—(12—年龄)
	双大腿	21			
	双小腿	13			
	双　足	7			

（2）手掌法：是以患者本身的手掌进行估算，五指并拢的掌面占体表面积1%，稍分开占1.25%。如医师的手掌大小与患者相近，可用医师的手掌估算，此法主要用于小面积烧伤，亦可辅助九分法。

2. 烧伤深度的判断　　按热力损伤组织的层次分为Ⅰ°、浅Ⅱ°、深Ⅱ°和Ⅲ°烧伤。烧伤深度在伤后短时间内可能不易判断，如Ⅰ°可因组织反应继续进行而变为Ⅱ°，深Ⅱ°烧伤如发生感染也可变为Ⅲ°，休克亦可能加深组织损伤的程度，所以一般在伤后2～3 d，应重新对烧伤的创面深度进行判断。烧伤的鉴别和转归见表13-2。

表 13-2　烧伤深度的鉴别与转归

深度分类	损伤深度	临床表现	愈合过程
Ⅰ°(红斑)	表皮层	创面呈红斑，微肿，刺痛，无水泡	3～5 d后痊愈，无瘢痕
Ⅱ°(水泡)			
浅Ⅱ°	达真皮层乳头层	水泡饱满，泡皮薄。基底潮红，痛觉敏感，水肿明显	无感染者2周左右愈合，无瘢痕，短期有色素沉着
深Ⅱ°	达真皮深层，有皮肤附件残留	水泡小，泡皮厚，基底苍白或红白相间，痛觉迟钝，水肿	无感染者3～4周后愈合，有瘢痕和色素沉着
Ⅲ°(焦痂)	达皮肤全层，有时可深达皮下组织、肌肉和骨骼	创面蜡白、焦黄、干燥，皮革样，痛觉消失	3～4周后焦痂脱落呈现肉芽创面，范围小者可瘢痕愈合，面积大者需植皮才能愈合

3. 烧伤严重程度的分类　　根据患者的烧伤面积和深度情况，烧伤的严重程度可分为4类。除了表13-3中所列的条件，凡有呼吸道烧伤、化学重度、合并其他严重创伤或已并发休克及重要器官功能衰竭的，也需按重度或特重度烧伤抢救处理。

表 13-3　烧伤严重程度分类

	深　度	轻　度	中　度	重　度	特重度
成人	Ⅱ°	<10%	11%～30%	31%～50%	>50%
	Ⅲ°		<10%	11%～20%	>20%
小儿	Ⅱ°	<5%	5%～15%	15%～25%	>25%
	Ⅲ°		<5%	5%～10%	>10%

4. 吸入性损伤　　吸入性损伤的致伤因素除热力外，燃烧时的烟雾含有大量的化学物质，可被吸入达肺泡，这些化学物质有局部腐蚀和全身中毒的作用，如CO中毒等，所以合并严重吸入性损伤者仍为目前烧伤救治中的突出难题。吸入性损伤的诊断依据有：① 燃烧现场相对密闭；② 患者口、鼻周、面颈部常有深度烧伤，鼻毛烧焦，或口腔黏膜有烧伤；③ 患者有声音嘶哑、呼吸困难或呼吸道刺激症状，肺部听诊有啰音或哮鸣音。

【治疗原则】

(1) 积极防治低血容量性休克。

(2) 加强创面护理,促使创面早愈,减少后期瘢痕畸形。

(3) 防治局部和全身感染。

(4) 保护内脏功能。

【治疗措施】

1. 现场急救

(1) 清除致伤原因,迅速脱离热源:火焰烧伤时,要立即脱去着火的衣服,或立即躺地慢慢滚动灭火。热液烫伤时,要迅速将湿衣服剪开取下,使热力接触时间缩短。

(2) 镇静止痛:可酌情使用止痛片、地西泮(安定)或哌替啶(婴幼儿、呼吸道烧伤或颅脑损伤者禁用)。面积小的肢体烧伤可用冷水浸淋或冲淋(一般需浸淋半小时),可减轻疼痛及损害。

(3) 保护创面:用清洁的布单或衣服简单包裹创面,避免污染和再次损伤。

(4) 保持呼吸道通畅:对头面、颈部深度烧伤或从烟雾闭合场所救出的伤员,如有吸入性损伤时,应及时做气管切开术,同时给氧。

(5) 处理复合伤:对颅脑损伤、大出血、气胸、骨折等合并伤,要施行相应的急救处理。

2. 创面处理

(1) 创面初期处理:指入院后当即处理,又称烧伤清创术。术前给镇静止痛药以减轻患者疼痛。先剃除创周毛发,剪短指(趾)甲,创周用肥皂水清洗,创面用灭菌盐水或消毒液[(0.1%)苯扎溴铵(新洁尔灭)或0.2%氯已定(洗必泰)]冲洗,轻轻拭去表面的黏附物。小水泡无须处理,大水泡可用注射器抽空或剪一小孔放液。水泡皮清洁、未污染者,不必去除,原位覆盖。已污染或剥脱的水泡皮,可剪除。清创后可根据烧伤部位、深度、面积等情况,采用包扎疗法或暴露疗法。

(2) 包扎疗法:肢体清创后多采用包扎疗法。清创后先用一层药物或凡士林纱布覆盖创面,外加2~3 cm厚的吸收性敷料,然后从远端向近端以绷带均匀加压(但勿过紧)包扎。包扎时指与指应分开,指(趾)端外露,关节应固定于功能位。包扎后,应经常检查敷料松紧、有无浸透、有无臭味、肢端循环等情况,如渗出物湿透敷料,创面疼痛加剧并有臭味时,可能有感染存在,应及时更换敷料,如没有感染征象,可于伤后3~5 d更换敷料。

(3) 暴露疗法:头面、颈部和会阴部的创面宜采用暴露疗法。大面积烧伤也可采用暴露疗法。清创后,将患者置于铺有无菌单的床上,使创面直接暴露于温暖、干燥、清洁的空气中,创面上不覆盖任何敷料,使渗出物和坏死的皮肤迅速形成一层干痂,其作为一层保护性屏障,可保护痂下创面不被细菌污染。创面一般不用外敷药,但也可选用各种抗生素制剂或中草药制剂。另外,病室内要做好消毒隔离工作,保持一定的温度(28~32℃)和湿度。创面尽可能不受压或少受压。患者可睡翻身床、气垫床或悬浮床。

(4) 去痂、植皮:深度烧伤的创面自然愈合的过程缓慢,甚至不能自愈。这类创面自然愈合后形成瘢痕,可造成畸形和功能障碍。因此,对于深度烧伤创面,应积极行切(削)痂植皮、手术修复创面。目前,对大面积深度烧伤患者,我国学者常采用大张异体皮开洞嵌植小块自体皮、异体皮下移植微粒自体皮等手术方法修复创面。

(5) 创面用药:主要为了防止感染,促进创面愈合。常用于局部防止和控制创面化脓性细菌感染的药物有:1%磺胺嘧啶银乳膏、0.1%苯扎溴铵、0.2%氯已定、优琐尔液、喹诺酮类制剂等;用于防止铜绿假单胞菌感染的药物有:10%磺胺米隆(大面积应用,可发生酸中毒)、2%苯氧乙醇(长期大面积使用,可出现精神症状)、1%磺胺嘧啶银乳膏等;应用于防治真菌感染的药物有碘甘油、制霉菌素、克霉唑等;具有消炎、收敛、结痂的中草药制剂有四季青水剂、三黄油浸剂等。

3. 防治并发症

(1) 防治低血容量性休克:大面积烧伤后24~48 h内,毛细血管通透性升高,创面大量渗液,引起血容量不足,是造成休克的主要原因。所以,立即从静脉补液、迅速恢复血容量是防治休克的主要措施。

1) 补液量的计算:国内外研究者对烧伤补液疗法设计了各种方案(公式)。液体包括胶体液(血浆、全血、右旋糖酐等)、晶体液(平衡液溶液、等渗盐水)和水分(5%葡萄糖溶液或10%葡萄糖溶液)(表13-4)。

表 13 - 4　烧伤补液方案

项　目	第一个 24 h	第二个 24 h
每 1%面积(Ⅱ°、Ⅲ°)千克体重补液量	成人 1.5 mL,儿童 1.8 mL,婴儿 2.0 mL	第一个 24 h 实际输的 1/2
晶体液∶胶体液	中、重度 2∶1,特重 1∶1	中、重度 2∶1,特重 1∶1
基础需水量(5%GNS)	成人 2 000 mL,儿童 60～80 mL/kg,婴儿 100 mL/kg	成人 2 000 mL,儿童 60～80 mL/kg,婴儿 100 mL/kg

2) 补液方法:由于伤后 8 h 内渗出最快,故第一个 24 h 补液量的 1/2 应在前 8 h 内补入体内,以后 16 h 补入其余 1/2 量。输液种类开始时选晶体液,有利于改善微循环,输入一定量晶体液后,继以一定量的胶体液和 5%葡萄糖溶液,然后重复这种顺序。Ⅲ°烧伤面积超过 10%或休克较深者,应适当加输 5%碳酸氢钠以纠正酸中毒,碱化尿液。

以上为伤后 48 h 的补液方法,伤后第 3 d 渗液开始回吸收,可根据具体病情酌情补液。

3) 调节补液量的临床指标:上述补液方案只能做参考,不能机械执行。临床上要根据患者具体伤情,按下列临床监测指标调节输液的速度和量。① 尿量:是反映血容量的可靠临床指标,成人每小时尿量要求在 30 mL 以上,儿童在 15～20 mL 以上,婴幼儿在 5～10 mL 以上;② 脉率:成人每分钟在 120 次以下,小儿在 140 次以下;③ 血压:成人收缩压在 12.0 kPa(90 mmHg)以上,脉压在 2.7 kPa(20 mmHg)以上;④ 神志清楚,安静,不烦躁;⑤ 周围循环良好,肢体温暖,毛细血管充盈快,足背动脉搏动有力。达到以上指标,说明补液适宜。

(2) 防治败血症:烧伤感染并发败血症,是目前烧伤患者死亡的主要原因。感染是烧伤救治中突出的问题。败血症可以发生在烧伤的整个病程中,但以伤后 48～72 h(组织水肿液回吸收阶段)、伤后 3～4 周后的焦痂分离期和 1 个月后的晚期发生的机会较多。常见致病菌有金黄色葡萄球菌、铜绿假单胞菌、鲍曼不动杆菌等。败血症的临床表现有:① 患者烦躁、谵语、反应淡漠;② 持续高热或体温不升;③ 呼吸浅促、腹胀;④ 创面萎陷、肉芽色暗无光泽,创面或健康皮肤处出现血斑点;⑤ 实验室检查,白细胞计数过高或过低、血培养阳性(也可为阴性)等。

败血症的主要防治措施是:① 积极防治休克,使患者平稳度过休克期,可以减少败血症的发生;② 加强创面处理、防止创面感染、及早消灭创面是防治败血症的关键;③ 增强患者机体抵抗力,加强营养和支持疗法,纠正贫血和低蛋白血症;④ 合理使用抗生素,根据患者伤情和感染情况选用有效抗生素,最好能做细菌学测定和药敏试验;⑤ 免疫增强疗法,伤后及时注射 TAT,可应用免疫球蛋白等。

(3) 防治急性肾衰竭:大面积烧伤并发休克时间长,肾脏缺血、缺氧,肾小囊和肾小管发生变质,加以烧伤毒素、血红蛋白、肌红蛋白等均可损害肾,所以易发生急性肾衰竭。临床上患者出现少尿或无尿,尿比重低于 1.010,血肌酐和尿素氮进行性增高。防治原则是积极防治休克,碱化尿液,利尿,禁用肾毒性药物,注意纠正水、电解质、酸碱平衡紊乱,必要时根据条件可进行透析疗法。

(4) 防治消化道应激性溃疡:严重烧伤休克期组织灌注不足,胃黏膜缺血、缺氧,再灌流后 H$^+$ 逆流损害黏膜,可致消化道黏膜发生水肿、充血、糜烂、溃疡以致出血,多发生在伤后 1～3 周。防治主要是应用 β$_2$ 受体阻断药甲氰咪呱或雷尼替丁和抗酸剂,如发生出血可应用止血剂及冰盐水加去甲肾上腺素口服或胃内注入,同时给予输血,对通过保守治疗不能控制的大出血,要及时手术治疗。近几年来提倡伤后早期给予胃肠道营养,这样对保护胃肠黏膜和防止胃肠道菌群易位有一定作用。

(5) 防治肺部感染:肺部感染常继发于呼吸道烧伤、肺水肿、肺不张、脓毒症等,主要表现为气急、咳嗽、咳痰,肺部听诊呼吸音粗糙,可闻及干、湿啰音。处理:加强呼吸道管理,保持呼吸道通畅,鼓励患者咳痰。可行雾化吸入,勤翻身。出现呼吸困难应行气管切开,吸氧,加强气管切开护理。根据病情选用有效抗生素。

(6) 预防褥疮:烧伤患者要重视正常皮肤护理,尤其是长期受压及骨隆突的部位。经常翻身,受压部位按摩,清洁消毒,保持干燥,防止皮肤破溃感染而加重病情。

4. 营养治疗　烧伤后机体消耗能量增加,同时存在的高分解代谢状态,大大增加了体内蛋白的消耗。因此,在伤后必须高度重视营养治疗这一关键问题,否则患者易发生营养不良、贫血、低蛋白血症和免疫力下降而影响康复。营养支持可经胃肠道和静脉,尽可能用胃肠营养法,对大面积烧伤患者单纯通过口服不能满足能量需要者,可结合肠道外静脉营养补给的方法。烧伤患者热量计算的方法为:成人104.7 kJ/kg 体重＋167.5 kJ×烧伤面积的百分数;儿童 272.1 kJ/kg 体重＋104.7 kJ×烧伤面积的百分数;儿童每 628 kJ 热量应给予 1 g 氮,同时要注意各种维生素的补充。另外,国内外学者研究认为烧伤患者使用生长激素可以促进蛋白质合成,促进正氮平衡,有助于改善全身状况,促进创面愈合,减少并发症。

第二节　化学烧伤

化学物质(强酸类、强碱类或磷等)对人体局部的损伤作用称为化学烧伤,主要是细胞脱水和蛋白质变性,有的还可以产热灼伤组织。另外,有的化学物质还可以从伤处吸收后引起中毒。

一、强酸类烧伤

强酸包括硫酸、盐酸、硝酸和苯酚等。强酸腐蚀性强,接触皮肤后迅速引起组织蛋白凝固,不起水泡而形成厚痂。苯酚还能侵入血循环损害肾脏。

急救处理:① 立即用大量清水冲洗。② 苯酚不溶于水,可用乙醇中和,然后再用清水冲洗。③ 创面可采用暴露疗法,深度创面应行切(削)痂植皮,其他处理与热烧伤相同。

二、强碱类烧伤

强碱包括氢氧化钠、氢氧化钾、石灰和氨水等。强碱接触皮肤后对组织破坏力大,渗透性强,能吸收细胞内水分,溶解组织蛋白,使创面逐渐加深。

急救处理:① 立即用大量清水冲洗。② 石灰烧伤首先要清除石灰粉末,才能用水冲洗,防止石灰遇水释出大量热能,加重烧伤。③ 其他处理与热烧伤相同。

三、磷 烧 伤

磷烧伤的特点是附着于皮肤上的磷颗粒与空气中的氧化合,极易燃烧产生高热,造成较深的烧伤;氧化时产生的白色烟雾(五氧化二磷),吸入呼吸道可致使肺水肿;五氧化二磷遇水形成磷酸,吸收后引起磷中毒。

急救处理:① 立即用大量清水冲洗或将肢体浸入水中,使磷与空气隔绝。切忌暴露于空气中,以免继续燃烧。② 清除创面上的磷颗粒,可在暗室中进行,或用 1% 硫酸铜溶液湿敷创面,使磷变成黑色的磷化铜,再用镊子清除。③ 创面湿敷包扎,忌用油质敷料,以免增加磷吸收而致中毒。④ 如有中毒症状,应及时给予阿托品、解磷定等药物治疗。⑤ 其他处理与热烧伤相同。

第三节　电 烧 伤

用电不慎,装备电器、电路事故,雷击等均可引起电烧伤。

电烧伤在临床上有两类:一是全身性损伤,称电击伤。电流通过皮肤后,即循阻力低的体液、血液运行而致全身性损伤,主要损害心脏,患者可发生心悸、眩晕、意识障碍等,重者可发生电休克或呼吸心搏骤停。另一类是局部损伤,电流在其传导受阻的组织产生热力,造成组织蛋白凝固或炭化、血栓形成等,称电烧伤。

【临床表现】　由电引起的烧伤其性质和处理类同火焰烧伤,本节着重介绍与电源直接接触所致的电烧伤。

1. 全身性损害　轻者有恶心、心悸或短暂的意识障碍;重者可有昏迷,心搏、呼吸骤停等。

2. 局部损害　电烧伤在电流入口处有Ⅲ°烧伤,皮肤焦黄或炭化。电流通过皮肤后一次损伤皮下组织、肌肉和肌腱等,同时损伤血管壁,促使血栓形成。后者可造成其供血组织缺血坏死。所以,电烧伤的深部组织损伤范围常超过皮肤入口处。受伤 24 h 后,入口处周围或其近侧出现红肿、发热,范围逐渐扩大,严重时肢端及肢体远侧节段发生坏死。另外,电烧伤一般还有出口处Ⅲ°烧伤,但程度较入口处稍轻。电烧伤后创面容易发生感染,可发生湿性坏疽、脓毒血症、气性坏疽等。坏死组织脱落过程中,损伤的血管可发生严重的反复出血。

【治疗】

(1) 现场急救:① 使患者迅速脱离电源;② 如有衣物燃烧,应立即扑灭火焰和余烬;③ 发生呼吸、心搏骤停者,立即实行复苏术。

(2) 注意观察伤情,如有复合伤,应做相应处理。

(3) 给予液体复苏和注意保护肾功能。

(4) 伤处早期采用暴露疗法,保持伤肢清洁干燥,每天消毒皮肤 2~3 次。

(5) 伤后发生严重的肢体肿胀者,应切开焦痂(或皮肤)、筋膜以减压;已发生肢体坏疽者,应及时行截肢。

(6) 伤后 3~5 d,可行扩创探查术,彻底切除坏死组织,视创面情况可酌情行植皮或采用带蒂皮瓣或游离皮瓣覆盖创面。

(7) 已感染的伤口应予充分引流,逐天剪除坏死组织,暴露的伤口有血管破裂出血的危险,应注意观察和床边备止血带及手术包,一旦出血,应缝扎出血点近侧的健康血管。

(8) 常规注射 TAT 和使用抗生素。

第四节　冷 冻 伤

冷冻伤是机体遭受低温侵袭所引起的局部或全身性损伤。临床上将冷冻伤分为非冻结性冷冻伤和冻结性冷冻伤两类。

一、非冻结性冷冻伤

非冻结性冷冻伤是人体接触 10℃ 以下至冰点以上的低温,加上潮湿的条件所造成的损伤,包括冻疮、战壕足、水浸足(手)。冻疮多见于冬季气温较低较潮的地区。战壕足和水浸足过去多发生于战时。前者是长时间站立在 1~10℃ 的壕沟内所引起,后者是站在冷水中所引起。

【病理】 机体局部长时间暴露于冰点以上的低温环境中,皮肤血管发生强烈收缩,血流滞缓,组织缺氧,影响细胞代谢。待局部恢复常温后,血管扩张、充血、渗血,可发生表皮下积液(水泡)。

【临床表现】 冻疮患者发病往往不自觉。发病后手、足、耳郭或鼻尖等处皮肤起红斑,稍肿,温暖时有痒感或胀痛,可起水泡,表皮脱落并发感染后形成糜烂或溃疡。冻疮易复发,可能与患病后局部皮肤抵抗力降低有关。

【预防/治疗】 人在寒冷环境中时应注意防寒保暖,好发冻疮的人在寒冷季节要注意手、足、耳等的保暖,并可外涂防冻疮霜剂。发生冻疮后可外用冻疮膏,一日数次,已破溃者也可用含抗菌药物的软膏。

二、冻结性冷冻伤

冻结性冷冻伤是由冰点以下低温所造成,包括局部冻伤和全身冻伤。

【病理】 人体局部接触冰点以下的低温时,血管发生强烈,如果接触时间长或温度很低,则细胞外液甚至连同细胞内液可形成冰晶,渗透压增高,细胞还可受冰晶机械作用而破裂。复温冻融后,局部血管扩张、充血、渗出,部分毛细血管可有血栓形成,导致组织坏死。

全身受低温侵袭时,先发生外周血管收缩和寒战反应,继而体温逐渐降低,组织器官功能受损,如不及时抢救,可直接死亡。

【临床表现】 局部冻伤后皮肤苍白发凉、麻木或丧失知觉。复温冻融后按其损伤深度可分四度。

Ⅰ°冻伤：伤及表皮层。局部红、肿，有热、痒、刺痛的感觉。数天脱屑愈合，不留瘢痕。

Ⅱ°冻伤：伤及真皮。局部明显红、肿、痛，有水泡形成（泡液呈血清样或血性），知觉迟钝。若无感染，局部结痂，2～3周后脱痂愈合，可无或有轻度瘢痕。

Ⅲ°冻伤：伤及全层皮肤或皮下组织。创面由苍白变为黑褐色，感觉消失，创周红、肿、痛及水泡形成。若无感染，坏死组织干燥成痂，4～6周后坏死组织脱落，形成肉芽创面，愈合甚慢而留有瘢痕。

Ⅳ°冻伤：损伤深达肌肉、骨骼，甚至肌体坏死，容易并发感染而形成湿性坏疽。局部表现类似Ⅲ°冻伤，愈合后多留有功能障碍或致残。

全身冻伤时现有寒战、发绀、疲乏、无力等表现，继而肢体僵硬，意识障碍，呼吸抑制，心律失常，最后呼吸、心搏停止。如能得到及时抢救患者复温复苏后，仍常有心室颤动、低血压、休克、肺水肿、肾衰竭等并发症。

【治疗】

（1）急救：主要是快速复温，尽快使患者脱离寒冷环境，置于15～30℃温室中，将伤肢或冻僵的全身浸入足量的38～42℃温水中，保持水温恒定，使局部在20 min内、全身在30 min内至复温到36℃和肢体红润为度。如无温水，可将患者伤肢置于救护者怀中复温。对呼吸、心搏骤停者要施行心肺复苏、抗休克等急救措施。

（2）局部冻伤的治疗：冻伤的局部创面处理方法与热力烧伤的创面处理基本相同，对分界明显、完全坏死的组织予以切除，视创面情况可植皮，对并发湿性坏疽感染者，常常需截肢。

（3）应用肝素、低分子右旋糖酐进行抗凝，以防止血栓形成和组织坏疽，改善微循环，但须注意出血倾向。

（4）根据冻伤部位可选用不同的封闭方法，如套封、颈封或腰封，以解除血管痉挛和止痛。

（5）注射破伤风抗毒素，根据病情应用抗生素和温经、活血的中药。

知识拓展

植 皮 术

皮肤移植是临床应用最多的组织移植，主要用于修复皮肤与其下的组织缺损，以及矫正外部畸形等。

自体皮肤移植常用的两类方法：游离皮片移植和皮瓣移植。

1. 游离皮片移植　　根据切取皮片的厚度可区分为以下三类。

（1）刃厚皮片含表皮和部分真皮乳头层。是最薄的一种皮片，在成人厚度为0.15～0.25 mm。移植容易存活，但存活后易收缩，耐磨性差。取皮方法可用滚轴刀或剃须刀片。

（2）中厚皮片包括表皮和真皮的1/2～1/3，在成人厚为0.3～0.6 mm不等，弹性与耐磨性均较刃厚皮片为佳，适用于关节、手背等功能部位。取皮用鼓式取皮机，调节至要求的厚度，整张取下。

（3）全厚皮片包括皮肤的全层。存活后色泽、弹性、功能接近正常皮肤，耐磨性好。适用于手掌、足底与面颈部的创面修复。

游离皮片的存活有赖于皮片与创面建立血液循环，所以移植的皮片需紧贴创面。开始时藉渗出的血浆物质黏附并提供营养，6～12 h后皮片和创底的毛细血管芽开始生长，24 h受区的毛细血管芽可能长入皮片，48 h血液循环逐步形成；一周左右多能建立较好的循环。为此，游离植皮时，应保证创底无坏死组织、无积血，并均匀加压包扎，不留无效腔。术后注意局部制动，启视时间刃厚皮片需2～3 d，中厚与全厚皮片延长至7～10 d。

2. 皮瓣移植　　适用于修复软组织严重缺损，肌腱、神经、血管裸露，创底血液循环差，深度创面，特别是功能部位。可概括为带蒂皮瓣移植与游离皮瓣移植两类。

（1）带蒂皮瓣由一带有血液供应的皮肤与皮下组织所形成，除蒂部与供皮区相连接外，其他三面均与供处分离。此皮瓣可用于修复邻近或较远处的组织缺损。皮瓣缝合固定于缺损处后，蒂部仍与供处连接，暂时保证皮瓣的血液供应，待皮瓣与创底确实建立血液循环后（一般需要3～4周），再予断蒂。皮瓣移植需精心设计，皮瓣的长宽比例最好为1:1，不宜超过1.5:1，除非皮瓣内含有解剖学命名的动脉。

（2）游离皮瓣移植是将一块完全游离的自体皮瓣，通过显微外科手术，将皮瓣的静脉、动脉吻合于缺损区的静、动脉，以保证该皮瓣的血液供应与静脉回流。

小 结

烧伤
概念：烧伤是由热力(火焰、热水、蒸汽等)、电流、激光、放射线或化学物质(强酸、强碱等)作用于人体所引起的局部或全身性损害

伤情的判断：包括烧伤面积的估算、深度的判断、程度的分类等。国内常用中国新九分法和手掌法估算烧伤面积；并根据组织损伤的层次分为Ⅰ°、浅Ⅱ°、深Ⅱ°和Ⅲ°烧伤，不同深度的烧伤转归不一样

吸入性损伤的诊断依据有：燃烧现场相对密闭；患者口、鼻周、面颈部常有深度烧伤，鼻毛烧焦，或口腔黏膜有烧伤；患者有声音嘶哑、呼吸困难或呼吸道刺激症状，肺部听诊有啰音或哮鸣音

一般治疗原则：在于积极防治低血容量性休克；加强创面护理，促使创面早愈，减少后期瘢痕畸形；防治局部和全身感染；保持内脏功能

【思考题】

(1) 试述烧伤深度的判断。

(2) 大面积烧伤患者，抗休克补液量如何计算，怎么补？

(3) 试述烧伤的治疗原则。

(黄金华)

第十四章 肿 瘤

学习要点

- **掌握**：常见体表良性肿瘤的诊断和治疗。
- **熟悉**：恶性肿瘤的检查诊断步骤和治疗原则。
- **了解**：肿瘤的病因、分类、良性和恶性肿瘤的病理临床特点。

肿瘤(tumor)是机体中正常细胞在不同的始动与促进因素长期作用下，所产生的增生与异常分化所形成的新生物。根据肿瘤对人体的影响，可分为良性与恶性。我国最常见的恶性肿瘤，在城市依次为肺癌、胃癌、肝癌、肠癌与乳癌。在农村为胃癌、肝癌、肺癌、食管癌、肠癌。

第一节 概 述

【病因】 恶性肿瘤的病因尚未完全了解。病因可分为外源性与内源性两类。

1. 环境因素

（1）化学因素

1）烷化剂：其生物学作用类似 X 射线，可致癌变、突变和畸形，如有机农药、硫芥、乙酯杀螨醇等，可致肺癌及造血器官肿瘤等。

2）多环芳香烃类化合物：与煤烟垢、煤焦油、沥青等经常接触的工人易患皮肤癌与肺癌。

3）氨基偶氮类：为染料类，易诱发膀胱癌、肝癌。

4）亚硝胺类：与食管癌、胃癌和肝癌的发生有关。

5）真菌毒素和植物毒素：如黄曲霉素易污染的粮食可致肝癌，也可致肾、胃与结肠的腺癌。

6）其他：金属（镍、铬、砷）可致肺癌等。氯乙烯能诱发人肝血管肉瘤。二氯二苯基、三氯乙烷(DDT)、苯均可致肝癌。

（2）物理因素

1）电离辐射：由于 X 线防护不当所致的皮肤癌、白血病等。吸入放射污染粉尘可致骨肉瘤和甲状腺肿瘤等，也属医源性致癌的原因之一。

2）紫外线：可引起皮肤癌，尤对易感性个体（着色性干皮病）作用明显。

3）其他：烧伤深瘢痕的长期存在易致癌变，如幼儿皮肤深瘢痕，皮肤慢性溃疡可能致皮肤鳞癌。石棉纤维与肺癌有关；滑石粉与胃癌有关。

（3）生物因素：主要为病毒病因，如 EB 病毒与鼻咽癌、伯基特淋巴瘤相关；单纯疱疹病毒、乳头瘤病毒反复感染与宫颈癌有关。C 型 RNA 病毒主要与白血病、霍奇金病有关；乙型肝炎病毒与肝癌有关；幽门螺杆菌与胃癌相关。此外，寄生虫与肿瘤有关，如埃及血吸虫可致膀胱癌、华支睾吸虫与肝癌有关，日本血吸虫病对大肠癌有促癌作用。

2. 机体因素

（1）遗传因素：癌症具有遗传倾向性，即遗传易感性(hereditary susceptibility)，如结肠息肉病综合征、乳腺癌、胃癌等。相当数量的食管癌、肝癌、鼻咽癌者有家族史。

（2）内分泌因素：某些激素与肿瘤发生有关，如雌激素和催乳素与乳癌有关，子宫内膜癌与雌激素也有关。生长激素可以刺激癌的发展。

（3）免疫因素：先天或后天免疫缺陷者易发生恶性肿瘤，如获得性免疫缺陷综合征（HIV，艾滋病）易患恶性肿瘤。丙种球蛋白缺乏症患者易患白血病和淋巴造血系统肿瘤,器官移植长期使用免疫抑制剂的患者,肿瘤发生率较高。

3. 心理社会因素 心理社会因素包括人的性格、情绪、婚姻、家庭、工作、生活环境等改变,以致免疫、内分泌系统的功能改变而易诱发肿瘤。流行病学研究提示,近期经历重大社会刺激和情绪压抑者较之其他人群易患恶性肿瘤。

【病理】 恶性肿瘤的发生发展过程包括癌前期、原位癌及浸润癌三个阶段。原位癌通常指癌变限于上皮层内(未突破基膜)的早期癌,常发生于子宫颈、皮肤和乳腺等处。浸润癌是指原位癌突破基膜向周围组织发展、浸润,破坏及侵蚀周围组织的正常结构,如乳腺癌浸润至肺组织引起肺癌等。

恶性肿瘤的分化与去分化的程度不同,其恶性程度亦不一,可分为高分化、中分化与低分化(未分化)三类,或称Ⅰ、Ⅱ、Ⅲ级。高分化(Ⅰ级)细胞接近正常,恶性程度低,未分化(Ⅲ级)核分裂较多,为高度恶性。分化不仅表现在形态变异的程度不一,且与肿瘤的恶性程度及预后密切相关。

1. 生长方式 良性肿瘤多为外生性或膨胀生长,挤压周围组织邻近器官,可形成纤维性包膜。彻底切除后少有复发。恶性肿瘤除外生性及膨胀性外,主要呈浸润性生长。

2. 生长速度 一般良性肿瘤生长缓慢,恶性者生长快。但良性肿瘤如恶变时可逐渐增大,合并出血或感染者可在短期内迅速增大。

3. 转移 恶性肿瘤的转移方式为直接蔓延、淋巴或血运转移及种植性转移。

(1)直接蔓延:肿瘤细胞与原发灶相连续的扩散生长,如直肠癌、子宫颈癌浸及骨盆壁。

(2)淋巴转移:多数情况是由近及远转移到各级淋巴结。也可越级转移,不经区域淋巴结而转移至第二站、第三站淋巴结。

(3)种植性转移:肿瘤细胞脱落后在体腔或空腔脏器内的转移,多见胃癌种植到盆腔。

(4)血行转移:癌细胞进入血管,随血流转移,至远隔部位。如四肢肉瘤可经体循环静脉系统转移到肺;肺癌可随动脉系统而致全身播散。此外,常见途径尚有经椎旁静脉系统的转移。

4. 肿瘤机体的免疫学特征 肿瘤免疫是指具有间接或直接消融肿瘤细胞的免疫效应功能。该功能分为固有的或获得性的两类,肿瘤免疫学的特征对临床治疗确实提供了机遇与挑战,显示了免疫治疗的可能与希望。

【临床表现】 取决于肿瘤的性质、发生组织、所在部位及发展程度;尽管不同类型肿瘤表现不一,但不外乎局部和全身两方面。

1. 局部表现

(1)肿块:肿块常是位于体表或浅在肿瘤的首要症状。肿瘤的性质不同,肿块可具有不同的硬度、活动度及有无包膜等性状。位于深部或内脏的肿块则不易触及,但可出现周围组织受压或空腔脏器梗阻等症状。

(2)疼痛:肿块的膨胀性生长、破溃或感染等可侵及和刺激神经组织,出现局部刺痛、跳痛、隐痛、烧灼痛或放射痛;空腔脏器肿瘤引起梗阻时可致痉挛、产生绞痛。晚期肿瘤的疼痛常难以忍受。

(3)溃疡:体表或空腔脏器的恶性肿瘤因生长迅速、血供不足而出现继发性坏死,或因感染而溃烂,可有恶臭及血性分泌物。

(4)出血:恶性肿瘤生长过程中发生破溃或侵及血管使之破裂可有出血症状。发生于上消化道者可表现为呕血或黑便;在下消化道者可有血便或黏液血便;肝癌破裂可致腹腔内出血。

(5)梗阻:空腔脏器或邻近器官的肿瘤,随之生长可致空腔脏器梗阻而出现不同的临床表现,如胃癌伴幽门梗阻可致呕吐,大肠癌可致肠梗阻,胰头癌可压迫胆总管而出现黄疸。

(6)转移:症状表现为区域淋巴结肿大、局部静脉曲张、肢体水肿。若发生骨转移可有疼痛、硬结、病理性骨折等表现。

2. 全身表现 良性肿瘤及恶性肿瘤的早期多无明显的全身症状,中晚期恶性肿瘤可伴有消瘦、乏力、体重下降、低热、贫血等全身症状,但多为非特异性表现;至晚期,患者全身衰竭,呈现恶病质(cachexia),尤其消化道肿瘤患者可较早出现恶病质。某些肿瘤还可呈现相应的功能改变和全身性表现,如肾上腺嗜铬细胞瘤可引起高血压,颅内肿瘤引起颅内压增高和定位症状等。

【诊断】 肿瘤的早期诊断对治疗和预后至关重要,但目前仍缺乏理想的、特异性强的诊断方法。临床多通过综合病史、体检、实验室检查结果,确定有无肿瘤及肿瘤的性质、范围与程度。

1. 病史　了解患者年龄、发病情况、病程长短等。胚胎性肿瘤或白血病多见于儿童;青壮年期的肿瘤发展迅速、恶性程度高;老年人肿瘤发展较慢、病程较长。

2. 体格检查　局部检查时,重点了解肿块的部位、大小、形状、软硬度、表面温度、血管分布、界限及活动度;肿瘤有无坏死、溃疡、出血等继发症状。体检时还应注意易发生肿瘤转移的部位,如颈部、锁骨上、腹股沟有无肿大淋巴结;腹内肿瘤者直肠指诊不可疏漏。

3. 实验室检查　血、尿及粪便的阳性检查结果并非恶性肿瘤的特异标志,但常可提供诊断线索。肿瘤标志物包括蛋白质、酶、激素、免疫球蛋白、糖蛋白、DNA、RNA 等。如甲胎蛋白(AFP)对肝癌,前列腺特异抗原(PSA)对前列腺癌,绒毛膜促性腺激素(CGH)对滋养层肿瘤的诊断均有较高的特异性及敏感性,但仍存在其相对的意义。癌胚抗原(CEA)在腺癌中的表达以肠癌、胃癌为主,但乳腺癌等亦可测及。

4. 影像学检查　应用 X 线、超声波、各种造影、放射性核素、电子计算机断层扫描(CT)、正电子发射型计算机断层(positron emission tomography, PET)、磁共振(MRI)等各种方法可明确有无肿块及其部位、形态、大小等性状,有助于肿瘤及其性质的诊断。

5. 内镜检查　常用的有食管镜、胃镜、结肠镜、直肠镜、气管镜、腹腔镜、膀胱镜等。

6. 病理学检查　包括细胞学与组织学两部分,是目前确定肿瘤的直接而可靠的依据。细胞学检查有体液内自然脱落细胞、黏膜细胞、细针穿刺涂片或超声导向穿刺涂片等。

【肿瘤分期】　为了合理制订治疗方案,正确地评价治疗效果,判断预后,国际抗癌联盟提出了 TNM 分期法。T 是指原发肿瘤(tumor),N 为淋巴结(node),M 为远处转移(metastasis)。再根据肿块程度在字母后标以 0～4 的数字,表示肿瘤发展程度。1 代表小,4 代表大,0 为无。以此三项决定其分期,不同 TNM 的组合,诊断为不同的期别。在临床无法判断肿瘤体积时则以 T_x 表达。

【治疗】　肿瘤治疗有手术、放射线、抗癌药、生物治疗及物理治疗等各种疗法,根据肿瘤性质、发展程度和全身状态而选择。良性肿瘤及临界性肿瘤以手术切除为主。恶性肿瘤为一全身性疾病,常伴浸润与转移。仅局部治疗不易根治,必须从整体考虑,拟订综合治疗方案包括手术、放射线、化学药物、中医药及生物治疗等,在去除或控制原发病灶后进行转移灶的治疗。Ⅰ期以手术治疗为主;Ⅱ期以局部治疗为主:原发肿瘤作切除或放疗,包括转移灶的治疗,辅以有效的全身化疗;Ⅲ期采取手术前、后及术中放疗或化疗等综合治疗的方法;Ⅳ期以全身治疗为主,辅以局部对症处理。

1. 手术治疗　手术切除实体肿瘤仍然是最有效的治疗方法,视目的不同而分为不同种类:① 预防性手术;② 诊断性手术;③ 姑息性手术;④ 复发或转移灶的手术治疗;⑤ 根治性手术。

2. 化学药物治疗　简称化疗:一般通过静脉滴注或注射、口服、肌内注射等途径提供,为提高肿瘤局部的药物浓度,有时可做肿瘤注射、腔内注射、动脉内灌注等。传统的抗癌药物分类法是根据药物的化学结构、来源及作用机制分为六类,包括烷化剂类(氮芥等)、抗代谢类(甲氨蝶呤等)、抗生素类(多柔比星等)、生物碱类(长春新碱等)、激素类(他莫昔芬等)、其他如羟基脲等。

分子靶向治疗根据恶性肿瘤演进的相应机制进行针对分子事件的干预阻断与治疗,近年来发展迅速,是新的分子靶向治疗,如 CD20 阳性的 B 淋巴细胞淋巴瘤抗体美罗华、针对上皮生长因子受体(EGFR)制备对应抗体(herceptin)用以治疗 Her2 基因阳性表达的乳腺癌,目前已在临床应用。

3. 放射治疗　简称放疗:系利用各种放射线,如光子类的 X 线、γ 射线及粒子类的电子束、中子束等抑制或杀灭肿瘤细胞。放疗方法有外照射与内照射两种。

4. 生物治疗　是应用生物学技术改善个体对肿瘤的应答反应,包括免疫治疗与基因治疗两类。免疫治疗多作为辅助手段,有非特异性和特异性之分,前者如接种卡介苗、麻疹疫苗,注射干扰素等;后者是接种自身或异体瘤苗或肿瘤免疫核糖核酸等。基因治疗系应用基因工程技术,赋予靶细胞新的功能特性,达到治疗目的。

5. 中医中药治疗　应用中医扶正祛邪、化瘀散结、清热解毒、通经活络等原理,以中药补益气血、调理脏腑,配合手术及放、化疗,促进肿瘤患者的康复。中医中药治疗的方法有膏药、贴敷、针灸等外治的方法,也有中药、食疗等内治方法。

6. 内分泌治疗　某些肿瘤的发生和发展与体内激素水平密切相关,可进行内分泌治疗,如增添激素或内分泌去势治疗等。

第二节　常见体表肿瘤及肿块

体表肿瘤指来源于皮肤、皮肤附件、皮下组织等浅表软组织的肿瘤,需与非真性肿瘤的肿瘤样肿块相鉴别。

1. 皮肤乳头状瘤(skin papilloma)　是表皮乳头样结构的上皮增生所致,同时向表皮下乳头状延伸,有蒂,单发或多发,表面常角化,伴溃疡,好发于躯干、四肢及会阴,易恶变为皮肤癌。手术切除是首选的治疗方法。

2. 黑痣(pigment,nevus)　为良性色素斑块,分为皮内痣、交界痣和混合痣三种。皮内痣可高出皮肤,表面光滑,有汗毛,较稳定,很少恶变。交界痣呈扁平状,色素较深,多位于手、足,易受激惹、恶变。混合痣为皮内痣与交界痣同时存在,当色素加深、变大或瘙痒、疼痛时,可能为恶变,应及时做完整切除。

3. 黑色素瘤(melanoma)　为高度恶性肿瘤,发展快,呈黑色或淡蓝色肿块,若破损或切除不彻底,可迅速出现卫星结节或转移,故应做广泛切除治疗。晚期、难于根治者可经免疫或冷冻治疗后再手术。

4. 脂肪瘤(lipoma)　为正常脂肪样组织的瘤状物。好发于四肢、躯干;多数单发,也可多发;质地软、边界清,呈分叶状,可有假囊性感,无痛、生长缓慢。位于深部者可恶变,应及时切除。

5. 纤维瘤(fibroma)　系位于皮肤及皮下的纤维组织肿瘤。呈单个结节状,瘤体不大,质硬,边界清,活动度大,生长缓慢,极少恶变。可手术切除。

6. 神经纤维瘤(neurofibroma)　来源于神经鞘膜的纤维组织及鞘细胞。常位于四肢屈侧较大的神经干上,多发、对称,大多无症状,也可伴明显疼痛或感觉过敏。手术切除时应注意避免伤及神经干。

7. 血管瘤(hemangioma)　多为先天性,生长缓慢。按结构可分为三类。

(1)毛细血管瘤(hemangioma capillanisum):为皮肤浅表毛细血管扩张、迂曲而成。多见于女性婴儿的面部,出生时即有皮肤红点或小红斑,渐增大、色加深并隆起,若增大速度快于婴儿发育,则为真性肿瘤。瘤体较小时手术切除或液氮冷冻治疗效果均良好。

(2)海绵状血管瘤(hemangioma cavernosum):由小静脉和脂肪组织构成。多位于皮下组织、肌肉内,少数在骨或内脏;皮肤色泽正常或呈青紫色。肿块质地软、边界不太清,可有钙化结节和触痛。应及早手术切除,以免增大而影响局部组织功能。

(3)蔓状血管瘤(hemangioma racemosum):由较粗的迂曲血管构成。大多来自静脉,也可来自动脉或动静脉瘘。除发生于皮下、肌肉外,还常侵入骨组织,范围较大。外观常见蜿蜒的血管,有明显的压缩性、膨胀性,可闻及血管杂音或触及硬结。应争取手术切除。术前做 X 线血管造影,了解病变范围,充分做好手术准备。

8. 囊性肿瘤及囊肿

(1)皮样囊肿(dermoid cyst):为囊性畸胎瘤。好发于眉梢或颅骨骨缝处,呈圆珠状,质地硬,可与颅内交通呈哑铃状。手术切除前应充分估计和准备。

(2)皮脂囊肿(sebaceous cyst):非真性肿瘤,为皮脂腺排泄受阻所形成的囊肿。囊内为油脂样"豆渣物",易继发感染而伴奇臭,以头面部及背部多见。治疗以手术切除完整囊肿;若已感染者,应控制感染后,再手术切除。

(3)表皮样囊肿(epidermoid cyst):由外伤所致表皮移位于皮下而生成的囊肿。常见于臀、肘等易受外伤或磨损部位。手术切除治疗。

(4)腱鞘或滑液囊肿(synovial cyst):非真性肿瘤,由浅表滑囊经慢性劳损而发生黏液样变。常位于手腕、足背肌腱或关节附近,屈曲关节时有坚硬感。可加压挤破或抽出囊液,但易复发,手术治疗较为彻底。

> **知识拓展**
>
> **肿瘤生物治疗**
>
> 肿瘤生物治疗是继手术、放疗、化疗之后很好的治疗方法。由于传统的手术、放化疗的发展已进

入平台期,人们把越来越多的目光投到肿瘤的生物治疗上。20世纪80年代以来,肿瘤的生物治疗得到长足的发展,在改善患者生存质量,降低复发率方面的重要作用已得到越来越多的认可和重视。

生物治疗流程:第一步细胞采集:从患者体内抽取外周血,并分离出所需单核细胞;第二步实验室细胞修饰、激活、扩增通过实验室技术将采集的患者单核细胞负载肿瘤抗原,扩增抗癌细胞;第三步细胞质检将培养好的细胞逐一筛检,剔除发育不良,不合格的细胞;第四步细胞回输将培养好的细胞按疗程回输到患者体内;第五步疗效评估在每一个疗程后医生将按照疗效指标,对患者的治疗效果进行评估,以确定最好的治疗方案。

小　结

1. 化学、物理、生物等环境因素,遗传、内分泌、免疫等机体因素,社会心理因素可以导致肿瘤的形成及发展。恶性肿瘤的发生发展过程包括癌前期、原位癌及浸润癌三个阶段,高分化、中分化、低分化三个恶性程度,转移方式有直接蔓延、淋巴或血运转移及种植性转移。

2. 肿瘤治疗
  - 有手术、放射线、抗癌药、生物治疗及物理治疗等,根据肿瘤性质、发展程度和全身状态而选择
  - 良性肿瘤及临界性肿瘤:以手术切除为主
  - 恶性肿瘤:必须从整体考虑,拟订综合治疗方案包括手术、放射线、化学药物、中医药及生物治疗等,在去除或控制原发病灶后进行转移灶的治疗

【思考题】

(1) 肿瘤的定义是什么?

(2) 恶性肿瘤的转移方式有哪些?

(3) 肿瘤的临床表现有哪些?

(4) 肿瘤的诊断要点有哪些?

(5) 肿瘤的临床分期是什么?

(6) 肿瘤的治疗原则?

(朱云祥)

第十五章 移 植

移植是 20 世纪医学发展中最引人注目的成果之一。器官移植的兴起促进了免疫学、遗传学、分子生物学、病理生理学等基础医学和生物工程学等相关学科的迅猛发展，同时对传统的社会学、法律学（脑死亡）及伦理学理念提出了新的思考。

第一节 概 述

一、概 念

1. 移植术（transplantation） 将一个个体的细胞组织或器官用手术或其他方法移植到自己体内或另一个个体的某一部位，称为移植术。

2. 供体（donor） 提供移植物的个体，也称供者。

3. 受体（recipient） 接受移植物的个体，也称宿主、受者。

4. 移植物（graft） 移植的细胞、组织或器官。

二、分 类

1. 按供受体关系（即免疫学）分类

（1）自体移植：供受者为同一个体。其中移植物重新移植到原来的解剖部位称再植，如断肢再植。

（2）同质移植：也称同卵双生移植。供受者的抗原结构完全相同，移植后不会发生排斥反应。

（3）同种异体移植：供受者属同一种属，如人与人、狗与狗之间的移植，是目前应用最广泛的一种移植，会发生排斥反应。

（4）异体移植：供受者为不同种属，移植后会引起极强烈的排斥反应。

2. 按移植部位分类

（1）原位移植：移植器官移植到原来的解剖位置。

（2）异位移植：移植器官不被移植到原来位置。

（3）原位旁移植：移植器官移植到原器官旁。

3. 按移植物是否有活力分类

（1）活体移植：移植保持活力，移植后能恢复其原来的功能。

（2）结构移植：也叫支架移植。

4. 按移植的性质分类

（1）细胞移植。

（2）组织移植。

（3）脏器移植。

三、器官移植发展现状

进入 20 世纪 90 年代后，现代器官移植出现了十大进展，具体如下所述。

（1）临床应用最多的 3 个大器官移植有功能存活率大幅度上升（肾：95％，心：90％，肝：80％以上）。

（2）出现了大批 10 年以上的长期存活群。

（3）移植数字成倍增长。

（4）新的器官移植术式不断涌现。

（5）一度趋于低潮的肺移植、小肠移植呈上升趋势，出现了长期存活的病例。

（6）腹部多器官一期移植成为器官移植新的探索热点。

（7）移植物保存液的创制取得了突破性的进展（1987 年 UW 液研制成功）。

（8）以环孢素为主，辅以 OKT3、激素为代表的新的免疫抑制方案，成为全球性广泛应用的基本模式。

（9）开展器官移植的单位日益增多。

（10）我国器官移植日益显示出自己的特点。

第二节　移　植　免　疫

目前的临床移植多属同种异体移植，移植排斥是成功移植的最大障碍，其本质是一种受体对供体特异性的免疫反应。若供体、受体之间抗原无差异或无不相符，则供体、受体双方能相互接受而无排斥。相反，则供体、受双方互不接受。在细胞免疫、体液免疫和其他天然免疫因素的参与下，发生受体免疫系统对供体异质抗原进行"自我"和"非我"的识别过程，这种免疫系统的识别、激活与效应直接关系到移植物能否存活。这是移植免疫（transplant immunity）的基本原理。

一、排斥反应的分子生物学基础

主要组织相容性抗原（MHC）　　人类的 MHC 又称人类白细胞抗原（human leukocyte antigen，HLA），分为三类。

（1）HLA-Ⅰ类抗原：所有有核细胞均表达Ⅰ类抗原。为原始移植抗原，是诱导排斥反应的主要抗原。

（2）HLA-Ⅱ类抗原：存在于抗原提呈细胞（APC）表面。直接参与机体免疫应答和调节的全过程，是引起移植排斥反应的重要靶抗原，Ⅱ类抗原在免疫细胞上表达的抗原量决定免疫反应程度。

（3）HLA-Ⅲ类抗原：主要分布于血浆和体液中，具有溶解靶细胞和促进吞噬过程等作用。

二、排斥反应的分类

免疫排斥反应综合征临床上常把排斥反应分为超急性排斥反应、急性排斥反应、慢性排斥反应和移植物抗宿主反应四类。

1. 超急性排斥反应（hyperacute rejection，HAR）　　通常由于受体预先存在抗供体抗原的抗体（如 ABO 血型不符或妊娠、输血和曾有器官移植而致敏）。这种预存抗体可在移植物再灌注后数分钟或数小时内迅速与移植物抗原结合，激活补体系统，导致溶解反应的发生，引起移植物出血、液体外渗及微血管内血栓形成。术中可发现植入的移植物肿胀、色泽变暗红色、血流量减少而变软，无弹性，器官功能迅速衰竭。一旦发生只能切除移植物,重新移植。病理可见器官实质内明显水肿、出血和坏死,毛细血管与小血管内血栓,管壁有多形核粒细胞浸润和纤维素样坏死。肾、心、肺和胰腺的同种异体移植都可能发生超急性排斥反应,而肝对超急性排斥具有良好的耐受性,即使受体、供体血型不合也可能不发生超急性排斥反应。

加速血管排斥反应(accelerated vascular rection)又称血管排斥反应(vascular rejection),是体液免疫为主的排斥反应,有免疫球蛋白、补体和纤维蛋白沉积。通常在移植术后 3～5 d 发生,可导致移植物功能迅速减退和衰竭。主要病理特征是小动脉纤维蛋白样坏死和明显的血管内血栓形成,并有移植物的出血梗死。临床罕见,一旦发生可经激素冲击治疗加血浆置换,去除血中的抗体,有可能逆转。

2. 急性排斥反应(acute rejection, AR)　　细胞免疫反应起主要作用,也可有体液免疫因素参与,临床上最常见。病理特征为移植物内大量的单核细胞和淋巴细胞浸润。一般在移植后 4 d～2 周突发寒战、高热,移植物肿大引起局部胀痛,移植器官功能减退。如肾移植时出现尿量减少、血肌酐和尿素氮增高。肝移植则有明显的黄疸加深,血清转氨酶、胆红素迅速上升。早期诊断困难,穿刺活检提供的病理学诊断是"金标准"。一旦确诊则应尽早治疗,可大剂量激素冲击或调整免疫抑制方案,大多病例可以逆转。

3. 慢性排斥反应(chronic rejection, CR)　　是移植物功能丧失的常见原因,部分患者在移植数月后穿刺活检即有发现。其发生机制尚不完全清楚,主要危险因素包括急性排斥反复发作、药物毒性、反复感染(如肺移植的肺炎、肝移植的胆管炎)、慢性梗阻(输尿管、胆管、胰管)、移植时供体器官严重缺血损伤、采用老年人或不够理想的供体器官。临床表现为移植器官功能缓慢减退,增加免疫抑制药物浓度治疗难以奏效。其病理特征主要是移植物血管周围炎、内膜增生硬化、主要动脉和小动脉管腔狭窄及闭塞,最终因慢性缺血纤维化而萎缩。不同植入器官有不同的表现,如移植肾为进行性间质纤维化、肾小球病变和少量炎性细胞浸润;移植心为迅速进展的冠状动脉粥样硬化;移植肺为细支气管炎性闭塞;移植肝为小胆管消失。目前,慢性排斥致移植器官功能丧失的唯一有效疗法是再次移植。

三、排斥反应的治疗

免疫抑制治疗的理想方案要求既能保证移植物不被排斥,又对受体免疫系统影响最小和毒副反应最少。联合应用不同的免疫抑制药物,以增加协同作用,并可减少单一药物的剂量和毒副反应是当今临床用药的基本原则。目前常用三联用药方案为采用一种钙调神经素抑制剂(CsA 或 FK506)联合糖皮质激素和增殖抑制剂(Aza 或 MMF)。可根据具体情况增减为四联或二联用药。一般情况下,移植受体均需要终身维持免疫抑制治疗,但少数患者在使用较长时期后,可维持极少剂量或完全停用免疫抑制剂,达到所谓的"临床耐受"或"几乎耐受"状态。

第三节　移植器官的获得

一、供　体　的　选　择

1. 器官的捐献　　移植器官的来源可分为活体器官和尸体器官,前者逐渐成为器官的主要来源,多数为亲属供器官(少数为非亲属)。在无相关立法的国家,或虽有立法但受宗教和文化影响的国家,亲属供体是唯一的器官来源。尸体器官为脑死亡者捐献。由于移植器官的短缺,活体亲属供肾、供肝已被广泛接受。大多数脑死亡供体为颅内出血或脑外伤致死,约 1% 的供体死于脑肿瘤。大多数脑死亡个体可以作为候选的供体。

2. 器官的选择　　选择年龄较轻捐献者的器官当属最好,但随着移植经验的不断积累,供体年龄的界限也不断放宽。供肺、胰腺者不超过 55 岁,供心脏、肾、肝者分别不超过 60 岁、65 岁、70 岁。极少采用年龄大于 70 岁供体的器官用于移植。原则上供移植用的器官(特别是肝)体积应和受体切除的器官匹配。

下列情况禁忌作为器官移植的供体:已知有全身性感染伴血培养阳性或尚未彻底治愈,人类免疫缺陷病毒(human immunodeficiency virus，HIV)感染，或恶性肿瘤(脑原发性恶性肿瘤除外)。采用乙型、丙型肝炎病毒感染者，吸毒者，有糖尿病和胰腺炎病史者的器官也应慎重。有丙型肝炎病史供体的肾可用于曾患丙型肝炎的受体。

按移植免疫学的要求来筛选供、受体，对减轻或降低同种异体间移植器官术后的免疫排斥反应具有重要意义。为了预防过于剧烈的，甚至致命的排斥反应，移植前应做下列检查。

(1) ABO血型定型：ABO血型抗原除在红细胞上表达之外，还表达在血管内皮上。因此，同种异体间的移植必须血型相同或符合输血原则。虽有ABO血型不符合输血原则的肝移植取得成功的病例报道，但血型不合仍是移植物被排斥的重要原因。

(2) 淋巴细胞毒交叉配合试验：指受体的血清与供体淋巴细胞之间的配合试验，是临床移植前必须检查的项目。淋巴细胞毒交叉配合试验<10%或为阴性才能施行肾移植。如果受体以前曾经接受过输血、有过妊娠或接受过同种异体移植，很可能在其血清内已产生抗淋巴细胞的抗体，对人类白细胞抗原(HLA)敏感。此时淋巴细胞毒交叉配型试验可呈阳性，器官移植术后将可能发生超急性排斥反应。以流式细胞技术用于交叉配型的方法仍存在争议，因该方法固然更敏感，但有可能会把原本可以移植成功的供体排除在外。

(3) HLA配型：国际标准要求检测供体与受体工类抗原HLA-A，B位点，fl类抗原HLA-DR位点。大量研究表明，HLA 6个位点配型与亲属肾移植、骨髓移植的存活率有较密切关系。HLA-A，HLA-B和HLA-DR不相匹配的情况影响器官移植的效果。随着新型免疫抑制药物在临床应用，这种差异在逐渐减小。HLA其他位点配型在实体器官移植中并不具有重要的意义。

此外，尚有混合淋巴细胞培养技术可以用于评估供体、受体HLA的匹配情况，将供体与受体的淋巴细胞共同培养并观察其转化率，是目前组织配型试验中较可靠的一种方法。当淋巴细胞转化率超过20%～30%时，说明供体、受体的HLA抗原不相配的程度高，此移植应予放弃。但由于该方法需要5～6 d才能获得结果，其实际应用价值受到限制。

二、器官的切取与保存

供体类型不同或所需器官不同，其切取与保存的方法也不同。获得器官的过程主要包括切开探查、原位灌注、切取器官、保存器官和运送。从同一个供体可获取心、肺、肾、肝、胰腺等器官，分别移植于多个受体。

手术切下已阻断血液供应的器官后，在35～37℃温度下短期内即趋向失去活力。因此，为保证供体器官的功能和移植后的存活率，缩短热缺血和冷缺血时间、低温保存、避免细胞肿胀和生化损伤极为重要。所谓热缺血时间是指器官从供体血液循环停止或局部血供中止到冷灌注开始的间隔时间，这一期间对器官的损害最为严重，一般不应超过10 min。冷缺血时间则是指从供体器官冷灌注到移植后血供开放前所间隔的时间，包括器官保存阶段。在一定时间范围内，专用的保存液对离体状态下的器官有显著的保护作用，如肝可达24 h，而肾和胰腺可长至72 h，但过长的冷缺血时间对移植器官的功能恢复和长期存活率有不良的影响。此外，切取时应尽力避免对供体器官的机械损伤和破坏，以保证移植物质量。用特制的器官灌洗液如UW液或HTK保存液(0～4℃)快速灌洗器官，尽可能将血液冲洗干净。灌洗的压力保持在5.9～9.8 kPa(60～100 cm H_2O)，肝的灌注量需2～3 L，肾和胰腺需200～500 mL。然后保存于2～4℃灌洗液的容器中直至移植。

UW(the University of Wisconsin solution)、HTK(histidinetryptophan～keto glutarate)和Hartmann等器官灌洗保存液在临床最为常用。UW液的阳离子浓度与细胞内液相似，为仿细胞内液型；Hartmann液是由乳酸林格液加白蛋白组成，为细胞外液型；而HTK液为非细胞内、外液型。Hartmann液多用于器官切取冷灌注，UW和HTK液多用于保存器官。虽然理论上UW液可保存胰腺、肾达72 h，保存肝20～24 h，但临床上大多将器官保存时限定为：心5 h，肾40～50 h，胰腺10～20 h和肝6～12 h。

三、组 织 配 型

1. 目的
(1) 临床上需要选择健康合格的供者。

（2）尽可能避免和减轻移植后发生排斥反应。

2. 内容 有两类组织相容性抗原在器官移植排斥反应中明显作用，即 ABO 血型抗原和白细胞抗原。

（1）ABO 血型相容试验：供受者原则与输血原则相同。

（2）交叉配合与淋巴细胞毒性试验：交叉配合是指受者、供者间的血清与淋巴细胞的相互交叉配合。细胞毒性试验是临床上必须作的，一般必须<10％是肾移植的选择。

（3）HLA 配型：HLA 的配型程度直接影响器官移植的成活率。国际标准是供受者 HLA - A、HLA - B 与 HLA - DR 共 6 个位点相符。目前 HLA 配型方法已从血清学检测发展到应用 PCR 检测，把 HLA 配型提高到了 DNA 分子水平，使 HLA 配型更快速、更灵敏、更准确，大大提高了它的临床应用性。

（4）群体反应性抗体（PRA）。

四、免 疫 抑 制 剂

1998 年 7 月 12～17 日在加拿大蒙特利尔召的第十七届国际器官移植大会将免疫抑制剂划分为以下内容。

1. 第 1 代 以糖皮质激素、硫唑嘌呤（Aza）、抗淋巴细胞球蛋白（ALG）为代表，主要作用为溶解免疫活性细胞，阻断细胞的分化，其特点为非特异性、广泛地免疫抑制。

2. 第 2 代 以环孢素 A（CsA）和 FK506 为代表，主要阻断免疫活性细胞的 IL - 2 的效应环节，因其以淋巴细胞为主而具有相对特异性。

3. 第 3 代 以单克隆抗体、西罗莫司、霉酚酸酯（MMF）为代表，其作用于抗原提呈和分子间的相互作用，与第 2 代制剂有协同作用。

4. 第 4 代 以抗 IL - 2 受体单克隆抗体、FTY720 等为代表，主要针对改变 Cytokine 环境，如抑制 Th_1，增强 Th_2。

五、延长移植物存活的可能措施

（1）选择理想的供受者。

（2）严格正确的组织配型。

（3）及时熟练的移植手术。

（4）细致、全面的术后治疗。

（5）特异性免疫耐受的诱导。

第四节 器 官 移 植

应用于临床的器官移植（organ transplantation）已有肾、肝、心、胰、肺、小肠、脾、肾上腺、甲状旁腺、睾丸、卵巢，以及心肺、肝小肠、心肝、胰肾联合移植和腹内多器官联合移植等。随着移植效果的逐年提高，出现了大批恢复正常生活和工作的长期存活者。

一、肾 移 植

肾移植（renal transplantation）在临床各类器官移植中疗效最显著。长期存活者工作、生活、心理、精神状态均属满意。亲属活体供肾肾移植效果明显优于尸体供肾。HLA 完全相同的兄弟姐妹间肾移植 1 年移植物存活率达 95％以上，患者存活率超过 97％。

肾移植的主要适应证是慢性肾小球肾炎，其次是慢性肾盂肾炎、多囊肾、糖尿病性肾病、间质性肾炎和自身免疫性肾病等进展到慢性肾衰竭尿毒症期。肾移植术式已经定型：移植肾放在腹膜后的髂窝，肾动脉与髂内或髂外动脉吻合，肾静脉与髂外静脉吻合，输尿管经过一段膀胱浆肌层形成的短隧道与膀胱黏膜吻合，以防止尿液回流。

二、肝 移 植

肝移植(liver transplantation)术经半个多世纪来的不断探索和研究,目前术后一年生存率为80%～90%,5年生存率达到70%～80%,最长存活时间已达30多年。

其适应证原则上为进行性、不可逆性和致死性终末期肝病无其他有效的治疗方法者,包括肝的良性病变和恶性肿瘤。良性病变有先天性胆道闭锁、肝豆状核变性、α1-抗胰蛋白酶缺乏症、糖原累积症、血红蛋白沉积症、多发性肝腺瘤病、巨大肝血管瘤、多囊肝、病毒性和酒精性肝硬化、暴发性肝衰竭、难复性肝外伤等。恶性病变主要为早期原发性肝癌。

肝移植标准术式是原位肝移植(orthotopic liver transplantation)和背驮式肝移植(piggyback liver transplantation)。前者将受体下腔静脉连同肝一并切除,并将供体的肝作原位的吻接。后者则保留受体下腔静脉,将受体的肝静脉合并成形后与供体的肝上下腔静脉作吻合。背驮式的优点在于:当作供、受肝的肝上下腔静脉吻合和门静脉吻合时,可完全或部分保留下腔静脉的回心血流,以维持受体循环的稳定。此外,为了充分利用供肝,还有减体积肝移植(reduced-size liver transplantation),是把成人的肝减体积后(如仅用肝左外叶)植入儿童体内。劈离式肝移植(split-liver transplantation)即是把一个尸体供肝劈割成两半分别移植给两个不同的受体。活体亲属供肝移植(living-related liver transplantation),则多取父母或兄弟姐妹间的部分肝(左外叶、左或右半肝)移植给其亲属,前提是务必保证对供体尽量少的危害性,而受体又能获得与常规肝移植相似或更好的效果。此外,还有异位辅助肝移植(heterotopic and auxiliary livertransplantation)等,但临床少用。

三、胰 腺 移 植

胰腺移植(pancreas transplantation)虽是治疗1型糖尿病的有效方法,可望改善甚至部分逆转糖尿病肾病、糖尿病引起的心血管疾病和周围血管疾病等并发症。但由于胰腺移植后长期应用免疫抑制剂可能引起某些难以接受的不良反应,临床上一般仅对晚期糖尿病患者尤其是并发尿毒症时才选择做胰腺移植或胰、肾联合移植。少数2型糖尿病因血糖难以控制或出现明显的糖尿病并发症,或由于各种原因(外伤或肿瘤)做全胰腺切除术后,也可考虑做胰腺移植。临床上按是否与肾联合移植分为:单纯胰腺移植(pancreas transplantation alone, PTA),同期胰肾联合移植(simultaneous pancreas-kidney transplantation,SPK)和肾移植后胰腺移植(pancreas-after-kidney transplantation,PAK)三种类型。

移植胰腺外分泌处理方式主要有:① 胰液空肠引流;② 胰液膀胱引流;③ 胰管阻塞。若经膀胱途径引流胰液,则采用带节段十二指肠或十二指肠乳头袖片与膀胱吻合,其主要缺点是大量的胰液随尿液丢失,造成难以纠正的慢性代谢性酸中毒,并易引起化学性膀胱炎、慢性尿道感染、尿道狭窄等远期并发症。若采用胰液肠道引流术式,将移植胰置于腹腔内,移植胰带节段十二指肠与受体空肠吻合。胰液经肠道引流则更符合生理,且无胰液经尿路排泄的缺点。近几年来,胰液空肠引流术式占80%以上,胰管阻塞现已很少使用。移植胰腺内分泌回流方式有:经体循环系统(髂内、髂外静脉)回流和门静脉系统(肠系膜下静脉、脾静脉)回流两种。临床可根据具体情况选择不同的术式。

四、小 肠 移 植

因小肠的特殊生理状况,造成移植术后排发生率高、易并发严重感染、肠功能恢复缓慢,并可能发生移植物抗宿主病(graft-versus-host disease, GVHD)。因此,小肠移植发展相对缓慢,据第七届(2001年)国际小肠移植会议统计资料,单独小肠移植1年存活率为80%,3年存活率为70%,5年存活率为45%。对营养支持能耐受者3年存活率高达90%,不能耐受者1年存活率仅为20%。

目前其主要适应证是各种病因导致小肠广泛切除引起的短肠综合征,且不能很好耐受营养支持者。若受体仅为短肠综合征,可行单独小肠移植;如并发肝衰竭,则可行肝-小肠联合移植;少数患者可行全消化道的多器官联合移植(同时植入肝、胃、胰腺、十二指肠、小肠,还可包括部分结肠)。

五、肺 移 植

终末期肺病如肺气肿、肺纤维化、肺囊性纤维化、支气管扩张症等,不适于药物和其他手术治疗或治疗失败者是肺移植(lung transplantation)的适应证。由于对供肺标准要求严格,等待肺移植的患者中仅约30%能得到移植肺。肺移植的术式有单肺移植和双肺移植(双肺序贯和整块双肺移植)。据资料统计,肺移植1年的生存率在80%～90%,5年生存率为40%～50%。感染和闭塞性支气管炎是肺移植术后90 d内导致患者死亡的主要原因。

六、心 移 植

经内科治疗无效的广泛心肌不可逆性损害如扩张性心肌病、冠心病和瓣膜病,或先天性复杂性心脏畸形不适合外科手术矫正或矫正术无效者均是心移植(cardiac transplantation)的主要适应证。此外,原发性肺动脉高压、艾森曼格综合征,以及严重的心肌病、缺血性心脏病、风湿性心脏病等伴有不可逆性的肺或肺血管病变者可选择行心肺联合移植。原位心移植的手术方式有经典法(standard HT)、全心法(total HT)和双腔静脉法(bi-venacava HT),目前国内外均采用双腔静脉法。心移植术后1年、5年、10年的存活率分别为80%,64%和45%。移植心因慢性排斥反应所致的冠状动脉硬化是影响术后长期存活的主要原因。

知识拓展

移 植 展 望

全世界每年器官总需求每年100万个,供体器官远远不能满足需要。除同种移植外,动物器官的异种移植将是供体来源的重要手段。转基因动物将成为人类未来的器官工厂。动物器官的异种移植将是21世纪器官移植的主攻方向。

小 结

1. 脏器移植主要包括供者、受者的选择和准备,移植手术的适应证和禁忌证,脏器的保存,移植手术技术,移植术后的处理等。
2. 现代基础医学中遗传学、免疫学和药理学三门学科与器官移植的发展相互促进。
3. 免疫排斥反应的防治主要在于供受者的选择和免疫抑制剂的应用。
4. 移植脏器的保存:原则是"低温",即由热缺血迅速转变为冷缺血。

【思考题】
(1) 移植技术移植中受体选择、组织配型、灌注保存、排斥反应、免疫抑制分别是什么?
(2) 延长移植物存活的可能措施是什么?

(张培建)

第十六章 内镜外科

学习要点

● **了解：**常用内镜诊疗技术在外科临床中的应用。

20世纪末以电视腹腔镜为代表的腔镜外科技术的诞生，使传统外科治疗模式发生了深刻的变革，外科医师面临着来自内镜技术和微创外科的巨大挑战。所谓"微创外科"（minimally invasive surgery，MIS）是指在尽可能准确去除病变的同时，使手术引起机体局部创伤和全身反应降低到最低程度的外科理念和技术体系。

内镜（endoscope）的种类繁多。习惯上把经自然通道进入者称为内镜，如胃镜、结肠镜等。把经戳空进入体腔或潜在腔隙者称为腔镜，如腹腔镜、关节镜等。这两类统称为内镜。

一、内镜下的诊疗技术

内镜对人体组织结构的成像成为进行诊断和治疗的基础。内镜诊疗技术种类繁多，包括染色、放大、造影、活检、高频电凝及超声刀、激光、微波、射频、氢氦刀的应用等。染色是指应用特殊的染料对胃肠道黏膜进行染色，从而提高病变检出率的方法。而放大则是可将观察对象放大60～170倍。联合应用染色内镜和放大内镜则可能更准确地反映病变的病理学背景，如区分增生性、腺瘤性和癌性病变等，从而提高早期癌的检出率。

1. 内镜下造影技术 如经内镜逆行胰胆管造影术，膀胱镜下逆行输尿管肾盂造影术等扩展了常规X线造影技术的应用范围，提高了诊断准确率。经内镜可以利用活检钳取出组织标本获得病变的病理诊断，为进一步治疗打下基础。

2. 高频电刀 是一种取代机械手术刀进行组织切割的电外科器械，通过电极尖端产生的高频高压电流在与机体接触时，可使组织瞬时加热，实现对机体组织的分离和凝固，达到切割和止血的目的。

3. 激光 具有高亮度、单色性好、方向性强等特点，可用于组织的切割、凝固、止血、气化等。根据不同目的可以选择不同类型的激光。由于正常组织与肿瘤等病变组织在激光激发后产生不同的荧光，故可以诱导荧光对早期肿瘤进行诊断。

4. 微波 是一种频率为300～300 000 MHz的电磁波。在微波的作用下，生物组织中的极性分子（如水和蛋白质等），随外加电场的交变频率变化发生高速转动而产生热效应和非热效应，可用于理疗、热疗或者手术。

5. 射频 是一种高频交流变化电磁波。高于10 kHz的高变电流通过活体组织时，组织内离子随高变电流产生振动在电极周围产生90～100℃的高温，通过热传导使局部组织毁损，但并不引起神经肌肉的应激。射频现已应用于肝癌、消化道出血、消化道息肉、胃食管反流、骨关节炎等疾病的治疗。

6. 氢氦刀 是一种冷冻治疗仪，可使靶区组织的温度在10～20 s内迅速降到140℃以下，然后快速升温至30～35℃，从而使病变组织摧毁。在腔镜下可通过氢氦刀对肝、肾等器官的恶性肿瘤进行冷冻治疗。

二、内镜技术在外科临床的应用

目前，腹腔镜外科正在沿着纵横两个方向稳步发展。纵向发展主要体现在腔镜技术在传统的专业领域内不断地由最初的单纯切除或单纯重建类手术向切除和重建类手术，以及颇富挑战性的大脏器切除术和肿瘤根治术发展普及。横向发展则主要体现在腹部疾病的跨学科联合诊治（腹腔镜联合手术），以及在没有天然腔隙的部位创造腔隙实施微创手术的后腹膜腔镜手术和前腹膜腔镜手术。腹腔镜外科也历史性地承载起推动胸腔镜外科、泌尿和妇产科腹腔镜外科的启动和发展。

1. 内镜技术在普通外科的应用

（1）胆囊结石：腹腔镜胆囊切除术（laparoscopic cholecystectomy，LC）已成为胆囊结石病的首选治疗方法，具有对患者全身及腹腔局部干扰少，术后疼痛轻，住院时间短，遗留瘢痕小等优点。适应证与开腹手术相同。

（2）胆管结石：胆管结石的开腹胆道探查术有较大的盲目性和局限性，并发症也较多。纤维胆道镜可用于胆道探查取石，也能完成取异物、止血、狭窄胆管扩张、胆道支架放置等操作。纤维胆道镜可在术中指引狭窄段胆管的扩张，或经肝实质切开处或肝断面取出胆管结石。胆道镜经 T 管窦道取出残留结石是传统胆道探查术的重要补救措施。

（3）胃癌：随着胃镜技术的完善，国内早期胃癌的诊断率已明显提高，使腹腔镜手术治疗胃癌应用于临床日趋增多。按腹腔镜技术分类，腹腔镜下胃癌手术可以分为完全腹腔镜下胃癌手术、腹腔镜辅助下胃癌手术和手助腹腔镜下胃癌手术三种。按手术方式可分为内镜下黏膜切除术（endoscopic mucosal resection，EMB）、腹腔镜下胃癌局部切除术及腹腔镜下胃癌根治术。

此外，腹腔镜已逐步开始应用于肝、胰腺、结肠肿瘤及乳腺和甲状腺疾病的外科治疗。

2. 内镜技术在泌尿外科的应用 泌尿外科是内镜技术应用最为广泛的临床科室之一，约 90% 以上的泌尿外科手术均可通过内镜来施行。泌尿系结石已经很少需要进行开放手术治疗。经皮肾镜、输尿管镜、膀胱镜或腹腔镜，可采用气压弹道、液电、超声、激光等方法碎石，清除绝大多数肾、输尿管或膀胱结石。

自 20 世纪 70 年代以来，经尿道前列腺电切术已经成为治疗良性前列腺增生症的"金标准"，外科医生已很少实施开放手术来摘除前列腺。

内镜技术在泌尿系肿瘤的治疗中占有重要地位。传统的开放手术如肾上腺肿瘤切除术、肾癌根治术、膀胱癌根治术、前列腺癌根治术等都可以在内镜下完成。膀胱癌根据其不同分期，可以选择不同的内镜治疗。浅表性膀胱癌可经尿道行膀胱肿瘤电切术。侵袭性膀胱癌可在腹腔镜下行膀胱癌根治术。镜下手术与开放手术在肿瘤的控制上没有区别，镜下手术反而视野清晰、操作精细，对保护神经和血管有很大的优越性，且较开放手术出血少，术后排尿及性功能恢复也好。

3. 内镜技术在神经外科的应用 神经内镜手术范围已从最初的治疗脑积水扩展到脑室内病变、脑囊肿、脑脓肿、脑内血肿的处理，甚至脑内实质性肿瘤的切除等。内镜手术的特点是侵袭性小，可直视下操作，安全系数高，并发症少，术后恢复快，特别对脑深部细小病变的处理更能体现其优点。

4. 内镜技术在胸外科的应用 胸外科使用的内镜技术包括胸腔镜、纵隔镜和支气管镜。应用范围包括食管外科、肺外科、纵隔外科及心脏外科等广泛领域。纵隔镜可应用于肺癌分期的判断、纵隔疾病的诊断及某些纵隔肿瘤的切除。胸腔镜可应用于食管肿瘤的切除和食管重建、纵隔淋巴结清扫、食管破裂修补等。胸腔镜可用于肺活检、肺大泡和自发性气胸的诊治、肺楔形切除、肺叶及全肺切除。在心脏外科领域，胸腔镜技术已广泛应用于先天性心脏病（如动脉导管未闭、房间隔缺损、室间隔缺损、法洛四联症等）、后天性心脏病（如二尖瓣疾病、左房黏液瘤等）和冠心病的治疗。

5. 内镜技术在骨科的应用 内镜技术是"微创骨科"的重要组成部分，目前在关节疾病和脊柱疾病有广泛的应用。在部分领域已取代了传统手术方式，成为新的治疗标准。

（1）关节疾病：关节镜下手术已成为治疗一些关节疾病的金标准。在关节镜下可进行各种骨、软骨、韧带、关节囊的刨削、修整、修补或重建手术。可应用于包括膝、肘、肩、踝等在内的全身各关节，治疗范围包括急性关节创伤和关节内骨与软骨的骨折、慢性关节创伤等。

（2）脊柱疾病：采用内镜技术行前路或后路的脊柱手术具有组织损伤小、出血少、脊柱稳定性能破坏小、术后疼痛轻、住院时间短和功能康复快等优点，但同时也增加了手术的难度与风险。经胸腔镜或腹腔镜可对胸椎或腰椎疾病行前路治疗，包括锥体病灶清除、椎体切除、脊柱侧弯松解、椎体间植骨融合及前路矫形内固定等。经椎间盘镜行腰椎间盘切除术也已进入临床应用。

知识拓展

新型内镜技术

内镜技术还在迅速发展之中,近年来又有许多革命性的进步。

1. 机器人手术　　是指在内镜下使用机器手臂进行外科操作的一种方法。手术机器人由主控制台和机器手臂等部分组成。外科医生对两个主控装置的每次操作都能传达到机器手臂,机器手臂又控制着患者体内手术器械的操作并能缩小移动幅度。机器手臂以一种比例遥控的方式服从于主控装置的所有命令。借助手术机器人,已能做到远程遥控完成腹腔镜胆囊切除术,成为外科手术跨时代的飞跃。此外,机器人辅助下冠状动脉旁路移植术、完全腔镜下机器人房间隔缺损修补术和机器人辅助下二尖瓣成形术,以及机器人腹腔镜前列腺癌根治性切除、肾切除、肾盂成形、盆腔淋巴清扫等多种手术也已陆续见诸报道。

2. 胶囊内镜　　完整的系统由胶囊内镜、无线接收记录仪和工作站三部分组成。胶囊内镜是一个塑料胶囊,其内包含有摄像机、无线电发射器等装置。胶囊被检查者吞下后,借助消化道的蠕动在全消化道内推进。在胶囊的运行过程中,能随时将胃肠道所观测到的图像发射到无线接收记录仪。这些信息接收后再转传至定制的 PC 工作站,医生就能使用适当的软件观看到所接收的图像,并对疾病做出诊断。目前胶囊内镜正应用于不明原因的消化道出血、慢性腹痛、慢性腹泻等多种消化道疾病的检查。

3. 各种新型内镜　　随着高科技的发展,科学家又不断研制成功多种具有特色的内镜。染色内镜是应用特殊的染料对胃肠道黏膜进行染色,使黏膜结构显示更加清晰,病变部位与周围的对比更强,从而提高病变检出率。放大内镜则是在普通内镜的物镜与导光束之间,或物镜与微型摄像机(CCD)之间装有不同倍数的放大镜头,可将观察对象放大 60～170 倍,使其对早期黏膜病变的诊断效果明显优于普通内镜。

共聚焦激光显微内镜是一种全新的内镜检查技术。它在普通内镜的末端加上一个极小的激光共聚焦显微镜,从而可以提供放大 1 000 倍的图像。使用共聚焦激光显微内镜检查时,电脑屏幕上可以实时显示检测部位的细微图像,可以观察到细胞、血管、基膜、结缔组织等形态和结构。

超声内镜非常巧妙地将内镜技术和超声技术有机地结合起来。利用其较高频率的超声波,可以清晰显示胃肠道管壁结构。超声内镜已成为一项较成熟的临床使用技术,在消化道肿瘤分期、消化道黏膜下肿瘤诊断、胰腺和胆道疾病诊断及指导内镜下穿刺活检、内镜下黏膜切除等方面极具价值。超声内镜技术在消化系统疾病的诊断和治疗中发挥着越来越重要的作用。进一步的发展还有三维立体超声内镜、微探头超声等技术。

小　结

腹腔镜手术
- 在普通外科应用的手术适应证:① 胆囊疾病;② 胆总管疾病;③ 胃肠疾病;④ 肝脏疾病;⑤ 脾脏疾病;⑥ 胰腺疾病
- 在妇科应用的手术适应证:① 腹腔镜妇科检查的适应证;② 腹腔镜妇科手术的适应证
- 手术并发症:① 与气腹相关的并发症;② 腹壁并发症;③ 腹腔内血管损伤;④ 内脏损伤;⑤ 戳孔处肿瘤种植

【思考题】

了解内镜技术在外科应用的手术适应证、手术并发症。

（张培建）

第十七章 颅内压增高和脑疝

学习要点

● **掌握**：颅内压增高、小脑幕切迹疝、枕骨大孔疝的临床表现、处理原则。
● **熟悉**：颅内高压的病理生理及脑疝形成的机制。
● **了解**：颅内压增高的机制和病因。

颅内压增高是神经外科常见临床病理综合征，是颅脑损伤和多种疾病的共有征象。掌握颅内压增高发生机制是掌握神经外科病理生理和临床表现的重点和关键。

第一节 概 述

颅腔内容纳有脑组织、脑脊液和血液三种内容物。正常情况下颅腔容积与颅内容物相适应，使颅内保持一定的压力，这种压力称为颅内压（intracranial pressure，ICP）。婴幼儿颅缝未闭时，颅腔容积可随颅内外压力变化而变化，当颅缝闭合后，颅腔容积相对稳定，成人颅腔容积为 1 400～1 500 mL。由于颅内的脑脊液介于颅腔壁和脑组织之间，脑与脊髓的蛛网膜下隙相交通，可以通过侧卧位腰椎穿刺或直接脑室穿刺测量脑脊液静水压，以此代表颅内压。成人正常颅内压为 0.7～2.0 kPa（70～200 mmH$_2$O），儿童正常颅内压为 0.5～1.0 kPa（50～100 mmH$_2$O）。

【病因/病理/病理生理】 各种原因使得颅腔内容物增加都会导致颅内压上升，当颅内压持续高于 2.0 kPa（200 mmH$_2$O）以上，就称为颅内压增高（increased intracranial pressure）。颅脑损伤、脑肿瘤、脑出血、脑积水和颅内炎症等均可引起颅内压增高，颅内压增高可引起各种症状，甚至导致脑疝危及生命。

正常情况下颅内压可有小幅波动。心脏收缩期颅内压略有增高，舒张期稍下降；呼气时颅内压略增高，吸气时稍下降。人体具有一定的颅内压调节功能。颅内压的调节除部分依靠颅内的静脉血被排挤到颅外血液循环外，主要是通过脑脊液量的增减来调节。当颅内压低于 0.7 kPa（70 mmH$_2$O）时，脑脊液分泌增加，而吸收减少，使颅内脑脊液量增多，以维持颅内压稳定。相反，当颅内压高于 0.7 kPa（70 mmH$_2$O）时，脑脊液分泌则减少而吸收增多。另外，当颅内压增高时，有一部分脑脊液被挤入脊髓蛛网膜下隙，也起到一定调节作用。脑脊液的总量占颅腔总容积的 10%，血液则依据血流量的不同占总容积的 2%～11%。一般而言允许颅内增加的临界容积约为 5%，超过此范围，颅内压开始增高。当颅腔内容物体积增大或颅腔容量缩减超过颅腔容积的 8%～10%，则会产生严重的颅内压增高。Langfitt 通过实验获得容积/压力关系的曲线。实验方法是：在狗的颅内硬脑膜外放置一水囊，每小时将 1 mL 液体注入囊内，使之逐渐扩张，同时持续测定颅内压。由于上述颅内压调节功能的作用，起初颅内压的变动很小。随着球囊的不断扩张，调节功能逐渐耗竭，颅内压增高逐渐明显。当注入液体达 4 mL 时达到颅压调节的临界点，这时球囊略微扩张，颅内压就会大幅增高（图 17-1）。

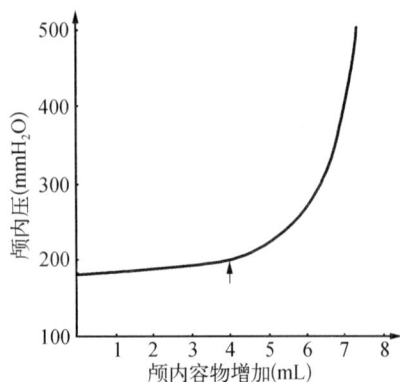

图 17-1 颅内容积-压力关系曲线

水囊容积增加至↑处，如再继续增加，颅内压上升速度明显增快

任何引起颅内容物增加或颅腔容积缩小的原因都可导致颅内压增高，如脑水肿、脑积水、矢状窦损伤致颅内静脉回流受阻、颅内血肿、脑肿瘤、狭颅症、颅底凹陷症等。

1. 影响颅内压增高的因素

（1）年龄：婴幼儿及小儿的颅缝尚未牢固融合，颅内压增高可使颅缝裂开而相应地增加颅腔容积，从而缓和了颅压增高；老年人由于脑萎缩使颅内的代偿空间增多，可减缓症状。

（2）病变扩张速度：病变扩张速度影响颅高压症状出现的早晚。但由颅内容积-压力关系曲线可以看出，当颅内发生占位性病变时，尽管病灶体积不断增大，早期或相当长一段时期内可以不出现颅高压症状，但一旦颅内压代偿功能耗竭，则迅速出现颅高压症状，短期内即可出现颅内高压危象或脑疝。而已有颅高压症状患者，应用脱水药或释放少量脑脊液，患者颅内高压症状即明显缓解。

（3）病变部位：中脑导水管附近的病变，由于容易引起脑脊液循环通路阻塞而发生梗阻性脑积水，故容易出现颅内压增高症状；颅内大静脉窦附近的占位性病变，一旦压迫静脉窦引起颅内静脉回流障碍，即可早期出现颅内压增高症状。

（4）伴发脑水肿的程度：脑寄生虫病、脑脓肿、脑肉芽肿等由于炎症性反应均可伴有较明显的脑水肿，早期即可出现颅内压增高症状。

（5）全身系统性疾病：肺部感染、毒血症、肝性脑病、尿毒症等均可引起继发性脑水肿，继而出现颅内压增高症状。

2. 颅内压增高的后果

（1）脑血流量的降低，脑缺血甚至脑死亡。脑血流量（CBF）与脑灌注压（CPP）呈正比，与脑血管阻力（CVR）成反比。即：

$$脑血流量（CBF）=\frac{脑灌注压（CPP）}{脑血管阻力（CVR）}$$

而脑灌注压＝平均动脉压－颅内压。

正常情况下，脑灌注压为 9.3～12 kPa（70～90 mmHg），脑血管阻力为 0.16～0.33 kPa（1.2～2.5 mmHg），此时脑血管自动调节功能良好。如因颅内压增高而引起的脑灌注压下降，则可通过血管扩张，以降低血管阻力的自动调节反应使上述公式的比值不变，从而保证了脑血流量的稳定。如果颅内压不断增高使脑灌注压低于 5.3 kPa（40 mmHg）时，脑血管自动调节功能失效，这时脑血管不能再作相应的进一步扩张以减少血管阻力，脑血流量随之急剧下降，当颅内压升至接近平均动脉压水平时，颅内血流几乎完全停止，甚至导致脑死亡。

（2）脑移位和脑疝：详见本章"第三节脑疝"相关内容。

（3）脑水肿：颅内压增高可致脑供血障碍，从而影响脑的代谢导致脑水肿，而脑的体积随着脑水肿的加重而进一步增大，又使得颅内压增高更加恶化，形成恶性循环。脑水肿时，液体可积聚在细胞外间隙，称为血管源性脑水肿，也可积聚在细胞膜内，称为细胞中毒性脑水肿。血管源性脑水肿多见于脑损伤、脑肿瘤等病变的初期，主要是由于毛细血管的通透性增加，导致水分在神经细胞和胶质细胞间隙潴留。细胞中毒性脑水肿可能是由于某些毒素直接作用于脑细胞而产生代谢功能障碍，使钠离子和水分子潴留在神经细胞和胶质细胞内，常见于脑缺血、脑缺氧的初期。在颅内压增高时，上述两种因素可同时或先后存在。

（4）库欣（Cushing）反应：Cushing 于 1900 年通过实验及临床观察注意到当颅内压急剧增高时，患者出现血压升高、心跳和脉搏缓慢、呼吸节律紊乱及体温升高等生命体征发生变化，这种变化即称为库欣反应。Cushing 反应多见于急性颅内压增高病例，而慢性颅内压增高者反应并不明显。

（5）胃肠功能紊乱及消化道出血：颅内压增高时，部分患者可因下丘脑自主神经中枢缺血而致功能紊乱，临床表现为呕吐、胃及十二指肠出血及溃疡和穿孔等。消化道出血也可因应激反应引起广泛的消化道溃疡所致。

（6）神经源性肺水肿：5%～10%的急性颅内压增高患者，由于下丘脑、延髓受压导致 α-肾上腺素能神经活性增强，血压反应性增高，左心室负荷过重，左心房及肺静脉压增高，肺毛细血管压力增高，液体外渗，引起肺水肿，患者表现为呼吸急促，痰鸣，并有大量泡沫状血性痰液。

第二节　颅内压增高

颅内压增高是神经外科常见临床病理综合征，患者会出现颅内压增高症状和体征，甚至引发脑疝而致生命危险,需要正确诊断,及时处置。

根据病因不同,颅内压增高可分为弥漫性和局灶性颅内压增高两类。

一、弥漫性颅内压增高

由于颅腔狭小或脑实质的体积增大而引起,其特点是颅腔内各部位及各分腔之间压力均匀升高,不存在明显的压力梯度,因此脑组织无明显移位。临床常见疾病如弥漫性脑膜脑炎、弥漫性脑水肿、交通性脑积水等。

二、局灶性颅内压增高

因颅内有局限的扩张性病变,病变部位压力首先增高并把压力传向远处,其特点是颅内不同部位存在压力梯度,这种压力梯度导致脑组织移位和局部受压,容易引起脑缺血和脑血管自动调节功能损害,压力解除后神经功能的恢复较慢且不完全。当脑局部受压较久,局部血管管壁的通透性增加并有渗出,甚至发生脑实质内出血性水肿。

根据病变发展的快慢不同,颅内压增高可分为急性、亚急性和慢性三类。

(1)急性颅内压增高:见于急性颅脑损伤引起的颅内血肿、高血压性脑出血等。其病情发展快,颅内压增高所引起的症状和体征严重,生命体征(血压、呼吸、脉搏、体温)变化剧烈。

(2)亚急性颅内压增高:病情发展较快,但没有急性颅内压增高那么紧急,颅内压增高的反应较轻或不明显。亚急性颅内压增高多见于发展较快的颅内恶性肿瘤、转移瘤及各种颅内炎症等。

(3)慢性颅内压增高:病情发展较慢,可长期无颅内压增高的症状和体征,病情发展时好时坏。多见于生长缓慢的颅内良性肿瘤、慢性硬脑膜下血肿等。

急性或慢性颅内压增高均可导致脑疝发生(详见本章"第三节脑疝"相关内容),而脑疝发生又可加重脑脊液和血液循环障碍,使颅内压力进一步增高,形成恶性循环。

引起颅内压增高的疾病如下所述。

(1)颅脑损伤:由于颅内血管损伤而发生的颅内血肿,脑挫裂伤伴有的脑水肿是外伤性颅内压增高常见原因。外伤性蛛网膜下隙出血,引起的脑脊液循环障碍或吸收障碍,也是颅内压增高的常见原因。外伤性蛛网膜炎及静脉窦血栓形成或脂肪栓塞亦可致颅内压增高。

(2)颅内肿瘤:一般肿瘤体积越大,颅内压增高越明显,但若肿瘤邻近脑脊液循环通路,即使体积不大,也容易引起梗阻性脑积水,颅内压增高症状也可早期出现而且显著。位于颅前窝和颅中窝底部或位于大脑半球凸面的肿瘤,有时瘤体较大但颅内压增高症状出现较晚;而一些恶性胶质瘤或脑转移癌,由于肿瘤生长迅速,瘤周脑水肿严重,因而可在短期内即出现较明显的颅内压增高症状。

(3)颅内感染:脑脓肿患者多数有明显的颅内压增高。化脓性脑膜炎亦多引起颅内压增高,并随着炎症的好转,颅内压力亦逐渐恢复正常。

(4)脑血管疾病:各种原因的脑出血都可造成明显的颅内压增高。颅内动脉瘤和脑动静脉畸形发生蛛网膜下隙出血后,可由于脑脊液循环和吸收障碍形成脑积水,继而发生颅内压增高。颈内动脉血栓形成和脑血栓,脑软化区周围水肿,也可引起颅内压增高,如软化灶内出血,则可出现颅高压危象导致死亡。

(5)脑寄生虫病:脑囊虫病引起的颅内压增高的原因有:① 脑内多发性囊虫结节可引起弥散性脑水肿;② 囊虫阻塞导水管或第四脑室,产生梗阻性脑积水;③ 葡萄状囊虫体分布在颅底脑池时引起粘连性蛛网膜炎,使脑脊液循环受阻。脑包虫病或脑血吸虫性肉芽肿,均有占位效应引起颅内压增高。

(6)颅脑先天性疾病:婴幼儿先天性脑积水多由于导水管的发育畸形,形成梗阻性脑积水;颅底凹陷和先天性小脑扁桃体下疝畸形,脑脊液循环通路可在第四脑室正中孔或枕大孔区受阻从而引起颅内压增高。

(7)良性颅内压增高:又称假脑瘤综合征,以脑蛛网膜炎比较多见,其中发生于颅后窝者颅内压增高最为显著。颅内静脉窦(上矢状窦或横窦)血栓形成,由于静脉回流障碍引起颅内压增高。

(8)脑缺氧:心搏骤停、呼吸道梗阻、呼吸停止等均可发生严重脑缺氧。癫痫持续状态和喘息状态(肺性脑病)亦可导致严重脑缺氧和继发性脑水肿,从而出现颅内压增高。

【临床表现】

1. 头痛 系颅内压增高使脑膜血管和神经受刺激与牵拉所致。为颅内压增高最常见症状之一，多为额部及颞部疼痛，也可由颈枕部向前方放射至眼眶，以早晨或晚间较重。头痛性质以胀痛和撕裂痛为多见。不同患者轻重各异，程度多随颅内压的增高而进行性加重，用力、咳嗽、弯腰或低头活动时常常加重。

2. 呕吐 系因迷走神经受激惹所致。当头痛剧烈时，可伴有恶心和呕吐。呕吐呈喷射性，易发生于饭后，反复呕吐可导致水电解质紊乱。呕吐后头痛往往短暂减轻。

3. 视盘水肿 这是颅内压增高的重要客观体征之一。表现为视盘充血，边缘模糊不清，中央凹陷消失，视盘隆起，静脉怒张。长期视盘水肿可发生神经继发性萎缩，表现为视盘颜色苍白，视力减退，视野向心缩小，此时即便颅内压增高得以解除，视力也难以恢复，甚至继续恶化乃至失明。

上述三个症状是颅内压增高的典型表现，统称为颅内压增高三主征。但这三个症状未必同时出现，头痛约占80%，呕吐约占60%，视盘水肿约占70%。颅内压增高还可引起一侧或双侧展神经麻痹和复视。

4. 意识障碍及生命体征变化 初期表现为嗜睡、反应迟钝，严重时可出现昏睡、昏迷，可伴有瞳孔散大、对光反应消失、去脑强直。生命体征变化为血压升高、脉搏徐缓、呼吸不规则、体温升高等病危状态，终因呼吸循环衰竭而死亡。

5. 其他症状和体征 头晕、猝倒，头皮静脉怒张。婴幼儿患者可有头颅增大、颅缝增宽或分裂、前囟饱满隆起。头颅叩诊时呈"破罐声"，头皮浅静脉怒张。

【诊断】 通过详细询问病史和全面神经系统检查，多可做出初步诊断。应注意鉴别神经功能性头痛与颅内压增高所引起的头痛，如有视盘水肿及颅内压增高三主征时，颅内压增高诊断基本可以肯定。但由于自觉症状常早于视盘水肿，故应适当选择辅助检查，以利确诊。

1. 头颅 CT 扫描 CT 扫描能对绝大多数占位性病变做出定位和定性诊断。随着 CT 装置的普及，其已成为诊断颅内占位性病变的首选辅助检查。

2. MRI 检查 在 CT 检查不能确诊的情况下，可行 MRI 进一步检查。

3. 脑血管造影（cerebral angiography） 当疑有脑血管畸形或动脉瘤等疾病时，选用数字减影血管造影（DSA），具有较高的检出率。

4. 头颅 X 线检查 颅内压增高时，可见颅骨骨缝分离、指状压迹增多、鞍背骨质稀疏及蝶鞍扩大等。X 线片对于诊断颅骨骨折，垂体瘤所致蝶鞍扩大及听神经瘤引起内听道孔扩大等，具有一定价值。

5. 腰椎穿刺腰穿测压 简单易行，但颅高压状态下有诱发脑疝的危险，故应慎重选用。

【治疗】

1. 一般处理 凡有颅内压增高的患者，应密切观察神志、瞳孔、血压、呼吸、脉搏及体温的变化，有条件时可做颅内压监护，以掌握颅内压的实时动态变化。适当抬高床头，有助于降低颅内压。频繁呕吐者应暂禁食，以防吸入性肺炎。不能进食者应予适量补液，补液量以维持出入液量的平衡为度，过多补液可促使颅内压增高恶化。注意补充电解质并调整酸碱平衡。用轻泻剂疏通大便，避免用力排便，也不可做高位灌肠，以免颅内压骤然增高。要避免颈部过度屈曲，对意识不清及咳痰困难者可行气管切开术，以保持呼吸道通畅，以防止脉氧下降导致颅内压增高，吸氧也有益于降低颅内压。病情稳定者需尽早确诊，去除病因。

2. 病因治疗 颅内占位性病变，首先应考虑行病变切除术。应力争全切病变并保全神经功能；不能根治的病变可行大部切除、部分切除或减压手术；有脑积水者可行脑脊液分流术，将脑室内脑脊液通过特制导管分流至腹腔或蛛网膜下隙。

3. 降低颅内压治疗 有多种脱水药可供选择。常用制剂有：① 20%甘露醇，静脉快速滴注后迅速提高血浆晶体渗透压。成人每次 250 mL，30 min 内滴注完毕，2～4 次/d。② 呋塞米（速尿），为利尿性脱水剂。成人每次 20～40 mg，3 次/d。③ 浓缩 2 倍的血浆或 20%人血清白蛋白，静脉滴注后提高血浆胶体渗透压。浓缩血浆成人每次 200 mL、20%人血清白蛋白每次 100 mL 静脉注射，降颅压作用较为持久。

4. 激素 肾上腺皮质激素可通过稳定血-脑屏障预防和缓解脑水肿。常用制剂：地塞米松 5～10 mg 静脉或肌内注射，2～3 次/d；氢化可的松 100 mg 静脉注射，1～2 次/d；泼尼松 5～10 mg 口服，

1～3次/d,可减轻脑水肿,有助于缓解颅内压增高。糖皮质激素对减轻脑肿瘤水肿作用更为明显。

5. 冬眠低温疗法或亚低温疗法　　有利于降低脑的新陈代谢率,减少脑组织的氧耗量,防止脑水肿的发生与发展,对降低颅内压亦起一定作用。

6. 脑脊液体外引流　　有颅内压监护装置的病例,可经脑室缓慢放出脑脊液少许,以缓解颅内压增高。

7. 巴比妥治疗　　大剂量异戊巴比妥钠或硫喷妥钠注射可降低脑的代谢,减少氧耗及增加脑对缺氧的耐受力,使颅内压降低。在给药期间,应监测血药物浓度。

8. 辅助过度换气　　目的是使体内CO_2排出。当动脉血的CO_2分压每下降1 mmHg时,可使脑血流量递减2%,从而使颅内压相应下降。

9. 抗生素治疗　　控制或预防颅内感染应选用能够透过血脑屏障的药物,可根据致病菌药物敏感试验选用适当的抗生素。预防用药应选择广谱抗生素。

10. 症状治疗　　对患者的主要症状进行治疗,疼痛者可给予镇痛剂,但应忌用吗啡和哌替啶类药物,以防抑制呼吸中枢导致死亡。有抽搐发作的病例,应给予抗癫痫药物治疗。烦躁患者可给予镇静剂,以避免躁动导致颅内压增高。

第三节　脑　　疝

当颅内局部或弥漫性压力增高时,脑组织受压由高压区向低压区移位,经解剖裂隙或枕骨大孔被挤入其他部位,导致脑组织、血管及颅神经等重要结构受压和移位,从而出现一系列临床症状和体征,称为脑疝(brain hernia)。

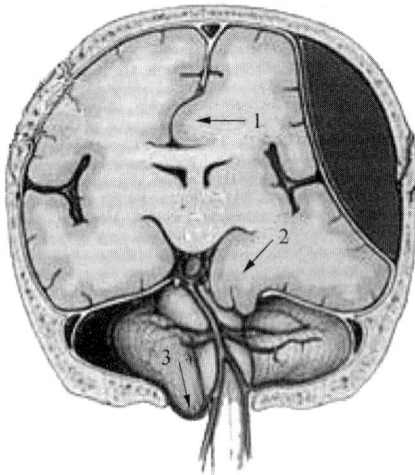

图17-2　常见脑疝示意图
1. 大脑镰下疝(扣带回疝);2. 小脑幕切迹疝(颞叶钩回疝);3. 枕骨大孔疝(小脑扁桃体疝)

【病因】　颅内任何病变引起脑组织移位发展到一定程度均可导致脑疝。常见病因有:① 外伤性颅内血肿,如硬膜外血肿、硬膜下血肿及脑内血肿;② 颅内脓肿;③ 颅内肿瘤尤其是颅后窝、中线部位及大脑半球的肿瘤;④ 颅内寄生虫病及各种肉芽肿性病变;⑤ 大面积颅骨粉碎凹陷性骨折;⑥ 医源性因素,如对颅内压增高患者行不适当腰椎穿刺,放出脑脊液过多过快,可促使脑疝形成。

根据移位的脑组织及其通过的硬脑膜间隙和孔道,常见脑疝分为:① 小脑幕切迹疝(transtentorial hernia)又称颞叶钩回疝,为颞叶的海马旁回、沟回通过小脑幕切迹被推移至幕下;② 枕骨大孔疝(transforamen magna herniation)又称小脑扁桃体疝,为小脑扁桃体及延髓经枕骨大孔推挤向椎管内;③ 大脑镰下疝(subfalcial hernia)又称扣带回疝,一侧半球的扣带回经镰下孔被挤入对侧分腔(图17-2)。临床常见小脑幕切迹疝及枕骨大孔疝,故作详细介绍。

一、小脑幕切迹疝

颅腔被小脑幕分成幕上腔及幕下腔,幕下腔容纳脑桥、延髓及小脑。中脑在小脑幕切迹裂孔中通过,其外侧面与颞叶的钩回、海马旁回相邻。发自大脑脚内侧的动眼神经越过小脑幕切迹走行在海绵窦的外侧壁直至眶上裂(图17-3)。

【病理】　当发生脑疝时,移位的钩回刚触及同侧动眼神经时使其受到刺激,表现为同侧瞳孔缩小,进一步受到挤压可产生动眼神经麻痹症状。颞叶钩回、海马旁回可将大脑后动脉挤压于小脑幕切迹缘上致枕叶皮层梗死。由于同侧大脑脚受压而造成病变对侧偏瘫,脑干受压移位可致其实质内血管及传导束受到牵拉,严重时基底动脉进入脑干的中央支可被拉断而致脑干出血,有时出血可沿神经纤维走行方向到达内囊水平。

【临床表现】　① 颅内压增高的症状。② 眼部表现:病初患侧动眼神经受刺激导致患侧瞳孔变小,对光反射迟钝,随病情进展患侧动眼神经麻痹而致瞳孔逐渐散大,直接和间接对光反射均消失,并有患侧上睑下垂、眼球外斜。如果脑疝进行性恶化,影响脑干血供时,由于脑干内动眼神经核功能丧失可致双侧瞳孔散大,对光反射消失,此时患者多已处于濒死状态。③ 运动障碍:表现为病变对侧肢体的肌力减弱或麻痹,病理征阳性。脑疝进展时可致双侧肢体自主活动消失,严重时可出现去脑强直发作。④ 意识改变:由于脑干内网状上行激动系统受累,患者随脑疝进展可出现嗜睡、浅昏迷至深昏迷。⑤ 生命体征紊乱:由于脑干受压,脑干内生命中枢功能紊乱或衰竭,可出现生命体征异常,表现为心率减慢或不规则,血压忽高忽低,呼吸不规则、大汗淋漓或汗闭,面色潮红或苍白,体温可高达41℃以上或体温不升,最终因呼吸循环衰竭而致呼吸停止,血压下降,心搏骤停。

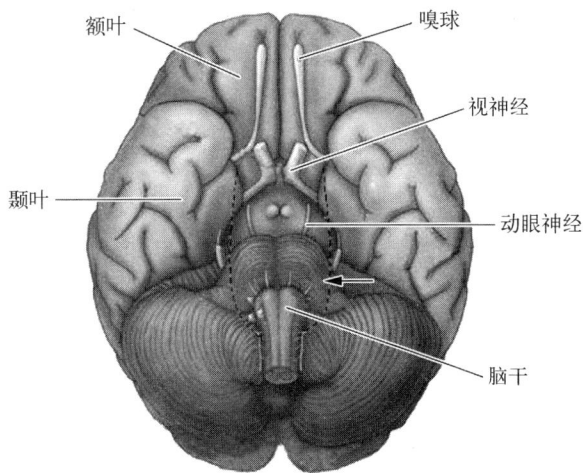

图 17-3　脑的底面观
箭头所指为小脑幕切迹边缘所在位置

二、枕骨大孔疝

枕骨大孔是颅腔与椎管相接之处,有延髓,左、右椎动脉,脊副神经通过。延髓位居孔的前部正中,后部为小脑延髓池,其与第四脑室两侧的桥小脑池及脊髓蛛网膜下隙相连。小脑扁桃体位于延髓下端的背面,其下缘与枕骨大孔后缘相对。延髓是中枢神经重要的传入及传出通路。第Ⅴ~Ⅻ对脑神经核都集中于此,是呼吸、循环及内脏活动的重要功能枢纽(图 17-4)。

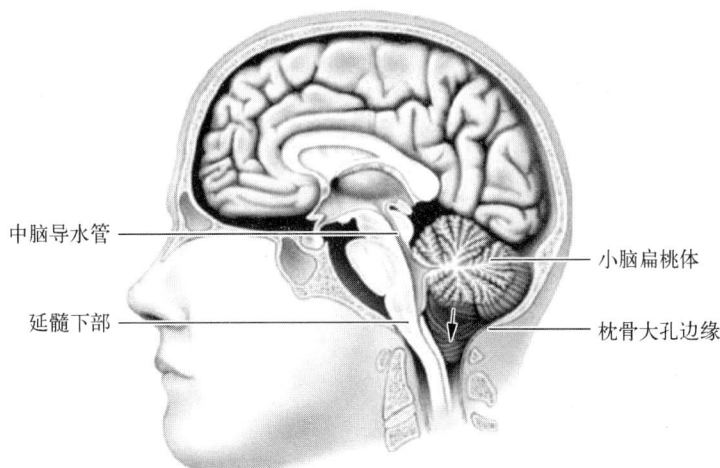

图 17-4　小脑幕切迹处局部解剖关系
箭头为小脑扁桃体疝入方向

【病理】　脑疝发生时,小脑幕切迹裂孔及枕骨大孔被移位的脑组织堵塞,可引起脑脊液循环通路受阻,颅内压进一步增高。下移的脑组织被压于枕骨大孔,可形成环形压迹,严重时可引起血供障碍,导致患者猝死。

【临床表现】　由于脑脊液循环通路被堵塞,颅内压进一步增高,患者剧烈头痛,频繁呕吐。在延髓有轴性下移时颈神经根受到牵拉,可出现颈后部疼痛及颈强直,强迫头位。延髓内后组脑神经核的功能紊乱可出现心动过缓、血压上升、呼吸变慢等。由于延髓的呼吸中枢受损,患者早期可突发呼吸骤停。但患者的意识状况保持清醒,瞳孔很少发生变化。最终因脑干缺氧,瞳孔可忽大忽小,终至脑功能衰竭时双侧瞳孔散大。

【治疗】　脑疝形成后,应迅速降颅压治疗,以缓解病情,争取时间,同时迅速完成开颅术前准备,尽快手术去除病因。如难以确诊或虽确诊而病因无法去除时,可选用下列姑息性手术,以降颅压。

1. 侧脑室体外引流术　　经额、眶、枕部快速钻颅或锥颅,穿刺侧脑室并安置硅胶引流管行脑脊液体外引流。此法特别适于严重脑积水患者,这是临床上常用的颅脑手术前的辅助性抢救措施之一。

2. 脑脊液分流术　　脑积水的病例可施行侧脑室-腹腔分流术。导水管梗阻或狭窄者,可选用侧脑室-枕大池分流术或导水管疏通术。

3. 减压术　　小脑幕切迹疝时可采用颞肌下减压术;枕骨大孔疝时可采用枕肌下减压术。重度颅脑损伤致严重脑水肿而颅内压增高时,可采用去骨瓣减压术。以上方法称为外减压术。在开颅手术中可能会遇到脑组织肿胀膨出,此时可将部分"非功能区"脑叶切除,以达到减压目的,称为内减压术。

> **知识拓展**
>
> **脑中心疝**
>
> 　　脑中心疝是指幕上占位性病变压迫中线结构,并使之移位疝出,由此产生临床症状有顺序变化的一组综合征。幕上占位病变压迫脑中线结构,颅脑损伤中因额叶或顶叶脑挫裂伤伴(或不伴)脑内血肿、弥漫性脑肿胀、双侧对称性额颞顶叶挫裂伤伴(或不伴)硬膜下血肿等占位病变及继发性脑水肿压迫脑中线结构,包括背侧丘脑、基底核、三脑室、丘脑下部、上部脑干等并使之向下移位,造成以上组织损害,在临床上表现为一系列生命体征的变化及间脑、中脑、脑桥,最后出现延髓损害的症状。分为:间脑期、中脑-脑桥上部期、脑桥-延髓上部期、延髓期。间脑期是治疗效果好坏的分水岭。

小　结

1. 颅内压增高主要表现为:头痛、恶心呕吐、视盘水肿(颅内压增高三主征),以及意识障碍和生命体征变化等。

2. 脑疝
　　脑疝因严重颅内压增高所致
　　临床表现:取决于脑疝累及的解剖结构,小脑幕切迹疝的临床表现:颅内压增高的症状,眼部表现,运动障碍,意识改变,生命体征紊乱;枕骨大孔疝的临床表现:脑脊液循环通路被堵塞,颅内压进一步增高,患者剧烈头痛,频繁呕吐。由于延髓的呼吸中枢受损,患者早期可突发呼吸骤停。但患者的意识状况保持清醒,瞳孔很少发生变化
　　治疗原则:脑疝形成后,应迅速降颅压治疗,以缓解病情,争取时间,同时迅速完成开颅术前准备,尽快手术去除病因;如难以确诊或虽确诊而病因无法去除时,可选用姑息性手术,以降颅压

【思考题】
(1)试述颅内压增高三主征。
(2)试述小脑幕切迹疝的临床表现。
(3)试述枕骨大孔疝的临床表现。

(武永康)

第十八章 颅脑损伤

学习要点

● **掌握：** ① 原发性脑损伤的发病机制、临床表现、诊断和治疗原则；② 硬膜外血肿的临床表现、诊断和鉴别诊断。

● **熟悉：** 颅骨骨折和颅内血肿的临床表现、诊断和治疗原则。

● **了解：** 头皮损伤的临床表现和治疗原则。

随着社会发展，颅脑损伤（craniocerebral injury）的发生率也不断增加，和平时期仅次于四肢损伤占第二位，而病死率却占首位，且颅脑损伤容易遗留严重残疾，因此应予以积极预防和治疗。

第一节 头皮损伤

一、头皮血肿

按血肿所在解剖层次，头皮血肿（scalp hematoma）包括皮下血肿（subcutaneous hematoma）、帽状腱膜下血肿（subgaleal hematoma）和骨膜下血肿（subperiosteal hematoma）（图 18-1）。头皮皮下层柔韧性略逊于皮层，钝器损伤可致皮下层挫裂出血而形成皮下血肿，其范围大多局限，伤后因血肿周围组织肿胀，可致血肿中间柔软而周边较坚韧，触及感觉与凹陷性骨折相似，而致误诊，有时需做颅骨 X 线检查以资鉴别。帽状腱膜下层组织疏松，该层组织损伤形成血肿可蔓延至全头部，小儿出血足可导致贫血甚至休克。由于骨膜在颅缝处与颅缝纤维相连，因此骨膜下血肿不能跨越骨缝。

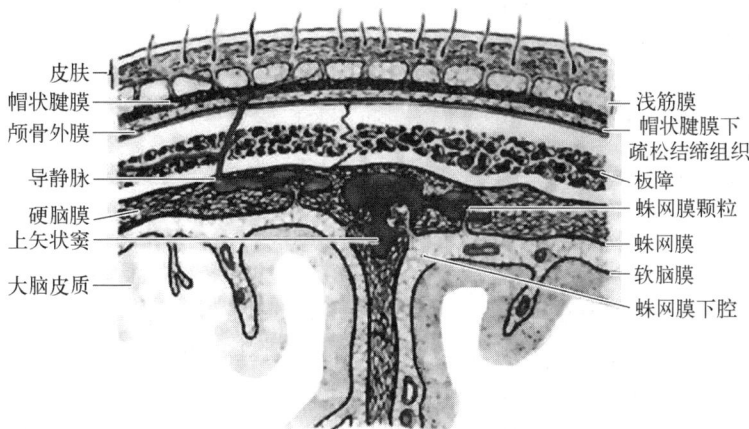

图 18-1 头皮各层示意图

较小的头皮血肿经 1～2 周左右多可自行吸收，大型血肿则需 4～6 周才吸收。对血肿适当加压包扎可防止血肿扩大，一般不采用穿刺抽吸，以免感染。少数头皮血肿可以因血肿机化形成皮下结节，如其妨碍容貌可予以手术切除。诊治头皮损伤时，应注意有无颅骨和脑组织损伤。

二、头皮裂伤

由于头皮血管丰富,且头皮纤维分隔阻碍血管收缩,因此头皮裂伤(scalp laceration)后出血较多。伤后可暂时压迫止血、清创缝合。由于头皮血供丰富,不易感染,所以一期缝合时限可适当放宽。诊治头皮裂伤也应注意有无颅骨和脑损伤。

三、头皮撕脱伤

头皮撕脱伤(scalp avulsion)多因长发卷入机器所致。头皮大片撕脱可因大量失血或剧烈疼痛而休克。伤后应立即压迫止血,及早清创。如头皮创缘整齐,血管条件较好可行头皮小血管吻合、原位回植,但成活率很低,多数患者需待创面肉芽组织形成后行中厚皮片植皮术。若骨膜已撕脱者,需行颅骨外板上多点钻孔,待板障长出肉芽组织并覆盖外板后行中厚皮片植皮。

第二节 颅骨损伤

颅骨骨折(skull fracture)指颅骨受暴力作用所致颅骨结构改变。由于颅骨骨折提示伤者受暴力较重,应注意有无合并脑损伤。颅骨骨折按其部位分为颅盖骨折(fracture of skull vault)与颅底骨折(fracture of skull base);按骨折形态分为线形骨折(linear fracture)与凹陷性骨折(depressed fracture);按骨折与外界是否相通,分为开放性骨折(opend fracture)与闭合性骨折(closed fracture)。开放性骨折和累及气窦的颅底骨折有可能并发颅内感染或骨髓炎。

一、线 形 骨 折

头颅遭受暴力作用颅骨呈线样裂开,骨折线可局限于颅盖部,也可延伸至颅底。颅盖骨线形骨折发生率最高,X线检查可确诊,骨折本身无须特殊处理,但应注意其并发损伤,如着力点处可能存在脑损伤、骨折线通跨越脑膜血管压迹或静脉窦处可能形成硬脑膜外血肿、骨折线通过气窦者可导致颅内积气。临床需要密切观察,必要时CT检查。

颅底线形骨折多为颅盖骨折延伸至颅底所致,也可因间接暴力造成。临床主要表现为出血或瘀斑、脑神经损伤及特征性症状。如若骨膜和硬脑膜同时损伤,则会有脑脊液漏,这时实际属于开放性脑损伤。

1. 颅前窝骨折(fracture of anterior fossa) 骨折累及筛骨和眶顶,表现为鼻腔流血或溢液、眼眶软组织青紫("熊猫眼"征)、球结膜下淤血。若筛板或视神经管骨折,可合并嗅神经或视神经损伤。

2. 颅中窝骨折(fracture of middle fossa) 骨折累及蝶骨表现为鼻出血或合并脑脊液鼻漏,CSF经蝶窦由鼻孔流出;若累及颞骨岩部,可表现为脑脊液耳漏,若鼓膜完整,脑脊液则经咽鼓管流至鼻咽部,易与颅前窝骨折CSF漏相混淆,常合并第Ⅶ、Ⅷ脑神经损伤;若累及蝶骨和颞骨的内侧部,则可损伤Ⅱ、Ⅲ、Ⅳ、Ⅴ、Ⅵ脑神经。若骨折伤及颈内动脉海绵窦段形成动静脉瘘,则眼静脉血流动脉化,出现搏动性突眼及颅内杂音。破裂孔或颈内动脉管处的骨折撕破颈内动脉可发生致命性耳鼻出血。

3. 颅后窝骨折(fracture of posterior fossa) 骨折累及颞骨岩部后外侧时,因局部皮下筋膜较厚,乳突处皮下瘀斑多在伤后1~2日出现(Battle征);若累及枕骨基底部,可在伤后数小时出现枕下部肿胀及皮下淤血斑。后颅窝骨折可合并后组(Ⅸ~Ⅻ)脑神经损伤。

由于颅底骨折具有特征性临床表现,而X线检查仅有30%~50%能显示骨折线,故诊断颅底骨折主要依据临床表现。X-R检查及CT检查如显示颅内积气,则提示颅底骨折可能,CT检查还能清晰显示骨折特征、视神经及脑损伤等情况。有时CSF漏需与鼻涕相鉴别,做漏出液含糖量检测,CSF含糖,而鼻涕无糖,据此做鉴别。

颅底骨折本身无须特殊治疗,漏口大多在伤后1~2周内自愈。若合并CSF漏,应给予抗生素预防感染,一般不做堵塞或冲洗,也不做腰穿,以防颅内感染,同时应取头高位卧床,避免用力咳嗽、打喷嚏和擤鼻涕,若CSF漏超过1个月以上,可考虑行硬脑膜瘘口修补。对伤后视力减退者,应行视神经管薄层CT扫描,如为碎骨片挫伤或血肿压迫视神经者,应争取12 h内行视神经探查减压术。同时还应注意有无脑损伤及颅内血肿形成。

二、凹 陷 性 骨 折

凹陷性骨折好发于额骨及顶骨,多呈全层凹陷,也可见只有内板凹陷者。成人凹陷性骨折多为粉碎性骨折,婴幼儿可呈"乒乓球"样凹陷骨折。CT 检查及骨折部位的切线位 X-R 检查,可显示骨折凹陷深度。也应警惕凹陷性骨折往往并发脑损伤及颅内血肿。

轻微的凹陷性骨折无须手术复位,当出现下列情形时,应行手术治疗:① 合并脑损伤或大面积骨折片下陷致颅内压增高,CT 示中线结构移位,有脑疝可能者,应行急诊开颅去骨瓣减压术;② 因骨折片压迫造成神经功能障碍,如偏瘫、癫痫等,应行骨折片复位或取除手术;③ 在非功能区的小面积凹陷骨折,深度虽超过 1 cm 但无颅内压增高者,为相对适应证,可考虑择期手术;④ 位于大静脉窦处的凹陷性骨折,如未引起神经体征或颅内压增高,即使凹陷较深也不宜手术;必须手术时,应做好处理大出血的准备;⑤ 开放性粉碎性骨折,碎骨片易致感染,须全部取除;硬脑膜破裂者应予缝合或修补。

第三节 脑 损 伤

一、分 类

脑损伤有多种分类。按伤后脑组织与外界是否相通,可分为开放性脑损伤(open brain injury)和闭合性脑损伤(close brain injury)两类,前者多由锐器或火器直接造成,同时有头皮裂伤、颅骨骨折和硬脑膜破裂,有脑脊液漏;后者为头部接触较钝物体或间接暴力所致,脑组织与外界不相交通,无脑脊液漏。按伤后脑损伤发生时间可分为原发性脑损伤(primary brain injury)和继发性脑损伤(secondary brain injury),原发性脑损伤是指暴力作用于头部时立即发生的脑损伤,主要有脑震荡、脑挫裂伤及原发性脑干损伤等;继发性脑损伤指受伤一定时间后出现的脑受损病变,主要有脑水肿和颅内血肿。按致伤方式可以分为冲击伤和对冲伤,颅脑受暴利打击后,打击物接触点处的脑损伤称为冲击伤,头颅受力点对侧也可发生脑损伤,这种损伤称为对冲伤。

二、闭合性脑损伤的机制

闭合性脑损伤致伤机制甚为复杂,通过分析头部撞击于静止物体致伤过程可了解其致伤机制。当运动的头部撞击于静止的物体如墙壁时,头与墙的接触点产生接触力,接触点处凹陷骨折或颅骨的急速内凹和弹回,导致局部脑组织损伤,此处损伤为冲击伤。头部撞墙后颅骨瞬间减速,而脑组织因惯性力和自身弹性作用,使脑组织在颅内急速移位,与着力点对侧颅壁相撞导致脑损伤,这称为对冲伤,另外,脑组织与颅底摩擦及受大脑镰、小脑幕牵扯,可同时导致多处或弥散性脑损伤。若静止头部受运动物体打击,受伤时头部没有移位,则仅受接触力影响;若头部受打击后加速,同样可以产生对冲性损伤。大而钝的物体打击静止头部撞击时,除产生接触力外,同时引起头部的加速运动而产生惯性力;小而锐的物体打击头部时,其接触力可能足以造成颅骨骨折和脑损伤,但其能量因消耗殆尽,已不足以引起头部的加速运动(图18-2)。

单由接触力造成的脑损伤,其范围一般较为固定和局限,可无早期昏迷表现;而由惯性力引起的脑损伤则甚为分散和广泛,常有早期昏迷表现。如跌倒时枕部着地引起的额极、颞极及其底面的脑损伤,属对冲伤。实际上,由于颅前窝与颅中窝的凹凸不平,各种不同部位和方式的头部外伤,均易在额极、颞极及其底面发生惯性力的脑损伤。

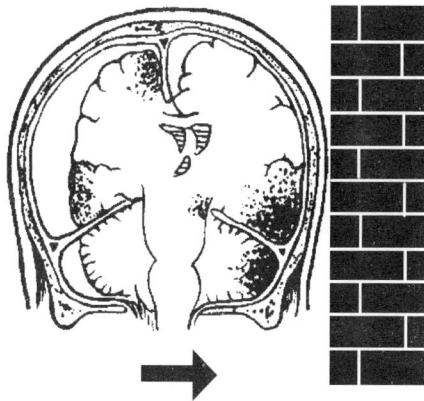

图18-2 运动的头颅撞击于静止物体时的脑损伤机制

粗箭头表示头部运动的方向

三、原发性脑损伤和继发性脑损伤

原发性脑损伤是指伤当时立即出现症状和体征的脑损伤,伤后不再继续加重。继发性脑损伤则是在受伤一段时间之后出现症状和体征,这个时间的长短依病变性质和发展速度而定,一般呈进行性加重的趋势;若受伤当时已出现症状和体征,伤后仍进行性加重,也系继发性脑损伤所致。

1. 脑震荡(cerebral concussion)　　表现为一过性的脑功能障碍,无肉眼可见的神经病理改变,光学显微镜下可见神经组织结构紊乱,原子力显微镜下可见细胞膜穿孔等超微结构改变。主要表现为受伤当时立即出现短暂意识障碍,可为神志不清或完全昏迷,持续数秒或数分钟,一般不超过半小时。清醒后大多不能回忆受伤时情况,称为逆行性遗忘。较重者在意识障碍期间可有皮肤苍白、出汗、血压下降、心动徐缓、呼吸浅慢、肌张力降低、各生理反射迟钝或消失等表现,但随着意识的恢复很快趋于正常。醒后可能出现头痛、头昏、恶心、呕吐等症状,但大多历时不久即可自行好转。患者清醒后神经系统检查无异常,脑脊液检查无红细胞,CT 检查也无异常。

2. 弥散性轴突损伤(diffuse axonal injury)　　属于惯性力所致的弥散性脑损伤,由于脑的扭曲变形,脑内产生剪切力或牵拉作用,造成脑白质广泛性轴突损伤。病变主要分布于脑的中轴部位,如大脑半球、胼胝体、小脑或脑干,可与脑挫裂伤合并存在。显微镜下所见为轴突断裂的结构改变,病理切片检查可见断端回缩形成的圆形"回缩球"。由于广泛的轴突断裂使皮层与皮层下中枢神经冲动传导障碍,伤后即刻昏迷且持续较久。若损伤累及脑干,可见一侧或双侧瞳孔散大、光反应消失、同向凝视等。神志好转后,可因继发脑水肿而再次昏迷。CT 或 MRI 检查可见大脑皮质与髓质交界处、胼胝体、脑干、内囊区域或三脑室周围有多个点状或小片状出血灶。

3. 脑挫裂伤(cerebral contusion and laceration)　　脑挫裂伤是脑挫伤和脑裂伤的统称。脑挫伤是指脑组织损伤较轻,软脑膜尚完整者;脑裂伤指软脑膜、血管和脑组织同时有破裂,伴有外伤性蛛网膜下隙出血。由于两者常常并存,临床也难以区分,故通常合称为脑挫裂伤。脑挫裂伤可为单发,亦可多发,好发于额极、颞极及其底面。显微镜下,伤灶中央为血块,周边是碎烂的脑组织及星芒状出血。脑挫裂伤后继发脑水肿,可于伤后早期发生,3~7 d 达高峰,重者可致颅内高压甚至形成脑疝,轻者可逐渐自行消退。伤灶日后可形成软化灶、瘢痕、囊肿,或与硬脑膜粘连,诱致癫痫发作。如蛛网膜与软脑膜粘连,妨碍脑脊液吸收,可形成外伤性脑积水。广泛的脑挫裂伤可在数周以后形成外伤性脑萎缩。

【脑挫裂伤临床表现】　　① 立即出现意识障碍,其程度和持续时间与损伤轻重相关,大多持续半小时以上,重症者可长期昏迷,但范围局限的脑挫裂伤甚至可无意识障碍;② 立即出现神经功能障碍或体征,如运动区损伤出现锥体束征、肢体抽搐或偏瘫,语言中枢损伤出现失语等;③ 头痛与恶心呕吐,出现脑膜刺激征,这与颅高压、自主神经功能紊乱或外伤性蛛网膜下隙出血等有关,脑脊液检查见有红细胞;④ 颅内压增高与脑疝,因继发脑水肿或颅内血肿所致,此时意识障碍或瘫痪程度有所加重,或意识好转或清醒后再发意识障碍,体检见血压升高、心率减慢、瞳孔不等大及锥体束征阳性等。CT 检查见伤灶低密度区内有散在的点、片状高密度出血灶影,伤灶周边见低密度水肿影;还可见脑室受压及中线结构移位等占位效应(图 18-3)。

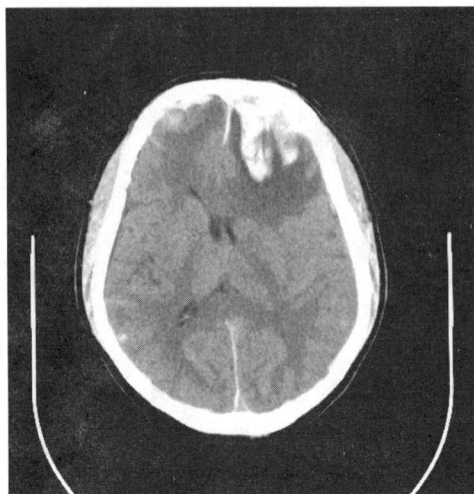

图 18-3　双额叶脑挫裂伤伴脑内血肿形成 CT
急性出血表现为点、片状高密度影,脑水肿表现为伤灶周边低密度影

4. 原发性脑干损伤(primary brain stem injury)　　单纯的原发性脑干损伤少见,其常与弥散性脑损伤并存。病理变化可见脑干神经组织结构紊乱、轴突裂断、挫伤或软化等。主要表现为受伤当时立即昏迷,且程度较深,持续较久,但不伴有颅内压增高表现。其昏迷原因与脑干网状结构受损、上行激活系统功能障碍有关。瞳孔不等、极度缩小或大小多变,对光反应无常;眼球位置不正或同向凝视;出现病理反射、肌张力增高、中枢性瘫痪等锥体束征及去大脑强直等。损伤若累及延髓,则出现严重的呼吸循环功能紊乱。MRI 较 CT 更有助于明确损伤性质和严重程度。

5. 下丘脑损伤(hypothalamus injury)　　单纯下丘脑损伤也很少见,其常与弥散性脑损伤并存。下丘脑损伤主要表现为早期出现意识或睡眠障碍、高热或低温、尿崩、水与电解质紊乱、消化道出血及急性肺水肿等。继发性下丘脑损伤同样也可出现上述症状,只是发生时间稍晚。

四、颅 内 血 肿

外伤性颅内血肿(traumatic intracranial hematoma)在颅脑损伤中占 8%～10%。血肿形成后可引起颅内压增高甚至发生脑疝导致死亡,需予及时处理。按血肿的来源和部位可分为硬脑膜外血肿(epidural hematoma)、硬脑膜下血肿(subdural hematoma)及脑内血肿(intracerebral hematoma)等。血肿常与原发性脑损伤相伴发生,也可单独发生。按血肿引起颅内压增高或早期脑疝症状所需时间分为三型:72 h 以内者为急性型,3 d～3 周者为亚急性型,超过 3 周者为慢性型。

1. 硬脑膜外血肿　硬膜外血肿的形成与颅骨损伤有密切关系,骨折或颅骨的短暂变形撕破位于骨沟内的硬脑膜动脉或静脉窦引起出血,或骨折的板障出血,血液积聚于颅骨与硬脑膜之间,随着血肿的增大,形成新的剥离面,其出血使得血肿进一步扩大。由于颅盖部的硬脑膜与颅骨附着较松,而颅底部硬脑膜与颅骨附着紧密,所以硬脑膜外血肿多见于颅盖部。血肿形成至出现临床症状,与原发损伤程度、损伤部位、出血速度、代偿功能而异,一般成人幕上达 20～40 mL、幕下达 10 mL 时,即可出现颅压增高症状。出血来源以脑膜中动脉最常见,其主干或前支的出血速度快,可在 6～12 h 或更短时间内出现症状,而静脉窦或板障出血者出现症状较晚,可表现为亚急性或慢性型。血肿部位最常发生于颞区,多为单发,少数病例可为多发血肿,血肿位于同侧、双侧、幕上、幕下不同部位。

【硬脑膜外血肿临床表现/诊断】

(1) 头部外伤史:颞部或颅盖部直接暴力容易引起硬膜外血肿,受伤局部可有头皮血肿。

(2) 意识障碍:硬脑膜外血肿患者"典型"意识障碍特征为:昏迷→清醒→再昏迷。伤后即刻发生的昏迷是原发脑损伤所致,如若原发损伤较轻,患者逐渐清醒,昏迷一般不超过 30 min。随着血肿增大引发脑疝,则导致再次昏迷。因此,由于损伤程度和血肿形成的速度不同,意识障碍可有多种表现形式,这种"典型"意识障碍只有在原发性脑损伤很轻(如脑震荡或轻度脑挫裂伤)、血肿形成又不是太快时才会见到。如果原发性脑损伤较重,或血肿形成较为迅速,则见不到中间清醒期,或仅有短暂意识好转;亦有少数血肿可在无原发性脑损伤或局限性脑挫裂伤的情况下发生,不出现原发脑损伤导致的意识障碍,只在血肿引起脑疝时才昏迷。患者大多在昏迷之前先有颅高压症状加重,表现为剧烈头痛、反复呕吐、烦躁不安或嗜睡、遗尿等,此时应高度警惕脑疝形成。

(3) 瞳孔改变:小脑幕切迹疝发生时,初始动眼神经受刺激致患侧瞳孔缩小,对光反应迟钝,继而动眼神经受压麻痹,表现为瞳孔散大、对光反应消失、眼睑下垂,随着病情恶化,对侧瞳孔亦随之扩大。颅前窝骨折致动眼神经损伤,也表现为瞳孔散大,但在伤后即刻出现,且间接对光反应存在。视神经受损也表现为瞳孔散大,但间接对光反应存在,无眼球运动障碍或眼睑下垂。枕骨大孔疝只在脑功能衰竭时才表现为双侧瞳孔散大。

(4) 锥体束征:早期出现的一侧肢体肌力减退,如无进行性加重表现,可能是脑挫裂伤的局灶体征;如果是稍晚出现或早期出现而有进行性加重,则应考虑为血肿引起脑疝或血肿压迫运动区所致。去大脑强直为脑疝晚期表现。

(5) 生命体征变化:常为进行性血压升高、心率减慢、呼吸深慢、体温升高。随着颅压增高,可先引发小脑幕切迹疝,继而再出现枕骨大孔疝,引发呼吸循环障碍。额区或枕区的血肿也可不经历小脑幕切迹疝而直接发生枕骨大孔疝,表现为一旦昏迷,迅即发生瞳孔散大和呼吸骤停。

影像学检查:X 线检查可发现骨折线跨过脑膜血管压迹或静脉窦。CT 检查表现为颅骨内板与脑表面之间双凸镜形高密度影。CT 检查还可明确血肿部位、血肿量、脑组织受压程度等情况(图 18-4)。

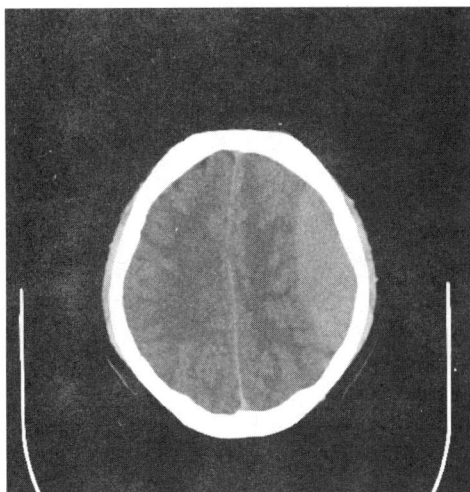

图 18-4　左颞顶部急性硬脑膜外血肿 CT
颅骨内板与硬脑膜之间双凸镜形高密度影

2. 硬脑膜下血肿　　硬脑膜下血肿指血肿积聚于硬脑膜下腔者,为颅内血肿中最常见类型。由于急性与慢性硬膜下血肿形成机制与临床表现有很大差异,故分别叙述。

(1) 急性硬脑膜下血肿(acute subdural hematoma):此血肿根据其是否伴有脑挫裂伤而分为复合性血肿和单纯性血肿。复合性血肿的出血来源可为脑挫裂伤所致的皮层动脉或静脉破裂,也可由脑内血肿穿破皮层流到硬脑膜下腔。此类血肿大多由对冲性脑挫裂伤所致,好发于额极、颞极及其底面。单纯性血肿不伴有脑挫裂伤,为桥静脉损伤出血所致,较为少见,血肿较广泛地覆盖于大脑半球表面。

1) 急性硬脑膜下血肿临床表现/诊断:急性硬脑膜下血肿大多源自脑挫裂伤皮层血管破裂出血,由于并发脑挫裂伤及脑水肿,病情大多较重。如脑挫裂伤较重或血肿形成较快,原发脑损伤昏迷和脑疝所致昏迷相互重叠,表现为意识障碍进行性加深,不出现中间清醒期,颅内压增高与脑疝的其他征象也多在1～3 d 内进行性加重。如脑挫裂伤相对较轻,血肿形成速度较慢,则可有意识好转期存在,其颅内压增高与脑疝的征象可在受伤 3 d 以后出现。少数单纯性硬脑膜下血肿,出血源自桥静脉损伤,因不伴有脑挫裂伤,其意识障碍过程与硬脑膜外血肿相似。

2) CT 检查:颅骨内板与脑表面之间出现高密度、等密度或混合密度的新月形或半月形影。

(2) 慢性硬脑膜下血肿(chronic subdural hematoma):出血来源和发病机制尚不完全清楚。该病好发于 50 岁以上老人,仅有轻微头部外伤或没有明确外伤史,有些患者原本患有血管性或出血性疾病。血肿可发生于一侧或双侧大脑凸面,介于硬脑膜和蛛网膜之间,形成完整包膜(图 18-5)。血肿增大缓慢,一般在 2～3 周后逐渐出现颅内压增高和脑受压症状。一种学说认为,老年患者因脑萎缩,颅内空间相对增大,头部轻微外伤导致脑与颅骨产生相对运动,损伤上矢状窦旁的桥静脉而出血。血液积聚于硬脑膜下腔,引起硬脑膜内层发生炎性反应形成血肿包膜,而新生包膜可产生组织活化剂释入血肿腔,使局部纤维蛋白溶解过多,纤维蛋白降解产物升高,后者的抗血凝作用使血肿腔内凝血机制失效,因而包膜新生毛细血管不断出血及血浆渗出,从而使血肿逐步扩大。而血肿的占位效应又导致脑供血不全和脑萎缩进一步加重。早期包膜较薄,晚期包膜可增厚,甚至钙化或骨化。因此,应及早做血肿引流以解除脑组织受压,及早手术可使受压脑叶易于复位而痊愈。

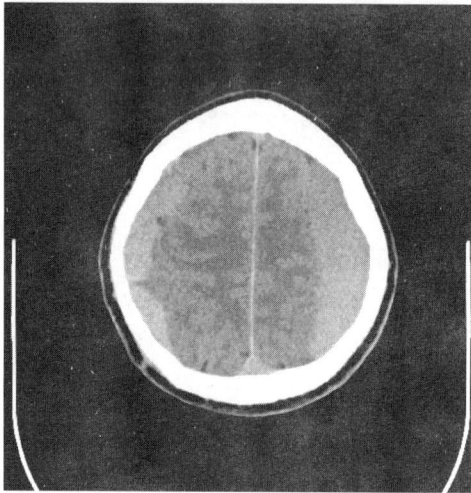

图 18-5　慢性硬脑膜下血肿 CT
双侧侧额颞顶部新月状等密度影

1) 慢性硬脑膜下血肿临床表现/诊断

A. 慢性颅内压增高症状:如头痛、恶心、呕吐和视盘水肿等。

B. 局灶症状和体征:因血肿压迫而出现轻偏瘫、失语和局限性癫痫等。

C. 脑功能减退症状:如智力障碍和记忆力减退、精神失常等。

该病易误诊为神经症、老年性痴呆、高血压脑病、脑血管意外或颅内肿瘤等。中老年人,不论有无头部外伤史,如有上述临床表现时,应想到该病可能。

(2) CT 检查:表现为颅骨内板下低密度新月形、半月形或双凸镜形影,少数也可呈现高密度、等密度或混杂密度影,这与血肿腔内的凝血机制和病程有关,还可见到脑萎缩及包膜的增厚与钙化等(图 18-5)。

3. 脑内血肿　　浅部脑内血肿出血源自脑挫裂伤血管破裂出血,血肿位于损伤灶附近;深部脑内血肿多见于老年人,血肿位于白质深部,出血源自白质内血管断裂出血,而局部皮层可无明显挫伤。

临床表现与原发性脑损伤部位、程度和血肿形成的速度相关,血肿较大者以进行性意识障碍加重为主,与急性硬脑膜下血肿甚为相似。

CT 检查:在脑挫裂伤灶附近或脑深部白质内可见圆形或不规则高密度影,其周边见低密度水肿区。

4. 脑室内出血与血肿　　外伤性脑室内出血(traumatic intraventricular hemorrhage),出血多源自脑室旁脑组织破裂或室管膜下静脉破裂出血。出血缓慢而量小者,可被脑脊液稀释而不凝固,出血量较大者可以形成血肿。

病情常较复杂严重,既有原发性脑损伤及一般颅内血肿床表现,还有两个特点,一是脑脊液循环通路容易堵塞而发生脑积水,出现急性颅高压症状,二是脑室血液刺激可引起高热反应。单纯脑室出血则缺乏局灶症状或体征。CT检查可见脑室扩大、脑室角圆钝,脑室内见略高或高密度影。

5. 迟发性外伤性颅内血肿(delayed traumatic intracranial hematoma) 迟发性血肿是指:既往检查无血肿而以后检查发现了血肿,或原无血肿的部位发现了新的血肿。迟发血肿的形成可能是:受伤但尚未破裂的血管在继发性损伤中受内应力或组织缺氧等因素作用而破裂。

迟发性外伤性颅内血肿临床表现:在原发损伤后早期病情相对平稳,之后又出现进行性意识障碍加重等颅内压增高的表现。迟发性血肿的确诊依靠多次CT检查的对比。迟发性血肿的形成多见于伤后24 h内,可发生在脑内、硬脑膜下或硬脑膜外,以脑内迟发性血肿较为常见。

五、开放性脑损伤

开放性脑损伤是指脑组织与外界相交通的损伤。由于伤口开放,失血较多,容易形成失血性休克,也容易发生颅内感染。

开放性脑损伤的临床表现、诊断和处理与闭合性脑损伤相似,但是针对其特点,要注意防治失血性休克,彻底清创,尽量缝合硬脑膜,将开放性伤口转为闭合性伤口,选用能够透过血脑屏障的抗生素预防感染。

六、脑损伤的处理原则

脑损伤的处理重点是减轻继发性脑损伤,预防和有效处理脑疝。

1. 病情观察 动态病情观察是鉴别原发性与继发性脑损伤的必需手段,是预防和有效处理脑疝的前提,也是调整治疗方案和判断预后的依据。

(1)意识:意识障碍程度可以大致反映脑损伤程度的轻重。脑干受损、皮质或轴索弥散性受损或背侧丘脑、下丘脑的受损等,均可引起意识障碍,而意识障碍出现的迟早和有无继续加重,可作为区别原发性和继发性脑损伤的重要依据。

传统的方法将意识分为清楚、模糊、浅昏迷(半昏迷)、昏迷和深昏迷五个级别。意识模糊是指对外界反应能力降低,语言与合作能力减低,但尚未完全丧失,可有淡漠、迟钝、嗜睡、语言错乱、定向障碍、躁动、谵妄和遗尿等。浅昏迷指对语言已完全无反应(重的意识模糊尚保存呼之能应或呼之能睁眼这种最低限度的合作)、对痛觉尚敏感,痛刺激(如压迫眶上神经)时,能用手做简单的防御动作,或有回避动作,或仅能表现皱眉。昏迷指痛觉反应已甚迟钝、随意动作已完全丧失的意识障碍阶段,可有鼾声、尿潴留等表现,瞳孔对光反应与角膜反射尚存在。深昏迷时对痛刺激的反应完全丧失,双瞳散大,对光反应与角膜反射均消失,可有生命体征紊乱。

由于传统分级各级界限颇难区分,且每级本身还有程度差异,所以实际应用还有诸多不便。而Glasgow昏迷评分法,因其简单易行,已被广泛应用。该评分法依据睁眼、语言和运动状态分别评分,以三者的积分表示意识障碍程度,以资比较。最高为15分,表示意识清楚;8分以下为昏迷,最低为3分(表18-1)。

表 18-1 Glasgow 昏迷评分法

睁眼反应	评分	言 语 反 应	评分	运 动 反 应	评分
能自行睁眼	4	能对答,* 定向正确	5	能按吩咐完成动作	6
呼之能睁眼	3	能对答,* 定向有误	4	刺痛时能定位,手举向疼痛部位	5
刺痛能睁眼	2	胡言乱语,不能对答	3	刺痛时肢体能回缩	4
不能睁眼	1	仅能发音,无语言	2	刺痛时双上肢呈过度屈曲	3
		不能发音	1	刺痛时四肢呈过度伸展	2
				刺痛时肢体松弛,无动作	1

* 定向,指对人物、时间和地点的辨别

(2)瞳孔:发生小脑幕切迹疝时,患侧瞳孔先缩小,继而进行性散大;动眼神经、视神经损伤也可引起瞳孔散大,可以通过检查间接对光反应进行鉴别;脑干损伤时瞳孔大小多变;某些药物或剧痛、惊骇也会影响瞳孔大小,鉴别时需要做具体分析。

(3) 神经系体征:原发性脑损伤引起的偏瘫等局灶体征,在受伤当时已经出现,且不再继续加重;继发性脑损伤如颅内血肿或脑水肿引起者,可在伤后逐渐出现,若继发损伤严重,可出现颅内高压症状甚至发生脑疝。

(4) 生命体征:颅内高压时患者心率减慢、血压升高、呼吸深慢,若发生小脑幕切迹疝,意识障碍加深和瞳孔变化,而枕骨大孔疝可无明显的意识障碍和瞳孔变化而突然呼吸停止。脑干损伤可于受伤早期出现呼吸、循环改变。开放性脑损伤伴出血性休克可有血压、脉搏改变。

(5) 其他:患者头痛加剧并出现烦躁不安,可能为颅内压增高或脑疝先兆;原先清醒者睡眠中遗尿,应视为已有意识障碍;患者躁动时,脉率未见相应增快,可能已有脑疝存在;患者自主翻身减少、呕吐时不能自行改变头位,均提示伤情加重。

2. 特殊监测

(1) CT检查:多次CT复查可以了解颅内血肿、水肿的动态变化,评价和调整治疗方案,判断患者预后。MRI检查对明确脑干损伤更具优势。

(2) 颅内压监:颅压监测可以直接观察颅内压变化,评价颅内压增高程度。颅内压在2.0~2.67 kPa(1 kPa=7.5 mmHg=102.3 mmH$_2$O)为轻度增高;2.67~5.33 kPa为中度增高;5.33 kPa以上为重度增高。平均动脉压与颅内压之差为脑灌注压。一般应保持颅内压低于2.67 kPa,脑灌注压须在6.67 kPa以上。颅内压可以作为手术指征的参考:颅内压呈进行性升高表现,有颅内血肿可能,提示需手术治疗;颅内压稳定在2.67 kPa(270 mmH$_2$O)以下时,提示无须手术治疗;颅内压可作为预后判断指标,经各种积极治疗颅内压仍持续在5.33 kPa(530 mmH$_2$O)或更高,提示预后极差。

(3) 脑诱发电位:可分别反映脑干、皮质下和皮质等不同部位的功能情况,对确定受损部位、判断病情严重程度和预后等有帮助。

3. 颅脑损伤的急诊处理原则 为方便制订诊疗常规、评价疗效和判断预后,现通常依据Glasgow昏迷评分对患者分类:GCS 13~15分,昏迷时间在30 min以内者为轻型损伤;GCS 8~12分,昏迷时间为30 min至6 h者为中型损伤;GCS 3~7分,昏迷超过6 h者为重型损伤。

(1) 轻型:留院观察24 h,警惕迟发性颅内血肿可能。

(2) 中型:住院意识清楚者观察48~72 h,做好随时手术的准备。

(3) 重型:住院严密观察,积极处理高热、躁动、癫痫、颅内压等,维持内环境稳定和脑灌注压,有手术指征者尽早手术;已有脑疝时,先予以20%甘露醇250 mL及呋塞米40 mg静脉注射,立即手术。

4. 昏迷患者的护理与治疗 重症患者长期昏迷容易发生各种并发症,保持内外环境的稳定,防止各种并发症,减轻继发性脑损伤,可望改善预后。

(1) 保持呼吸道通畅:及时清除呼吸道分泌物,避免呕吐物误吸。深昏迷者须抬起下颌,或将口咽通气管放入口咽腔,以免舌根后坠阻碍呼吸;估计在短时间内不能清醒者,宜尽早行气管插管或气管切开;呼吸减弱潮气量不足者,应及早用呼吸机辅助呼吸。

(2) 头位与体位:头部抬高15°有利于脑部静脉回流,有助于防止脑水肿。定时翻身,不断变更身体与床褥受力的部位,以免发生褥疮。

(3) 营养支持:营养障碍会降低机体的免疫力和修复功能,使易于发生或加剧并发症。早期采用肠道外营养,如静脉滴注20%脂肪乳剂、7%氨基酸、20%葡萄糖与胰岛素及电解质、维生素等,以维护需要;待肠蠕动恢复后,即可采用肠道内营养逐步代替静脉途径,通过鼻胃管或鼻肠管给予每日所需营养;超过1个月以上的肠道内营养,可考虑行胃造瘘术,以避免鼻、咽、食管的炎症和糜烂。肠道内营养通常以酪蛋白、植物油、麦芽糖糊精为基质,含各种维生素和微量元素,配制成4.18 kJ/mL。总热量和蛋白质,成人每日约2 000 kcal和10 g氮的供应即可,有高热、感染、肌张力增高或癫痫时,须酌情增加。

(4) 预防尿潴留:长期留置导尿管容易并发泌尿系统感染,故尽可能采用非导尿方法,在膀胱尚未过分膨胀时,用热敷、按摩来促使排尿;导尿需严格执行无菌操作,并尽早拔除导尿管,需要长期导尿者,可考虑行耻骨上膀胱造瘘术,以减轻泌尿系感染。

(5) 促苏醒:关键在于早期防治脑水肿和及时解除颅内压增高,并避免缺氧、高热、癫痫、感染等;可酌情选用胞磷胆碱、醋谷胺、氯脂醒、克脑迷及能量合剂等药物或高压氧舱治疗。

5. 脑水肿的治疗

(1) 脱水疗法：主要适用于病情较重、有脑水肿及颅高压表现者。常用脱水剂：① 20％甘露醇可迅速提高血浆晶体渗透压，按每次 0.5～1 g/kg(成人每次 250 mL)静脉快速滴注，于 15～30 min 内滴完，依病情轻重每 6 h,8 h 或 12 h 重复一次；② 呋塞米属利尿性脱水剂，20～60 mg,静脉或肌内注射，每 8～12 h 一次，与甘露醇联合应用，可增强疗效，两者可同时或交替使用；③ 20％人体白蛋白可迅速提高血浆胶体渗透压，与呋塞米联合应用，可保持正常血容量，不引起血液浓缩，成人用量 100 mL/次,静脉滴注，每日可使用 1～2 次。

在应用脱水疗法过程中，须适当补充液体与电解质，维持正常尿量，维持良好的外周循环和脑灌注压，并随时监测血电解质、血细胞比容、酸碱平衡及肾功能等。应用甘露醇时，可能出现血尿，此时需更换其他脱水剂。高渗性脱水剂可致一过性的血容量增加而使隐匿型心脏病患者发生心力衰竭，需注意防治。

(2) 激素：皮质激素用于重型脑损伤，其防治脑水肿的作用不甚确定，如若使用，以尽早短期使用为宜。一般用法：地塞米松成人量 5 mg 肌内注射，6 h 一次，或 20 mg/d 静脉滴注，一般用药 3 d。用药期间可能发生消化道出血或加重感染，宜同时应用 H_2 受体拮抗剂如雷尼替丁，应用大剂量抗生素防治感染。

(3) 过度换气：给予肌松弛剂后，借助呼吸机做控制性过度换气，使血 $PaCO_2$ 降低，促使脑血管适度收缩，从而降低颅内压。仅适于某些特殊情况下短暂应用，如脑充血导致的颅内压增高、已证实有持续性颅内压增高但其他措施无效者。$PaCO_2$ 宜维持在 30～35 mmHg 之间(正常为 35～45 mmHg),不可低于 25 mmHg,以免引起脑缺血。

(4) 其他：曾用于临床的尚有氧气治疗、亚低温治疗、巴比妥治疗等，可酌情选用。

6. 手术治疗

(1) 开放性脑损：原则上须尽早行清创缝合，尽量修复硬脑膜，将开放性伤口转为闭合性伤口。应争取 6 h 内清创缝合，但在应用抗生素的前提下，72 h 内尚可行清创缝合。术前须仔细检查，分析伤口、伤道情况。清创由浅而深，逐层进行，彻底清除碎骨片、头发等异物，吸出脑内或伤道内的凝血块及碎裂的脑组织，彻底止血。为避免增加脑损伤，对深在或分散的金属异物可暂不取出。

(2) 闭合性脑损伤：闭合性脑损伤的手术主要是针对颅内血肿或重度脑挫裂伤合并脑水肿引起的颅内压增高和脑疝，其次为颅内血肿引起的局灶性脑损害。

不伴有颅高压的颅内血肿可在严密观察和监测下保守治疗，其指征为：① 无意识障碍或颅内压增高症状，或虽有意识障碍或颅内压增高症状但见明显减轻好转；② 无局灶性脑损害体征，且CT检查所见血肿不大(幕上者<40 mL,幕下者<10 mL),中线结构无明显移位(移位<0.5 cm),也无脑室或脑池明显受压情况；③ 颅内压监测压力<2.67 kPa(273 mmH₂O)。但保守治疗的同时，做好手术准备，一旦恶化，及时手术。

颅内血肿的手术指征为：① 意识障碍程度逐渐加深；② 颅内压的监测压力在 2.67 kPa(273 mmH₂O)以上，并呈进行性升高表现；③ 有局灶性脑损害体征；④ 虽无明显意识障碍或颅内压增高症状，但CT检查血肿较大(幕上者>40 mL,幕下者>10 mL),或血肿虽不大但中线结构移位明显(移位>1 cm)、脑室或脑池受压明显者；⑤ 在非手术治疗过程中病情恶化者。颞叶血肿因易导致小脑幕切迹疝，手术指征应放宽；硬脑膜外血肿因不易吸收，也应放宽手术指征。

重度脑挫裂伤合并脑水肿的手术指征为：① 意识障碍进行性加重或已有一侧瞳孔散大的脑疝表现；② CT检查发现中线结构明显移位、脑室明显受压；③ 在脱水等治疗过程中病情恶化者。

凡有手术指征者皆应及时手术，去除颅高压病因，解除脑受压，减轻继发性脑损伤。已经出现一侧瞳孔散大的小脑幕切迹疝征象时，更应力争在 30 min 或最迟 1 h 以内清除血肿或去骨瓣减压。脑疝时间过长则预后不佳。

依据实际情况采用适当手术方法。

1) 开颅血肿清除术：术前CT检查血肿部位明确者，可直接开颅清除血肿，同时找到出血灶行止血处理。

2) 去骨瓣减压术：用于重度脑挫裂伤合并脑水肿者，宜行大骨瓣开颅，清除碎烂脑组织，敞开硬脑膜并去骨瓣减压。对更重的广泛性脑挫裂伤或脑疝晚期已有严重脑水肿者，可行双侧去骨瓣减压术。各种颅内血肿清除后,如预计术后可能发生严重颅高压者,也应行硬脑膜减张缝合和去骨瓣减压术。如术前已发生脑疝的硬脑膜外血肿,血肿清除后即便脑组织暂未复原,也应硬脑膜敞开并去骨瓣减压。

3)脑室引流术:脑室内出血或血肿如合并脑室扩大,应行脑室引流术。脑室内主要为未凝固的血液时,可行颅骨钻孔穿刺脑室置管引流;如脑室血凝块不大,可脑室置管后用尿激酶溶解继续引流;如血凝块很大,可行脑室清除血肿后置管引流。

4)钻孔引流术:对慢性硬脑膜下血肿,可行颅骨钻孔,切开硬脑膜到达血肿腔,置管冲洗清除血肿液,一般血肿只需单孔引流,较大者可行双孔引流术。术后嘱患者取头低卧位,增加液体摄入,促使脑组织复位,引流 48～72 h 后拔除引流管。

7. 对症治疗与并发症处理

(1)高热:脑干或下丘脑损伤、颅内感染等更易引发高热,而高热造成脑组织相对性缺氧,更加重脑损害,故须积极处理。常用物理降温法有冰帽,或头、颈、腋、腹股沟等处放置冰袋或敷冰水毛巾等。如体温过高物理降温无效或引起寒战时,需采用冬眠疗法。常用氯丙嗪及异丙嗪各 25 或 50 mg 肌内注射或静脉注射,20 min 后开始物理降温,保持直肠温度 36℃左右,4～6 h 重复用药,维持 3～5 d。

(2)躁动:患者躁动不安,常为意识恶化的预兆,可能由疼痛、颅内压增高、尿潴留、体位或环境不适等原因引起,应首先查明并消除原因,无效者才予镇静剂治疗。

(3)蛛网膜下隙出血:血液进入蛛网膜下隙可引起头痛、发热及颈强直等表现,可给予解热镇痛药对症治疗。受伤 2～3 d 后,如伤情趋于稳定,无明显颅高压时,每日或隔日腰穿释放血性脑脊液,可明显缓解头痛。但颅高压明显时忌行腰穿,以免诱发或加重脑疝。

(4)外伤性癫痫:任何部位脑损伤可发生癫痫,但以大脑皮质运动区、额叶、顶叶皮层区受损发生率最高。预防性应用抗癫痫药仍然存在争论,但对于严重开放性脑损伤,特别是累及中央区,伴有早期癫痫发作、脑电图有癫痫样放电者应予预防用药。常用预防药物有苯妥英钠、丙戊酸钠、卡马西平等。癫痫发作时可用地西泮(安定)10～30 mg 静脉缓慢注射,直至抽搐停止,再将安定加入 10%葡萄糖溶液内静脉滴注,每日用量不超过 100 mg,连续 3 日。癫痫完全控制后,应继续服药 1～2 年,逐渐减量后再停药。

(5)消化道出血:为下丘脑或脑干损伤引起应激性溃疡所致,大剂量使用皮质激素也可诱发。除了补充血容量、停用激素外,可应用质子泵抑制剂奥美拉唑(omeprazole) 40 mg 静脉注射,每 8～12 h 1 次,直至出血停止,然后用 H_2 受体拮抗剂雷尼替丁 0.4 g 或西咪替丁(甲氰咪呱)0.8 g 静脉滴注,每日 1 次,连续 3～5 d。

(6)尿崩:为下丘脑受损所致,尿量每日>4 000 mL,尿比重<1.005。可给予垂体后叶素,首次 2.5～5 U 皮下注射,记录每小时尿量,如超过 200 mL/h 时,追加 1 次用药。也可采用醋酸去氨加压素(minirin)静脉注射、口服或鼻滴剂。较长时间不愈者,可肌内注射长效的糅酸加压素油剂。尿量增多期间,须注意补钾(按每 1 000 mL 尿量补充 1 g 氯化钾计算),定时监测血电解质。意识清楚的患者因口渴能自行饮水补充,昏迷患者则须根据每小时尿量来调整静脉或鼻饲的补液量。

(7)急性神经源性肺水肿:可见于下丘脑和脑干损伤。主要表现为呼吸困难、咳出血性泡沫痰、肺部满布水泡音。血气分析显示 PaO_2 降低和 $PaCO_2$ 升高。患者应取头胸稍高、双下肢下垂体位,以减小回心血量;行气管切开,保持呼吸道通畅;吸入经 95%乙醇过滤的 40%～60%浓度氧气,以消除泡沫;使用呼吸机辅助呼吸,行呼气终末正压换气(PEEP);给予脱水、强心、激素等药物,以增加心输血量,改善肺循环和减轻肺水肿。

> **知识拓展**
>
> ### 亚低温治疗
>
> 　　冬眠低温疗法是应用药物和物理的方法使患者体温下降,以达到治疗的目的。其作用机制为降低脑氧耗,维持正常脑血流和细胞代谢能量,减轻乳酸堆积和降低颅内压力。亚低温主要指 27～35℃的轻中度低温,但由于 32℃ 以下低温可能引起低血压和心律失常等并发症,所以目前国内多采用 32～35℃ 亚低温治疗。

小 结

原发性脑损伤是指暴力作用于头部时立即发生的脑损伤及原发性脑干损伤等

脑震荡：表现为一过性的脑功能障碍，无肉眼可见的神经病理改变。主要表现为受伤当时立即
　　　　出现短暂意识障碍，可为神志不清或完全昏迷，持续数秒或数分钟，一般不超过半小时；
　　　　清醒后大多不能回忆受伤时情况，称为逆行性遗忘；患者清醒后神经系统检查无异常，
　　　　脑脊液检查无红细胞，CT 检查也无异常

1. 原发性脑损伤

脑挫裂伤：脑挫裂伤脑挫裂伤是脑挫伤和脑裂伤的统称。临床表现：① 立即出现意识障碍，其
　　　　程度和持续时间与损伤轻重相关，大多持续半小时以上；② 立即出现神经功能障碍
　　　　或体征；③ 头痛与恶心呕吐，出现脑膜刺激征；④ 颅内压增高与脑疝。CT 检查伤见
　　　　灶低密度区内有散在的点、片状高密度出血灶影，伤灶周边见低密度水肿影；还可见
　　　　脑室受压及中线结构移位等占位效应

原发性脑干损伤：单纯的原发性脑干损伤少见，其常与弥散性脑损伤并存。主要表现为受伤当
　　　　时立即昏迷，且程度较深，持续较久，但不伴有颅内压增高表现；瞳孔不等、极
　　　　度缩小或大小多变，对光反应无常；眼球位置不正或同向凝视。MRI 较 CT 更
　　　　有助于明确损伤性质和严重程度

2. 硬脑膜外血肿

硬膜外血肿的形成与颅骨损伤有密切关系

临床表现与诊断：① 头部外伤史；② 意识障碍；③ 瞳孔改变；④ 锥体束征；⑤ 生命体征变化

影像学检查：X 线检查可发现骨折线跨过脑膜血管压迹或静脉窦；CT 检查表现为颅骨内板与脑
　　　　表面之间双凸镜形高密度影

【思考题】

(1) 什么是原发性脑损伤？

(2) 简述脑震荡的诊断依据。

(3) 试述脑挫裂伤的临床表现。

(4) 简述原发性脑干损伤的临床表现。

(5) 硬膜外血肿临床表现有哪些？

（武永康）

第十九章　颅脑和脊髓先天性畸形

学习要点

● **了解：**几种常见的脑和脊髓先天性畸形的临床表现和治疗原则。

颅脑和脊髓先天性畸形并不少见，临床常见的先天畸形包括先天性脑积水（congenital hydrocephalus）、颅裂（cranium bifidum）、脊柱裂（spina bifida）、狭颅症（craniostenosis）、颅底陷入症（basilar invagination）等，其症状因畸形部位和严重程度而异，及早手术干预可以取得良好疗效。

第一节　先天性脑积水

先天性脑积水或称婴儿脑积水（infantile hydrocephalus），指婴幼儿时期由于脑脊液循环受阻、吸收障碍或分泌过多使脑脊液大量积聚于脑室系统或蛛网膜下隙，导致脑室或蛛网膜下隙扩大，形成的头颅扩大、颅内压增高和脑功能障碍。大龄儿童和成年发病的脑积水则无明显头颅扩大表现。

【分类】

1. 非交通性脑积水（阻塞性脑积水）（non-communicating（obstructive）hydrocephalus）　由于脑室系统有梗阻所致，梗阻部位多在脑室系统的狭窄处，如室间孔、中脑导水管或第四脑室出口处等，梗阻以上的脑室系统可显著扩大。

2. 交通性脑积水（communicating hydrocephalus）　脑室和蛛网膜下隙之间并无梗阻，梗阻部位是在脑脊液流出脑室后的更远端，大多在基底池的部位；脑脊液可以流到枕大池和脊髓蛛网膜下隙，但不能到达大脑半球表面的蛛网膜下隙，因而脑脊液不能被蛛网膜颗粒吸收。

其他少见原因如脑脊液分泌过度（脉络丛乳头状瘤）、上矢状窦阻塞也能导致脑积水。

【病因】　常见原因是产伤后颅内出血和新生儿或婴儿期各种脑膜炎，出血或炎症造成脑脊液循环通路粘连、阻塞或吸收障碍。先天畸形所致脑积水只占约1/4病例，其中有中脑导水管狭窄、第四脑室中孔和侧孔闭锁和小脑扁桃体下疝畸形等，后者可伴有脑积水和脊柱裂。在婴幼儿，由于肿瘤所致的脑积水较为少见，另有约1/4的脑积水病因不明。

【临床表现】　出生6个月内的脑积水患儿，其颅内压增高的表现并非头痛和视盘水肿，而是头围明显增大，额顶凸出，囟门扩大隆起，颅缝增宽，头顶扁平，头发稀少，头皮静脉怒张，面颅明显小于头颅，颅骨变薄和叩诊呈破罐音。晚期出现眶顶受压变薄和下移，使眼球受压下旋以致上部巩膜外露，呈落日状（图19-1）。第三脑室扩大影响中脑，引起眼球运动障碍或瞳孔反射异常。脑皮质受压变薄，患儿智力低弱，可有抽搐发作。

【辅助检查】

1. X线颅骨检查　可显示颅腔扩大、颅骨变薄、囟门增大和骨缝分离。寰枕区的骨畸形，提示可能同时存在脑发育异常。颅底部的异常钙化影提示结核性脑膜炎的可能。

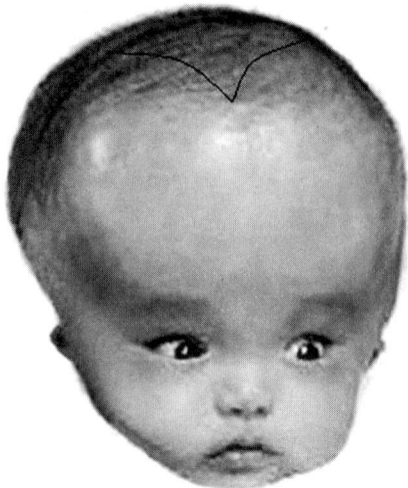

图 19-1　先天性脑积水的外貌
黑线表示扩大的前囟

2. CT 检查　可显示脑室扩大程度和脑皮质厚度,推断梗阻的部位,同时可显示有无肿瘤等病变。

3. MRI 检查　能准确地显示脑室和蛛网膜下隙各部位的形态、大小和存在的狭窄,显示梗阻原因和其他合并异常情况较 CT 检查敏感,还可进行脑脊液动力学检查(脑脊液电影)。

4. 放射性核素扫描(ECT)　有助于明确是否存在脑脊液吸收障碍。

【治疗】　除极少数经利尿、脱水等治疗或未经治疗可缓解症状,停止发展外,绝大多数脑积水患儿需行手术治疗。目前常采用的手术有如下三种。

1. 解除梗阻的手术　对小脑扁桃体下疝畸形所致枕骨大孔处的梗阻,可行后颅窝减压术解除。对四脑室中孔和侧孔闭锁所致梗阻,如果蛛网膜下隙无粘连,可打开第四脑室恢复脑脊液循环通路。

2. 建立旁路引流的手术

(1) Torkildsen 手术:置导管将侧脑室与枕大池相连通。较大儿童或成人的单纯中脑导水管梗阻,可采用此法。婴幼儿脑积水常伴有基底池粘连,不宜采用此法。

(2) 第三脑室造瘘术:在终板上打开一孔,使脑脊液从脑室流向交叉池;或通过脑室镜在第三脑室底部开孔,使脑脊液流入脚间池。但脑室造瘘口容易闭塞,疗效多难持久。

3. 分流术　通过改变脑脊液的循环途径,将脑脊液分流到人体体腔而吸收。分离装置一般具有以下功能:单向性防逆流、防虹吸、流量控制阀防止颅内压过低等。限流阀按其所适应的压力范围,分为低、中、高压等类型,供临床依不同病情选择使用。婴儿脑积水因存在颅骨扩张对颅内压的缓冲作用,应选用低压分流管,对较大儿童或成人的脑积水,应选择中压分流管,以避免颅内压过低。常用分流术有以下几种。

(1) 腰脊髓蛛网膜下隙-腹腔分流术:仅适用于交通性脑积水。

(2) 脑室-体腔分流术:适用于任何类型的脑积水。有多处体腔可供分流用,腹腔、心房、上矢状窦等,其中以脑室-腹腔分流术应用最广,因其操作简单,疗效确切,不良反应较少。

分流术常见的并发症有以下内容。

(1) 堵管:表现为术后脑积水的症状经历一段时间缓解后又加重,或术后 CT 检查脑室已经缩小复查时又扩大;按压分流管的阀门装置时感觉阻力增大难以按下,或按下后不易再充盈。常见堵管原因有:① 脑脊液蛋白含量过高,若脑脊液蛋白超过 5 g/L,堵管的机会明显增加;② 脑室内出血,血液或血凝块可堵塞分流管的脑室端,采用脑室心房分流术者,血液逆流可堵塞分流管的心房端;③ 大网膜粘连包裹或挤入引流管的腹腔端内。

(2) 感染:来源有:① 皮肤,如覆盖阀门的皮肤溃疡;② 分流管,如灭菌不彻底,阀门等处易有细菌藏身;③ 手术操作污染。术后感染表现为寒战、高热等急性感染征象,也可呈持续发热、贫血、脾大等慢性菌血症表现,血培养阳性而脑脊液培养阴性。预防感染须极力避免在感染尚未完全控制的情况下施行分流术,注重对分流管和手术器械的高度灭菌要求,严格的无菌操作和无损伤操作;一旦感染形成,抗生素常无效,需取出分流管,才能控制感染。

第二节　颅裂和脊柱裂

颅裂和脊柱裂都是由于胚胎发育障碍所致,好发于骶尾和颅颈交界部。颅裂和脊柱裂均可分为显性和隐性两类。隐性颅裂只有颅骨缺损而无颅腔内容物的膨出,隐性脊柱裂只有椎管的缺损而无椎管内容物的膨出,隐性颅裂和脊柱裂大多无须特殊治疗。下面仅讨论显性颅裂和脊柱裂。

一、颅　裂

显性颅裂又称囊性颅裂或囊性脑膜膨出,根据膨出物的内容可分为如下内容。

1. 脑膜膨出(meningocele)　内容物为脑膜和脑脊液。

2. 脑膨出(encephalocele)　内容物为脑膜和脑实质,不含脑脊液。

3. 囊状脑膜脑膨出(cystic meningoencephalocele)　内容物为脑膜、脑实质和部分脑室,脑实质与脑膜之间有脑脊液(图 19-2)。

4. 囊状脑膨出(cystic encephalocele)　内容物为脑膜、脑实质和部分脑室,但在脑实质和脑膜之间无脑脊液存在。

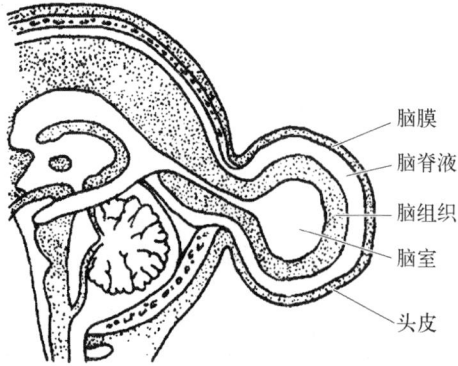

图 19-2 囊状脑膜脑膨出示意图

（图中标注：脑膜、脑脊液、脑组织、脑室、头皮）

【临床表现】 颅裂好发于枕部及鼻根部。出生时即可发现一局部肿块,随年龄的增长而增大。位于枕部者,若为囊状脑膜脑膨出,其颅骨缺损直径可达数厘米,肿块可甚巨大,具实质感,不透光,不能压缩,啼哭时张力不变,覆盖于肿块表面的皮肤变薄,极易发生破溃感染;若为脑膜膨出,则颅骨缺损直径较小,可小至数毫米,肿块较小,有囊性感,能压缩,啼哭时张力可变。其余几种囊性颅裂的表现介于上述两者之间。位于颅底的囊性颅裂常位于鼻根部,表现为眼距增宽,眼眶变小,可堵塞鼻腔引起呼吸困难,并可引起泪囊炎;从筛板向鼻腔突出者,形状可类似鼻息肉;位于颅底的囊性颅裂除压迫局部组织结构引起局部功能障碍外,还可影响相应的脑神经,出现脑神经损害的症状和体征。位于颅盖部的脑膜脑膨出,可合并脑发育不全、脑积水等其他脑畸形,故可有肢体瘫痪、挛缩或抽搐等脑损害征象。单纯的脑膜膨出可无神经系统症状,智力发育也可正常。

【诊断】 患者如有上述临床表现,X线摄片显示有颅骨缺损,即可诊断为囊性颅裂。CT检查能清楚地显示颅裂的部位、大小、膨出的内容及是否合并脑发育不全、脑积水等。MRI检查可更清晰地显示脑部畸形和膨出物的各种内容。

【治疗】 尽早手术。手术治疗的目的是关闭颅裂处的缺损,切除膨出的肿块,将膨出的脑组织复位。位于颅盖者,颅骨缺损可暂不修补,只需修补硬脑膜和缝合头皮。位于颅底部者,常需开颅修补颅骨裂孔及硬脑膜。有脑积水者,需先行脑脊液分流术。已有呼吸阻碍或肿块表面变薄者,应及早提前手术。

二、脊 柱 裂

脊柱裂最常见的形式是棘突及椎板缺如,椎管向背侧开放,好发于腰骶部。脊柱裂可分为:① 脊膜膨出(spinal meningocele):脊膜囊样膨出,含脑脊液,不含脊髓神经组织;② 脊髓脊膜膨出(myelomeningocele):膨出物含有脊髓神经组织(图19-3);③ 脊髓膨出(myelocele):即脊髓外露,脊髓一段呈平板式的暴露于外界。

【临床表现】

1. 局部表现 出生后在背部中线有一囊性肿物,随年龄增大而增大,体积小者呈圆形,较大者可不规则,有的基底宽阔,有的为一细颈样蒂。肿块表面的皮肤可为正常,也可有稀疏或浓密的长毛及异常色素沉着,有的合并毛细血管瘤,或有深浅不一的皮肤凹陷,啼哭或按压前囟时,囊肿的张力可能增高;若囊壁较薄,囊腔较大,透光试验可为阳性。该病的皮肤改变需与先天藏毛窦鉴别,后者窦道的管壁由皮肤组织构成,窦道长短不一,短者呈盲管状,长者深达椎管,可引起感染或并发肿瘤。

脊髓膨出则局部表面没有皮肤,椎管及脊膜敞开,又名脊髓外露。

2. 脊髓、神经受损表现 可表现为程度不等的下肢弛缓性瘫痪、膀胱和肛门括约肌功能障碍。某些隐性脊柱裂患者在成长过程中,排尿障碍日趋明显,直到学龄期仍有尿失禁,这是终丝在骨裂处形成粘连紧拉脊髓产生的脊髓栓系综合征。MRI检查可见脊髓圆锥下移,终丝变粗。

【诊断】 根据上述临床表现,脊柱X线摄片可见棘突、椎板缺损,穿刺囊腔抽到脑脊液,诊断即可确立。MRI检查可见到膨出物内的脊髓、神经,并可见到脊髓空洞症等畸形。

【治疗】 显性脊柱裂均需手术治疗,手术时机在出生后1～3个月;如囊壁已极薄,须提前手术。手术切开囊壁后,细致分离松解与囊壁粘连的神经组织,将之还纳入椎管内,切除多余的囊壁,严密缝合脊

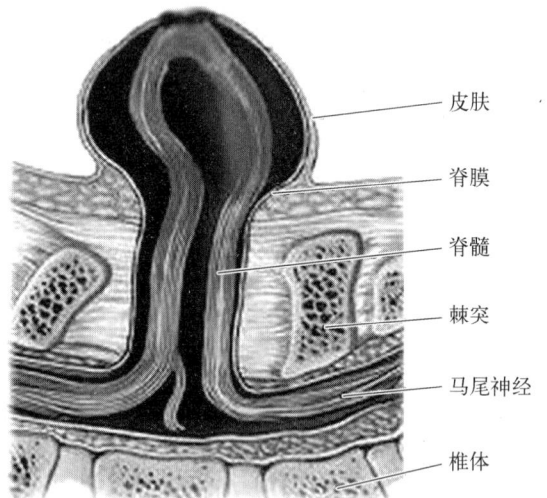

图 19-3 脊髓脊膜膨出(矢状面观)

（图中标注：皮肤、脊膜、脊髓、棘突、马尾神经、椎体）

膜的开口,并将裂孔两旁筋膜翻转重叠覆盖加以修补。对有脊髓栓系综合征的患者,可行椎管探查,松解粘连及切断终丝。

第三节　狭颅症

狭颅症亦称颅缝早闭或颅缝骨化症。由于颅缝过早闭合,以致颅腔狭小不能适应脑的正常发育。病因不明,有学者发现该病有家族性,可能与遗传有关。婴儿出生后颅脑发育非常迅速,出生2个月内脑重量增加20%,至6个月增加1倍,1年时增加2倍,3年时达成人的80%,颅骨则随脑的发育而相应增长,颅腔与脑体积同步增长,颅缝的骨化从6岁时开始,至30岁时基本完成。颅缝过早融合,该颅缝垂直方向上的颅骨则不能充分生长,而其他颅缝两侧的颅骨仍然生长,就会形成各种头颅狭小畸形;而狭小的颅腔则会限制脑组织的正常发育,引起颅内压增高和各种脑功能障碍。

【临床表现】

1. 头颅畸形　有各种类型,因不同颅缝早闭而异。如所有颅缝均过早闭合,形成尖头畸形或塔状头;如为矢状缝过早闭合,形成舟状头或长头畸形;两侧冠状缝过早闭合,形成短头或扁头畸形;一侧冠状缝过早闭合,形成斜头畸形。

2. 脑功能障碍和颅内压增高　脑发育受限表现为智能低下、精神萎靡、易于激惹、肌力减弱,还可有癫痫发作;颅腔狭小可有头痛、呕吐和视盘水肿等颅内压增高表现,晚期可发生视神经萎缩、视野缺损甚至失明。

3. 眼部症状　颅高压可致眼眶变浅,表现为突眼和分离性斜视等。

4. 常合并身体其他部位畸形　如并指(趾)、腭裂、唇裂及脊柱裂等。

【诊断】　依据颅腔各种狭窄畸形即可做出初步诊断。X线颅骨检查可以明确早闭颅缝,颅缝融合处骨密度增加,并有脑回压迹增多、鞍背变薄等颅内压增高征象。CT扫描颅骨三维重建,可直观显示狭颅形态和脑发育或受压情况。该病需与先天性脑发育不全所致小头畸形相鉴别,后者无颅缝早闭,无颅内压增高征象。

【治疗】　应及早行颅缝再造,即切除过早融合的骨缝,可以恢复颅骨正常生长发育。也可行大块颅骨切除,以达到减压和恢复颅腔容积目的。生后6个月以内手术者预后较好,如果出现视神经萎缩和智能障碍以后手术,神经功能难以恢复。

第四节　颅底陷入症

颅底陷入症又称颅底内陷,是寰枕区畸形中最常见的一种,主要是以枕骨大孔为中心的颅底骨组织内翻,寰椎向内陷入,枢椎齿突高出正常水平,甚至突入枕骨大孔,枕骨大孔的前后径缩短和颅后窝狭小,因而使延髓受压和局部神经受牵拉。病因以先天性发育畸形为常见,可与扁平颅底(颅前窝底与斜坡构成的颅底,角>145°)、寰枢椎畸形、小脑扁桃体下疝等合并存在。

【临床表现】　婴幼儿颅底和颈椎骨化尚未完成,组织结构松而富于弹性,故此期多不出现临床症状,而至成年以后才出现症状,病情进展缓慢,进行性加重。患者可表现为颈部偏斜,面部不对称,颈短,后发际低及脊柱侧凸。由于局部压迫,此处筋膜多有增厚或形成纤维束,使神经根受压,表现为颈项部疼痛,活动受限及强迫头位,部分患者可出现上肢麻木、疼痛、肌萎缩及腱反射减低等。若后组脑神经受累,表现为声音嘶哑、吞咽困难,进水发呛、舌肌萎缩等,个别严重者可以累及5、7、8脑神经,出现面部感觉减退、眩晕、听力下降等症状。颈部脑组织受累可以出现颈髓、延髓及小脑受压或受牵拉,表现为现四肢无力或瘫痪、感觉障碍、呼吸和吞咽困难、尿潴留、眩晕、共济失调、眼球震颤、步态蹒跚,指鼻试验及跟膝胫试验不准。晚期患者可出现颅内压增高,表现为头痛、恶心、呕吐、眼底水肿。甚至发生枕大孔疝,突然呼吸停止而死亡。

【诊断】　在X线颅骨侧位片上,自硬腭后缘至枕骨大孔的后上缘作一联线,如枢椎齿状突超出此联线3 mm以上,即可确诊。该病还须与单纯的扁平颅底相鉴别(图19-4),后者不引起压迫症状。MRI能清楚地显示延髓、颈髓的受压部位和有无小脑扁桃体疝,便于评估病情和制订手术方案。

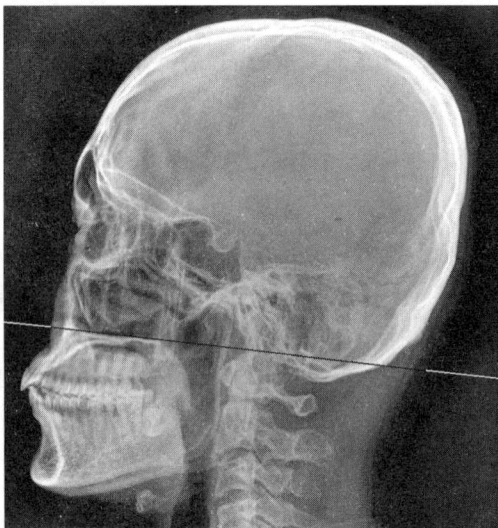

图 19-4　颅骨 X 线侧位片

Chamberlain 线：硬腭后缘与枕骨大孔后上缘连线，
正常者枢椎齿突低于此线，若齿突高出此线 3 mm 以
上，即为颅底陷入

【治疗】　虽经 X 线检查确诊但无明显症状者，可暂不予手术，但应提醒患者注意避免外伤。若已出现明显临床症状，仍需及时手术治疗。手术应广泛枕下减压术，和酌情切除第 1～3 颈椎椎板，广泛切开硬脑膜和增厚的蛛网膜，分离粘连，以求松解和减压充分。放置手术体位时，应注意勿使患者头部过度后仰，以免小脑扁桃体疝加重延髓损害导致呼吸停止。

知识拓展

Dandy-Walker 综合征

Dandy-Walker 综合征是一组主要影响后颅窝、小脑及其毗邻结构的少见的先天性中枢神经系统畸形。特征：小脑蚓部未发育或发育不良导致第四脑室与小脑延髓池相通、小脑发育不全、第四脑室和后颅窝囊性扩张。以小脑蚓部的发育情况作为标准，分为：① Dandy-Walker 畸形（Dandy-Walker malformation，DWM），小脑蚓部完全缺失或部分缺失。② Dandy-Walker 变异（Dandy-Walker variant，DWV），小脑蚓部发育不良，多为下蚓部发育不良。③ 单纯颅后窝池增宽（megacisterna magna，MCM），小脑蚓部完整，第四脑室正常，小脑幕上结构无异常（图 19-5）。

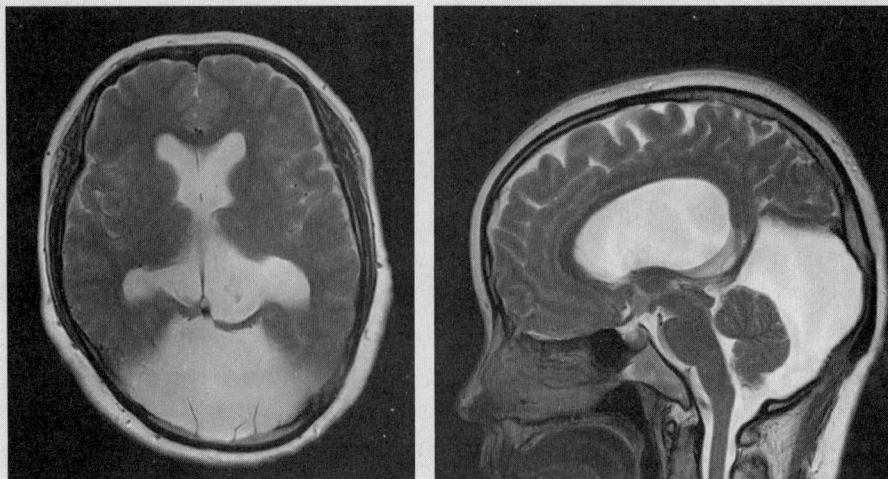

图 19-5　单纯颅后窝池增宽

后颅窝见巨大囊性长 T1 长 T2 信号影，小脑体积缩小且受压前移，囊腔与四脑室相通，两侧侧脑室扩大

小　结

颅脑和脊髓先天性畸形

先天性脑积水：或称婴儿脑积水，指婴幼儿时期由于脑脊液循环受阻、吸收障碍或分泌过多使脑脊液大量积聚于脑室系统或蛛网膜下隙，导致脑室或蛛网膜下隙扩大，形成的头颅扩大、颅内压增高和脑功能障碍。可行脑室-腹腔分流等手术治疗

颅裂和脊柱裂：都是由于胚胎发育障碍所致，好发于骶尾和颅颈交界部。颅裂和脊柱裂均可分为显性和隐性两类。颅裂和脊柱裂囊性膨出的内容各不相同，手术治疗的关键在于分离并还纳神经组织，封闭硬脑膜或硬脊膜

狭颅症：亦称颅缝早闭或颅缝骨化症。由于颅缝过早闭合，以致颅腔狭小不能适应脑的正常发育。狭颅症因颅缝早闭所致，治疗应尽早施行颅缝再造

颅底陷入症：是以枕骨大孔为中心的颅底骨组织内翻，寰椎向内陷入，椎齿突高出正常水平。由此引发延髓受压和局部神经受累症状。症状重者行广泛枕下减压

【思考题】

（1）什么是婴儿脑积水？

（2）简述显性脊柱裂的治疗原则。

（3）简述狭颅症的定义。

（4）简述颅底陷入症的定义。

（武永康）

第二十章　颅内和椎管内肿瘤

学习要点

● **了解**：① 颅内肿瘤的一般特点、临床表现及治疗原则；② 椎管内肿瘤症状、检查方法及治疗原则。

颅内和椎管内肿瘤检出率有逐年上升的趋势，因其发病部位不同而出现相应局灶症状，当瘤体增大至一定体积可引发神经缺失或颅高压症状。肿瘤切除手术是当前主要治疗方法，预后主要取决于肿瘤性质。

第一节　颅内肿瘤

颅内肿瘤（intracranial tumor）是指发生于颅腔内的神经系统肿瘤。原发性颅内肿瘤发生于脑组织、脑膜、脑神经、垂体、血管及残余胚胎组织等。而继发性肿瘤则是指身体其他部位恶性肿瘤转移或侵入颅内的肿瘤。颅内肿瘤依其生物特性学分为良性、恶性颅内肿瘤，但其性质与预后的关系具有自身特点：① 颅腔容积有限，无论良性还是恶性肿瘤，占位效应本身就造成脑功能损害，甚至威胁生命；② 某些原发性颅内肿瘤的生物学行为随复发而变化，如神经母细胞瘤具有随复发次数增加逐渐成熟分化的倾向，而弥漫性星形细胞瘤复发时可能发生间变而转化为间变性星形细胞瘤，并可以进一步恶性进展为胶质母细胞瘤；③ 原发性颅内肿瘤很少向颅外转移，但某些恶性肿瘤可以在中枢神经系统内播散。一般认为，原发性颅内肿瘤的年发病率为 10/10 万人口左右。颅内肿瘤可发生于任何年龄，10 岁左右为第一个发病高峰，成年人以 20～50 岁最多见。儿童及少年患者以后颅窝及中线部位肿瘤为多，如髓母细胞瘤、颅咽管瘤及松果体区肿瘤等。成年患者多为胶质细胞瘤（如星形细胞瘤，胶质母细胞瘤等），其次为脑膜瘤、垂体瘤及听神经瘤等。老年患者胶质细胞瘤及脑转移瘤多见。颅内原发性肿瘤的发生率在性别上无明显差异，男性略多于女性。其发生部位在小脑幕上与幕下比例约为 2∶1。

【病因】　颅内肿瘤的发病原因迄今并不十分明确。研究表明，细胞染色体上存在着癌基因加上各种后天诱因可使其发生。环境致病原包括物理因素如离子射线与非离子射线；化学因素如亚硝胺化合物、杀虫剂、石油产品、橡胶、多环芳香烃等化学物质；感染因素如致瘤病毒和其他感染；还有遗传因素、生物因素等。

【分类】　颅内肿瘤有多种分类，国内亦有权威机构提出过自己的分类方法，且被接受和习惯性地使用。但 WHO 的神经系统肿瘤分类最具权威性，现简介 2 000 年 WHO 公布的分类。

Ⅰ 级：神经上皮组织起源肿瘤，包括星形细胞起源肿瘤、少突胶质细胞起源肿瘤、混合性胶质瘤、室管膜起源肿瘤、脉络丛起源肿瘤、起源不明的神经胶质肿瘤、神经元及混合性神经元-神经胶质起源肿瘤、成神经细胞起源肿瘤、松果体实质起源肿瘤、胚胎性肿瘤。

Ⅱ 级：外周神经起源肿瘤，包括施万细胞瘤（神经鞘瘤）、神经纤维瘤、神经束膜瘤、恶性外周神经鞘膜瘤。

Ⅲ 级：脑膜起源肿瘤，包括脑膜皮细胞起源肿瘤（脑膜瘤）、间叶起源的非脑膜皮肿瘤、脑膜原发性黑色素细胞性病变、组织起源不明的肿瘤（血管网状细胞瘤）。

Ⅳ 级：淋巴和造血组织肿瘤，包括恶性淋巴瘤、浆细胞瘤、颗粒细胞肉瘤。

Ⅴ 级：生殖细胞起源肿瘤，包括胚生殖细胞瘤、胚胎性癌、卵黄囊瘤、绒毛膜上皮癌、畸胎瘤、混合性生殖细胞肿瘤。

Ⅵ级：鞍区肿瘤，包括颅咽管瘤、颗粒细胞瘤。

Ⅶ级：转移性肿瘤。

WHO依据神经系统肿瘤的细胞与组织学特点将其分成四级。WHOⅠ级为良性肿瘤，单纯手术治疗可能治愈，如毛细胞型星形细胞瘤、室管膜下瘤、黏液乳头型室管膜瘤，以及许多神经元、混合性神经元-胶质细胞肿瘤；WHOⅡ级为半良性肿瘤，如弥漫性星形细胞瘤、少突胶质细胞瘤、混合性胶质瘤、室管膜瘤；WHOⅢ级为恶性肿瘤，如各种间变性神经上皮肿瘤；WHOⅣ级为高恶性肿瘤，如胶质母细胞瘤、大多数胚胎性肿瘤。

【发病部位】　大脑半球发生脑肿瘤机会最多，其次为蝶鞍，鞍区周围，脑桥小脑角，小脑，脑室及脑干。不同性质的肿瘤各有其好发部位：星形细胞瘤、少突胶质细胞瘤、多形性胶质母细胞瘤好发于大脑半球的皮层下白质内；室管膜瘤好发于脑室壁；髓母细胞瘤好发于小脑蚓部；脑膜瘤好发于大静脉窦壁、嗅沟、鞍区、斜坡上部、第Ⅲ～Ⅻ对脑神经穿出颅腔的骨孔附近；神经鞘瘤好发于脑桥小脑角；血管网状细胞瘤好发于小脑半球；颅咽管瘤好发于鞍上区；脊索瘤好发于颅底、鞍背及斜坡。颅内转移瘤可发生于颅内各个部分，但以两侧大脑半球居多。

【临床表现】　颅内肿瘤的临床表现主要包括颅内压增高及局灶性症状和体征两大部分。

1. 一般症状与体征　其主要由颅高压引起。颅高压原因包括：肿瘤本身的占位效应、肿瘤造成的脑水肿和脑积水、静脉窦受压造成静脉回流受阻等。老年人脑萎缩及婴幼儿颅缝未闭可使颅内高压症状出现较晚。

（1）头痛：颅内高压或肿瘤本身压迫、牵拉颅内痛敏结构时会引起头痛。表现为发作性头痛，清晨或睡眠为重，常因用力、打喷嚏、咳嗽、低头及大便时加重。头痛部位一般无定位意义，但幕上肿瘤的患者常感觉额颞部疼痛，且可能病变侧为重；幕下肿瘤则枕颈部疼痛显著，偶尔出现头顶或眶后疼痛。

（2）呕吐：颅高压降低了大脑皮质兴奋性，从而对下丘脑自主神经中枢抑制作用下降；颅内高压引起迷路水肿；脑积水牵张或肿瘤直接刺激第四脑室底的呕吐中枢。呕吐常出现于剧烈头痛时，早晨易发；颅后窝肿瘤常较早出现呕吐，并可因呕吐中枢直接受压而呈喷射性。

（3）视力障碍：主要表现为视盘水肿和视力减退。当视盘水肿持续数周或数月以上，可发生继发性视盘萎缩，视野向心性缩小，甚至失明。

（4）头晕与眩晕：主要为颅内高压引起内耳迷路水肿或前庭功能受累引起，以颅后窝肿瘤更为常见。

（5）癫痫：约30%的脑肿瘤患者出现癫痫。颅内高压引起的癫痫多为全身性癫痫。成人出现部分性癫痫发作要高度怀疑脑肿瘤，较常见于累及皮层质或皮质下的肿瘤。

（6）复视：眼球运动神经在颅底走行过程中，受挤压或牵扯所致。以外展神经麻痹多见，其次为滑车神经。

（7）精神及意识障碍：颅内高压、脑水肿及肿瘤本身刺激或破坏了某些精神功能区均可出现不同程度的精神症状，表现为淡漠、智能减退、人格改变等。晚期出现意识障碍，表现为嗜睡甚至昏迷。

（8）头围增大：头围增大包括前囟膨隆、颅缝分离可见于儿童患者，并可因脑积水叩诊呈破罐音。

（9）生命体征改变：颅内压升高的急性期出现血压上升、脉搏减慢及呼吸不规律，为脑干缺血、缺氧引起，称为Cushing反应。

此外还可出头晕、黑矇、猝倒、大小便失禁、脉搏徐缓及血压增高等征象。当脑肿瘤囊性变或瘤内卒中时，可出现急性颅内压增高症状。

2. 局灶性症状和体征　脑肿瘤可引起局部神经功能紊乱，这些体征的表现形式和发生顺序有助于定位诊断，称为定位体征。局灶症状大致有两种类型，一类是刺激性症状，如癫痫、疼痛、肌肉抽搐等；另一类是功能丧失，如偏瘫、失语、感觉障碍等。一般认为最先出现的体征尤其具有定位意义。不同部位的脑肿瘤具有许多特异性症状和体征。

（1）额叶肿瘤：常有精神症状，表现为痴呆和个性改变；中央前回受累时出现对侧轻偏瘫、中枢性面瘫及锥体束征；优势半球Broca区受累出现运动性失语；额中回后部可产生书写不能及双眼向对侧同向注视不能，对侧有强握及摸索反射；旁中央小叶损害时发生双下肢痉挛性瘫痪及大小便障碍。

（2）顶叶肿瘤：感觉障碍为其特点，表现为对侧深、浅感觉及皮质复合感觉障碍；左角回和缘上回受累时产生手指失认、失写、失算、左右失定向等。

（3）颞叶肿瘤：颞叶后部视放射受累产生对侧同向偏盲、中心视野亦受累，也可产生有形幻视；颞叶内侧受累可产生颞叶癫痫；也可产生急躁、好笑、攻击性等精神症状。

（4）枕叶肿瘤：对侧同向偏盲，但黄斑回避。可有闪光、颜色等无形幻视。

（5）半卵圆中心、基底核、背侧丘脑及胼胝体肿瘤：半卵圆中心前部肿瘤致对侧肢体痉挛性瘫痪。基底核区肿瘤因内囊受累而致偏瘫；锥体外系受累表现为对侧肢体肌肉强直及运动徐缓、震颤或各种形式的运动功能亢进。背侧丘脑肿瘤则为对侧感觉障碍。胼胝体肿瘤常有与额叶肿瘤相似的精神症状。

（6）蝶鞍部位肿瘤：表现为内分泌紊乱和视交叉受压症状。分泌性垂体腺瘤：泌乳素（PRL）分泌过多，女性以停经、泌乳和不育为主要表现，男性则出现性功能减退；生长激素（GH）分泌过高，在成人表现为肢端肥大症，在儿童表现为巨人症；促肾上腺皮质激素（ACTH）分泌过多可导致 Cushing 综合征。非分泌性垂体腺瘤或其他蝶鞍区肿瘤可造成垂体功能低下。当肿瘤压迫视交叉，产生视力减退、原发性视神经萎缩及视野缺损。

（7）脑室内肿瘤：早期出现颅内高压；第三脑室肿瘤前部肿瘤可影响到视神经、视交叉、下丘脑而引起相应症状，第三脑室后部肿瘤可出现上仰视性麻痹综合征（Parinaud 综合征），小脑受累可出现共济失调等；第四脑室肿瘤在变换体位时，可由于肿瘤漂移阻塞第四脑室出口，引起急性颅高压症状。

（8）小脑肿瘤：产生强迫头位、眼球震颤、共济失调及肌张力减退等。小脑蚓部肿瘤以躯干性共济失调为主，小脑半球肿瘤以患侧肢体性共济失调为主。

（9）小脑脑桥角肿瘤：早期表现为耳鸣、眩晕，听力减退，以后出现面部感觉障碍、周围性面瘫、小脑损害体征。晚期后组脑神经受累则出现声音嘶哑、吞咽困难等。

（10）脑干肿瘤：一侧脑干髓内肿瘤引起病灶侧脑神经损害及对侧肢体感觉和运动长传导束损害的体征，即交叉性麻痹；中脑受累常引起两眼运动障碍、发作性意识障碍等；脑桥肿瘤常有单侧或双侧展神经麻痹、周围性面瘫、面部感觉障碍，并有对侧或双侧长传导束受损的体征；延髓肿瘤则出现声音嘶哑、进食易呛、咽反射消失及双侧长传导束受损的体征。

（11）松果体区肿瘤：易压迫中脑导水管引起脑脊液循环障碍，故颅内压增高出现早。肿瘤向周围扩张可出现相应局灶性体征，如眼球上视困难等。儿童期发生松果体肿瘤可出现性早熟现象。

【各类不同性质的颅内肿瘤的特点】

1. 神经胶质瘤（glioma）　　属来源于神经上皮的肿瘤，占颅内肿瘤的 40%～50%。根据瘤细胞的分化情况又可分为：星形细胞瘤、少突胶质瘤、室管膜瘤、髓母细胞瘤、多形性胶质母细胞瘤等。

（1）星形细胞瘤（astrocytoma）：为胶质瘤中最常见者，占 40% 左右。恶性程度较低，生长缓慢。其可为实质性，多见于大脑半球，境界不清楚，中青年多见。也可为囊性，具有分界较清楚的囊壁和结节。边界不清者不能彻底切除，术后容易复发，需辅以放射治疗及化学治疗，5 年生存率为 30% 左右；分界清楚的囊性肿瘤，如能将瘤壁结节完全切除可望获得根治。

（2）少突胶质细胞瘤（oligodendroglioma）：约占胶质瘤的 7%，多生长于两大脑半球白质内，生长较慢，肿瘤形状不规则，瘤内常有钙化斑块。分界较清，可手术切除。术后往往复发，术后需放射及化学治疗。

（3）室管膜瘤（ependymoma）：好发于儿童及青年，约占胶质瘤的 12%，由脑室壁上的室管膜细胞发生，突出于脑室内，偶见于脊髓的中央管。肿瘤可穿过脑室壁侵入脑实质，也可经第四脑室开口长入小脑延髓池及桥池。肿瘤分界尚清楚。该瘤有种植性转移倾向。手术切除后仍会复发，术后需放射治疗及化学治疗。

（4）髓母细胞瘤（medulloblastoma）：为高度恶性肿瘤，好发于 2～10 岁儿童。大多生长于小脑蚓部并向第四脑室、两侧小脑半球及延髓部侵犯。肿瘤生长迅速，若阻塞第四脑室及导水管下端可导致脑积水。主要表现为颅高压症状及行走困难。肿瘤细胞易经脑脊液发生种植性转移。术后放疗需包括椎管。

（5）多形性胶质母细胞瘤（gliobastoma multiforme）：约占胶质瘤的 20%，为胶质瘤中恶性程度最高的肿瘤。多生长于成人的大脑半球，以额、顶、颞叶为多。肿瘤呈浸润性生长，增长迅速，易发生瘤体坏死出血。主要表现为颅内压增高和神经功能障碍。病程进展快，治疗较困难。

2. 脑膜瘤（meningioma）　　约占颅内肿瘤总数的 20%。良性，病程长。女性与男性之比为 2∶3。高峰发病年龄为 30～50 岁。肿瘤分布以大脑半球矢状窦旁为最多，其次为大脑凸面、蝶骨嵴、鞍结节、嗅沟、颅后窝、岩骨尖、斜坡及脑室内等。肿瘤多以广基与硬脑膜紧密粘连，经基底接受来自颈外动脉的血供，凸面也接受来自颈内颈动脉的供血，邻近颅骨增生与侵蚀并存。脑膜瘤有完整包膜，压迫嵌入脑实质内。肿瘤可有钙化或囊性变。由于血供丰富，术中出血较多。彻底切除应包括受侵犯的硬脑膜及与之相邻的颅骨。肿瘤对放射及化学治疗效果不显著。瘤体直径小于 3 cm 者可行伽玛刀治疗。

脑膜肉瘤是脑膜瘤的恶性类型,约占脑膜瘤总数的 5%,肿瘤切除后易复发,预后较差。

3. 垂体腺瘤(pituitary adenoma) 为来源于垂体前叶的良性肿瘤。发病率或发现率日渐增多。按分泌激素特点将其分为催乳素腺瘤(PRL 瘤)、生长激素腺瘤(GH 瘤)、促肾上腺皮质激素瘤(ACTH 瘤)、混合性腺瘤、无功能腺瘤等。肿瘤的直径小于 1 cm 局限于鞍内者称为微腺瘤,直径超过 1 cm 并已超越鞍隔者称为大腺瘤,直径大于 3 cm 者称为巨腺瘤。PRL 腺瘤的主要表现在女性为闭经、泌乳、不育等。在男性典型者为性欲减退,阳痿、体重增加、毛发稀少等。GH 腺瘤的主要表现为:如在青春期前发病者为巨人症,发育期后患病者为肢端肥大症。ACTH 腺瘤的主要表现为皮质醇增多症,患者有满月脸、"水牛背"、腹壁及大腿部皮肤紫纹、肥胖、高血压及性功能减退等。肿瘤还可以压迫视神经或视交叉,引起视力减退、颞侧偏盲。首选治疗方法是手术摘除肿瘤。肿瘤大多可经鼻蝶入路显微镜或内镜下切除,若肿瘤巨大,并已超越鞍隔以上者,仍以经额底入路手术为妥,术后进行放射治疗。药物如溴隐亭可抑制 PRL 腺瘤生长并恢复患者月经周期、促使受孕,但停药后肿瘤将重新生长。伽玛刀治疗垂体微腺瘤,视神经距肿瘤应超过 4 mm,以防止视神经损伤。

4. 听神经瘤(acoustic neuroma) 系第Ⅷ脑神经前庭支上所生长的良性脑瘤。约占颅内肿瘤的10%。位于脑桥小脑角内,主要表现有:① 患侧的神经性耳聋伴有耳鸣,同时前庭功能障碍;② 同侧三叉神经及面神经受累,表现为同侧面部感觉部分减退及轻度周围性面瘫;③ 同侧小脑症状,表现为眼球震颤、闭目难立,步态不稳及同侧肢体共济失调;④ 肿瘤较大累及后组脑神经可出现为饮水呛咳,吞咽困难、声音嘶哑等;⑤ 颅内压增高症状等。脑脊液细胞数正常,但蛋白质含量增加。听力测定示感音神经性耳聋,无复聪现象。头颅增强 CT 或 MRI 扫描可显示脑桥小脑角处的肿瘤团块影像,患侧内听道孔扩大。该病以手术切除为主,全切除后可得到根治。如肿瘤直径未超过 3 cm 用伽玛刀治疗可取得良效。手术切除常会损伤面神经,应用显微外科结合神经电生理监测技术,面瘫已逐步减少。

5. 颅咽管瘤(craniopharyngioma) 为先天性肿瘤,约占颅内肿瘤的 5%。多见于儿童及少年,男性多于女性。肿瘤大多位于鞍上区,可向第三脑室、下丘脑、脚间池、鞍旁、两侧颞叶、额叶底及鞍内等方向发展,压迫视神经及视交叉,阻塞脑脊液循环而导致脑积水。肿瘤大多为囊性,囊液呈黄褐色或深褐色,内含大量胆固醇晶体。瘤壁有钙化斑块。主要表现为视力障碍、视野缺损、尿崩、肥胖、发育延迟等。成年男性有性功能障碍,女性有月经不调。晚期可有颅内压增高。治疗以手术切除为主。手术应争取首次全切除,但因瘤体与周围重要神经血管粘连紧密,全切除有时困难。难以全切者可行囊肿内引流术,头皮下放置储液囊,囊肿抽吸后注入放射性^{32}磷或^{198}金行内放射治疗。

6. 血管网状细胞瘤(angioreticuloma) 又名血管母细胞瘤(hemangioblastoma),为颅内真性血管性肿瘤,占颅内肿瘤的 1.3%～2.4%。大多发生于小脑半球,偶见于脑干。患者以 20～40 岁成人为多,男多于女,有家族遗传倾向。肿瘤多数呈囊性,囊内有一血供丰富的囊壁结节。临床表现为颅内压增高、小脑体征或局灶性症状或蛛网膜下隙出血表现。手术切除囊壁结节或实性肿块,预后良好。

【诊断】 依靠详细询问病史和可靠的查体发现,进行客观综合分析,可以得出初步印象;再进一步选择辅助检查以作出定位与定性诊断。

1. CT 检查 CT 检查能清晰分辨不同组织密度,显示诸如脑室脑池、灰质和白质等颅内结构,并有较高的对比度。CT 检查诊断颅内肿瘤主要通过直接征象即肿瘤组织形成的异常密度区及间接征象即脑室脑池的变形移位来判断。CT 对比增强扫描可了解肿瘤血供及对血-脑屏障的破坏情况,利于肿瘤的显示和定性。螺旋 CT 使冠状位及矢状位重建图像的分辨力同轴位重建图像相同,三维成像、分割成像和 CT 血管成像使颅内病变定位诊断更加精确。

2. MRI 检查 MRI 检查具有优良的软组织分辨力,对不同神经组织和结构的细微分辨能力远胜于 CT 检查,且多平面成像使病变定位更准确。MRI 增强扫描可以提高肿瘤的检出率,发现 MRI 平扫上阴性或易被忽视的病变。磁共振弥散成像、灌注成像、血管成像、波谱分析及多种成像方法与脉冲序列技术促进了颅内肿瘤的定性诊断。但 MRI 检查对骨质和钙化不敏感、检查时间长、急症患者不易配合。

3. X 线检查 包括头颅平片、脑血管造影等。颅骨平片可以反映累及颅骨的颅脑病理改变,对垂体腺瘤、颅咽管瘤、听神经瘤等具有一定辅助诊断价值。脑血管造影可用于术前评估肿瘤与重要血管的解剖关系和血供,对血供异常丰富的肿瘤行术前栓塞。

4. 脑电图及脑电地形图检查　对于大脑半球凸面肿瘤或病灶具有较高的定位价值,但对于中线、半球深部和幕下的肿瘤诊断困难。

5. 脑电诱发电位记录　给予被检查者特定刺激,同时记录其脑相应区的电信号。常用的有:① 视觉诱发电位,用于诊断视觉传导通路上的病变或肿瘤;② 脑干听觉诱发电位,用来记录脑桥小脑角及脑干的病变或肿瘤的异常电位;③ 体感诱发电位用于颅内肿瘤患者的脑功能评定。

6. 正电子发射断层扫描(PET)　PET检查可在分子水平检测和识别与新陈代谢有关的组织细胞内的生理和生化改变,因肿瘤组织糖酵解程度高,通过测定组织的糖酵解程度可区分正常组织和肿瘤组织,可先于CT和MRI解剖学图像改变之前发现异常,用于早期诊断脑肿瘤,还可区分良恶性肿瘤、术后残余肿瘤或瘢痕。

【鉴别诊断】　下列几种颅内病变常易与脑肿瘤向混淆,应注意鉴别。

1. 脑脓肿　脑脓肿也可出现颅高压症状,影像学表现在急性脑炎期类似于低级别星形细胞瘤,在脓肿形成期表现类似于高级别星形细胞瘤。但脑脓肿者体内常有各种原发感染灶,如耳源性、鼻源性或外伤性感染灶,起病时发热,并有脑膜刺激征阳性。急性脑炎期CT扫描病灶常出现片状或脑回样强化,且病变常不仅仅局限于白质;脓肿形成期的环状强化一般较规则,壁薄且均匀,无壁结节。

2. 慢性硬膜下血肿　慢性硬脑膜下血肿一般见于有头外伤史的老年人,但有时外伤轻微不能追忆。临床表现以亚急性或慢性颅内压增高为主要特征,并逐渐加重,可有类似老年性痴呆的精神症状,也可有意识障碍。局限体征常以一侧肢体力弱为主。CT检查即可确诊。

3. 脑结核瘤　也可见颅内占位性病灶,其常为单发性,中心有干酪样坏死,CT显示为高密度圆形或卵圆形病变,中心为低密度,有时与脑肿瘤鉴别诊断十分困难。如在肺或身体其他部位发现结核病灶或找到结核感染证据,则有助于确诊。

4. 脑寄生虫病　肺型血吸虫病常有疫区生活史,可引起颅内肉芽肿。脑包虫病可引起巨大囊肿。猪囊虫病如为脑室型与脑室肿瘤相似,鉴别主要依据疫区生活史,病史及检查证实有寄生虫感染,嗜酸粒细胞增多,脑脊液补体结合试验阳性等。CT或MRI检查可在颅内发现病灶。

5. 脑血管病　老年脑瘤患者,若肿瘤恶性程度高,生长迅速,肿瘤卒中、坏死或囊性变,可呈脑卒中样发病。但患者既往有高血压、动脉硬化史,起病前无神经系统症状,发病常有明显诱因。CT检查可鉴别肿瘤卒中与高血压脑出血。肿瘤卒中除有高密度血肿外尚有可被造影剂增强的肿瘤阴影。

6. 良性颅内压增高　亦称假性脑瘤。有颅内压增高、视盘水肿,但神经系统无其他阳性体征。主要病因可能为颅内静脉系统阻塞、脑脊液分泌过多、神经系统中毒或过敏反应或内分泌失调等。

【治疗】　颅内肿瘤基本的治疗原则是以手术为主、辅以放射和化学药物治疗的综合治疗。还需针对患者的具体病情采取其他对症治疗措施,包括控制颅内高压、应用皮质类固醇激素、抗癫痫、纠正代谢异常及支持治疗等。

1. 手术治疗　手术治疗可分为两大类:一类是直接手术切除肿瘤;另一类是姑息性手术,包括内减压术、外减压术、脑脊液分流术,目的仅为暂时降低颅内压,缓解病情。

(1)肿瘤切除手术:直接切除肿瘤是最基本、最有效的治疗方法。手术的原则是尽可能地切除肿瘤,同时尽量保护周围脑组织结构与功能的完整。对于良性颅内肿瘤,手术切除几乎是唯一最有效的治疗方法。即使是恶性肿瘤也要最大限度地切除。由于恶性肿瘤的浸润性生长或肿瘤位于重要功能区及其他手术难以达到部位,有时不能获得理想切除效果,只能次全(90%以上)、大部切除(60%以上)或仅做活检。

(2)内减压手术:当肿瘤不能完全切除时,可将肿瘤周围的非功能区脑组织大块切除使颅内留出空间,降低颅内压,延长寿命。

(3)外减压手术:去除颅骨骨瓣,敞开硬膜而达到降低颅内压的目的。外减压手术常用于大脑深部肿瘤,由于不能切除或仅行活检及脑深部肿瘤放疗前,以达到减压目的。常用术式有颞肌下减压术、枕肌下减压术和去大骨瓣减压术。

(4)脑脊液分流或造瘘术:可酌情采用侧脑室-腹腔分流术、侧脑室-枕大池分流术,也可行终板造瘘术、三脑室底部造瘘术。脑脊液分离或造瘘手术可解除脑脊液梗阻,缓解症状,延长生命。

2. 放射治疗及放射外科　其适应证包括:肿瘤未能全切、术后防止肿瘤复发或中枢神经系统内播散、位于重要功能区或部位深在不宜手术者、对放射治疗高度敏感的肿瘤如生殖细胞瘤。视神经胶质瘤经确诊后单独应用放射治疗,可在较长时期内缓解症状。由于放射治疗会严重影响脑发育,3岁以下颅内肿瘤患儿应为禁忌。

(1)内照射法:又称间质内放疗。将放射性同位素粒子植入肿瘤组织内放疗,可减少对正常脑组织的损伤。通过穿刺预埋皮下的储液囊将放射性同位素^{90}钇,^{198}金,^{192}铱等适量直接注入瘤腔,或用吸附同位素的明胶海绵术中插入肿瘤实质内达到放疗目的。

(2)外照射法

1)普通放射治疗:常用X线机、^{60}Co和加速器,在颅外远距离照射,因对正常头皮、颅骨、脑组织有损伤已很少单独应用,但有时用于术后辅助治疗。

2)伽玛刀放射治疗:利用立体定向技术和计算机辅助将201个小孔中射出的γ射线聚集于靶点,聚焦精度为0.1mm,使靶点肿瘤细胞在高能射线作用下变性、坏死,而对周围正常组织不会造成明显损伤。适用于脑深部小型肿瘤(直径2～3cm)如听神经瘤、脑膜瘤、垂体微腺瘤、转移瘤等。

3)等中心直线加速器治疗:等中心直线加速器又称X-刀。在计算机辅助下利用立体定向技术将X线聚焦于肿瘤靶点,造成靶点组织坏死变性而周围组织所受辐射剂量不大。适应证类似于γ-刀,照射精度不如γ-刀。

3. 传统的化学治疗　主要是应用各类细胞毒性制剂,这类药物对多数恶性颅内肿瘤能够起到延长患者生存期的作用。适用于颅内肿瘤化疗的药物应具有高脂溶性、分子量小、非离子化、作用时间短、能通过血-脑屏障且对正常脑组织毒性小等特性。临床上常用的药物包括:卡莫司汀(氯乙亚硝胺,BCNU)、洛莫司汀(环己亚硝胺,CCNU)、司莫司汀(甲环亚硝胺,me-CCNU)、替尼泊苷(VM26)等。新型化疗药物替莫唑胺(temozolomide,TMZ)为第二代烷化剂,该药可口服、易透过血-脑屏障、耐受性好且与其他药物没有叠加毒性,与放射治疗具有协同疗效。

化疗后可出现颅内压升高,故在化疗时应辅以降颅内压药物。药物治疗过程中肿瘤可能出现坏死出血而有可能需手术治疗。大多数抗肿瘤药物对骨髓造血功能有抑制作用,故应在用药后定期复查周围血常规变化,必要时停止用药。

4. 其他辅助治疗　包括免疫治疗、加热治疗、光动力学治疗、基因治疗等。

第二节　椎管内肿瘤

临床常将生长于椎管内的各种肿瘤统称为椎管内肿瘤(intraspinal tumor),包括从脊髓、硬脊膜、神经根、血管、脂肪等组织生长的肿瘤及从身体其他部位转移至椎管内的转移瘤,有时又称为脊髓肿瘤(spinal tumor)。

椎管内肿瘤发病率为(0.9～2.5)/10万,为神经系统肿瘤的10％～15％,约为脑瘤发病率的1/12。肿瘤可发生于自颈髓至马尾的任何节段。发生于胸段者最多,约占半数,颈段约占1/4,其余分布于腰骶段及马尾。椎管内肿瘤可发生于任何年龄,以20～50者最多见。椎管内肿瘤男性较女性发病率略高,男女之比为(1.25～1.5):1,但脊膜瘤女性患者居多,男女之比为1:5。

【分类】　根据肿瘤所在部位,椎管内肿瘤一般可分为髓内、髓外硬脊膜内及硬脊膜外肿瘤三大类。髓内肿瘤大都原发于脊髓内,占椎管内肿瘤的5％～10％,主要是神经胶质细胞瘤,如室管膜瘤、星形细胞瘤及胶质母细胞瘤等。髓外硬脊膜内肿瘤最多见,占椎管内肿瘤65％～70％,主要是神经纤维瘤、脊膜瘤、皮样囊肿、上皮样囊肿及畸胎瘤等。哑铃形肿瘤为生长在椎管内骑跨于硬膜内外的肿瘤,通过椎间孔或椎板、椎体间隙由椎管内突到椎管外,位于棘突旁肌、纵隔或腹膜后,椎管内外有细蒂相连呈哑铃状,其以神经纤维瘤为多见,多位于脊椎的颈段,其次是胸段。硬脊膜外肿瘤约占椎管内肿瘤总数的25％,以转移瘤为最多见,常见的转移瘤有肺癌、肝癌、乳腺癌、甲状腺癌、膀胱癌等,其次是肉芽肿和其他肿瘤。

【临床表现】　由于肿瘤刺激或压迫脊髓和神经根,其临床表现可分为三个阶段。

1. 刺激期　发病早期肿瘤较小,其刺激硬脊膜和脊神经后根,常出现局限于一定部位的疼痛,称为神经根痛。由于椎管内肿瘤60％～70％位于脊髓后方及侧方,故肿瘤早期易于刺激脊神经根引起根痛,常常是椎管内髓外占位性病变的首发定位症状。神经根痛沿根性分布区扩展,在肢体呈线状分布,在躯干呈带状分布,可累及1个或多个神经根。随着牵张或压迫的加重,疼痛可逐渐加剧。当咳嗽、用力、屏气、大便时加重。疼痛的区域固定,部分患者可出现"夜间疼痛"或"平卧痛",起坐或活动后疼痛减轻或缓解,患者被迫"坐睡",其机制是平卧时脊柱自然弯曲度减少,脊柱纵轴拉长,神经根受牵拉和刺激加剧。此为椎管内肿瘤特征性表现之一。脊膜瘤早期多表现为肢体麻木或异样感,因其多位于脊髓的背侧和背外侧,出现根痛者较少。硬脊膜外恶性肿瘤引起的疼痛为脊柱痛,常涉及 2～3 个椎体。脊髓内肿瘤早期多不发生疼痛。

2. 脊髓部分受压期　　随着肿瘤体积增大,脊髓受到挤压造成上行及下行脊髓传导束功能受损,其典型体征为脊髓半切综合征(Brown-Sequard's syndrome),表现为病变节段以下,同侧上运动神经元性瘫痪及触觉深感觉的减退,对侧病变平面 2～3 个节段以下的痛温觉丧失。髓外硬膜下肿瘤可出现脊髓半切综合征,而脊髓内肿瘤则很少出。腰骶以下一侧病变不引起这一综合征。由于来自颈部、上肢、躯干和下肢的传导束自内向外依次排列,所以脊髓外的肿瘤引起脊髓受压是由外向内,其感觉障碍也就自下而上发展。脊髓内肿瘤的感觉障碍正相反,是病变节段自上而下发展。这一特点对确定脊髓内外肿瘤意义较大。

3. 脊髓瘫痪期　　不完全性瘫痪逐渐加重,最终至完全性瘫痪。腰膨大以上的肿瘤引起截瘫,早期多表现为上运动神经元瘫痪、肢体肌张力增高、腱反射活跃、有病理反射等,病变以下浅感觉及深感觉丧失,自主神经功能障碍;腰膨大以下的肿瘤引起下运动神经元瘫痪,表现为肌张力低、腱反射低、肌肉萎缩、病理反射阴性等,自主神经功能障碍主要表现为:排便障碍、皮肤菲薄、少汗或多汗、腹胀、皮肤水肿、溃疡等。椎管内肿瘤引起的小便障碍,病变在圆锥以上者,多表现为排尿困难、尿潴留,偶尔尿失禁,出现麻痹性膀胱;病变在圆锥、马尾者多表现为小便失禁。

【诊断】

1. 节段性定位

(1)颈髓:表现为颈枕部放射性疼痛,强迫头位,颈项强直,四肢痉挛性瘫痪,$C_{1\sim4}$ 以下躯体感觉障碍,膈神经受到刺激而引起呃逆、呕吐,膈神经受损则出现呼吸困难,呼吸肌麻痹。颈膨大病变($C_5\sim T_1$)可出现颈肩痛、手肌萎缩、脊髓半切征等。

(2)胸髓:根性症状表现为肋间神经痛,腹背部疼痛,有时伴有带状疱疹,部分患者表现似急腹症。感觉障碍平面位于 T_2 以下,腹股沟以上,双下肢呈痉挛性瘫痪,腱反射亢进,腹壁反射减退或消失。T_{10} 节段病变者可出现脐孔上移征(Beever 征,令患者仰卧向前抬头,同时检查者以手压其额部以加阻力,此时可见患者脐孔明显地上移)。

(3)腰骶髓:腰上段($L_{1\sim2}$):髓关节屈曲及股内收动作不能,膝、踝、足趾为痉挛性瘫痪。根痛分布范围为腹股沟、臀外部、会阴或大腿内侧。下肢锥体束征阳性,膝反射亢进,提睾反射消失。

腰下段($L_{3\sim5}S_{1\sim2}$):根性疼痛分布于大腿前外侧或小腿外侧,感觉障碍限于下肢。膝踝关节运动障碍。股二头肌反射和提睾反射正常。膝反射及踝反射消失。大小便失禁或潴留。

(4)圆锥部($S_{3\sim5}$):鞍区感觉障碍,即会阴及肛门区皮肤呈马鞍状感觉减退或消失。常伴有膀胱直肠功能障碍、性功能减退或消失。若肿瘤压迫邻近的马尾神经,则可出现根性疼痛和下肢某部位的下运动神经元性瘫痪及感觉障碍。

(5)马尾:常有马尾综合征表现,疼痛为最常见的早期症状。表现为腰骶部疼痛或坐骨神经痛,膝、踝反射消失,鞍区感觉减退,早期为单侧性,随后表现为双侧。肛门反射消失。可有下肢的下运动神经元性瘫痪,括约肌功能障碍出现较晚,足底可有营养性溃疡。

2. 髓内外病变鉴别诊断　　见表 20-1。

表 20-1　髓内外病变的鉴别诊断

临床表现	髓内病变	髓外病变
根痛	少见,晚期出现,定位意义不明确	出现较早,比较顽固,有定位意义
感觉障碍	自上而下发展,有感觉分离现象	自下而上发展,感觉分离现象少见
脊髓半切征	少见,且不典型	多见且典型,多从一侧开始
下运动神经元性瘫痪	广泛而明显,有肌萎缩	只限于病变所在节段,不明显
锥体束征	出现较晚,且不显著	早而显著
括约肌障碍	早期出现	出现较晚
椎管内梗阻	不明显	明显,造影呈杯口状

（续表）

临床表现	髓 内 病 变	髓 外 病 变
脑脊液蛋白含量	不明显增多	明显增高
腰穿放脑脊液后的反应	影响较少,症状改变不明显	常使症状加重
营养性改变	大多显著	不明显
脊柱骨质改变	一般无改变	较多见

3. 常见脊髓肿瘤的鉴别诊断 见表 20 - 2。

表 20 - 2 髓内外病变的鉴别诊断

临床表现	神经纤维瘤	脊膜瘤	胶质瘤	转移瘤
神经根痛	多见	一般不明显	少见	早期出现
感觉障碍	自下而上	自下而上	自上而下	发展快
脊髓半切征	多见	有	少见	少见
束带样感	常见	常见	少见	少见
肌萎缩	较局限	较局限	广泛	有
锥体束征	早期出现	早期出现	较晚	多见
小便障碍	晚期出现	晚期出现	出现较早	早期出现
皮肤营养障碍	晚期可出现	晚期出现	多见	早期出现
脊髓休克	极少见	极少见	晚期出现	多见
蛛网膜下隙梗阻	明显	多见	晚期出现	多见
CSF 蛋白定量	明显增加	中度增加	轻度增高	增高
X 线平片	椎弓间距变宽	沙粒样钙化	无改变	骨质破坏
脊髓造影	杯口状缺损	杯口状缺损	喇叭状缺损	毛刷状梗阻
CT 或 MRI	椭圆或哑铃形	肿瘤扁平,基底附于硬膜	髓内浸润生长	髓内外浸润甚至多发

4. 腰椎穿刺 ① CSF 生化检查:椎管肿瘤造成蛛网膜下隙阻塞,脑脊液中蛋白量增加,但细胞数正常,称蛋白细胞分离现象,是椎管内肿瘤的诊断重要依据。CSF 呈黄色,蛋白含量在 500 mg％ 以上时,可在体外自凝(Froin 征)。② CSF 动力学检查:椎管内有梗阻时,阻塞平面以下的 CSF 压力较正常低,压颈试验不能使 CSF 压力上升,称奎根斯德(Queckenstedt)试验阳性即椎管梗阻。

5. X 线检查 X 线脊柱平片阳性率在 50％～60％,少数病例可据此确定肿瘤性质。① 椎弓根形态改变:椎弓根变窄、根轮廓模糊或消失。前者多见于良性肿瘤,后者多见于恶性肿瘤。② 椎弓根间距增宽:肿瘤膨胀使椎管横径增大所致。其多见于良性肿瘤。③ 椎体后缘弧形压迹和硬化:多见于良性肿瘤,尤其是位于腰段脊髓腹面的肿瘤。上述三个表现是椎管内慢性占位性病变的重要征象,具有重要的诊断价值。④ 椎板、棘突及椎体骨质破坏:主要是由于肿瘤的压迫侵蚀所致,多见于硬脊膜外恶性肿瘤,特别是转移瘤。⑤ 椎间孔增大,椎旁软组织肿块阴影:多见于哑铃型椎管内肿瘤。⑥ 椎管内钙化:少见,如脊膜瘤可表现为砂粒状钙化,畸胎瘤可出现不规则片状阴影。

6. 脊髓 MRI 检查 MRI 无创、方便、准确,能从矢状位、冠状位、轴位三个方向立体观察病变,还能清晰显示病变与脊髓、神经、椎骨的关系,根据某些肿瘤自身的影像学特点就能做出定性诊断,是目前椎管内肿瘤最有价值的辅助检查方法。髓内肿瘤多为长 T_1 长 T_2 信号,肿瘤内可有囊性变,肿瘤与脊髓界限不清,用顺磁造影剂钆喷酸葡胺(Cd - DTPA)强化,肿瘤有不同程度强化。髓外硬脊膜下肿瘤:T_1 加权像等信号,T_2 加权像呈略高或等信号,Gd - DT - PA 明显强化,可见脊髓受压移位情况,肿瘤与脊髓之间有清楚的分界。MR 对诊断硬脊膜外转移瘤敏感,因转移瘤多伴有明显的组织水肿,故肿瘤呈长 T_1 与长 T_2 信号,并可看到椎骨转移灶,但椎间隙不受累,矢状面 T_1 加权扫描蛛网膜下隙变窄及脊髓受压。

7. CT 检查 CT 检查对椎管内肿瘤诊断意义不大,静脉注射增强对比剂可清楚显示肿瘤影像,如神经纤维瘤、血管网状细胞瘤等。

【治疗】 椎管内肿瘤有效的治疗方法是手术切除。鉴于椎管内肿瘤的 3/4 为良性,一般全部切除肿瘤后,预后良好。但术后功能恢复与脊髓受压程度和时间长短有密切关系,脊髓受压时间越长,程度越严重,则术后功能恢复越差。髓内肿瘤治疗仍有一定困难,近年来采用显微外科技术、激光刀、超声吸引器等现代新技术,肿瘤全切除率及疗效有很大的提高,室管膜瘤及较局限的星形细胞瘤有可能做到肉眼全切除,而并不明显加重脊髓功能损伤,对于分界不清范围较广泛的髓内肿瘤,可切除部分肿瘤或瘤囊缓解脊髓压迫,改善脊髓功能。硬脊膜外肿瘤多为恶性,范围常较广泛,手术不能根治,但可经手术行肿瘤大部切除并行外减压,术后辅以放射治疗,能使病情得到一定程度的缓解。室管膜瘤、恶性胶质瘤、硬脊膜外转移瘤、从颅内种植于脊髓的室管膜瘤、髓母细胞瘤、松果体瘤、生殖细胞肿瘤等对放射治疗敏感,手术切除肿瘤及减压后辅以放疗有助于提高生存质量,延长生存期,推迟肿瘤复发时间。

知识拓展

胶质瘤的病理分型及恶性程度

目前,组织学分级仍是评估肿瘤生物学行为的主要手段,也是临床选择适当放疗剂量和特定化疗方案的关键参考指标。目前神经胶质瘤的分类通常采用 WHO 中枢神经系统肿瘤分类(2007 年)和 Kernohan 分类标准。WHO 中枢神经系统肿瘤分级标准目前已被广泛采用,统一了 CNS 肿瘤的分级标准,为世界多医疗中心提供了促进病理科医师、神经外科医师及肿瘤科医师交流的互动信息。组织学分级是预测肿瘤生物学行为的一种手段,也是决定治疗选择的重要因素。WHO 2007 分类中所注明的分级方案是对各种中枢神经系统肿瘤的恶性级别组织学分级。对于第四版分类中新纳入的肿瘤或肿瘤亚型,由于病例数目有限,分级仍然是初步的,有待临床资料的补充和患者的长期随访。中枢神经系统肿瘤的 WHO 分级中,Ⅰ级胶质瘤如毛细胞星形细胞瘤和室管膜下巨细胞型星形细胞瘤,为增殖能力低,手术可能治愈的肿瘤;Ⅱ级胶质瘤为浸润性肿瘤,增殖活性虽低,但常复发,并具有进展为更高级别的恶性肿瘤倾向,如低级别浸润性星形细胞瘤3～5年后可以发展为间变性星形细胞瘤和胶质母细胞瘤,类似的转化也存在于少突胶质细胞瘤和少突星形细胞瘤;Ⅲ级胶质瘤,如间变星形细胞瘤,具有恶性肿瘤的组织学证据,包括细胞核间变、有丝分裂活跃,多数患者需接受辅助性放疗和(或)化疗;Ⅳ级肿瘤,如胶质母细胞瘤,具有恶性细胞学表现,有丝分裂活跃,有坏死的倾向,肿瘤术前及术后进展快,术后需要进行放疗和化疗等辅助治疗。致死性临床结局,如胶质母细胞瘤、多数胚胎性肿瘤及肉瘤,向周围组织广泛浸润和脑、脊髓播散是一些Ⅳ级肿瘤的典型特点。

小 结

1. 颅内肿瘤的临床表现主要包括颅内压增高及局灶性症状和体征两大部分
   - 一般症状与体征:头痛、呕吐、视力障碍、头晕与眩晕、癫痫、复视、精神及意识障碍、头围增大及生命体征改变
   - 局灶性症状和体征:局灶症状大致有两种类型,一类是刺激性症状,如癫痫、疼痛、肌肉抽搐等;另一类是功能丧失,如偏瘫、失语、感觉障碍等
   - 一般认为最先出现的体征尤其具有定位意义

2. 椎管内肿瘤
   - 按其发生部位可分为髓内、髓外硬脊膜下和硬脊膜外肿瘤,其症状各有特点
   - 3/4 椎管内肿瘤属良性,手术治疗预后良好
   - 临床表现:由于肿瘤刺激或压迫脊髓和神经根,其临床表现可分为三个阶段:刺激期、脊髓部分受压期和脊髓瘫痪期

【思考题】

(1)简述颅内肿瘤临床表现。

(2)解释 Brown‐Sequard's syndrome。

(3)试述髓内外病变的鉴别诊断。

(武永康)

第二十一章　颅内和椎管内血管性疾病

学习要点

● **了解：** 颅内和椎管内血管性疾病的症状及诊断和治疗原则。

颅内和椎管内血管性疾病多以自发性蛛网膜下隙出血为首发症状，往往发病急，进展快，多需及早外科处置。

第一节　自发性蛛网膜下隙出血

蛛网膜下隙出血（subarachnoid hemorrhage，SAH）是指某些疾病引起的脑血管破裂，血液流至蛛网膜下隙出现的统称。它并非一种疾病，而是某些疾病的一组临床表现，分为自发性和外伤性两类，其中70%～80%疾病属于外科范畴，本节仅述自发性 SAH。SAH 的患者预后差，总死亡率 25%，幸存者的致残率也接近 50%。

【病因】 颅内动脉瘤和脑（脊髓）血管畸形最常见，约占自发性 SAH 的 70%，其他有动脉硬化、脑底异常血管网症（烟雾病，moyamoya 病）、颅内肿瘤卒中、血液病、动脉炎、脑炎、脑膜炎及个别原因不明出血。近年口服抗凝血药物引发的 SAH 的报道也逐渐增多。

【临床表现】

1. 出血症状 SAH 起病急骤，发病前多数患者有情绪激动、用力、排便、咳嗽等诱因。患者突感剧烈头痛、畏光、恶心呕吐、面色苍白、全身冷汗。半数患者可出现精神症状，如烦躁不安、意识模糊、定向力障碍等。以一过性意识障碍多见，严重者可昏迷，甚至出现脑疝而死亡。20% 患者出血后有抽搐发作。有的还可出现眩晕、项背痛或下肢疼痛。脑膜刺激征明显，常在蛛网膜下隙出血后 1～2 d 内出现。多数患者出血后经对症治疗，病情逐渐稳定，意识状态和生命体征好转，脑膜刺激症状减轻。20%～30% 出血后合并脑积水。

颅内动脉瘤在首次破裂出血后，如未及时适当治疗，部分患者可能会再次或三次出血。患者死于再出血者约占 1/3。

2. 脑神经损害 以一侧动眼神经麻痹常见，占 6%～20%，提示存在同侧颈内动脉-后交通动脉动脉瘤或大脑后动脉动脉瘤。

3. 偏瘫 在出血前后出现偏瘫和轻偏瘫者约占 20%。因病变或出血累及运动区皮质和其传导束所致。

4. 癫痫 约 3% 患者出血急性期发生癫痫；5% 患者手术后近期出现癫痫，5 年内癫痫发生率占 10.5%，尤其是大脑中动脉瘤术后。

5. 视力视野障碍 蛛网膜下隙出血可沿视神经鞘延伸，眼底检查可见玻璃体膜下片块状出血，发病后 1 h 内即可出现，这是诊断蛛网膜下隙出血的有力证据。出血量过大时，血液可浸入玻璃体内，引起视力障碍。10%～20% 可见视盘水肿。当视交叉、视束或视放射受累时产生双颞偏盲或同向偏盲。

6. 脑血管痉挛征象 脑血管痉挛多在出血后第 1 周出现，表现为暂时性局限性定位体征、进行性意识障碍。脑血管造影示脑血管痉挛变细或呈节段性狭窄。出现脑血管痉挛后 2 周内的死亡率是没有血管痉挛者的 1.5～3 倍。

7. 心律失常 一半患者有心电图改变，T 波增宽倒置，S-T 段升高或降低，高大正 U 波与负 U 波，肢体或胸导联可出现 Q 波。机制尚不清楚,可能与下丘脑缺血、交感神经兴奋性提高、冠状动脉反射性缺血有关。

8. 颅内杂音　约 1% 的颅内动静脉畸形和颅内动脉瘤可出现颅内杂音。

9. 低热　部分 SAH 患者数日内可有低热。

【诊断】

1. 头部 CT　其诊断急性 SAH 准确而可靠,出血在第一周内 CT 显示脑沟与脑池为高密度影,1～2 周后出血逐渐稀释吸收。不同部位的动脉瘤,积血部位各有特点:颈内动脉瘤破裂出血以大脑外侧裂最多;大脑中动脉瘤破裂血液积聚患侧外侧裂,也可流向环池、纵裂池;基底动脉瘤破裂后,血液主要聚积于脚间池与环池附近。

另外,CT 可见脑(室)内血肿,脑积水,脑梗死和脑水肿。CTA 可显示脑血管畸形和动脉瘤,是无创和简易的检查方法。

2. 头部 MRI　SAH 后 24～48 h 内,在 MRI 很难查出,可能由于血液被脑脊液稀释,去氧血红蛋白表现为等信号所致。MRI 对确定颅内或脊髓内 AVM、海绵状血管瘤和颅内肿瘤十分有帮助。磁共振血管成像(MR angiography,MRA)是一种无创脑血管成像方法,可用于筛查颈内动脉狭窄、颅内血管畸形和动脉瘤等疾病。

3. 数字减影血管造影(DSA)　尽早检查,能及时明确动脉瘤大小、部位、单发或多发,有无血管痉挛;动静脉畸形的供应动脉和引流静脉,以及侧支循环情况。对怀疑脊髓动静脉畸形者还应行脊髓动脉造影。

4. 腰椎穿刺　对 CT 已确诊的 SAH 不再需要做此项检查,只用于 CT 检查阴性,又怀疑 SAH 者。颅内压增高应慎用,以防诱发脑疝。如为动脉瘤破裂造成的 SAH,腰椎穿刺还有诱发动脉瘤再次破裂出血的危险。

【鉴别诊断】　自发性蛛网膜下隙出血常见疾病鉴别诊断见表 21-1。

表 21-1　自发性蛛网膜下隙出血常见疾病鉴别诊断

	动脉瘤	动静脉畸形	动脉硬化	烟雾病	颅内肿瘤卒中
发病年龄	40～60 岁	35 岁以下	50 岁以上	青少年多见	30～60 岁
出血前症状	无症状,少数动眼神经麻痹	常见癫痫发作	高血压病史	肢体麻木	颅压高和病灶症状
血压	正常或增高	正常	增高	正常	正常
复发出血	常见且有规律	年出血率 2%	可见	可见	少见
意识障碍	多较严重	较重	较重	有轻有重	较重
脑神经麻痹	Ⅱ～Ⅳ脑神经	无	少见	少见	颅底肿瘤可见
偏瘫	少见	较常见	多见	常见	常见
眼症状	可见玻璃体出血	可有同向偏盲	眼底动脉硬化	少见	可有视盘水肿
CT 检查	蛛网膜下隙高密度	增强可见 AVM's 影	脑萎缩或梗死灶	脑室出血铸型或梗死灶	增强后可见脑肿瘤影
脑血管造影或 CTA	动脉瘤和血管痉挛	动静脉畸形	脑动脉粗细不均	脑底动脉异常血管团	有时可见肿瘤染色

【治疗】

(1) 一般治疗:出血急性期,患者应绝对卧床,严密观察生命体征,可应用止血剂。头痛剧烈者可给止痛、镇静剂,并应保持大便通畅。当伴颅内压增高时,应用甘露醇溶液脱水治疗。

(2) 如条件允许,尽早行脑血管造影以明确出血原因。针对病因治疗,如开颅动脉瘤夹闭、动静脉畸形或脑肿瘤切除等。

第二节　颅内动脉瘤

颅内动脉瘤(intracranial aneurysm)系颅内动脉壁的囊性膨出,是造成蛛网膜下隙出血的首位病因。因动脉瘤破裂所致 SAH 约占 70%,在脑血管意外中,仅次于脑血栓和高血压脑出血,位居第三。该病好发于 40～60 岁中老年人,青少年少见。

【病因】 血管壁薄弱是囊性脑动脉瘤形成的基础,Willis 环的动脉分叉处的动脉壁先天性平滑肌层缺乏,颅内动脉粥样硬化和高血压使动脉内弹力板发生破坏,管壁薄弱处渐渐膨出形成囊性动脉瘤。

此外,感染病灶如细菌性心内膜炎、肺部感染等,感染性栓子脱落,侵蚀脑动脉壁而形成感染性动脉瘤;头部外伤也可导致血管壁薄弱而形成动脉瘤。但临床均少见。

【病理】 动脉瘤为囊性,呈球形或浆果状,外观鲜红色,瘤壁极薄,术中可见瘤内的血流旋涡。瘤壁仅存一层内膜,缺乏中层平滑肌组织,弹性纤维断裂或消失。瘤壁内有炎性细胞浸润。电镜下可见瘤壁弹力板消失。巨大动脉瘤内常有血栓形成,甚至钙化,血栓分层呈"洋葱"状。瘤顶部更为薄弱,98% 的动脉瘤出血位于瘤顶。破裂的动脉瘤周围,被血肿包裹,瘤顶破口处与周围组织粘连。

【分类】 据动脉瘤位置分为:① 颈内动脉系统动脉瘤,约占颅内动脉瘤的 90%,包括颈内动脉-后交通动脉瘤,前动脉-前交通动脉瘤,中动脉动脉瘤;② 椎基底动脉系统动脉瘤,约占颅内动脉瘤的 10%,包括椎动脉瘤、基底动脉瘤和大脑后动脉瘤等。

据瘤体大小分类:动脉瘤直径小于 0.5 cm 属小型,直径在 0.6~1.5 cm 为一般型,直径在 1.6~2.5 cm 属大型,直径大于 2.5 cm 为巨大型。颅内多发性动脉瘤约占 20%,以两个者多见,三个以上者较少。

【临床表现】 临床表现可归纳为出血、局灶症状、脑缺血、癫痫和脑积水五组症状。

1. 动脉瘤破裂出血症状 动脉瘤直径 4 mm 以下者瘤蒂和瘤壁均较厚,不易出血;直径大于 4 mm 以上者容易出血;而巨型动脉瘤因腔内容易形成血栓,瘤壁增厚,出血倾向反而下降;直径介于两者之间者最容易出血。中、小型动脉瘤未破裂时可无任何症状。动脉瘤一旦破裂,患者感剧烈头痛,频繁呕吐,大汗淋漓,体温可升高。颈强直,克氏征阳性。重者意识障碍,甚至昏迷。部分患者出血前有劳累、情绪激动等诱因,也可无明显诱因或在睡眠中发病。首次破裂出血约 1/3 的患者死亡。

出血后,动脉瘤破口会被凝血块封闭而暂停出血,病情渐趋稳定。但随着凝血块溶解,可能再发出血。二次出血多发生在首次出血后 2 周之内。出血量过大时,血液可经视神经鞘浸入玻璃体引起视力障碍,这类患者病死率很高。10%~20% 患者还可见视盘水肿。

2. 局灶症状 直径大于 7 mm 的动脉瘤可出现压迫症状。动眼神经麻痹常见于颈内动脉-后交通动脉瘤和大脑后动脉的动脉瘤,表现为病侧眼睑下垂、瞳孔散大,内收、上、下视不能,直、间接光反应消失。有时局灶症状出现在蛛网膜下隙出血之前,被视为动脉瘤出血的前兆症状,如轻微偏头痛、眼眶疼痛,继之出现动眼神经麻痹,应警惕即将发生动脉瘤破裂。大脑中动脉的动脉瘤出血如形成血肿,或动脉瘤出血后脑血管痉挛脑梗死,患者可出现偏瘫,运动性或感觉性失语。前交通动脉动脉瘤一般无定位症状,但如果累及下丘脑或边缘系统,则可出现精神症状、高热、尿崩等情况。基底动脉分叉部、小脑上动脉及大脑后动脉近端动脉瘤位于脚间窝前方,常出现第 Ⅲ、Ⅳ、Ⅵ 脑神经麻痹及大脑脚、脑桥的压迫,如 Weber 综合征、两眼同向凝视麻痹和交叉性偏瘫等。巨型动脉瘤有时被误诊为垂体腺瘤或其他颅内肿瘤,误诊手术可诱发危险大出血。巨大动脉瘤影响到视路,患者可有视力视野障碍。

3. 脑缺血症状 蛛网膜下隙出血后,红细胞破坏产生 5-羟色胺、儿茶酚胺等多种血管活性物质,导致血管痉挛。轻度的脑血管痉挛可无临床症状,重者若同时伴有脑血管侧支循环不良则可出现脑缺血症状。脑缺血多出现于动脉瘤破裂 3~6 d,7~10 d 为高峰,表现为:① 前驱症状:SAH 的症状经过治疗或休息好转后,又出现或进行性加重,周围血白细胞持续升高、持续发热;② 意识由清醒转为嗜睡或昏迷;③ 局灶神经体征出现。上述症状多发展缓慢,经过数小时或数日到达高峰,持续 1~2 周后逐渐缓解。广泛脑血管痉挛,会导致脑梗死,患者意识障碍、偏瘫,甚至死亡。

4. 癫痫 因 SAH 或脑软化,有的患者可发生抽搐,多为大发作。

5. 脑积水 动脉瘤出血后,因凝血块阻塞室间孔或大脑导水管,引起急性脑积水,导致意识障碍;合并急性脑积水者占 15%,如有症状应行脑室引流术。由于基底池粘连也会引起慢性脑积水,需行侧脑室-腹腔分流术。

【动脉瘤的临床分级】 动脉瘤出血后,病情轻重不一。为便于判断病情,选择造影和手术时机,评价疗效,国际常采用 Hunt 五级分类法。

一级:无症状,或有轻微头痛和颈强直。

二级:头痛较重,颈强直,除动眼神经等脑神经麻痹外,无其他神经症状。

三级:轻度意识障碍,躁动不安和轻度脑症状。

四级：半昏迷、偏瘫，早期去脑强直和自主神经障碍。

五级：深昏迷、去脑强直、濒危状态。

【诊断】

1. 确定有无蛛网膜下隙出血　出血急性期，CT确诊蛛网膜下隙出血阳性率极高，安全迅速可靠。一周后出血弥散稀释，CT显示不清，因腰椎穿刺可能诱发动脉瘤破裂出血，故应谨慎选择此检查。

2. 确定是否为动脉瘤破裂出血　CT常规检查可根据蛛网膜下隙出血集中部位可大致判断哪种动脉瘤破裂出血；MRI优于CT，动脉瘤内可见流空。CTA和MRA可直接显示不同部位动脉瘤，常用于颅内动脉瘤筛选。DSA全脑血管造影则是诊断颅内动脉瘤的"金标准"。

3. 确定动脉瘤部位与形态　上述各种检查具有互补作用，CTA与MRA无创、便捷，但分辨率略逊于DSA，条件允许时，仍应行DSA检查，其对判明动脉瘤的位置、形态、内径、数目、血管痉挛和确定手术方案都十分重要（图21-1）。

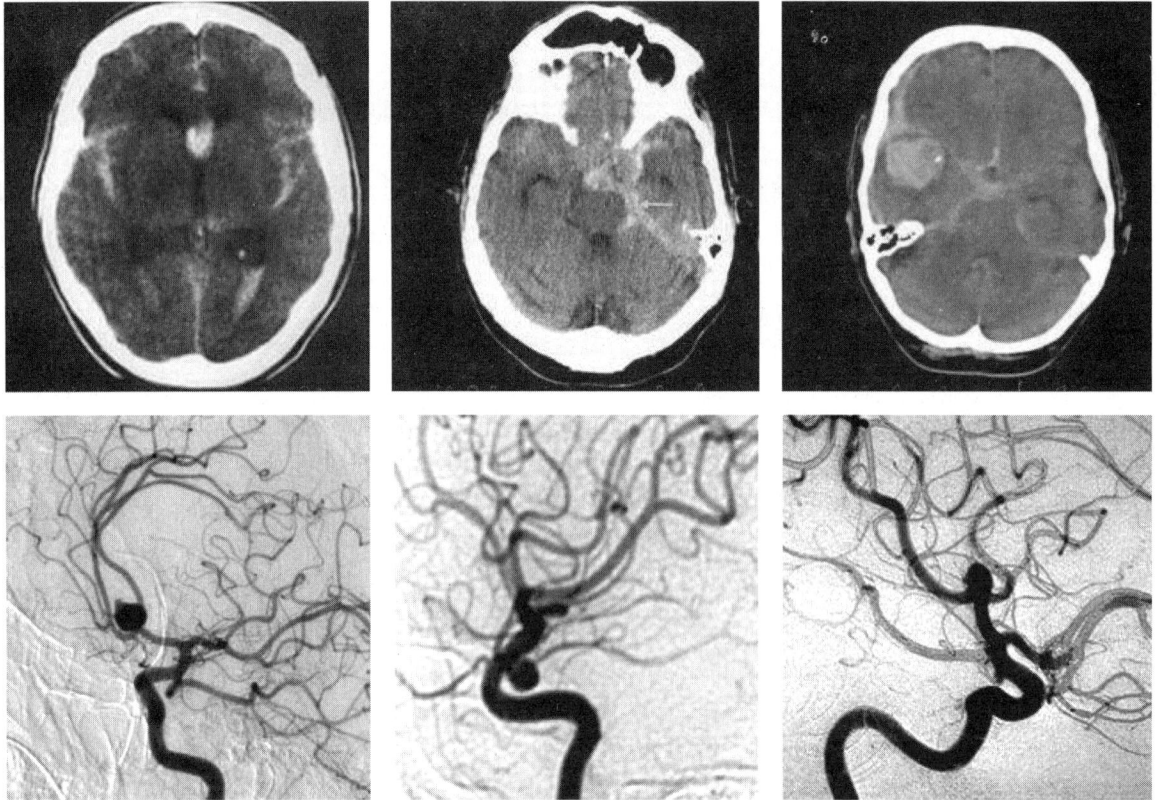

图 21-1　常见动脉瘤 CT（上）与 DSA（下）所见
左：前交通动脉瘤；中：后交通动脉瘤；右：大脑中动脉瘤

病情在三级以下，脑血管造影应及早进行，三级和三级以上患者可待病情稳定后，再行造影检查。首次造影阴性，可能因脑血管痉挛而动脉瘤未显影，高度怀疑动脉瘤者，应在3个月后重复造影。

【治疗】　颅内动脉瘤一旦确诊应及早行栓塞或夹闭处理，以防再次出血。非手术治疗者约70%患者会死于动脉瘤再出血。

1. 手术时机选择　对动脉瘤出血患者应及早阻断动脉瘤的血液供应，以免再次出血危及生命，避开血管痉挛高峰期预后更好。目前对评分一二级患者倾向于3日之内手术治疗，三级与三级以上者，可能有脑血管痉挛和脑积水，手术危险性较大，待数日病情好转后手术预后较好。对未破裂动脉瘤，无症状的偶然发现的小动脉瘤可以动态观察，若瘤体增大、出现籽瘤突起者应积极处理；大于10 mm者应该积极处理；有颅内症状者也应积极处理。

2. 手术方法　手术的目的是阻断动脉瘤的血液供应、避免发生再出血，保持载瘤及供血动脉通畅，维持脑组织的正常的血运。目前临床常用的方法包括经血管瘤内栓塞和开颅夹闭瘤颈两类。导管技术可达部位的动脉瘤，可行弹簧圈或气囊瘤内栓塞。伴有颅内血肿形成需同时行血肿清除或去骨瓣减压者,开颅夹闭瘤颈对患者恢复更为有利。既能栓塞也能夹闭瘤颈时,通常优先选择栓塞治疗。如两者都不适宜,可采取动脉瘤孤立术,即是在动脉瘤的两端夹闭载瘤动脉,但事先应证明脑的侧支供血良好情况下方能采用,如侧支循环不良,应行血管架桥手术,以保障动脉瘤远端血供。

3. 围手术期治疗　动脉瘤破裂后,患者应绝对卧床休息,密切观察意识和生命体征变化,控制血压并保持血压平稳,避免情绪激动,适当给予镇静剂,应用钙离子拮抗剂防治脑血管痉挛,有颅高压症状者,应适量给予脱水剂,稳妥降低颅压。为预防动脉瘤破口处凝血块溶解再次出血,采用较大剂量的抗纤维蛋白的溶解剂,如氨基己酸等。便秘者给缓泻剂。

第三节　颅内和椎管内动静脉畸形

颅内和椎管内血管畸形(vascular malformation)属先天性血管发育异常,可分为四种类型:动静脉畸形(arteriovenous malformation, AVM)、海绵状血管畸形(cavernous malformation)、毛细血管扩张(telangiectasis)和静脉畸形(venous malformation)。其中以动静脉畸形最常见,占颅内幕上血管畸形的62.7%,占幕下血管畸形的42.7%,其次是海绵状血管畸形。

一、颅内动静脉畸形

颅内动静脉畸形是一团发育异常的病理脑血管,形态多种多样由一支或几支动脉供血,不经毛细血管床,直接向静脉引流(图21-2)。畸形血管团小的直径不及1cm,大的可达10cm,内有脑组织,体积可随人体发育而增大,其周围脑组织因缺血而萎缩,呈胶质增生带,有时伴陈旧性出血。畸形血管表面的蛛网膜色白且厚。颅内AVM可位于大脑半球的任何部位,多呈楔形,其尖端指向侧脑室。该病男性稍多于女性,64%在40岁以前发病。

【临床表现】

1. 颅内出血　据报道,30%~65%的AVM首发症状是出血。出血的好发年龄为20~40岁。出血表现为头痛、呕吐、意识障碍,但小的出血临床症状可不明显。出血多发生在脑内,有1/3引起蛛网膜下隙出血,占蛛网膜下隙出血的9%,次于颅内动脉瘤。

影响AVM出血的因素尚不十分明确,一般认为,单支动脉供血、体积小、部位深在,以及后颅窝AVM易出血;出血与性别、头部外伤关系不大;妇女妊娠期,AVM出血的危险性增大。癫痫对出血无直接影响。近年研究发现,在各年龄组未破裂的AVM,每年出血率为2%左右。年轻患者AVM出血的危险高于老年患者。

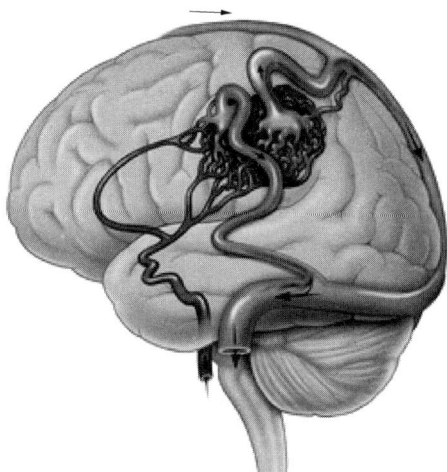

图21-2　脑AVM模式图
箭头所指为血流方向

AVM再出血率和出血后死亡率都低于颅内动脉瘤。这是由于出血源多为病理循环的静脉,压力低于脑动脉压。另外,出血较少发生在基底池,出血后的脑血管痉挛也少见。

2. 癫痫　成人21%~67%以抽搐为首发症状,年龄越小癫痫发作概率越高,1/3发生在30岁前,多见于额、颞部AVM。额部AVM多发生抽搐大发作,顶部以局限性发作为主。AVM癫痫发作与脑缺血、病变周围进行性胶质增生,以及出血后的含铁血黄素刺激大脑皮质有关。14%~22%出过血的AVM会发生抽搐。癫痫发作并不意味出血的危险性增加。早期癫痫可服药控制发作。由于长期癫痫发作,脑组织缺氧不断加重,致使患者智力减退。

3. 头痛　半数患者有头痛史。头痛为单侧局部或全头痛,间断性或迁移性。头痛可能与供血动脉、引流静脉及窦的扩张有关,或因AVM小量出血、脑积水和颅内压增高引起。

4. 神经功能缺损　未破裂出血的AVM中,有4%~12%有急性或进行性神经功能缺损。脑内出血则可导致急性神经功能缺损。由于AVM盗血作用或合并脑积水,患者神经功能受损症状呈进行性加重,表现为运动、感觉、视野及语言功能障碍。个别患者还可有头颅杂音或三叉神经痛。

5. 儿童大脑大静脉畸形　　也称大脑大静脉动脉瘤,可以导致心力衰竭和脑积水。

【诊断】

1. CT　　经加强扫描,AVM 表现为混杂密度区,大脑半球中线结构无移位。在急性出血期,CT 表现为高密度影,CT 扫描可以确定出血的部位及程度。CTA 可显示 AVM 病变,可作为初步筛查。

2. MRI　　因病变内血液高速流动,MRI 机采集不到血液能量释放产生的信号,表现为流空现象,血液流空表现为低信号或无信号;MRI 也能清晰显示病灶及其毗邻关系。

3. DSA　　脑血管造影是确诊该病的必须手段,此项检查可明确 AVM 病灶大小、范围、部位、供血动脉、引流静脉及血流速度等(图 21-3),有时还可显示由对侧颈内动脉或椎基底动脉系统的盗血现象。这些信息对制订手术方案具有重要指导价值。

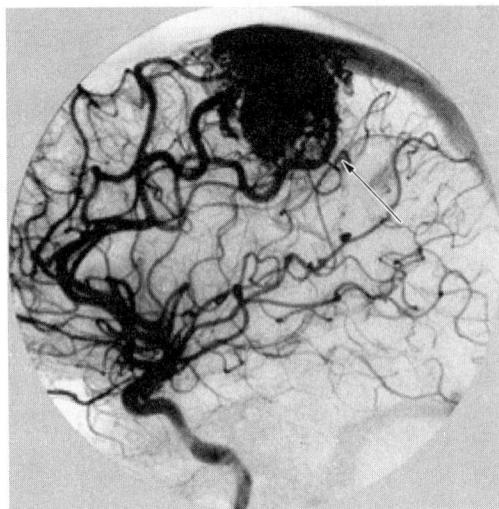

图 21-3　脑 AVM DSA 所见

箭头:AVM 病灶。其供血来自大脑中和大脑前动脉,回流至上矢状窦

4. 经颅多普勒超声(TCD)　　为无创性的 AVM 血流动力学检查方法,可获得颅内较粗大血管和脑底动脉环的血流速度和流向信息,对判断 AVM 治疗前后血流动力学改变具有一定帮助。

5. 脑电图　　病变区及其周围可出现慢波或棘波。对有抽搐的患者术中脑电图监测,切除癫痫病灶,可明显减少术后癫痫发作。

【治疗】

1. 手术切除　　为治疗颅内 AVM 最彻底方法,不仅能杜绝病变再出血,还能阻止畸形血管盗血,改善脑血流,对减少或控制癫痫发作也有帮助。对位于非重要功能区的病变都应行开颅切除,手术时骨窗应充分包括病变和供应动脉、引流静脉。对 AVM 出血形成血肿者,力争脑血管造影后手术,若患者已发生脑疝,则需紧急开颅手术,先清除血肿降低颅压,简单畸形血管病灶可一并予以切除,对复杂者需待 DSA 检查后二期手术切除病灶,未行血管造影贸然切除畸形血管会增加手术风险。对位于重要功能区如脑干、间脑等部位的 AVM,则不适宜手术切除。

2. 介入神经放射治　　将微导管置入 AVM 的供血动脉,再进入畸形团,注入栓塞材料,从而使其闭塞。目前较多采用的栓塞材料有 NBCA 生物胶、ONXY 生物胶、弹簧圈及线段等,其中以生物胶栓塞最为有效。治疗术中及术后,应降低患者血压,以防止正常灌注压突破(NBBP),还应予抗凝,防止逆向性血栓形成。介入神经放射治疗的优点是创伤小、相对风险小、后遗症少、术后恢复较快;但费用较高,有一定的复发率。现在主张采用多种手段联合治疗。手术前可采用介入治疗技术减少 AVM 血流,缩小体积,降低手术难度和风险。

3. 放射治疗　　主要包括伽玛刀、直线加速器和 X 刀。原理为 AVM 病灶被照射后血管内皮缓慢增生,血管壁增厚,形成血栓而闭塞。其治疗适应证为:病灶直径小于 3 cm、病灶位于手术不能达到的部位、手术或栓塞后残存病灶及患者不愿接受手术或栓塞的病例。放疗效果与病灶大小相关,病灶越小,血管闭塞所需时间越短,闭塞越完全,通常需 1～3 年后才能见效,但治疗期间,仍有出血可能。

二、脊髓血管畸形

脊髓血管畸形(spinal vascular malformation)系先天脊髓血管发育异常,由一团扩张迂曲的畸形血管构成,内含一根或几根增粗的供应动脉和扩张迂曲的引流静脉。该病少见,但致残率较高。根据畸形部位和病变性质分类为:髓内动静脉畸形、髓周动静脉瘘、硬脊膜动静脉瘘和脊髓内海绵状血管畸形。由于脊髓各节段供血来源不同,按 AVM 所在部位可分为三组:颈段、上胸段和下胸-腰-骶段,以后者最常见。

【临床表现】　该病男性多于女性,80% 患者发病年龄在 20～40 岁。其病情发展缓慢,可多年保持稳定。脊髓血管畸形大多含有动-静脉短路或瘘,形成动、静脉间的直接分流,对正常脊髓供血减少,产生"盗血"作用,而长期盗血使脊髓相应节段产生缺血性损害。脊髓血管畸形引起临床症状的原因是畸形血管破裂出血。由于畸形血管管壁菲薄、引流静脉压力高,特别是如并发动脉瘤或静脉瘤时,如有血压波动畸形血管可破裂出血,出血可对脊髓产生直接压迫和破坏,引起相应临床症状。① 脊髓受压:由畸形血管压迫脊髓或神经根所致。表现为受累神经根分布区有放射性痛,体位改变可诱发,休息后可自行缓解;进行性神经根和脊髓功能障碍,如肌力弱、间歇性跛行、感觉减退或消失、大小便失禁等。② 出血:由病变血管破裂引起脊髓蛛网膜下隙出血或脊髓内血肿所致。半数以上的患者突然出现剧烈神经根性疼痛,疼痛部位与畸形所在脊髓节段相符合,可伴有四肢瘫或截瘫。血液可逆流入颅,导致头痛、呕吐或抽搐及意识障碍。当形成血肿后,对脊髓的直接破坏或压迫,使脊髓功能迅速丧失。脊髓血管畸形常合并脊柱畸形、颅内血管畸形、动脉瘤、肝或肾血管瘤等,病变相应节段的背部可有皮肤血管瘤(痣)。

【诊断】　对缓慢出现的神经根性疼痛、间歇性跛行、四肢进行性力弱、背部血管瘤(痣),应怀疑脊髓血管畸形。对急性起病或原有症状突然加重,如剧烈神经根性疼痛和急性脊髓功能丧失,应怀疑椎管内有出血可能。

1. 脊髓血管造影　　是确诊的唯一方法。脊髓 AVM 为局灶畸形血管团染色。髓周动静脉瘘为脊髓表面动脉和静脉间有瘘口,血液向下方静脉引流,引流静脉扩张、迂曲、盘绕并可有瘤样扩张,血流速度与瘘口大小有关。硬脊膜动静脉瘘可见血液经瘘口向上引流至一根迂曲、扩张的静脉,供血动脉一至数根且细小,血流缓慢,瘘口位于椎间孔处,脊髓表面无向外引流的静脉。

2. MRI 检查　　AVM 在 MRI 为流空的血管影,有时为异常条索状等 T_2 信号。合并出血时,病变中混有不规则点片状短 T_1 高强度信号。MRI 也可明确髓内海绵状血管瘤诊断。脊髓血管造影可清楚地显示畸形血管的位置和范围,为手术切除提供依据。此外,可以鉴别脊髓血管造影所见供血丰富的占位性肿瘤,脊髓血管畸形除急性出血形成血肿外,一般不表现明显的占位效应。

3. 脊髓碘油造影　　可见到迂曲扩张的蚓状充盈缺损或造影剂在椎管内梗阻。

【治疗】　治疗脊髓血管畸形方法主要有:血管内栓塞术、病灶切除术、供血动脉结扎术和椎板切除减压术。既往该病以手术切除为主,显微外科手术切除表浅局限的脊髓 AVM 和髓内海绵状血管瘤效果满意。由于血管内栓塞术水平的提高和广泛应用,目前越来越多的血管畸形患者可通过血管内栓塞术而达到治愈目的。对于急性出血的病例应该行急诊减压、清除血肿,防止脊髓因为血肿压迫变性、坏死,以利于进一步处理。对无症状的髓内病变手术需慎重。病变范围广泛者,可介入治疗后再手术切除。

第四节　脑底异常血管网症

脑底异常血管网症又称烟雾病(moyamoya disease),因颈内动脉颅内起始段狭窄或闭塞,脑底出现异常的小血管团,在脑血管造影上形似烟雾而得名。

【病因】　该病可继发于钩螺旋体脑动脉炎,脑动脉硬化,脑动脉炎,及放射治疗后。但绝大部分原发脑底异常血管网病因尚不清楚,可能与脑动脉先天发育不良或免疫缺陷有关。

【病理】　脑底动脉环主干动脉管腔狭窄或闭塞,有血栓形成,血管内膜增厚,常有脂质物沉积,管壁内弹力层断裂、曲折、增厚,中层平滑肌明显变薄,外膜无明显改变。椎基底动脉很少受影响。脑底动脉及深层穿支代偿性增生,形成丰富的侧支循环,交织成网,形成丰富的侧支循环呈异常网状血管。同时颅内、外动脉广泛的异常沟通。增生的异常血管网管壁菲薄,管腔扩张,甚至形成粟粒状囊状动脉瘤,可破裂出血。类似的血管改变同样可见于心脏、肾和其他器官,所以可能是一种全身性疾病。

【临床表现】　儿童和青壮年多见,性别无明显差异,可表现为缺血或出血性脑卒中。

1. 脑缺血　　儿童和青少年多见。常有短暂性脑缺血发作先兆,可反复发作,逐渐肢体偏瘫。也可左右两侧肢体交替出现偏瘫,或伴失语、智力减退等。有些患者有头痛或癫痫发作。

2. 脑出血　　发作年龄晚于缺血组。由于异常血管网上的粟粒性囊状动脉瘤破裂,引起蛛网膜下隙出血、脑出血及脑室出血(脑室铸型)。发病急,患者表现为头痛、呕吐、意识障碍或伴偏瘫。

【诊断】

1. 脑血管造影　　可确诊,其特殊表现为颈内动脉床突上段狭窄或闭塞;在基底核部位纤细的异常血管网,呈烟雾状;广泛的血管吻合,如大脑后动脉与胼周动脉吻合网,颈外动脉与颞浅动脉吻合。

2. 头部 CT 检查 可显示脑梗死、脑萎缩或脑(室)内出血或蛛网膜下隙出血。

3. 头部 MRI 检查 表现脑梗死、脑软化、脑出血和脑萎缩;MRA 提示脑血管异常,也可见烟雾状的脑底异常血管网征象。

【治疗】 由于病因不清,尚无特殊治疗方法。对脑缺血的患者,可给予扩张血管剂等治疗。病因明确的继发性脑底异常血管网,针对病因治疗。

急性脑内出血造成脑压迫者,应紧急手术清除血肿。单纯脑室内出血铸型,可行侧脑室额角穿刺引流。对血肿吸收后继发脑积水,可行侧脑室腹腔分流术。

外科治疗如颞浅动脉-大脑中动脉吻合术、颞肌(或颞浅动脉)贴敷术等对再建血运,改善神经功能损害有帮助。颈上交感神经节切除及颈动脉周围交感神经剥离术,可促使脑血流量增加。颅骨钻孔同时切开硬脑膜和蛛网膜也可促进颅外血管向皮层供血。

第五节 颈动脉海绵窦瘘

颈动脉海绵窦瘘(carotid-cavernous fistula,CCF)主要指颅内海绵窦段颈内动脉壁或颈内动脉分支破裂,导致颈内动脉与海绵窦之间形成异常的动静脉直接交通。其多见于颅底骨折,少数继发于硬脑膜动静脉畸形或破裂的海绵窦动脉瘤。

【临床表现】 外伤性颈动脉海绵窦可在伤后立即发生,也可在几周后发生,男性多见。自发性颈内动脉海绵窦瘘,以中年女性多见,妊娠及分娩常为诱因。所形成的瘘多为低流量的,临床表现较外伤性轻。1/3 的患者可自愈。

1. 颅内杂音 患者自觉颅内有机器轰鸣般声音,心脏收缩时加重,常影响睡眠。用听诊器可在额部和眶部听到。可指压患侧颈总动脉,杂音减低或消失。

2. 突眼与球结膜充血水肿 眼球突出,数日内即非常显著,后停止进展。结膜常充血水肿,眼睑充血、肿胀,下睑结膜常因水肿而外翻。有时眶部及额部静脉怒张,并有搏动。一侧海绵窦瘘经海绵间静脉窦使对侧海绵窦扩张,引起双侧突眼。

3. 眼球搏动 因心脏搏动搏动波经颈内动脉传至扩张的眼静脉所致。在眼球侧方较其前方更易触知。明显者眼球搏动可以看出。压迫患侧颈总动脉,眼球搏动减弱或消失。也有少数患者无突眼和眼球搏动。

4. 眼球运动障碍 由于支配眼外肌的第Ⅲ、Ⅳ、Ⅵ脑神经受累所致。其中展神经最易受累,其次为动眼神经麻痹。重者眼球固定,出现复视。另外,眶内严重充血和水肿也可阻碍眼球活动。

5. 三叉神经症状 三叉神经第一支常被侵犯,引起额部、眼部疼痛和角膜感觉减退。

6. 进行性视力障碍 眼静脉淤血及眼动脉供血不足导致视盘水肿,视网膜血管扩张,甚至视网膜出血,病史长者,视神经进行性萎缩,视力下降甚至失明。

7. 致命性鼻出血 当 CCF 同时伴有假性动脉瘤时,可破入蝶窦或筛小房,发生致命性的鼻出血。

【诊断】 有典型症状的者诊断并不困难,发展缓慢和症状不典型的病例应与眶内、鞍旁肿瘤及海绵窦动脉瘤相鉴别。头部 CT、MRI 检查可发现突眼,海绵窦显影增强,眼上静脉增粗,眶内肌群弥漫性增厚。CT 检查还可发现骨折、血肿、脑挫裂伤、颅眶损伤范围、颅面部软组织损伤及脑积水征等。脑血管造影是最重要的检查手段,可见颈内动脉与海绵窦产生短路,压迫健侧颈内动脉,可发现漏口(图 21-4)。颈内动脉床突上段、大脑中动脉和大脑前动脉不易充盈,而海绵窦、蝶顶窦和眼静脉等则在动脉期显影并扩张。

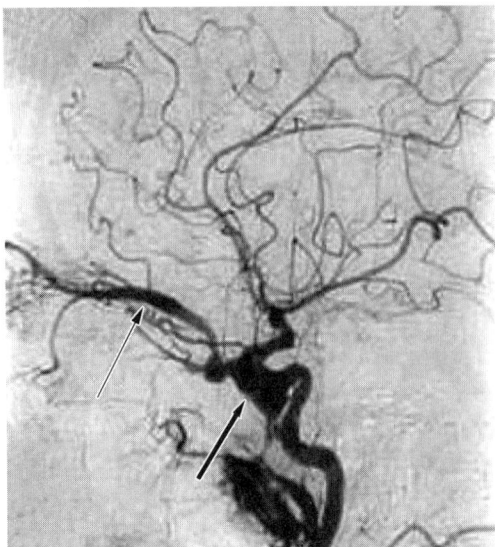

图 21-4 颈内动脉海绵窦瘘 DSA 所见

细箭头:扩张的眼静脉;粗箭头:发生颈内动脉瘘的海绵窦

【治疗】　目的在于保护视力,消除颅内杂音,防止脑梗死和鼻出血。

首选介入神经放射治疗,经导管气囊或弹簧圈等栓塞材料封闭瘘口,是最简单、经济、有效的治疗方法,可消除头颅杂音,使眼球回纳,恢复眼球运动。以往的手术方法如颈内动脉结扎和孤立手术,因创伤大,并发症多,已逐步被摒弃。

第六节　脑卒中的外科治疗

脑血管病是指脑部或颈部血管发生病变,从而引起颅内血液循环障碍、脑组织受损的一组疾病。脑血管病按其性质可分为两大类,一类是缺血性脑血管病(ischemic cerebrovascular disease),临床多见,约占全部脑血管病患者的85%,是由于脑动脉硬化等使脑动脉管腔狭窄所致。另一类是出血性脑血管病(hemorrhagic cerebral vascular disease),多由长期高血压、先天性脑血管畸形等因素所致,占脑血管病的15%左右。

一、缺血性脑卒中

颈内动脉和椎动脉都可出现闭塞和狭窄,年龄多在40岁以上,男性较女性多。其主要原因是动脉粥样硬化。另外,胶原性疾病或动脉炎引起的动脉内膜增生和肥厚,颈动脉外伤,肿瘤压迫颈动脉,小儿颈部淋巴结炎和扁桃体炎伴发的颈动脉血栓,以及先天颈动脉扭曲等,均可引起颈内动脉狭窄和闭塞。颈椎病骨质增生或颅底陷入压迫椎动脉,也可造成椎动脉缺血。

【临床表现】　根据发病后神经功能障碍程度和症状持续时间,分三种类型。

1. 短暂性脑缺血发作(transient ischemic attack, TIA)　　TIA是以短暂的局灶性神经功能障碍、在24 h内症状完全消失、不遗留神经系统阳性体征为特点的脑缺血发作。TIA可以反复发作,发作间歇不等,临床症状与受累的血管有关。颈内动脉缺血表现为病灶对侧突然肢体运动和感觉障碍、对侧中枢性面瘫、失语、单眼短暂失明等,少有意识障碍。椎动脉缺血表现为头昏、眩晕、黑矇、复视、耳鸣、听力障碍、步态不稳、吞咽困难等,可有部位不恒定的肢体无力。发作后症状可自行缓解,不留后遗症。脑内无明显梗死灶。

2. 可逆性缺血性神经功能障碍(reversible ischemic neurological deficit, RIND)　　RIND与短暂脑缺血发作基本相同,但神经功能障碍持续时间超过24 h,有的患者可达数天或数十天,最后逐渐完全恢复。脑部可有小的梗死灶,大部分为可逆性病变。

3. 完全性卒中(complete stroke, CS)　　其症状较上述两种情况严重,不断恶化,常伴有意识障碍。脑部出现明显的梗死灶。神经功能障碍长期不能恢复,完全性卒中又可分为轻、中、重三型。

【诊断】　根据患者的症状及体征,可初步判断患者是否系缺血性卒中及部位等。

1. CT、MRI　　短暂性脑缺血发作患者CT扫描可以无明显异常发现,完全性卒中患者24 h后CT可显示较明显的低密度区。MRI对脑缺血较为敏感,在缺血6 h左右缺血区即可以呈长T_1长T_2等水肿改变。CT灌注成像、MRI弥散成像、波谱技术有助于提高脑缺血的诊断率。高分辨磁共振成像,对粥样斑块病理成分分析更有帮助。CTA及MRA血管成像技术可以了解颅内外血管有无狭窄及其程度。

2. 脑血管造影　　脑血管造影是缺血性脑血管疾病重要的检查方法,可以明确病变的部位、范围、性质及程度。

3. 颈动脉B型超声检查和经颅多普勒超声探测　　属无创检查,可作为诊断颈内动脉起始段和颅内动脉狭窄、闭塞的筛选手段。

4. 脑血流量测定　　^{133}氙(^{133}Xe)清除法局部脑血流测定,可显示不对称性脑灌注,提示局部脑缺血病变。

【治疗】

1. 颈动脉内膜切除术　　适用颈内动脉颅外段严重狭窄(狭窄程度超过50%),狭窄部位在下颌骨角以下、手术可及者。颈内动脉完全性闭塞24 h以内亦可考虑手术,闭塞超过24~48 h,已发生脑软化者,不宜手术。

2. 颅外颅内动脉吻合术　对预防短暂性脑缺血发作效果较好。可选用颞浅动脉-大脑中动脉吻合,枕动脉-小脑后下动脉吻合,枕动脉-大脑后动脉吻合术等。

二、出血性脑卒中

出血性脑卒中多见于50岁以上高血压动脉硬化患者,男多于女,是高血压病死亡的主要原因。出血是因粟粒状微动脉瘤破裂所致,多位于基底核壳部,可向内扩延至内囊部。随着出血量的增多形成血肿,造成局部脑组织损害,损伤周围脑组织水肿加重继发性脑损伤,压迫邻近组织,甚至形成脑疝。出血沿神经束扩散并使其分离,导致神经纤维的生理性传导中断,这种功能障碍在超早期清除血肿后可能得以恢复。脑干内出血,出血破入脑室,则病情严重。

【临床表现】　脑出血患者多有长期高血压史,少部分为隐匿性高血压。可在剧烈运动、情绪激动时发病,也可在安静状态下发病。起病突然,进展迅速,多表现为突然发作剧烈头痛、呕吐,很快出现意识障碍和神经功能缺失。少部分以癫痫发作或大小便失禁为首发症状。常有对侧偏瘫和偏身感觉障碍,优势半球出血者可有失语。如病程进展快,发生脑疝,会出现肌张力增高,病理征阳性等相应表现。眼底检查可见视网膜出血或视盘水肿,瞳孔可不等大,双瞳缩小或散大。呼吸深大,节律不规则,脉搏徐缓有力,血压升高,体温升高。部分患者可呕吐咖啡色胃内容物。

【诊断】　既往有高血压动脉硬化史患者,突发昏迷和偏瘫,应考虑为脑出血。应及时行头颅CT检查。脑出血急性期CT表现为高密度影,出血后6 h,血肿周围可出现低密度环,有些出血可破入脑室。不再出血的血肿会逐渐吸收。头颅MRI检查对小脑和脑桥的出血诊断有一定帮助,可清晰显示颅后窝内的解剖关系。脑血管造影已不是必需的检查手段,对于非高血压脑出血或小脑、脑叶皮质下出血,待病情平稳后可做脑血管造影检查,以除外动脉瘤或AVM等。

出血性脑卒中可分为三级:Ⅰ级,轻型,患者意识尚清或浅昏迷,轻偏瘫;Ⅱ级,中型,完全昏迷,完全性偏瘫;两瞳孔等大或仅轻度不等;Ⅲ型,重型,深昏迷,完全性偏瘫及去脑强直,双瞳散大,生命体征明显紊乱。

【治疗】　手术目的在于清除血肿,解除脑疝,可降低病死率和病残率。手术方法包括开颅血肿引流术、钻孔血肿引流术、脑室穿刺引流术等。对于Ⅲ级病例,出血破入脑室者及内侧型脑内血肿,手术效果不佳,可先保守治疗;虽有血肿,但患者神志清楚,病情无进行性恶化者,保守治疗更为有利;此外,年龄过大,有系统性疾病,如心、肺、肝、肾功能严重不全者,亦不宜手术治疗。

> **知识拓展**
>
> **硬脑膜动静脉瘘**
>
> 硬脑膜动静脉瘘(duralarteriovenousfistulas, DAVFs)是海绵窦、侧窦、矢状窦等硬膜窦及其附近动静脉间的异常交通,为颅内外供血动脉与颅内静脉窦沟通,多见于成年人。硬脑膜动静脉瘘是发生在硬脑膜的动静脉分流,其供血动脉为颈内动脉、颈外动脉或椎动脉的脑膜支,血液分流入静脉窦。由于动脉血液直接流入静脉窦而导致静脉窦内血液动脉化及静脉窦内压力增高,从而使得脑静脉回流障碍甚至逆流,出现脑水肿、颅内压增高、脑代谢障碍、血管破裂出血等病理改变。

小　结

1. 自发性蛛网膜下腔出血
{ 以颅内动脉瘤最为常见:颅内动脉瘤临床表现与病灶部位和破裂出血有关,多需介入瘤体栓塞或瘤颈夹闭手术治疗

动脉瘤破裂出血体及占位效应引发一系列临床症状

2. 颅内和椎管内动脉畸形
{ 颅内和椎管内动静脉畸形引发其破裂出血、占位效应、动静脉短路等各种临床症状

常用治疗方法:病灶手术切除和介入血管内栓塞治疗

3. 脑底异常血管网症 {
又称烟雾病,此病以脑底动脉及深层穿支代偿性增生形成丰富侧支循环为特征
临床表现：反复发作的脑缺血和脑出血症状
改善脑供血和促进侧支循环建立可改善患者症状
}

4. 颈动脉海绵窦瘘 {
因颈内动脉与海绵窦之间形成动静脉直接交通引发一系列症状
治疗：应用介入技术封闭瘘口,是最有效的治疗方法
}

5. 脑卒中 {
缺血性脑卒中：因脑缺血程度不同症状各异,针对不同病因可采用颈动脉内膜剥脱、颅外颅内血管吻合术治疗
出血性脑卒中：血肿多位于基底核,引起对侧偏瘫和感觉障碍,出血量大者需行血肿穿刺引流或清除手术
}

【思考题】

(1) 简述自发性蛛网膜下隙出血的病因。

(2) 动脉瘤破裂出血的临床表现有哪些?

(3) 试述颈内动脉海绵窦瘘的临床表现。

（武永康）

第二十二章　颈 部 疾 病

　　颈部疾病包括了颈部先天性疾病、损伤、血管性疾病、颈椎病、颈部肿块及甲状腺、甲状旁腺、胸腺等多种疾病。结节性甲状腺是最常见的甲状腺疾病。甲状腺功能亢进多见于中青年女性。甲状腺癌是最常见的甲状腺恶性肿瘤，约占全身恶性肿瘤的 1%，位居女性恶性肿瘤第五。

　　颈部的解剖生理：颈部（广义）上界为下颌骨下缘、下颌角、乳突和枕外隆凸连线，下界为胸骨柄下缘、锁骨、肩峰至第 7 颈椎棘突的连线，以斜方肌前缘为界，前为颈部（狭义）后为项部。颈正中部为喉和气管颈段，明显的标志为甲状软骨和环状软骨。在成人，环状软骨的下缘在第 6～7 颈椎体水平，其下方的气管起始部甚表浅，是气管切开的适当部位。喉和气管起始部的两侧有甲状腺左、右叶。气管后方为食管颈段，两侧的气管食管沟内有喉返神经通过。颈侧方，胸锁乳突肌的深面有颈总动脉、颈内静脉和迷走神经，动脉在内侧，静脉在外侧，神经在两者的深面。动脉、静脉和神经包裹于颈血管鞘内。颈总动脉在甲状软骨上缘的水平分为颈内动脉和颈外动脉。胸锁乳突肌后缘中段有颈丛神经的分支，该肌后缘上中 1/3 分界点有副神经穿出，清扫颈淋巴结或行颈淋巴结活检时应避免其损伤，损伤后能引起斜方肌瘫痪。

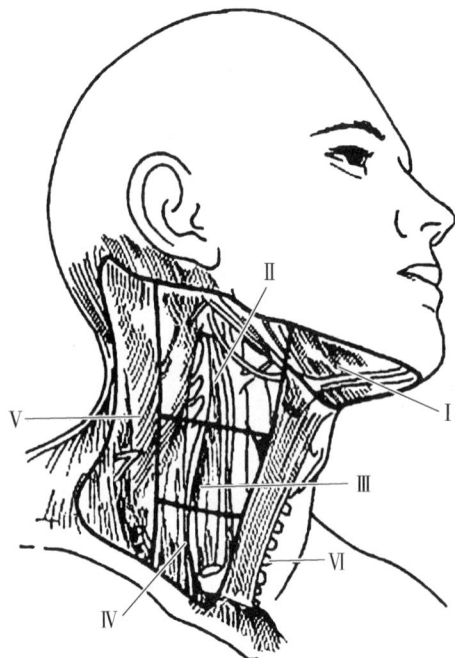

图 22-1　颈部淋巴结分区

　　在胸锁乳突肌的深面外侧有前斜角肌，在其和胸锁乳突肌之间有锁骨下静脉和膈神经，后者在前斜角肌肌膜下垂直下行。在前斜角肌的深面有锁骨下动脉和臂丛。左侧，胸导管经颈血管鞘深面向前向外，进入颈内静脉和左锁骨下静脉交接处，即颈静脉角附近。右侧，右淋巴导管进入右颈内静脉和右锁骨下静脉交接处。

　　颈部淋巴结可分为七个区域（图 22-1）：Ⅰ区：颏下、颌下淋巴结，上以下颌骨为界，下以二腹肌前腹为界；Ⅱ区：颈上淋巴结，上以二腹肌后腹为界，下以舌骨为界；Ⅲ区：颈中淋巴结，上自舌骨起，下至环甲膜；Ⅳ区：颈下淋巴结，上自环甲膜水平，下至锁骨；Ⅴ区：颈后三角淋巴结，后面以斜方肌前缘为界，前面以胸锁乳突肌后缘为界，下以锁骨为界；Ⅵ区：颈前区淋巴结，上自舌骨，下至胸骨上窝、颈血管鞘内侧。

第一节 甲状腺疾病

一、解剖生理概要

　　甲状腺位于甲状软骨下方、气管的两旁,由中央的峡部和左右两个侧叶构成,峡部有时向上伸出一锥体叶,可借纤维组织和甲状腺提肌与舌骨相连。峡部一般位于第2~4气管软骨的前面;两侧叶的上极通常平甲状软骨,下极多数位于第5~6气管环。但有人可达胸骨上窝甚至伸向胸骨柄后方,此时称胸骨后甲状腺。甲状腺由两层被膜包裹着:内层被膜叫甲状腺固有被膜,很薄,紧贴腺体并形成纤维束伸入腺实质内;外层被膜包绕并固定甲状腺于气管和环状软骨上。实际上该膜不完全包被甲状腺,尤其在与气管接触处没有该层膜。由于外层被膜易于剥离,因此又叫甲状腺外科被膜,两层膜间有疏松的结缔组织,甲状腺的动、静脉及淋巴,神经和甲状旁腺(图22-2)。手术时分离甲状腺应在此两层被膜之间进行。正常情况下,做颈部检查时,不容易看到或摸到甲状腺。

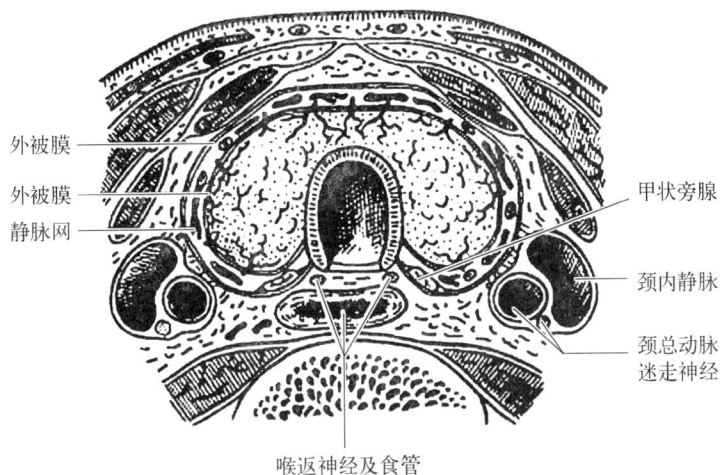

图22-2　甲状腺

　　甲状腺的血液供应十分丰富,主要由两侧的甲状腺上动脉(颈外动脉的分支)和甲状腺下动脉(锁骨下动脉的分支)供应。甲状腺有三条主要静脉即甲状腺上、中、下静脉,其中,甲状腺上、中静脉血液流入颈内静脉,甲状腺下静脉血液流入无名静脉。

　　甲状腺的主要功能是合成、储存和分泌甲状腺素。甲状腺素分四碘甲状腺原氨酸(T4)和三碘甲状腺原氨酸(T3)两种,与体内的甲状腺球蛋白结合,储存在甲状腺的结构单位——滤泡中。释放入血的甲状腺素与血白蛋白结合,其中90％为T4 10％为T3。甲状腺素的主要作用包括:① 增加全身组织细胞的氧消耗及热量产生;② 促进蛋白质、碳水化合物和脂肪的分解;③ 促进人体的生长发育及组织分化,此作用与机体的年龄有关,年龄越小,甲状腺素缺乏的影响越大,胚胎期缺乏常影响脑及智力发育,可致痴呆,同样也对出生后脑和长骨的生长、发育影响较大。

　　甲状腺功能与人体各器官系统的活动和外部环境互相联系。主要调节的机制包括下丘脑-垂体-甲状腺轴控制系统和甲状腺腺体内的自身调节系统。首先甲状腺素的产生和分泌需要垂体前叶分泌的促甲状腺素(TSH)。TSH直接刺激和加速甲状腺分泌及促进甲状腺素合成,而甲状腺素的释放又对 TSH 起反馈性抑制作用。

二、单纯性甲状腺肿

　　【病因】　环境缺碘是引起单纯性甲状腺肿(simple goiter)的主要因素。高原、山区土壤中的碘盐被冲洗流失,以致饮水和食物中含碘量不足,因此,我国多山各省(如云贵高原)的居民患此病的较多,故又称"地方性甲状腺肿"(endemic goiter)。初期,因缺碘时间较短,增生、扩张的滤泡较为均匀地散布在腺体各部,形成弥漫性甲状腺肿,随着缺碘时间延长,病变继续发展,扩张的滤泡便聚集成多个大小不等的结节,形成结节性甲状腺肿(nodular goiter)。

综上所述,单纯性甲状腺肿的病因可分为三类:① 甲状腺素原料(碘)缺乏;② 甲状腺素需要量增高;③ 甲状腺素合成和分泌的障碍。

【临床表现】 女性多见,甲状腺功能和基础代谢率除了结节性甲状腺肿可继发甲状腺功能亢进外,大多正常。甲状腺不同程度的肿大和肿大结节对周围器官引起的压迫症状是该病主要的临床表现。病程早期,甲状腺呈对称、弥漫性肿大,腺体表面光滑,质地柔软,随吞咽上下移动。随后,在肿大腺体的一侧或两侧可扪及多个(或单个)结节。单纯性甲状腺肿体积较大时可压迫气管、食管和喉返神经,出现气管弯曲、移位和气道狭窄影响呼吸。

【诊断】 检查发现甲状腺肿大或结节比较容易,但临床上更需要判断甲状腺肿及结节的性质,这就需要仔细收集病史,认真检查,对于居住于高原山区缺碘地带的甲状腺肿患者或家属中有类似病情者常能及时做出地方性甲状腺肿的诊断。

对于结节性甲状腺肿患者还应做放射性核素(^{131}I 或^{ssm}Tc)显像检查,当发现一侧或双侧甲状腺内有多发性大小不等、功能状况不一的结节(囊性变和增生结节并存)时大多可做出诊断。此外应用B超检查有助于发现甲状腺内囊性、实质性或混合性多发结节的存在。性质可疑时,可经细针穿刺细胞学检查以确诊。

预防全国各地已普遍进行了甲状腺肿的普查和防治工作,发病率已大大降低。

在流行地区,甲状腺肿的集体预防极为重要,一般补充加碘盐。常用剂量为每 10～20 kg 食盐中均匀加入碘化钾或碘化钠 1.0 g 以满足人体每日的需要量。

【治疗】

1. 生理性甲状腺肿 宜多食含碘丰富的食物如海带、紫菜等。

2. 对 20 岁以下的弥漫性单纯甲状腺肿患者可给予小量甲状腺素 以抑制垂体前叶 TSH 分泌,缓解甲状腺的增生和肿大。常用剂量为 30～60 mg,每日 2 次,3～6 个月为一个疗程。

3. 有以下情况时,应及时施行甲状腺大部切除术 ① 因气管、食管或喉返神经受压引起临床症状者;② 胸骨后甲状腺肿;③ 巨大甲状腺肿影响生活和工作者;④ 结节性甲状腺肿继发功能亢进者;⑤ 结节性甲状腺肿疑有恶变者。

三、甲状腺功能亢进的外科治疗

甲状腺功能亢进(甲亢)(hyperthyroidism)是由各种原因引起循环中甲状腺素异常增多而出现以全身代谢亢进为主要特征的疾病总称。

【病因/生理】 按引起甲亢的原因可分为:原发性、继发性和高功能腺瘤三类。① 原发性甲亢最常见,是指在甲状腺肿大的同时,出现功能亢进症状。患者年龄多在 20～40 岁。腺体肿大为弥漫性,两侧对称,常伴有眼球突出,故又称"突眼性甲状腺肿"(exophthalmic goiter)。② 继发性甲亢较少见,发病年龄多在 40 岁以上。腺体呈结节状肿大,两侧多不对称,无眼球突出,容易发生心肌损害。③ 高功能腺瘤,少见,甲状腺内有单发的自主性高功能结节,结节周围的甲状腺组织呈萎缩改变。患者无眼球突出。

原发性甲亢的病因迄今尚未完全明了。由于患者血中的 TSH 浓度不高,有的还低于正常,甚至应用 TSH 的促激素(TRH)也未能刺激这类患者血中的 TSH 浓度升高。至于继发性甲亢和高功能腺瘤的病因,也未完全清楚。患者血中长效甲状腺刺激激素等的浓度不高,或许与结节本身自主性分泌紊乱有关。

【临床表现】 甲亢的临床表现包括甲状腺肿大、性情急躁、容易激动、失眠、两手颤动、怕热、多汗、皮肤潮湿、食欲亢进但却消瘦、体重减轻、心悸、脉快有力(脉率常在每分钟 100 次以上,休息及睡眠时仍快)、脉压增大(主要由于收缩压升高)、内分泌紊乱飞如月经失调)及无力、易疲劳、出现肢体近端肌萎缩等。

【诊断】 主要依靠临床表现,结合一些特殊检查。甲亢常用的特殊检查方法如下。

(1)基础代谢率测定可根据脉压和脉率计算,或用基础代谢率测定器测定 后者较可靠,但前者简便。常用计算公式为:基础代谢率－(脉率＋脉压)－111(脉压单位为 mmHg)。测定基础代谢率要在完全安静、空腹时进行。正常值为±10%;增高至±(20%~30%)为轻度甲亢,±(30%~60%)为中度,±60%以上为重度。

(2) 甲状腺摄[131]碘率的测定:正常甲状腺 24 h 内摄取的[131]碘量为人体总量的 30%~40% 如果在 2 h 内甲状腺摄取[131]碘量超过人体总量的 25%,或在 24 h 内超过人体总量的 50%,且吸[131]碘高峰提前出现,均可诊断甲亢。

(3) 血清中 T3 和 T4 含量的测定甲亢时,血清 T3 可高于正常 4 倍左右,而 T4 仅为正常的 2 倍半,因此,T3 测定对甲亢的诊断具有较高的敏感性。

【治疗】 外科治疗:甲状腺大部切除术对中度以上的甲亢仍是目前最常用而有效的疗法,能使 90%~95% 的患者获得痊愈,手术死亡率低于 1%。手术治疗的缺点是有一定的并发症和 4%~5% 的患者术后甲亢复发,有少数患者术后发生甲状腺功能减退。

1. 手术治疗指征为 ① 继发性甲亢或高功能腺瘤;② 中度以上的原发性甲亢;③ 腺体较大,伴有压迫症状,或胸骨后甲状腺肿等类型甲亢;④ 抗甲状腺药物或[131]碘治疗后复发者或坚持长期用药有困难者。此外,妊娠早、中期的甲亢患者凡具有上述指征者,仍应考虑手术治疗。

2. 手术禁忌证 ① 青少年患者;② 症状较轻者;③ 老年患者或有严重器质性疾病不能耐受手术者。

3. 术前准备 为了避免甲亢患者在基础代谢率高亢的情况下进行手术的危险,术前应采取充分而完善的准备以保证手术顺利进行和预防术后并发症的发生。

(1) 一般准备对精神过度紧张或失眠者可适当应用镇静和安眠药以消除患者的恐惧心情。心率过快者,可口服利血平 0.25 mg 或普萘洛尔(心得安)10 mg,每日 3 次。发生心力衰竭者,应予以洋地黄制剂。

(2) 术前检查除全面体格检查和必要的化验检查外,还应包括:① 颈部透视或摄片,了解有无气管受压或移位;② 详细检查心脏有无扩大、杂音或心律不齐等,并做心电图检查;③ 喉镜检查,确定声带功能;④ 测定基础代谢率,了解甲亢程度,选择手术时机。

(3) 药物准备是术前用于降低基础代谢率的重要环节:有两种方法:① 可先用硫脲类药物,通过降低甲状腺素的合成,并抑制体内淋巴细胞产生自身抗体从而控制因甲状腺素升高引起的甲亢症状,待甲亢症状得到基本控制后,即改服 2 周碘剂,再进行手术。手术时极易发生出血,增加了手术的困难和危险,因此,服用硫脲类药物后必须加用碘剂 2 周待甲状腺缩小变硬,血管数减少后手术。② 开始即用碘剂,2~3 周后甲亢症状得到基本控制(患者情绪稳定,睡眠良好,体重增加,脉率<90 次/min 以下,基础代谢率<+20%),便可进行手术。但少数患者,服用碘剂 2 周后,症状减轻不明显,此时,可在继续服用碘剂的同时,加用硫氧嘧啶类药物,直至症状基本控制,停用硫氧嘧啶类药物后,继续单独服用碘剂 1~2 周,再进行手术。

4. 手术和手术后注意事项

(1) 麻醉一般可用气管插管全身麻醉,尤其对巨大胸骨后甲状腺肿压迫气管,或精神异常紧张的甲亢患者,以保证呼吸道通畅和手术的顺利进行。

(2) 手术应轻柔、细致,认真止血、注意保护甲状旁腺和喉返神经。切除腺体数量,应根据腺体大小或甲亢程度决定。通常需切除腺体的 80%~90%,并同时切除峡部;每侧残留腺体以如成人拇指末节大小为恰当(3~4 g)。腺体切除过少容易引起复发,过多又易发生甲状腺功能低下(黏液水肿)。

(3) 术后观察和护理术后当日应密切注意患者呼吸、体温、脉搏、血压的喉返神经甲状旁腺变化,预防甲亢危象发生。如脉率过快,可使用利血平肌内注射。患者采用半卧位,以利呼吸和引流切口内积血;帮助患者及时排出痰液,保持呼吸道通畅。

5. 手术主要并发症

(1) 术后呼吸困难和窒息多发生在术后 48 h 内,是术后最危急的并发症。常见原因为:① 切口内出血压迫气管,因手术时止血(特别是腺体断面止血)不完善,或血管结扎线滑脱所引起。② 喉头水肿,主要是手术创伤所致,也可因气管插管引起。③ 气管塌陷,是气管壁长期受肿大甲状腺压迫,发生软化,切除甲状腺体的大部分后软化的气管壁失去支撑的结果。④ 双侧喉返神经损伤。后三种情况的患者,由于气道堵塞可出现喘鸣及急性呼吸道梗阻。

临床表现为进行性呼吸困难、烦躁、发绀,甚至发生窒息。如还有颈部肿胀,切口渗出鲜血时,多为切口内出血所引起。发现上述情况时,必须立即行床旁抢救,及时剪开缝线,敞开切口,迅速除去血肿;如此时患者呼吸仍无改善,则应立即施行气管插管;情况好转后,再送手术室做进一步的检查、止血和其他处理。

(2) 喉返神经损伤发生率约 0.5%。大多数是因手术处理甲状腺下极时,不慎将喉返神经切断、缝扎或挤压、牵拉造成永久性或暂时性损伤所致(图 22-3)。少数也可由血肿或瘢痕组织压迫或牵拉而发生。损伤的后果与损伤的性质(永久性或暂时性)和范围(单侧或双侧)密切相关。切断、缝扎引起者属永久性损伤,挤压、牵拉、血肿压迫所致则多为暂时性,经理疗等及时处理后,一般可能在 3~6 个月内逐渐恢复。

(3) 喉上神经损伤多发生于处理甲状腺上极时,离腺体太远,分离不仔细和将神经与周围组织一同大束结扎所引起。喉上神经分内(感觉)、外(运动)两支。若损伤外支会使环甲肌瘫痪,引起声带松弛、音调降低。内支损伤,则喉部黏膜感觉丧失,进食特别是饮水时,容易误咽发生呛咳。一般经理疗后可自行恢复。

(4) 手足抽搐因手术时误伤及甲状旁腺或其血液供给受累所致,血钙浓度下降至 2.0 mmol/L 以下,严重者可降至 1.0~1.5 mmol/L(正常为 2.25~2.75 mmol/L),神经肌肉的应激性显著增高,多在术后 1~3 d 出现手足抽搐。抽搐发作时,立即静脉注射 10% 葡萄糖酸钙或氯化钙 10~20 mL。症状轻者可口服葡萄糖酸钙或乳酸钙 2~4 g,每日 3 次;口服双氢速甾醇(双氢速变固醇)(DTLO)油剂能明显提高血中钙含量,降低神经肌肉的应激性。还可用同种异体带血管的甲状腺-甲状旁腺移植。

(5) 甲状腺危象是甲亢的严重合并症。临床观察发现,危象发生与术前准备不够、甲亢症状未能很好控制及手术应激有关。危象时患者主要表现为:高热(>39℃)、脉快(>120 次/min),同时合并神经、循环及消化系统严重功能紊乱如烦躁、谵忘、大汗、呕吐、水泻等。若不及时处理,可迅速发展至昏迷、虚脱、休克甚至死亡,死亡率为 20%~30%。

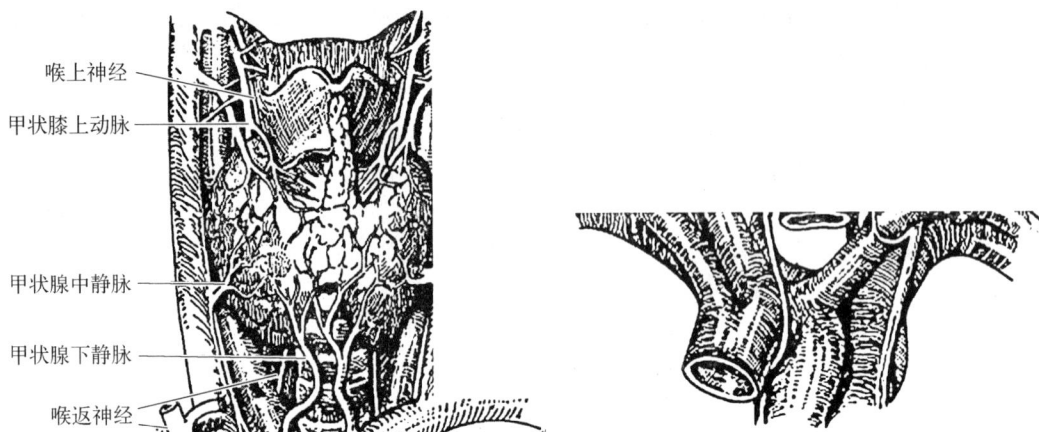

图 22-3　神经的解剖关系

四、甲状腺炎

(一) 亚急性甲状腺炎

又称 De Quervain 甲状腺炎(tbyroiditis)或巨细胞性甲状腺炎。

【病因】　该病常发生于病毒性上呼吸道感染之后,是颈前肿块和甲状腺疼痛的常见原因。该病多见于 30~40 岁女性。

【临床表现】　多数表现为甲状腺突然肿胀、发硬、吞咽困难及疼痛,并向患侧耳颞处放射。常始于甲状腺的一侧,很快向腺体其他部位扩展。患者可有发热,红细胞沉降率(简称血沉)增快。病程约为 3 个月,愈后甲状腺功能多不减退。

【诊断】　病前 1~2 周有上呼吸道感染史。病后 1 周内因部分滤泡破坏可表现基础代谢率略高,但甲状腺摄取[131]碘量显著降低,这种分离现象和泼尼松实验治疗有效有助于诊断。

【治疗】　泼尼松每日 4 次,每次 5 mg,2 周后减量,全程 1~2 个月;同时加用甲状腺干制剂,效果较好。停药后如果复发,则予放射治疗,效果较持久。抗生素无效。

（二）慢性淋巴细胞性甲状腺炎

其又称桥本（Hashimoto）甲状腺肿，是一种自身免疫性疾病，也是甲状腺肿合并甲状腺功能减退最常见的原因。由于自身抗体的损害，病变甲状腺组织被大量淋巴细胞、浆细胞和纤维化所取代。该病多为 30～50 岁女性。

【临床表现】 临床表现无痛性弥漫性甲状腺肿，对称，质硬，表面光滑，多伴甲状腺功能减退、较大腺肿可有压迫症状。

【诊断】 甲状腺肿大、基础代谢率低，甲状腺摄^{131}碘量减少，结合血清中多种抗甲状腺抗体可帮助诊断。疑难时，可行穿刺活检以确诊。

【治疗】 可长期用甲状腺素片治疗，多有疗效。有压迫症状者应行活组织病理检查或手术以排除恶变。

五、甲 状 腺 腺 瘤

甲状腺腺瘤（thyroid adenoma）是最常见的甲状腺良性肿瘤。按形态学可分为滤泡状和乳头状囊性腺瘤两种。滤泡状腺瘤多见，周围有完整的包膜，乳头状囊性腺瘤少见，常不易与乳头状腺癌区分。该病多见于 40 岁以下的妇女。

【临床表现】 颈部出现圆形或椭圆形结节，多为单发。稍硬，表面光滑，无压痛，随吞咽上下移动。大部分患者无任何症状。腺瘤生长缓慢。当乳头状囊性腺瘤因囊壁血管破裂发生囊内出血时，肿瘤可在短期内迅速增大，局部出现胀痛。

【诊断/鉴别诊断】 甲状腺腺瘤与结节性甲状腺肿的单发结节在临床上较难区别。组织学上腺瘤有完整包膜，周围组织正常，分界明而结节性甲状腺肿的单发结节包膜常不完整。

【治疗】 因甲状腺腺瘤有引起甲亢（发生率约为 20％）和恶变（发生率约为 10％）的可能，故应早期行包括腺瘤的患侧甲状腺大部或部分（腺瘤小）切除。

六、甲 状 腺 癌

甲状腺癌（thyroid carcinoma）是最常见的甲状腺恶性肿瘤，约占全身恶性肿瘤的 1％。除髓样癌外，绝大部分甲状腺癌起源于滤泡上皮细胞。

【病理/分型】

1. 乳头状癌 约占成人甲状腺癌的 60％和儿童甲状腺癌的全部。多见于 30～45 岁女性，恶性程度较低，约 80％肿瘤为多中心性，约 1/3 累及双侧甲状腺。这一点对计划治疗十分重要。较早便出现颈淋巴结转移，但预后较好。

2. 滤泡状腺癌 约占 20％，常见于 50 岁左右中年人，肿瘤生长较快属中度恶性，且有侵犯血管倾向，33％可经血运转移到肺、肝和骨及中枢神经系统。颈淋巴结侵犯仅占 10％，因此患者预后不如乳头状癌。

3. 未分化癌 约占 15％，多见于 70 岁左右老年人。发展迅速，且约 50％早期便有颈淋巴结转移，高度恶性。除侵犯气管和（或）喉返神经或食管外，还能经血运向肺、骨远处转移。预后很差。平均存活 3～6 个月，一年存活率仅 5％～15％。

4. 髓样癌 仅占 7％。来源于滤泡旁降钙素（calcitonin）分泌细胞（C 细胞），细胞排列呈巢状或囊状，无乳头或滤泡结构，呈未分化状；瘤内有淀粉样物沉积。可兼有颈淋巴结侵犯和血行转移。预后不如乳头状癌，但较未分化癌好。

【临床表现】 甲状腺内发现肿块，质地硬而固定、表面不平是各型癌的共同表现。腺体在吞咽时上下移动性小。未分化癌可在短期内出现上述症状，除肿块增长明显外，还伴有侵犯周围组织的特性。晚期可产生声音嘶哑、呼吸、吞咽困难和交感神经受压引起 Horner 综合征，以及侵犯颈丛出现耳、枕、肩等处疼痛和局部淋巴结及远处器官转移等表现。颈淋巴结转移在未分化癌发生较早。

【诊断/鉴别诊断】 主要根据临床表现，若甲状腺肿块质硬、固定，颈淋巴结肿大，或有压迫症状者，或存在多年的甲状腺肿块，在短期内迅速增大者，均应怀疑为甲状腺癌。应注意与慢性淋巴细胞性甲状腺炎鉴别,细针穿刺细胞学检查可帮助诊断。此外,血清降钙素测定可协助诊断髓样癌。

【治疗】 手术是除未分化癌以外各型甲状腺癌的基本治疗方法,并辅助应用核素、甲状腺激素及放射外照射等治疗。

1. 手术治疗 甲状腺癌的手术治疗包括甲状腺本身的手术,以及颈淋巴结清扫。

甲状腺的切除范围目前仍有分歧,范围最小的为腺叶加峡部切除,最大至甲状腺全切除。也可根据肿瘤的临床特点来选择手术切除范围:① 腺叶次全切除术仅适用于诊断为良性疾病,手术后病理诊断为孤立性乳头状微小癌。② 腺叶加峡部切除术适用于肿瘤直径≤1.5 cm,明确局限于一叶者。③ 近全切除术适用于肿瘤直径>1.5 cm,较广泛的一侧乳头状癌伴有颈淋巴结转移者。④ 甲状腺全切除术适用于高度侵袭性乳头状、滤泡状癌,明显多灶性,两侧颈淋巴结肿大,肿瘤侵犯周围颈部组织或有远处转移者。

颈淋巴结清扫的手术效果固然可以肯定,但患者的生活质量却受到影响。所以目前多数不主张做预防性颈淋巴结清扫,一般对低危组患者,若手术时未触及肿大淋巴结,可不做颈淋巴结清扫。

2. 内分泌治疗 甲状腺癌做次全或全切除者应终身服用甲状腺素片,以预防甲状腺功能减退及抑制 TSH。乳头状腺癌和滤泡状腺癌均有 TSH 受体,TSH 通过其受体能影响甲状腺癌的生长。

3. 放射性核素治疗 对乳头状癌、滤泡状腺癌,术后应用^{131}碘适合于 45 岁以上患者、多发性癌灶、局部侵袭性肿瘤及存在远处转移者。

4. 放射外照射治疗 主要用于未分化型甲状腺癌。

知识拓展

国际抗癌联盟(UICC)甲状腺癌临床分期标准(第七版)

分化型(乳头状、滤泡状)甲状腺癌患者的年龄在分期中起十分重要的作用。美国癌肿协会将分界定为诊断时年龄 45 岁,两组患者的预后明显不同(表 22-1)。

表 22-1　分化型甲状腺癌临床分期

分　期	44 岁以下	45 岁以上
Ⅰ期	任何 TN,M_0	$T_1N_0M_0$
Ⅱ期	任何 TN,M_1	$T_2N_0M_0$　$T_3N_0M_0$
Ⅲ期		$T_4N_0M_0$　任何 T,N_1M_0
Ⅳ期		任何 TN,M_1

T 原发肿瘤:Tx 无法测定　T_0 未发现原发肿瘤　T_1 肿瘤限于甲状腺,最大直径≤2 cm　T_2 肿瘤限于甲状腺,最大直径>2 cm 且≤4 cm　T_3 肿瘤限于甲状腺,最大直径>4 cm　T_4 肿瘤不论大小,超出甲状腺被膜。
N 区域淋巴结:N_i 无法测定　N_0 未发现区域淋巴结转移　N_1 区域淋巴结转移。
M 远处转移:M_0 无远处转移　M_1 有远处转移　M_x 不能确定有无远处转移。

七、甲状腺结节的诊断和处理原则

甲状腺结节是外科医师经常碰到的一个问题,曾估计成人中约 4% 可发生甲状腺结节。恶性病变虽不常见,但术前难以鉴别,最重要的是如何避免漏诊癌肿。

【诊断】 诊断甲状腺结节时,病史和体格检查是十分重要的环节。

1. 病史 不少患者并无症状,而在体格检查时偶然发现。有些患者可有症状,如短期内突然发生的甲状腺结节增大,则可能是腺瘤囊性变出血所致;若过去存在甲状腺结节,近日突然快速、无痛地增大,应考虑癌肿可能。

一般来讲,对于甲状腺结节,男性更应得到重视。有分化型甲状腺癌家族史者,发生癌肿的可能性较大。双侧甲状腺髓样癌较少见,但有此家族史者应十分重视,因该病为自主显性遗传型。

2. 体格检查 明显的孤立结节是最重要的体征。约 4/5 分化型甲状腺癌及 2/3 未分化癌表现为单一结节,有一部分甲状腺癌表现为多发结节。检查甲状腺务必要全面、仔细,以便明确是否是弥漫性肿大或还存在其他结节。

3. **血清学检查**　甲状腺球蛋白水平似乎与腺肿大小有关，但对鉴别甲状腺结节的良恶性并无价值，一般用于曾做手术或核素治疗的分化型癌患者，检测是否存在早期复发。

4. **核素扫描**　甲状腺扫描用于补充体格检查所见，且能提供甲状腺功能活动情况。但应了解扫描的局限性，冷结节并不意味着一定是恶性病变，多数甲状腺冷结节系良性病变，有无功能一般不能作为鉴别良性或恶性的依据。

5. **B超检查**　B超检查可显示三种基本图像：囊肿、混合性结节及实质性结节，并提供甲状腺的解剖信息；而对良恶性肿瘤的鉴别，特异性较低。

6. **针吸涂片细胞学检查**　目前细针抽吸细胞学检查应用广泛。操作时患者仰卧，肩部垫枕，颈部过伸，但老年人颈部过伸应有限度，以免椎动脉血流受阻。

【治疗】　若能恰当应用细针抽吸细胞学检查，则可更精确地选择治疗方法。细胞学阳性结果一般表示甲状腺恶性病变，而细胞学阴性结果则 90% 为良性。若针吸活检发现结节呈实质性，以及细胞学诊断为可疑或恶性病变，则需早期手术以取得病理诊断。

第二节　原发性甲状旁腺功能亢进

原发性甲状旁腺功能亢进(primary hyperparathyroidism)，是一种可经手术治愈的疾病，国内并不常见，但欧美等国家并不少见。

【解剖/生理病理】　甲状旁腺紧密附于甲状腺左右二叶背面，数目不定，一般为 4 枚。呈卵圆形或扁平形，外观呈黄、红或棕红色，平均重量每枚 35～40 mg。从甲状旁腺独特的胚胎发育情况看，甲状旁腺的分布十分广泛。

甲状旁腺分泌甲状旁腺素(parathyroid hormone，PTH)，其主要靶器官为骨和肾，对肠道也有间接作用。PTH 的生理功能是调节体内钙的代谢并维持钙和磷的平衡，它促进破骨细胞的作用；使骨钙(磷酸钙)溶解释放入血，致血钙和血磷浓度升高。

原发性甲状旁腺功能亢进包括腺瘤、增生及腺癌。甲状旁腺腺瘤(parathyroid adenoma)中单发腺瘤约占 80%，多发性占 1%～5%；甲状旁腺增生(parathyroid hyperplasia)约占 12%，4 枚腺体均受累；腺癌仅占 1%～2%。

【临床表现】　原发性甲状旁腺功能亢进包括无症状型及症状型两类。我国目前以症状型原发性甲状旁腺功能亢进多见。按其症状可分为三型。

1. **Ⅰ型**　最为多见，以骨病为主，也称骨型。患者可诉骨痛，易于发生骨折。骨膜下骨质吸收是该病特点，最常见于中指桡侧或锁骨外 1/3 处。

2. **Ⅱ型**　以肾结石为主，故称肾型。在尿路结石病患者中，甲状旁腺腺瘤者约为 3%，患者在长期高血钙后，逐渐发生氮质血症。

3. **Ⅲ型**　为兼有上述两型的特点，表现有骨骼改变及尿路结石。

其他症状可有消化性溃疡、腹痛、神经精神症状、虚弱及关节痛。

【诊断】　主要根据临床表现，结合实验室检查、定位检查来确定诊断。① 血钙测定：是发现甲状旁腺功能亢进的首要指标，正常人的血钙值一般为 2.1～2.5 mmol/L，甲状旁腺功能亢进>3.0 mmol/L；② 血磷值<0.65～0.97 mmol/L；③ 甲状旁腺素(PTH)测定值升高；④ 原发性甲状旁腺功能亢进时，尿中环腺苷酸(cAMP)排出量明显增高。对可疑病例，可做 B超、核素扫描或 CT 检查，主要帮助定位，也有定性价值。

【治疗】　主要采用手术治疗。术中 B超可帮助定位；术中冷冻切片检查有助于定性诊断。① 甲状旁腺腺瘤：原则是切除腺瘤，对早期病例效果良好。病程长并有肾功能损害的病例，切除腺瘤后可终止甲状旁腺功能亢进的继续损害，但对已有肾功能损害，若属严重者，疗效较差。② 甲状旁腺增生：有两种手术方法，一是做甲状旁腺次全切除，即切除 3½ 枚腺体，保留 ½ 枚腺体。③ 甲状旁腺癌：应做整块切除，且应包括一定范围的周围正常组织。

【手术并发症/术后处理】　并发症很少，偶尔可发生胰腺炎，原因尚不清楚。探查广泛，且操作不慎时可损伤喉返神经。术后 24～48 h 内血清钙会明显下降，患者会感到面部、口周或肢端发麻，严重者可发生手足抽搐。静脉注射 10％葡萄糖酸钙溶液,剂量视低血钙症状而定。术后出现血清钙下降,往往表示手术成功,病变腺体已经切除。

第三节　颈淋巴结结核

颈淋巴结结核(tuberculous cervical lymphadenitis)多见于儿童和青年人。结核杆菌大多经扁桃体、龋齿侵入,近 5％继发于肺和支气管结核病变,并在人体抵抗力低下时发病。

【临床表现】　颈部一侧或两侧有多个大小不等的肿大淋巴结,一般位于胸锁乳突肌的前、后缘。初期,肿大的淋巴结较硬,无痛,可推动。病变继续发展,发生淋巴结周围炎,使淋巴结与皮肤和周围组织发生粘连;各个淋巴结也可相互粘连,融合成团,形成不易推动的结节性肿块。晚期,淋巴结发生干酪样坏死、液化,形成寒性脓肿。

【诊断】　根据结核病接触史及局部体征,特别是已形成寒性脓肿,或已溃破形成经久不愈的窦道或溃疡时,多可做出明确诊断。

【治疗】

1. 全身治疗适当注意营养和休息　口服异烟肼 6～12 个月;伴有全身症状或身体他处有结核病变者,加服乙胺丁醇、利福平或阿米卡星肌内注射。

2. 局部治疗　① 少数局限的、较大的、能推动的淋巴结,可考虑手术切除,手术时注意勿损伤副神经;② 寒性脓肿尚未穿破者,可低穿刺抽吸治疗;③ 对溃疡或窦道,如继发感染不明显,可行刮除术,伤口不加缝合,开放引流;④ 寒性脓肿继发化脓性感染者,需先行切开引流,待感染控制后,必要时再行刮除术。

第四节　颈 部 肿 块

一、概　　述

颈部肿块可以是颈部或非颈部疾病的共同表现。据统计,恶性肿瘤、甲状腺疾患及炎症、先天性疾病和良性肿瘤各占颈部肿块的 1/3。其中恶性肿瘤占有相当比例,所以颈部肿块的鉴别诊断就具有重要意义(表 22 - 2)。

表 22 - 2　颈部各区常见肿块

部　　位	单 发 肿 块	多 发 肿 块
颌下颏下区	颌下腺炎、颏下皮样囊肿	急、慢性淋巴结炎
颈前正中区	甲状舌骨囊肿、各种甲状腺疾病	
颈侧区	胸腺咽管囊肿、囊状淋巴管瘤 颈动脉体瘤、血管瘤性肿瘤	急、慢性淋巴结炎、淋巴结结核、转移性肿瘤、恶性淋巴瘤
锁骨上窝		
颈后区	纤维瘤、脂肪瘤	淋巴结结核、转移性肿瘤
腮腺区	腮腺炎、腮腺混合瘤	急、慢性淋巴结炎

1. 肿瘤

(1) 原发性肿瘤良性肿瘤有甲状腺瘤、舌下囊肿、血管瘤等。恶性肿瘤有甲状腺癌、恶性淋巴瘤(包括霍奇金病、非霍奇金淋巴瘤)、涎腺癌等。

(2) 转移性肿瘤原发病灶多在口腔、鼻咽部、甲状腺、肺、纵隔、乳房、胃肠道、胰腺等处。

2. 炎症　急性、慢性淋巴结炎、淋巴结结核、涎腺炎、软组织化脓性感染等。

3. 先天性畸形　甲状舌管囊肿或瘘、胸腺咽管囊肿或瘘、囊状淋巴管瘤(囊状水瘤)、颏下皮样囊肿等。

二、几种常见的颈部肿块

1. 慢性淋巴结炎 多继发于头、面、颈部的炎症病灶。肿大的淋巴结散见于颈侧区或颌下、颏下区。在寻找原发病灶时,应特别注意肿大淋巴结的淋巴接纳区域。

2. 转移性肿瘤 约占颈部恶性肿瘤的 3/4,在颈部肿块中,发病率仅次于慢性淋巴结炎和甲状腺疾病。原发癌灶绝大部分(85%)在头颈部,尤以鼻咽癌和甲状腺癌转移最为多见。锁骨上窝转移性淋巴结的原发灶,多在胸腹部(肺、纵隔、乳房、胃肠道、胰腺等);但胃肠道、胰腺癌肿多经胸导管转移至左锁骨上淋巴结。

3. 恶性淋巴瘤 包括霍奇金病和非霍奇金病,来源于淋巴组织恶性增生的实体瘤,多见于男性青壮年。肿大的淋巴结常先出现于一侧或两侧颈侧区,以后相互粘连成团,生长迅速。需依靠淋巴结病理检查确定诊断。

4. 甲状舌管囊肿 是与甲状腺发育有关的先天性畸形。胚胎期,甲状腺是由口底向颈部伸展的甲状腺舌管下端发生的。该病多见于 15 岁以下儿童,男性为女性的 2 倍。表现为在颈前区中线、舌骨下方有直径 1~2 cm 的圆形肿块。境界清楚,表面光滑,有囊性感,并能随吞咽或伸、缩舌而上下移动。治疗宜手术切除,需切除一段舌骨以彻底清除囊壁或窦道,并向上分离至舌根部,以免复发。

小 结

1. 甲状腺功能亢进
 - 分类:原发性、继发性和高功能腺瘤三类
 - 基础代谢率
   - 基础代谢率＝(脉率＋脉压)－111(脉压单位为 mmHg)
   - 测定基础代谢率要在完全安静、空腹时进行
 - T3 测定对甲亢的诊断具有较高的敏感性
 - 手术主要并发症:① 术后呼吸困难和窒息;② 喉返神经损伤;③ 喉上神经损伤;④ 甲状旁腺功能减退;⑤ 甲状腺危象

2. 甲状腺腺瘤的临床表现:颈部出现圆形或椭圆形结节,多为单发,稍硬,表面光滑,无压痛,随吞咽上下移动。

3. 甲状腺癌
 - 病理类型:乳头状癌、滤泡状腺癌、未分化癌和髓样癌
 - 临床表现:甲状腺内发现肿块,质地硬而固定、表面不平是各型癌的共同表现,未分化癌可在短期内出现上述症状,除肿块增长明显外,还伴有侵犯周围组织的特性;晚期可产生声音嘶哑、呼吸、吞咽困难和交感神经受压引起 Horner 综合征及侵犯颈丛出现耳、枕、肩等处疼痛和局部淋巴结及远处器官转移等表现;颈淋巴结转移在未分化癌发生较早
 - 辅助检查手段:主要有超声、CT 及 MR 等影像学检查;细针穿刺细胞学检查可帮助诊断;血清降钙素测定可协助诊断髓样癌
 - 治疗原则:手术是除未分化癌以外各型甲状腺癌的基本治疗方法,并辅助应用核素、甲状腺激素及放射外照射等治疗,放射外照射治疗主要用于未分化型甲状腺癌

【思考题】

(1)基础代谢率怎样测定?

(2)甲状腺功能亢进的术前准备和手术并发症各是什么?

(3)甲状腺癌的临床表现、病理类型、分期及治疗原则各是什么?

(诸林海)

第二十三章 乳房疾病

学习要点

● **掌握：** ① 乳房的正确检查方法；② 乳腺癌临床表现、分期和治疗原则。
● **熟悉：** ① 急性乳腺炎的病因、临床表现和治疗；② 乳腺囊性增生病、乳房纤维
瘤的临床表现和治疗。
● **了解：** 乳房的解剖和淋巴引流途径。

乳房疾病是妇女常见病。乳腺癌的发病率占妇女恶性肿瘤的第一位，早期发现和治疗可提高治愈率并延长患者的生存期。

第一节 解剖生理概要

成年妇女乳房是两个半球形的性征器官，位于胸大肌浅面，约在第 2 和第 6 肋骨水平的浅筋膜浅、深层之间。外上方形成乳腺腋尾部伸向腋窝。乳头位于乳房的中心，周围的色素沉着区称为乳晕。

乳腺有 15～20 个腺叶，每一腺叶分成很多腺小叶，腺小叶由小乳管和腺泡组成，是乳腺的基本单位。每一腺叶有其单独的导管（乳管），腺叶和乳管均以乳头为中心呈放射状排列。小乳管汇至乳管，乳管开口于乳头，乳管靠近开口的 1/3 段略为膨大，是乳管内乳头状瘤的好发部位。腺叶、小叶和腺泡间有结缔组织间隔，腺叶间还有与皮肤垂直的纤维束，上连浅筋膜浅层，下连浅筋膜深层，称 Cooper 韧带。

乳腺是许多内分泌腺的靶器官，其生理活动受垂体前叶、卵巢及肾上腺皮质等激素影响。妊娠及哺乳时乳腺明显增生，腺管延长，腺泡分泌乳汁。哺乳期后，乳腺又处于相对静止状态。平时，育龄期妇女在月经周期的不同阶段，乳腺的生理状态在各激素影响下，呈周期性变化。绝经后腺体渐萎缩，为脂肪组织所代替。乳房的淋巴网甚为丰富，其淋巴液输出有四个途径。

（1）腋窝途径：约 75％ 的乳腺淋巴回流沿胸大肌外缘向腋窝淋巴结，又可分成：胸小肌外侧缘以下为下群，胸小肌后方为中群，胸小肌内侧缘以上为上群，由腋淋巴结可再向上达锁骨下淋巴结。有少量淋巴管可沿胸大、小肌间淋巴结直达锁骨下淋巴结。

（2）内乳途径：约 25％ 的淋巴回流可沿肋间隙到内乳淋巴结，内乳淋巴结分布在第 1～6 肋间隙乳内动静脉周围，以第 1～3 肋间隙较多见。

（3）乳房深部淋巴管可沿腹直肌鞘及镰状韧带到肝。

（4）乳房皮肤淋巴网可沿皮下淋巴管到对侧乳房、腋窝及两侧腹股沟淋巴结。

正常乳腺的发育是受垂体前叶、卵巢、肾上腺皮质内分泌的影响。垂体可产生促性腺激素直接影响乳房，青春期后卵巢开始周期性分泌雌激素及孕激素刺激乳腺，便形成周期性的增生与复归的变化。绝经期后体内的雌激素主要来自肾上腺及饮食中的脂肪，但影响逐渐减弱，腺体随之退化。妊娠期由于胎盘分泌的雌激素使小叶增生，乳管伸长。分娩后由于垂体前叶分泌的催乳素的作用使腺泡分泌乳汁。哺乳期后乳腺组织复旧，但不能恢复到原有状态。

第二节 乳房检查

检查室应光线明亮。患者端坐，两侧乳房充分暴露，以利对比。

1. 视诊 观察两侧乳房的形状、大小是否对称,有无局限性隆起或凹陷,乳房皮肤有无发红、水肿及"橘皮样"改变,乳房浅表静脉是否扩张。两侧乳头是否在同一水平,如乳头上方有癌肿,可将乳头牵向上方,使两侧乳头高低不同。乳头内陷可为发育不良所致,若是一侧乳头近期出现内陷,则有临床意义。还应注意乳头、乳晕有无糜烂。

2. 扪诊 患者端坐,两臂自然下垂,乳房肥大下垂明显者,可取平卧位,肩下垫小枕,使胸部隆起。检查者采用手指掌面而不是指尖扪诊,不要用手指捏乳房组织,否则会将捏到的腺组织误认为肿块。应循序对乳房外上、外下、内下、内上各象限及中央区做全面检查。先查健侧,后查患侧。发现乳房肿块后,应注意肿块大小、硬度、表面是否光滑、边界是否清楚及活动度。轻轻捻起肿块表面皮肤明确肿块是否与皮肤粘连。如有粘连而无炎症表现,应警惕乳腺癌的可能。一般说,良性肿瘤的边界清楚,活动度大。恶性肿瘤的边界不清,质地硬,表面不光滑,活动度小。肿块较大者,还应检查肿块与深部组织的关系。可让患者两手叉腰,使胸肌保持紧张状态,若肿块活动度受限,表示肿瘤侵及深部组织。最后轻挤乳头,若有溢液,依次挤压乳晕四周,并记录溢液来自哪一乳管。

腋窝淋巴结有四组,应依次检查。检查者面对患者,以右手扪其左腋窝,左手扪其右腋窝。先让患者上肢外展,以手伸入其腋顶部,手指掌面压向患者的胸壁,然后嘱患者放松上肢,搁置在检查者的前臂上,用轻柔的动作自腋顶部从上而下扪查中央组淋巴结,然后将手指掌面转向腋窝前壁,在胸大肌深面扪查胸肌组淋巴结。检查肩胛下组淋巴结时宜站在患者背后,扪摸背阔肌前内侧。最后检查锁骨下及锁骨上淋巴结。

3. 特殊检查

(1) X线检查:常用方法是钼靶X线摄片:乳腺癌的X线表现为密度增高的肿块影,边界不规则,或呈毛刺征。有时可见钙化点,颗粒细小、密集,有人提出每平方厘米超过15个钙化点时,则乳腺癌的可能性很大。

(2) 其他影像学检查:超声显像,属无损伤性,可反复使用,主要用途是鉴别肿块是囊性还是实质性。B型超声结合彩色多普勒检查进行血供情况观察,可提高其判断的敏感性,且对肿瘤的定性诊断可提供有价值的指标。

(3) 活组织病理检查:目前常用细针穿刺细胞学检查,多数病例可获得较肯定的细胞学诊断,但应注意其有一定的局限性。

此外,还有结合X线摄片、电脑计算进行立体定位空芯针穿活组织检查。此法定位准,取材多,阳性率高。但该设备昂贵。

第三节　多乳头、多乳房畸形

胚胎期自腋窝至腹股沟连线上,由外胚层的上皮组织发生6～8对乳头状局部增厚,即为乳房始基。出生时除胸前一对外均退化。未退化或退化不全即出现多乳头和(或)多乳房,临床也称副乳。应注意其所含乳腺组织有发生各种乳房疾病(包括肿瘤)的可能。

第四节　急性乳腺炎

急性乳腺炎(acute mastitis)是乳腺的急性化脓性感染,尤以初产妇更为多见,往往发生在产后3～4周。

【病因】

1. 乳汁淤积 乳汁是理想的培养基,乳汁淤积将有利于入侵细菌的生长繁殖。

2. 细菌入侵 乳头破损或皲裂,使细菌沿淋巴管入侵是感染的主要途径。细菌也可直接侵入乳管,上行至腺小叶而致感染。多数发生于初产妇,往往发生于产后3～4周。也可发生于断奶时,6个月以后的婴儿已长牙,易致乳头损伤。

【临床表现】 患者感觉乳房疼痛、局部红肿、发热。随着炎症发展,伴有寒战、高热、脉搏加快,常有患侧淋巴结肿大、压痛,白细胞计数明显增高。

局部表现可有个体差异,应用抗菌药治疗的患者,局部症状可被掩盖。一般起初呈蜂窝织炎样表现,数日后可形成脓肿,脓肿可以是单房或多房性。脓肿可向外溃破,深部脓肿还可穿至乳房与胸肌间的疏松组织中,形成乳房后脓肿(retromammary abscess)感染严重者,可并发脓毒症。

【治疗】 最重要的是消除感染、排空乳汁。

早期呈蜂窝织炎表现时不宜手术,但脓肿形成后仍仅以抗菌药治疗,则可致更多的乳腺组织受破坏。应在压痛最明显的炎症区进行穿刺,抽到脓液表示脓肿已形成,脓液应做细菌培养及药物敏感试验(图23-1)。

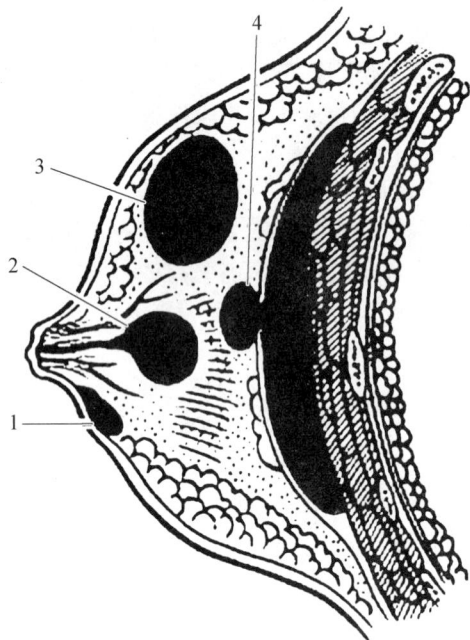

图 23-1　乳房脓肿的位置
1. 乳晕部脓肿;2. 乳管内脓肿;
3. 乳房内脓肿;4. 乳房后脓肿

呈蜂窝织炎表现而未形成脓肿之前,应用抗菌药可获得良好的结果。因主要病原菌为金黄色葡萄球菌,可不必等待细菌培养的结果,应用青霉素治疗,或用耐青霉素酶的苯唑西林钠(新青霉素Ⅱ),每次1 g,每日4次肌内注射或静脉滴注。若患者对青霉素过敏,则应用红霉素。如治疗后病情无明显改善,则应重复穿刺以证明有无脓肿形成,以后可根据细菌培养结果指导选用抗菌药。抗菌药物可被分泌至乳汁,因此如四环素、氨基糖苷类、磺胺药和甲硝唑等药物应避免使用,因其能影响婴儿,而以应用青霉素、头孢菌素和红霉素为安全。中药治疗可用蒲公英、野菊花等清热解毒药物。

脓肿形成后,主要治疗措施是及时行脓肿切开引流。手术时要有良好的麻醉,为避免损伤乳管而形成乳瘘,应做放射状切开,乳晕下脓肿应沿乳晕边缘作弧形切口。深部脓肿或乳房后脓肿可沿乳房下缘作弧形切口,经乳房后间隙引流之。切开后以手指轻轻分离脓肿的多房间隔,以利引流。脓腔较大时,可在脓腔的最低部位另加切口行对口引流。

一般不停止哺乳,因停止哺乳不仅影响婴儿的喂养,且提供了乳汁淤积的机会。但患侧乳房应停止哺乳,并以吸乳器吸尽乳汁,促使乳汁通畅排出,局部热敷以利早期炎症的消散。若感染严重或脓肿引流后并发乳瘘,应停止哺乳。可口服溴隐亭1.25 mg,每日2次,服用7~14天,或己烯雌酚1~2 mg,每日3次,共2~3日,或肌内注射苯甲酸雌二醇,每次2 mg,每日1次,至乳汁停止分泌为止。

预防关键在于避免乳汁淤积,防止乳头损伤,并保持其清洁。应加强孕期卫生宣教,指导产妇经常用温水、肥皂洗净两侧乳头。如有乳头内陷,可经常挤捏、提拉矫正。要养成定时哺乳、婴儿不含乳头而睡等良好习惯。每次哺乳应将乳汁吸空,如有淤积,可按摩或用吸乳器排尽乳汁。哺乳后应清洗乳头。乳头有破损或皲裂要及时治疗。注意婴儿口腔卫生。

第五节　乳腺囊性增生病

乳腺囊性增生病(mastopathy),简称乳腺病是妇女中常见的乳腺疾病。该病的特点是乳腺组成成分的增生,在结构、数量及组织形态上表现出异常,故称为乳腺囊性增生病或乳腺结构不良症。

【病因/生理病理】 该病常见于30~50岁的妇女,与卵巢功能失调有关。月经周期内乳腺同样受体内激素的改变而有周期性的变化,当体内激素比例失去平衡,雌激素水平升高与黄体素比例失调,使乳腺增生后复旧不全,引起乳腺组织增生。

标本切面呈黄白色,质韧,无包膜。切面有时见有很多散在的小囊,囊壁大多光滑,内有黄绿色或棕色黏稠液体。有时有黄白色乳酪样的物质自乳管口溢出。

【临床表现】 常有一侧或两侧乳房胀痛,轻者如针刺样,可累及到肩部、上肢或胸背部。一般在月经来潮前明显,月经来潮后疼痛减轻或消失。检查时在乳房内有散在的圆形结节,大小不等,质韧,有时有触痛。结节与周围乳腺组织的界限不清,不与皮肤或胸肌粘连,有时表现为边界不清的增厚区。病灶位于乳房外上方较多,也可影响到整个乳房。少数患者可有乳头溢液,常为棕色、浆液性或血性液体。病程有时很长,但停经后症状常自动消失或减轻。

【治疗】 囊性增生病绝大部分可以用非手术治疗,用乳罩托起乳房,中药疏肝理气及调和冲任等方法可缓解疼痛。绝经前期疼痛明显时,可在月经来潮前服用甲睾酮,每日 3 次,每次 5 mg;亦可口服黄体酮,每日 5~10 mg,在月经前服 7~10 d。近年来应用维生素 B₆ 治疗,亦有缓解疼痛的作用。对病灶局限于乳房一部分、月经后仍有明显肿块等症状者也可应用手术治疗。

囊性增生病与乳腺癌的关系尚不明确。流行病学研究提示囊性增生病患者以后发生乳腺癌的机会为正常人群 2 倍。非增生性疾病,不增加危险性者有腺病、纤维变性、囊性病、导管扩张、乳腺炎、纤维腺瘤、轻度小叶增生;单纯增生性病变,增加 1.5~2.0 倍危险性;有中度或高度增生,乳头状瘤伴纤维血管核心不典型增生,增加 4.0~5.0 倍的危险性。小叶或导管的不典型增生,囊性增生病本身是否会 恶变与其导管上皮增生程度有关。单纯性的囊性增生病很少有恶变,如果伴有上皮不典型增生,特别是重度者,则恶变的可能性较大,属于癌前期病变。

第六节 乳 房 肿 瘤

女性乳房肿瘤的发病率甚高,良性肿瘤中以纤维腺瘤(fibroadenoma)为最多,约占良性肿瘤的 3/4,其次为乳管内乳头状瘤(intraductal papilloma),约占良性肿瘤的 1/5。恶性肿瘤的绝大多数(98%)是乳腺癌(breast cancer),肉瘤甚为少见(2%)。男性患乳房肿瘤者极少,男性乳腺癌发病率约为女性的 1%。

一、乳房纤维腺瘤

【病因】 该病产生的原因是小叶内纤维细胞对雌激素的敏感性异常增高,可能与纤维细胞所含雌激素受体的量或质的异常有关。雌激素是该病发生的刺激因子,所以纤维腺瘤发生于卵巢功能期。

【临床表现】 该病是女性常见的乳房肿瘤,高发年龄是 20~25 岁,其次为 15~20 岁和 25~30 岁。好发于乳房外上象限,约 75% 为单发,少数属多发。除肿块外,患者常无明显自觉症状。肿块增大缓慢,质似硬橡皮球的弹性感,表面光滑,易于推动。月经周期对肿块的大小并无影响。

【治疗】 治疗手术切除是治疗纤维腺瘤唯一有效的方法。由于妊娠可使纤维腺瘤增大,所以在妊娠前或妊娠后发现的纤维腺瘤一般都应手术切除。应将肿瘤连同其包膜整块切除,以周围包裹少量正常乳腺组织为宜,肿块必须常规做病理检查。

二、乳管乳腺导管内乳头状瘤

乳管乳腺导管内乳头状瘤多见于 40~45 岁经产妇,主要症状是乳头溢出血性液体,而无疼痛。75% 的病变在乳晕下的输乳管内,由于乳头状瘤小而软,因而临床检查时常不易触及,有时则可在乳晕下方触及小结节,无皮肤粘连。轻压乳晕区或挤压乳头时,有血性排液,可以帮助定位。发生于小导管的乳头状瘤常位于乳腺的边缘部位,常是多发性的,亦称为乳头状瘤病。管内乳头状瘤的体积常很小,肉眼可见导管内壁有带蒂的米粒或绿豆大小的乳头状结节突入管腔,富于薄壁血管,极易出血。位于中、小导管的乳头状瘤常伴有小叶增生,切面呈半透明颗粒状,黄白相间,有时与癌不易区别。位于输乳管的乳头状瘤很少发生恶变,中小导管的乳头状瘤有恶变的可能。

三、乳 房 肉 瘤

乳房肉瘤(breast sarcoma)是较少见的恶性肿瘤,包括中胚叶结缔组织来源的间质肉瘤、纤维肉瘤、血管肉瘤和淋巴肉瘤等。另外还有一种不同于一般肉瘤的肿瘤,是以良性上皮成分和富于细胞的间质成分组成,因其个体标本上常出现裂隙而称作分叶状肿瘤(phyoides tumor),按其间质成分、细胞分化的程度可分为良性及恶性。良性者称为分叶状纤维腺瘤(phylloides fibroadenoma);恶性者称作叶状囊肉瘤(cystosarcoma phylloides),其上皮成分可表现为良性增生,而间质成分则有明显核分裂及异形性,临床上常见于50岁以上的妇女,表现为乳房肿块,体积可较大,但有明显境界,皮肤表面可见扩张静脉。除肿块侵犯胸肌时较固定外通常与皮肤无粘连而可以推动。腋淋巴结转移很少见,而以肺、纵隔和骨转移为主。治疗以单纯乳房切除即可,但如有胸肌筋膜侵犯时,也应一并切除。放疗或化疗的效果尚难评价。

四、乳　腺　癌

乳腺癌是女性最常见的恶性肿瘤之一。在我国占全身各种恶性肿瘤的 7%～10%,呈逐年上升趋势。部分大城市报告乳腺癌占女性恶性肿瘤之首位。

【病因】　乳腺癌大都发生在 45～50 岁,绝经期前后的妇女。病因尚未完全明了,但与下列因素有关:① 内分泌因素已证实。雌激素中雌酮与雌二醇对乳腺癌的发病有明显关系;黄体酮可刺激肿瘤的生长,但亦可抑制垂体促性腺激素,因而被认为既有致癌又有抑癌的作用。催乳素在乳腺癌的发病过程中有促进作用。② 饮食与肥胖影响组织内脂溶性雌激素的浓度,流行病学研究脂肪的摄取与乳腺癌的发病率之间有明显的正相关,尤其在绝经后的妇女;③ 放射线照射及乳汁因子与乳腺癌的发病率亦有关。此外,直系家属中有绝经前乳腺癌患者,其姐妹及女儿发生乳腺癌的机会较正常人群高 3～8 倍。有良性乳腺肿瘤史者发病机会亦较正常人群高。

【病理/分型】

1. 非浸润性癌　包括导管内癌(癌细胞未突破导管壁基膜)、小叶原位癌(癌细胞未突破末梢乳管或腺泡基膜)及乳头湿疹样乳腺癌(伴发浸润性癌者,不在此列)。此型属早期,预后较好。

2. 早期浸润性癌　包括早期浸润性导管癌(癌细胞突破管壁基膜,开始向间质浸润)、早期浸润性小叶癌(癌细胞突破末梢乳管或腺泡基膜,开始向间质浸润,但仍局限于小叶内)。此型仍属早期,预后较好。

3. 浸润性特殊癌　包括乳头状癌、髓样癌(伴大量淋巴细胞浸润)、小管癌(高分化腺癌)、腺样囊性癌、黏液腺癌、大汗腺样癌、鳞状细胞癌等。此型分化一般较高,预后尚好。

4. 浸润性非特殊癌　包括浸润性小叶癌、浸润性导管癌、硬癌、髓样癌(无大量淋巴细胞浸润)、单纯癌、腺癌等。此型一般分化低,预后较上述类型差,且是乳腺癌中最常见的类型,占80%,但判断预后尚需结合疾病分期等因素。

5. 其他　其他罕见癌。

【转移途径】

1. 局部扩展　癌细胞沿导管或筋膜间隙蔓延,继而侵及 Cooper 韧带和皮肤。

2. 淋巴转移　主要途径有:① 癌细胞经胸大肌外侧缘淋巴管侵入同侧腋窝淋巴结,然后侵入锁骨下淋巴结以至锁骨上淋巴结,进而可经胸导管(左)或右淋巴管侵入静脉血流而向远处转移。② 癌细胞向内侧淋巴管,沿着乳内血管的肋间穿支引流到胸骨旁淋巴结,继而达到锁骨上淋巴结,并可通过同样途径侵入血流。

3. 血运转移　以往认为血运转移多发生在晚期,这一概念已被否定。研究发现有些早期乳腺癌已有血运转移,乳腺癌是一全身性疾病已得到共识。癌细胞可经淋巴途径进入静脉,也可直接侵入血循环而致远处转移。最常见的远处转移依次为肺、骨、肝。

【临床表现】　早期表现是患侧乳房出现无痛、单发的小肿块,常是患者无意中发现而就医的主要症状。肿块质硬,表面不光滑,与周围组织分界不很清楚,在乳房内不易被推动。随着肿瘤增大,可引起乳房局部隆起。若累及 Cooper 韧带,可使其缩短而致肿瘤表面皮肤凹陷,即所谓“酒窝征”。邻近乳头或乳晕的癌肿因侵入乳管使之缩短,可把乳头牵向癌肿一侧,进而可使乳头扁平、回缩、凹陷。癌块继续增大,如皮下淋巴管被癌细胞堵塞,引起淋巴回流障碍,出现真皮水肿,皮肤呈“橘皮样”改变。

乳腺癌发展至晚期,可侵入胸筋膜、胸肌,以至癌块固定于胸壁而不易推动。如癌细胞侵入大片皮肤,可出现多数小结节,甚至彼此融合。有时皮肤可溃破而形成溃疡,这种溃疡常有恶臭,容易出血。

乳腺癌淋巴转移最初多见于腋窝。肿大淋巴结质硬、无痛、可被推动;以后数目增多,并融合成团,甚至与皮肤或深部组织黏着。乳腺癌转移至肺、骨、肝时,可出现相应的症状。例如,肺转移可出现胸痛、气急,骨转移可出现局部疼痛,肝转移可出现肝大、黄疸等。

【诊断/鉴别诊断】 详细询问病史及临床检查后,大多数乳房肿块可得出诊断。但乳腺组织在不同年龄及月经周期中可出现多种变化,因而应注意体格检查方法及检查时距月经期的时间。乳腺有明确的肿块时诊断一般不困难,但不能忽视一些早期乳腺癌的体征,如局部乳腺腺体增厚、乳头溢液、乳头糜烂、局部皮肤内陷等,以及对有高危因素的妇女,可应用一些辅助检查。诊断时应与下列疾病鉴别。

纤维腺瘤常见于青年妇女,肿瘤大多为圆形或椭圆形,边界清楚,活动度大,发展缓慢,一般易于诊断。但40岁以后的妇女不要轻易诊断为纤维腺瘤,必须排除恶性肿瘤的可能。

乳腺囊性增生病多见于中年妇女,特点是乳房胀痛,肿块可呈周期性,与月经周期有关。肿块或局部乳腺增厚与周围乳腺组织分界不明显。可观察1个至数个月经周期,若月经来潮后肿块缩小、变软,则可继续观察,如无明显消退,可考虑手术切除及活检。

浆细胞性乳腺炎是乳腺组织的无菌性炎症,炎性细胞中以浆细胞为主。临床上60%呈急性炎症表现,肿块大时皮肤可呈橘皮样改变。40%患者开始即为慢性炎症,表现为乳晕旁肿块,边界不清,可有皮肤粘连和乳头凹陷。

乳腺结核是由结核杆菌所致乳腺组织的慢性炎症。好发于中、青年女性。病程较长,发展较缓慢。局部表现为乳房内肿块,肿块质硬偏韧,部分区域可有囊性感。肿块境界有时不清楚,活动度可受限。可有疼痛,但无周期性。治疗包括全身抗结核治疗及局部治疗,可行包括周围正常乳腺组织在内的乳腺区段切除。

预防乳腺癌病因尚不清楚,目前尚难以提出确切的病因学预防(一级预防)。但重视乳腺癌的早期发现(二级预防),经普查检出病例,将提高乳腺癌的生存率。不过乳腺癌普查是一项复杂的工作,要有周密的设计、实施计划及随访,才能收到效果。目前一般认为乳房钼靶摄片是最有效的检出方法。

【治疗】 治疗手术治疗是乳腺癌的主要治疗方法之一,还有辅助化学药物、内分泌、放射治疗,以及生物治疗。

对病灶仍局限于局部及区域淋巴结的患者,手术治疗是首选。手术适应证为国际临床分期的。0、I、N及部分M期的患者。已有远处转移、全身情况差、主要脏器有严重疾病、年老体弱不能耐受手术者属手术禁忌。

1. 手术治疗 自1894年Halsted提出乳腺癌根治术以来,一直是治疗乳腺癌的标准术式。目前应用的五种手术方式均属治疗性手术,而不是姑息性手术。

(1)乳腺癌根治术(radical mastectomy):手术应包括整个乳房、胸大肌、胸小肌、腋窝及锁骨下淋巴结的整块切除。

(2)乳腺癌扩大根治术(extensive radical mastectomy):即在上述清除腋下、腋中、腋上三组淋巴结的基础上,同时切除胸廓内动、静脉及其周围的淋巴结(即胸骨旁淋巴结)。

(3)乳腺癌改良根治术(modified radical mastectomy):有两种术式,一是保留胸大肌,切除胸小肌;一是保留胸大、小肌。前者淋巴结清除范围与根治术相仿,后者不能清除腋上组淋巴结。根据大量病例观察,认为I、II期乳腺癌应用根治术及改良根治术的生存率无明显差异,且该术式保留了胸肌,术后外观效果较好,目前已成为常用的手术方式。

(4)全乳房切除术(total mastectomy):手术范围必须切除整个乳腺,包括腋尾部及胸大肌筋膜。该术式适宜于原位癌、微小癌及年迈体弱不宜行根治术者。

(5)保留乳房的乳腺癌切除术(lumpectomy and axillary dissection):手术包括完整切除肿块及腋淋巴结清扫。适合于临床I期、II期的乳腺癌患者,且乳房有适当体积,术后能保持外观效果者。多中心或多灶性病灶、肿瘤切除后切缘阳性,再次切除后切缘仍阳性者禁忌施行该手术。原发灶切除范围应包括肿瘤、肿瘤周围1~2 cm的组织及胸大肌筋膜。确保标本的边缘无肿瘤细胞浸润。

2. 化学药物治疗(chemotherapy) 根据大量病例观察,已证明浸润性乳腺癌术后应用化学药物辅助治疗,可以改善生存率。乳腺癌是实体瘤中应用化疗最有效的肿瘤之一,化疗在整个治疗中占有重要地位。

浸润性乳腺癌伴腋淋巴结转移者是应用辅助化疗的指征。对腋淋巴结阴性者是否应用辅助化疗尚有不同意见。有人认为除原位癌及微小癌(<1 cm)外均用辅助化疗。一般认为腋淋巴结阴性而有高危

复发因素者,诸如原发肿瘤直径>2 cm,组织学分类差,雌、孕激素受体阴性,癌基因 *HER2* 有过度表达者,适宜应用术后辅助化疗。

常用的有 CMF 方案(环磷酰胺、甲氨蝶呤、氟尿嘧啶)。根据病情可在术后尽早(1 周内)开始用药。剂量为环磷酰胺(C) 400 mg/m^2,甲氨蝶呤(M) 20 mg/m^2,氟尿嘧啶(F) 400 mg/m^2,均为静脉注射,在第 1 d 及第 8 d 各用 1 次,为 1 个疗程,每 4 周重复,6 个疗程结束。因单药应用多柔比星的效果优于其他抗癌药,所以对肿瘤分化差、分期晚的病例可应用 CAF 方案(环磷酰胺、多柔比星、氟尿嘧啶)。环磷酰胺(C) 400 mg/m^2,静脉注射,第 1、8 d;阿霉素(A) 40 mg/m^2,静脉注射,第 1 d;氟尿嘧啶(F) 400 mg/m^2,静脉注射第 1、8 d,每 28 日重复给药,共 8 个疗程。化疗前患者应无明显骨髓抑制,白细胞>4×10^9/L,血红蛋白>80 g/L,血小板>50×10^9/L。化疗期间应定期检查肝、肾功能,每次化疗前要查白细胞计数,如白细胞<3×10^9/L,应延长用药间隔时间。应用多柔比星者要注意心脏毒性。

术前化疗目前多用于Ⅲ期病例,可探测肿瘤对药物的敏感性,并使肿瘤缩小,减轻与周围组织的粘连。药物可采用 CMF 或 CAF 方案,一般用 1~2 个疗程。表柔比星的心脏毒性和骨髓抑制作用较多柔比星低,因而其应用更较广泛。其他效果较好的有长春瑞滨、紫杉醇、多西紫杉醇等。

3. 内分泌治疗(endocrinotherapy)　早在 1896 年就有报道应用卵巢切除治疗晚期及复发性乳腺癌。20 世纪 70 年代发现了雌激素受体(ER),癌肿细胞中 ER 含量高者,称激素依赖性肿瘤,这些病例对内分泌治疗有效。而 ER 含量低者,称激素非依赖性肿瘤,这些病例对内分泌治疗效果差。因此,对手术切除标本做病理检查外,还应测定雌激素受体和孕激素受体(PgR)。可帮助选择辅助治疗方案,激素受体阳性的病例优先应用内分泌治疗。受体阴性者优先应用化疗。对判断预后也有一定作用。

4. 放射治疗(radiotherapy)　是乳腺癌局部治疗的手段之一。在保留乳房的乳腺癌手术后,放射治疗是一重要组成部分,应于肿块局部广泛切除后给予较高剂量放射治疗。单纯乳房切除术后可根据患者年龄、疾病分期分类等情况,决定是否应用放疗。根治术后是否应用放疗,多数认为对Ⅰ期病例无益,对Ⅱ期以后病例可能降低局部复发率。

5. 生物治疗　近年临床上已渐推广使用的曲妥珠单抗注射液,系通过转基因技术制备,对 *HER2* 过度表达的乳腺癌患者有一定效果,资料显示用于辅助治疗可降低乳腺癌复发率,特别是对其他化疗药无效的乳腺癌患者也能有部分的疗效。

乳腺癌的外科治疗历史悠久,手术方式虽有各种变化,但治疗效果并无突破性改善。近 10 余年 5 年生存率开始有所改善,首先归功于早期发现、早期诊断,其次是术后综合辅助治疗的不断完善。医务人员应重视卫生宣教及普查。根据乳腺癌是全身性疾病的概念,应重视对乳腺癌生物学行为的研究,并不断完善综合辅助治疗,以进一步改善生存率。

知识拓展

国际抗癌联盟(UICC)乳腺癌临床分期标准(第七版)

完善的诊断除确定乳腺癌的病理类型外,还需记录疾病发展程度及范围,以便制订术后辅助治疗方案,比较治疗效果及判断预后,因此需有统一的分期方法。分期方法很多,现多数采用国际抗癌联盟(UICC)建议的 T(原发癌瘤)、N(区域淋巴结)、M(远处转移)分期法。

T$_0$:原发癌瘤未查出。

T$_{is}$:原位癌(非浸润性癌及未查到肿块的乳头湿疹样乳腺癌)。

T$_1$:癌瘤长径≤2 cm。

T$_2$:癌瘤长径>2 cm,且≤5 cm。

T$_3$:癌瘤长径>5 cm。

T$_4$:癌瘤大小不计,但侵及皮肤或胸壁(肋骨、肋间肌、前锯肌),炎性乳腺癌亦属之。

N$_0$:同侧腋窝无肿大淋巴结。

N$_1$:同侧腋窝有肿大淋巴结,尚可推动。

N$_2$:同侧腋窝肿大淋巴结彼此融合,或与周围组织粘连。

N$_3$:有同侧胸骨旁淋巴结转移,有同侧锁骨上淋巴结转移。

M_0：无远处转移。

M_1：有远处转移。

根据以上情况进行组合，可把乳腺癌分为以下各期。

0 期：$T_{is} N_0 M_0$。

Ⅰ 期：$T_{is} N_0 M_0$。

Ⅱ 期：$T_{0\sim1} N_1 M_0$，$T_2 N_{0\sim1} M_0$，$T_3 N_0 M_0$。

Ⅲ 期：$T_{0\sim2} N_2 M_0$，$T_3 N_{1\sim2} M_0$，T_4 任何 $N M_0$，任何 $T N_3 M_0$。

Ⅳ 期：包括 M_1 的任何 $T N$。

以上分期以临床检查为依据，实际并不精确，还应结合术后病理检查结果进行校正。

小　结

1. 急性乳腺炎 {
　发病原因：① 乳汁淤积，乳汁是理想的培养基；② 细菌入侵乳头破损或皲裂，使细菌沿淋巴管入侵是感染的主要途径

　治疗原则：消除感染、排空乳汁；脓肿形成后，主要治疗措施是及时行脓肿切开引流
}

2. 乳腺癌 {
　主要病因：① 内分泌因素；② 饮食与肥胖因素；③ 放射线照射及乳汁因子与乳腺癌的发病率亦有关；此外，直系家属中有绝经前乳腺癌患者，其姐妹及女儿发生乳腺癌的机会较正常人群高 3～8 倍；有良性乳腺肿瘤史者发病机会亦较正常人群高

　病理类型：非浸润性癌；早期浸润性癌；浸润性特殊癌；浸润性非特殊癌；其他罕见癌

　转移途径：① 局部浸润；② 淋巴转移，最初多见于腋窝；③ 血运转移：肺、骨、肝

　临床表现：早期表现是患侧乳房出现无痛、单发的小肿块，肿块质硬，表面不光滑，与周围组织分界不很清楚，可有"酒窝征"及"橘皮样"改变；乳腺癌发展至晚期，可侵入胸筋膜、胸肌，以至癌块固定于胸壁而不易推动；有时皮肤可溃破而形成溃疡，这种溃疡常有恶臭，容易出血

　主要辅助检查：超声、钼靶、CT 及 MR 等影像学检查；组织穿刺检查明确诊断

　治疗原则：治疗手术治疗是乳腺癌的主要治疗方法之一，五种手术方式：乳腺癌根治术、乳腺癌扩大根治术、乳腺癌改良根治术、全乳房切除术和保留乳房的乳腺癌切除术；同时还有辅助化学药物、内分泌、放射治疗，以及生物治疗
}

【思考题】

(1) 急性乳腺炎的发病原因及临床表现是什么？

(2) 乳腺癌的临床表现、分期和治疗原则是什么？

(3) 何为酒窝征和橘皮征？

（诸林海）

第二十四章 胸部损伤

学习要点

- ● **掌握**：多根多处肋骨骨折、开放性气胸、张力性气胸、损伤性血胸的急救与处理。
- ● **熟悉**：胸腹联合伤、心脏损伤的临床表现、急救与处理原则。
- ● **了解**：① 常见胸外伤的分类和病理生理机制；② 胸外伤所致呼吸困难的临床判断和处理。

胸部损伤的发生率占全身创伤的 25% 左右。按损伤后胸膜腔是否与外界相通可分为开放性和闭合性胸部损伤。开放性损伤是指胸部损伤造成胸膜腔与外界相通。闭合性损伤是指胸部损伤未造成胸膜腔与外界相通。损伤轻者为胸壁软组织挫伤或单纯肋骨骨折，损伤重者可伴有胸腔器官损伤。严重的胸部创伤可导致心、肺、大血管损伤而危及生命。

第一节 肋 骨 骨 折

肋骨骨折(rib fracture)在胸部损伤中最为常见，是指肋骨的完整性和连续性中断，严重者可并发气胸或血胸。肋骨骨折多见于第 4～7 肋。由于致伤暴力不同，可造成单根或多根肋骨骨折，每根肋骨又可在一处或多处折断。

【病因/病理生理】 直接暴力撞击胸部，导致着力处的肋骨向内弯曲折断。骨折断端可刺破胸膜、肋间血管或胸腔内组织、器官，导致气胸、血胸或血气胸。间接暴力前后挤压胸部，使肋骨向外过度弯曲而折断，被挤断的骨折端向外移位，易损伤胸壁软组织，形成血肿。相邻多根多处肋骨骨折，尤其是前胸壁的肋骨骨折时，局部胸壁因失去完整肋骨支撑形成胸壁软化，可出现反常呼吸运动(paradoxical respiration motion)，临床称为连枷胸(flail chest)，表现为吸气时软化的胸壁不能随胸廓扩张，反因胸膜腔负压增大而内陷，使该处肺受压，影响了空气进入和血液氧合；呼气时软化的胸壁不能随胸廓缩小，反因胸膜腔负压减小而外突，使该处肺膨胀重新吸入部分应排出的气体，造成体内缺氧和二氧化碳潴留。如胸壁软化范围大，呼吸时两侧胸膜腔压力不均衡，则可导致纵隔左右摆动，致使机体缺氧和二氧化碳滞留，静脉血液回流受阻，患者可发生严重的呼吸和循环功能障碍。

【临床表现】 肋骨骨折断端刺激肋间神经引起局部疼痛。呼吸受限不能有效排痰，易造成肺部并发症。部分患者可因骨折端刺破肺组织时出现咯血。多根多处肋骨骨折者可出现气促、呼吸困难等。骨折处胸壁局部肿胀、畸形，或伴血肿。当用双手前后、左右同时挤压胸廓时，可引起骨折处胸壁疼痛加重，称胸廓挤压试验阳性。连枷胸患者，可见胸壁塌陷和反常呼吸运动。反常呼吸的程度与呼吸的深度相关。部分并发气胸患者可触及皮下气肿。胸部 X 线可显示骨折线和骨折移位征象，并发血、气胸时，可显示胸膜腔积气、积液征象。胸部 CT 对有无并存肺挫伤及其严重程度和范围有诊断价值。对于多发性肋骨骨折，或伴有严重低氧血症者，应进行动脉血气分析，以判断有无低氧血症、二氧化碳潴留及其严重程度。

【治疗】 肋骨骨折的治疗原则在于控制疼痛、固定胸壁、清理呼吸道分泌物、改善肺通气和防治并发症。可酌情应用对呼吸无抑制作用的镇痛药物或采用肋间神经阻滞等方法缓解疼痛。鼓励患者咳嗽排痰，早期下床活动，促进呼吸功能改善。可采用祛痰药物、雾化吸入、鼻导管或纤维支气管镜吸痰等方法来帮助排痰，以维持呼吸道通畅。对咳嗽无力、咳痰困难或呼吸衰竭者，应即刻行气管插管或气管切开手术。对于多根多处肋骨骨折，软化的胸壁应立即固定，消除反常呼吸运动。胸廓固定的方法因肋骨骨折的损伤程度与范围不同而异，可采用多头胸带或弹性胸带固定胸廓。近年来有临床报道使用记忆合金环抱器治疗多发性肋骨骨折，需掌握其适应证。对开放性肋骨骨折，应及时施行清创术，固定骨折断端，缝合胸壁伤口。如胸膜腔已穿破，需施行胸腔闭式引流术。手术后常规注射破伤风抗毒血清，应用抗生素控制感染。

第二节 气 胸

气胸（pneumothorax）是指胸膜腔内积气。在胸部损伤时，通过肺、气管、食管等组织破裂伤口，外界空气进入胸膜腔，即造成气胸。按照气胸的性质，通常将气胸分为闭合性、开放性和张力性三类。

一、闭 合 性 气 胸

闭合性气胸（closed pneumothorax），空气主要来自破裂的肺组织，气胸形成后随着胸膜腔内积气增加，肺裂口受压，封闭不再漏气，在患者吸气时也不开放，气胸趋于稳定。伤侧胸膜腔内压虽升高，但仍低于大气压。

【临床表现】 肺萎陷在30%以下者为小量气胸，对患者呼吸和循环系统影响较小，可无明显症状。肺萎陷在30%～50%者为中量气胸，肺萎陷在50%以上者为大量气胸。随着胸膜腔积气量的增多，肺萎陷面积逐渐增加，继而影响肺的通气和换气功能，使通气/血流比例失调。大量积气可出现呼吸困难。查体发现患侧胸廓饱满，气管向健侧移位，患侧胸部叩诊呈鼓音，呼吸音减弱或者消失。

【治疗】 少量积气的患者，严密观察病情变化，一般可在1～2周内自行吸收，无须特殊处理。中量或大量气胸可先进行胸膜腔穿刺以减轻肺受压。必要时行胸腔闭式引流术，排尽积气，促进肺组织尽快膨胀。

二、开 放 性 气 胸

开放性气胸（open pneumothorax）患侧胸膜腔与大气直接相通，空气随呼吸经伤口可自由进出胸膜腔。当大量空气进入时，胸膜腔负压消失，胸膜腔内压几乎等同于大气压。伤侧肺完全压缩萎陷。纵隔向健侧移位。由于呼吸时两侧胸膜腔内压变化不平衡，吸气时空气经伤口进入，伤侧胸膜腔压力增大，将纵隔移向健侧，呼气时压力差缩小，纵隔返回原位，这种纵隔随呼吸而左右摆动的现象，称为纵隔扑动（mediastinal flutter）。纵隔扑动引起静脉血液回流受阻，最终导致呼吸和循环障碍。

【临床表现】 患者表现为气促、明显呼吸困难、口唇发绀。严重者可有休克症状。体检可见患侧胸壁的伤口，能听到气体进出胸膜腔的吸吮样声音。气管移向健侧，患侧胸部叩诊为鼓音，听诊呼吸音消失。

【治疗】 紧急封闭胸壁伤口，变开放性气胸为闭合性气胸。现场急救时，可利用毛巾、衣服或纱布棉垫加压包扎伤口，迅速转运至医院。进一步处理包括吸氧、补充血容量、纠正休克、清创缝合胸壁伤口、安置胸腔闭式引流，使用抗生素预防感染等治疗。如疑有胸内器官损伤或进行性出血者，应开胸手术探查，进行止血、修复损伤或清除异物等。

三、张 力 性 气 胸

张力性气胸（tension pneumothorax）多见于严重的闭合性胸部损伤。因气管、支气管或肺损伤裂口与胸膜腔相通，呈活瓣状，吸气时空气经裂口进入，呼气时裂口活瓣关闭空气不能排出，胸膜腔的空气不断增多，压力进行性升高，超过大气压，称为张力性气胸。患侧胸腔内高压使该侧肺严重萎陷，纵隔显著向健侧移位，健侧肺受压出现不同程度的萎缩，影响腔静脉回流，导致严重的呼吸和循环障碍。少数患者由于高于大气压的胸膜腔内压,驱使气体经支气管、气管周围疏松组织或壁层胸膜裂伤处进入纵隔或胸壁软组织,导致纵隔气肿(mediastinal emphysema)或向颈、面、胸部皮下扩散形成皮下气肿(subcutaneous emphysema)。

【临床表现】　患者出现严重的呼吸困难、烦躁、发绀、意识障碍、大汗淋漓、休克等。查体发现患侧胸廓饱满,气管移向健侧,颈静脉怒张,并触及皮下气肿,呼吸运动明显减弱。患侧胸部叩诊呈高度鼓音,听诊呼吸音消失。胸膜腔穿刺时有高压气体冲出。

【治疗】　紧急胸腔穿刺排气抢救生命。现场急救时可采用简易方法,进行胸膜腔排气减压。用一个粗针头,针尾端绑缚一个顶端剪1 cm开口的橡胶指套,将粗针头在患侧锁骨中线第2肋间刺入胸腔。针尾开口的橡胶指套可起到活瓣作用。进一步处理措施包括放置胸腔闭式引流,排出气体,促使肺膨胀。持续大量漏气致使肺不能膨胀,呼吸困难未能改善者,应手术探查。对因肺或支气管破裂引起严重气胸的病例,需行气管插管辅助呼吸者,应先安置胸腔闭式引流减压,以防正压呼吸加重气胸。

第三节　血　　胸

胸壁或胸内脏器受损出血,血液积聚在胸膜腔内称为血胸(hemothorax)。血胸与气胸同时存在,临床上称为血气胸(hemopneumothorax)。常见的出血来源有:① 肺组织撕裂伤出血;② 胸壁血管出血,以肋间血管和胸廓内血管常见;③ 心脏和大血管破裂出血。血胸不但因血容量丢失而影响患者的循环功能,还因积血压迫伤侧肺使其萎陷,同时纵隔向健侧移位进而压迫健侧肺,影响患者的呼吸功能和静脉回流。当胸腔内积聚大量血液超过肺、心包、膈肌运动所起的去纤维蛋白作用时,胸腔内积血即发生凝固,而形成凝固性血胸(coagulating hemothorax)。胸膜腔内的积血,可引起细菌的迅速繁殖,形成感染性血胸(infective hemothorax),最终将变为脓胸或局部包裹性脓胸。

【临床表现】　血胸的临床表现与出血量、出血速度及个人体质有关。小量血胸指出血量在500 mL以内,可无明显症状。出血量在500~1 000 mL的中量血胸或1 000 mL以上的大量血胸,尤其急性失血时,患者将迅速进入休克状态,可出现面色苍白、气促、脉搏增快、血压下降等低血容量性症状。查体可见气管向健侧移位,患侧胸部叩诊浊音,呼吸音减弱或消失,胸膜腔穿刺可抽出不凝血液。出现以下情况需考虑进行性血胸:① 脉搏逐渐加快、血压继续下降,虽经补充血容量血压仍不回升,或暂时升高后很快下降。② 胸腔闭式引流血量,每小时超过200 mL,持续3 h及以上。③ 红细胞计数、血红蛋白量、血细胞比容进行性减少。④ 胸膜腔穿刺抽血很快凝固或因血凝固抽不出,且胸部X线示胸膜腔阴影继续增大者。

【治疗】　血胸的治疗原则应及时排出积血,促使肺复张,改善肺功能和预防感染。

1. 非进行性血胸　　小量胸腔积血可自行吸收,无须特殊处理。胸膜腔积血量较多者,可采取胸膜腔穿刺抽液,必要时可行胸腔闭式引流术,及时排出积血,以促使肺膨胀,改善呼吸功能。应用抗生素控制感染。闭式胸腔引流术的指征应放宽,血胸持续存在会增加发生凝固性或感染性血胸的可能性。

2. 进行性血胸　　如为进行性血胸,及时扩充血容量,有效防治休克。立即剖胸探查,实施止血和修复裂伤。

3. 凝固性血胸　　为预防感染或血块机化,在出血停止后数日、病情平稳时,可经手术清除积血和血块,并剥除胸膜表面血凝块机化而形成的包膜。感染性血胸应及时改善胸腔引流,排尽感染性积血积脓。若效果不佳或肺复张不良,应尽早手术清除感染性积血,剥离脓性纤维膜。近年来,电视胸腔镜已用于凝固性血胸、感染性血胸的处理,注意掌握其适应证。

第四节　创伤性窒息

创伤性窒息(traumatic asphyxia)是指十分猛烈的钝性暴力作用于胸部,导致上半身广泛皮肤、黏膜、末梢毛细血管淤血及出血性损害。当胸部与上腹部受到暴力挤压时,患者声门紧闭,胸膜腔内压骤然剧增,右心房血液经无静脉瓣的上腔静脉系统逆流,造成末梢静脉及毛细血管过度充盈扩张并破裂出血。

【临床表现】 创伤性窒息是发生在闭合性胸腹挤压伤后的一种少见病症,表现为上半身皮肤水肿并呈紫罗兰颜色,以面部与眼眶部为明显。口腔、球结膜、鼻腔黏膜瘀斑,甚至出血。视网膜或视神经出血可产生暂时性或永久性视力障碍。鼓膜破裂可致外耳道出血、耳鸣,甚至听力障碍。伤后多数患者有暂时性意识障碍、烦躁不安、头昏、谵妄,甚至四肢痉挛性抽搐,瞳孔可扩大或极度缩小。颅内静脉破裂时并发昏迷或死亡。

【治疗】 对创伤性窒息患者应做全面检查,包括 X 线检查和二维超声心动图检查,以排除胸内脏器损伤并做相应处理。创伤性窒息所致出血点及瘀斑,一般于 2～3 周后自行吸收消退。患者预后取决于承受压力大小、持续时间长短和有无合并伤。

第五节 肺 损 伤

肺损伤包括肺裂伤、肺挫伤和肺爆震伤。肺裂伤伴有脏胸膜裂伤者可发生血气胸,而脏胸膜完整者则多形成肺内血肿。肺爆震伤(blast injury of lung)是指爆炸产生的巨大气浪和水浪(即冲击波)袭击患者的胸部,使胸壁撞击肺组织;因反作用原理,当冲击波消失后肺脏回撞于胸壁,这两次加压和减压的损伤,引起肺的毛细血管破裂出血,与肋骨相对应的肺表面尤为严重。由于小支气管和肺泡也受冲击波的影响,破裂后与血管相通,肺泡内被血和组织液充满,失去通气和弥散功能,严重缺氧;气体如进入肺静脉,可引起全身性空气栓塞,有些病例常因冠状动脉和脑血管气栓致死。肺挫伤大多为钝性暴力致伤,引起肺和血管组织损伤,在伤后炎症反应中毛细血管通透性增加,炎性细胞沉积和炎性介质释放,使损伤区域发生水肿,大面积肺间质和肺泡水肿则引起换气障碍,导致低氧血症。

肺内血肿大多在胸部影像学检查时发现,表现为肺内圆形或椭圆形、边缘清楚、密度增高的团块状阴影,常在 2 周至数月自行吸收。肺挫伤患者表现为呼吸困难、咯血、血性泡沫痰及肺部啰音,重者可导致低氧血症。胸部 X 线显示斑片状浸润影,一般伤后 24～48 h 变得更明显,CT 检查准确率高。其治疗措施包括:保持呼吸道通畅、及时处理合并伤、氧气吸入、限制晶体液过量输入、给予肾上腺皮质激素及低氧血症时使用机械通气呼吸支持等。

肺爆震伤患者胸部影像学检查可显示全肺均有广泛不透明的斑点状阴影;心电图检查可发现房性或室性心律失常和心肌缺血;血氧分析显示严重缺氧和酸中毒。肺爆震伤的救治在于维护呼吸和循环功能,应进行呼吸、血压、脉搏及血氧等的持续监测,给氧,抗休克,保持呼吸道通畅,必要时行气管切开或呼吸机辅助呼吸。插入鼻胃管以观察胃肠出血情况。严格控制输液量以减轻肺水肿,安置中心静脉测压监测,以便动态调整输入液量及速度。使用抗生素预防肺部感染。

第六节 心 脏 损 伤

心脏损伤(cardiac injury)分为心脏挫伤和心脏破裂两种。

【病因/病理生理】

1. 心脏挫伤(cardiac contusion) 多由于胸部撞击、挤压、冲击等暴力所导致的心脏钝性损伤。轻者仅有心内、外膜下心肌出血,并有心肌纤维少量断裂。重者为心肌挫伤广泛,并有大面积心肌出血或心肌坏死,患者出现心功能紊乱,甚至心力衰竭。挫伤修复后可遗留瘢痕,部分患者日后可发生室壁瘤。心脏挫伤常发生于右心室,因其紧贴胸骨。

2. 心脏破裂(cardiac rupture) 多由于刃器、锐器或火器等穿透性暴力所致的心脏穿透性损伤,少数钝性暴力伤也可造成。心脏裂伤可发生急性大失血或急性心脏压塞(cardiac tamponade)。心脏破裂的部位依次是右心室、左心室和右心房。左心房、心包内大血管破裂比较少见。

【临床表现】

1. 心脏挫伤 轻者无明显临床症状,较重者可出现心前区疼痛、伴有心悸、气促,甚至心绞痛、休克等。心电图检查可出现 ST 段抬高、T 波低平或倒置,心律失常等变化。心肌酶谱测定,乳酸脱氢酶(LDH)和磷酸肌酸激酶(CK)水平及其同工酶活性明显升高。用同位素做心肌扫描,可显示受损区心肌的放射活性增强。二维超声心动图可发现心肌结构和功能的改变如腱索断裂、室间隔穿破、瓣膜反流、室壁瘤形成等。

2. 心脏破裂

（1）心脏裂口大：裂口大出血多，心脏大量血液外溢流入胸膜腔，患者出现面色苍白、呼吸浅快、脉搏细速、血压下降等症状，很快转变为失血性休克，若处理不及时将导致死亡。

（2）心脏裂口较小：裂口小易被血凝块阻塞，血液引流不畅而积聚心包腔内致心脏压塞征。闭合性胸部损伤者除表现为低血容量征象外，可伴有颈静脉怒张，并出现 Beck 三联征（Beck's triad）：① 静脉压增高，大于 1.47 kPa（15 cmH$_2$O）；② 脉搏微弱、心音遥远；③ 脉压小、动脉压降低或测不到。胸部 X 线检查对心脏穿透伤的诊断帮助不大，但能显示有无气胸、血胸、金属异物或其他脏器合并伤。二维超声心动图对有无心脏压塞和心脏异物的诊断帮助较大。

【治疗】

1. 对症治疗　对心脏挫伤患者，主要治疗为卧床休息、吸氧、镇痛，持续心电监护，密切观察病情变化。纠正低氧血症，补足血容量。注意输液速度不宜过快，以防发生心力衰竭。采用洋地黄类药物治疗心力衰竭和心房颤动。心律失常者采用利多卡因或普罗帕酮（心律平）。发现并发心包填塞时急诊做心包穿刺减压。对有可能形成室壁瘤的患者应尽早做二维超声心动图和低剂量螺旋 CT 心血管造影，以判断是否有手术指征。

2. 开胸手术　对心脏破裂、心脏压塞或失血性休克者，应立即抗休克和手术抢救。抢救成功的关键是尽早开胸手术探查和止血。在伤侧（开放性损伤）或左侧（闭合性损伤）经第 4 肋间前外侧切口进胸，彻底打开心包，找到心房或心室的裂伤口，先用手指按压止血，然后修补缝合裂伤口。穿透性心脏损伤经抢救存活者，应注意心脏内有无遗留的异物及其他病变，如创伤性室间隔缺损、瓣膜损伤、创伤性室壁瘤、假性动脉瘤等。应重视对出院后的患者进行随访，尽早发现和诊断心脏内的残余病变，以便及时做出相应的处理。

第七节　膈 肌 损 伤

根据致伤暴力不同，膈肌损伤（diaphragmatic injury）可分为穿透性和钝性膈肌伤两大类。

一、穿透性膈肌损伤

下胸部或上腹部穿透性损伤都可累及膈肌，造成穿透性膈肌损伤（penetrating diaphragmatic injury）。穿透性暴力同时伤及胸部、腹部内脏和膈肌，致伤物入口位于胸部，称为胸腹联合伤（thoracoabdominal injuries）；致伤物入口位于腹部，称为腹胸联合伤（abdominothoracic injuries）。受损胸部脏器多为肺与心脏，受损腹部脏器右侧多为肝、左侧常为脾，其他依次为胃、结肠、小肠等。穿透性膈肌损伤除因腹腔内脏器经膈肌裂口进入胸腔，引起呼吸及循环功能紊乱外，胸腔和腹腔常同时遭受损伤，引起大出血和胃肠穿孔，使伤情甚为复杂，休克的发生率高，容易误诊，死亡率较高。穿透性膈肌损伤的临床表现不一致，根据外伤史、伤口的部位、伤道的方向及随后的手术探查即可确诊。

对于伤口在胸部而出现明显的腹膜刺激征，腹腔抽出不凝固血液，或伤口在腹部而出现进行性的呼吸困难，伤侧呼吸运动受限，胸部闻及有肠鸣音时，均应考虑膈肌损伤的存在。胸部 X 线是能做出正确诊断的重要检查。CT 检查可确定膈疝的位置及疝入组织的性质。床旁 B 超检查可快速、准确地判断胸腹腔积血情况。胸腔穿刺术和腹腔穿刺术，是判断胸腹腔积血的简单而有效的措施。

临床上一旦发生穿透性膈肌损伤，应果断实施手术探查。首先处理胸部吸吮伤口和张力性气胸，输液、输血、吸氧，加强抗休克治疗，并迅速手术。根据伤情与临床表现选择经胸或经腹切口，控制胸腹腔内出血，仔细探查胸腹腔器官，根据损伤器官部位及程度做出相应的处理。膈肌损伤无论大小，均不能自愈。膈肌修补可采用不吸收线做间断水平褥式缝合或"8"字缝合。术后加强支持治疗，使患者度过危险期。

二、钝性膈肌损伤

钝性膈肌伤(blunt diaphragmatic injury)多由于膈肌附着的胸廓下部骤然变形和胸腹腔之间压力梯度骤增引起膈肌破裂。交通事故和高处坠落是导致钝性膈肌伤的最常见原因。钝性伤所致膈肌裂口较大,有时达 10 cm 以上,常位于膈肌中心腱和膈肌周边附着处。腹内脏器很容易通过膈肌裂口疝入胸腔,常见疝入胸腔的腹内脏器包括胃、脾、结肠、大网膜、小肠和肝等。

创伤性膈肌破裂所产生的血气胸和疝入胸腔的腹腔脏器引起肺受压和纵隔移位,导致呼吸困难、伤侧胸部呼吸音降低,叩诊呈浊音或鼓音等。疝入胸腔的腹内脏器发生嵌顿与绞窄,可出现腹痛、呕吐、腹胀和腹膜刺激征等消化道梗阻或腹膜炎表现。创伤性膈肌破裂或膈疝常合并多发损伤及严重休克,伤势严重,病情复杂,故早期误诊率、漏诊率较高。膈肌破裂初期可能不易诊断,临床体征和胸部 X 线检查结果均缺乏特异性,CT 检查有助于诊断。膈疝患者应谨慎做胸腔穿刺或胸腔闭式引流术,因为可能伤及疝入胸腔的腹内脏器。

一旦高度怀疑或确诊为创伤性膈肌破裂或膈疝,而其他脏器合并伤已稳定者,应尽早进行手术探查和膈肌修补术。胸腹部外伤探查时也应注意探查膈肌的完整性。手术入路(经胸或经腹)应根据伤情的具体情况来决定。仔细探查胸腹腔内脏器,根据损伤情况做出相应处理。对于膈肌的修补可采用不吸收缝线做间断水平褥式缝合、8 字缝合或重叠加强缝合。对缺损大者,则可采用人工材料予以修复。

知识拓展

胸膜腔闭式引流术

1. 目的 ① 引流胸膜腔内渗液、血液及气体。② 重建和维持胸膜腔内负压,维持纵隔的正常位置。③ 促进肺的膨胀。④ 预防感染。

2. 适应证 用于气胸、血胸、脓胸及胸部手术后的胸腔引流。

3. 胸腔闭式引流操作步骤 ① 依据临床体检和胸部 X 线诊断结果,确定胸膜腔内气体、液体的位置。② 气体积聚在胸腔上部,引流气体取锁骨中线第 2~3 肋间进行插管。积液处于低位,一般在腋中线和腋后线之间第 6~8 肋间插管引流。③ 用于排液的胸膜腔引流管宜选用质地较硬、管径为 1.5~2 cm 的橡皮管,其不易折叠堵塞而利于通畅引流;用于排气的胸膜腔引流管则选用质地较软、管径为 1 cm 的塑胶管,既能达到引流的目的又可减少因局部刺激引起的疼痛。④ 置管时患者取坐位或半卧位,消毒局部皮肤,置管处用 2% 利多卡因进行浸润麻醉。做长约 2 cm 切口,用止血钳逐层分离切口组织,将有侧孔的胶管插入胸膜腔内 4~5 cm,胶管远端连接于无菌引流瓶。缝合切口,妥善固定引流管。

4. 胸腔闭式引流管拔除 ① 引流 48~72 h,经临床观察无气体溢出,引流液量明显减少,而且颜色变淡,24 h 引流液少于 50 mL 时,患者无呼吸困难,听诊呼吸音恢复,X 线检查肺膨胀良好无漏气,即可拔除胸腔引流管。方法为:安排患者坐在床边缘或向健侧卧位,嘱患者深吸一口气,在吸气末快速拔管,并立即用凡士林纱布包扎固定。② 拔管后 24 h 内,应注意观察患者的呼吸情况,观察局部有无渗液、出血、漏气、皮下气肿等。如发现异常,应及时处理。

小 结
---

1. 连枷胸:相邻多根多处肋骨骨折,尤其是前胸壁的肋骨骨折时,局部胸壁因失去完整肋骨支持形成胸壁软化,可出现反常呼吸运动,临床称为连枷胸,表现为吸气时软化的胸壁内陷,呼气时软化的胸壁外突,造成体内缺氧和二氧化碳潴留。

2. 按气胸的性质,可将气胸分为 ⎰ 闭合性气胸
开放性气胸(急救原则:紧急封闭胸壁伤口,变开放性气胸为闭合性气胸)
张力性气胸(急救原则:以抢救生命为首要原则,可采用简易方法进行胸膜腔排气减压)

3. 血胸的来源 $\left\{\begin{array}{l}\text{肺组织撕裂伤出血}\\\text{胸壁血管出血}\\\text{心脏和大血管破裂出血}\end{array}\right.$

4. 心脏损伤 Beck 三联征(Beck's triad) $\left\{\begin{array}{l}\text{静脉压增高,大于 1.47 kPa(15 cmH}_2\text{O)}\\\text{脉搏微弱、心音遥远}\\\text{脉压小、动脉压降低或测不到}\end{array}\right.$

【思考题】

(1) 简述连枷胸的发生机制和病理生理。

(2) 开放性气胸患者如何急救?

(3) 张力性气胸有何临床表现? 现场如何急救?

(4) 进行性血胸的诊断指标有哪些?

(史宏灿)

第二十五章 胸壁疾病

学习要点

● **了解:** 漏斗胸、非特异性肋软骨炎、胸壁结核、胸壁肿瘤的临床表现和外科治疗原则。

第一节 漏斗胸

漏斗胸(funnel chest)是胸骨连同肋骨向内向后凹陷,形成舟状或漏斗状的胸壁畸形。

【病因/病理生理】 漏斗胸属先天性胸骨畸形,有家族遗传倾向或伴有先天性心脏病。男女之比为4:1,属伴性显性遗传。漏斗胸的病因尚不清楚。有人认为此畸形是由于肋骨生长不协调,下部较上部迅速,挤压胸骨向后而成。也有认为是因膈肌纤维前面附着于胸骨体下端和剑突,在膈中心腱过短时将胸骨和剑突向后牵拉所致凹陷畸形。漏斗胸属渐进式病变,在出生时可能就已存在,但往往在几个月甚至几年后才越来越明显而被家长所发现。

【临床表现】 婴儿期漏斗胸压迫症状较轻者常未被注意。患儿常体形瘦弱,不好动,易得上呼吸道感染,活动能力受到限制。活动时出现心慌、气短和呼吸困难。体征除胸廓畸形外,常有轻度驼背、腹部凸出等特殊体型。由于胸壁畸形,也使患儿在心理上承受较大的压力,导致其性格内向,不愿参加社会活动,常随年龄长大而加重。

【辅助检查】 心脏X线检查和心电图常有心脏向左移位和顺时钟方向旋转。胸部X线侧位片可见下段胸骨向后凹陷,与脊柱间的距离缩短。CT图像凹陷更为确切清晰。

漏斗指数(funnel index, FI)常用来判断漏斗畸形的严重程度,FI=(a×b×c)÷(A×B×C)。其中:a.漏斗胸凹陷部的纵径;b.凹陷部的横径;c.凹陷部的深度;A.胸骨的长度;B.胸廓的横径;C.胸肌角至椎体的最短距离。重度:FI>0.3,中度0.3>FI>0.2,轻度:FI<0.2。

Haller指数(Haller index, HI)是当前国际上普遍应用的判断漏斗胸的畸形指数。通过计算机冠状断层扫描同一层面纵隔窗测得。HI=A/C (A:胸骨最凹陷处层面胸廓最大横径;C:漏斗最深点到脊柱前方的距离值)。正常人平均指数为2.52,大于3.2可诊断为漏斗胸,轻度为小于3.25,中度为3.25~3.5,重度为大于3.5。

【治疗】 漏斗胸畸形常常随着年龄的增长而呈进行性加重。手术是矫治漏斗胸唯一有效的治疗措施,其目的在于通过矫正畸形,改善心肺功能,解除患儿心理障碍。手术时机以2~5岁最佳,早期手术效果较好。传统的手术方式包括胸骨抬举术(Ravitch手术)、胸骨翻转术(Wada手术)及带蒂胸骨翻转术等。1998年美国Nuss医生报道经胸腔镜辅助矫形钢板置入胸骨抬举术,使漏斗胸的治疗进入了微创时代,被称为Nuss手术或微创漏斗胸矫形术(minimal invasive repair of pectus excavatum, MIRPE)。该手术的特点是微创,不需切除肋软骨和胸骨,保持了胸廓的伸展性和弹性,手术切口小而隐蔽美观,畸形矫正效果满意率高、复发率低,从而迅速被外科医师所接受。

知识拓展

微创漏斗胸矫形术(Nuss手术)的适应证

具备以下3个或3个以上标准的患者即是选择Nuss手术的适应证:① 进行性畸形;② 漏斗胸

畸形明显,凹陷深度>2 cm,或 CT 检查 Haller 指数大于 3.2;③ 患者肺活量降低,易患上呼吸道感染,剧烈活动耐受量降低;④ 心脏受到挤压移位,心电图检查示心肌损害;⑤ 外观的畸形使患儿不能忍受;⑥ 其他漏斗胸手术后又复发的患者。

微创漏斗胸矫形术(Nuss 手术)的优点

① 胸前壁无手术瘢痕,具有美观优势;② 不需游离皮肌瓣,出血少;③ 手术创伤小,无须切除肋软骨;④ 胸廓完整性存在;⑤ 手术时间较短,术后住院时间明显缩短。

第二节 非特异性肋软骨炎

非特异性肋软骨炎(Tietze's disease)是一种非化脓性、慢性肋软骨肿大的疾病。

【病因/病理】 其病因尚不明,有人认为此病与内分泌失调、慢性劳损或病毒感染有关,但多数人认为是肋软骨慢性炎症造成的。病理检查肋软骨并无明显病变,只是骨膜增厚。

【临床表现】 此病多见于青壮年女性,发病部位以第 2~3 肋软骨最常见。肋软骨局限性肿大、疼痛,上肢活动时加剧,单侧单根肋软骨多见,逐渐累及多根肋软骨。有些病例肋软骨增大到一定程度后,逐渐缩小,疼痛减轻,另一些病例几个月后疼痛症状缓解,但增大变粗的肋软骨并无改变;少数病例的疼痛症状时轻时重,反复发作持续数年,一般预后较好。X 线片因肋软骨不能显影,故对诊断无帮助,但可排除胸内病变、肋骨结核或骨髓炎等。

【治疗】 一般采用对症治疗。症状不重者给予口服镇痛剂或皮肤贴多瑞吉止痛贴片。局部封闭应尽少采用,以免局部损伤引起瘢痕增长,加重疼痛症状。此病采用理疗或给予抗生素治疗均无效。对少数疼痛严重的病例,可考虑手术切除增粗的肋软骨。

第三节 胸 壁 结 核

胸壁结核(tuberculosis of chest wall)是继发于肺或胸膜结核感染的肋骨、胸骨、胸壁软组织结核病变。多表现为结核性寒性脓肿或慢性胸壁窦道。

【病因/病理】 胸壁结核多继发于胸内结核病。例如,肺或胸膜结核,可以通过淋巴系统和血行播散或直接侵蚀胸壁软组织、骨骼结构,也可累及胸骨旁和胸椎旁的淋巴结,形成结核性脓肿,在相应胸壁组织中形成脓肿或溃破成慢性窦道,或因重力作用,脓液下坠积聚在上腹部或胸壁侧面。另一发病过程是肋骨或胸骨骨髓炎,形成脓肿或窦道。有的脓肿穿通肋间肌之后,因重力坠积作用,逐渐向外向下沉降至胸壁侧面或上腹壁。

【临床表现】 胸壁结核全身症状多不明显。若原发结核病灶尚有活动,则可有疲倦、盗汗、低热、虚弱等症状。多数患者除有局部不红、不热、无痛的脓肿外,几乎没有症状,故称为寒性脓肿。若脓肿穿破皮肤,常排出水样混浊脓液,无臭,伴有干酪样物质,经久不愈,形成溃疡或窦道,且其边缘往往有悬空现象。若寒性脓肿继发化脓性感染,可出现急性炎症症状。

胸壁无痛软块,按之有波动,首先应考虑胸壁结核的可能性。穿刺若抽得脓液,涂片及细菌培养阴性,多可确定诊断。有些病例也因穿刺或切开引流后形成慢性窦道,经久不愈。胸部 X 线检查有时可发现肺、胸膜或肋骨结核病变,但 X 线检查阴性并不能排除胸壁结核的诊断。若有慢性瘘管或溃疡,可做活检明确诊断。鉴别诊断应与化脓性肋骨、胸骨骨髓炎及胸壁放线菌病相鉴别。

【治疗】 胸壁结核是全身性结核病在胸壁的局部表现,应进行全身性治疗,包括休息,加强营养并正规接受抗结核治疗 3 个月以上,控制活动性肺结核后才考虑手术处理。较小的胸壁寒性脓肿,可行脓肿穿刺,尽量排出积脓,注入抗结核药物,同时配合全身抗结核治疗。

胸壁软组织破坏较重,特别是骨骼结构已被累及形成慢性窦道的病例,应在抗结核治疗 3 个月,局部控制炎症后,积极做手术治疗。手术治疗胸壁结核的原则要求彻底切除病变组织,包括受侵的肋骨、淋巴结和有病变的胸膜,切开所有窦道,彻底刮除坏死组织和肉芽组织,用络合碘液反复冲洗后用肌瓣充填残腔,并撒入青、链霉素粉剂预防感染(注意药物过敏)。术后继续抗结核治疗半年以上,多可痊愈。寒性脓肿合并化脓性感染时,可先切开引流,待感染控制后再按上述原则处理。

第四节 胸 壁 肿 瘤

胸壁肿瘤(tumor of chest wall)是指长自胸壁深层软组织和骨骼的肿瘤,并不包括皮肤,皮下组织、乳腺或胸膜的肿瘤。

【病因/病理】 胸壁肿瘤分为原发性和转移性。原发性肿瘤又分为良性和恶性。转移性肿瘤可来自全身任何器官的恶性肿瘤或由胸内恶性肿瘤(肺癌和胸膜恶性肿瘤)直接侵犯造成。常见的骨骼良性肿瘤有骨纤维瘤、骨瘤、软骨瘤、骨软骨瘤等。恶性肿瘤则多为各种肉瘤,其中软骨肉瘤占30%~40%。起源于深部软组织者,有神经类肿瘤、脂肪瘤、纤维瘤、血管瘤及各类肉瘤等。

【临床表现】 胸壁肿瘤在病变早期多无症状,只在查体时偶尔被发现。胸壁肿瘤最常见的症状为局部疼痛,呈持续性钝痛,进行性加重。当肿瘤长大,压迫或侵犯肋间神经时,会出现肋间神经痛,可反射至前胸或上腹部。来自第1~3肋骨的肿瘤,可以侵犯臂丛神经和交感神经链而引起上肢剧痛、萎缩及Horner综合征等。胸壁肿瘤向内生长侵犯胸膜和肺者,可引起咳嗽、咯血和胸腔积液,造成呼吸困难;向外生长的晚期肿瘤可坏死,溃破和出血。胸壁骨质恶性肿瘤常引起病理性骨折。

诊断主要根据病史、症状和肿块的性质。生长比较迅速、边缘不清、表面有扩张血管、疼痛等,往往是恶性肿瘤的表现。肿块坚硬如骨、边缘清楚、增大缓慢者,多属良性骨或软骨肿瘤。X线检查有助于诊断及鉴别诊断。必要时可行肿瘤的针刺活检或切取活检明确诊断。

【治疗】 原发性胸壁肿瘤不论良性或恶性,在条件许可下均应及早行手术切除治疗。转移性胸壁肿瘤若原发病变已经切除,亦可采用手术疗法。对恶性肿瘤应行彻底的胸壁整块切除,包括肌层、骨骼、肋间组织、壁胸膜和局部淋巴结。切除后胸壁缺损面积大者可用转移肌皮瓣或聚丙烯网等人工织品进行修复。

小 结

胸壁疾病 {
漏斗胸:属先天性胸骨畸形,有家族遗传倾向或伴有先天性心脏病;手术是矫治漏斗胸唯一有效的治疗措施,提倡微创手术治疗
胸壁结核:外科治疗原则是彻底切除病变组织,包括受侵的肋骨、淋巴结和有病变的胸膜,切开所有窦道,彻底刮除坏死组织和肉芽组织;强调全身性抗结核治疗
原发性胸壁肿瘤不论良性或恶性,均应及早行手术切除
}

【思考题】
(1)漏斗胸发病机制与微创手术治疗的原则是什么?
(2)胸壁结核的临床表现与外科治疗的适应证有哪些?
(3)简述原发性胸壁肿瘤的外科治疗方法。

(史宏灿)

第二十六章 脓　　胸

学习要点

● **掌握**：脓胸的临床表现、诊断要点及外科治疗原则。
● **熟悉**：脓胸的病因、病理分类与发病机制。

脓胸(empyema)是指脓性渗出液积聚于胸膜腔内的化脓性感染。按致病菌可分为化脓性、结核性和特异病原性脓胸；按病变波及范围则分为全脓胸和局限性脓胸；按病理发展过程又分为急性脓胸和慢性脓胸。

【病因/病理】

1. 急性脓胸(acute empyema)　　多为继发性感染。最多见的致病菌是金黄色葡萄球菌，其次为肺炎双球菌、链球菌、大肠埃希菌、真菌、结核杆菌和厌氧菌等。致病菌进入胸膜腔的途径有：① 直接由化脓病灶侵入或破入胸膜腔，如肺脓肿或邻近组织的脓肿破裂。② 外伤、异物存留和手术感染胸膜腔。③ 淋巴通路感染，常见膈下脓肿、肝脓肿、化脓性心包炎等。④ 血源播散感染，尤其是脓毒血症时，致病菌经血液循环侵入胸膜腔。感染侵及胸膜引起胸液渗出，早期呈稀薄浆液性渗液，含有白细胞和纤维蛋白。随病程进展渗液由浆液转为脓性，脓细胞和纤维蛋白增多，纤维蛋白沉积于脏、壁胸膜表面。形成纤维素膜但附着不牢固，而后随纤维素膜逐渐加厚，韧性增强而粘连，导致肺膨胀受到限制。

2. 慢性脓胸(chronic empyema)　　发病原因为：① 急性脓胸治疗不及时或过晚。② 急性脓胸处理不当，如引流太迟或因引流管过细和位置不当导致排脓不畅。③ 脓腔内存留异物，如死骨、弹片、棉球等，使感染难以控制。④ 与胸、腹腔毗邻的感染灶相通，如食管瘘、膈下脓肿、肋骨骨髓炎等。⑤ 特殊致病菌存在，如结核杆菌、放线菌等引起的慢性炎症，导致纤维层增厚、肺膨胀不全，使脓腔长期不愈。慢性脓胸是在急性脓胸的病理基础上发展。毛细血管及炎性细胞形成肉芽组织，纤维蛋白沉着在壁、脏层胸膜上形成致密的纤维板，构成脓腔壁。纤维板束缚肺组织，牵拉胸廓内陷，并使纵隔向患侧移位。因此限制了胸廓运动，降低呼吸功能。由于壁层胸膜变厚，使肋间肌萎缩、肋间隙变窄，可出现肋骨畸形及脊柱侧凸。

【临床表现】

1. 急性脓胸　　常有高热、脉速、呼吸急促、胸痛、全身乏力、纳差等症状。积脓较多者可有胸闷、咳嗽、咳痰等症状。严重者可出现发绀和休克。患侧呼吸动度和语颤减弱、肋间隙饱满、叩诊浊音、呼吸音减弱或消失。胸部 X 线：患侧胸腔肋膈角变钝或消失，膈面阴影抬高或左下肺与胃泡之间的阴影增宽等。伴气胸时可见气液面。胸部 CT 对包裹性脓胸准确定位。血常规：白细胞计数增高伴核左移，发现中毒性颗粒，较重的病例发现有不同程度的贫血。超声波检查提示胸腔积液部位和积液量。胸膜腔穿刺抽出脓液做细菌培养和药物敏感试验，以明确致病菌及选用抗生素治疗。

2. 慢性脓胸　　常有低热、消瘦、贫血、低蛋白血症等慢性全身中毒症状。有时尚有气促、咳嗽、咯脓痰等表现。患侧胸廓塌陷、肋间隙变窄。患侧胸部叩诊实音，呼吸音减弱或消失。支气管及纵隔偏向患侧。可见杵状指(趾)。严重者出现脊柱侧弯。胸部 X 线：胸膜增厚呈毛玻璃状阴影，患侧肋间变窄，纵隔和气管向患侧移位。如有气液面说明存在支气管胸膜瘘或食管吻合口瘘，可注射少量亚甲蓝入脓腔或给予口服亚甲蓝确诊。胸部 CT 可显示脓腔的范围和部位。

【治疗】

1. 急性脓胸　　① 消除病因；② 尽早、彻底行胸膜腔穿刺抽脓，对大量黏稠脓液或兼有液气胸者，应尽快进行闭式胸腔引流术，排净脓液，促进肺膨胀；③ 控制原发感染灶，根据致病菌和药敏试验，选择有效抗生素;④ 全身支持治疗,补充蛋白质和维生素,维持水和电解质平衡,纠正贫血等。

2. 慢性脓胸　① 彻底去除致病原因、消灭脓腔;② 消除全身中毒症状和改善营养不良;③ 尽快使受压肺复张,恢复肺呼吸功能。慢性脓胸手术治疗的方法有:改进引流、胸膜纤维板剥除术、胸廓成形术、胸膜肺切除术等。注意掌握其各自的适应证。

知识拓展

胸膜纤维板剥除术

胸膜纤维板剥除术系指剥除壁层及脏层胸膜上的纤维板,使肺组织从纤维板的束缚中游离出来,重新扩张,消灭脓腔,胸壁也恢复呼吸运动,既能改善肺功能,又可免除胸廓畸形的一种最理想的手术。适用于病程不长、肺内无病变、能复张的慢性脓胸病例。最大限度地恢复肺功能,是治疗慢性脓胸的主要原则之一。

小　结

脓胸的治疗原则
- 急性脓胸:① 消除病因;② 尽早、彻底行胸膜腔穿刺抽脓,对大量黏稠脓液或兼有液气胸者,应尽快进行闭式胸腔引流术,排净脓液,促进肺膨胀;③ 控制原发感染灶;④ 全身支持治疗,补充蛋白质和维生素,维持水和电解质平衡,纠正贫血等
- 慢性脓胸:① 彻底去除致病原因、消灭脓腔;② 消除全身中毒症状和改善营养不良;③ 尽快使受压肺复张,恢复肺呼吸功能

【思考题】

(1) 细菌到达胸膜腔引起胸膜感染的途径有哪些?

(2) 简述脓胸的外科治疗原则与措施。

(史宏灿)

第二十七章 肺部疾病

第一节 肺大疱的外科治疗

肺细小支气管因炎性病变引起部分阻塞，肺泡间隔因肺泡内压力逐渐增高而破裂，形成巨大的含气囊腔，称为肺大疱（pulmonary bulla）。

【病因/病理】 正常的肺结构中肺泡之间常有侧支相通，虽有支气管部分阻塞，肺泡内压也可相互调整，不致过度升高。当有肺炎、肺结核和肺气肿时，细小支气管因炎性改变而水肿，管腔部分阻塞产生活瓣作用，吸入的空气不易排出，肺泡内压逐渐升高，最终破裂，形成肺大疱。

肺大疱有单发和多发之分。继发于肺气肿者常为多发型，除大疱外，还有多个小疱，而继发于肺结核的病例，多为单发，可无肺气肿并存。典型的肺大疱由肺泡的扁平上皮细胞组成，也可只有一层纤维性膜，壁甚薄。随着病情加重，肺大疱逐渐长大，最大者可占据半个胸腔，挤压肺组织引起肺不张，并将纵隔推向健侧。因压力增高造成肺大疱向胸膜侧破裂，则胸膜即为肺大疱壁的一部分，称为胸膜下肺大疱。多发型肺大疱的容积均小，大小不一，常位于肺叶边缘呈串珠状，也可称为肺小疱，也有大、小疱并存的病例。无论大疱或小疱破裂，均可引起自发性气胸（spontaneous pneumothorax）。还有的可因瘢痕与胸顶粘连形成粘连条索，在突然发生气胸时条索被撕断，引起出血造成血气胸。

【临床表现】 患者的症状主要与大疱的数目、大小及是否伴有慢性弥漫性阻塞性肺部疾病密切相关。较小的、数目小的单纯肺大疱可无任何症状。体积大或多发性肺大疱可有胸闷、气短等症状。体格检查可见气管向健侧移位，患侧叩诊呈鼓音，听诊呼吸音消失时，应疑有大疱破裂并形成自发性气胸。肺大疱继发感染少见，亦很少并发咯血，主要并发症是自发性气胸或血气胸。胸部X线检查是诊断肺大疱的主要方法。CT是有效的鉴别诊断方法，可减少肺大疱在立体位的重叠影，能显示大疱的范围，也有助于与气胸的鉴别诊断。

【治疗】 肺大疱较局限，体积小又无明显症状的病例，先保守治疗，继续控制感染，避免剧烈运动。体积较大的肺大疱，特别是出现呼吸困难、感染、出血及经久不愈或反复发作的气胸，均应手术。外科治疗的原则是切除病变组织，解除对肺组织的压迫，尽可能保存有功能的肺组织。目前绝大多数的肺大疱手术均可在电视胸腔镜下完成，创伤小，恢复快而且美观。

第二节 支气管扩张症的外科治疗

支气管扩张症是肺和支气管的一种慢性化脓性疾患，其主要特征是受累支气管持续、异常的扩张合并支气管壁及其周围肺实质的反复感染与组织结构的破坏，病变不可逆转时多需外科治疗。

【病因/病理生理】 大多数支气管扩张继发于呼吸道感染和支气管阻塞，两者互为因果。感染的病原体可能是细菌或病毒;引起支气管阻塞的原因有异物、黏液或脓液栓、肿瘤、支气管周淋巴结肿大等。右中叶支气管细长,有内、外、前三组淋巴结围绕,较易并发肺不张,继发感染造成支气管扩张,称为"中叶综合征"。误吸入腐蚀性化学物质,致支气管内膜受损,继发感染也可引起支气管扩张。先天性因素如支气管发育不良引起支气管壁局部薄弱而形成的支气管扩张则少见。因此,引起支气管扩张的基本因素为感染和阻塞,两者互为因果:感染引起狭窄阻塞,而外压和内源性阻塞又加重感染,反复发作就破坏支气管壁造成扩张变形。

支气管扩张的好发部位在下叶肺基底段,中叶及舌叶肺的支气管。上叶支气管扩张以背段常见。从形态上支气管扩张分为柱状、囊状和囊柱状三型,临床上以柱型多见。病变早期支气管壁和肺泡间有大量淋巴细胞聚积,形成淋巴滤泡向管腔内突出,阻塞并引起感染,导致支气管黏膜充血,水肿、溃疡形成,假复层纤毛柱状上皮逐渐为无纤毛的鳞状上皮和瘢痕组织代替,丧失分泌功能。继之,损坏支气管壁的弹力纤维、平滑肌和软骨,使其成为扩张变为积聚脓性分泌物的囊袋或柱状硬管,而细小支气管闭塞后引起肺不张。由于反复感染,扩张的支气管动脉分支破裂,并发咯血;支气管动脉与肺动脉形成短路,可出现肺动脉高压和肺源性心脏病;因肺不张及逐渐并发阻塞性肺气肿,最终并发严重的低氧血症。

【临床表现】　支气管扩张症的病程多呈慢性经过,主要症状为长期咳嗽、咳脓痰或反复咯血,并可表现出同一部位反复发作的肺炎及呼吸道感染。严重的病例反复咯血,多为炎症扩张的支气管动脉撕破,呈鲜红色,量可达数百毫升。以反复咯血为主要临床表现,平常无咳嗽、脓痰等,临床上称之为"干性支气管扩张"。咯血量有时并不与病情的轻重程度一致。感染较重者肺部可听到干、湿啰音。病期较长者可有杵状指(趾)。胸部 X 线可见肺纹理增多、增粗、紊乱,较重者可见"卷发状"或"蜂窝状"阴影。胸部 CT 可显示肺纹理紊乱变粗,其中有管状透亮区,为管壁增厚的支气管影,也可见圆形扩张、壁薄的支气管横断面影,并可发现肺炎或肺不张的指征。三维重建图像可以准确显示病变范围与程度,是目前支气管扩张症最重要的检查手段。

【治疗】　如经内科抗炎治疗无效,特别已合并咯血的病例应考虑手术治疗。手术切除病肺是治疗支气管扩张最根本的办法。

1. 手术适应证与手术方式　① 病变局限于一段、一叶或多段者,可做肺段或肺叶切除术。② 病变若侵犯一侧多叶甚至全肺,而对侧肺的功能良好者,可做多叶甚至一侧全肺切除术。③ 双侧病变,若一侧肺的肺段或肺叶病变显著,而另侧病变轻微,估计痰或血主要来自病重的一侧,可做单侧肺段或肺叶切除术。④ 双侧病变,若病变范围总肺容量不超过 50%,切除后不致严重影响呼吸功能者,可根据情况一期或分期做双侧手术。一般先进行病重的一侧。分期间隔时间至少半年。⑤ 双侧病变范围广泛,一般不宜做手术治疗。但若反复大咯血不止,积极内科治疗无效,能明确出血部位,可考虑切除出血的病肺以抢救生命。

2. 手术禁忌证　① 一般情况差,心、肺、肝、肾功能不全,不能耐受手术者。② 支气管扩张累及三个以上肺叶,病变广泛,切除病肺后可能严重影响呼吸功能者。③ 合并肺气肿、哮喘或肺源性心脏病者。

第三节　肺结核的外科治疗

肺结核(pulmonary tuberculosis)是由结核杆菌引起的一种慢性传染性疾病。肺结核病可因初次感染和再次感染结核菌时机体反应性的不同,而致肺部病变的发生发展各有不同的特点,从而可分为原发性和继发性肺结核两大类。有效地预防和化学药物的应用使结核的发病得到很好的控制,但近年来发病率又有所上升。

采用外科治疗的首要条件是病变通过内科治疗病情已经稳定,不再处于活动进展播散期,但是其中有些病变不可逆转恢复,需要采用外科手术切除病灶或用萎陷疗法促进愈合。目前常用的肺结核外科治疗方法包括肺切除术和胸廓成形术。

一、肺　切　除　术

1. 手术适应证

(1) 肺结核空洞:① 厚壁空洞;② 张力空洞;③ 巨大空洞;④ 下叶空洞,萎陷疗法不能使其闭合。

（2）结核性球形病灶（结核球）：直径大于2cm时干酪样病灶不易愈合，有时溶解液化成为空洞，故应切除。

（3）毁损肺：广泛的干酪病变和空洞及纤维化的陈旧性肺结核病灶，肺功能已大部丧失，并成为感染源，还会引起咯血，并发支气管扩张及继发感染等，应根据病情做肺叶或全肺切除术。

（4）结核性支气管狭窄或支气管扩张：在慢性肺结核病例，与病灶相通的支气管常并发支气管内膜结核，或因肺门淋巴结结核压迫，穿破支气管壁形成溃疡，继发瘢痕增生，造成支气管完全梗阻，引起肺不张。

（5）反复或持续咯血：经药物治疗无效，病情危急，经纤维支气管镜检查确定出血部位，可将出血病肺切除以挽救生命。

2. 手术禁忌证

（1）肺结核正在扩展或处于活动期，或肺内其他部位出现新的浸润性病灶。

（2）一般情况和心肺代偿能力差。

（3）临床检查及肺功能测定提示病肺切除后将严重影响患者呼吸功能者。

（4）合并肺外其他脏器结核病，经过系统的抗结核治疗，病情仍在进展或恶化者。

3. 术前准备及术后处理

（1）手术前呼吸道准备。

（2）由于多数患者已经长期应用多种、量大的抗结核药物治疗，因而需要详细询问、统计、分析后，定出初步手术时机和方案。

（3）痰菌阳性者应做支气管镜检，观察有无支气管内膜结核。有内膜结核者应继续抗结核治疗，直到控制稳定。

（4）术后继续抗结核治疗至少6～12个月。若肺切除后有胸内残腔，而余肺内尚有残留病灶，宜考虑同期或分期加做胸廓成形术。

二、胸廓成形术

胸廓成形术是将不同数目的肋骨节段行骨膜下切除，使该部分胸壁下陷后靠近纵隔，并使其下面的肺得到萎陷。它的主要作用：① 使病肺松弛和压缩，减小该部呼吸运动幅度，从而使病肺得到休息；② 萎陷使空洞壁靠拢，消灭空腔，促进愈合；③ 压缩减缓该部分的血液和淋巴回流，减少毒素吸收，同时使局部缺氧，不利于结核菌繁殖。手术可一期或分期完成，根据患者一般情况及所需切除肋骨的数目和范围而定。

1. 手术适应证 ① 上叶空洞，患者一般情况差不能耐受肺切除术者；② 上叶空洞，但中下叶亦有结核病灶。若做全肺切除术，则创伤太大，肺功能丧失过多；若仅做上叶切除术，术后中下肺叶可能代偿性膨胀，致残留病灶恶化。可同期或分期加做胸廓成形术；③ 一侧广泛肺结核灶，痰菌阳性，药物治疗无效，一般情况差不能耐受全肺切除术，但支气管变化不严重者；④ 肺结核合并脓胸或支气管胸膜瘘，不能耐受肺切除术者。

2. 手术禁忌证 ① 张力空洞、厚壁空洞及位于中下叶或近纵隔处的空洞；② 结核性球形病灶或结核性支气管扩张；③ 青少年患者，因该术术后可引起胸廓或脊柱明显畸形，应尽量避免施行。

第四节 肺和支气管肿瘤

肺和支气管肿瘤包括原发性和转移性肿瘤，原发性肿瘤中多数为恶性肿瘤，最常见的是肺癌，肉瘤则较少见。肺和支气管良性肿瘤也较少见。肺的转移瘤绝大多数为其他器官组织的恶性肿瘤经血行播散到肺部。

一、肺 癌

肺癌（lung cancer）因多数源于支气管黏膜上皮，故又称为支气管肺癌（bronchopulmonary carcinoma），是肺部最为常见的原发性恶性肿瘤。肺癌发病以男性居多,年龄多在 40 岁以上,男女之比为(3～5)∶1。在欧美一些国家和我国大城市中,肺癌的发病率和死亡率均有明显的上升趋势。女性肺癌的发病率也明显增加。

【病因/发病机制】　肺癌的病因到目前仍未完全明确。吸烟已被确认是肺癌的重要危险因素,纸烟中的苯并芘为最主要的致癌物质。长期大量吸烟者,鳞癌、小细胞肺癌的发生率明显升高。吸烟量越多、吸烟年限越长、开始吸烟年龄越早,肺癌患病率也越高。因长期接触石棉、镍、铬、铜、锡、砷及放射性物质,肺癌的患病率明显升高。城市居民肺癌的发病率比农村为高,分析原因可能与城市的大气污染、公路沥青和烟尘中致癌物质含量较高有关。室内被动吸烟、燃料燃烧和烹调过程中也能产生致癌物,特别是烹调加热时所释放出的油烟雾是女性肺癌重要的致癌因素。其他因素如人体免疫状态、代谢活动、遗传因素、肺部慢性感染等被认为对肺癌的发生可能也起一定的作用。近年肺癌的分子生物学研究表明,$P53$ 基因、$nm23-H_1$ 基因的表达和突变与肺癌的发生有密切联系。

【病理/分类】

1. 病理类型　肺癌的分布情况,右肺多于左肺,上叶多于下叶。发生在段支气管以上至主支气管的肺癌,称为中央型肺癌。发生在段支气管以下的肺癌,称为周围型肺癌。临床最常见的组织学分类可分为鳞状上皮细胞癌、小细胞未分化癌、腺癌和大细胞未分化癌四种。

(1)鳞状细胞癌:是肺癌最常见的类型,占 50%,多见于中老年男性。以中央型肺癌多见,与吸烟关系非常密切。癌细胞生长缓慢,转移晚,手术切除的机会相对较多。通常淋巴转移早于血行转移。

(2)腺癌:是周围型肺癌中最常见的类型。与吸烟关系不大,腺癌多向管外生长,局部浸润和血行转移较鳞癌早,易转移至肝、脑和骨,更易累及胸膜而引起胸腔积液。腺癌生长缓慢,淋巴转移发生较晚,但有些癌肿较早即发生血行转移。

(3)小细胞癌:是肺癌中恶性程度最高的一种,发病率低于鳞癌,年龄较轻,多为男性。一般起源于较大支气管。多有吸烟史。癌细胞生长快,侵袭力强,远处转移早,虽对放疗和化疗比较敏感,但预后在各型肺癌中最差。

(4)大细胞癌:此类肺癌甚少见,约半数起源于大支气管。该类型肺癌分化程度低,易发生血行转移,常在发生脑转移后才被发现,预后较差。

2. 转移与扩散　①直接扩散:肺癌形成后沿支气管壁并向管腔内生长,引起管腔狭窄或阻塞。肺癌也可向支气管外生长,侵入肺组织,再侵及邻近的器官和组织。靠近肺边缘的周围型肺癌则常侵及胸膜,引起胸腔积液和胸壁转移。②淋巴转移:是肺癌主要的扩散途径。癌细胞经支气管和肺血管周围的淋巴管道,先侵入邻近的肺段或肺叶支气管旁淋巴结,然后根据肺癌所在部位到达肺门、气管隆凸下、纵隔、气管旁淋巴结,再累及锁骨上、前斜角肌和颈部淋巴结。纵隔气管旁和颈部淋巴结转移,一般发生在肺癌的同侧,也可发生在肺癌的对侧,称为交叉转移。肺癌侵入胸壁和膈肌后,可经淋巴道转移到腋下或上腹部主动脉旁淋巴结。③血行转移:血行转移通常提示病变已进入晚期,但小细胞未分化癌可较早出现血行转移。最常见的转移部位有肝、骨骼、肾上腺、肾、脑等。④气道播散:少数肺癌病例脱落的癌细胞可经气管扩散植入同侧或对侧其他肺段或肺叶,形成新的癌灶。

【临床表现】　肺癌的临床表现与肺癌发生的部位、大小、是否侵犯邻近器官和有无转移等情况有关。

1. 早期　周围型肺癌可无任何症状,仅在 X 线检查时偶被发现。中心型肺癌患者常出现刺激性咳嗽(干咳),痰中带血丝、血痰或断续性少量咯血等。如肿瘤引起远端支气管狭窄,则呈特征性的阻塞性咳嗽,表现为咳嗽加重,多为持续性高调金属音。继发感染时,痰量增多,且呈黏液脓性。当肿瘤造成较大的支气管不同程度阻塞时,可引起肺不张,患者则出现胸闷、气短、发热、胸痛和喘鸣等症状。

2. 晚期　主要为肺癌的压迫、侵犯、转移等征象:①压迫侵犯膈神经,导致受压侧膈神经麻痹。②压迫侵犯喉返神经,出现声音嘶哑。③压迫上腔静脉,出现面、颈、上肢和上胸部静脉怒张。④侵犯胸膜及胸壁,胸腔出现血性积液和持续性剧烈胸痛。⑤侵犯纵隔,压迫食管引起吞咽困难。⑥位于肺尖部的肺癌称上沟癌,可压迫颈部交感神经,引起患侧眼睑下垂、瞳孔缩小、眼球内陷、同侧额部与胸壁无汗或少汗等颈交感神经综合征(Horner 征)。⑦血行转移可致肝、骨、脑等器官。晚期患者可出现恶病质。

3. 肺外非转移表现　　肺癌患者出现于胸部以外的脏器(包括内分泌、神经肌肉、结缔组织、血液系统和血管)、不是由肿瘤直接作用或转移所引起的一些少见的症状和体征,称之为副癌综合征,又称肺癌的肺外表现。主要表现有杵状指(趾)、肥大性骨关节病、Cushing 综合征、男性乳房发育、重症肌无力、高钙血症、抗利尿激素分泌异常综合征(表现为水肿、嗜睡、定向障碍、水中毒)等。

【辅助检查】

1. 影像学检查　　是诊断肺癌最常用的手段,可通过透视或正、侧位胸部 X 线摄片,发现块影或可疑肿块阴影。

(1) X 线检查:在肺部可见块状阴影,边缘不清或呈分叶状,周围可见毛刺。当癌肿阻塞支气管后,可发生相应肺叶的肺不张、阻塞性肺炎征象。如肿瘤坏死液化可见空洞。

(2) CT 检查:用于微小病灶检查及 X 线检查不易被发现隐蔽处(如肺尖、脊柱旁、心脏后、纵隔等处)的病变。CT 可显示位于纵隔内的肿块阴影、支气管受侵的范围、癌肿的淋巴结转移状况及对肺血管和纵隔内器官组织侵犯的程度,并可作为制订中心型肺癌的手术或非手术治疗方案的重要依据。

2. 细胞学检查　　痰细胞学检查对肺癌诊断有很大帮助,若能找到癌细胞,即可明确诊断,其阳性率取决于标本是否符合要求、癌肿的类型及送检标本的次数(应连续数日重复送检)。① 中心型肺癌,表面脱落的癌细胞随痰排出,取患者血痰检查,发现癌细胞即可确诊。② 抽取患者胸腔积液,经离心沉淀涂片查找癌细胞。

3. 纤维支气管镜检查　　对中心型肺癌诊断率较高,对明确肿瘤的存在及组织学诊断均具有重要的意义。可直接观察到肿瘤的形态,同时切取少量瘤体组织,还可用刷取肿瘤表面细胞或吸取气管内分泌物等方法进行细胞学检查。

4. 支气管内超声引导针吸活检术(endobronchial ultrasound - guided transbronchial needle aspiration,EBUS - TBNA)　　是一种安全有效的微创诊断方法,在肺癌纵隔淋巴结分期中具有很高的敏感性、特异性和准确性。

5. 纵隔镜检查　　可直接观察气管前隆凸下及两侧支气管区淋巴结情况,并可采集组织作病理切片检查,明确肺癌是否已转移到肺门和纵隔淋巴结。中央型肺癌,纵隔镜检查的阳性率较高。检查阳性者,一般说明病变范围广,不适宜手术治疗。

6. 正电子发射断层扫描(PET)　　利用氟-脱氧葡萄糖(FDG)作为示踪剂进行扫描显像。由于恶性肿瘤的糖酵解代谢高于正常细胞,FDG 在肿瘤内聚积程度大大高于正常组织,肺癌 PET 显像时表现为局部异常浓聚。可用于肺内结节和肿块的定性诊断,并能显示纵隔淋巴结有无转移。目前,PET 是肺癌定性诊断和分期的最好、最准确的无创检查。

7. 经皮肺穿刺活组织检查　　在 CT 引导下,用细针穿刺肺部病灶,采取活检组织做病理学或细胞学检查,此方法适用于周围型、大于 1 cm 的肺部结节性病灶,患者又不能耐受支气管镜检查或开胸活检的病例,其阳性率可达 80%。但可能产生气胸、胸膜腔出血或感染,以及癌细胞沿针道播散等并发症,故应严格掌握检查适应证。

8. 转移病灶活组织检查　　晚期肺癌病例,已有锁骨上、颈部、腋下等处淋巴结转移或出现皮下转移结节者,可切取转移病灶组织作病理切片检查,或穿刺抽取组织做涂片检查,以明确诊断。

9. 开胸手术探查　　若经痰细胞学检查、支气管镜检查和针刺活检均未能确立细胞学诊断,但临床高度怀疑肺癌时,可考虑开胸手术(或电视胸腔镜手术)探查,但必须根据患者年龄、肺功能、可能发生的手术并发症等,仔细权衡利弊后决定。

【治疗】　　根据患者具体的机体状况,肿瘤的部位、大小、范围、病理类型、病程早晚及是否已有扩散转移等情况,采取多学科综合治疗(MDT)模式,有计划、合理地应用手术、化疗、放疗和生物靶向等治疗手段,以期达到根治或最大程度控制肿瘤,提高治愈率,改善患者的生活质量,延长患者生存期的目的。其他治疗还有中医中药治疗和免疫治疗。

1. 手术治疗　　手术切除是肺癌的主要治疗手段,也是目前临床治愈肺癌的唯一方法。手术治疗的目的是彻底切除肺部原发肿瘤病灶和引流区域淋巴组织,尽可能保留健康肺组织。手术适应证是:① Ⅰ、Ⅱ期和部分Ⅲa期($T_3N_{1\sim2}M_0$；$T_{1\sim2}N_2M_0$；$T_4N_{0\sim1}M_0$ 可完全性切除)非小细胞肺癌和部分小细胞肺癌($T_{1\sim2}N_{0\sim1}M_0$)。② 经新辅助治疗(化疗或化疗加放疗)后有效的 N_2 期非小细胞肺癌。③ 部分

Ⅲb 期非小细胞肺癌($T_4 N_{0\sim 1} M_0$)如能局部完全切除肿瘤者,包括侵犯上腔静脉、其他毗邻大血管、心房、隆凸等。④ 部分Ⅳ期非小细胞肺癌,有单发对侧肺转移,单发脑或肾上腺转移者。⑤ 临床高度怀疑肺癌的肺内结节,经各种检查无法定性诊断,可考虑手术探查。鳞癌手术效果最佳,腺癌次之,小细胞癌则较差。一般施行肺叶切除术,病变范围比较广泛的中央型肺癌则需做一侧全肺切除术。如癌肿已侵犯局部肺外组织,可考虑施行肺叶或全肺连同部分胸壁或膈肌切除术。如癌肿位于一个肺叶内,但已侵及局部主支气管或中间支气管,为保留正常的邻近肺组织,可以切除病变的肺叶及一段受累的支气管,再吻合支气管上下切断,称之为支气管袖状肺叶切除术。

2. 放射治疗　　是消灭局部肺癌病灶的一种治疗方法。主要用于手术后残留病灶的处理或配合化疗。晚期病例放疗可减轻局部症状。放疗对未分化小细胞癌效果较好,其次为鳞癌和腺癌。

3. 化学疗法　　通常与手术及(或)放射等疗法综合应用,以防止癌肿转移、复发,提高长期生存率或延缓病情进展。未分化小细胞癌对抗癌药物最为敏感,疗效最好,鳞癌次之,腺癌敏感度最低。

4. 分子靶向治疗　　近年来,在肺癌治疗中针对信号转导、生长因子及其受体的新型分子靶向药物,已经展现出值得期待的疗效。

> **知识拓展**
>
> 国际抗癌联盟(UICC)肺癌临床分期标准(第七版)
>
> 1. 肺癌 TNM 分期中 T、N、M 的定义
>
> (1) 原发肿瘤(T)。
>
> T_x:原发肿瘤不能评估,或痰、支气管冲洗液找到癌细胞但影像学或支气管镜没有可见的肿瘤。
>
> T_0:没有原发肿瘤的证据。
>
> T_{is}:原位癌。
>
> T_1:肿瘤最大径≤3 cm,周围被肺或脏层胸膜所包绕,支气管镜下肿瘤侵犯没有超出叶支气管(即没有累及主支气管)。
>
> T_{1a}:肿瘤最大径≤2 cm。
>
> T_{1b}:肿瘤最大径 >2 cm 且≤3 cm。
>
> T_2:肿瘤大小或范围符合以下任何一项:肿瘤最大径>3 cm;但不超过 7 cm;累及主支气管,但距隆突≥2 cm;累及脏层胸膜;扩展到肺门的肺不张或阻塞性肺炎,但不累及全肺。
>
> T_{2a}:肿瘤最大径≤5 cm,且符合以下任何一点:肿瘤最大径>3 cm;累及主支气管,但距隆突≥2 cm;累及脏层胸膜;扩展到肺门的肺不张或阻塞性肺炎,但不累及全肺。
>
> T_{2b}:肿瘤最大径>5 cm 且≤7 cm。
>
> T_3:任何大小的肿瘤已直接侵犯了下述结构之一者:胸壁(包括肺上沟瘤)、膈肌、纵隔胸膜、心包;或肿瘤位于距隆突 2 cm 以内的主支气管,但尚未累及隆突;或全肺的肺不张或阻塞性肺炎。肿瘤最大径>7 cm;与原发灶同叶的单个或多个的卫星灶。
>
> T_4:任何大小的肿瘤已直接侵犯了下述结构之一者:纵隔、心脏、大血管、气管、食管、喉返神经、椎体、隆突;或与原发灶不同叶的单发或多发病灶。
>
> (2) 区域淋巴结(N)。
>
> N_x:区域淋巴结不能评估。
>
> N_0:无区域淋巴结转移。
>
> N_1:转移至同侧支气管旁淋巴结和(或)同侧肺门淋巴结,和肺内淋巴结,包括原发肿瘤直接侵犯。
>
> N_2:转移至同侧纵隔和(或)隆突下淋巴结。
>
> N_3:转移至对侧纵隔、对侧肺门淋巴结、同侧或对侧斜角肌或锁骨上淋巴结。
>
> (3) 远处转移(M)。
>
> M_x:远处转移不能评估。
>
> M_0:无远处转移。

M_1：有远处转移。

M_{1a}：胸膜播散（包括恶性胸膜积液、恶性心包积液、胸膜转移结节）；对侧肺叶的转移性结节。

M_{1b}：胸腔外远处转移。

大部分肺癌患者的胸腔积液（或心包积液）是由肿瘤所引起的。但如果胸腔积液（或心包积液）的多次细胞学检查未能找到癌细胞，胸腔积液（或心包积液）又是非血性或非渗出性的，临床判断该胸腔积液（或心包积液）与肿瘤无关，这种类型的胸腔积液（或心包积液）不影响分期。

2. 肺癌 TNM 分期　　具体见表 27-1。

表 27-1　肺癌 TNM 分期（IASLC 2009）

分　　期	TNM
隐形肺癌	T_x , N_0 , M_0
0	Tis , N_0 , M_0
ⅠA	$T_{1a,b} , N_0 , M_0$
ⅠB	T_{2a} , N_0 , M_0
ⅡA	$T_{1a,b} , N_1 , M_0 ; T_{2a} , N_1 , M_0 ; T_{2b} , N_0 , M_0$
ⅡB	$T_2 , N_1 , M_0 ; T_3 , N_0 , M_0$
ⅢA	$T_1 , N_2 , M_0 ; T_2 , N_2 , M_0 ; T_3 , N_1 , M_0 ; T_3 , N_2 , M_0 ; T_4 , N_{0\sim1} , M_0$
ⅢB	$T_4 , N_2 , M_0 ;$ 任何 T , N_3 , M_0
Ⅳ	任何 $T ,$ 任何 $N , M_{1a,b}$

二、支气管腺瘤

支气管腺瘤（adenoma of bronchus）起源于支气管或气管黏膜腺体。女与男之比约 2：1。支气管腺瘤生长缓慢，但并可有淋巴结转移，甚至血行转移，是一种低度恶性肿瘤。支气管腺瘤可分为三种类型：① 支气管类癌是最常见的一种类型。起源于支气管壁黏液分泌腺的嗜银细胞。肿瘤突入支气管腔，质软，血管丰富，易出血，呈暗红色或红色，可带蒂或无蒂，表面有完整的黏膜覆盖。一般与周围组织分界清楚或具有包膜。② 支气管囊性腺样癌起源于腺管或黏膜分泌腺，常发生在气管下段或主支气管根部，恶性程度较高，常侵入邻近组织，偶有淋巴结和远处转移。肿瘤突入气管或支气管腔内，呈粉红色，表面黏膜完整。③ 黏液表皮样癌最为少见。起源于肺叶支气管或主支气管黏膜分泌腺。恶性程度高低不一，大多数为低度恶性，常呈息肉样，表面黏膜完整。

【临床表现】　常见的症状为咳嗽、咯血或支气管阻塞引起的哮鸣、呼吸困难、反复呼吸道感染或肺不张。支气管类癌病例，有时有阵发性面部潮红、水肿、肠蠕动增加、腹泻、心悸、皮肤发痒等类癌综合征。

【辅助检查】　胸部 X 线平片和胸部 CT 检查，可以显示肿块阴影，或肿瘤引起的支气管阻塞征象。但局限在支气管壁内较小的肿瘤，X 线检查可能不显示病变，CT 或 MRI 检查有助于诊断。支气管镜检查是重要的诊断方法。由于腺瘤血管丰富，容易出血，进行支气管镜检查时，应避免做活组织检查，以免导致大量咯血。

【治疗】　支气管腺瘤为低度恶性肿瘤，且引起支气管阻塞及并发肺炎，故应尽早择期手术。位于气管下段或主支气管的腺瘤，可行肿瘤切除后气管或支气管成形对端吻合术。发生于肺叶支气管的腺瘤可做肺叶切除。

三、肺或支气管良性肿瘤

肺或支气管良性肿瘤较常见者有错构瘤，较少见者有血管瘤、软骨瘤、平滑肌瘤和纤维瘤。

肺错构瘤是由支气管壁各种正常组织错乱组合而形成的良性肿瘤，一般以软骨为主。此外，还可以有腺体、纤维组织、平滑肌和脂肪等。具有完整的包膜，生长缓慢。大多发生在肺的边缘部分，靠近胸膜或肺叶间裂处。多见于男性青壮年。一般不出现症状，往往在胸部 X 线检查时发现。肿瘤呈圆形、椭圆形或分叶状块影，边界清楚，可以有钙化点。治疗方法是施行肺楔形切除术。位置在肺表浅部分，而肿瘤又较小者，也可行肿瘤摘除术。

四、肺转移性肿瘤

原发于身体其他部位的恶性肿瘤，转移到肺的相当多见。常见的原发恶性肿瘤有胃肠道、泌尿生殖系统、肝、甲状腺、乳腺、骨、软组织、皮肤癌肿和肉瘤等。恶性肿瘤发生肺转移的时间早晚不一，大多数病例在原发癌肿出现后 3 年内转移。少数病例，则在查出原发癌肿之前，先发现肺转移病变。

【临床表现】 在病变早期一般无症状，只有随诊或查体时发现。当肺广泛转移时，患者出现咳嗽、咯血和气短症状。如有胸膜转移、上腔静脉梗阻、癌性淋巴管炎，可出现相应的症状及明显的呼吸困难。肺转移性肿瘤胸部 X 线征象：① 单个结节影多来自消化道、子宫或肾的恶性肿瘤及骨肉瘤和神经纤维肉瘤。② 多发性结节来自任何脏器的癌肿，如结节大小不一，可能已有多次转移。③ 微小转移灶常是绒癌转移。④ 癌性空洞多见于来自上皮的恶性肿瘤，如头颈部癌肿或结肠癌。痰细胞学检查对大部分血源性肺转移癌的阳性率均低，但对淋巴管型和支气管腔内型病灶的检出率可达 50%。纤维支气管镜检查适用于多个较大的或多发性转移灶，特别是支气管腔内型病灶，其阳性率高达 50%～60%。

【治疗】 肺部转移性肿瘤一般是恶性肿瘤的晚期表现。两侧肺出现广泛散在转移瘤者，则没有手术指征。手术适应证包括：① 原发肿瘤已得到比较彻底的治疗或控制，局部无复发，身体其他部位没有转移。② 肺部只有单个转移瘤，或虽有几个转移病变，但均局限于一个肺叶或一侧肺内，或肺转移瘤虽为两侧和多个，但估计可行局限性肺切除术，患者肺功能还能耐受者。③ 患者的全身情况、心肺功能良好。手术方法应根据情况选择肺楔形切除术、肺段切除术、肺叶切除术或非典型的局限性肺切除术。由于肺转移瘤手术难以达到根治目的，故一般不行全肺切除术。对拟行全肺切除术的患者应特别慎重，需严格掌握其适应证。

小 结

肺癌 {
病理类型：鳞状细胞癌、小细胞癌、腺癌和大细胞癌
主要辅助检查：影像学检查、细胞学检查、纤维支气管镜检查、纵隔镜检查、正电子发射断层扫描（PET）、经皮肺穿刺活组织检查、转移病灶活组织检查及开胸手术探查等
治疗原则：手术治疗的目的是彻底切除肺部原发肿瘤病灶和引流区域淋巴组织，尽可能保留健康肺组织；提倡多学科综合治疗
}

【思考题】
(1) 简述肺癌的病理类型及临床意义。
(2) 肺癌的辅助检查手段有哪些？
(3) 简述肺癌的外科治疗原则。

（史宏灿）

第二十八章　食管疾病

学习要点

- **掌握**：中晚期食管癌的病理分类、临床表现、辅助检查、诊断要点、鉴别诊断及外科治疗规范。
- **熟悉**：食管癌的病因、TNM分期及预防措施。
- **了解**：食管良性肿瘤、腐蚀性食管灼伤、贲门失弛缓症、食管憩室等食管疾病的诊断与治疗原则。

第一节　食管癌

食管癌（esophageal carcinoma）是一种常见的消化道恶性肿瘤，其发病率有明显的地区差异性。不同地区、国家、种族、性别和不同时期的食管癌发病率和死亡率存在明显差异。我国是世界上食管癌发病率和死亡率最高的国家。西方国家自20世纪70年代中期以来食管腺癌的发病率显著增长，成为增长最快的恶性肿瘤之一。多数地区的年发病率男性为$(2.5\sim5.0)/10$万，女性为$(1.5\sim2.5)/10$万。据统计，2002年全球食管癌新发病例462 000，占全部肿瘤发病的4.2％；死亡人数386 000，占全部肿瘤死亡的5.7％，为第6位最常见的肿瘤死因。

【病因】　有关食管癌的病因目前尚不完全清楚。一般认为与食管癌发生有关的危险因素有：① 慢性刺激：长期饮烈性酒，嗜好吸烟，食物过硬、过热，进食过快或口腔不洁、龋齿等对食管黏膜长期反复刺激，引起食管慢性炎症，最终发生癌变。② 化学性因素：食物、饮水中的亚硝胺含量高，亚硝胺类化合物具有高度致癌性，可促使食管上皮细胞发生增生性改变并最终发展为癌。③ 生物性因素：真菌引起的真菌性食管炎及食物污染是诱发食管癌的主要途径。有报道15％的食管鳞癌患者中含有人类乳头状病毒（HPV-16 或 HPV-18）。也有关于 EB 病毒可诱发食管癌的报告。幽门螺杆菌与食管癌的关系尚存争论。④ 营养不良及微量元素缺乏：在食管癌高发区，水源及食物中钼、铁、锌、氟、硒的含量低。缺乏维生素（维生素 A 或其前体β胡萝卜素，维生素 C、维生素 E、维生素 B_{12}、维生素 B_2 及叶酸等）与食管癌的发病有关。脂肪、钙及维生素 A 摄入过多也是危险因素。近年来，在我国高发区人群中补充维生素的随机试验发现有减低食管癌发病率及死亡率的趋势。⑤ 食管癌有较明显的家族聚集现象。我国高发区60％的患者有家族史。另外，食管慢性疾病如食管白斑、瘢痕狭窄、食管裂孔疝、贲门失迟缓症、食管憩室等与食管癌的发生有关。

【病理/分型】

1. 病理解剖　食管癌是食管黏膜上皮或腺体发生的恶性肿瘤。① 临床上将食管分为颈、胸、腹三段。颈段自食管入口至胸骨柄上沿的胸廓入口处，胸段又分为上、中、下三段。胸上段自胸廓上口至气管分叉平面，胸中段自气管分叉平面至贲门口全长度的上一半，胸下段自气管分叉平面至贲门口全长度的下一半。通常将食管腹段包括在胸下段内。胸中段食管癌较多见（50％），下段次之（30％），上段较少（20％）。食管胃交界腺癌可向上延伸累及食管下段。② 病理：食管鳞状上皮细胞癌最多见（90％以上），其次是腺癌（约占7.0％）。类癌与未分化癌均罕见。

早期病变尚局限于黏膜层或黏膜下层，可分为隐伏型（约占7.3％）、糜烂型（约占33.3％）、斑块型（约占51.3％）、乳头型或隆起型（约占8.0％）。

临床按病理形态将中晚期食管癌分为4型：① 髓质型约占70％，瘤体呈坡状隆起，侵及管壁周径全层或大部,恶性程度高。② 蕈伞型约占 10%,瘤体呈卵圆形扁平肿块状,呈蘑菇状突入食管腔内。③ 溃疡型约占 2.8%,瘤体部位黏膜溃疡深陷而边缘隆起,似火山口样。④ 缩窄型约占 4.4%,瘤体局部形成明显的环状狭窄,累及食管全周,早期出现梗阻。

2. 局部浸润与转移途径 食管癌的局部浸润(黏膜或黏膜下浸润)指癌组织在食管壁内浸润(包括浅表扩散),也可以穿过疏松的食管外膜侵犯周围组织和器官。

癌转移主要经淋巴途径:首先进入黏膜下淋巴管,通过肌层到达与肿瘤部位相应的区域淋巴结。颈段癌可转移至喉后淋巴结、颈深淋巴结和锁骨上淋巴结;胸段癌转移至食管旁淋巴结后,可向上转移至胸顶纵隔淋巴结,向下累及贲门周围的隔下及胃周淋巴结,或沿着气管、支气管至气管分叉及肺门。但中、下段癌亦可向远处转移至锁骨上淋巴结、腹主动脉旁和腹腔丛淋巴结,这均属晚期。血行转移发生较晚,主要转移至肝、肺、骨等。食管癌因位于纵隔内、胸膜腔外,只有当侵出壁层胸膜后,才会发生胸膜腔内种植。

【临床表现】 食管癌的临床表现与肿瘤大小、病理形态、浸润肌层程度及食管全周受累程度等密切相关。其症状可分为早期癌的症状和中晚期癌的症状。

1. 早期 食管癌早期常无明显症状,仅在吞咽粗硬食物时有不同程度的哽噎感、停滞感或异物感,可伴有胸骨后烧灼样或针刺样疼痛。近 30% 的黏膜内癌及 60% 黏膜下癌有上述早期症状。以上症状常间断出现,时轻时重,进展缓慢。

2. 中晚期 随病情进展症状逐渐加重,其程度与食管周径受累范围成正比。进行性吞咽困难是中晚期食管癌最常见、最典型的临床症状,此时肿瘤往往已至少侵及食管全周的 2/3。表现为开始哽噎症状间断出现,随之难咽干硬食物,继而只能进半流质、流质,最后滴水难进。患者逐渐消瘦无力,呈明显贫血貌,营养状况日趋低下。晚期患者出现体重下降、消瘦、贫血,呈现恶病质状态。癌肿侵犯食管周围的组织和器官,引起相应的症状。侵犯喉返神经可引起声音嘶哑,侵犯膈神经可有嗝逆及膈麻痹表现,侵犯动脉血管可引起大呕血,侵犯气管形成气管食管瘘引起呛咳及肺感染等。侵犯或压迫胸壁的肋间神经,出现持续性胸痛、背痛。如有远处转移可出现相应症状,如肝大、黄疸、腹水等。脑及骨转移可分别引起头痛及病理性骨折等表现。高钙血症是食管癌最常见的伴随症状。早期患者可无明显异常体征,晚期患者可有恶病质及锁骨上淋巴结肿大等。偶见骨关节病和(或)杵状指(趾)。

【辅助检查】 食管癌的诊断除依靠临床表现外,主要手段包括食管钡餐 X 线造影、脱落细胞学检查和纤维内镜检查。近年来,CT 扫描、食管内镜超声检查及 PET 检查等措施联合用于临床诊断,使得食管癌的诊断水平有了显著提高。

1. 食管拉网脱落细胞检查 食管拉网检查脱落细胞是一种简便易行的普查筛选诊断方法。采用有丝网的气囊导管,经口腔下到胃内,注气膨胀后缓慢拉出,检查丝网上的黏附物,查找脱落的肿瘤细胞。早期病变阳性率可达 90% 以上,是我国高发区普查的主要检查方法之一。随着食管内镜检查的普及,该方法使用已日渐减少。

2. 食管钡餐 X 线造影 X 线钡餐造影是诊断食管癌的重要手段。该方法不仅可用于普查和诊断,而且还可追踪观察食管癌的发展进程及疗效判断。① 早期表现为局限黏膜皱襞紊乱、粗糙或有中断影像。② 小龛影或小充盈缺损。③ 局限性管壁僵硬,蠕动中断。④ 中晚期有明显不规则管腔狭窄和梗阻、充盈缺损和管壁僵硬。

3. 食管内镜检查 对临床已有症状或虽怀疑而又未能明确诊断者,应及早行纤维食管内镜检查。通过食管内镜更直接观察到早期食管黏膜病变,并可钳取活组织做病理组织学检查确诊。在食管镜检查时可同时做染色检查法,即将 0.5~2% 甲苯胺蓝或 3% Lugol 碘溶液喷布于食管黏膜上。前者将使肿瘤组织蓝染而正常上皮不染色,后者将使正常食管鳞状上皮染成棕黑色,这是上皮细胞内糖原与碘的反应,而肿瘤组织因癌细胞内的糖原消耗殆尽,故仍呈碘本身的黄色。

4. 食管超声内镜检查(EUS) 超声内镜检查是利用超声波遇到不同组织部位产生不同回声这一现象,将反射回来的信号根据强度及部位的不同进行放大处理,形成图像后对食管癌进行诊断的检查方式。超声内镜检查可分辨食管壁的 5 层结构,对食管癌受侵深度判断准确。通过该检查,可显示食管癌的浸润层次、向外扩展程度及有无纵隔淋巴结或腹内脏器转移等,对判断能否手术切除提供帮助。超声内镜检查在明确食管癌侵犯深度方面优于 CT 及 MRI 检查,是目前用于 T 分期的最佳无创检查,其准确率高达 80%~90%。对淋巴结转移(N 分期)的判断准确率为 70%~80%,如结合细针穿刺(FNA)则其准确性显著提高。

5. 胸部 CT 检查　　胸部 CT 扫描可观察食管腔是否变形,管壁变厚程度,肿瘤大小,与周围脏器如气管、支气管、主动脉弓、心包、心房和降主动脉粘连或侵犯情况,更可确定肝脏、上腹淋巴结及双肺有否转移灶,气管旁、主动脉窗及双锁骨上有否肿大淋巴结。胸部 CT 扫描有助于术前对肿瘤切除可行性进行评价。

6. 正电子发射计算机断层扫描(PET)　　PET 是核医学领域最先进的临床检查影像技术,是目前唯一的用解剖形态方式进行功能、代谢和受体显像的技术,具有无创伤性的特点,是目前临床上用以诊断肿瘤和指导分期的最佳手段之一。临床应用广泛的示踪剂是正电子核素氟 18F 标记的脱氧葡萄糖(18F - fluorodeox - yglucose,18F - FDG)。PET 与 CT 的结合提高了食管癌分期和预测有无远处转移的准确性,大大减少单纯手术探查病例的比率。PET 作为一种无创检查方法还可用于治疗后的随诊,以判断食管癌有无复发或转移。

【鉴别诊断】　早期无咽下困难时,应与食管炎、食管憩室和食管静脉曲张相鉴别。已有咽下困难时,应与食管良性肿瘤、贲门失弛症和食管良性狭窄相鉴别。临床表现可参考有关章节。诊断方法主要依靠吞钡 X 线食管摄片和纤维食管镜检查。

【治疗】　食管癌患者就诊时 65%～70%病情已到晚期,强调早期发现、早期诊断、早期治疗。治疗原则是以手术治疗为主,辅以放疗、化疗、免疫治疗、中医中药治疗等综合治疗方法。

1. 手术疗法

(1) 根治手术:手术是治疗食管癌首选方法。选择手术切除需要考虑以下三个因素:肿瘤部位、临床分期及全身状况。适用于全身情况和心肺功能储备良好、无明显远处转移征象、局部病变估计有可能切除的患者,且病变越早,切除率越高。一般以颈段癌长度<3 cm、胸上段癌长度<4 cm、胸下段癌长度<5 cm 切除的机会较大。也有瘤体不太大但已与食管周围重要器官如主动脉、气管等紧密侵犯粘连而不能切除者。对较大的鳞癌估计切除可能性不大而患者全身情况良好者,可先采用术前放疗,待瘤体缩小后再行手术。食管癌切除后常用胃重建食管,有时利用结肠或空肠。

手术禁忌证:① 全身情况差,已呈恶病质。或有严重心、肺或肝、肾功能不全者。② 病变侵犯范围大,已有明显外侵及穿孔征象,如已出现声音嘶哑或已有食管气管瘘者。③ 已有远处转移者。

手术方法:应根据病变部位及患者具体情况而定。影响手术切除的主要因素包括临床分期、病变部位、病变类型及病变长度等。对肿瘤的根治性切除,原则上应切除食管大部分,即切除的长度应在距肿瘤边缘上、下 5～10 cm 以上。切除的广度应包括肿瘤周围的纤维组织及所有淋巴结的清除。经食管裂孔钝性剥除食管癌行食管内翻拔脱术可用于心、肺功能差,患早期癌而不宜行开胸手术者。对心肺功能差者有时可采用电视胸腔镜下辅助食管癌切除术,需严格掌握其适应证。食管鳞癌因其多中心性,故提倡食管次全切除,术中应常规将切除组织边缘送冷冻,以保证术后切缘无癌残留(R_0),减少局部复发率。

(2) 姑息减状手术:晚期食管癌进食有困难而肿瘤不能切除者,可选择姑息性手术以缓解食管梗阻、维持营养和改善生活质量。如食管胃转流吻合术、食管结肠转流吻合术或胃造瘘术等。

2. 放射疗法　　放射治疗多用于颈段、胸上段食管癌及不宜手术的中晚期食管癌,以及术后辅助治疗。放射治疗联合手术治疗,可增加手术切除率并提高远期生存率。

3. 化学药物疗法　　食管癌对化疗药物较不敏感,单独应用效果欠佳,常与其他方法联合应用,有时可提高疗效,缓解症状,延长存活期。主要适用术后辅助治疗及缓解病情进展。

知识拓展

国际抗癌联盟(UICC)食管癌临床分期标准

1. 食管癌 TNM 分期中 T、N、M 的定义

(1) 原发肿瘤(primary tumor,T)。

T_x:原发肿瘤不能确定;T_0:无原发肿瘤证据;T_{is}:重度不典型增生;T_1:肿瘤侵犯黏膜固有层、黏膜肌层或黏膜下层;T_{1a}:肿瘤侵犯黏膜固有层或黏膜肌层;T_{1b}:肿瘤侵犯黏膜下层;T_2:肿瘤侵犯食管肌层;T_3:肿瘤侵犯食管纤维膜;T_4:肿瘤侵犯食管周围结构;T_{4a}:肿瘤侵犯胸膜、心包或膈肌(可手术切除);T_{4b}:肿瘤侵犯其他邻近结构如主动脉、椎体、气管等(不能手术切除)。

（2）区域淋巴结（regional lymph nodes，N）。

N_x：区域淋巴结转移不能确定；N_0：无区域淋巴结转移；N_1：1～2 枚区域淋巴结转移；N_2：3～6 枚区域淋巴结转移；N_3：≥7 枚区域淋巴结转移。

注：必须将转移淋巴结数目与清扫淋巴结总数一并记录

（3）远处转移（distant metastasis，M）

M_0：无远方转移；M_1：有远方转移。

（4）肿瘤分化程度（histologic grade，G）

G_x：分化程度不能确定，按 G1 分期；G_1：高分化癌；G_2：中分化癌；G_3：低分化癌；G_4：未分化癌，按 G3 分期。

2. 国际抗癌联盟（UICC）食管癌临床分期标准（第七版）　具体内容见表 28-1。

表 28-1　国际抗癌联盟（UICC）食管癌临床分期标准（第七版）

分　期	T	N	M	G	部　位*
0	is（HGD）	0	0	1,X	any
ⅠA	1	0	0	1,X	any
ⅠB	1	0	0	2～3	any
	2～3	0	0	1,X	下段,X
ⅡA	2～3	0	0	1,X	中、上段
	2～3	0	0	2～3	下段,X
ⅡB	2～3	0	0	2～3	中、上段
	1～2	1	0	any	any
ⅢA	1～2	2	0	any	any
	3	1	0	any	any
	4a	0	0	any	any
ⅢB	3	2	0	any	any
ⅢC	4a	1～2	0	any	any
	4b	any	0	any	any
	any	3	0	any	any
Ⅳ	any	any	1	any	any

* 肿瘤部位按肿瘤上缘在食管的位置界定；X 指未记载肿瘤部位。

第二节　食管良性肿瘤

食管良性肿瘤少见，占全部食管肿瘤的 1%～10%。食管良性肿瘤有从鳞状上皮发生的乳头状瘤和囊肿，有发自腺上皮的息肉和腺瘤。非上皮来源发自肌层的平滑肌瘤、脂肪肌瘤、间质细胞瘤、毛细血管瘤和淋巴瘤。从中胚层发生的脂肪瘤和神经纤维瘤，也有发自食管异位组织的其他肿瘤。食管良性肿瘤中最常见的是食管平滑肌瘤（esophageal leiomyoma），占食管良性肿瘤的 50%～80%。

【临床表现】　食管良性肿瘤患者的症状和体征主要取决于肿瘤的解剖部位和体积大小。较大的肿瘤可以不同程度地堵塞食管腔，出现咽下困难、呕吐和消瘦等症状。很多患者有吸入性肺炎、胸骨后压迫感或疼痛感。

【辅助检查】　食管 X 线钡餐造影：可见圆形或椭圆形充盈缺损，边缘光滑锐利，与正常食管间相交为锐角。局部黏膜无破坏，但由于被肿瘤挤压，黏膜被展平，该处只附有少量钡剂，较周围浅薄，形成"瀑布征"或称"涂抹征"。纤维食管镜：发现为黏膜外肿瘤，局部黏膜正常，黏膜可在肿瘤部位滑动。食管腔内超声：可证实肿瘤位于食管壁肌层。切忌经黏膜穿刺活检，以免损伤黏膜形成瘢痕，避免此后做平滑肌瘤摘除术时撕破黏膜。

【治疗】 食管平滑肌瘤生长缓慢，但由于不断长大，导致梗阻，且有少数恶变的病例，因此无论肿瘤大小，均应手术切除。治疗方法取决于肿瘤位置、大小及涉及正常食管的范围。对腔内型小而长蒂的肿瘤可经内镜摘除。对壁内型和黏膜下型肿瘤，一般需经剖胸或胸腔镜切除，术中小心保护黏膜防止破损。食管平滑肌瘤的手术效果满意，预后良好，彻底切除后极少复发。

第三节 腐蚀性食管灼伤

因吞咽强酸或强碱等化学腐蚀剂引起食管化学性灼伤称腐蚀性食管灼伤（erosive burn of esophagus）。

【病理】 强碱产生较严重的溶解性坏死。强酸产生蛋白凝固性坏死。食管灼伤的程度因所吞咽腐蚀剂的类型，容量、浓度、接触时间而不同。根据灼伤的病理程度，一般可分为Ⅰ度、Ⅱ度、Ⅲ度灼伤。Ⅰ度食管灼烧只有黏膜表浅充血、水肿，经一周水肿消退后痊愈；Ⅱ度灼伤腐蚀黏膜肌层，组织充血，水肿、炎性反应，形成溃疡，2～3周形成肉芽组织，以后瘢痕形成引起狭窄；Ⅲ度灼伤发生食管和胃壁全层凝固性坏死，甚至穿孔。由于腐蚀剂在食管入口、气管分叉水平及食管下段停留接触时间较长，故此三个生理狭窄部位灼伤最重，瘢痕形成导致食管狭窄也最严重。

【临床表现】 误服腐蚀剂后，立即引起口腔、咽部、胸骨后及上腹部剧烈疼痛，随即有反射性呕吐，吐出物常带血性。若灼伤涉及会厌、喉部及呼吸道，可出现咳嗽、声音嘶哑、呼吸困难。瘢痕狭窄形成后可导致食管部分或完全梗阻，出现不同程度的吞咽困难，并导致营养不良、脱水、消瘦、贫血等。

腐蚀性食管灼伤的诊断主要依据有吞服腐蚀剂病史及上述有关临床表现，体检发现口咽部有灼伤表现，即可确立诊断。但有时口咽部有无灼伤表现不一定能证明食管有无灼伤，故必要时要通过食管碘油造影确诊。晚期做食管 X 线造影能明确狭窄的部位和程度。

【治疗】

1. 早期处理 应重视早期处理，以减轻食管瘢痕狭窄的程度。了解所服腐蚀剂的种类、时间、浓度和量。如无食管或胃穿孔，尽早吞服植物油或蛋白水，以保护食管和胃黏膜。无条件时甚至吞咽生理盐水或清水稀释。积极处理并发症，包括喉头水肿、休克、胃穿孔、纵隔感染等。早期使用肾上腺皮质激素和抗生素对防止食管狭窄有帮助。对疑有食管、胃穿孔者则禁用激素。

2. 扩张疗法 宜在伤后 2～3 周后食管急性炎症、水肿开始消退后进行。用于扩张的器械有气囊、水囊、塑料或金属探条等，应视病情和医师经验而定。食管扩张应定期重复进行。扩张术要严防食管穿孔。

3. 手术疗法 对扩张失败或严重长段狭窄的病例，应考虑手术治疗。在狭窄部的上方将食管切断，根据具体情况以胃、空肠或结肠与其吻合替代食管。将狭窄段食管旷置或切除。胃或肠段上提途径可经胸膜腔、胸骨后或胸骨前皮下，根据患者一般情况而定。

第四节 贲门失弛缓症

贲门失弛缓症（achalasia of cardia）或称贲门痉挛（cardiospasm）系食管神经源性疾病之一。其主要特征是食管缺乏蠕动，食管下端括约肌（LES）高压和对吞咽动作的松弛反应减弱，影响食物进胃。多见于20～50 岁，女性较多见。男女发病率相似，约为 1：1.15。该病多见于 20～50 岁的青壮年，但其他年龄段也可发病，病程多较长。

【病因/病理】 病因至今未明。一般认为该病系食管肌层内 Auerback 神经节的变性、减少或缺乏及副交感神经分布缺陷有关。肌丛神经节细胞的退变导致食管壁蠕动和张力减弱，食管末端括约肌不能松弛，食物滞留于食管腔内，逐渐导致食管扩张、伸长、屈曲、失去肌张力。食物滞留可继发食管炎及溃疡，在此基础上可发生癌变，癌变率为 2%～7%。

【临床表现】 早期并无明显症状。无痛性吞咽困难是该病最常见最早出现的症状，占 80%～95% 以上。起病症状表现多较缓慢，病初咽下困难时有时无，时轻时重，后期则转为持续性。吞咽困难多呈间歇性发作，液体或固体食物都难以咽下，精神紧张及情绪波动时加重。每次进餐需数小时，且要饮大量水才能冲下,严重病例须要跳跃才能咽下食物,故患者不愿与别人同桌进餐。症状有缓解期,营养状态大都正常,只有少数患者有体重下降和维生素缺乏症。如并发食管下段炎症,常伴胸骨后疼痛和呕吐,吐出隔天所进食物。睡眠时,积存在食管内的食物残渣反流误吸入气管,可导致吸入性肺炎,反流液一般无胃液,患者多有口臭。

【辅助检查】

1. 食管吞钡造影　　吞钡检查可见扩大的食管阴影,其中有液平面,食管无蠕动波,食管下段贲门部呈鸟嘴状,钡餐长时间不通过,或只见细流入胃,几小时后仍见大量钡餐留食管内,但黏膜光滑边整。Henderson 等将食管扩张分为三级:Ⅰ级(轻度),食管直径小于 4 cm;Ⅱ级(中度),直径 4～6 cm;Ⅲ级(重度),直径大于 6 cm,甚至弯曲呈"S"形。

2. 食管镜检查　　可见食管黏膜肥大,形成松弛的环形皱襞,充血水肿,甚至有溃疡,食管下段逐渐缩窄,食管镜受阻不能进入胃。

3. 食管动力学检测　　食管测压检测是诊断贲门失弛缓症的最准确和最特异的方法。食管下端括约肌高压区的压力常为正常人的两倍以上,吞咽时下段食管和括约肌压力不下降。中上段食管腔压力亦高于正常。食管蠕动波无规律、振幅小。

【治疗】　贲门失迟缓症治疗的目的在于降低食管下括约肌压力,使食管下段松弛,从而解除功能性梗阻,使食物顺利进入胃内。

1. 非手术疗法　　病程早期,多餐少食,细嚼慢咽,避免过热过冷食物。可适当使用解痉镇痛药物。如钙拮抗剂硝苯地平等,部分患者症状可缓解。为防止睡眠时食物溢流入呼吸道,可用高枕或垫高床头。部分轻症早期患者可先试行食管扩张术。扩张的方法有用机械、水囊、气囊、钡囊等,可缓解症状。但应注意防止强力扩张的并发症,如食管穿孔、出血。

2. 手术治疗　　通常采用经腹或经左胸行食管下段贲门肌层切开术(Heller 手术)。切开肌层应彻底,直至黏膜膨出。肌层剥离范围约至食管周径的一半。但需注意防止切破黏膜或损伤迷走神经。也有在此手术基础上加行胃底固定术等抗反流手术,如胃底包绕食管末端 360°(Nissen 手术)、270°(Belsey 手术)、180°(Hill 手术)或将胃底缝合在食管腹段和前壁(Dor 手术)。近年来,有报道采用电视辅助胸腔镜技术做贲门肌层切开治疗贲门失弛缓症。

第五节　食管憩室

由于先天性或后天性因素使食管壁的黏膜层或全层向外膨出,形成囊袋,称食管憩室(diverticulum of the esophagus)。按发病机制和病理改变,食管憩室有牵出型和膨出型两种。牵出型憩室多在食管中段,为全层外牵形成,故称真性憩室。而假性憩室只有黏膜膨出食管壁外,常位于咽部和膈上 5～10 cm。

一、咽食管憩室

【病因/病理】　因咽下缩肌与环咽肌之间有一薄弱的三角区,加上肌活动的不协调,即在咽下缩肌收缩将食物下推时,环咽肌不松弛或过早收缩,致食管黏膜自薄弱区膨出,属膨出型假性憩室。

【临床表现】　早期无症状。当憩室逐渐增大,患者自觉咽喉不适,口涎增多,后期即有下咽困难,吞咽时有咕噜声。颈部摸及质软、活动、牵拉食管的囊性肿块。呕吐液有隔天食物残渣,有恶臭,夜间误吸会引起肺炎。巨大憩室可压迫喉返神经而出现声音嘶哑。诊断主要靠食管吞钡 X 线检查确诊。可显示憩室的部位、大小、连接部等。

【治疗】　有症状的患者可考虑行手术治疗。切除憩室,分层缝合食管壁切口。若一般情况不宜手术者,可每次进食时推压憩室,减少食物淤积,并于食后喝温开水冲净憩室内食物残渣。

二、食管中段憩室

【病因/病理】　食管中段憩室属牵出型真憩室,常见在气管分叉水平。肺门淋巴结结核侵犯相邻的食管壁,愈合后形成瘢痕,外牵食管壁全层,包括其瘢痕组织,憩室直径一般为 1～2 cm,可单发,也可多发。憩室颈口多较大,不易淤积食物。

　　【临床表现】　食管中段憩室常无症状。若发生炎症水肿时,可有咽下哽噎感或胸骨后、背部疼痛感。诊断主要依靠食管吞钡 X 线检查确诊。有时做食管镜检查排除癌变。

　　【治疗】　临床上无症状者,不需手术。若并有炎症、水肿时,可含消炎及解痉药物,缓解症状。如果并发出血、穿孔或有明显症状者,可考虑手术治疗。游离被外牵的食管壁,予以复位或切除憩室。

三、膈 上 憩 室

　　【病因/病理】　此憩室为膨出型假憩室,极少数为全层膨出的真憩室,多见于膈上食管右后侧面。在膈上 5 cm 左右的一段食管,由于肌层发育异常,或因疾病(食管裂孔疝等)使胸下段食管腔内压力增高,致使黏膜挤开肌层向外膨出形成囊袋,逐渐扩大,向一侧下垂,使其与食管腔通道形成锐角,致食物积存囊内不易排出,并发炎症、溃疡、出血、穿孔,甚至癌变。

　　【临床表现】　多见于成年患者,由于憩室巨大,多有食管梗阻症状,呕吐恶臭隔数天的食物残渣。口臭和夜间误吸后并发肺炎。并发憩室炎和溃疡可导致胸闷、上腹痛和呕血。诊断主要依靠食管吞钡 X 线检查,可显示憩室囊、憩室颈及其位置方向。

　　【治疗】　膈上憩室一般不断扩大,应及早手术切除。术前应禁食 3 d 以上,并经胃管冲洗憩室内的食物残渣,抗感染治疗,控制憩室炎后才进行手术。切除憩室后,应同期矫正食管、贲门和膈肌的疾病。

小　结

食管癌
- 按病理解剖形态将中晚期食管癌分为 4 型:① 髓质型;② 蕈伞型;③ 溃疡型;④ 缩窄型
- 进行性吞咽困难是中晚期食管癌最常见、最典型的临床症状,此时肿瘤往往已至少侵及食管全周的 2/3
- 主要辅助检查:食管钡餐 X 线造影、脱落细胞学检查和纤维内镜检查;食管内镜超声、胸部 CT 扫描及 PET 检查对判断食管癌侵犯深度、术前肿瘤切除可行性评价,以及食管癌分期和预测有无远处转移有作用
- 食管癌根治性手术是治疗食管癌首选方法

【思考题】

(1) 简述食管癌的病理类型及临床意义。

(2) 食管癌辅助检查的主要手段有哪些?

(3) 食管癌外科手术的适应证与禁忌证有哪些?

(史宏灿)

第二十九章　原发性纵隔肿瘤

学习要点

● **掌握**：常见原发性纵隔肿瘤的分类与临床表现。

● **熟悉**：常见原发性纵隔肿瘤的诊断方法与外科治疗原则。

　　纵隔是位于两侧胸膜之间的一个间隙，上连颈部，其底为膈肌，前有胸骨，后靠胸椎脊柱。为了便于标明病变在纵隔内的所在部位，可将纵隔划分为若干部分。以胸骨角与第4胸椎下缘的水平连线为界，把纵隔分成上、下两部分，此横线上区域为上纵隔，其下者为下纵隔。在侧面定位时，上纵隔又以气管为界，其前者为前部，其后者为后部。下纵隔又分为前、中、后纵隔：心包前为前纵隔，中纵隔为心包和心脏所占，在心包后的区域称后纵隔。

　　【临床表现】　纵隔肿瘤的症状与肿瘤大小、部位、生长方向和速度、质地、性质等有关。当纵隔肿瘤长大到一定程度时才出现压迫症状和与肿瘤相关的特异性症状。良性肿瘤由于生长缓慢，向胸腔方向生长，可生长到相当大的程度尚无症状或很轻微。相反，恶性肿瘤侵蚀程度高，进展迅速，故肿瘤较小时已经出现症状。常见的症状如下。

　　1. 胸闷、胸痛　多位于胸骨后或患侧背部，疼痛程度不重，是由于肿瘤压迫器官或刺激胸膜引起。

　　2. 呼吸道症状　肿瘤压迫呼吸道可有气短，咳嗽，严重时出现呼吸困难。支气管囊肿或畸胎瘤侵破肺或支气管，则有咯血，咯毛发和皮脂等症状。

　　3. 神经受压或被侵症状　节神经细胞瘤常累及交感神经干，引起霍纳（Horner）综合征，表现为同侧上睑下垂、瞳孔缩小、眼球内陷、面部无汗等颈交感神经综合征。恶性肿瘤侵犯喉返神经，发生声音嘶哑。胸椎间孔区的哑铃状神经纤维瘤压迫脊髓，可引起下肢瘫痪。压迫臂神经丛引起上肢麻木、肩痛和上肢肌肉萎缩。

　　4. 食管受压症状　常由于巨大的食管囊肿或支气管囊肿压迫食管，引起下咽困难。

　　5. 压迫纵隔内大血管症状　巨大的良性肿瘤压迫或恶性肿瘤侵犯无名静脉或上腔静脉，可引起面部及前胸浅表静脉曲张，上肢发绀和肿胀等体征（上腔静脉压迫综合征）。

　　6. 特异性症状　畸胎瘤破入肺或支气管引起呼吸道急性梗阻，甚至窒息致死，或出现咳出毛发和皮脂等症状。胸腺瘤患者10%～20%合并重症肌无力症状，个别患者伴严重贫血和低血钾引起的腹泻。胸内甲状腺肿有颈部肿物消失史，少数病例伴甲亢症状。有些神经源性肿瘤伴脊椎侧弯，纵隔嗜铬细胞瘤患者有高血压表现。

　　【诊断】　原发性纵隔肿瘤的诊断主要依靠影像学技术，而其定性还要通过穿刺活检或手术取标本做病理检查而确诊。

　　1. 胸部影像学检查　是诊断纵隔肿瘤的重要手段。X线透视：可观察肿块是否随吞咽上下移动、是否随呼吸有形态改变及有无搏动等。胸部正侧位X片：可显示肿瘤的部位、密度、外形、边缘清晰光滑度、有无钙化或骨影等。CT扫描或MRI更能进一步显示肿瘤与邻近组织器官的关系。必要时行心血管造影或支气管造影，能进一步鉴别肿瘤的相通部位及与心脏大血管或支气管、肺等的关系，提高确诊率。

　　2. 超声波检查　有助于鉴别纵隔肿瘤是否实质性、血管性或囊性。

　　3. 放射性核素^{131}碘扫描　可协助诊断胸骨后甲状腺肿。

　　4. 颈部肿大淋巴结活检　有助于鉴别淋巴源性肿瘤或其他恶性肿瘤。

　　5. 气管镜、食管镜、纵隔镜等检查　有助于纵隔肿瘤的鉴别诊断，需把握其检查指征。

6. 诊断性放射治疗（小剂量 10～30 Gy）　　有助于鉴别对放射性敏感的肿瘤，如恶性淋巴瘤等。

7. 穿刺活检　　对难以做出诊断的纵隔肿瘤，可考虑经前胸壁相应部位做穿刺活检。

【鉴别诊断】　原发性纵隔肿瘤要与纵隔淋巴结核、纵隔中心型支气管肺癌及胸主动脉瘤相鉴别，也要排除包裹性胸腔积液和膈疝。

【治疗】　原发性纵隔肿瘤无论是良性或囊肿，一旦诊断成立，又无手术禁忌证，应尽早择期手术为宜。恶性淋巴源性肿瘤适用放射治疗。恶性纵隔肿瘤若已侵入邻近器官无法切除或已有远处转移，则禁忌手术而可根据病理性质给予放射或化学药物治疗。手术切口要根据具体病例而定。大多数病例的肿瘤切除术可经肋间前外侧切口完成。胸腺瘤应选择胸骨正中切口，以便尽可能切尽胸腺组织，防止复发。胸内甲状腺肿大部分病例可经颈根部横切口切除。近年来，已开展采用电视胸腔镜切除原发性纵隔肿瘤和囊肿，需掌握其手术适应证。

知识拓展

常见纵隔肿瘤简介

1. 神经源性肿瘤（neurogenic tumor）　　神经源性肿瘤约占原发性纵隔肿瘤的三分之一。大部分为良性，但其中有少部分存在恶变倾向，术后容易复发，只有少部分是恶性肿瘤。自主神经系统肿瘤大多起源于交感神经，其中恶性的有神经母细胞瘤及节细胞神经母细胞瘤，良性的有神经节细胞瘤。起源于外围神经的肿瘤主要有良性的神经鞘瘤和神经纤维瘤，多发生于脊神经根或其近侧段，亦有少数来自肋间神经。恶性者有恶性神经鞘瘤及神经纤维肉瘤。

2. 畸胎瘤与皮样囊肿（teratoma, dermoid cyst）　　多位于前纵隔，接近心底部的心脏大血管前方。根据胚层来源虽可分成表皮样囊肿、皮样囊肿和畸胎瘤（含外、中、内三种胚层组织）三种类型，但其发生学相同。畸胎瘤常含有由三个胚层发育的组织，如毛发、皮脂、皮肤、肌肉、软骨及骨、牙齿及各种腺体。畸胎瘤多为良性，只有极少数实性畸胎瘤恶变。

3. 胸腺瘤（thymoma）　　多位于前上纵隔，长大后可向下伸延至前纵隔，也有异位于后纵隔及颈部。按细胞结构，其病理类型分上皮细胞型、淋巴细胞型和混合型三类。胸腺瘤多为良性，但也有部分生长较快，长出包膜外，侵袭肺、心包和大血管的病例，术后易复发，故称侵袭性胸腺瘤。10%～20%合并重症肌无力。反之，重症肌无力患者中约50%以上有胸腺瘤或胸腺增生异常。

4. 纵隔囊肿（mediastinal cyst）　　较常见的有支气管囊肿、食管囊肿（或称胃肠囊肿、前肠囊肠或肠源性囊肿）和心包囊肿，均因胚胎发育过程中部分胚细胞异位而引起。三种囊肿均属良性。多呈圆形或椭圆形，壁薄，边缘界限清楚。

5. 胸内异位组织肿瘤　　胸内甲状腺肿（intrathoracic goiter）多位于上前纵隔内，长自胚胎期遗留在纵隔的异位甲状腺组织或颈部甲状腺肿长大后下坠入胸骨后，进入上纵隔前部，少数病例可在中、后纵隔发现。

6. 淋巴源性肿瘤　　常见者为淋巴源性肿瘤，如淋巴肉瘤或 Hodgkin 病。肿块常呈双侧性且不规则。淋巴源性肿瘤不宜手术，多采用放射治疗或化学药物治疗。

小　结

原发性纵隔肿瘤
- 诊断方法：胸部影像学检查；超声扫描有助于鉴别实质性、血管性或囊性；放射性核素 ^{131}碘扫描可协助诊断胸骨后甲状腺肿；颈部肿大淋巴结活检有助于鉴别淋巴源性肿瘤或其他恶性肿瘤；气管镜、食管镜、纵隔镜等检查有助于鉴别诊断；诊断性放射治疗有助于鉴别是否存在恶性淋巴瘤等；对难以做出诊断的纵隔肿瘤，可考虑经前胸壁相应部位做穿刺活检
- 治疗原则：除恶性淋巴源性肿瘤适用放射治疗外，绝大多数原发性纵隔肿瘤一旦诊断成立，又无手术禁忌证，应尽早择期手术为宜

【思考题】

（1）简述原发性纵隔肿瘤的诊断方法及临床意义。

（2）简述原发性纵隔肿瘤的外科治疗原则。

（史宏灿）

第三十章 心脏疾病

学习要点

● **熟悉：**常见先天性和后天性心脏病的病因、病理生理、临床表现、诊断标准和外科治疗原则。

第一节 先天性心脏病的外科治疗

先天性心脏病（congenital heart disease）从临床表现上分：① 无发绀型先天性心脏病：在正常情况下，由于体循环压力高于肺循环，所以血液从左向右分流而不出现青紫。当屏气、剧烈哭闹或任何病理情况致肺动脉和右心室压力增高并超过左心压力时，则可使氧含量低的血液自右向左分流而出现青紫，故此型又称潜伏青紫型。常见的有室间隔缺损、房间隔缺损和动脉导管未闭等。② 发绀型先天性心脏病：由于畸形的存在，致右心压力增高并超过左心而血液从右向左分流或大动脉起源异常时，使大量氧含量低的静脉血流入体循环，出现青紫。常见的有法洛四联症和大动脉错位等。③ 无分流型心脏病：在心脏左、右两侧或动、静脉之间无异常通路或分流，如主动脉缩窄和肺动脉狭窄等。

一、动脉导管未闭

动脉导管是胎儿期连接降主动脉峡部与左肺动脉根部之间的正常结构，经此通道胎儿血液由肺动脉流入主动脉。足月婴儿在出生后 48 h 内自行闭合，成为动脉韧带。如未能闭合，则称为动脉导管未闭（patent ductus arteriosus，PDA）。根据未闭动脉导管的粗细、长短和形态，分为管型、漏斗型和窗型三种常见类型。

【病理生理】 出生后，由于肺循环的肺血管的阻力和肺动脉压力均下降，而体循环阻力增加，主动脉收缩压和舒张压始终超过肺动脉压，使得血液从压力高的主动脉经未闭的动脉导管持续流向压力低的肺动脉，产生左向右分流。分流量的大小取决于内径、肺血管阻力的大小及主、肺动脉间压差。左向右分流血量增加肺循环血量，使左心容量负荷增加，导致左心室肥大，甚至左心衰竭。肺循环血量增加使肺动脉压力升高，并引发肺小动脉反应性痉挛，长期痉挛导致肺小动脉管壁增厚和纤维化，造成右心阻力负荷加重和右心室肥大。随着肺循环阻力的进行性增高，当肺动脉压力接近或超过主动脉压力时，呈现双向或右向左分流，临床上可出现发绀，形成艾森曼格综合征（Eisenmenger syndrome），最终可死于肺动脉高压和右心衰竭。

【临床表现】 动脉导管未闭的症状和体征取决于导管大小、肺血管阻力、发现时年龄和有无合并畸形。导管口径较细、分流量小者常无明显症状。导管口径较粗、分流量大者出现气促、咳嗽、乏力和心悸等症状。婴儿也可有喂养困难、发育不良等临床表现。肺动脉压超过主动脉压所致右向左分流时，出现下半身发绀和杵状趾，称为差异性发绀。

体格检查：心前区搏动增强。在胸骨左缘第 2 肋间可闻及Ⅲ～Ⅳ级粗糙响亮的机器样连续性杂音，杂音占据整个收缩期和舒张期，以收缩末期最为响亮，并向颈部、背部传导，常能扪及震颤。当出现肺动脉高压和心力衰竭时，连续性杂音可消失或仅有收缩期杂音。在肺动脉瓣区可闻及第二音亢进。分流量大时，由于收缩压升高而舒张压降低，常出现脉压增宽、甲床毛细血管搏动、水冲脉和股动脉枪击音等周围血管征。

【辅助检查】 心电图：分流量小者，心电图可正常。分流量大者表现为左心室高电压或左心室肥大。肺动脉高压明显者可表现为左、右心室肥大。胸部 X 线：心影随分流量增加而增大，左心缘向左下延长；主动脉结突出，呈漏斗状；肺动脉圆锥平直或隆出，肺血管影增粗。超声心动图：左心房和左心室内径增大，二维切面可显示未闭动脉导管，并能测量其长度和内径。多普勒超声能发现异常血液信号。

【诊断】 本症的临床表现较为典型，在胸骨左缘第 2 肋间可闻及机器样连续性杂音，并向左锁骨下窝传导，脉压增大。胸部 X 线片显示心脏增大和肺充血。超声心动图显示动脉导管未闭，可做出明确诊断。升主动脉造影或心导管检查能进一步明确诊断。该病需与主-肺动脉间隔缺损、室间隔缺损合并主动脉瓣关闭不全、主动脉窦瘤破裂进行鉴别。

【治疗】

1. 手术适应证 早产儿、婴幼儿反复发生肺炎、呼吸窘迫、心力衰竭或喂养困难者，应及时手术治疗。理想的手术年龄为 3～7 岁。无明显症状者，多主张学龄前择期手术。近年亦有主张更早期手术。艾森曼格综合征是手术禁忌证。

2. 手术方法 包括常温动脉导管闭合法和体外循环下导管闭合法两种。前者又分为结扎法、钳闭法和切断缝合法。由于成人患者存在不同程度肺动脉高压或血管壁钙化，在体外循环下闭合较为安全。近年来，临床开展的经皮动脉导管球囊封堵术介入治疗，具有不开胸、创伤小等优点，用于适宜封堵的选择性病例。术后主要并发症包括术中动脉导管损伤出血、喉返神经损伤致声音嘶哑及结扎的动脉导管再通等。

二、肺动脉口狭窄

单纯肺动脉口狭窄（pulmonary stenosis）是指由于肺动脉瓣本身发育不良所致的瓣膜部狭窄。广义的肺动脉口狭窄是指室间隔完整，单独右心室漏斗部，肺动脉瓣膜或肺动脉总干或其分支等处狭窄。90％以上为肺动脉瓣膜部狭窄。最常见的病理改变是肺动脉瓣膜三个交界相互融合。狭窄的瓣口内径往往仅有 2～3 mm，肺动脉主干可有狭窄后扩张。漏斗部狭窄常常是右心室流出道呈管状狭窄或纤维肌肉隔膜环状狭窄。

【病理生理】 肺动脉口狭窄使心脏收缩期右心室与肺动脉间存在压力阶差，右心室压力增高。右心室阻力负荷长期增加引起右心室向心性肌肥厚，加重继发性右室流出道狭窄，进而出现心力衰竭，甚至死亡。静脉回心血流受阻和血液淤滞，可出现周围性发绀。合并心房或心室水平的间隔缺损，可出现右向左分流，发生中央性发绀。肺动脉口狭窄程度与压力阶差大小密切相关，压力阶差＜40 mmHg 为轻度狭窄，40～100 mmHg 为中度狭窄，＞100 mmHg 为重度狭窄。

【临床表现】 一般早期可无症状，随年龄增大而逐渐出现。发病年龄一般为 10～20 岁。常见症状有易疲劳、胸闷、心悸，甚至晕厥。晚期可出现发绀及颈静脉充盈、肝大、下肢水肿，甚至腹水等右心衰竭征象。

【体格检查】 肺动脉瓣狭窄者可闻及胸骨左缘第 2 肋间响亮而粗糙的收缩早中期喷射样杂音，肺动脉第二音减弱或消失，并伴有收缩期震颤。右心室漏斗部狭窄的收缩期杂音位置较低，肺动脉瓣第二音多正常。

【辅助检查】 心电图：心电轴右偏，右心室肥大劳损，T 波倒置和 P 波高尖等表现。胸部 X 线：右心室增大，肺动脉段突出，有时呈瘤样扩张。漏斗部型狭窄肺动脉段扩大不明显，甚至呈凹平状。肺野清晰，肺纹理少。超声心动图：肺动脉瓣狭窄显示肺动脉主干增宽，瓣叶增厚，回声增强，开放受限和右室壁增厚。漏斗部狭窄则表现为右心室流出道狭小，肌小梁和肌柱增粗和第三心室。多普勒超声能显示狭窄部位的高速血流信号。

【诊断】 根据病史中有心悸、气急和乏力等症状，结合体检发现胸骨左缘第 2 肋间可闻及收缩期喷射样杂音，肺动脉第二音减弱或消失。结合超声心动图发现肺动脉瓣口血流加快，压差变大，即可诊断肺动脉口狭窄。右心导管检查和心血管造影更能明确诊断。肺动脉口狭窄需与房间隔缺损、室间隔缺损、动脉导管未闭和法洛四联症相鉴别。

【治疗】

1. 手术适应证 临床上无明显症状，膜性狭窄较轻，心电图正常者不需手术。有临床症状，心电图右室肥厚,肺动脉瓣跨瓣压差大于 40 mmHg 的需手术治疗。重度狭窄者出现晕厥,或已有继发性右室流出道狭窄需尽早手术。

2. 手术方法　　目前主要是选择体外循环下狭窄瓣膜切开术。常规胸骨正中切口,体外循环下,切开肺总动脉,显露狭窄的肺动脉瓣膜,分别沿交界切开。对漏斗部狭窄或肺动脉瓣环小的患者,往往选择右心室流出道切口,切除狭窄的纤维环或肥厚的肌肉,必要时用自体心包或涤纶片跨环或不跨环扩大右心室流出道。经皮肺动脉瓣球囊扩张术适用于单纯肺动脉瓣狭窄。术后并发症主要包括右心衰竭、低心排血量和轻度肺动脉瓣关闭不全等。

三、房　间　隔　缺　损

房间隔缺损(atrial septal defect,ASD)是心房间隔先天性发育不全所致的左右心房间异常交通。根据胚胎学与病理解剖学特点,房间隔缺损可分为原发孔(第一孔)未闭型缺损和继发孔(第二孔)未闭型缺损,以后者居多,也可两种同时存在。原发孔房间隔缺损位于冠状静脉窦的前下方,缺损下缘靠近二尖瓣瓣环,常伴有二尖瓣大瓣裂缺,称之为部分性房室共同通道。继发孔房间隔缺损的大小一般为 2 cm 左右,位于冠状静脉窦后上方,依据解剖位置可分为中央型(卵圆孔型)、上腔型(静脉窦型)、下腔型和混合型。

【病理生理】　　左心房血液经房间隔缺损向右心房分流,分流量的多少取决于缺损大小、两侧心房压力差和两侧心室充盈阻力。由于左向右分流存在,使左心房、右心室及肺部血流量明显增加,造成右心房、右心室及肺动脉扩大。随着年龄的增长,长时间的大量左向右分流,肺小动脉内膜增生和中层增厚,导致管腔狭小和血管阻力增高,形成肺动脉高压。当右心房压力高于左心房时,出现右向左分流,引起发绀,发生艾森曼格综合征,最终因右心衰竭而死亡。原发孔房间隔缺损伴二尖瓣大瓣裂缺时所致的反流增加了左向右的分流量,肺动脉高压出现较早,病程进展较快。

【临床表现】　　临床症状的出现早晚和程度与缺损大小和分流量有关。儿童期继发孔房间隔缺损多无明显症状,一般到青年期,才逐渐出现劳力性气促、心悸、乏力等症状。原发孔房间隔缺损症状主要表现为轻度劳力后气急、心悸或反复呼吸道感染;也有的症状出现早而临床表现重,病程进展较快。病情发展为梗阻性肺动脉高压,可出现发绀和右心衰竭表现。

【体格检查】　　胸骨左缘第 2～3 肋间闻及 Ⅱ～Ⅲ 级吹风样收缩期杂音,肺动脉瓣区可闻及第二音亢进和分裂,一般无震颤。这是房间隔缺损特有的典型杂音。肺动脉高压时,收缩期杂音减弱,第二音亢进更明显。原发孔缺损伴二尖瓣大瓣裂缺者,可闻及心尖部 Ⅱ～Ⅲ 级收缩期杂音。

【辅助检查】　　心电图:继发孔房间隔缺损心电轴右偏,不完全性或完全性右束支传导阻滞,P 波高大,右心室肥大。原发孔房间隔缺损心电轴左偏,P-R 间期延长,可有左室高电压和左心室肥大。晚期出现心房颤动。胸部 X 线:右心增大,肺动脉段突出,主动脉结小,呈典型梨形心。肺充血透视下可见肺门"舞蹈"征。原发孔缺损可见左心室扩大,肺门血管影增粗。超声心动图:明确缺损的大小、位置及与周围组织的关系。继发孔缺损者显示右心房、右心室扩大。原发孔缺损可见右心、左心扩大,二尖瓣裂缺及其所致的二尖瓣反流。

【诊断】　　根据患者症状,体检发现胸骨左缘第 2～3 肋间吹风样收缩期杂音,肺动脉瓣区可闻及第二音亢进和分裂,结合胸部 X 线片和超声心动图发现,可做出明确诊断。右心导管检查一般仅用于重度肺动脉高压确定手术指征及临床鉴别诊断。

【治疗】

1. 手术适应证　　原则上一旦诊断明确应早期手术。一般认为手术最佳年龄为 3～5 岁。原发孔房间隔缺损和继发孔房间隔缺损合并肺动脉高压者应尽早手术。50 岁以上高龄、心房颤动和内科治疗能控制的心力衰竭不是手术禁忌证。艾森曼格综合征是手术禁忌证。

2. 手术方法　　目前主要是选择体外循环下直视修补术。常规胸骨正中切口,主动脉和上、下腔静脉插管建立体外循环。缺损小者可直接缝合,缺损大于 1 cm,需用自体心包片或涤纶织片补片修补缺损。原发孔房间隔缺损应在心脏停搏下先修补二尖瓣裂缺,再补片修补房间隔缺损。常见的手术并发症为气栓栓塞和完全性房室传导阻滞。导管球囊封堵术是近年来开展的介入治疗方法,具有不需开胸、损伤小等优点,适用于有选择的病例。

四、室 间 隔 缺 损

室间隔缺损(ventricular septal defect，VSD)是指胚胎期室间隔发育不良所致的心室间异常交通的原发畸形。室间隔缺损是临床上最常见的先天性心脏病。根据缺损的解剖位置不同，通常分为膜部缺损、漏斗部缺损和肌部缺损。其中以膜部缺损最常见，其次为漏斗部缺损，肌部缺损最少见。膜部和肌部的室间隔缺损有自然闭合的可能。

【病理生理】 心脏收缩期左右心室间压力阶差大，室间隔缺损处左向右分流主要发生在心脏收缩期。分流量的大小取决于缺损的大小和两心室间的压差。小的室间隔缺损，由于左向右分流较少，很少造成明显的血流动力学改变，也不易发生肺动脉高压。大的缺损分流量多，左心室容量负荷加重，左心房、左心室扩大。由于肺循环血流量过高，肺小动脉痉挛产生肺动脉高压，右心室阻力负荷增大导致右心室肥大。随病程进展形成梗阻性肺动脉高压，出现双向分流或右向左分流，临床上出现发绀，形成艾森曼格综合征。

【临床表现】 缺损大小决定分流量多少和有无临床症状。室间隔缺损小和分流量小者，可无明显症状，生长发育不受影响。中大型缺损时左向右分流多，出生后2~3个月即开始出现症状，表现为反复呼吸道感染、充血性心力衰竭、喂养困难和发育迟缓。能度过婴幼儿期的较大室间隔缺损则表现为活动耐力较同龄人差，劳累后气促、心悸，甚至逐渐出现发绀和右心衰竭。室间隔缺损患者易并发感染性心内膜炎。

【体格检查】 胸骨左缘第3、4肋间可闻及Ⅲ~Ⅳ级响亮而粗糙的全收缩期杂音，并可触及收缩期震颤。肺动脉瓣区可闻及第二音亢进或增强。心脏杂音位置变化与室间隔缺损的解剖位置有关。严重肺动脉高压，左向右分流减少，杂音逐渐减弱或消失，但肺动脉瓣第二音明显亢进，并可能伴有肺动脉瓣关闭不全的舒张期杂音。

【辅助检查】 心电图：小型缺损者正常或有轻度左心室肥大。中大型缺损者左心室肥大或伴有右心室肥大。重度肺动脉高压时，显示双心室肥大、右心室肥大或伴劳损。胸部X线：缺损小，分流量小者，X线改变轻。缺损较大者，心影扩大，左心缘向左下延长，肺动段突出，肺血增多。严重肺动脉高压者，肺动脉段明显突出，肺门血管影呈"残根样"改变。超声心动图：显示室间隔回声中断，可见左心室、左心房和右心室内径增大，主动脉内径小。并可提示缺损的位置和大小。多普勒彩色血流显像可直接见到分流的位置、方向和区别分流的大小，还能确诊多个缺损的存在。右心导管检查：右心室血氧含量明显高于右心房，右心室和肺动脉压力升高。有时心导管可通过缺损进入左心室。

【诊断】 根据患者症状，结合体检发现胸骨左缘第3~4肋间可闻及响亮而粗糙的全收缩期杂音伴有震颤，肺动脉瓣区可闻及第二音亢进或增强。胸部X线示肺纹理明显增粗，肺动脉段突出。超声心动图发现室间隔中断征象，一般可做出明确诊断。心导管检查能明确缺损部位、大小、分流量，肺动脉压力及肺血管阻力等。

【治疗】

1. 手术适应证 缺损小，无血流动力学改变，心电图正常者，可暂行观察，部分病例可自行闭合。对缺损大且分流量大，婴幼儿期即有喂养困难、反复肺部感染、充血性心力衰竭或肺动脉高压者，应尽早手术。缺损较小，已有房室扩大者需在学龄前手术。艾森曼格综合征是手术禁忌证。

2. 手术方法 手术是治疗室间隔缺损的主要方法。手术经胸骨正中切口，建立体外循环，在心脏停搏下或跳动下完成室间隔缺损修补术。缺损小者可直接缝合，缺损大于1 cm或位于肺动脉瓣下者，需用自体心包片或涤纶织片补片修补。手术时应避免损伤主动脉瓣和房室传导束。术后常见并发症包括室间隔残余瘘、完全性房室传导阻滞和主动脉瓣关闭不全等。导管伞堵法是室间隔缺损治疗的新方法，需严格掌握其适应证。

五、主 动 脉 缩 窄

主动脉缩窄(coarctation of aorta)是指降主动脉起始段的先天性主动脉缩窄。

【病理生理】 狭窄最常见的部位是位于主动脉的峡部，即动脉导管韧带附近。较少发生在主动脉弓部或其他部位。主动脉缩窄的范围通常比较局限，一般在1 cm左右。根据狭窄部位临床上将主动脉狭窄分为导管前和导管后两种类型。导管前型又称婴儿型,动脉导管呈未闭状态,常合并室间隔缺损、卵圆孔未闭、房间隔缺损、二尖瓣狭窄和主动脉瓣二瓣化畸形等心血管畸形。近导管型和导管后型又称成人型,动脉导管多已闭合为动脉韧带,很少合并其他心血管畸形。

主动脉狭窄的病理生理主要表现在主动脉狭窄的近端血流受阻,左心室后负荷增加,继发左心室肥厚、劳损。近心端持续高血压易导致脑血管硬化,脑血管意外等。狭窄远端血流减少,血压下降,导致上肢血压高于下肢。下肢血流减少,血压下降,出现下肢缺血性症状。

【临床表现】　主动脉缩窄的临床表现常常随病理类型的不同、狭窄的程度及患者不同年龄段而有所不同。合并其他心内畸形的患者,可早期发生充血性心力衰竭。常见的症状有头部和上肢高血压产生的头痛、头晕、耳鸣等。下肢供血不足引起下肢无力、下肢间歇性跛行等。此外,由于增粗的侧支循环动脉压迫周围器官所产生的症状,如上肢麻木、肢体瘫痪等。严重主动脉缩窄合并心血管畸形者,症状出现早,婴幼儿期即有充血性心力衰竭、喂养困难和发育迟缓。

【体格检查】　上肢血压高,桡动脉、颈动脉搏动强,胸骨柄上窝可扪及搏动。下肢血压低,股动脉、足背动脉搏动弱,甚至不能扪及。心脏听诊发现胸骨左缘第2～3肋间和左背部肩胛骨旁可闻及喷射性收缩期杂音,并向下方传导。

【辅助检查】　心电图:正常或电轴左偏,左心室高电压、肥大,甚至劳损。胸部X线:心影大小正常或有不同程度左心室增大。主动脉峡部凹陷,其上下方左侧纵隔增宽,呈“3”字形影像征。超声心动图:锁骨上窝探查有助于诊断,可显示降主动脉缩窄部位,缩窄近远侧的压力阶差和加速的血流信号。胸部探查能发现合并存在的心血管畸形。

【诊断】　根据上肢高血压和下肢缺血性临床表现及上下肢动脉压差,结合胸部X线和超声心动图检查,一般均能得到诊断。合并室间隔缺损,尤其是伴有肺动脉高压时容易漏诊。必要时选择逆行升主动脉造影进一步确诊。主动脉缩窄需与动脉导管未闭、高位室间隔缺损合并主动脉瓣关闭不全等疾病相鉴别。

【治疗】

1. 手术适应证　上下肢动脉收缩压差＞50 mmHg,主动脉缩窄处管径＜50%正常段主动脉内径,即具备手术指征。一般认为适合的择期手术年龄为4～8岁,不易出现生长发育后吻合口再狭窄。婴幼儿单纯主动脉缩窄者,若上肢收缩压＞150 mmHg,应及时手术。婴幼儿期出现心力衰竭反复发作或难以完全控制,应尽早手术。主动脉缩窄合并大型室间隔缺损的新生儿,应先矫治主动脉缩窄,同时行肺动脉缩窄术,延缓肺血管梗阻性病变,二期修复室间隔缺损。婴幼儿合并大型室间隔缺损伴心力衰竭者,也可同期解除主动脉缩窄,修复室间隔缺损。

2. 手术方法　手术治疗目的是解除狭窄,恢复主动脉正常的血流通道。手术采用右侧卧位,左侧第4肋间进胸。根据患者年龄、缩窄程度、长度及局部解剖情况选择适当手术方式。

(1) 缩窄段楔形切除或全部切除吻合术,适合于缩窄段局限,切除后能无张力地吻合切缘和断端者。

(2) 左锁骨下动脉蒂瓣主动脉成形术适用于左锁骨下动脉较粗,缩窄段较长的婴幼儿。

(3) 补片成形术适用于年长患者。

(4) 人造血管主动脉旁路或置换术适用于缩窄段较长的成年患者。主动脉球囊扩张介入法目前主要应用于婴幼儿和术后再狭窄者。

六、主动脉窦动脉瘤破裂

主动脉窦动脉瘤破裂(rupture of aortic sinus aneurysm)是一种少见的先天性心脏病,亚洲国家发病率较高,男性多于女性。由于主动脉窦壁的环形纤维管状带局部发育不良,缺乏中层弹性组织,长时期承受高压血流冲击,逐渐向外膨出而形成主动脉窦动脉瘤。主动脉窦动脉瘤好发于右冠状动脉窦,且大多破入右室腔,其次为无冠状动脉窦,多数破入右心房内。近半数患者合并室间隔缺损,且多为肺动脉瓣下型缺损,少数合并主动脉瓣关闭不全。

【病理生理】　主动脉窦瘤破裂通常破裂到低压的右心系统,血流从高压的主动脉流入到低压的右心室或右心房,形成左向右分流,导致右心系统负荷增加。窦瘤破口越大,分流量越大,患者出现症状早而重。反之,症状出现晚。窦瘤扩张致使主动脉瓣环扩张,瓣叶脱垂,主动脉瓣关闭不全。主动脉舒张压降低,导致冠状动脉供血不足。

【临床表现】 较大的主动脉窦动脉瘤突入右心室流出道可出现右心室流出道梗阻征象,一般未破裂前多无明显症状。主动脉窦瘤破裂常发生在剧烈活动时,约40％患者有突发心前区剧烈疼痛病史,随即出现胸闷、气促、心悸症状,甚至迅速出现心力衰竭。

【体格检查】 舒张压下降,脉压增大。可出现水冲脉、毛细血管搏动和股动脉枪击音。心脏检查时,胸骨左缘第3～4肋间可触及震颤,并可闻及连续性杂音。

【辅助检查】 心电图:电轴左偏、左心室高电压、左心室肥大或双心室肥大。胸部X线:肺血增多,心影增大,肺动脉段突出。超声心动图:病变主动脉窦明显隆起,舒张期脱入右心室流出道或右心房间隔下缘,二维超声可显示窦瘤的破裂口,多普勒超声可证实存在分流。

【诊断】 根据病史、心脏杂音特点,结合超声心动图、心电图和X线检查可做出诊断。需与动脉导管未闭、高位室间隔缺损伴主动脉瓣关闭不全、冠状动静脉瘘和主动脉-肺动脉间隔缺损相鉴别。

【治疗】

1. 手术适应证 一旦确诊主动脉窦瘤均应施行手术治疗。对急性主动脉窦瘤破裂患者,经内科控制心力衰竭后应尽早手术。对心力衰竭不能有效控制者应尽快急诊手术。合并室间隔缺损和中、重度主动脉瓣关闭不全者需一并同期矫治。

2. 手术方法 在体外循环心脏停搏下施行心内直视手术。在主动脉窦瘤颈部环形剪除瘤壁,沿纤维环行带垫片褥式缝合,再连续缝合加固或利用涤纶补片修补加固。合并室间隔缺损时同时修补。对术前合并主动脉瓣关闭不全患者,宜同时采用主动脉切口,行主动脉瓣成形或主动脉瓣替换,恢复主动脉瓣功能,否则会影响心脏复苏和手术效果。

七、法 洛 四 联 症

法洛四联症(tetralogy of Fallot,TOF)是右室漏斗部或圆锥发育不全所致的一种具有特征性肺动脉狭窄和室间隔缺损的心脏畸形,主要包括以下四种解剖畸形:肺动脉狭窄、室间隔缺损、主动脉骑跨和右心室肥厚。法洛四联症是最常见的发绀性心脏病。

【病理生理】 由于右心室流出道梗阻使右心室排血障碍,右心室压力升高,右心室肥大。肺动脉狭窄程度决定右心室压力高低。右室压高低、室间隔缺损部位与大小决定右向左分流血量大小。右向左分流血量多少与主动脉骑跨程度则决定动脉血氧饱和度和发绀程度。由于肺循环血流量持续减少,导致体循环血氧含量减低,组织缺氧,临床上产生发绀和慢性缺氧,血红蛋白和红细胞代偿性增多。

【临床表现】 最常见的临床症状是发绀、蹲踞和活动耐力受限。大多数患者是在出生后数周或数月由于动脉导管闭合后开始出现发绀,并逐渐加重。蹲踞是特征性姿态,多见于儿童期,可减少下肢静脉回流,增加体循环阻力和肺血流,改善缺氧。缺氧发作多见于单纯漏斗部狭窄的婴幼儿,常发生在清晨和活动后,表现为骤然呼吸困难、发绀加重、昏厥,甚至抽搐死亡。

【体格检查】 生长发育迟缓,口唇、眼结膜和指甲处明显发绀,指(趾)呈杵状。胸骨左缘第2～4肋间可扪及震颤,并闻及Ⅱ～Ⅲ级喷射性收缩期杂音,肺动脉瓣区第二音减弱或消失,严重肺动脉狭窄者,杂音很轻或无杂音。

【辅助检查】 心电图:电轴右偏,右心室肥大。胸部X线:心脏大小可正常或稍大,肺动脉段凹陷,呈典型的"靴状心"。肺血减少,肺血管纹理纤细。升主动脉增宽。超声心动图:右心室明显增厚,右心室流出道管状狭窄或肺动脉瓣狭窄,肺动脉狭小。室间隔连续性中断。主动脉前壁右移骑跨在室间隔上。彩色多普勒显示心室水平右向左分流的血流信号。左心室发育相对较小。实验室检查:红细胞计数、血细胞比容与血红蛋白增高,且与发绀成正比。动脉血氧饱和度降低。重度发绀患者的血小板计数和全血纤维蛋白原均明显减少,血小板收缩能力差,凝血时间和凝血酶原时间延长。心导管检查:右心室压力升高,肺动脉压力低,右心室、左心室和主动脉收缩压基本相同。右心造影术:明确主动脉与肺动脉的位置关系,肺动脉狭窄的部位和程度,肺动脉分支和左心室发育情况。

【诊断】 根据患者的临床表现发绀、杵状指(趾),胸骨左缘第2～4肋间闻及Ⅱ～Ⅲ级喷射性收缩期杂音,肺动脉瓣区第二音减轻;结合心电图显示右心室肥大、X线显示典型的"靴状心",以及二维超声心动图检查基本上能够确诊。右心导管和选择性心血管造影检查能进一步明确解剖畸形特点,制订适宜的手术治疗方案,目前仅用于诊断尚不明确或解剖畸形严重的病例。

【治疗】 对法洛四联症患者应强调早期治疗。外科手术方法主要包括姑息性手术和根治术。

1. 手术适应证 根治手术的目的是疏通肺动脉狭窄,修补室间隔缺损。根治手术的必备条件为足够的左心室舒张末期容量和两侧肺动脉发育较好。姑息手术的目的是增加肺动脉血流,改善动脉血氧饱和度,促进左心室和肺动脉发育,为矫治手术创造条件。无论应用根治或姑息手术,手术禁忌证为顽固心力衰竭、呼吸衰竭、严重肝肾功能损害或严重而广泛的肺动脉及其分支狭窄。

2. 手术方法

(1) 姑息手术:手术方式较多,目前常用的术式有两种:锁骨下动脉-肺动脉吻合术和右心室流出道补片扩大术。姑息手术后需严密观察和随访,争取在术后一年内施行根治手术。姑息手术的常见并发症为 Horner 综合征、手术侧上肢缺血性痉挛、感染性心内膜炎和发绀复发。

(2) 矫治手术:矫治术是法洛四联症最理想的矫正方式。手术通常在中低温体外循环下进行手术方式主要包括:① 解除右心室流出道梗阻:切除壁束、隔束增厚的肌束或流出道狭窄环。解除肺动脉瓣狭窄或补片扩大主肺动脉。② 修补室间隔缺损:用略大于缺损的涤纶补片修补。缝合缺损后下缘时应注意勿损伤心脏传导束。③ 右心室流出道重建:常用自体心包片或心包片外加涤纶片扩大右心室流出道。矫治手术的常见并发症为低心排血量综合征、灌注肺、残余室间隔缺损和心律失常。

第二节 后天性心脏病的外科治疗

后天性心脏病(acquired heart disease)是指出生后各种原因所导致的心脏疾病,可能是某些疾病的并发症,也可能是致病因素直接作用于心脏所导致的心脏疾病。在我国最多见的一种就是风湿性心脏病,这是由风湿病导致瓣膜病变而引起的心脏病。另一种是由于饮食结构和生活习惯的改变而导致的冠状动脉粥样硬化性心脏病,或者叫缺血性心脏病,其发病率逐年呈上升趋势。

一、慢性缩窄性心包炎

慢性缩窄性心包炎(chronic constrictive pericarditis)是由于心包的慢性炎症性病变所致心包增厚、粘连,甚至钙化,使心脏的舒张和收缩受限,心功能逐渐减退,造成全身血液循环障碍的疾病。

【病因/病理】 慢性缩窄性心包炎多数由结核性心包炎所导致,占手术病例的 $40\%\sim50\%$。其他病因有急性化脓性心包炎迁延不愈、心脏直视手术后心包内积血、粘连及纵隔放疗等。病理改变主要是心包之间粘连、增厚,形成坚硬的纤维瘢痕组织,在隔面最为坚厚。部分病例瘢痕组织内有钙质沉积,钙质斑块嵌入心肌或形成钙质硬壳包裹心脏。由于心脏活动受限,心肌早期发生失用性萎缩,晚期则发生心肌纤维化。

【病理生理】 由于心脏受到增厚坚硬的心包所束缚,且与心脏融合,明显地限制了心脏的舒张,使心脏的充盈量减少,心肌收缩力减弱,心室舒张压升高,心排血量下降,静脉压升高,静脉血回流受阻,各脏器淤血。由于肾血流量减少,使体内水、钠潴留,血容量增加,并因静脉血液回流障碍而产生静脉压升高、肝大、腹水、胸腔积液、下肢水肿等体征。左侧心脏受束缚,使肺静脉血液回流受阻,呈现肺淤血、肺静脉及肺动脉压力升高。

【临床表现】 常为重度右心功能不全的表现。常见的症状为全身乏力、咳嗽、气促、腹部饱胀和消化功能失常等。肺部明显淤血者,可出现端坐呼吸。气促常发生于劳累后,但如有大量胸腔积液或因腹水使膈肌抬高,则静息时亦感气促。

【体格检查】 颈静脉怒张、肝大、腹水、下肢水肿,心搏动减弱或消失,心浊音界一般不增大。心音遥远。一般心律正常,脉搏细速,有奇脉。收缩压较低,脉压小,静脉压常升高达 $1.9\sim3.9$ kPa($20\sim40$ cmH$_2$O)。胸部检查可有一侧或双侧胸膜腔积液征。

【辅助检查】 实验室检查:血清白蛋白可降低。肝功能轻度减低。红细胞沉降率可正常或增加。心电图检查:各导联 QRS 波低电压,T 波平坦或倒置。部分患者可有心房颤动。胸部 X 线:心影大小接近正常,左右心缘变直,主动脉弓缩小。心脏搏动减弱或消失。在斜位或侧位片上显示心包钙化较为清晰。胸部 X 线片上还可显示胸膜腔积液。CT 和 MRI 检查:可以清楚地显示心包增厚及钙化的程度和部位,亦有助于鉴别诊断。超声心动图:显示心包增厚、粘连或积液,心房扩大、心室缩小和心功能减退。右心导管检查:心排血量低于正常,心腔各部位压力普遍升高,肺毛细血管压力也增高,但肺动脉压一般不超过 45 mmHg。右心室舒张压明显升高,压力曲线示舒张早期低垂,晚期升高。

【诊断】 根据病史和临床体征,以及超声心动图检查,大多数患者的诊断并无困难。需与肝硬化、结核性腹膜炎、充血性心力衰竭和心肌病相鉴别。

【治疗】 原则上一经确诊均为手术适应证。手术前需改善患者的营养状况,纠治电解质紊乱,给予低盐饮食和利尿药物。采用胸骨正中切口,先切开左心前区增厚的心包纤维组织,切开脏心包显露心肌后,即可见到心肌向外膨出,搏动有力。然后,沿分界面细心地继续剥离左心室前壁和心尖部的心包,再游离右心室,最后,予以切除。心包切除的范围,两侧达膈神经,上方超越大血管基部,下方到达心包膈面。有些病例的上、下腔静脉入口处形成瘢痕组织环,亦应予以剥离切除。剥离心包时,应避免损破心肌和冠状血管。如钙斑嵌入心肌,难于剥离时,可留下局部钙斑。术中要避免麻醉过深,严密监测中心静脉压、动脉压和心电图,控制输血输液,以防缩窄解除后心室过度膨胀,发生急性心力衰竭。术后对病因为结核者应继续抗结核治疗。

二、二尖瓣狭窄

二尖瓣狭窄(mitral stenosis)是指二尖瓣膜受损害、瓣膜结构和功能异常所导致的瓣口狭窄。在风湿热的病变过程中,约 3/4 的病例累及心脏,最常累及二尖瓣,主动脉瓣次之,三尖瓣很少见,肺动脉瓣则极为罕见。风湿性病变可以单独损害一个瓣膜区,也可以同时累及几个瓣膜区,常见的是二尖瓣合并主动脉瓣病变。风湿性二尖瓣狭窄可分为两种类型:隔膜型狭窄和漏斗型狭窄。

【病理生理】 正常成人二尖瓣口长度约为 4 cm,瓣口面积为 $4 \sim 6$ cm^2。每分钟有 $4 \sim 5$ L 血液在舒张期从左心房通过二尖瓣瓣口流入左心室。当瓣口面积缩小至 1.5 cm^2 时,可产生明显的血流动力学改变。随着瓣口狭窄程度的加重,血流动力学改变越明显。由于血流不能正常地通过二尖瓣口,引起左心房的血液滞留,左心房扩大和压力增高。压力升高到 40 mmHg,超过正常血浆渗透压 30 mmHg,即可产生急性肺水肿。出现心房颤动时,心排血量明显减少,患者症状加重。左心房压持续增高,肺小动脉长期处于痉挛和高血压状态,管壁纤维组织增生,管腔狭小,形成肺动脉高压。肺动脉压持续升高增加右心室后负荷,引起右心室代偿性肥厚和扩张,最终发生右心功能衰竭。

【临床表现】 临床症状的轻重主要取决于瓣口狭窄的程度。患者活动后心悸气短,周身乏力,发生急性肺水肿时咯血性泡沫痰。查体见面颊与口唇轻度发绀,即称为"二尖瓣面容"。心尖区扪及舒张期震颤。听诊闻及心尖区第一心音亢进,二尖瓣开放拍击音和舒张期隆隆样杂音,这是二尖瓣狭窄的特有体征。瓣叶高度硬化伴有关闭不全的患者,肺动脉瓣区第二心音亢进、分裂。病变后期肺动脉高压可造成右心衰竭,出现肝大、腹水、颈静脉怒张、踝部水肿等。

【辅助检查】 心电图:左房增大。病程长的患者常发生心房颤动。肺动脉高压的患者,可有右心室肥厚,表现为电轴右偏,亦可出现完全性右束支传导阻滞。胸部 X 线:轻度二尖瓣狭窄,心影大小可正常。左心房增大,呈双心房影表现。左前斜位吞钡检查显示左心房后移压迫食管。超声心动图:显示瓣膜增厚变形、活动受限、瓣口狭窄、左心房增大,并检查有无血液反流、左心房有无血栓和瓣膜钙化等。心导管检查:二尖瓣狭窄病例一般不需要施行心导管检查,仅在杂音不典型,诊断存在疑虑时进行。可以测量肺动脉压力和肺毛细血管楔压,以反映左房压力,再结合心排血量和心率计算二尖瓣口面积。怀疑同时有冠心病者可行冠状动脉造影。

【诊断】 中青年患者心尖区有隆隆样舒张期杂音伴 X 线或心电图示左心房增大,一般可诊断为风湿性二尖瓣狭窄。超声心动图可以确诊。

【治疗】

1. 手术目的 扩大二尖瓣口,矫治瓣膜病变,解除左心房射血障碍,缓解症状和改善心脏功能。

2. 手术方法 ① 对隔膜型二尖瓣狭窄,瓣叶活动好无钙化者,可行经皮穿刺球囊导管二尖瓣扩张术,或行闭式二尖瓣交界分离术。② 若瓣叶病变严重,已有重度纤维化、硬化、挛缩或钙化,则需切除瓣膜,作人工瓣膜二尖瓣置换术。

三、二尖瓣关闭不全

二尖瓣关闭不全(mitral regurgitation or mitral insufficiency)是指二尖瓣膜受损害、瓣膜结构和功能异常所导致的瓣口关闭不全。风湿性二尖瓣关闭不全较为多见,半数以上病例合并狭窄。主要病理改变是瓣叶和腱索增厚、挛缩、瓣膜面积缩小、瓣叶活动度受限制及二尖瓣瓣环扩大等。细菌性心内膜炎可造成二尖瓣叶赘生物或穿孔。其他原因所致之腱索断裂、乳头肌功能不全、二尖瓣脱垂等均可造成二尖瓣关闭不全。

【病理生理】 二尖瓣关闭不全的患者,部分血流在心脏收缩时,通过关闭不全的二尖瓣反流到左心房。血液反流量的多少与关闭不全的程度呈正比。反流量越大,左心室有效心搏血量明显降低,患者出现乏力、疲倦等症状。由于左心室的舒张期充盈量除原有的肺静脉回心血量外,同时还接受上次反流入左心房的血量,从而使左心室舒张末期容量增加,左心室容量负荷加重,左心室腔代偿性扩大。长期的容量负荷过重,导致左心室收缩力下降,左心室收缩末压升高,继而引起左房压和肺静脉压升高,产生呼吸困难等左心衰竭症状。由于左房压及肺静脉压、肺毛细血管压持续升高,最终导致肺动脉高压,引起右心衰竭。

【临床表现】 轻度单纯性二尖瓣关闭不全的患者,心脏功能代偿良好者可无明显症状。病变较重或历时较久者可出现乏力、心悸、劳累后气促等症状。急性肺水肿、端坐呼吸、咯血和右心衰竭症状的出现表明病变已进入晚期。

【体格检查】 主要体征是心尖搏动增强并向左向下移位。心尖区可听到全收缩期杂音,常向左侧腋中线传导。肺动脉瓣区第二音亢进,第一音减弱或消失。晚期病例可呈现右心衰竭及肝大、腹水等体征。

【辅助检查】 心电图:较轻的病例心电图可以正常。较重者则常显示电轴左偏、二尖瓣型 P 波、左心室肥大和劳损。胸部 X 线:中度二尖瓣关闭不全者,可见左心房增大。左心室增大时,心影向下扩大。超声心动图:直接观察二尖瓣前后叶闭合情况,判断关闭不全的程度,并可直接测算左心房、左心室收缩末期及舒张末期容积。观察瓣叶有无赘生物,对感染性心内膜炎的诊断有重要意义。心导管检查:显示肺动脉和肺毛细血管压力升高,心排血指数降低。

【诊断】 根据患者的临床症状,体征上心尖区有明确的收缩期杂音。结合心电图、X 线所示左心房和左心室肥大,以及超声心动图检查均可明确诊断。对可疑病例,如冠心病或急性心肌梗死导致的二尖瓣关闭不全,术前需进行选择性冠状动脉造影及左心室造影。

【治疗】 二尖瓣关闭不全临床症状明显,心功能 Ⅱ 级以上者,均可列为手术适应证。手术方法包括二尖瓣成形术和二尖瓣替换术。一般认为对瓣膜病变较轻,病理上以二尖瓣环扩大为主者,可考虑成形术。对瓣膜,瓣下腱索和乳头肌严重病变,丧失功能所造成的关闭不全,则需要施行瓣膜替换。手术均在体外循环下进行。

四、主动脉瓣狭窄

主动脉瓣狭窄(aortic stenosis)是由于主动脉瓣受侵害导致的瓣叶增厚粘连和瓣口狭窄。病程长久者可发生钙化或合并细菌性心内膜炎等。单纯狭窄的病例较少,常合并主动脉瓣关闭不全及二尖瓣病变等。

【病理生理】 正常主动脉瓣瓣口面积为 3 cm^2。由于左心室收缩力强,代偿功能好,轻度狭窄并不产生明显的血流动力学改变。但当瓣口面积减小到 1 cm^2 以下时,左心室排血就遇到阻碍,左心室收缩压升高,有时可达 300 mmHg。左心室与主动脉出现收缩压力阶差。压力阶差的大小,反映主动脉瓣狭窄的程度。中度狭窄压力阶差常为 30~50 mmHg,重度狭窄则可达 50~100 mmHg 或更高。当左心室射血阻力增大,后负荷增加时,心室肌代偿性肥厚,形成向心性肥厚。当左心室肥厚性代偿到一定程度后,心搏血量减少,引起舒张末期容量增加,心室明显扩张,最终导致左心衰竭。

【临床表现】 轻度主动脉瓣狭窄或心功能代偿期多无明显的临床症状。中度和重度狭窄者可有乏力、眩晕或昏厥、心绞痛、劳累后气促、端坐呼吸、急性肺水肿等症状,并可并发细菌性心内膜炎或猝死。心绞痛、晕厥和劳累性呼吸困难为主动脉瓣狭窄的三大典型症状。

【体格检查】 胸骨右缘第二肋间能扪及收缩期震颤。主动脉瓣区有粗糙喷射性收缩期杂音,向颈部传导,主动脉瓣区第二音延迟并减弱。重度狭窄病例常呈现脉搏细小、血压偏低和脉压小。

【辅助检查】 心电图:电轴左偏及左心室肥厚。部分患者有右心房增大,左束支传导阻滞或心房颤动。胸部X线:早期病例心影可无改变。病变加重后示左心室增大,心脏左缘向左向下延长,升主动脉可显示狭窄后扩大。超声心动图:M型检查显示主动脉瓣叶开放振幅减小,瓣叶曲线增宽,舒张期可呈多线。在二维或切面超声图像上可见到主动脉瓣叶增厚、变形或钙化,活动度减小和瓣口缩小等征象。早期左心室腔容量可在正常范围,晚期出现左心室腔容量增加,多普勒超声可准确地测定跨瓣压差。心导管检查:测定左心室与主动脉之间的收缩压力阶差,明确狭窄的程度。选择性左心室造影可显示狭窄的瓣口、左心室腔大小,以及是否伴有二尖瓣关闭不全。

【诊断】 主动脉瓣区存在收缩期杂音和震颤,心电图提示左心室肥厚,X线显示主动脉瓣钙化及升主动脉扩张,尤其是二维超声心动图明确主动脉瓣增厚、钙化、开放受限等征象,均可得到确诊。

【治疗】 临床上呈现心绞痛、昏厥或心力衰竭者,病情往往迅速恶化,可在2~3年内死亡,故应争取尽早施行手术治疗,切除病变的瓣膜,进行人工瓣主动脉瓣膜替换术。主动脉瓣成形术仅适于交界粘连的单纯主动脉瓣狭窄或单纯瓣叶与交界钙化影响瓣叶活动导致的狭窄。

五、主动脉瓣关闭不全

主动脉瓣关闭不全(aortic regurgitation or aortic insufficiency)常伴有程度不等的主动脉瓣狭窄,由于瓣叶变形、增厚、钙化,活动受限不能严密对合。风湿热、细菌性心内膜炎、马方综合征(Marfan's syndrome)、先天性主动脉瓣畸形、主动脉夹层动脉瘤等是临床上造成主动脉瓣关闭不全的原因。风湿性主动脉瓣病理改变主要表现为瓣叶增厚、卷曲、瘢痕形成或钙化。细菌性心内膜炎侵犯主动脉瓣,可引起瓣膜穿孔。

【病理生理】 由于主动脉瓣叶对合不良,舒张期大量血液自主动脉反流入左心室,使左心室同时接受左心房和主动脉反流的血流。左心室的容量负荷增加,肌纤维伸长,心室扩大和肥厚。在心脏功能代偿期,左心室排血量可以高于正常。左心室功能失代偿时,出现心排血量减少,左心房和肺动脉压力升高,可导致左心衰竭。由于舒张压低,冠状动脉灌注量减少和左心室高度肥厚,氧耗量加大,因而造成心肌供血不足。

【临床表现】 主动脉瓣关闭不全早期,左心室代偿功能较好,患者通常没有明显的临床症状。早期症状为心悸、心前区不适、头部强烈搏动感。在病程的后期可出现心肌相对缺血的表现如心绞痛发作、气促,并可出现阵发性呼吸困难、端坐呼吸或急性肺水肿。重症主动脉瓣关闭不全患者有猝死的危险。

【体格检查】 心界向左下方增大,心尖部可见抬举性搏动。在胸骨左缘第3~4肋间和主动脉瓣区有叹息样舒张早、中期或全舒张期杂音,向心尖区传导。重度关闭不全者呈现水冲脉、动脉枪击音、毛细血管搏动等征象。

【辅助检查】 心电图:电轴左偏和左心室肥大、劳损。胸部X线:左心室明显增大,向左下方延长。主动脉结隆起,升主动脉和弓部增宽,左心室和主动脉搏动幅度增大。逆行升主动脉造影,可见造影剂在舒张期从主动脉反流入左心室。按反流量的多少,可以估计关闭不全的程度。超声心动图:主动脉瓣叶增厚、钙化。主动脉瓣闭合不良。彩色多普勒显示左心室流出道反流束。左心室内径增大,流出道增宽,主动脉瓣环增大。

【诊断】 病变中晚期出现临床症状,结合相关辅助检查,诊断主动脉瓣关闭不全并不困难。必要时行升主动脉造影,根据主动脉反流量判断主动脉反流程度。

【治疗】 治疗临床上出现症状,如呈现心绞痛、左心室衰竭或心脏逐渐扩大,则可在数年内死亡,故应争取尽早施行人工瓣膜替换术。主动脉瓣成形仅适合于单纯主动脉单叶脱垂或局限性瓣膜穿孔。

六、冠状动脉粥样硬化性心脏病

冠状动脉粥样硬化性心脏病(atherosclerotic coronary artery disease)简称冠心病,是西方发达国家造成死亡的主要原因。随着生活水平的不断提高,我国冠心病的发病率也在逐年升高。冠心病多在中年以上发病,男性发病率和病死率都明显高于女性。冠心病主要病因有高脂蛋白血症、高血压、吸烟、糖尿病、肥胖、高密度脂蛋白过低等。

【病理生理】　冠心病主要是冠状动脉内粥样斑块形成,使管壁增厚、管腔狭窄或阻塞。心肌细胞氧分压是调节冠状动脉血流量的主要因素,因此当体力劳动或情绪激动时,心脏搏动频率明显增快,心肌收缩力增强和心室壁张力增高,导致心肌需氧量增大,动脉血氧分压下降,冠状动脉血流量就相应增多,以满足心肌氧的需要。如果冠状动脉血流量不能相应增多,则发生心肌缺血表现,心肌长时间缺血可造成心肌细胞坏死,即心肌梗死。通常发生在左冠状动脉前降支区域。发生心肌梗死的心脏,以后可形成室壁瘤、二尖瓣关闭不全、室间隔缺损等。

【临床表现】

1. 心绞痛　冠状动脉管腔狭窄,严重者在体力劳动、情绪激动时,因心肌需氧增加而引起心绞痛,表现为突发心前区疼痛,从胸骨后或心尖区开始,向上、向左放射至左肩、左臂至小指或环指。停止活动休息或口服硝酸甘油,疼痛可于数分钟后缓解。

2. 心肌梗死　患者突然出现严重而持久的心绞痛,个别患者也可表现不典型或无痛型心肌梗死。表现为恶心呕吐、大汗淋漓、发热、心律失常、发绀、血压下降、休克、心力衰竭等,甚至可突然猝死。发生过心肌梗死的患者,心肌由瘢痕组织替代,心室壁变薄,日后可出现室壁瘤、二尖瓣关闭不全、室间隔缺损等,并伴有相应的临床症状。

【体格检查】　一般在病变未发作时无临床体征。急性心肌梗死时,心音减弱,伴有舒张期奔马律,心律失常和心力衰竭的相应体征。合并室间隔穿孔或二尖瓣关闭不全时,可闻及相应的收缩期杂音。

【辅助检查】　心电图:急性心肌缺血时可表现为 ST 段低平或抬高、T 波低平或倒置。心肌梗死时可出现异常 Q 波和 ST 段抬高等。部分患者心电图可无明显变化。选择性冠状动脉造影和左心室造影是目前诊断冠心病的金标准。可明确冠状动脉病变的部位、范围、病变血管的狭窄程度及侧支循环的建立情况。左心室造影可确定左心室室壁运动,判断其收缩功能及明确是否合并室壁瘤。超声心动图可检测心脏各室腔的大小和室壁运动情况。

【治疗】　冠状动脉粥样硬化性心脏病的治疗包括药物治疗、介入治疗和外科治疗。外科治疗主要是指冠状动脉旁路移植术,是目前冠心病的主要治疗方法。

1. 手术适应证　① 心绞痛经内科治疗病情不见好转,严重影响工作、生活。② 左冠状动脉主干和前降支狭窄,较易发生猝死者。③ 心绞痛虽不严重,但左冠状动脉主要分支有两支以上明显狭窄者。④ 心肌梗死后并发症如室间隔穿孔、心室室壁瘤及乳头肌功能紊乱造成的二尖瓣关闭不全等。

2. 手术方法　临床上用作冠状动脉搭桥的移植材料主要有自体大隐静脉、左或右胸廓内动脉、桡动脉,较少应用胃网膜右动脉和腹壁下动脉。通常是用左胸廓内动脉与左前降支吻合,大隐静脉与其他狭窄的冠状动脉吻合。吻合方法是将移植材料的近远端分别与冠状动脉狭窄的远端和升主动脉吻合。根据受累及的冠状动脉情况选择吻合口的数量,必要时选择序贯吻合方法。

七、心 脏 黏 液 瘤

心脏黏液瘤(cardiac myxoma)是最为常见的原发性心脏肿瘤,约占所有原发性心脏肿瘤的 50%以上。

【病理/病理生理】　黏液瘤起源于心内膜下具有多向分化潜能的间叶细胞。心房间隔卵圆窝区富含此类细胞,因而是好发部位。肿瘤长大后呈息肉样肿块突入心脏,常有瘤蒂附着于房间隔或心房壁,瘤体能随心动周期而活动。肿瘤多呈椭圆形或圆形,有时有分叶或形似一串葡萄。外观呈半透明、晶莹的胶冻,色彩多样:淡黄、浅绿或暗紫,夹杂红色出血区。质脆易碎,碎屑进入血液循环可引致体动脉或肺动脉栓塞。黏液瘤多属良性,但少数病例可能发生恶变,成为黏液肉瘤或出现远处转移。心脏黏液瘤的主要病理生理改变是突入心腔内的瘤体妨碍正常血流。左心房黏液瘤常造成二尖瓣瓣口梗阻,影响瓣膜的开放和闭合,产生二尖瓣狭窄或关闭不全。

【临床表现】　心脏黏液瘤的临床表现主要取决于瘤体的位置、大小、生长速度、瘤蒂的长短,以及是否发生脱落、出血、坏死等。最常见的症状为左心房黏液瘤的瘤体于心脏舒张期随血流下移至二尖瓣口,产生类似二尖瓣狭窄、血流受阻表现。可有心悸、气短、晕厥等症状,重者可有咯血、端坐呼吸等表现。右心房黏液瘤患者,由于瘤体阻塞通过三尖瓣的血流,可有腹胀、水肿等右心功能不全表现。少数病例(约15%)出现动脉栓塞症状,如昏迷、偏瘫、失明、失语等症状,严重的脑栓塞可以致命。

【体格检查】 多数患者有心脏杂音。杂音可以随体位而改变。少数患者还可听诊闻及肿瘤扑落音。黏液瘤位于其他心腔的患者,杂音时相、强度均可有不同。

【辅助检查】 实验室检查:贫血、血沉增快,但抗链球菌溶血素"O"一般正常。心电图:多无特异性。可表现为右束支传导阻滞、Ⅰ度房室传导阻滞。但黏液瘤病例很少出现心房颤动。胸部X线:显示左心房、右心室增大、肺部淤血等与二尖瓣病变相类似的征象。超声心动图:可见心腔内有随心动周期活动的异常回声团块,并可确定黏液瘤发生的部位,瘤体、瘤蒂的大小,瘤蒂的附着部位,是否为多发黏液瘤等。

【治疗】 心脏黏液瘤具有低度恶性倾向,并且有潜在栓子脱落的危险,一旦确诊应及早予以摘除,避免肿瘤发生恶变及突然堵塞房室瓣瓣口引致猝死,或肿瘤碎屑脱落并发栓塞。

手术均在体外循环下进行。常用经右心房-房间隔切口摘除肿瘤,必要时亦可采用左右心房联合切口。手中充分显露瘤体及瘤蒂,连同瘤蒂附带的一部分心内膜及心肌组织完整切除黏液瘤。

知识拓展

体 外 循 环

体外循环(extracorporeal circulation)是指应用人工管道将人体大血管与人工心肺机(artificial heart-lung machine)连接,从静脉系统引出静脉血,并在体外氧合,再经血泵将氧合血输回动脉系统的全过程,又称心肺转流。在心肺转流下,可阻断心脏血流,切开心脏,进行心内直视操作,主要应用于心脏、大血管手术。

1. 体外循环的基础装置

(1)血泵:血泵(人工心)是体外循环期间充当心脏射血功能的机械装置,分为滚压泵、离心泵、心室泵三大类。其基本原理是通过电动或气动依靠单向活瓣产生持续单向血流,从而形成有效的血液循环,代替心脏做功。

(2)氧合器:心脏直视手术中体外循环任务之一就是将静脉血氧合成动脉血。这一过程是靠氧合器(人工肺)来完成。氧合器的发展经历了生物肺氧合、血膜式氧合、鼓泡式氧合和膜式氧合这四个发展阶段。鼓泡式氧合器易引起血液蛋白的变性,且安全使用时限较短。膜式氧合器比较符合生理,适用于较长时间的体外循环。

(3)滤器:根据滤除物质的大小可分为一般性滤器、微栓滤器和无菌性滤器。用以过滤血液中的血小板块、纤维素等碎屑。

(4)变温器:这是用于降低和升高血液温度的装置。

(5)管道与插管:包括动脉插管、静脉插管、心内吸引管、心外吸引管等,以及泵管和不同型号的连接管。

2. **体外循环的实施** 心内直视手术一般都采用正中胸骨切口,显露心脏后,分别游离上、下腔静脉,然后套绕阻断带。注射肝素(2~3 mg/L)抗凝,用监测仪测定活化凝血时间(ACT)延长至480~600 s为准。于升主动脉根部插供血管,经右心房向上、下腔静脉分别插入引流管,连接人工心肺机后,即可开动心肺机转流,建立体外循环。体外循环建立前,首先将人工心肺机及附属管道等进行液体或血液预充。预充液多采用电解质平衡液、血浆、代血浆和库血。采用晶体胶体预充液血稀释法不仅能节省大量血液,且能降低血黏稠度,改善微循环,减少红细胞破坏,减轻凝血机制紊乱和增进肾排泄功能。体外循环多与低温结合应用,即在开始转流时并行血液降温至30~25℃,以降低代谢率,减少转流量、左心回血量和心肌细胞的损伤;待心内手术即将结束再将血液温度回升至常温。在阻断主动脉后,于主动脉根部或冠状静脉窦加压注入0~4℃含高钾离子为主的心停搏溶液,使心搏迅速停止以保护心肌。临床上停搏液灌注方法主要有主动脉根部顺行灌注、冠状动脉直视灌注和冠状静脉窦逆行灌注法。在心内操作完毕恢复心脏循环后,如心脏不能自动复苏,则电击除颤。待循环稳定后停止体外循环,拔除插管,静注鱼精蛋白以中和肝素。待血凝块形成后关胸。

小 结

1. 动脉导管未闭 ｛ 症状和体征：取决于导管大小、肺血管阻力、发现时年龄和有无合并畸形
早产儿、婴幼儿反复发生肺炎、呼吸窘迫、心力衰竭或喂养困难者，应及时手术治疗
手术禁忌证：艾森曼格综合征

2. 室间隔缺损 ｛ 通常分为膜部缺损、漏斗部缺损和肌部缺损
对缺损大且分流量大，婴幼儿期即有喂养困难、反复肺部感染、充血性心力衰竭或肺动脉高压者，应尽早手术

3. 法洛四联症 ｛ 主要包括肺动脉狭窄、室间隔缺损、主动脉骑跨和右心室肥厚等四种解剖畸形
应强调早期治疗，外科手术方法主要包括姑息性手术和矫治术

4. 风湿性心脏病二尖瓣狭窄 ｛ 可分为隔膜型狭窄和漏斗型狭窄
最常用的手术方式：二尖瓣置换术

5. 冠状动脉粥样硬化性心脏病 ｛ 主要病因：高脂蛋白血症、高血压、吸烟、糖尿病、肥胖、高密度脂蛋白过低等
冠心病外科治疗最常用的手术方法：冠状动脉旁路移植术

【思考题】

（1）简述常见先天性心脏病的病理生理机制与外科治疗原则。

（2）简述风湿性心脏病二尖瓣狭窄的发病机制与外科手术方式。

（3）冠状动脉粥样硬化性心脏病的临床表现与外科治疗的适应证。

（史宏灿）

第三十一章 胸主动脉瘤

学习要点

● **了解**：胸主动脉瘤的病因、分类、临床表现与治疗原则。

由于先天性或后天性疾患，造成主动脉壁正常结构的损害，尤其是承受压力的弹力纤维变脆和撕裂，主动脉在血流压力的作用下逐渐膨大扩张，形成主动脉瘤。升主动脉、主动脉弓、降主动脉均可发生动脉瘤。瘤体的增大可压迫邻近器官以至破裂常导致患者死亡。

【病因】

1. 动脉硬化　动脉粥样硬化时主动脉壁内皮细胞变性或脱落，胆固醇和脂质浸润沉着于主动脉壁，形成脂纹、硬化斑块、溃疡和弹力纤维变性和断裂，均可致主动脉壁破坏，逐渐膨出扩大形成动脉瘤。此类主动脉瘤多见于降主动脉，常呈梭形。患者年龄均在 40 岁以上。

2. 动脉囊性中层坏死　某些先天性疾患和遗传性疾患使主动脉壁中层发生囊性坏死，弹力纤维减少至消失，伴有黏液性变，主动脉壁薄弱。此类主动脉瘤常位于升主动脉，呈梭形。多见于青年患者，如马方(Marfan)综合征等。

3. 创伤　多因胸部挤压伤、汽车高速行驶突然减速碰撞胸部或从高处坠下，引起胸主动脉破裂。常发生在比较固定的主动脉弓与活动度较大的降主动脉近段相交界处，即动脉韧带远侧。主动脉全层破裂者，患者在短时内因大量失血而死亡。如主动脉内膜和中层断裂，但外层或周围组织仍保持完整，则多形成假性动脉瘤，少数形成夹层动脉瘤。

4. 细菌性感染　常继发在感染性心内膜炎的基础上。病变始于心内膜，发展至中层受损害时，便易形成动脉瘤，多呈囊型。

5. 梅毒　梅毒螺旋体破坏主动脉壁弹性纤维，管壁强度逐渐变弱形成主动脉瘤。多见于升主动脉和主动脉弓，呈梭形。

【病理】　按照主动脉壁病变层次和范围可分为：① 真性动脉瘤，即全层瘤变和扩大；② 假性动脉瘤，囊壁无正常动脉壁的内膜、中层及外膜三层结构，而完全由纤维结缔组织构成；③ 夹层动脉瘤，有内膜撕裂和主动脉壁分离。

按照病理形态可将胸主动脉瘤分为三类。

1. 囊性动脉瘤　病变仅累及局部主动脉壁，突出呈囊状，与主动脉腔相连的颈部较窄。

2. 梭形动脉瘤　病变累及主动脉壁全周，长度不一，瘤壁厚薄不均。动脉瘤壁及邻近主动脉壁可有钙化，瘤腔内可有附壁血栓。动脉瘤增大至一定程度可压迫以至侵蚀邻近器官和组织，引起相应的临床症状，最后常因瘤体破裂和大出血死亡。

3. 夹层动脉瘤(dissecting aortic aneurysm)　主动脉壁中层发生坏死或退行性病变，当内膜破裂时，在主动脉高压力血流作用下，中层内形成撕裂并主要向远侧延伸形成主动脉夹层时，则为夹层动脉瘤。夹层动脉瘤可向外穿破入心包腔、胸膜腔、纵隔或腹膜腔引起出血死亡。

【临床表现】　胸主动脉瘤目前多由体检发现，一般发展至压迫或侵犯邻近器官和组织后才有临床症状。常见症状为胸痛。当肋骨、胸骨、椎体受侵蚀及脊神经受压迫时，胸痛更为明显。主动脉弓部动脉瘤压迫气管、支气管可引起刺激性咳嗽和上呼吸道部分梗阻，致呼吸困难。喉返神经受压迫，产生声音嘶哑。交感神经受压迫可引起 Horner 综合征。膈神经受压迫则产生膈肌麻痹。胸主动脉瘤破裂时可出现急性胸痛、休克、血胸、心脏压塞等症状，患者大多很快死亡。

急性主动脉夹层动脉瘤除剧烈胸痛外，随着壁间血肿的扩大，出现压迫和阻塞主动脉的分支而产生严重的症状,如昏迷、偏瘫、截瘫、急腹痛(肠系膜动脉受压)、无尿、肢体缺血等表现。若动脉瘤发生破裂,则患者多很快死亡。

升主动脉根部动脉瘤长大后,可使主动脉瓣瓣环扩大,产生主动脉瓣关闭不全的症状和体征。动脉瘤长大后,可延伸到颈部胸骨切迹上方或侵蚀破坏胸廓骨骼,胸壁呈现搏动性肿块。

【诊断】　动脉瘤较小,临床上尚无症状的病例,往往在胸部 X 线检查时,才发现动脉瘤块影。透视或超声扫描检查可能见到扩张性搏动。影像学检查方法包括胸部 CT、MRI、超速 CT 及三维成像、胸主动脉造影、数字减影造影术等,不但可明确胸主动脉瘤的诊断和与纵隔肿瘤及其他疾病相鉴别,且可清楚地了解主动脉瘤的部位、范围、大小与周围器官的关系,特别是胸主动脉的分支受侵的情况、动脉瘤腔内有无血栓形成和有无破裂等,为治疗提供可靠的信息。

【治疗】

1. 介入治疗　主要适用于降主动脉瘤与假性动脉瘤的治疗。可按病变两侧的主动脉管径大小和病变长度个体化地制出带膜的支架型人工血管,实施主动脉内膜破口隔绝封闭和腔内血管成形。需严格掌握其治疗适应证。

2. 手术治疗　将人工血管替换病变的胸主动脉是最有效的外科治疗手段。手术方法较为复杂,对全身及主要脏器如心、脑、脊髓、肾、肝及腹腔器官功能影响较大,术后应严密监护,防止出血、感染,并积极维护重要器官功能的恢复,才能取得良好治疗效果。

3. 杂交治疗　该方法即将外科手术与介入技术相结合,通过使用人工血管与带膜支架人工血管共同矫治胸主动脉瘤病变。近远期疗效尚待观察。

小　结

胸主动脉瘤
- 病理
  - 按照主动脉壁病变层次和范围可分为:真性动脉瘤、假性动脉瘤、夹层动脉瘤
  - 按照病理形态可分为:囊性动脉瘤,梭形动脉瘤、夹层动脉瘤
- 病因:动脉硬化、动脉囊性中层坏死、创伤、细菌性感染和梅毒等
- 治疗方法:介入、动脉瘤切除和杂交治疗;需严格掌握治疗方法选择使用的适应证

【思考题】

(1)简述胸主动脉瘤的病因与病理分类。

(2)简述胸主动脉瘤的临床表现与外科治疗的原则。

(史宏灿)

第三十二章 腹外疝

- **掌握**：腹股沟区的解剖、腹外疝的临床表现、诊断、鉴别诊断要点、外科治疗的基本原则和方法。
- **了解**：疝的基本概念及临床类型。

疝即人体某个脏器或组织离开了原先正常的解剖部位，通过人体间隙、缺损或薄弱部位进入另一部位。疝有多种，但最常见于腹部，尤以腹外疝多见。腹外疝是腹腔脏器或组织通过腹壁薄弱或缺损处，连同腹膜壁层向身体表面突出形成包块。腹内疝是由腹内脏器或组织离开原先正常解剖位置，经过腹腔内的孔道或间隙进入到另一个异常的腔隙而形成。

第一节 概 论

【病因】 腹外疝形成的主要病因是腹壁强度的降低和腹内压力的增高。

腹壁强度的降低：可有先天性及后天性原因。先天性的如腹膜鞘状突未闭、腹内斜肌下缘高位等。后天性的如精索或子宫圆韧带穿过腹股沟管、股动静脉穿过股管区可造成该处腹壁强度减弱，手术切口愈合不良、感染、外伤、腹壁神经的损伤、老龄的肌肉退化萎缩及体内腱膜中胶原代谢的紊乱。

腹内压力的增高：常见原因有吸烟者和老年人支气管炎引起的慢性咳嗽，慢性便秘，晚期妊娠，腹水，排尿困难（前列腺肥大、包茎），婴儿经常啼哭，举重及腹内肿瘤等。

病理解剖：典型的腹外疝由疝囊、疝内容物和疝外被盖构成。疝囊由疝囊颈及疝囊体组成，是经疝环突出的腹膜囊袋。疝囊颈为疝囊狭窄部分，又称疝门，是腹壁筋膜、肌肉、韧带的缺损部位。通常按疝门部位作为疝的命名依据，如腹股沟疝、脐疝、股疝等。疝内容物可有小肠、网膜或大肠等，以小肠最为多见，大网膜次之。疝外被盖是包盖在疝囊外表相应腹壁的各层组织。

【临床类型】 腹外疝可分为易复性、难复性、嵌顿性及绞窄性。

1. 易复性疝 凡是疝内容很容易回纳入腹腔的，称为可复性疝。在腹外疝早期，疝内容物仅在患者长时间站立、行走、咳嗽等一时性腹内压骤然升高时疝出，而在平卧时可以自然地或用手轻推后即可回纳入腹腔。

2. 难复性疝 疝内容物不能回纳或不能完全回纳入腹腔，称为难复性疝。多数是由于大网膜等疝内容物反复疝入疝囊，与疝囊（颈）摩擦，损伤后发生粘连，导致不能完全还纳。有些病程较长的巨型疝，由于内容物较多或疝门十分宽大，腹壁组织萎缩变薄，完全丧失抵挡内容物突出的作用，大量疝内容物由于重力的影响而久留在疝囊内，难以回纳，易成为难复性疝。部分腹腔脏器在形成疝的过程中，可随后腹膜壁层而被下牵，滑经疝门并成为疝囊壁的一部分，称为滑动性疝。常见脏器为盲肠、乙状结肠或膀胱。滑动性疝通常也属难复性疝。

3. 嵌顿性疝 是指疝内容物进入疝囊后，由于疝环狭小，疝内容物不能回纳腹腔，称嵌顿性疝。疝发生嵌顿后，如果内容物为肠管，肠壁及其系膜可在疝门处受压，静脉回流受阻，肠壁淤血和水肿，伴有肠梗阻的表现。随着病程的延长，肠管受压进一步加重，肠管色泽可由正常的淡红转变为深红，疝囊内可有淡黄色渗液积聚。如能得到经正确、有效的治疗和处理，解除嵌顿，病变肠管可恢复正常，避免进一步发展成为绞窄性疝。有时嵌顿的内容物仅为部分肠壁，系膜侧肠壁及其系膜并未进入疝囊，肠腔未发生完全梗阻，这种疝称为肠管壁疝或 Richter 疝。若嵌顿的肠管包括几个肠襻，状如"W"形，中间的肠襻虽不在疝囊内,但仍属于被嵌顿的肠管。这种疝称为逆行性嵌顿疝或 Maydl 疝。该疝手术时应注意有疝囊内肠管存活、而腹腔内的肠襻已发生坏死的可能,手术处理时必须把腹腔内有关肠襻牵出检查,以防隐匿于腹腔内的坏死中间肠襻被遗漏。如嵌顿的小肠是小肠憩室,则称为 Littre 疝。

4. 绞窄性疝　绞窄性疝和嵌顿性疝是一个病理性过程的两个阶段,临床上难以截然区分。嵌顿性疝发展到肠壁动脉血流障碍的阶段,即为绞窄性疝。此时肠系膜动脉搏动消失,肠壁逐渐失去光泽和弹性,肠管蠕动能力减弱或丧失,最终变黑坏死。疝囊内的渗液可以变成淡红色或暗红色。儿童疝环组织一般比较柔软,疝嵌顿后很少发生绞窄。

第二节　腹　股　沟　疝

发生在腹股沟区的腹外疝称之为腹股沟疝,是最常见的腹外疝,发生于男性者占多数,右侧比左侧多见。可分为腹股沟斜疝和腹股沟直疝两种。腹股沟斜疝从位于腹壁下动脉外侧的腹股沟管内环突出,向内下、向前斜行经腹股沟管,再穿出腹股沟管浅环,可进入阴囊中,占 85%～95%。腹股沟直疝从腹壁下动脉内侧的直疝三角直接由后向前突出,不经内环,也不进入阴囊。

【腹股沟区解剖概要】

1. 腹股沟的解剖层次　腹股沟区位于髂部,是前外下腹壁的一个三角形区域,上界是髂前上棘至腹直肌外侧缘,下界为腹股沟韧带。腹股沟区的腹壁层次由浅而深可分为 7 层:皮肤、浅筋膜(camper 筋膜)、深筋膜(Scarpa 筋膜)、肌肉层(腹外斜肌、腹内斜肌、腹横肌及它们的腱膜)、腹横筋膜、腹膜外脂肪和腹膜(壁层)。

(1)腹外斜肌:其在髂前上棘与脐连线水平以下移行为腱膜,即腹外斜肌腱膜。该腱膜在髂前上棘到耻骨结节之间,向后向上反折,增厚成为腹股沟韧带。该韧带内侧部有一小部分纤维,继续向后向下反折成陷窝韧带(腔隙韧带),其边缘呈弧形,为股环的内侧缘。陷窝韧带继续向外延续附着于耻骨梳,为耻骨梳韧带。腹外斜肌腱膜的纤维自外上方向内下方行走,在耻骨结节的外上方形成一三角形的裂隙,即腹股沟管浅环(皮下环),正常可容一示指尖。在腹外斜肌腱膜深面,有髂腹下神经及髂腹股沟神经于腹内斜肌表面行走,在施行疝手术时应避免误伤。

(2)腹内斜肌与腹横肌:在腹股沟区,腹内斜肌与腹横肌分别起自腹股沟韧带的外侧 1/2 与 1/3,肌纤维向内下走行,下缘呈弓状越过精索前、上方,在精索内后侧止于耻骨结节。腹横腱膜弓与腹内斜肌下缘腱膜结构在精索内后侧互相融合,形成腹股沟镰(或称联合腱),也止于耻骨结节。

(3)腹横筋膜:其下面部分的外侧 1/2 及内侧 1/2 分别附着于腹股沟韧带和耻骨梳韧带。腹横筋膜与包裹腹横肌和腹内斜肌的筋膜在弓状下缘融合而形成的弓状结构,称为腹横肌腱膜弓。在腹股沟韧带中点上方约 2 cm 处,腹横筋膜有一卵圆状裂隙,即为腹股沟管深环(或称内环)。男性精索由此通过,腹横筋膜在此向下将其包绕,成为精索内筋膜。腹横筋膜组织在内环内侧增厚致密,形成凹间韧带。在腹股沟韧带内侧半,腹横筋膜还覆盖着股动、静脉,并在腹股沟韧带后方伴随这些血管至股部,形成股鞘前层。

由此可见,在腹股沟内侧 1/2 部分,腹内斜肌和腹横肌的弓状下缘与腹股沟韧带之间,有一腹壁强度较为薄弱的腹壁"空隙"区,无强有力的肌肉层保护,力量较为薄弱,这就是腹外疝好发于腹股沟区的重要原因。

2. 腹股沟管解剖　腹股沟管位于腹前壁、腹股沟韧带内上方,由外向内、由上向下、由深向浅斜行,大体相当于腹内斜肌、腹横肌的弓状下缘与腹股沟韧带之间,成人一般长 4～5 cm。有内、外两口和上下前后四壁。内口即深环,外口即浅环。前壁有皮肤、皮下组织和腹外斜肌腱膜,在外侧 1/3 尚有部分腹内斜肌覆盖;后壁为腹横筋膜和深面的腹膜壁层,其内侧 1/3 尚有腹股沟镰;上壁为腹内斜肌、腹横肌的弓状下缘;下壁为腹股沟韧带和陷窝韧带。腹股沟管内女性有子宫圆韧带通过,男性则有精索通过。

3. 直疝三角　直疝三角又称腹股沟三角,是腹壁下动脉为外侧边、腹直肌外缘为内侧边、腹股沟韧带为底边的一个三角形区域,腹股沟直疝即在此由后向前突出。该处腹壁缺乏完整的腹肌覆盖,且腹横筋膜又比周围部分薄,是腹壁的一个薄弱区。直疝三角与腹股沟管内环之间有腹壁下动脉和凹间韧带。

【发病机制】 腹股沟斜疝有先天性和后天性之分。

1. 先天性解剖异常 睾丸在胚胎早期位于腹膜后,胚胎发育过程中由第2~3腰椎旁逐渐下降,同时在未来的腹股沟管深环处依次带动腹膜、腹横筋膜及腹前外侧壁各肌经腹股沟管逐渐下移,最终推动皮肤形成阴囊。随之下移的腹膜形成一鞘突,睾丸紧贴在其后壁。鞘突下段在婴儿出生后不久成为睾丸固有鞘膜,其余部分即自行萎缩闭锁而遗留一纤维索带。如不闭锁,未闭的鞘突就成为先天性斜疝的疝囊。右侧睾丸下降比左侧略晚,鞘突闭锁也较迟,所以右侧腹股沟疝较多。

2. 后天性腹壁薄弱或缺损 任何腹外疝都存在着不同程度的腹横筋膜薄弱或缺损。腹横筋膜和腹横肌的收缩可把凹间韧带牵向上外方,而在腹内斜肌深面关闭了腹股沟深环。腹横筋膜和腹横肌发育不全,这一保护作用就不能发挥,就容易导致疝的发生。

【临床表现/诊断】 腹股沟疝的临床症状可因疝囊大小或有无并发症而异。重要的临床表现是腹股沟区有一突出的肿块。开始肿块较小,一般无特殊不适,疝环处仅有轻度坠胀感。随着疾病的发展,肿块可逐渐增大,甚至穿过浅环下降至阴囊内,患者行走不便和影响劳动。

1. 易复性疝 腹股沟区有可复性肿块出现,可伴有轻微胀痛不适。开始肿块较小,常在患者站立、行走、跑步、剧咳或患儿啼哭时出现,平卧或手压时肿块可回纳并消失。疝内容物若为小肠,回纳时常先有阻力,一旦回纳则较快消失可伴发咕噜声。随病情进展,肿块可逐渐增大,多呈带蒂柄的梨形,并可下降至阴囊内或大阴唇。肿块回纳后,可用手指通过阴囊皮肤伸入浅环,此时可以感觉到浅环扩大、腹壁软弱。如嘱患者咳嗽,则指尖有冲击感。用此方法可以诊断出一些隐匿性的腹股沟斜疝。用手指紧压腹股沟管深环,然后嘱患者起立并用力咳嗽,斜疝肿块并不出现;但一旦移开手指,则肿块可从外上向内下再次鼓出。内环压迫试验等可用来鉴别斜疝和直疝。

2. 难复性疝 主要特点是肿块不能完全回纳,可伴有消化不良和便秘等症状。滑动性疝多见于右侧,手术时要防止滑入疝囊的盲肠或乙状结肠被误认为疝囊的一部分而被切开。

3. 嵌顿性疝 常发生于斜疝,强力劳动或排便等腹内压骤增是其主要原因。临床上常表现为疝块突然增大,疼痛明显增强。肿块紧张发硬,触痛明显,平卧或用手推送肿块均不能使其回纳。嵌顿的内容物若为大网膜,局部疼痛常轻微;如为肠襻,不但局部疼痛明显,且可伴有腹部绞痛、恶心、呕吐、停止排便排气、腹胀等机械性肠梗阻的临床表现。

4. 绞窄性疝 疝若发生嵌顿后未得到及时处理,可发展为绞窄性疝。患者症状加重,腹痛剧烈且呈持续性;呕吐频繁,呕吐物含咖啡样血液或出现血便;不对称腹胀,腹膜刺激征,肠鸣音减弱或消失;腹腔穿刺或灌洗液为血性;X线检查见孤立胀大的肠襻或瘤状阴影;体温、脉率、白细胞计数渐上升,甚至出现休克体征。绞窄时间较长者疝内容物可发生感染并侵及周围组织,严重者可发生脓毒症。绞窄肠管在发生坏死穿孔时,由于压力骤降,疼痛可暂时缓解,此时不能简单认为是病情的好转而放弃治疗。

5. 腹股沟直疝 常见于年老体弱者,主要临床表现为在腹股沟内侧端、耻骨结节外上方出现一可复性肿块,呈半球形,不进入阴囊,多无疼痛及其他不适。患者站立时疝块出现,平卧时消失。直疝颈部宽大,极少发生嵌顿。疝内容物常为小肠或大网膜。膀胱有时可进入疝囊,成为滑动性直疝,手术时应予以注意(表32-1)。

表 32-1 腹股沟斜疝与直疝的临床鉴别

	腹 股 沟 斜 疝	腹 股 沟 直 疝
发病年龄	儿童及青壮年多见	老年人多见
疝块外形	椭圆或梨形,上部呈蒂柄状	半球形
突出途径	经腹股沟管出	由直疝三角突出
是否进入阴囊	可进入阴囊	不进入阴囊
回纳疝块后压住内环	疝块不再突出	疝块仍可突出
精索与疝囊的关系	精索在疝囊后方	精索在疝囊前外方
疝囊颈与腹壁下动脉的关系	疝囊颈在腹壁下动脉外侧	疝囊颈在腹壁下动脉内侧
嵌顿机会	较多	较少

【鉴别诊断】 常需与以下疾病相鉴别。

1. 睾丸鞘膜积液 此时肿块完全局限在阴囊内,上界可以清楚地扪及。在行透光试验检查时,鞘膜积液多为透光(阳性),而疝块多不能透光。腹股沟斜疝时,在肿块的后方可扪及实质感的睾丸;而鞘膜积液时,由于睾丸在积液中间,实质感的睾丸不能扪及。

2. 交通性鞘膜积液 肿块的外形与睾丸鞘膜积液相似。肿块在患者起床后或站立活动时缓慢地出现并增大,患者平卧或睡觉后又可逐渐缩小。当用外力挤压肿块时,其体积也可逐渐变小。透光试验为阳性。

3. 精索鞘膜积液 肿块较小,在腹股沟管内,牵拉同侧睾丸肿块可有移动。

4. 隐睾 隐睾肿块较小,挤压时可出现特有的胀痛感觉,患侧阴囊内睾丸缺如。

5. 急性肠梗阻 肠管被嵌顿的疝可伴有急性肠梗阻的临床表现,诊断时不能仅满足于肠梗阻的诊断而忽略疝的存在。

【治疗】 腹股沟疝一般均应尽早治疗,如不及时处理,疝块可逐渐增大并影响患者日常生活,甚至发生嵌顿或绞窄而威胁患者的生命。腹股沟疝的治疗包括保守治疗和手术治疗。

1. 非手术治疗 婴幼儿腹肌可随躯体生长而逐渐强壮,疝有自行消失的可能,所以一岁以下的婴幼儿可暂不手术。年老体弱或伴有严重疾病而禁忌手术者也可选择保守治疗。可在回纳疝内容物后,将医用疝带一端的软压垫对着疝环顶住,阻止疝块再次突出。但长期使用疝带会使疝囊颈经常受到摩擦变得肥厚坚韧,并有促使疝囊与疝内容物发生粘连的可能,进而增加了疝嵌顿的发病率。

2. 手术治疗 成人腹股沟疝不可自愈,手术是治疗成人腹股沟疝的唯一可靠方法。手术的基本原则是关闭内环口,加强或修补腹股沟管管壁。术前应进行必要准备,患者如有慢性咳嗽、严重便秘、排尿困难等腹内压力增高情况,术前应预先处理,以避免和减少术后复发。疝手术方法繁多,主要可归为两大类,即单纯疝囊高位结扎术和疝修补术。

(1)单纯疝囊高位结扎术:显露斜疝囊颈,予以高位结扎或贯穿缝合。婴幼儿腹肌在发育中可逐渐强壮,施行该手术常可获得满意的疗效。绞窄性斜疝可因肠坏死而发生严重的局部感染,因感染常使修补失败,术中应尽量避免施行修补术,而仅采取单纯疝囊高位结扎。

(2)疝修补术:由于成年腹股沟疝患者都存在不同程度的腹股沟管前壁或后壁的薄弱或缺损,单纯疝囊高位结扎不足以预防腹股沟疝的复发,只有同时行腹股沟管前壁或后壁的加强或修补,方可取得较好的疗效。常用的手术方法有传统的疝修补术、新兴的无张力疝修补术及经腹腔镜疝修补术。

1)传统方法:加强或修补腹股沟管前壁的方法以 Ferguson 法最为常用。此法是在精索前方将腹内斜肌下缘和联合腱缝至腹股沟韧带上,目的是消灭腹内斜肌下缘与腹股沟韧带之间的空隙,适用于腹横筋膜无显著缺损及腹股沟管后壁较坚强者。

加强或修补腹股沟管后壁的方法常用有四种:① Bassini 法,临床最为常用,提起精索,在其后方把腹内斜肌下缘和联合腱缝至腹股沟韧带上,置精索于腹内斜肌与腹外斜肌腱膜之间。② Halsted 法,与上法相似,但把腹外斜肌腱膜也在精索后方缝合,把精索移至腹壁皮下层与腹外斜肌腱膜之间。③ McVay 法,在精索后方把腹内斜肌下缘和联合腱缝至耻骨梳韧带上。④ Shouldice 法,高位结扎疝囊后将腹横筋膜自耻骨结节处向上切开,直至内环,将切开的两叶重叠缝合。先将外下叶缝于内上叶的深面,再将内上叶的边缘缝于腹股沟韧带上。再按 Bassini 法将腹内斜肌下缘和联合腱缝于腹股沟韧带深面。该方法的优点是既加强了内环,又修补了腹股沟管薄弱的后壁,适用于较大的成人腹股沟斜疝和直疝。

2)无张力疝修补术:传统疝修补术都存在缝合张力大等缺点,使用人工合成网片材料在无张力的情况下行疝修补术,可有效防止疝的复发。其手术方法是在分离出疝囊后,将疝囊内翻送入腹腔,而无须按照传统方法对疝囊行高位结扎。然后用一圆柱花瓣形的合成纤维网片填充物填充在疝的内环处以填补缺损,再用一个合成纤维网片缝于腹股管后壁而替代传统的张力缝合。使用该方法时应注意潜在的排斥与感染危险。合并糖尿病及局部条件差,如嵌顿性疝、绞窄性疝有感染可能者应谨慎使用。

3)经腹腔镜疝修补术:随着医疗器械及手术技术的改进,腹腔镜手术取得重大进展。经腹腔镜行疝修补具有创伤小、痛苦少、恢复快等优点,并可以同时发现和处理并发疝、双侧疝。方法有三种:① 经腹膜前法,切开游离腹股沟区腹膜,在处理疝囊后于腹膜前间隙植入网片,固定在腹横肌腱膜弓、髂耻束和耻骨梳韧带上,然后关闭腹膜切口,使包括股环、内环及直疝三角在内的整个腹股沟薄弱区均得到加强。② 完全腹膜外法,不进入腹腔,而是用球囊扩张器在腹膜前间隙内建立一可视和可操作空间来完成修补。③ 腹腔内网片贴置法,植入网片的部位与前两种相似,不同的是后者是将网片直接固定在腹膜上。

3. 嵌顿性和绞窄性疝的处理原则　　嵌顿性疝患者具备下列情况可先试行手法复位：① 嵌顿时间在 3~4 h 以内,局部压痛不明显,也没有腹部压痛或腹肌紧张等腹膜刺激征者;② 年老体弱或伴有其他较严重疾病且估计肠襻尚未发生绞窄坏死者。复位时让患者取头低足高卧位,可注射吗啡或哌替啶予以止痛、镇静、松弛腹肌。操作者一手托起患者阴囊,一手轻轻按摩浅环,持续缓慢的用力将疝块回纳。该法有挤破肠管并把已坏死的肠管送回腹腔的可能,所以手法复位须轻柔。疝块回纳后仍需严密观察,以防发生肠坏死、肠梗阻等可能,必要时手术探查。

无手法复位指征,或绞窄性疝的内容物已发生坏死的患者需要紧急手术治疗。术前应做好必要的准备,纠正水、电解质紊乱。术中应正确判断疝内容物的活力,根据具体情况决定处理方法。在扩张或切开疝环、解除疝环压迫的前提下,肠管若为紫黑色,失去正常的光泽和弹性,且刺激后没有相应的蠕动,相应肠系膜内无动脉搏动者,可判定为肠坏死。当肠坏死与否不容易直接判断时,可用 0.25%~0.5% 普鲁卡因 60~80 mL 于肠系膜根部注射,并用温热等渗盐水纱布覆盖该段肠管,或将其暂时送回腹腔,10~20 min 后再次观察。如肠管颜色转为红润,肠蠕动及肠系膜内动脉搏动恢复,说明肠管尚有活力,可回纳入腹腔。当肠管确已发生坏死,在患者全身情况允许的前提下,应切除坏死肠段并行一期吻合。若患者一般情况较差,不能耐受肠切除吻合手术时,可先将坏死或活力可疑的肠管暂外置于腹外,并在其近段切一小口插入一肛管,以便解除梗阻;1~2 周后,患者全身情况好转,再施行肠切除吻合术。

手术处理中应注意：① 切勿抱有侥幸心理,将活力可疑的肠管送回腹腔;② 部分嵌顿性或绞窄性疝在手术时因麻醉的作用已自行回纳,术中应仔细探查,以免遗漏坏死肠襻于腹腔内;③ 警惕逆行性嵌顿疝的可能;④ 施行肠切除吻合术的患者,高位结扎疝囊后一般不宜行疝修补术,以免因感染而导致修补的失败。

第三节　股　疝

股疝是指脏器或组织突入股管,向卵圆窝突出的疝。股疝发病率占腹外疝的 3%~5%,多见于 40 岁以上妇女,易发生嵌顿和绞窄。由于女性骨盆较宽大,联合肌腱及陷窝韧带常较薄弱,股环宽大松弛,再加上妊娠等腹内压增高的原因,使下坠的腹腔内脏经股环进入股管,自卵圆窝突出,故女性多见。

【股管解剖概要】　　股管长 1~1.5 cm,为一狭长的漏斗形间隙,内含脂肪、疏松结缔组织和淋巴结。股管有上下两口。上口称股环,直径约 1.5 cm,有股环隔膜覆盖;其前缘为腹股沟韧带,后缘为耻骨梳韧带,内缘为腔隙韧带,外缘为股静脉。股管下口为卵圆窝,其位于腹股沟韧带内侧端的下方,下肢大隐静脉在此处穿过筛状板进入股静脉。

【病理解剖】　　腹内压增高时,股管上口的腹膜被下坠的腹内脏器推向下方,经股环向股管突出而形成股疝。疝内容物以大网膜或小肠多见。由于股管几乎是垂直的,疝内容物似直线状下坠,但一出卵圆窝后,却突转向前形成一锐角。并且股环本身较为狭小,周围又多坚韧的韧带,因此容易发生嵌顿和绞窄。在腹外疝中,股疝嵌顿者可高达 60%。

【临床表现】　　常表现为腹股沟韧带下方卵圆窝处一半球形的突起,可伴有患处胀痛感。由于疝囊外有很多脂肪堆积,患者平卧回纳内容物后,疝块有时并不能完全消失。且由于疝囊颈较小,咳嗽冲击感多不明显。一旦发生嵌顿,疼痛明显增强,常伴有较明显的急性机械性肠梗阻的症状。易复性股疝的症状常较轻,不为患者所注意,特别是肥胖患者应避免漏诊。

【鉴别诊断】　　股疝的诊断有时并不容易,应与下列疾病相鉴别。

1. 腹股沟斜疝　　股疝一般位于腹股沟韧带下外方,而腹股沟斜疝位于腹股沟韧带上内方。用手指探查腹股沟管外环(浅环)是否扩大,有助于两者的鉴别。

2. 肿大的淋巴结　　嵌顿性股疝有被误诊为腹股沟区淋巴结炎的可能。

3. 脂肪瘤　　脂肪瘤基底部不固定,活动度较大;而股疝基底固定不能被推动。

4. 大隐静脉曲张结节样膨大　　卵圆窝处结节样膨大的大隐静脉在站立或咳嗽时增大,平卧时可消失,有被误诊为易复性股疝的可能。

5. 髂腰部结核性脓肿　　脊柱或骶髂关节结核所致寒性脓肿可沿腰大肌流至腹股沟区,并表现为一肿块。但这种脓肿多位于腹股沟的外侧部、偏髂窝处,且有波动感。检查时发现腰椎有病症可助诊断。

【治疗】　任何股疝一经发现,即使患者无不适症状,也应尽早安排手术治疗。对于嵌顿性或绞窄性股疝,更应紧急手术。

最常用的手术是 McVay 修补法。此法将腹股沟韧带、耻骨梳韧带及联合腱一并缝合,不仅加强了腹股沟管后壁而用于修补腹股沟疝,同时还能堵住股环而用于修补股疝。也可采用无张力疝修补法或经腹腔镜疝修补术。术中若因疝环狭小,疝内容物回纳有一定困难时,可切断腹股沟韧带以扩大股环,回纳后再予以修复。

第四节　其他腹外疝

一、切口疝

切口疝是指发生于腹壁手术切口处的疝,多发生于腹部纵行切口区,占腹外疝的第三位。腹部手术后,若切口为一期愈合,则疝的发病率通常在 1% 以下;如切口发生感染、裂开,疝的发病率可高达 10%～30%。

【病因】

1. 解剖因素　除腹直肌外,腹壁肌层及筋膜、鞘膜等组织的纤维大体上都是横行的,手术时这些纤维及肋间神经遭到切断;缝合这些组织时,缝线容易在纤维间滑脱;已缝合的组织受到肌肉的横向牵引力而易发生切口裂开。

2. 手术操作不当　切口感染导致腹壁组织破坏并引起腹部切口疝可高达 50% 左右。其他如切口过长,缝合不当或不严密,引流物留置过久等均可导致切口疝的发生。

3. 术后恢复不良　术后患者出现肺部并发症,可产生剧烈咳嗽而引起腹内压增高,加大了切口内层破裂而发生切口疝的可能性。另外创口愈合不良也是一个重要因素。

【临床表现】　腹壁切口处有肿物突出腹部切口疝的主要症状。肿块通常在站立或用力时更为明显,平卧休息后可缩小或消失。可伴有腹部隐痛、腹部牵拉感,食欲减退、恶心、便秘等表现。多数切口疝内容物可与腹膜外腹壁组织粘连而成为难复性疝,少数疝环小的患者可发生嵌顿。

检查时可见切口瘢痕处有大小不等的肿块,小者直径数厘米,大者可达 10～20 cm。疝环常较宽大,不易发生嵌顿。疝内容物可达皮下,在皮下脂肪菲薄患者常可见到肠型和肠蠕动波,扪之可闻及肠管的咕噜声。嘱患者平卧,将肿块复位后,可以手指扪及腹壁缺损部位,再令患者屏气可扪及疝环边缘以了解缺损大小和边缘组织强度。

【治疗】　除了对年老体弱、伴有使腹腔内压力增高的慢性疾患、癌症晚期等患者可试行非手术治疗外,均应以手术治疗为主。手术步骤:① 切除疝表面原手术切口瘢痕;② 显露疝环后沿其边缘清楚地解剖出腹壁各层组织;③ 回纳疝内容物后,在无张力或低张力的条件下修复各层腹壁组织。对于较大的切口疝,可使用人工高分子修补材料或自体筋膜组织进行修补。

二、脐　疝

脐部是胚胎发育过程中,腹壁闭合最晚的部位,同时又缺少脂肪组织,因此成为腹壁最薄弱的部位。经脐环脱出的疝称为脐疝,可分为小儿脐疝和成人脐疝。

小儿脐疝的发病原因是脐环闭锁不全或脐部瘢痕组织不够坚强,再加上小儿经常啼哭或有便秘导致腹内压增加。小儿脐疝多属易复性,较少发生嵌顿和绞窄。常表现为啼哭时肿块出现,安静时消失。临床发现未闭锁的脐环迟至 2 岁时多能自行闭锁,因此在小儿 2 岁之前可采取非手术疗法。通常在疝块回纳后,用一大于脐环、外包纱布的硬币或小木片抵住脐环,并用胶布或绷带加以固定。满 2 岁后,如脐环直径还大于 1.5 cm,一般需要手术治疗。对于伴有嵌顿或脐疝覆盖组织穿破的患儿,应紧急手术。

成人脐疝多为后天性发生,较为少见,且发生嵌顿或绞窄者居多,应尽早施以手术治疗。脐疝手术修补的原则是切除疝囊,缝合疝环,必要时可重叠缝合疝环两旁的组织。手术时应注意保留脐眼,以免对患者心理产生影响。

知识拓展

白 线 疝

白线疝是指发生于腹壁正中线（白线）处的疝，绝大多数发生于脐与剑突之间，也称上腹疝。下腹部两侧腹直肌靠得较紧密，白线部腹壁强度较高，很少发生白线疝。

腹白线由两侧腹直肌前、后鞘合并后融合而成，从剑突延伸至耻骨联合，腱纤维均为斜行交叉，伸长时白线变窄，缩短时变宽。融合处两侧鞘纤维交错成网状，网眼即成为白线上的薄弱点，容易导致疝的发生。白线疝很少发生嵌顿或绞窄。

早期白线疝肿块可小而无症状，不易被发现。随着疾病的进展，患者可出现明显的上腹部疼痛，可伴有消化不良、恶心、呕吐等症状。患者平卧后，用手回纳疝块，在白线区可扪及缺损的空隙。

疝块较小而无明显症状者可不必手术，症状明显者需行手术治疗。手术时需缝合白线的缺损并切除突出的脂肪。如有疝囊存在，则应结扎疝囊颈并切除疝囊，并缝合腹白线的缺损。

小 结

腹外疝
- 基本概念：是腹腔脏器或组织通过腹壁薄弱或缺损处，连同腹膜壁层向身体表面突出形成包块
- 形成原因：腹壁强度的降低和腹内压力的增高
- 构成：典型的腹外疝由疝囊、疝内容物和疝外被盖构成
- 分类：可分为易复性、难复性、嵌顿性及绞窄性
- 腹股沟疝
  - 发生在腹股沟区
  - 可分为腹股沟斜疝和腹股沟直疝两种
  - 重要临床表现：腹股沟区有一突出的肿块；开始肿块较小，随着疾病的发展，肿块可逐渐增大，甚至穿过浅环下降至阴囊内，患者行走不便和影响劳动
  - 治疗
    - 保守治疗：一岁以下的婴幼儿，年老体弱或伴有严重疾病而禁忌手术者
    - 手术治疗
      - 成人腹股沟疝不可自愈，手术是治疗成人腹股沟疝的唯一可靠方法
      - 基本原则：关闭内环口，加强或修补腹股沟管管壁；其包括单纯疝囊高位结扎术和疝修补术
- 腹股沟管：有内、外两口和上下前后四壁；成人一般长4～5 cm；腹股沟管内女性有子宫圆韧带通过，男性则有精索通过
- 直疝三角：又称腹股沟三角，是腹壁下动脉为外侧边、腹直肌外缘为内侧边、腹股沟韧带为底边的一个三角形区域，腹股沟直疝即在此由后向前突出

【思考题】

（1）简述疝的基本概念及临床类型。

（2）简述腹股沟区的解剖。

（3）简述外疝的临床表现、诊断、鉴别诊断要点、外科治疗的基本原则和方法。

（张培建）

第三十三章 腹部损伤

学习要点

- **掌握**：腹部闭合性损伤的急救、早期诊断和治疗原则。
- **熟悉**：外伤性肝、脾和肠破裂的鉴别诊断。
- **了解**：腹部闭合性损伤的诊断步骤。

腹部损伤在平时和战时都较多见，其发病率在平时占各种损伤的 0.4%～1.8%，死亡率在 10% 左右。死亡的主要原因是多数腹部损伤同时有严重的内脏损伤（大出血或严重的腹腔感染而威胁生命）。降低腹部损伤死亡的关键是早期正确的诊断和及时合理的处理。

第一节 概 论

腹部损伤（abdominal injury）包括机械性损伤（创伤）、化学性损伤和放射性损伤。创伤是腹部损伤的主体，在战时和平时均较常见。

【分类】 腹部损伤可分为开放性和闭合性两大类；开放性损伤有腹膜破损者为穿透伤（多伴内脏损伤），无腹膜破损者为非穿透伤（偶伴内脏损伤）闭合性损伤可能仅局限于腹壁，也可同时兼有内脏损伤。

常见穿透伤有刺伤、枪弹伤、弹片伤、嵌弹伤等。常见受损内脏在开放性损伤中依次是肝、小肠、胃、结肠、大血管等；常见闭合伤有撞击伤、打击伤、坠落伤、挤压伤、冲击（气浪或水波）伤等。最常伤及的器官是肝、脾、肾和小肠。

肝、脾组织结构脆弱、血供丰富、位置比较固定，受到暴力打击容易导致破裂，尤其是原来已有病理情况者；上腹受挤压时，胃窦、十二指肠第三部或胰腺可被压在脊柱上而断裂；肠道的固定部分（上段空肠、末段回肠、粘连的肠管等）比活动部分更易受损；充盈的空腔脏器（饱餐后的胃、未排空的膀胱等）比排空者更易破裂。

【临床表现】 由于致伤原因及伤情的不同，腹部损伤后的临床表现可有很大差异，从无明显症状体征到出现重度休克甚至处于濒死状态。主要病理变化是腹腔内出血和腹膜炎。腹痛和压痛、反跳痛、肌紧张、肠鸣音减弱或消失是最常见的症状和体征。一般单纯腹壁损伤的症状和体征较轻，可表现为受伤部位疼痛，局限性腹壁肿胀、压痛，或有时可见皮下瘀斑。内脏如为挫伤，可有腹痛或无明显临床表现。严重者主要病理变化是腹腔内出血和腹膜炎。

肝、脾、胰、肾等实质器官或大血管损伤主要临床表现为腹腔内（或腹膜后）出血，包括面色苍白、脉率加快，严重时脉搏微弱，脉压变小，收缩压可下降。腹痛呈持续性，一般并不很剧烈，腹膜刺激征也并不严重。但肝破裂伴有较大肝内胆管断裂时，可出现明显的腹痛和腹膜刺激征。体征最明显处一般即是损伤所在。肩部放射痛提示肝或脾的损伤。肝、脾包膜下破裂或肠系膜、网膜内出血可表现为腹部包块。肾脏损伤时可出现血尿。

胃肠道、胆道、膀胱等空腔脏器破裂的主要临床表现是弥漫性腹膜炎。上消化道损伤时，漏出的胃液或胆汁造成对腹膜的强烈刺激，立即引起剧烈疼痛、腹肌紧张、压痛、反跳痛等典型腹膜炎表现。下消化道破裂时，漏出物引起的化学性刺激较轻，腹膜炎体征出现较晚。对腹膜的刺激通常是胃液、胆汁、胰液刺激最强，肠液次之，血液最轻。

【诊断】 了解受伤过程和检查体征是诊断腹部损伤的主要依据，但由于创伤的紧急情况，采集受伤史往往须在边检查、边治疗的过程中穿插进行。应注意某些患者可同时有一处以上内脏损伤，有些还可同时合并腹部以外损伤。

腹部的开放伤,由于有引人注目的伤口,一般都能得到及时的诊断和处理。穿透伤诊断还应注意:① 穿透伤的入口或出口可能不在腹部而在胸、肩、腰、臀或会阴;② 有些腹壁切线伤也可因冲击效应而引起腹内脏器伤;③ 穿透伤的入口、出口与伤道不一定呈直线;④ 创口的部位比其大小更有诊断意义。

闭合性损伤的诊断相对困难。最关键的是确定有无内脏损伤。肌紧张和压痛是腹内脏器伤最重要的体征,但应注意与腹壁挫伤相鉴别。损伤的诊断应包括以下各点:① 早期出现休克征象者(尤其是出血性休克);② 有持续性甚至进行性腹部剧痛伴恶心、呕吐等消化道症状者;③ 有明显腹膜刺激征者;④ 有气腹表现者;⑤ 腹部出现移动性浊音者;⑥ 有便血、呕血或尿血者;⑦ 直肠指检发现前壁有压痛或波动感,或指套染血者。腹部损伤患者如发生顽固性休克,尽管同时有其他部位的多发性损伤,但其原因一般都是腹腔内损伤所致。

钝性打击更易造成实质性脏器的破裂,而气浪或水波冲击主要伤及空腔脏器。暴力由前腹壁向脊柱方向碾压时,小肠、横结肠、十二指肠及胰腺可发生破裂甚至断裂。暴力为突然减速引起的撕扯时,实质或空腔脏器均可受伤,且多发生在如空肠的起始段和回肠末段,以及实质器官的韧带附着处等相对固定处的附近。暴力引起腔内压力突然升高,可以在该脏器的最薄弱部分(如结肠中的盲肠)发生胀裂。下胸部肋骨骨折时,容易伤及肝和脾。骨盆骨折可合并直肠、膀胱、尿道的损伤。

【辅助检查】

1. 化验检查 红细胞、血红蛋白与血细胞比容下降,表示有大量失血。血清淀粉酶或尿淀粉酶升高提示胰腺损伤或胃肠道穿孔,或是腹膜后十二指肠破裂,但胰腺或胃肠道损伤并不一定伴有淀粉酶升高。血尿是泌尿系损伤的重要标志,但其程度与伤情可不成正比。

2. X 线检查 对已确定诊断有腹内脏器损伤的,尤其是伴有休克者,应抓紧时间处理,不必再行 X 线检查以免加重病情,延误治疗。最常用的是胸部 X 线片及平卧位腹部平片,酌情可拍骨盆片。腹腔游离气体为胃肠道破裂的证据,立位腹部平片可表现为膈下新月形阴影。腹膜后积气提示腹膜后十二指肠或结直肠穿孔。腹腔内有大量积血时,小肠多浮动到腹部中央(仰卧位),肠间隙增大,充气的左、右结肠可与腹膜脂肪线分离。腹膜后血肿时,腰大肌影消失。胃右移、横结肠下移,胃大弯有锯齿形压迹(脾胃韧带内血肿)是脾破裂的征象。右膈升高,肝正常外形消失及右下胸肋骨骨折,提示有肝破裂的可能。左侧膈疝时多能见到胃泡或肠管突入胸腔。

3. 诊断性腹腔穿刺术和腹腔灌洗术 适用于怀疑有腹腔内出血或空腔脏器穿孔者,方法简便、快速、经济、安全,准确率达 90% 以上。腹腔穿刺的穿刺点最多选于脐和髂前上棘连线的中、外 1/3 交界处或经脐水平线与腋前线相交处。腹腔内有多量液体时,用普通肌内注射针头即可将其吸出,但若液体较少或黏稠或混有渣滓,则细针穿刺易得阴性结果。因此,一般宜用短斜面 17~18 号粗针头进行穿刺。如穿得血液,应注意观察其能否凝固。不凝者为腹腔积血,迅速凝固者为针头刺破血管的结果。若能抽出数毫升不凝血液,即可诊断为腹腔内出血。如抽不到液体,可改变针头的方向、角度及深度。抽到液体后,应观察其性状借以推断哪类脏器受损。必要时可做液体的涂片检查。疑有胰腺损伤时,可测定其淀粉酶含量。抽不到液体并不完全排除内脏损伤的可能性,应继续严密观察,必要时可重复穿刺,或改行腹腔灌洗术。

诊断性腹腔灌洗术早期诊断阳性率比腹腔穿刺高,还能进行连续观察而不必多处反复穿刺。一般在脐下中线处作小切口或直接用套管针进行穿刺,将一多孔塑料管或腹膜透析管插入腹腔,向腹内缓慢灌入 500~1 000 mL 无菌生理盐水,然后借虹吸作用使腹内灌洗液流回输液瓶中。诊断性腹腔灌洗准确率高,尤其对诊断空腔脏器破裂很有价值。这是一项很敏感的检查,假阴性结果少,但也不宜把灌洗提示出血作为剖腹的绝对指征,而应全面检查、慎重考虑再做出决定。

4. B 超检查 主要用于诊断肝、脾、胰、肾的损伤,能根据脏器的形状和大小提示损伤的繁琐、部位和程度,以及周围积血、积液情况。床旁 B 超检查近年来已越来越多地取代有创且比较烦琐的诊断性腹腔灌洗。B 超还能用于对诊断尚未明确者和已确诊为肝、脾、肾破裂正在接受非手术治疗者进行动态观察,为医生提供重要信息。其缺点是对诊断空腔脏器伤不够敏感。

5. CT 检查 对实质脏器损伤及其范围程度有重要的诊断价值。CT 影像比 B 超更为精确,假阳性率低,与敏感度很高的腹腔灌洗结合起来,精确率可达 95% 以上。对肠管损伤,CT 检查的价值不大,但若同时注入造影剂,CT 检查对十二指肠破裂的诊断很有帮助。检查的缺点是对装备要求高,价格较昂贵,尤其是需搬动患者和费时,因此只适用于病情稳定又需要进一步明确诊断者。

6. 其他检查 MRI 检查对血管伤和某些特殊部位的损伤如膈肌破裂和十二指肠壁间血肿有较高

的诊断价值,但比 CT 检查更不易普及,较少应用。选择性血管造影对实质性器官破裂可有很大帮助,可见动脉像的造影剂外漏、实质像的血管缺如及静脉像的早期充盈。核素扫描一般能显示肝、肝外胆管和脾的损伤,但精确度远不如 B 超和 CT,基本不用。诊断性腹腔镜检查目前已是很成熟的技术,主要用于临床难以决定是否需要剖腹的患者,其诊断价值接近于剖腹探查术,而创伤性比剖腹探查小得多。

【治疗】 腹部损伤常常只是全身多发性损伤的一个部分。不应把腹部损伤作为孤立的、局部的病变来处理。在最危急的病例,心肺复苏是压倒一切的任务,其中解除气道梗阻是首要的一环。如果窒息不能解除,患者可在短时间内死亡。其次是要迅速控制明显的外出血,处理开放性气胸或张力性气胸,尽快恢复循环血容量,控制休克。进展迅速的颅脑外伤,如硬膜外血肿,也需紧急处理。

如无上述情况,腹部创伤的救治应当放在优先的地位,因为腹腔内大出血可对生命构成直接威胁,消化道穿孔又会引起腹腔感染及由此造成的一切不良后果。对于一时不能明确有无腹部内脏损伤而生命体征尚稳定的患者,严密观察也是诊断中的一个重要步骤。观察期间要反复检查伤情的演变,并根据这些变化,不断综合分析,尽早做出结论而不致贻误治疗。为了给可能需要进行的手术治疗创造条件,观察期间还应进行以下处理:① 积极补充血容量,并防治休克;② 注射广谱抗生素以预防或治疗可能存在的腹内感染;③ 疑有空腔脏器破裂或有明显腹胀时,应进行胃肠减压。

【剖腹探查指征】 创伤后出现休克、腹膜炎体征、腹腔内游离气体、消化道出血或严重血尿,都是紧急剖腹探查的绝对适应证。闭合伤有下列情况之一时也应探查:① 腹痛和腹膜刺激征有进行性加重或范围扩大者;② 肠蠕动音逐渐减弱、消失或出现明显腹胀者;③ 全身情况有恶化趋势,出现口渴、烦躁、脉率增快或体温及白细胞计数上升者;④ 红细胞计数进行性下降者;⑤ 血压由稳定转为不稳定甚至下降者;⑥ 胃肠出血者;⑦ 积极救治休克而情况不见好转或继续恶化者。剖腹探查:以上方法未能排除腹内脏器损伤或在观察期间出现以下情况时,应终止观察,及时进行手术探查。

穿透性损伤如伴腹内脏器或组织自腹壁伤口突出:可用消毒碗覆盖保护,勿予强行回纳,以免加重腹腔污染。回纳应在手术室经麻醉后进行。

一旦决定手术,就应尽快完成手术前准备:建立通畅的输液通道、交叉配血、安放鼻胃管及尿管。如有休克,应首先快速输入生理盐水或平衡盐液。反复测定中心静脉压,可对补液提供极有价值的指导。力争在收缩压回升至 90 mmHg 以上后进行手术。诊断已明确者,可给予镇静剂或止痛药。已发生休克的内出血伤者要积极抢救,但若在积极的抗休克治疗下,仍未能纠正,提示腹内有进行性大出血,则应在抗休克的同时,迅速剖腹止血。

关于麻醉选择,由于腹部创伤患者往往面临休克的威胁,气管内麻醉比较理想,既能保证麻醉效果,又能根据需要供氧,并防止手术中发生误吸。胸部有穿透伤者,无论是否有血胸或气胸,麻醉前都应先做患侧胸腔闭式引流,否则在正压呼吸时可发生危险的张力性气胸。

切口选择常用正中切口,进腹迅速,创伤和出血较少,能满足彻底探查腹腔内所有部位的需要,还可根据需要向上下延长或向侧方添加切口甚至联合开胸。腹部有开放伤时,不可通过扩大伤口去探查腹腔,以免伤口愈合不良。

有腹腔内出血时,开腹后应立即吸出积血,清除凝血块,迅速查明来源,加以控制。肝、脾、肠系膜和腹膜后的胰、肾是常见的出血来源。决定探查顺序时可以参考两点:① 术前根据受伤史和体征最怀疑哪个脏器受伤,就先探查那个脏器;② 凝血块集中处一般即是出血部位。若出血猛烈,危及生命,又一时无法判明其来源时,可用手指压迫主动脉穿过膈肌处,暂时控制出血,争得时间补充血容量,查明原因再作处理。

如果没有腹腔内大出血,则应对腹腔脏器进行系统、有序的探查。做到既不遗漏伤情,也不做多余、重复的翻动。探查次序原则上应先探查肝、脾等实质性器官,同时探查膈肌有无破损。接着从胃开始,逐段探查十二指肠第一段、空肠、回肠、大肠及其系膜。然后探查盆腔脏器,再后则切开胃结肠韧带显露网膜囊,检查胃后壁和胰腺。如属必要,最后还应切开后腹膜探查十二指肠二三四段。在探查过程中发现的出血性损伤或脏器破裂,应随时进行止血或夹住破口。也可根据切开腹膜时所见决定探查顺序,如有气体逸出,提示胃肠道破裂,如见到食物残渣应先探查上消化道,见到粪便先探查下消化道,见到胆汁先探查肝外胆道及十二指肠等。纤维蛋白沉积最多或网膜包裹处往往是穿孔所在部位。无论从何处开始,最终必须完成系统的探查,绝不能满足于找到一二处损伤,须知损伤常是多处的,任何遗漏都会导致功亏一篑的严重后果。

伤情查清之后,对探查所得伤情做一全面估计,然后按轻重缓急逐一予以处理。原则上是先处理出血性损伤,后处理穿破性损伤;对于穿破性损伤,应先处理污染重的损伤,后处理污染轻的损伤。脏器伤处理完毕后,应彻底清除腹腔内的异物、组织碎块、食物残渣和粪便等。用大量生理盐水冲洗腹腔,污染严重的部位更要重点反复冲洗,然后吸净,注意勿使膈下和盆腔积存液体。根据需要选用放置烟卷引流、乳胶管引流,或双套管进行负压吸引。腹壁切口污染不重者,可以分层缝合,污染较重者,皮下可放置乳胶片引流,或暂不缝合皮肤和皮下组织,留作延期处理。

第二节 常见内脏损伤的特征和处理

一、脾 破 裂

脾脏血运丰富,组织脆弱,容易经受外伤,尤其在腹部闭合伤中,脾破裂(splenic rupture)居于首位。主要危险在于大出血。在腹部开放性损伤中,脾破裂占 10% 左右。

【分类】 按病理解剖脾损伤可分为包膜下破裂、中央破裂和真性破裂。包膜下破裂表现为包膜下血肿,并无腹腔内出血。中央破裂发生在脾实质内,可以自限,也可以逐渐发展到包膜下甚至穿破包膜。真性破裂是脾实质与包膜同时破裂,最为常见。被膜下血肿在某些微弱外力的影响下,可以突然转为真性破裂,导致诊治中措手不及的局面。粉碎性或累及脾门血管的脾破裂出血量大,可迅速导致休克。

【治疗】 20 世纪 80 年代以来,随着对脾功能认识的深化,在坚持"抢救生命第一,保留脾第二"的原则下,尽量保留脾的原则(特别是儿童)已被多数外科医生接受。

处理:① 无休克或容易纠正的一过性休克,影像学检查(B超、CT)证实脾裂伤比较局限、表浅,无其他腹腔脏器合并伤者,可在严密观察血压、脉搏、腹部体征、血细胞比容及影像学变化的条件下行非手术治疗。② 观察中如发现继续出血或发现有其他脏器损伤,应立即中转手术。不符合非手术治疗条件的患者,应尽快剖腹探查,以防延误。③ 彻底查明伤情后明确可能保留脾者可根据伤情,采用生物胶黏合止血、物理凝固止血、单纯缝合修补、脾破裂捆扎、脾动脉结扎及部分脾切除等。④ 脾中心部碎裂,脾门撕裂或有大量失活组织,高龄及多发伤情况严重者需迅速施行全脾切除术。⑤ 脾被膜下破裂形成的血肿和少数脾真性破裂后被网膜等周围组织包裹形成的局限性血肿,可因轻微外力影响或胀破被膜或血凝块而发生为延迟性脾破裂。一般发生在伤后两周,也有迟至数月以后的。此种情况下应切除脾。

知识拓展

表 33-1 脾脏损伤分级标准(1994 年修正版)

分级*		伤 情
I	血肿	包膜下,不继续扩大,<10%表面积
	破裂	包膜破裂,不出血,深度<1 cm
II	血肿	包膜下,不继续扩大,10%~50%表面积;或实质内血肿<5 cm
	破裂	包膜破裂,有活动出血,深度1~3 cm,未累及脾小梁血管
III	血肿	包膜下,继续扩大,或>50%表面积;或包膜下血肿破裂伴活动出血;或继续扩大
	破裂	深度>3 cm或累及脾小梁血管
IV	血肿	实质内血肿破裂伴活动出血
	破裂	累及脾段或脾门血管造成>25%脾组织无血供
V	破裂	粉碎性
	血管伤	脾门血管损伤,脾脏无血供

* I级和II级的脾损伤若不止一处,应高定一级。

二、肝 破 裂

肝脏体积大,质地脆,虽有胸廓保护,但容易受损;其血运丰富,结构和功能复杂,往往较易发生失血性休克和胆汁性腹膜炎,死亡率和并发症发生率都较高。肝破裂(liver rupture)在各种腹部损伤中占 15%～20%,右肝破裂较左肝为多。表浅的肝裂伤,出血容易自行停止,深在的中央型挫裂伤则可造成广泛肝组织坏死,且往往伴有肝动脉、门静脉、肝静脉和肝内胆管大分支的损伤,引起严重出血和胆汁性腹膜炎。

【治疗】　近年来,由于更精确、更快捷的影像学技术的发展,以及对肝外伤本质更深刻的理解,非手术治疗在肝外伤治疗中的地位日益受到关注。主张对循环稳定的闭合性肝外伤采用非手术治疗,这是肝外伤治疗的重要进展之一。但生命体征经液体复苏仍不稳定或需大量输血后才能维持血压者,说明继续有活动性出血,应尽早剖腹手术。手术的原则是彻底查明伤情、确切止血、防止胆瘘、清除失活的肝组织和充分引流。

手术治疗如下所述。

1. 暂时控制出血,尽快查明伤情　开腹后发现肝破裂并有凶猛出血时,可用纱布压迫创面暂时止血,同时用手指或橡皮管阻断肝十二指肠韧带控制出血,以利探查和处理。

2. 肝单纯缝合　探明肝破裂伤情后,应对损伤的肝进行清创,清创后应对出血点和断裂的胆管逐一结扎。对于裂口不深、出血不多、创缘比较整齐的病例,在清创后可将裂口直接予以缝合。如在缝合前将大网膜、明胶海绵或氧化纤维填入裂口,可提高止血效果并加强缝合线的稳固性。不整齐和创面大的挫裂伤,清除失活组织和缝扎创面上破裂的血管和胆管后,有时已不可能对拢缝合,可敞开创面,放置双套管负压引流。

3. 肝动脉结扎术　深在而复杂的肝裂伤经缝扎创面血管仍不能控制出血时,宜行肝动脉结扎。结扎左肝或右肝动脉效果肯定,但手术后肝功能可能波动。

4. 肝切除术　对于有大块肝组织破损,特别是粉碎性肝破裂,或肝组织挫伤严重的患者应施行肝切除术。但应将损伤和失活的肝组织整块切除,并应尽量多保留健康肝组织,切面的血管和胆管均应予结扎。

5. 纱布块填塞法　纱布填塞纱布填塞止血曾被一度废弃,但近十年来对纱布填塞术在肝外伤时的使用重新予以肯定。该法止血简单有效,因而可以作为控制损伤的措施,在特定条件下不失为一种可选择的方法,有可能获得较好疗效。用长而宽的纱条按顺序填入裂口以达到压迫止血的目的,以挽救患者生命。纱条尾端自腹壁切口或另做腹壁戳孔引出作为引流。手术后第 3～5 d 起,每日抽出纱条一段,7～10 d 取完。此法有并发感染或在抽出纱条的最后部分时引起再次出血的可能。

6. 肝损伤累及肝静脉主干或肝后段下腔静脉破裂的处理　肝脏损伤合并肝静脉主干或肝后下腔静脉破裂的处理这类损伤罕见,处理上最为棘手,病死率高达 80%。通常需扩大为胸腹联合切口以改善显露,采用带蒂大网膜填塞后,用粗针线将肝破裂伤缝合、靠拢。如此法无效,则需实行肝血流阻断后,缝补静脉破裂口。

需要强调的是,除近肝边缘深度为的切割伤以外,所有肝创伤均应在创面或肝周留置多孔硅胶双套管行负压吸引充分引流,以监测有无出血和胆汁溢出,并预防术后感染。

> **知识拓展**
>
> 1994 年美国创伤外科协会提出如下肝外伤分级法(表 33-2)。
>
> **表 33-2　肝脏损伤分级(1994 年修正版)**
>
> | 分　级* | | 伤　　情 |
> | --- | --- | --- |
> | Ⅰ | 血肿 | 包膜下,<10% 表面积 |
> | | 破裂 | 包膜破裂,实质裂伤深度<1 cm |
> | Ⅱ | 血肿 | 包膜下,10%～50% 表面积;肝实质内直径<10 cm |
> | | 破裂 | 包膜破裂,实质裂伤深度深度 1～3 cm,长度<10 cm |
> | Ⅲ | 血肿 | 包膜下或实质内破裂,血肿>50% 表面积;或实质内血肿>10 cm 或血肿继续扩大深度>3 cm |
> | Ⅳ | 破裂 | 肝实质破裂达一个肝叶的 25%～75%;或 1～3 个 couinand 肝段受累 |
> | Ⅴ | 破裂 | 肝实质破裂大于一个肝叶 75%;或一个肝叶内有 3 个 couinand 肝段受累 |
> | | 血管伤 | 近肝静脉损伤(如肝后下腔静脉、肝静脉主支) |
> | Ⅵ | 血管伤 | 肝撕脱 |
>
> * Ⅰ级和Ⅱ级的脾损伤若为多发性,其损伤程度则增加一级。

三、胰腺损伤

胰腺位于上腹部腹膜后深处,受伤机会较少,但近年来其发生率有逐渐增多的趋势。胰腺损伤(pancreatic injury)占腹部损伤的 1%～2%,多数都合并有其他脏器伤。早期不易发现,甚至在手术探查时也有漏诊可能。胰腺损伤的死亡率高达 20%左右。

胰腺破损或断裂后,胰液可积聚于网膜囊内而表现为上腹明显压痛和肌紧张,还可出现肩部疼痛。外渗的胰液经网膜孔或破裂的小网膜进入腹腔后,可很快出现弥漫性腹膜炎。

胰腺损伤时血淀粉酶和腹腔穿刺液的淀粉酶升高,有一定诊断参考价值。B超可发现胰腺回声不均和周围积血、积液。诊断不明而病情稳定者可做 CT 检查,能显示胰腺轮廓是否整齐及周围有无积血、积液。

处理高度怀疑或诊断为胰腺损伤者,应立即手术治疗。手术的目的是止血、清创、控制胰腺外分泌及处理合并伤。手术中如发现网膜囊内出血,必须对其进行全面的探查,包括切断胃结肠韧带探查胰腺的腹侧面,胰头的背面及十二指肠。胰腺表面和胰腺周围的血肿必须切开检查。除了探明损伤的部位和程度外,需重点弄清主胰管有无破损或断裂,以便选择合理的处理方案。

因为胰腺手术后并发胰瘘的可能性很大,腹内均应留置引流物,引流物不仅要做到引流通畅,还不能过早取出。最好是同时使用烟卷引流和双套管负压吸引,烟卷引流可在数日后拔除,胶管引流则应维持10 d 以上。如发现胰瘘,应保证引流通畅,一般多可在 4～6 周内自愈,亦有拖延数月之久者。生长抑素八肽及十四肽可用于预防和治疗外伤性胰瘘。另外,宜禁食并给予全胃肠外营养治疗。

四、胃和十二指肠损伤

由于有肋弓保护且活动度较大,柔韧性较好,壁厚,钝性伤时胃很少受累,只在胃膨胀时偶可发生。上腹或下胸部的穿透伤则常导致胃损伤(gastric injury),且多伴其他脏器损伤。吞入锐利异物及胃镜检查等也可引起穿孔,但很少见。

手术探查必须包括切开胃结肠韧带探查后壁。边缘整齐的裂口,止血后可直接缝合;边缘有挫伤或失活组织者,需修整后缝合。广泛损伤者,宜行部分切除术。

十二指肠的大部分位于腹膜后,损伤的发病率很低,损伤较多见于十二指肠二三部(50%以上)。十二指肠损伤(duodenal injury)的诊断和处理存在不少困难,死亡率和并发症发生率都相当高。十二指肠损伤如发生在腹腔内部分,破裂后可有胰液和胆汁流入腹腔而早期引起腹膜炎。腹膜后十二指肠破裂的诊断较困难。这类损伤的早期症状体征多不明显,应提高警惕。

外科治疗全身抗休克和及时得当的手术处理是两大关键。手术探查时如发现十二指肠附近腹膜后有血肿,一旦发现其中有胆汁污染或气泡,即是十二指肠破裂的明证。此时应切开十二指肠外侧后腹膜或横结肠系膜根部后腹膜,以便探查十二指肠降部与横部。

五、结肠、直肠、肛管损伤

绝大多数为开放伤,闭合伤极少;大多伴有其他脏器伤,单独结肠伤较少。但因结肠内容物液体成分少而细菌含量多,故腹膜炎出现得较晚,但较严重。一部分结肠位于腹膜后,受伤后容易漏诊,常常导致严重的腹膜后感染。结肠损伤的处理原则与小肠不同,这是由于:① 结肠肠壁较薄,血液循环较差,又易积气,因此组织愈合能力差,创口缝合后容易破裂成瘘。② 结肠腔内粪便含有大量细菌,一旦破裂即造成腹腔严重污染,感染率很高。

除少数裂口小、腹腔污染轻、全身情况良好的患者可以考虑一期修补或一期切除吻合(限于右半结肠)外,大部分患者先采用肠造口术或肠外置术处理,待 3～4 周后患者情况好转时,再行关闭造口。近年来随着急救措施、感染控制等条件的进步,施行一期修补或切除吻合的病例有增多趋势。

直肠和肛管创伤少见,但若处理不当,可引起腹腔、盆腔或腹膜外直肠旁间隙严重感染甚至死亡,以及难处理的内瘘或外瘘、肛管狭窄、肛门失禁等。按解剖部位,直肠和肛管损伤可分为三类:① 腹腔内损伤(只占 1/3);② 腹膜反折以下、肛提肌以 上损伤;③ 肛提肌以下即肛管损伤。

直肠上段破裂,应开腹进行修补,如属毁损性严重损伤,可切除后端端吻合,同时行乙状结肠双筒造口术,2~3 个月后闭合造口。直肠下段破裂时,应充分引流直肠周围间隙以防感染扩散,并应施行乙状结肠造口术,使粪便改道直至直肠伤口愈合。

第三节　损伤控制在腹部损伤中的应用

损伤控制性手术(damage control surgery, DCS)是指以暂时的或简单的方式,不进一步增加过多损伤来控制腹部创伤,如出血和腹腔的污染等,使之不再进一步发展,从而有利于复苏和后期确定性手术的进行。

对于腹部严重性损伤的患者,DCS 主要是改变以往在早期即进行的复杂、完整手术的策略,采取简便可行、有效、损伤较小的应急手术处理致命性创伤,控制伤情的进一步恶化,使患者获得复苏时间,择期再进行计划手术以处理非致命性创伤。

DCS 适应证的选择应考虑以下三个方面:腹部损伤的类型、创伤的部位及患者的病理生理变化等。腹部损伤时进行 DCS 主要分为三个阶段:首先,简洁复苏后快速止血和控制腹腔感染;其次,对患者进行重症监护和复苏,纠正生理功能的紊乱;第三,实施确定性手术,包括探查和修复、细致止血、修复血管、恢复胃肠道的连续性和闭合腹腔等。对于能安全度过重症监护复苏期且内环境稳定的患者应争取尽早实施确定性手术,一般争取在 72 h 内或择期进行。

小　结

腹部闭合性损伤
- 急救:① 输血补液,防治休克;严重者,边抗休克,边手术;② 应用广谱抗生素,预防或治疗可能腹内感染;③ 禁食,疑有空腔脏器破裂或有明显腹胀时应行胃肠减压;④ 开放性创伤或大肠伤,注射 TAT;⑤ 诊断不明确者,边急救,边进一步检查;⑥ 营养支持
- 早期诊断:首先明确是否有脏器损伤,若确定何种脏器损伤,则对症处理,血液学检查、B 超、X线、CT、选择性血管造影、诊断性腹腔穿刺和腹腔灌洗术及腹腔镜等可辅助早期诊断
- 治疗:非手术治疗和手术治疗,严格掌握适应证

【思考题】

(1) 肝破裂与脾破裂在病理类型和临床表现上有何相同点和不同点?

(2) 试述腹部内脏损伤手术探查的指征和步骤。

(3) 实质性脏器损伤与空腔脏器损伤在临床表现上有何异同点?

(4) 腹部闭合性损伤时在什么情况下应考虑有腹内脏器损伤?

(诸林海)

第三十四章　急性化脓性腹膜炎

学习要点

- **掌握**：急性弥漫性腹膜炎的诊断方法。
- **熟悉**：① 急性弥漫性腹膜炎的病因及临床表现；② 急性弥漫性腹膜炎的病程
演变和治疗原则。
- **了解**：腹腔脓肿的临床表现及诊断。

急性化脓性腹膜炎是一种常见的外科急腹症，98％以上的化脓性腹膜炎是继发性的，已往认为化脓性腹膜炎的主要致病菌是以大肠杆菌为主的肠道杆菌属，现已阐明85％的腹膜炎是由厌氧菌引起的混合感染，尤其以脆弱杆菌最为常见。

【解剖生理概要】　腹膜分为相互连续的壁腹膜和脏腹膜两部分。壁腹膜贴附于腹壁、横膈脏面和盆壁的内面；脏腹膜覆盖于内脏表面，成为它们的浆膜层。脏腹膜将内脏器官悬垂或固定于膈肌、腹后壁或盆腔壁，形成网膜、肠系膜及几个韧带。

腹膜腔是壁腹膜和脏腹膜之间的潜在间隙，在男性是封闭的；女性的腹膜腔则经输卵管、子宫、阴道与体外相通。腹膜腔是人体最大的体腔。在正常情况下，腹腔内有75～100 mL黄色澄清液体，起润滑作用。在病变时，腹膜腔可容纳数升液体或气体。腹膜腔分为大、小腹腔两部分，即腹腔和网膜囊，经由网膜孔（epiploic foramen，又称 Winslow 孔）相通。

壁腹膜主要受体神经（肋间神经和腰神经的分支）的支配，对各种刺激敏感，痛觉定位准确。腹前壁腹膜在炎症时，可引起局部疼痛、压痛和反射性的腹肌紧张，是诊断腹膜炎的主要临床依据。

第一节　急性弥漫性腹膜炎

腹膜炎是腹腔脏腹膜和壁腹膜的炎症，可由细菌感染、化学性或物理性损伤等引起。按病因可分为细菌性和非细菌性两类；按临床经过可将其分为急性、亚急性和慢性三类；按发病机制可分为原发性和继发性两类；按累及的范围可分为弥漫性和局限性两类。急性化脓性腹膜炎累及整个腹腔称为急性弥漫性腹膜炎。

【病因】

1. 继发性腹膜炎（secondary peritonitis）　是最常见的腹膜炎。腹腔内空腔脏器穿孔、外伤引起的腹壁或内脏破裂，是急性继发性化脓性腹膜炎最常见的原因。如胃、十二指肠溃疡急性穿孔，胃肠内容流入腹腔首先引起化学性刺激，产生化学性腹膜炎，继发感染后成为化脓性腹膜炎；急性胆囊炎，胆囊壁坏死穿孔，造成极为严重的胆汁性腹膜炎；外伤造成的肠管、膀胱破裂，腹腔污染及经腹壁伤口进入细菌，可很快形成腹膜炎。腹腔内脏器炎症扩散也是急性继发性腹膜炎的常见原因，如急性阑尾炎、急性胰腺炎、女性生殖器官化脓性感染等，含有细菌的渗出液在腹腔内扩散引起腹膜炎。引起继发性腹膜炎的细菌主要是胃肠道内的常驻菌群，其中以大肠埃希菌最为多见；其次为厌氧拟杆菌、链球菌、变形杆菌等。一般都是混合性感染，故毒性较强。

2. 原发性腹膜炎（primary peritonitis）　又称为自发性腹膜炎，腹腔内无原发性病灶。致病菌多为溶血性链球菌、肺炎双球菌或大肠埃希菌。细菌进入腹腔的途径一般为：① 血行播散，致病菌如肺炎双球菌和链球菌从呼吸道或泌尿系的感染灶，通过血行播散至腹膜。婴儿和儿童的原发性腹膜炎大多属于这一类。② 上行性感染，来自女性生殖道的细菌，通过输卵管直接向上扩散至腹腔，如淋菌性腹膜炎。③ 直接扩散，如泌尿系感染时，细菌可通过腹膜层直接扩散至腹膜腔。④ 透壁性感染，正常情况下，肠腔内细菌是不能通过肠壁的。

【病理生理】　胃肠内容物和细菌进入腹腔后，机体立即发生反应，腹膜充血、水肿并失去光泽。接着产生大量清晰的浆液性渗出液，以稀释腹腔内的毒素，并出现大量的巨噬细胞、中性粒细胞，加以坏死组织、细菌和凝固的纤维蛋白，使渗出液变混浊而成为脓液。以大肠埃希菌为主的脓液呈黄绿色，常与其他致病菌混合感染而变得稠厚，并有粪便的特殊臭味。

腹膜炎的结局取决于两方面，一方面是患者全身的和腹膜局部的防御能力，另一方面是污染细菌的性质、数量和时间。细菌及其产物（内毒素）刺激患者的细胞防御机制，激活许多炎性介质，其中血中肿瘤坏死因子 α(TNF-α)、白细胞介素-1(IL-1)、白细胞介素-6(IL-6)和弹性蛋白酶等可升高，其在腹腔渗出液中的浓度更高。

年轻体壮、抗病能力强者，可使病菌毒力下降。病变损害轻的能与邻近的肠管和其他脏器及移过来的大网膜发生粘连，将病灶包围，使病变局限于腹腔内的一个部位成为局限性腹膜炎。渗出物逐渐被吸收，炎症消散，自行修复而痊愈。

【临床表现】　根据病因不同，腹膜炎的症状可以是突然发生，也可能是逐渐出现的。如空腔脏器损伤破裂或穿孔引起的腹膜炎发病较突然。而阑尾炎、胆囊炎等引起的腹膜炎多先有原发病症状，以后才逐渐出现腹膜炎表现。

1. 腹痛　是最主要的临床表现。疼痛的程度与发病的原因、炎症的轻重、年龄、身体素质等有关。疼痛一般都很剧烈，难以忍受，呈持续性。深呼吸、咳嗽、转动身体时疼痛加剧。患者多不愿改变体位。疼痛先从原发病变部位开始，随炎症扩散而延及全腹。

2. 恶心、呕吐　腹膜受到刺激，可引起反射性恶心、呕吐，吐出物多是胃内容物。发生麻痹性肠梗阻时可吐出黄绿色胆汁，甚至棕褐色粪水样内容物。

3. 体温、脉搏　其变化与炎症的轻重有关。开始时正常，以后体温逐渐升高、脉搏逐渐加快。年老体弱的患者体温可不升高。脉搏多加快，如脉搏快体温反而下降，这是病情恶化的征象之一。

4. 感染中毒症状　患者可出现高热、脉速、呼吸浅快、大汗、口干。病情进一步发展，可出现面色苍白、虚弱、眼窝凹陷、皮肤干燥、四肢发凉、呼吸急促、口唇发绀、舌干苔厚、脉细微弱、体温骤升或下降、血压下降、神志恍惚或不清，表示已有重度缺水、代谢性酸中毒及休克。

5. 腹部体征　腹胀，腹式呼吸减弱或消失。腹部压痛(tenderness)、腹肌紧张(rigidity)和反跳痛(rebound tenderness)是腹膜炎的标志性体征，尤以原发病灶所在部位最为明显。腹肌紧张的程度随病因和患者的全身状况不同而不同。腹胀加重是病情恶化的一项重要标志。幼儿、老人或极度衰弱的患者腹肌紧张不明显，易被忽视。腹部叩诊因胃肠胀气而呈鼓音。腹腔内积液较多时可叩出移动性浊音。听诊时肠鸣音减弱，肠麻痹时肠鸣音可能完全消失。

直肠指检：直肠前窝饱满及触痛，这表示盆腔已有感染或形成盆腔脓肿。

【辅助检查】　白细胞计数及中性粒细胞比例增高。病情险恶或机体反应能力低下的患者，白细胞计数不增高，仅中性粒细胞比例增高，甚至有中毒颗粒出现。

腹部立位平片：小肠普遍胀气并有多个小液平面是肠麻痹征象。胃肠穿孔时多可见膈下游离气体。超声检查显示腹腔内有不等量的液体，但不能鉴别液体的性质。腹腔穿刺的方法是：根据叩诊或 B 超检查进行定位，根据抽出液的性质来判断病因。结核性腹膜炎为草绿色透明腹水。胃十二指肠急性穿孔时抽出液呈黄色、浑浊、含胆汁、无臭味。饱食后穿孔时抽出液可含食物残渣。急性重症胰腺炎时抽出液为血性、胰淀粉酶含量高。急性阑尾炎穿孔时抽出液为稀薄脓性略有臭味。绞窄性肠梗阻时抽出液为血性、臭味重。如抽出液为不凝血，应想到有腹腔内出血；如抽出物为全血且放置后凝固，需排除是否刺入血管。抽出液还可做涂片镜检及细菌培养。CT 检查对腹腔内实质性脏器病变（如急性胰腺炎）的诊断帮助较大，对评估腹腔内液体量也有一定帮助，准确率可达 95%。

【诊断】　根据病史及典型体征，白细胞计数及分类，腹部 X 线检查，超声或 CT 检查结果等，综合分析，腹膜炎的诊断一般是比较容易的。

【治疗】　治疗分为非手术治疗和手术治疗。

1. 非手术治疗　对病情较轻，或病程较长超过 24 h，且腹部体征已减轻或有减轻趋势者，或伴有严重心肺等脏器疾患不能耐受手术者,可行非手术治疗。

(1) 体位:一般取半卧位,以促使腹腔内渗出液流向盆腔,减少吸收和减轻中毒症状,有利于局限和引流;且可促使腹内脏器下移,腹肌松弛,减轻因腹胀挤压膈肌而影响呼吸和循环。

(2) 禁食、胃肠减压:胃肠道穿孔的患者必须禁食,并留置胃管持续胃肠减压,抽出胃肠道内容和气体,以减少消化道内容物继续流入腹腔,减轻胃肠内积气,改善胃壁的血运,有利于炎症的局限和吸收,促进胃肠道恢复蠕动。

(3) 纠正水、电解质紊乱:由于禁食、胃肠减压及腹腔内大量渗液,因而易造成体内水和电解质紊乱。根据患者的出入量及应补充的水量计算需补充的液体总量(晶体、胶体),以纠正缺水和酸碱失衡。病情严重的应多输血浆、白蛋白或全血,以补充因腹腔内渗出大量血浆引起的低蛋白血症和贫血。

(4) 抗生素:继发性腹膜炎大多为混合感染,致病菌主要为大肠埃希菌、肠球菌和厌氧菌(拟杆菌为主)。在选择抗生素时,应考虑致病菌的种类。严格地说,根据细菌培养出的菌种及药敏结果选用抗生素是比较合理的。

(5) 补充热量和营养支持:急性腹膜炎的代谢率约为正常人的 140%,每日需要的热量达 12 550~16 740 kJ(3 000~4 000 kcal)。当热量补充不足时,体内大量蛋白首先被消耗,使患者的抵抗力及愈合能力下降。在输入葡萄糖供给一部分热量的同时应补充白蛋白、氨基酸等。

(6) 镇静、止痛、吸氧:可减轻患者的痛苦与恐惧心理。已经确诊、治疗方案已定的及手术后的患者,可用哌替啶类止痛剂。而诊断不清或需进行观察的患者,暂不用止痛剂,以免掩盖病情。

2. 手术治疗 绝大多数的继发性腹膜炎需要及时手术治疗。

(1) 手术适应证:① 经上述非手术治疗 6~8 h 后(一般不超过 12 h),腹膜炎症状及体征不缓解反而加重者。② 腹腔内原发病严重,如胃肠道穿孔或胆囊坏疽、绞窄性肠梗阻、腹腔内脏器损伤破裂、胃肠道手术后短期内吻合口漏所致的腹膜炎。③ 腹腔内炎症较重,有大量积液,出现严重的肠麻痹或中毒症状,尤其是有休克表现者。④ 腹膜炎病因不明确,且无局限趋势者。

(2) 麻醉方法:多选用全身麻醉或硬膜外麻醉,个别休克危重患者也可用局部麻醉。

(3) 原发病的处理:手术切口应根据原发病变的脏器所在的部位而定。如不能确定原发病变位于哪个脏器,则以右旁正中切口为好,开腹后可向上下延长。如曾做过腹部手术,可经原切口或在其附近作切口。开腹时要小心肠管,剥离粘连时要尽量避免分破肠管。探查时要细致轻柔,查清楚腹膜炎的病因后,决定处理方法。胃、十二指肠溃疡穿孔时间不超过 12 h,可行胃大部切除术。如穿孔时间较长,腹腔污染严重或患者全身状况不好,只能行穿孔修补术。

(4) 彻底清洁腹腔:开腹后立即用吸引器吸净腹腔内的脓液及渗出液,清除食物残渣、粪便和异物等。脓液多积聚在原发病灶附近、膈下、两侧结肠旁沟及盆腔内。可用甲硝唑及生理盐水冲洗腹腔。腹腔内有脓苔、假膜和纤维蛋白分隔时,应予清除以利引流。

(5) 充分引流:要把腹腔内的残留液和继续产生的渗液通过引流物排出体外,以减轻腹腔感染和防止术后发生腹腔脓肿。常用的引流物有硅管、乳胶管或双腔引流管等。放腹腔引流管的指征:① 坏死病灶未能彻底清除或有大量坏死组织无法清除;② 为预防胃肠道穿孔修补等术后发生渗漏;③ 手术部位有较多的渗液或渗血;④ 已形成局限性脓肿。

(6) 术后处理:继续禁食、胃肠减压、补液、应用抗生素和营养支持治疗,保证引流管通畅。根据手术时脓液的细菌培养和药物敏感试验结果,选用有效的抗生素。一般待引流量小于每日 10 mL、非脓性,也无发热、无腹胀等,表示腹膜炎已控制后,可拔除腹腔引流管。密切观察病情变化,注意心、肺、肝、肾、脑等重要脏器的功能及 DIC 的发生,并进行及时有效的处理。

第二节 腹 腔 脓 肿

脓液在腹腔内积聚,由肠管、内脏、网膜或肠系膜等粘连包围,与游离腹腔隔离,形成腹腔脓肿。腹腔脓肿可分为膈下脓肿、盆腔脓肿和肠间脓肿。一般均继发于急性腹膜炎或腹腔内手术,原发性感染少见。

一、膈 下 脓 肿

【解剖概要】 横结肠及其系膜将大腹腔分成结肠上区和结肠下区。结肠上区亦称膈下区,肝将其分隔为肝上间隙和肝下间隙。肝上间隙又被肝镰状韧带分成左、右间隙,肝下间隙被肝圆韧带分成右下和左下间隙。左肝下间隙又被肝胃韧带和胃分为左前下间隙和左后下间隙。肝左后下间隙即为网膜囊。脓液积聚在一侧或两侧的膈肌下与横结肠及其系膜的间隙内者,通称为膈下脓肿(subphrenic abscess)膈下脓肿可发生在一个或两个以上的间隙。

【临床表现】 膈下脓肿一旦形成,可出现明显的全身及局部症状。

1. 全身症状 发热,初为弛张热,脓肿形成以后呈持续高热,也可为中等程度的持续发热。脉率增快,舌苔厚腻。逐渐出现乏力、衰弱、盗汗、厌食、消瘦、白细胞计数升高、中性粒细胞比例增高。

2. 局部症状 脓肿部位可有持续的钝痛,深呼吸时加重。疼痛常位于近中线的肋缘下或剑突下。脓肿刺激膈肌可引起呃逆。膈下感染可引起胸膜、肺反应,出现胸腔积液或盘状肺不张,患者咳嗽、胸痛。有季肋区叩痛。右膈下脓肿可使肝浊音界扩大。患侧胸部下方呼吸音减弱或消失。

【诊断/鉴别诊断】 急性腹膜炎或腹腔内脏器的炎性病变治疗过程中,或腹部手术数日后出现发热、腹痛者,均应想到该病,并做进一步检查。X线透视可见患侧膈肌升高,随呼吸活动受限或消失,肋膈角模糊、积液。X线片显示胸膜反应、胸腔积液、肺下叶部分不张等,膈下可见占位阴影。左膈下脓肿,胃底可受压移位。有10%~25%的脓肿腔内含有气体,可有液气平面。超声或CT检查对膈下脓肿的诊断及鉴别诊断帮助较大。

【治疗】 膈下脓肿主要采用手术治疗。近年来,采用经皮穿刺置管引流术,取得了较好的治疗效果。同时要加强支持治疗,包括补液、输血、营养支持和抗生素的应用。

1. 经皮穿刺置管引流术 优点是创伤小,可在局部麻醉下施行,一般不污染游离腹腔,引流效果较好。适应证:与体壁较靠近的、局限性单房脓肿。

2. 切开引流术 目前已很少应用。术前应常规行超声和CT检查确定脓肿的部位。根据脓肿所在的部位来选择适当的切口。

> **知识拓展**
>
> 膈下脓肿切开引流可以通过多种切口和途径进行,常用的有两种。
>
> (1)经前腹壁肋缘下切口:适用于肝右叶上、肝右叶下位置靠前及隔左下靠前的脓肿。此途径较为安全而最常用。在局麻或硬膜外麻醉下沿前肋缘下切口,切开腹壁各层至腹膜外,沿腹膜外层向上分离,接近脓肿,用注射器试穿,抽取脓液留做细菌培养和药敏试验。术后用负压引流脓腔,也可用低压灌洗。
>
> (2)经后腰部切口:适用于肝右叶下、隔左下靠后的脓肿。肝右叶上间隙靠后的脓肿也可采用此途径。在第12肋下缘作切口。用注射器试穿抽出脓液后再切开脓腔,放置多孔引流管或双套管引流管。需注意避免误入胸腔。

二、盆 腔 脓 肿

盆腔处于腹腔的最低位,腹腔内的炎性渗出物或脓液易积聚于此而形成脓肿。盆腔腹膜面积小,吸收毒素能力较低。盆腔脓肿(pelvic abscess)时全身中毒症状亦较轻。

【临床表现/诊断】 急性腹膜炎治疗过程中,如阑尾穿孔或结直肠手术后,出现体温升高、典型的直肠或膀胱刺激症状,里急后重、大便频而量少、有黏液便、尿频、排尿困难等,应想到可能有该病。腹部检查多无阳性发现。直肠指检可发现肛管括约肌松弛,在直肠前壁可触及向直肠腔内膨起、有触痛、有时有波动感的肿物。已婚女患者可进行阴道检查,以协助诊断。如是盆腔炎性包块或脓肿,还可经后穹隆穿刺抽脓,有助于诊断和治疗。下腹部超声及经直肠或阴道超声检查均有助于明确诊断。必要时可做CT检查,进一步帮助明确诊断。

【治疗】　盆腔脓肿较小或尚未形成时,可以采用非手术治疗。应用抗生素,辅以热水坐浴、温热盐水灌肠及物理透热等疗法。有些患者经过上述治疗,脓液可自行完全吸收。脓肿较大者须手术治疗。

三、肠 间 脓 肿

肠间脓肿(innerloop abscess)　是指脓液被包围在肠管、肠系膜与网膜之间的脓肿。脓肿可能是单发的,也可能是多个大小不等的脓肿。如脓肿周围广泛粘连,可发生不同程度的粘连性肠梗阻。患者出现化脓感染的症状,并有腹胀、腹痛、腹部压痛或扪及包块。腹部立位 X 线片可见肠壁间距增宽及局部肠管积气,也可见小肠液气平面。应用抗生素、物理透热及全身支持治疗。如脓肿自行穿破入肠腔或膀胱则形成内瘘,脓液随大小便排出。如非手术治疗无效或发生肠梗阻时,应考虑剖腹探查解除梗阻,清除脓液并行引流术。此病进行手术时,容易分破肠管造成肠瘘,故手术必须小心、仔细。如超声或 CT 检查提示脓肿较局限且为单房,并与腹壁贴靠,也可采用 B 超引导下经皮穿刺置管引流术。

第三节　腹腔间隔室综合征

腹腔是一个封闭的腔,与外界相对隔绝。在正常情况下,腹腔内压力(intra-abdominal pressure,IAP)为零或接近于零。当腹腔内压力异常升高＞20 mmHg 时,称为腹腔内高压(intra abdominal hypertension,IAH)。早在 19 世纪末就有人描述 IAH,Kron 首先应用腹腔间隔室综合征(abdominal compartment syndrome,ACS)这一概念,当腹腔内压升高到一定水平,发生腹腔内高压,引起少尿,肺、肾及腹腔内脏灌注不足,结果导致多器官功能衰竭。

【病理生理】　腹腔内容体积的增加与僵硬的腹壁联合作用会显著增加腹腔内压力,导致腹腔内高压,引发一系列病理生理变化。腹腔内压力的进行性增高,引起腔静脉受压、下腔静脉萎陷、回心血流减少,血压下降;末梢血管床的机械压迫造成系统循环阻力增大,导致心搏出量的减少。腹部扩张,膜壁及腹膜水肿;肠系膜血管血流减少,肝门静脉灌流减少并小肠缺血,甚至腹腔内压力的中等度升高就可能引起内脏缺血和酸中毒,肠道细菌移位。ACS 中肾功能不全的病因是多因素的。一方面,心排血量减少造成肾血流量减少;另一方面,腹腔内压力升高使肾静脉受压、肾静脉萎陷,导致肾实质内静脉压升高。

【诊断】

1. 有引起腹内压增高的病因引起 ACS 的最常见的临床情况包括　重度腹部创伤、重症胰腺炎、严重的腹腔内感染或腹腔内巨大血肿、腹主动脉瘤破裂、腹腔内填塞纱布压迫止血、气腹、腹壁张力性缝合、内脏和后腹膜水肿、休克或内脏缺血、烧伤、大量输液的一种并发症等。

2. 有下述临床表现者要考虑 ACS 的存在　① 急性腹胀和腹壁紧张;② 液体复苏后心率加快和(或)血压下降;③ 吸气压峰值逐步增加、出现低氧血症,必须增加 Fio 值;④ CVP 和肺毛细血管楔压升高;⑤ 出现少尿或无尿,但复苏之后应用利尿剂无效。

3. 认识其临床症状并最终需要进行腹腔内压力的测定　最广泛应用的测定 IAP 的方法:用 Foley 尿管经尿道测膀胱压或者直接穿刺膀胱置管测压。

【治疗】　在危重患者抢救中应常规留置尿管监测膀胱压,强调监测膀胱压的重要性。了解 IAP 是否有增高,为多脏器功能不全的抢救提供更多的临床资料。

一般来说,慢性 ACS 无须特殊处理,去除病因即可。将 IAP 超过 25～30 mmHg 作为选择开腹减压指标,并应给予及时的治疗。腹腔减压能够有效逆转器官功能障碍。常用的减压措施有:穿刺引流、手术减压、腹腔镜减压、血液超滤或促进肠蠕动等。

小　结

1. 急性弥漫性腹膜炎的分类 $\begin{cases}$ 继发性腹膜炎:主要致病菌为胃肠道内的常驻菌群,其中以大肠埃希菌最为多见\\ 原发性腹膜炎:主要致病菌为溶血性链球菌、肺炎双球菌或大肠埃希菌 $\end{cases}$

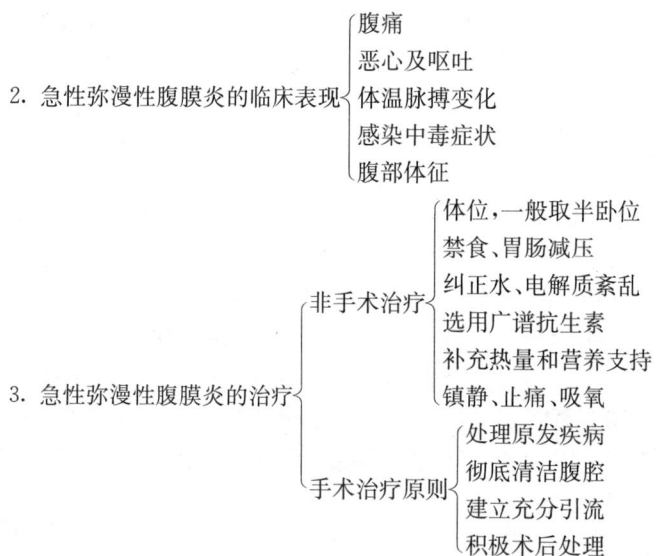

2. 急性弥漫性腹膜炎的临床表现
- 腹痛
- 恶心及呕吐
- 体温脉搏变化
- 感染中毒症状
- 腹部体征

3. 急性弥漫性腹膜炎的治疗

非手术治疗
- 体位，一般取半卧位
- 禁食、胃肠减压
- 纠正水、电解质紊乱
- 选用广谱抗生素
- 补充热量和营养支持
- 镇静、止痛、吸氧

手术治疗原则
- 处理原发疾病
- 彻底清洁腹腔
- 建立充分引流
- 积极术后处理

【思考题】

（1）急性弥漫性腹膜炎的手术原则是什么？

（2）急性腹膜炎的手术指征是什么？

（诸林海）

第三十五章　胃、十二指肠疾病

　　胃、十二指肠疾病是影响人们健康生活的常见病。随着社会的进步和发展，需要外科医生处理的某些胃、十二指肠良性疾病如胃、十二指肠溃疡，其发病率和死亡率呈下降趋势，而肿瘤的发病率明显升高。

第一节　解剖生理概要

一、胃 的 解 剖

　　1. 胃的分区　　胃位于食管和十二指肠之间，上端距离门齿约 40 cm 与食管相连的入口部位称贲门，下端与十二指肠相连接的出口为幽门。腹段食管与胃大弯的交角称贲门切迹，该切迹的黏膜面形成贲门皱襞，有防止胃内容物向食管逆流的作用。幽门部环状肌增厚，浆膜面可见一环形浅沟，幽门前静脉沿此沟的腹侧面下行，是术中区分胃幽门与十二指肠的解剖标志。将胃小弯和胃大弯各作三等份，再连接各对应点可将胃分为三个区域，上 1/3 为贲门胃底部 U(upper)区；中 1/3 是胃体部 M(middle)区，下 1/3 即幽门部 L(lower)区（图 35-1）。

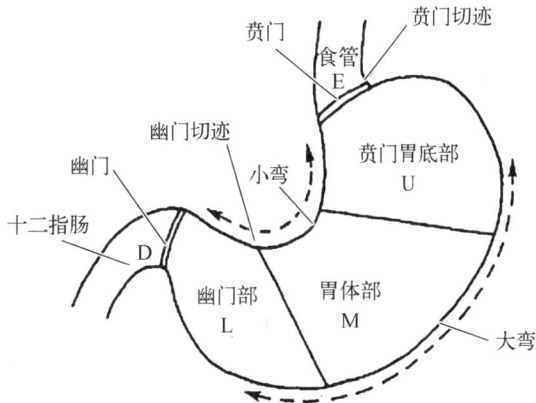

图 35-1　胃的分区

　　2. 胃的韧带　　包括胃膈韧带、肝胃韧带、脾胃韧带、胃结肠韧带和胃胰韧带，胃凭借韧带固定于上腹部。胃胰韧带位于胃后方，自腹腔动脉起始处向上达到胃与贲门部，其内有胃左动脉走行，参与组成小网膜囊后壁。

　　3. 胃的血管　　胃的动脉血供丰富，来源于腹腔动脉。发自腹腔动脉干的胃左动脉和来自肝固有动脉的胃右动脉形成胃小弯动脉弓供血胃小弯。胃大弯由来自胃十二指肠动脉的胃网膜右动脉和来自脾动脉的胃网膜左动脉构成胃大弯的动脉弓。来自脾动脉的数支胃短动脉供应胃底。胃后动脉可以是一支或两支，于小网膜囊后壁的腹膜后面伴同名静脉上行，分布于胃体上部与胃底的后壁。胃有丰富的黏膜下血管丛，静脉回流汇集到门静脉系统。胃的静脉与同名动脉伴行，胃短静脉、胃网膜左静脉均回流入脾静脉；胃网膜右静脉则回流入肠系膜上静脉；胃左静脉（即冠状静脉）的血液可直接注入门静脉或汇入脾静脉；胃右静脉直接注入门静脉（图 35-2）。

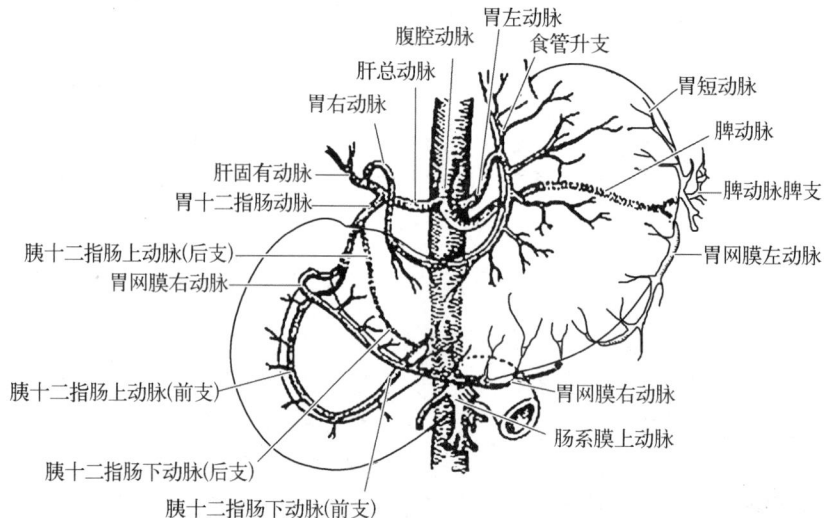

图 35-2　胃的血管

4. 胃的淋巴引流　　胃黏膜下淋巴管网丰富,并经贲门与食管、经幽门与十二指肠交通。胃周淋巴结,沿胃的主要动脉及其分支分布,淋巴管回流逆动脉血流方向走行,经多个淋巴结逐步向动脉根部聚集。胃周共有16组淋巴结。按淋巴的主要引流方向可分为以下四群:① 腹腔淋巴结群,引流胃小弯上部淋巴液;② 幽门上淋巴结群,引流胃小弯部淋巴液;③ 幽门下淋巴结群,引流胃大弯右侧淋巴液;④ 胰脾淋巴结群,引流胃大弯上部淋巴液(图35-3)。

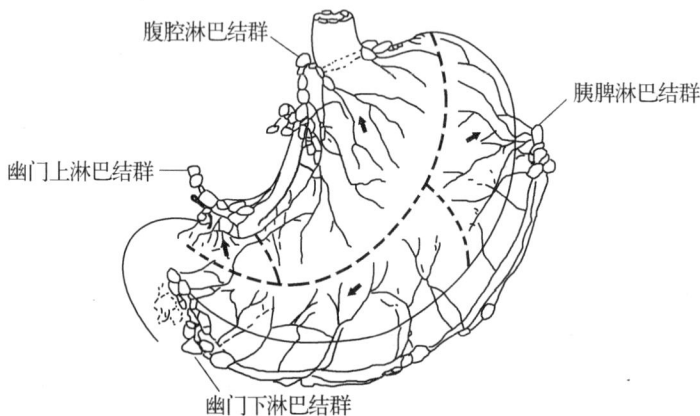

图 35-3　胃的淋巴引流

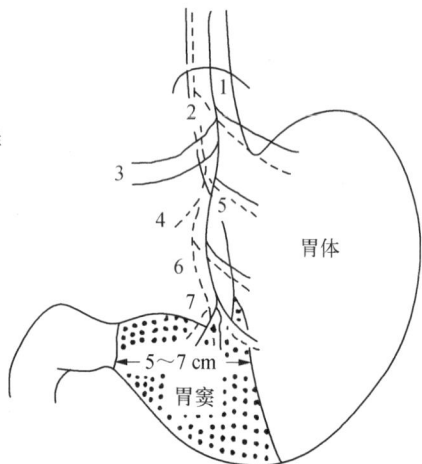

图 35-4　胃的神经

1. 左迷走神经;2. 右迷走神经;3. 肝支;4. 腹腔支;5. 胃前支(Latarjet 前神经);6. 胃后支(Latarjet 后神经);7. "鸦爪"

5. 胃的神经　　胃受自主神经支配,支配胃的运动神经包括交感神经与副交感神经。胃的交感神经为来自腹腔神经丛的节后纤维,和动脉分支伴行进入胃,主要抑制胃的分泌和运动并传出痛觉;胃的副交感神经来自迷走神经,主要促进胃的分泌和运动。交感神经与副交感神经纤维共同在肌层间和黏膜下层组成神经网,以协调胃的分泌和运动功能。左、右迷走神经沿食管下行,左迷走神经在贲门前面,分出肝胆支和胃前支(Latarjet 前神经);右迷走神经在贲门背侧,分出腹腔支和胃后支(Latarjet 后神经)。迷走神经的胃前支、后支都沿胃小弯行走,发出的分支和胃动、静脉分支伴行,进入胃的前、后壁。最后的3～4终末支,在距幽门5～7 cm 处进入胃窦,形似"鸦爪",管理幽门的排空功能,在行高选择性胃迷走神经切断术时作为保留分支的标志(图35-4)。

6. 胃壁的结构　　胃壁从外向内分为浆膜层、肌层、黏膜下层和黏膜层。胃壁肌层外层是沿长轴分布的纵行肌层,内层由环状走向的肌层构成。胃壁肌层由平滑肌构成,环行肌纤维在贲门和幽门处增厚形成贲门和幽门括约肌。黏膜下层为疏松结缔组织,血管、淋巴管及神经丛丰富。由于黏膜下层的存在,使黏膜层与肌层之间有一定的活动度,因而在手术时黏膜层可以自肌层剥离开。

胃黏膜层由黏膜上皮、固有膜和黏膜肌构成。黏膜层含大量胃腺,分布在胃底和胃体,约占全胃面积的 2/3 的胃腺为泌酸腺。胃腺由功能不同的细胞组成,分泌胃酸、电解质、蛋白酶原和黏液等。主细胞分泌胃蛋白酶原与凝乳酶原;壁细胞分泌盐酸和抗贫血因子;黏液细胞分泌碱性因子。贲门腺分布在贲门部,该部腺体与胃体部黏液细胞相似,主要分泌黏液。幽门腺分布在胃窦和幽门区,腺体除含主细胞和黏蛋白原分泌细胞外,还含有 G 细胞分泌促胃液素、D 细胞分泌生长抑素,此外还有嗜银细胞及多种内分泌细胞可分泌多肽类物质、组胺及五羟色胺(5 - HT)等。

二、胃 的 生 理

1. 胃的运动　　食物在胃内的储藏、混合、搅拌及有规律的排空,主要由胃的肌肉运动参与完成。胃的蠕动波起自胃体通向幽门,胃窦部肌层较厚,增强了远端胃的收缩能力,幽门发挥括约肌作用,调控食糜进入十二指肠。食糜进入漏斗状的胃窦腔,胃窦的收缩蠕动较胃体更快而有力,每次蠕动后食糜进入十二指肠的量取决于蠕动的强度与幽门的开闭状况。幽门关闭,食物在胃内往返运动;幽门开放时,每次胃的蠕动波将 5～15 mL 食糜送入十二指肠。

空胃腔的容量仅为 50 mL,但在容受性舒张状况下,可以承受 1 000 mL 而无胃内压增高。容受性舒张是迷走神经感觉纤维介导的主动过程。进食后的扩张刺激引发蠕动,若干因素影响到胃蠕动的强度、频率及胃排空的速度。胃的迷走反射加速胃蠕动;进食的量与质对于排空亦起调节作用,食物颗粒小因较少研磨比大颗粒食物排空为快;十二指肠壁的受体能够感受食糜的渗透浓度与化学成分,当渗透量(压)大于 200 mmol/L 时迷走肠胃反射被激活,胃排空延迟;不少胃肠道激素能够对胃的运动进行精细调节,胃泌素能延迟胃的排空。

2. 胃液分泌　　胃腺分泌胃液,正常成人每日分泌量 1 500～2 500 mL,胃液的主要成分为胃酸、胃酶、电解质、黏液和水。壁细胞分泌盐酸,而非壁细胞的分泌成分类似细胞外液,略呈碱性,其中 Na^+ 是主要阳离子。胃液的酸度决定于上述两种成分的配合比例,并和分泌速度、胃黏膜血液流速有关。

胃液分泌分为基础分泌(或称消化间期分泌)和餐后分泌(即消化期分泌)。基础分泌是指不受食物刺激时的自然胃液分泌,其量较小。餐后胃液分泌明显增加,小肠内的脂肪能抑制促胃液素的产生,使胃酸分泌减少。消化期胃酸分泌有着复杂而精确的调控机制,维持胃酸分泌的相对稳定。

三、十二指肠的解剖和生理

十二指肠是幽门和十二指肠悬韧带(Treitz 韧带)之间的小肠,长约 25 cm,呈"C"形,是小肠最粗和最固定的部分。十二指肠分为四部分:① 球部:长 4～5 cm,属腹膜间位,活动度大,黏膜平整光滑,球部是十二指肠溃疡好发部位。胆总管、胃十二指肠动脉和门静脉在球部后方通过。② 降部:与球部呈锐角下行,固定于后腹壁,腹膜外位,仅前外侧有腹膜遮盖,内侧与胰头紧密相连,胆总管和胰管开口于此部中下 1/3 交界处内侧肠壁的十二指肠乳头,距幽门 8～10 cm,距门齿约 75 cm。从降部起十二指肠黏膜呈环形皱襞。③ 水平部:自降部向左走行,长约 10 cm,完全固定于腹后壁,属腹膜外位,横部末端的前方有肠系膜上动、静脉跨越下行。④ 升部:先向上行,然后急转向下、向前,与空肠相接,形成十二指肠空肠曲,由十二指肠悬韧带(Treitz 韧带)固定于后腹壁,此韧带是十二指肠空肠分界的解剖标志。整个十二指肠环抱在胰头周围。十二指肠的血供来自胰十二指肠上动脉和胰十二指肠下动脉,两者分别起源于胃十二指肠动脉与肠系膜上动脉。胰十二指肠上、下动脉的分支在胰腺前后吻合成动脉弓。

十二指肠接受胃内食糜及胆汁、胰液。十二指肠黏膜内有 Brunner 腺,分泌的十二指肠液含有多种消化酶如蛋白酶、脂肪酶、蔗糖酶、麦芽糖酶等。十二指肠黏膜内的内分泌细胞能分泌促胃液素、抑胃肽、胆囊收缩素、促胰液素等肠道激素。

第二节　胃、十二指肠溃疡的外科治疗

一、概　　述

胃、十二指肠局限性圆形或椭圆形的全层黏膜缺损,称为胃、十二指肠溃疡(gastroduodenal ulcer)。因溃疡的形成与胃酸-蛋白酶的消化作用有关,也称为消化性溃疡(peptic ulcer)。纤维内镜技术的不断完善、新型抑酸剂和抗幽门螺杆菌(helicobacter pylori,HP)药物的应用使得溃疡病诊断和治疗发生了很大改变。外科治疗主要用于急性穿孔、出血、幽门梗阻或药物治疗无效的溃疡患者及胃溃疡恶性变等情况。

【病理】　典型溃疡呈圆形或椭圆形,黏膜缺损深达黏膜肌层。溃疡深而壁硬,呈漏斗状或打洞样,边缘增厚或是充血水肿,基底光滑,表面可覆盖有纤维或脓性呈灰白或灰黄色苔膜。胃溃疡多发生在胃小弯,以胃角最多见,胃窦部与胃体也可见,大弯胃底少见。十二指肠溃疡主要在球部,发生在球部以下的溃疡称为球后溃疡。球部前后壁或大小弯侧同时见到的溃疡称对吻溃疡。

【发病机制】　胃、十二指肠溃疡发病是多个因素综合作用的结果。其中最为重要的是胃酸分泌异常、幽门螺杆菌感染和黏膜防御机制的破坏。

1. 幽门螺杆菌感染　幽门螺杆菌感染与消化性溃疡密切相关。95%以上的十二指肠溃疡与近80%的胃溃疡患者中检出 HP 感染,清除幽门螺杆菌感染可以明显降低溃疡病的复发率。

2. 胃酸分泌过多　溃疡只发生在与胃酸相接触的黏膜,抑制胃酸分泌可使溃疡愈合,充分说明胃酸分泌过多是胃、十二指肠溃疡的病理生理基础。十二指肠溃疡患者的胃酸分泌高于健康人。溃疡患者在胃窦酸化情况下,正常的抑制胃泌酸机制受到影响,促胃液素异常释放,而组织中生长抑素水平低,黏膜前列腺素合成减少,削弱了对胃黏膜的保护作用,使得黏膜易受胃酸损害。

3. 非甾体类抗炎药与黏膜屏障损害　非甾体类抗炎药(NSAID)、肾上腺皮质激素、胆汁酸盐、乙醇等均可破坏胃黏膜屏障,造成 H^+ 逆流入黏膜上皮细胞,引起胃黏膜水肿、出血、糜烂,甚至溃疡。长期使用 NSAID 胃溃疡发生率显著增加。

正常情况下,酸性胃液对胃黏膜的侵蚀作用和胃黏膜的防御机制处于相对平衡状态。如平衡受到破坏,侵害因子的作用增强、胃黏膜屏障等防御因子的作用削弱,胃酸、胃蛋白酶分泌增加,最终导致溃疡。在十二指肠溃疡的发病机制中,胃酸分泌过多起重要作用。在胃溃疡患者平均胃酸分泌比正常人低,胃排空延缓、十二指肠液反流是导致胃黏膜屏障破坏形成溃疡的重要原因。HP 感染和 NSAID 是影响胃黏膜防御机制的外源性因素,可促进溃疡形成。胃小弯是胃窦黏膜与泌酸胃体黏膜的移行部位,该处的黏膜下血管网为终末动脉供血吻合少,又是胃壁纵行肌纤维与斜行肌纤维的接合处,在肌肉收缩时剪切力大,易引起胃小弯黏膜与黏膜下的血供不足,黏膜防御机制较弱,因此也成为溃疡的好发部位。

【临床特点】　胃溃疡与十二指肠溃疡统称为消化性溃疡,但两者之间的差别仍很显著;胃溃疡发病年龄平均要比十二指肠溃疡高 15～20 年,发病高峰在 40～60 岁。胃溃疡患者基础胃酸分泌平均为1.2 mmol/h,明显低于十二指肠溃疡患者的 4.0 mmol/h。约 5% 胃溃疡可发生恶变,而十二指肠溃疡很少癌变;与十二指肠溃疡相比胃溃疡的病灶大,对于内科治疗反应差,加上有恶变的可能,使得外科治疗尤显重要。

胃溃疡根据其部位和胃酸分泌量可分为四型:Ⅰ型最为常见,占 50%～60%,低胃酸,溃疡位于胃小弯角切迹附近;Ⅱ型约占 20%,高胃酸,胃溃疡合并十二指肠溃疡;Ⅲ型约占 20%,高胃酸,溃疡位于幽门管或幽门前;Ⅳ型约占 5%,低胃酸,溃疡位于胃上部 1/3,胃小弯高位接近贲门处,常为穿透性溃疡,易发生出血或穿孔,老年患者相对多见。

【外科治疗原则】　无严重并发症的胃、十二指肠溃疡一般均采取内科治疗,外科手术治疗主要是针对胃、十二指肠溃疡的严重并发症进行治疗。

1. 胃溃疡　胃溃疡发病年龄较十二指肠溃疡偏大,常伴有慢性胃炎,幽门螺杆菌感染率高,溃疡愈合后胃炎依然存在,停药后溃疡常复发,且有 5% 的恶变率。因此,临床上对胃溃疡手术治疗指征掌握较宽,适应证主要有:① 包括抗 HP 措施在内的严格内科治疗无效的顽固性溃疡,如溃疡不愈合或短期内复发者;② 发生溃疡出血、瘢痕性幽门梗阻、溃疡穿孔者;③ 溃疡巨大(直径>2.5 cm)或高位溃疡;④ 胃十二指肠复合性溃疡;⑤ 溃疡不能除外恶变或已经恶变者。

2. 十二指肠溃疡 手术治疗的适应证主要是出现严重并发症:急性穿孔、大出血和瘢痕性幽门梗阻,以及经正规内科治疗无效的顽固性溃疡。由于药物治疗的有效性,后者已不多见。

对十二指肠溃疡常采用减少胃酸分泌的策略,阻断迷走神经对壁细胞的刺激、降低胃窦部促胃液素的分泌及减少壁细胞的数量。手术方法主要有胃大部切除术和选择性或高选择性迷走神经切断术。也可以采用迷走神经干切断术加幽门成形或迷走神经干切断术加胃窦切除术。十二指肠溃疡择期手术在状态良好的患者比较安全,术后复发率与胃酸分泌减少的程度相关。急症手术并发症比择期手术明显为高,活动出血、穿孔后时间较长、围术期休克等因素增加了手术的并发症与风险。

二、急性胃、十二指肠溃疡穿孔

急性穿孔(acute perforation)是胃、十二指肠溃疡的严重并发症,为常见的外科急腹症。起病急、病情重、变化快,需要紧急处理,若诊治不当可危及生命。近来溃疡穿孔的发生率呈上升趋势,发病年龄渐趋高龄化。十二指肠溃疡穿孔男性患者较多,胃溃疡穿孔则多见于老年妇女。

【病因/病理】 90%的十二指肠溃疡穿孔发生在球部前壁,而胃溃疡穿孔60%发生在胃小弯,40%分布于胃窦及其他各部。急性穿孔后,有强烈刺激性的胃酸、胆汁、胰液等消化液和食物溢入腹腔,引起化学性腹膜炎,导致剧烈的腹痛和大量腹腔渗出液。6~8 h后细菌开始繁殖并逐渐转变为化脓性腹膜炎。病原菌以大肠埃希菌、链球菌为多见。由于强烈的化学刺激、细胞外液的丢失及细菌毒素吸收等因素,患者可出现休克。胃十二指后壁溃疡,可穿透全层并与周围组织包裹,形成慢性穿透性溃疡。

【临床表现】 多数患者既往有溃疡病史,穿孔前数日溃疡病症状加剧。情绪波动、过度疲劳、刺激性饮食或服用皮质激素药物等常为诱发因素。穿孔多在夜间空腹或饱食后突然发生,表现为骤起上腹部刀割样剧痛,迅速波及全腹,患者疼痛难忍,可有面色苍白、出冷汗、脉搏细速、血压下降等表现。常伴恶心、呕吐。当胃内容物沿右结肠旁沟向下流注时,可出现右下腹痛,疼痛也可放射至肩部。当腹腔有大量渗出液稀释漏出的消化液时,腹痛可略有减轻。由于继发细菌感染,出现化脓性腹膜炎,腹痛可再次加重。偶尔可见溃疡穿孔和溃疡出血同时发生。溃疡穿孔后病情的严重程度与患者的年龄、全身情况、穿孔部位、穿孔大小和时间及是否空腹穿孔密切有关。

体检时患者表情痛苦,仰卧微屈膝,不愿移动,腹式呼吸减弱或消失;全腹压痛、反跳痛,腹肌紧张呈"板样"强直,尤以右上腹最明显。叩诊肝浊音界缩小或消失,可有移动性浊音;听诊肠鸣音消失或明显减弱。患者有发热,实验室检查示白细胞计数增加,血清淀粉酶轻度升高。在站立位 X 线检查时,80%的患者可见膈下新月状游离气体影。

【诊断/鉴别诊断】 既往有溃疡病史,突发上腹部剧烈疼痛并迅速扩展为全腹疼痛伴腹膜刺激征等上消化道穿孔的特征性的临床表现,结合 X 线检查腹部发现膈下游离气体,诊断性腹腔穿刺抽出液含胆汁或食物残渣,不难做出正确诊断。在既往无典型溃疡病史者,位于十二指及幽门后壁的溃疡小穿孔,胃后壁溃疡向小网膜腔内穿孔,老年体弱反应性差者的溃疡穿孔,空腹时发生的小穿孔等情况下,症状、体征不太典型,较难诊断。需与下列疾病做鉴别。

1. 急性胆囊炎 表现为右上腹绞痛或持续性疼痛伴阵发加剧,疼痛向右肩放射,伴畏寒发热。右上腹局部压痛、反跳痛,可触及肿大的胆囊,墨菲征阳性。胆囊坏疽穿孔时有弥漫性腹膜炎表现,但 X 线检查膈下无游离气体。B超提示胆囊炎或胆囊结石。

2. 急性胰腺炎 急性胰腺炎的腹痛发作一般不如溃疡急性穿孔者急骤,腹痛多位于上腹部偏左并向背部放射。腹痛有一个由轻转重的过程,肌紧张程度相对较轻。血清、尿液和腹腔穿刺液淀粉酶明显升高。X 线检查膈下无游离气体,CT、B超提示胰腺肿胀。

3. 急性阑尾炎 溃疡穿孔后消化液沿右结肠旁沟流到右下腹,引起右下腹痛和腹膜炎体征,可与急性阑尾炎相混。但阑尾炎一般症状比较轻,体征局限于右下腹,无腹壁板样强直,X 线检查无膈下游离气体。

【治疗】

1. 非手术治疗 适用于一般情况好,症状体征较轻的空腹穿孔;穿孔超过24 h,腹膜炎已局限者;

或是经水溶性造影剂行胃十二指肠造影检查证实穿孔已封闭的患者。非手术治疗不适用于伴有出血、幽门梗阻、疑有癌变等情况的穿孔患者。治疗措施主要包括：① 持续胃肠减压，减少胃肠内容物继续外漏；② 输液以维持水、电解质平衡并给予营养支持；③ 全身应用抗生素控制感染；④ 经静脉给予 H_2 受体阻断剂或质子泵拮抗剂等制酸药物。非手术治疗 6～8 h 后病情仍继续加重，应立即转行手术治疗。非手术治疗少数患者可出现膈下或腹腔脓肿。痊愈的患者应胃镜检查排除胃癌，控制幽门螺杆菌感染并采用制酸剂治疗。

2. 手术治疗

(1) 单纯穿孔缝合术：单纯穿孔修补缝合术的优点是操作简便，手术时间短，安全性高。一般认为：穿孔时间超出 8 h，腹腔内感染及炎症水肿严重，有大量脓性渗出液；以往无溃疡病史或有溃疡病史未经正规内科治疗，无出血、梗阻并发症，特别是十二指肠溃疡患者；有其他系统器质性疾病不能耐受急诊彻底性溃疡手术，为单纯穿孔缝合术的适应证。穿孔修补通常采用经腹手术，穿孔以丝线间断横向缝合，再用大网膜覆盖，或以网膜补片修补；也可经腹腔镜行穿孔缝合大网膜覆盖修补。对于所有的胃溃疡穿孔患者，需做活检或术中快速病理检查除外胃癌，若为恶性病变，应行根治性手术。单纯穿孔缝合术后溃疡病仍需内科治疗，HP 感染阳性者需要抗 HP 治疗，部分患者因溃疡未愈仍需行彻底性溃疡手术。

(2) 彻底性溃疡手术：优点是一次手术同时解决了穿孔和溃疡两个问题，如果患者一般情况良好，穿孔在 8 h 内或超过 8 h，腹腔污染不严重；慢性溃疡病特别是胃溃疡患者，曾行内科治疗，或治疗期间穿孔；十二指肠溃疡穿孔修补术后再穿孔，有幽门梗阻或出血史者可行彻底性溃疡手术。手术方法包括胃大部切除术外，对十二指肠溃疡穿孔可选用穿孔缝合术加高选择性迷走神经切断术或选择性迷走神经切断术加胃窦切除术。

三、胃、十二指肠溃疡大出血

胃、十二指肠溃疡患者有大量呕血、柏油样黑便，引起红细胞、血红蛋白和血细胞比容明显下降，脉率加快，血压下降，出现为休克前期症状或休克状态，称为溃疡大出血。胃、十二指肠溃疡出血，是上消化道大出血中最常见的原因，约占 50％以上。

【病因/病理】 溃疡基底的血管壁被侵蚀而导致破裂出血，大多数为动脉出血。引起大出血的十二指肠溃疡通常位于球部后壁，可侵蚀胃十二指肠动脉或胰十二指肠上动脉及其分支引起大出血。胃溃疡大出血多数发生在胃小弯，出血源自胃左、右动脉及其分支。十二指肠前壁附近无大血管，故此处的溃疡常无大出血。溃疡基底部的血管侧壁破裂出血不易自行停止，可引发致命的动脉性出血。大出血后血容量减少、血压降低、血流变缓，可在血管破裂处形成血凝块而暂时止血。由于胃肠的蠕动和胃十二指肠内容物与溃疡病灶的接触，暂时停止的出血有可能再次活动出血，应予高度重视。

【临床表现】 胃、十二指肠溃疡大出血的临床表现取决于出血量和出血速度。患者的主要症状是呕血和解柏油样黑便，多数患者只有黑便而无呕血，迅猛的出血则为大量呕血与紫黑血便。呕血前常有恶心，便血前后可有心悸、眼前发黑、乏力、全身疲软，甚至出现晕厥。患者过去多有典型溃疡病史，近期可有服用阿司匹林或 NSAID 药物等情况。如出血速度缓慢则血压、脉搏改变不明显。短期内失血量超过 800 mL，可出现休克症状，患者焦虑不安、四肢湿冷、脉搏细速、呼吸急促、血压下降。如血细胞比容在 30％以下，出血量已超过 1 000 mL。大出血通常指的是每分钟出血量超过 1 mL 且速度较快的出血。患者可呈贫血貌、面色苍白、脉搏增快；腹部体征不明显，腹部稍胀，上腹部可有轻度压痛，肠鸣音亢进。腹痛严重的患者应注意有无伴发溃疡穿孔。大量出血早期，由于血液浓缩，血常规变化不大，以后红细胞计数、血红蛋白值、血细胞比容均呈进行性下降。

【诊断/鉴别诊断】 有溃疡病史者，发生呕血与黑便，诊断并不困难。无溃疡病史时，应与应激性溃疡出血、胃癌出血、食管曲张静脉破裂出血、食管炎、贲门黏膜撕裂综合征和胆道出血鉴别。大出血时不宜行上消化道钡餐检查，急诊纤维胃镜检查可迅速明确出血部位和病因，出血 24 h 内胃镜检查阳性率可达 70％～80％，超过 48 h 则阳性率下降。胃镜检查发现溃疡基底裸露血管的患者，再出血率在 50％以上，需要积极治疗。经选择性腹腔动脉或肠系膜上动脉造影也可用于血流动力学稳定的活动性出血患者，可明确病因与出血部位，指导治疗，并可采取栓塞治疗或动脉内注射垂体加压素等介入性止血措施。

【治疗】 治疗原则是补充血容量防治失血性休克，尽快明确出血部位并采取有效止血措施。

1. 补充血容量　　建立可靠畅通的静脉通道,快速滴注平衡盐液,做输血配型试验。同时严密观察血压、脉搏、尿量和周围循环状况,并判断失血量指导补液。

2. 留置鼻胃管　　用生理盐水冲洗胃腔,清除血凝块,直至胃液变清,持续低负压吸引,动态观察出血情况。可经胃管注入 200 mL 含 8 mg 去甲肾上腺素的生理盐水溶液,每 4～6 h 一次。

3. 急诊纤维胃镜检查　　可明确出血病灶,还可同时施行内镜下电凝、激光灼凝、注射或喷洒药物等局部止血措施。检查前必须纠正患者的低血容量状态。

4. 止血、制酸、生长抑素等药物的应用　　经静脉或肌内注射血凝酶;静脉给予 H_2 受体拮抗剂(西咪替丁等)或质子泵抑制剂(奥美拉唑等);静脉应用生长抑素(奥曲肽、施他宁等)。

5. 急症手术止血　　多数胃、十二指肠溃疡大出血,可经非手术治疗止血,约 10% 的患者需急症手术止血。手术指征为:① 出血速度快,短期内发生休克,或较短时间内(6～8 h)需要输入较大量血液(>800 mL)方能维持血压和血细胞比容者;② 年龄在 60 岁以上伴动脉硬化症者自行止血机会较小,对再出血耐受性差,应及早手术;③ 近期发生过类似的大出血或合并穿孔或幽门梗阻;④ 正在进行药物治疗的胃、十二指肠溃疡患者发生大出血,表明溃疡侵蚀性大,非手术治疗难以止血;⑤ 纤维胃镜检查发现动脉搏动性出血,或溃疡底部血管显露再出血危险很大。急诊手术应争取在出血 48 h 内进行,反复止血无效,拖延时间越长危险越大。胃溃疡较十二指肠溃疡再出血机会高 3 倍,应争取及早手术。

采取积极的复苏措施,力争在血流动力学稳定的情况下手术止血。手术方法有:① 包括溃疡在内的胃大部切除术。如术前未经内镜定位,术中可切开胃前壁,明确出血溃疡的部位,缝扎止血同时检查是否有其他出血性病灶。② 对十二指肠后壁穿透性溃疡出血,先切开十二指肠前壁,贯穿缝扎溃疡底的出血动脉,再行选择性迷走神经切断加胃窦切除或加幽门成形术,抑或行旷置溃疡的毕 II 式胃大部切除术外加胃十二指肠动脉、胰十二指肠上动脉结扎。③ 重症患者难以耐受较长时间手术者,可采用溃疡底部贯穿缝扎止血方法。

四、胃、十二指肠溃疡瘢痕性幽门梗阻

胃、十二指肠溃疡患者因幽门管、幽门溃疡或十二指肠球部溃疡反复发作形成瘢痕狭窄,合并幽门痉挛水肿可以造成幽门梗阻(pyloric obstruction)。

【病因/病理】　瘢痕性幽门梗阻常见于十二指肠球部溃疡与 II、III 型胃溃疡。溃疡引起幽门梗阻的机制有痉挛、炎症水肿和瘢痕三种,前两种情况是暂时的、可逆性的,在炎症消退、痉挛缓解后幽门恢复通畅,瘢痕造成的梗阻是永久性的,需要手术方能解除。瘢痕性幽门梗阻是由于溃疡愈合过程中瘢痕收缩所致,最初是部分性梗阻,由于同时存在痉挛或是水肿使部分性梗阻渐趋完全性。初期,为克服幽门狭窄,胃蠕动增强,胃壁肌层肥厚,胃轻度扩大。后期,胃代偿功能减退,失去张力,胃高度扩大,蠕动消失。胃内容物滞留,使促胃液素分泌增加,使胃酸分泌亢进,胃黏膜呈糜烂、充血、水肿和溃疡。由于胃内容物不能进入十二指肠,因吸收不良患者有贫血、营养障碍;呕吐引起的水电解质丢失,导致脱水、低钾低氯性碱中毒。

【临床表现】　幽门梗阻的主要表现为腹胀与反复发作的呕吐。患者最初有上腹膨胀不适并出现阵发性胃收缩痛,伴嗳气、恶心与呕吐。呕吐多发生在下午或晚间,呕吐量大,一次可达 1 000～2 000 mL,呕吐物含大量宿食有腐败酸臭味,但不含胆汁。呕吐后自觉胃部饱胀改善,故患者常自行诱发呕吐以期缓解症状。常有少尿、便秘、贫血等慢性消耗表现。体检时见患者有营养不良、消瘦、皮肤干燥、弹性消失,上腹隆起可见胃型,有时有自左向右的胃蠕动波,晃动上腹部可闻及振水音。

【诊断/鉴别诊断】　根据长期溃疡病史,特征性呕吐和体征,即可诊断幽门梗阻。诊断步骤:清晨空腹置胃管,可抽出大量酸臭胃液和食物残渣;X 线钡餐检查,见胃扩大,张力减低,钡剂入胃后有下沉现象。正常人胃内钡剂 4 h 即排空,如 6 h 尚有 1/4 钡剂存留者,提示有胃潴留。24 h 后仍有钡剂存留者,提示有瘢痕性幽门梗阻。纤维胃镜检查可确定梗阻,并明确梗阻原因。

幽门梗阻应与下列情况鉴别:① 痉挛水肿性幽门梗阻,系活动溃疡所致,有溃疡疼痛症状,梗阻症状为间歇性,经胃肠减压和应用解痉制酸药,疼痛和梗阻症状可缓解。② 十二指肠球部以下的梗阻性病变,十二指肠肿瘤、胰头癌、十二指肠淤滞症也可以引起上消化道梗阻,据其呕吐物含胆汁,X 线、胃镜、钡餐检查可助鉴别。③ 胃窦部与幽门的癌肿可引起梗阻,但病程较短,胃扩张程度轻,钡餐与胃镜活检可明确诊断。

【治疗】 怀疑幽门梗阻患者可先行盐水负荷试验,空腹情况下置胃管,注入生理盐水 700 mL,3 min 后经胃管回吸,回收液体超过 350 mL 提示幽门梗阻。经过一周包括胃肠减压、全肠外营养及静脉给予制酸药物的治疗后,重复盐水负荷试验。如幽门痉挛水肿明显改善,可以继续保守治疗;如无改善则应考虑手术。瘢痕性梗阻是外科手术治疗的绝对适应证。术前需要充分准备,包括禁食,留置鼻胃管以温生理盐水洗胃,直至洗出液澄清。纠正贫血与低蛋白血症,改善营养状况;维持水、电解质平衡,纠正脱水、低钾低氯性碱中毒。手术目的在于解除梗阻,消除病因。术式以胃大部切除为主,也可行迷走神经干切断术加胃窦部切除术。如老年患者、全身情况极差或合并其他严重内科疾病者可行胃空肠吻合加迷走神经切断术治疗。

五、术 后 并 发 症

各类胃、十二指肠溃疡手术后早期出现的并发症有些与手术操作不当有关;术后远期发生的一些并发症则常与手术自身带来解剖、生理、代谢和消化功能改变有关。

【早期并发症】

1. 术后胃出血 发生在术后 24 h 以内的胃出血,多属术中止血不确切;术后 4～6 d 发生的出血,常为吻合口黏膜坏死脱落而致;术后 10～20 d 发生的出血,与吻合口缝线处感染,黏膜下脓肿腐蚀血管所致。部分病例可因旷置的溃疡出血或是术中探查遗漏病变引起出血。术后胃出血多可采用非手术疗法止血,必要时可做纤维胃镜检查或行选择性血管造影,明确出血部位和原因,还可局部应用血管收缩剂或栓塞相关的动脉止血。当非手术疗法不能止血或出血量大时,应手术止血。

2. 胃排空障碍 胃切除术后排空障碍属动力性胃通过障碍,发病机制尚不完全明了。术后拔除胃管后,患者出现上腹持续性饱胀、钝痛,并呕吐带有食物和胆汁的胃液。X 线上消化道造影检查,见残胃扩张、无张力,蠕动波少而弱,胃肠吻合口通过欠佳。迷走神经切断术后胃的排空障碍,以迷走神经干切断术与选择性迷走神经切断术中常见。多数患者经保守治疗,禁食、胃肠减压、营养支持、给予胃动力促进剂等多能好转。

3. 胃壁缺血坏死、吻合口破裂或瘘 胃穿孔是发生在高选择性胃迷走神经切断术后的严重并发症。由于术中切断了胃小弯侧的血供,可引起小弯胃壁缺血坏死。缺血坏死多局限于小弯黏膜层,局部形成坏死性溃疡的发生率在 20% 左右,溃疡大于 3 cm 时可引起出血,导致胃壁全层坏死穿孔者少见。术中缝合胃小弯前后缘浆肌层,可预防此并发症。术后若发现胃小弯有缺血坏死应禁食、严密观察,有穿孔腹膜炎时应再次手术,修补穿孔,引流腹腔。

吻合口破裂或瘘常在术后一周左右发生。原因与缝合技术不当、吻合口张力过大、组织血供不足有关,在贫血、水肿、低蛋白血症的患者中更易出现。术后发生吻合口破裂患者有高热、脉速、腹痛及弥漫性腹膜炎的表现,需立即手术修补、腹腔引流;症状较轻无弥漫性腹膜炎时,可先行禁食、胃肠减压、充分引流、肠外营养、抗感染等综合措施,必要时手术治疗。

4. 十二指肠残端破裂 发生在毕Ⅱ式胃切除术后早期的严重并发症,原因与十二指肠残端处理不当及胃空肠吻合口输入襻梗阻引起十二指肠腔内压力升高有关。临床表现为突发上腹部剧痛,发热、腹膜刺激征及白细胞计数增加,腹腔穿刺可有胆汁样液体。一旦确诊,应立即手术。术中尽量妥善关闭十二指肠残端,行十二指肠造瘘与腹腔引流。如伴有输入襻的不全梗阻,应行输入-输出襻的侧侧吻合。术后给予肠内或肠外营养支持,全身应用抗生素。为预防该并发症应注意在十二指肠溃疡切除困难时,宜行溃疡旷置的术式,不可勉强切除;十二指肠残端关闭不满意时,可预做十二指肠置管造瘘。

5. 术后梗阻 包括吻合口梗阻和输入襻、输出襻梗阻,后两者见于毕Ⅱ式胃大部切除术后。

(1) 输入襻梗阻:有急、慢性两种类型。急性输入襻梗阻多发生于毕Ⅱ式结肠前输入段对胃小弯的吻合式。输出襻系膜悬吊过紧压迫输入襻,或是输入襻过长穿入输出襻与横结肠系膜的间隙孔形成内疝,是造成输入襻梗阻的主要原因。临床表现为上腹部剧烈疼痛、呕吐伴上腹部压痛,呕吐物量少,多不含胆汁,上腹部有时可扪及包块。急性完全性输入襻梗阻属闭襻性肠梗阻,易发生肠绞窄,病情不缓解者应行手术解除梗阻。慢性不全性输入襻梗阻,表现为餐后半小时左右上腹胀痛或绞痛,伴大量呕吐,呕吐物为胆汁,几乎不含食物,呕吐后症状缓解消失。产生的原因是输入襻过长扭曲,或输入襻受牵拉在吻合口处呈锐角影响到肠道排空。由于消化液储积在输入襻内,进食时消化液分泌增加,输入襻内压力突增并刺激肠管剧烈收缩,引发喷射样呕吐,也称输入襻综合征。不全性输入襻梗阻,应采用禁食、胃肠减压、营养支持等治疗,若无缓解,可行空肠输出、入襻间的侧侧吻合或改行 Roux-en-Y 型胃肠吻合解除梗阻。

(2)输出襻梗阻:毕Ⅱ式胃切除术后吻合口下方输出段肠管因术后粘连、大网膜水肿、炎性肿块压迫形成梗阻,或是结肠后空肠胃吻合,将横结肠系膜裂口固定在小肠侧,引起缩窄或压迫导致梗阻。临床表现为上腹部饱胀,呕吐含胆汁的胃内容物。钡餐检查可以明确梗阻部位。若非手术治疗无效,应手术解除梗阻。

(3)吻合口梗阻:吻合口太小或是吻合时胃肠壁组织内翻过多而引起,也可因术后吻合口炎症水肿出现暂时性梗阻。吻合口梗阻若经保守治疗仍无改善,可手术解除梗阻。

【远期并发症】

1. 碱性反流性胃炎　　多在胃切除手术或迷走神经切断加胃引流术后数月至数年发生,由于毕Ⅱ式术后碱性胆汁、胰液、肠液流入胃中,破坏胃黏膜屏障,导致胃黏膜充血、水肿、糜烂等改变。临床主要表现为,上腹或胸骨后烧灼痛、呕吐胆汁样液和体重减轻。抑酸剂治疗无效,较为顽固。治疗可服用胃黏膜保护剂、胃动力药及胆汁酸结合药物考来烯胺(消胆胺)。症状严重者可行手术治疗,一般采用改行 Roux-en-Y 胃肠吻合,以减少胆汁反流入胃的机会。

2. 倾倒综合征(dumping syndrome)　　系由于胃大部切除术后,原有的控制胃排空的幽门管、幽门括约肌及十二指肠球部解剖结构不复存在,加上部分患者胃肠吻合口过大(特别是毕Ⅱ式),导致胃排空过速所产生的一系列综合征。根据进食后出现症状的时间可分为早期与晚期两种类型,部分患者也可同时出现。① 早期倾倒综合征:发生在进食后半小时内,与餐后高渗性食物快速进入肠道引起肠道内分泌细胞大量分泌肠源性血管活性物质有关,加上渗透作用使细胞外液大量移入肠腔,患者可出现心悸、心动过速、出汗、无力、面色苍白等一过性血容量不足表现,并有恶心、呕吐、腹部绞痛、腹泻等消化道症状。治疗主要采用饮食调整疗法,即少量多餐,避免过甜食物、减少液体摄入量并降低渗透浓度常可明显改善。饮食调整后症状不能缓解者,以生长抑素治疗,常可奏效。手术治疗应慎重,可改作毕Ⅰ式或 Roux-en-Y 胃肠吻合。② 晚期倾倒综合征:在餐后 2~4 h 出现症状,主要表现为头昏、苍白、出冷汗、脉细弱甚至有晕厥等。由于胃排空过快,含糖食物快速进入小肠,刺激胰岛素大量分泌,继而出现反应性低血糖,故曾称为低血糖综合征。采取饮食调整、食物中添加果胶延缓碳水化合物吸收等措施可缓解症状。严重病例可用生长抑素奥曲肽 0.1 mg 皮下注射,每日 3 次,以改善症状。

3. 溃疡复发　　由于胃切除量不够,胃窦部黏膜残留;迷走神经切断不完全;或是输入空肠过长等因素引起。也要警惕胃泌素瘤或胃泌素增多症引起的溃疡复发。胃切除术后可形成吻合口溃疡,临床表现为溃疡病症状再现,有腹痛及出血。可采用制酸剂、抗 HP 感染保守治疗,无效者可再次手术。行迷走神经干切断术或扩大胃切除手术。二次手术有一定难度,应当做好术前评估与准备。为了排除胃泌素瘤引起胰源性溃疡的可能,应测血促胃液素水平。

4. 营养性并发症　　由于胃大部切除术后,胃容量减少,容易出现饱胀感,使得摄入量不足,引起体重减轻、营养不良。胃次全切除后胃酸减少,壁细胞生成的内因子不足,使得铁与维生素 B_{12} 吸收障碍,可引起贫血。按照毕Ⅱ式重建后的消化道,食物与胰胆液不能很好混合发挥胆汁与胰酶的作用,影响脂肪的吸收。手术后胃排空与小肠蠕动的加快,也影响到消化吸收过程。胃大部切除术后患者,约 1/3 术后晚期可有钙、磷代谢紊乱,出现骨质疏松、骨软化。增加钙的摄入,补充维生素 D,可以预防或减轻症状。

5. 迷走神经切断术后腹泻　　腹泻是迷走神经切断术后的常见并发症,发生率在 5%~40%。以迷走神经干切断术后最为严重多见,高选择性迷走神经切断术后较少发生。与肠转运时间缩短、肠吸收减少、胆汁酸分泌增加及刺激肠蠕动的体液因子释放有关。多数患者口服呱丁胺(易蒙停)、考来烯胺能有效控制腹泻。

6. 残胃癌　　胃、十二指肠溃疡患者行胃大部切除术后 5 年以上,残余胃发生的原发癌称残胃癌。随访显示发生率在 2% 左右,大多在手术后 20~25 年出现。可能与残胃常有萎缩性胃炎有关。患者有上腹疼痛不适、进食后饱胀、消瘦、贫血等症状,胃镜及活检可以确诊。一旦确诊应采用手术治疗。

知识拓展

胃、十二指肠溃疡手术方式

胃迷走神经切断术与胃大部切除术是治疗胃、十二指肠溃疡最常用的两种手术方式。

【胃大部切除术】 胃大部切除术包括胃切除及胃肠道重建两大部分。胃切除可分为全胃切除、近端胃切除和远端胃切除。后者即胃大部切除术，在我国是治疗胃、十二指肠溃疡首选式，胃大部切除治疗胃、十二指肠溃疡的原理是：① 切除了大部分胃，因壁细胞和主细胞数量减少，使得胃酸和胃蛋白酶分泌大为减少；② 切除胃窦部，减少 G 细胞分泌促胃液素所引起的胃酸分泌；③ 切除溃疡本身及溃疡的好发部位。胃切除与消化道重建的基本要求如下所述。

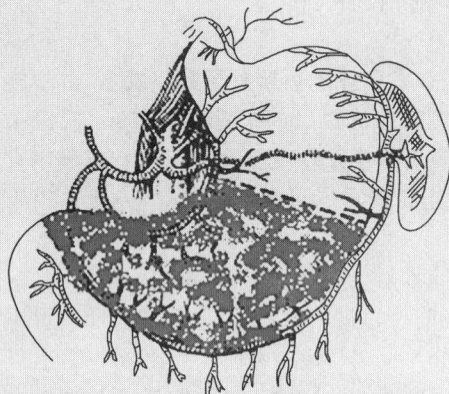

图 35-5　胃大部切除范围

1. 胃的切除范围　胃大部切除范围是胃的远侧 2/3～3/4，包括胃体的远侧部分、胃窦部、幽门和十二指肠球部的近胃部分。切除要求一般来讲高泌酸的十二指肠溃疡与Ⅱ、Ⅲ胃溃疡切除范围应不少于胃的 60%，低泌酸的Ⅰ型胃溃疡则可略小（50% 左右）。胃切除范围的解剖标志是从胃小弯胃左动脉第一降支的右侧到胃大弯胃网膜左动脉最下第一个垂直分支左侧的连线，按此连线大致可切除胃的 60%（图 35-5）。

2. 溃疡病灶的处理　胃溃疡病灶应尽量予以切除，十二指肠溃疡如估计溃疡病灶切除很困难时则不应勉强，可改用溃疡旷置术（Bancroft 术式）。毕Ⅱ式胃切除后，酸性胃内容物不再接触溃疡病灶，旷置的溃疡可自行愈合。

3. 吻合口的位置与大小　胃切除后，胃空肠吻合可置于横结肠前或横结肠后。食物通过的速度主要取决于吻合口与空肠肠腔的口径，胃空肠吻合口的大小以 3 cm（2 横指）为宜，过大易引起倾倒综合征，过小可能增加胃排空障碍。

4. 近端空肠的长度与走向　越靠近十二指肠的空肠，黏膜抗酸能力越强，日后发生吻合口溃疡的可能性越小。在无张力和不成锐角的前提下，吻合口近端空肠段宜短。结肠后术式要求从 Treitz 韧带至吻合口的近端空肠长度在 6～8 cm，结肠前术式以 8～10 cm 为宜。近端空肠与胃大小弯之间的关系并无固定格式，但要求近端空肠位置应高于远端空肠，以利排空；如果近端空肠与胃大弯吻合，应将远端空肠置于近端空肠前以防内疝。

胃大部切除后胃肠道重建基本方式是胃十二指肠吻合或胃空肠吻合。

1. 毕（Billroth）Ⅰ式胃大部切除术　远端胃大部切除后，将残胃与十二指肠吻合（图 35-6）。优点是吻合后的胃肠道接近于正常解剖生理状态，食物经吻合口进入十二指肠，减少胆汁胰液反流入残胃，术后因胃肠功能紊乱而引起的并发症较少。对十二指肠溃疡较大、炎症、水肿较重，瘢痕、粘连较多，残胃与十二指肠吻合有一定张力，行毕Ⅰ式手术比较困难，易致胃切除范围不够，增加术后溃疡复发机会。

2. 毕（Billroth）Ⅱ式胃大部切除术　即切除远端胃后，缝合关闭十二指肠残端，残胃与上端空肠端侧吻合。优点是即使胃切除较多，胃空肠吻合也不致张力过大，术后溃疡复发率低；十二指肠溃疡切除困难时允许行溃疡旷置。但这种吻合方式改变了正常解剖生理关系，胆胰液流经胃空肠吻合口，术后并发症和后遗症较毕Ⅰ式多。毕Ⅱ式胃大部切除术常用的几种胃肠重建方法见图 35-7。

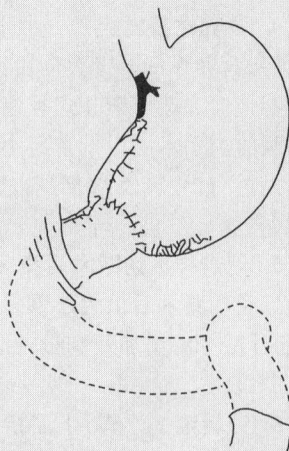

图 35-6　毕Ⅰ式胃大部切除术

3. 胃大部切除术后胃空肠 Roux-en-Y 吻合　即远端胃大部切除后，缝合关闭十二指肠残端，在距十二指肠悬韧带 10～15 cm 处切断空肠，残胃和远端空肠吻合，距此吻合口以下 45～60 cm 空肠与空

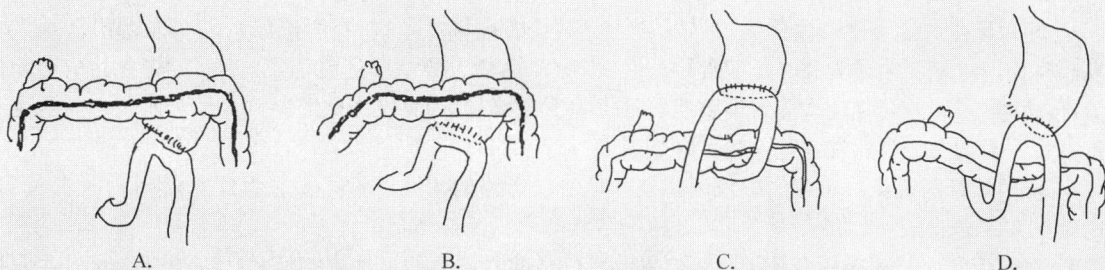

图 35-7　毕Ⅱ式胃大部切除术常用的几种胃肠重建方法

肠近侧断端吻合(图 35-8)。小弯高位溃疡即使胃切除较多,胃空肠吻合也不致张力过大。此法有防止术后胆胰液进入残胃,减少反流性胃炎发生的优点。

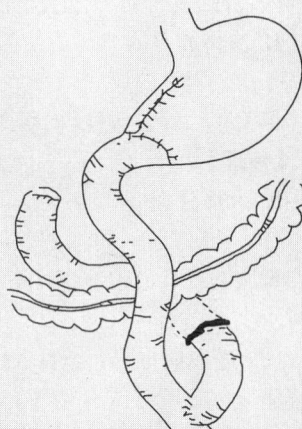

图 35-8　胃空肠 Roux-en-Y吻合术

【胃迷走神经切断术】　迷走神经切断术治疗十二指肠溃疡在国外应用广泛,通过阻断迷走神经对壁细胞的刺激,消除神经性胃酸分泌;消除迷走神经引起的促胃液素分泌,减少体液性胃酸分泌。胃迷走神经切断术按照阻断水平不同,可分三种类型。

1. 迷走神经干切断术(truncal vagotomy)　在食管裂孔水平切断左、右腹腔迷走神经干,又称为全腹腔迷走神经切断术。

2. 选择性迷走神经切断术(selective vagotomy)　又称为全胃迷走神经切断术,是在迷走神经左干分出肝支、右干分出腹腔支以后再将迷走神经予以切断,切断了到胃的所有迷走神经支配,减少了胃酸的分泌。保留了肝、胆、胰、小肠的迷走神经支配,避免其他内脏功能紊乱。上述两种迷走神经切断术,术后均可引起胃蠕动减退,仍需同时加做幽门成形、胃空肠吻合术、胃窦切除等胃引流手术。

3. 高选择性迷走神经切断术(highly selective vagotomy)　又称胃近端迷走神经切断术或壁细胞迷走神经切断术。手术设计切断支配胃近端、胃底、胃体壁细胞的迷走神经,消除了胃酸分泌,保留支配胃窦部与远端肠道的迷走神经。由于幽门括约肌的功能得以保留,不需附加引流术,减少了碱性胆汁反流发生机会,而且保留了胃的正常容量,是治疗十二指肠溃疡较为理想的手术。方法是自幽门上 7 cm 起紧贴胃壁小弯切断迷走神经前、后支分布至胃底、体的分支,向上延伸至胃食管连接部。保留迷走神经前后干、肝支、腹腔支及分布到胃窦的"鸦爪"神经支。为减少术后溃疡复发,确保迷走神经切断的彻底性,应注意在食管下段切断迷走神经后干于较高处分出的胃支(Grassi 神经)。

高选择性迷走神经切断术主要适用于难治性十二指肠溃疡,病情稳定的十二指肠溃疡出血和十二指肠溃疡急性穿孔在控制出血与穿孔后亦可施行。手术后倾倒综合征与腹泻发生率很低,胃排空在术后 6 个月内可恢复正常,同时基础胃酸分泌明显减少。高选择性迷走神经切断术后溃疡复发率各家报道相差甚大,为 5%～30%。复发率高与迷走神经解剖变异,手术操作困难,切断不彻底,以及迷走神经再生等因素有关。高选择性迷走神经切断术不适用于幽门前区溃疡、胃溃疡、有胃输出道梗阻及术后仍需长期服用可诱发溃疡药物的患者,此类患者手术后溃疡极易复发。

第三节　胃癌及其他胃肿瘤

一、胃　　癌

我国胃癌(gastric carcinoma)在各种恶性肿瘤中居首位,好发年龄在 50 岁以上,男女发病率之比为 2∶1。

【病因】 胃癌的确切病因不十分明确,但以下因素与发病有关。

1. 地域环境及饮食生活因素 胃癌发病有明显的地域性差别,在我国的西北与东部沿海地区胃癌发病率比南方地区明显为高。长期食用熏烤、盐腌食品的人群中胃远端癌发病率高,与食品中亚硝酸盐、真菌毒素、多环芳烃化合物等致癌物或前致癌物含量高有关;食物中缺乏新鲜蔬菜和水果与发病也有一定关系。吸烟者的胃癌发病危险较不吸烟者高50%。

2. 幽门螺杆菌感染 幽门螺杆菌感染也是引发胃癌的主要因素之一。我国胃癌高发区成人 HP 感染率在60%以上,比低发区13%~30%的 HP 感染率明显要高。

3. 癌前病变 癌前病变是指一些使胃癌发病危险性增高的良性胃疾病和病理改变。易发生胃癌的胃疾病包括胃息肉、慢性萎缩性胃炎及胃部分切除后的残胃,这些病变都可能伴有不同程度的慢性炎症过程、胃黏膜肠上皮化生或非典型增生,时间长久有可能转变为癌。

4. 遗传和基因 遗传与分子生物学研究表明,胃癌患者有血缘关系的亲属其胃癌发病率较对照组高4倍。胃癌的癌变是一个多因素、多步骤、多阶段发展过程,涉及癌基因、抑癌基因、凋亡相关基因与转移相关基因等的改变,而基因改变的形式也是多种多样的。

【病理】

1. 大体分型

(1) 早期胃癌:即胃癌仅限于黏膜或黏膜下层者,不论病灶大小或有无淋巴结转移,均为早期胃癌。早期胃癌的预后与浸润深度有关,黏膜内癌罕见胃周淋巴结转移,5年生存率接近100%;癌灶侵及黏膜下时发生淋巴结转移的占15%~20%,平均5年生存率为82%~95%。

(2) 进展期胃癌:癌组织超出黏膜下层侵入胃壁肌层为中期胃癌;病变达浆膜下层或是超出浆膜向外浸润至邻近脏器或有转移为晚期胃癌。中、晚期胃癌统称进展期胃癌。按国际上采用 Borrmann 分型法分四型:Ⅰ型(结节型):为边界清楚突入胃腔的块状癌灶;Ⅱ型(溃疡局限型):为边界清楚并略隆起的溃疡状癌灶;Ⅲ型(溃疡浸润型):为边界模糊不清的浸润性溃疡状癌灶;Ⅳ型(弥漫浸润型):癌肿沿胃壁各层全周性浸润生长导致边界不清。若全胃受累胃腔缩窄、胃壁僵硬如革囊状,称皮革胃,几乎都是低分化腺癌或印戒细胞癌引起,恶性度极高。胃癌好发部位以胃窦部为主,占一半,其次是胃底贲门部约占1/3,胃体较少。

2. 组织学分型 世界卫生组织1979年提出的国际分类法,将胃癌组织学分为常见的普通型与少见的特殊型。普通型有:① 乳头状腺癌;② 管状腺癌;③ 低分化腺癌;④ 黏液腺癌;⑤ 印戒细胞癌。特殊型癌主要有:腺鳞癌、鳞状细胞癌、类癌、未分化癌等。芬兰 Lauren 分类法:① 肠型胃癌,分化好、局限性生长,在地域流行的胃癌患者中多见,癌基因累积模式可以解释发病原因;② 弥漫型,分化差、细胞间缺乏黏附、呈浸润生长,黏液细胞起源,发病年龄较低;③ 其他型。

3. 胃癌的扩散与转移

(1) 直接浸润:贲门胃底癌易侵及食管下端,胃窦癌可向十二指肠浸润。分化差浸润性生长的胃癌突破浆膜后,易扩散至网膜、结肠、肝、脾、胰腺等邻近器官。当胃癌组织侵及黏膜下层后,可沿组织间隙与淋巴网蔓延,扩展距离可达癌灶外6 cm,向十二指肠浸润常在幽门下3 cm 以内。

(2) 血行转移:发生在晚期,癌细胞进入门静脉或体循环向身体其他部位播散,形成转移灶。常见转移的器官有肝、肺、胰、骨骼等处,以肝转移为多。

(3) 腹膜种植转移:当胃癌组织浸润至浆膜外后,肿瘤细胞脱落种植在腹膜和脏器浆膜上,形成转移结节。直肠前凹的转移癌,直肠指检可以发现。女性患者胃癌可形成卵巢转移性肿瘤,称 Krukenberg 瘤。癌细胞腹膜广泛播散时,可出现大量癌性腹水。

(4) 淋巴转移:是胃癌的主要转移途径,进展期胃癌的淋巴转移率高达70%左右,早期胃癌也可有淋巴转移。胃癌的淋巴结转移率和癌灶的浸润深度呈正相关。引流胃的区域淋巴结有16组(也有增加为23组),依据它们距胃的距离,可分为3站。第一站为胃旁淋巴结,按照贲门右、贲门左、胃小弯、胃大弯、幽门上、幽门下淋巴结的顺序编为1~6组。7~16组淋巴结原则上按照动脉分支排序分别为胃左动脉旁、肝总动脉旁、腹腔动脉旁、脾门、脾动脉旁、肝十二指肠韧带内、胰后、肠系膜上动脉旁、结肠中动脉旁、腹主动脉旁淋巴结。胃的区域淋巴结分组见图35-3。胃癌由原发部位经淋巴网向第一站(N_1)胃周淋巴结转移,继之癌细胞随支配胃的血管,沿血管周围淋巴结向心性转移至第二站(N_2),并可向更远的第三站淋巴结(N_3)转移。不同部位胃癌的淋巴结的分站组合各不相同(表35-1)。

表 35-1 不同部位胃癌淋巴结的分站组合

淋巴结站别	全 胃	窦 部	体 部	贲门部
第一站(N1)	1,2,3,4,5,6	3,4,5,6	1,3,4,5,6	1,2,3,4
第二站(N2)	7,8,9,10,11	1,7,8,9	2,7,8,9,10,11	5,6,7,8,9,10,11
第三站(N3)	12,13,14	2,10,11,12,13,14	12,13,14	12,13,14

胃癌的淋巴结转移通常是循序渐进,但也可发生跳跃式淋巴转移,即第一站无转移而第二站有转移。终末期胃癌可经胸导管向左锁骨上淋巴结转移,或经肝圆韧带转移至脐部。

4. 临床病理分期 国际抗癌联盟(UICC)1987年公布的胃癌临床分期标准,分期的病理依据主要是肿瘤浸润深度、淋巴结以及远处转移情况。以 T 代表原发肿瘤浸润胃壁的深度。T_1:肿瘤侵及黏膜或黏膜下层;T_2:肿瘤浸润至肌层或浆膜下;T_3:肿瘤穿透浆膜层;T_4:肿瘤直接侵及邻近结构或器官,如侵及食管、胰腺等。N 表示局部淋巴结的转移情况。N_0:无淋巴结转移;N_1:距原发灶边缘 3 cm 以内的淋巴结转移;N_2:距原发灶边缘 3 cm 以外的淋巴结转移。M 则代表肿瘤远处转移的情况。M_0:无远处转移;M_1:有远处转移。有第 12,13,14,16 组淋巴结转移者也视为远处转移。现根据 TNM 的不同组合可将胃癌划分为 Ⅰ～Ⅳ 个临床病理分期(表 35-2)。

表 35-2 国际抗癌联盟(UICC)胃癌临床分期标准

		M_0			M_1
		N_0	N_1	N_2	N_3
M_0	T_1	ⅠA	ⅠB	Ⅱ	
	T_2	ⅠB	Ⅱ	ⅢA	
	T_3	Ⅱ	ⅢA	ⅢB	
	T_4	ⅢA	ⅢB		
M_0		Ⅳ			Ⅳ

如原发肿瘤局限于黏膜层而未侵及黏膜固有层者为原位癌,以 Tis 表示,当肿瘤为 $TisN_0M_0$ 时即为原位癌,也称 0 期。由于诊断技术的进步,已有可能在术前对肿瘤浸润、转移等情况做出判断,进行临床分期,以 CTNM 表示。术后的病理分期以 PTNM 表示。

考虑到淋巴结转移的个数与患者的 5 年生存率更为密切,UICC(1997 年新版)TNM 分期,将 N_1:区域淋巴结转移数目在 1～6 个,N_2:区域淋巴结转移数为 7～15 个,N_3:区域淋巴结转移数>15 个。

胃癌的 TNM 分期经多年来不断修改,日趋合理。但对淋巴结转移 N 分级法等尚未完全统一。

【临床表现】 早期胃癌多数患者无明显症状,少数人有恶心、呕吐或是类似溃疡病的上消化道症状,无特异性。因此,早期胃癌诊断率低。疼痛与体重减轻是进展期胃癌最常见的临床症状。患者常有较为明确的上消化道症状,如上腹不适、进食后饱胀,随着病情进展上腹疼痛加重、食欲下降、乏力、消瘦,部分患者有恶心、呕吐。另外,根据肿瘤的部位不同,也有其特殊表现。贲门胃底癌可有胸骨后疼痛和进行性吞咽困难;幽门附近的胃癌有幽门梗阻表现;肿瘤破坏血管后可有呕血、黑便等消化道出血症状。腹部持续疼痛常提示肿瘤扩展超出胃壁。大约 10% 的患者有胃癌扩散的症状和体征,诸如锁骨上淋巴结肿大、腹水、黄疸、腹部包块、直肠前凹扪及肿块等。晚期胃癌患者常可出现贫血、消瘦、营养不良甚至恶病质等全身表现。

【诊断】 通过 X 线钡餐检查和纤维胃镜加活组织检查,诊断胃癌已不再困难。由于早期胃癌无特异性症状,患者的就诊率低,加上缺乏有效便利的普查筛选手段,目前国内早期胃癌占胃癌住院患者的比例还不到 10%。为提高早期胃癌诊断率,对有胃癌家族史或原有胃病史的人群定期检查。对 40 岁以上有上消化道症状而无胆道疾病者;原因不明的消化道慢性失血者;短期内体重明显减轻、纳差者应做胃的相关检查,以防漏诊胃癌。目前临床上用于诊断胃癌的检查主要有以下四种。

1. X 线钡餐检查 数字化 X 线胃肠造影技术的应用,使得影像分辨率和清晰度大为提高,目前仍为诊断胃癌的常用方法。常采用气钡双重造影,通过黏膜相和充盈相的观察做出诊断。早期胃癌的主要改变为黏膜相异常,进展期胃癌的形态与胃癌大体分型基本一致。

2. 电子胃镜检查 直接观察胃黏膜病变的部位和范围,并可获取病变组织做病理学检查,是诊断胃癌的最有效方法,为提高诊断率,对可疑病变组织活检不应少于4处。内镜下刚果红、亚甲蓝活体染色技术,可显著提高小胃癌和微小胃癌的检出率。采用带超声探头的纤维胃镜,对病变区域进行超声探测成像,有助于了解肿瘤浸润深度及周围脏器和淋巴结有无侵犯和转移。

3. 腹部超声　　在胃癌诊断中,腹部超声主要用于观察胃的邻近脏器(特别是肝、胰)受浸润及淋巴结转移的情况。

4. 螺旋CT与正电子发射成像检查　　多排螺旋CT扫描结合三维立体重建和模拟内腔镜技术,是一种新型无创检查手段,有助于胃癌的诊断和术前临床分期。利用胃癌组织对于$[^{18}F]$氟-2-脱氧-D-葡萄糖(FDG)的亲和性,采用正电子发射成像技术(PET)可以判断淋巴结与远处转移病灶情况,准确性较高。

【治疗】

1. 手术治疗　　分为根治性手术和姑息性手术两类。

(1) 根治性手术:原则为整块切除包括癌灶和可能受浸润胃壁在内的胃的部分或全部,按临床分期标准整块清除胃周围的淋巴结,重建消化道。胃切除范围:胃壁的切线必须距肿瘤边缘5 cm以上;十二指肠侧或食管侧的切线应距离幽门或贲门3~4 cm。胃癌浸及邻近组织或脏器,是指包括胰体、尾及脾的根治性胃大部切除或全胃切除;有肝、结肠等邻近脏器浸润可行联合脏器切除术。

(2) 姑息性手术:姑息性胃切除术;原发灶无法切除,为了减轻由于梗阻、穿孔、出血等并发症引起的症状而作的手术,如胃空肠吻合术、空肠造口、穿孔修补术等。

2. 胃癌的化疗　　用于根治性手术的术前、术中和术后,延长生存期。晚期胃癌患者采用适量化疗,能减缓肿瘤的发展速度,改善症状,有一定的近期效果。

(1) 适应证:早期胃癌根治术后原则上不必辅助化疗,有下列情况者应行辅助化疗:病理类型恶性程度高;癌灶面积大于5 cm^2;多发癌灶;年龄低于40岁。进展期一胃癌根治术后、姑息手术后、根治术后复发者需要化疗。施行化疗的胃癌患者应当有明确病理诊断,一般情况良好,心、肝、肾与造血功能正常,无严重合并症。

(2) 给药方法:常用的胃癌化疗给药途径有口服给药、静脉、腹膜腔给药、动脉插管区域灌注给药等。常用的口服化疗药有替加氟(喃氟啶,FT207)、优福定(复方喃氟啶)、氟铁龙(去氧氟尿苷)等。常用的静脉化疗药有氟尿嘧啶(5-Fu)、丝裂霉素(MMC)、顺铂(CDDP)、多柔比星(ADM)、依托泊苷(VP-16)、亚叶酸钙(CF)等。为提高化疗效果、减轻化疗的毒副反应,常选用多种化疗药联合应用。

近年来紫杉醇、草酸铂、拓扑酶抑制剂、希罗达等新的化疗药物用于胃癌,单药有效率约20%左右,联合用药可提高化疗效果。

3. 胃癌的其他治疗　　包括放疗、热疗、免疫治疗、生物治疗、中医药治疗等。胃癌的免疫治疗包括非特异生物反应调节剂如卡介苗、香菇多糖等;细胞因子如白细胞介素、干扰素、肿瘤坏死因子等;以及过继性免疫治疗如淋巴细胞激活后杀伤细胞(LAK)、肿瘤浸润淋巴细胞(TIL)等的临床应用。抗血管形成基因是研究较多的基因治疗方法,可能在胃癌的治疗中发挥作用。

【预后】　胃癌的预后与胃癌的病理分期、部位、组织类型、生物学行为及治疗措施有关。早期胃癌远比进展期胃癌预后要好。根据大宗报告,施行规范治疗Ⅰ期胃癌的5年生存率为82%~95%,Ⅱ期为55%,Ⅲ期为15%~30%,而Ⅳ期仅2%。胃肿瘤体积小、未侵及浆膜、无淋巴结转移,可行根治性手术者预后较好。贲门癌与胃上1/3的近端胃癌比胃体及胃远端癌的预后要差。当前,我国早期胃癌诊断率很低,影响预后,提高早期诊断率将显著改善胃癌的5年生存率。

二、胃　淋　巴　瘤

胃是结外型淋巴瘤的好发器官,原发恶性淋巴瘤占胃恶性肿瘤的3%~5%,仅次于胃癌而居第二位。发病年龄以45~60岁居多。男性发病率较高。近年发现幽门螺杆菌感染与胃的黏膜相关淋巴样组织(mucosa-associated lymphoid tissue,MALT)淋巴瘤发病密切相关,低度恶性胃黏膜相关淋巴瘤90%以上合并幽门螺杆菌感染。

【病理】　95%以上的胃原发性恶性淋巴瘤为非霍奇金病淋巴瘤,组织学类型以B淋巴细胞为主;大体所见黏膜肥厚、隆起或形成溃疡、胃壁节段性浸润,严重者可发生溃疡、出血、穿孔。病变可以发生在胃的各个部分,但以胃体后壁和小弯侧多发。恶性淋巴瘤以淋巴转移为主。

【临床表现】 早期症状类似一般胃病,患者可有纳差、腹痛、消化道出血、体重下降、贫血等表现。部分患者上腹部可触及包块,少数患者可有不规则发热。

【诊断】 X线钡餐检查可见胃窦后壁或小弯侧面积较大的浅表溃疡,胃黏膜有形似卵石样的多个不规则充盈缺损及胃黏膜皱襞肥厚,肿块虽大仍可见蠕动通过病变处是其特征。胃镜检查可见黏膜隆起、溃疡、粗大肥厚的皱襞、黏膜下多发结节或肿块等;内镜超声(EUS)除可发现胃壁增厚外,还可判断淋巴瘤浸润胃壁深度与淋巴结转移情况,结合胃镜下多部位较深取材活组织检查可显著提高诊断率。CT检查可见胃壁增厚,并了解肝脾有无侵犯、纵隔与腹腔淋巴结的情况,有助于排除继发性胃淋巴瘤。

【治疗】 早期低度恶性胃黏膜相关淋巴瘤的可采用抗幽门螺杆菌治疗,清除幽门螺杆菌后,肿瘤一般4~6个月消退。抗生素治疗无效或侵及肌层以下的病例可以选择放、化疗。手术治疗胃淋巴瘤(gastric lymphoma)有助于准确判断临床病理分期,病变局限的早期患者可获根治机会。姑息性切除也可减瘤,结合术后化疗而提高疗效、改善愈后。常用化疗方案为CHOP方案,胃淋巴瘤对化疗反应较好,近年有单独采用系统化疗治疗胃淋巴瘤获得较好疗效的报告。

三、胃的良性肿瘤

良性肿瘤占全部胃肿瘤的2%左右。按其组织来源可分为上皮细胞瘤和间叶组织瘤。前者常见的有胃腺瘤和腺瘤性息肉,占良性肿瘤的40%左右。外观呈息肉状,单发或多发,有一定的恶变性;胃的间叶源组织肿瘤(gastrointestinal mesenchymal tumor,GIMT)70%为胃肠道间质瘤(GIST),其他有脂肪瘤、平滑肌瘤、纤维瘤、血管瘤、神经纤维瘤等。

胃良性肿瘤一般体积小,发展较慢,胃窦和胃体为好发部位。常见的临床表现有:① 上腹部不适、饱胀感或腹痛;② 上消化道出血;③ 腹部包块,较大的良性肿瘤上腹部可扪及肿块;④ 位于贲门或幽门的肿瘤可引起不全梗阻等。X线钡餐检查、胃镜、超声及CT检查等有助于诊断。纤维胃镜检查大大提高了胃良性肿瘤的发现率,对于黏膜起源瘤活检有助确诊;黏膜下的间叶组织瘤超声胃镜更具诊断价值。

【治疗】 手术切除是胃良性肿瘤的主要治疗方法。由于临床上难以除外恶性肿瘤,且部分良性胃肿瘤还有恶变倾向及可能出现严重合并症,故主张确诊后积极地手术治疗。根据肿瘤的大小、部位及有无恶变倾向选择手术方式,小的腺瘤或腺瘤样息肉可行内镜下套切术,较大肿瘤可行胃部分切除术、胃大部切除术等。

> **知识拓展**
>
> ### 胃肠道间质瘤
>
> 胃肠道间质瘤(gastrointestinal stromal tumors,GIST)是消化道最常见的间叶源性肿瘤,其中60%~70%发生在胃,20%~30%发生在小肠,曾被认为是平滑肌(肉)瘤。胃的GIST约占胃肿瘤的3%,可发生于各年龄段,高峰年龄50岁和70岁,男女性发病率相近。
>
> GIST呈膨胀性生长,可向黏膜下或浆膜下浸润形成球形或分叶状的肿块。肿瘤可单发或多发,直径从1~20 cm以上不等,质地坚韧,境界清楚,表面呈结节状。瘤体生长较大可造成瘤体内出血、坏死及囊性变,并在黏膜表面形成溃疡导致消化道出血。瘤体小症状不明显,可有上腹部不适或类似溃疡病的消化道症状;瘤体较大可扪及腹部肿块,常有上消化道出血表现。钡餐造影胃局部黏膜隆起,呈凸向腔内的类圆形充盈缺损,胃镜下可见黏膜下肿块,顶端可有中心溃疡。黏膜活检检出率低,超声内镜可以发现直径<2 cm的胃壁肿瘤。CT、MRI扫描有助于发现胃腔外生长的结节状肿块及有无肿瘤转移。组织标本的免疫组化检测显示CD117和CD34过度表达,有助于病理学最终确诊。GIST应视为具有恶性潜能的肿瘤,肿瘤危险程度与有无转移、是否浸润周围组织显著相关。肿瘤长径>5 cm和核分裂数>5个/50高倍视野是判断良恶性的重要指标。
>
> 首选手术治疗,手术争取彻底切除,瘤体与周围组织粘连或已穿透周围脏器时应将粘连的邻近组织切除,不必广泛清扫淋巴结。姑息性切除或切缘阳性可给予甲磺酸伊马替尼以控制术后复发改善预后,治疗进展转移的GIST总有效率在50%左右,也可以用于术前辅助治疗。完全切除的存活期明显高于不完全切除的病例。

第四节　先天性肥厚性幽门狭窄

先天性肥厚性幽门狭窄(congenital hypertrophic pyloric stenosis)是新生儿期幽门肥大增厚而致的幽门机械性梗阻,是新生儿常见疾病之一,男女之比为4∶1。其确切病因不明,可能与自主神经结构功能异常、血中促胃液素水平增高及幽门肌持续处于紧张状态有关。

【病理】　肉眼观幽门部形似橄榄状,与十二指肠界限明显,长2～2.5 cm,直径为0.5～1.0 cm,表面光滑呈粉红或苍白色,质硬但有弹性。肌层特别是环形肌肥厚,达0.4～0.6 cm,幽门管狭细。镜下见黏膜充血、水肿,肌纤维层厚,平滑肌增生,排列紊乱。

【临床表现】　此病多在出生后2～3周内出现典型的表现。进行性加重的频繁呕吐,呕吐物为不含胆汁的胃内容物。进食后出现呕吐,最初是回奶,接着发展为喷射状呕吐。上腹部见有胃蠕动波,剑突与脐之间触到橄榄状的肥厚幽门,是该病的典型体征。患儿可有脱水、体重减轻;血气与生化检查常出现低钾性碱中毒,可有反常性酸尿。

【诊断/鉴别诊断】　根据患儿典型的喷射状呕吐,见有胃蠕动波,以及扪及幽门肿块,即可确诊。超声检查探测幽门肌层厚度＞4 mm、幽门管长度＞16 mm、幽门管直径＞14 mm,提示该病;X线钡餐示胃扩张、蠕动增强、幽门管腔细长、幽门通过受阻、胃排空延缓。

应与可以导致婴儿呕吐的其他疾病相区别,如喂养不当、感染、颅内压增高、胃肠炎等。幽门痉挛的新生儿也可出现间歇性喷射状呕吐,但腹部不能触及幽门肿块;钡餐检查有助于区别肠旋转不良、肠梗阻、食管裂孔疝等。

【治疗】　幽门环肌切开术是治疗该病的主要方法,手术可开腹施行也可经腹腔镜施行。手术前需纠正营养不良与水电解质紊乱,以保证麻醉、手术能够安全进行。手术结束前,应经胃管注入30 mL空气检查有无黏膜穿孔,必要时予以修补。术后当日禁食,以后逐步恢复饮水与喂奶。

小　结

1. 胃、十二指肠溃疡的外科手术治疗主要针对胃、十二指肠溃疡的严重并发症进行治疗;手术治疗方式较多,应掌握该疾病各种手术治疗适应证;术后并发症分为早期和远期,应区分掌握,并理解。

2. 胃肿瘤

病因:与很多因素有关,包括地域环境、饮食生活因素、幽门螺杆菌感染、癌前病变、遗传和基因等因素有关,了解相关知识,对做好疾病预防有重要指导作用

临床病理分期:熟悉病理大体分型及组织学分型,胃恶性肿瘤的转移途径重点关注淋巴转移,这样才能更好地理解临床病理分期

诊断与临床表现:胃镜及病理活检可帮助确诊胃肿瘤,消化道症状及全身情况是临床表现的主要内容

治疗:以手术治疗为主的各种综合治疗

【思考题】

(1) 胃、十二指肠溃疡,外科手术治疗的适应证是哪些?

(2) 胃大部切除术后的早期、远期并发症有哪些?

(3) 试述胃癌的外科治疗原则。

(王正兵)

第三十六章　小肠疾病

学习要点

- **掌握**：肠梗阻的病因、分类、病理、病理生理。
- **熟悉**：① 肠梗阻的临床表现、诊断、治疗原则；② 肠炎性疾病的临床表现、治疗原则。
- **了解**：小肠肿瘤的诊断、治疗。

小肠是消化道最长的器官，小肠疾病已越来越为人们所认识。常见的有肠梗阻、肿瘤及某些先天性肠疾病。因受临床起病隐匿、症状特异性不强和病变部位深等众多因素影响，诊断有时十分困难。传统的各种检查手段因敏感性和准确性较低，很难对其做出明确诊断。小肠疾病并非少见，国内尚无发病率方面的报告。

第一节　解剖和生理概要

一、小肠的解剖

小肠分十二指肠、空肠和回肠三部分，十二指肠起自胃幽门，回肠末端连接盲肠，并具回盲瓣。在正常人体内成人小肠全长 3～5.5 m，但个体差异甚大。十二指肠长 25～30 cm；空肠与回肠间并无明确的解剖标志，小肠上段 2/5 为空肠，下段 3/5 为回肠。十二指肠和空肠交界处为十二指肠悬韧带（Treitz 韧带）所固定。空肠和回肠全部在腹腔内，活动性甚大，仅通过小肠系膜从左上向右下附着于腹后壁。空肠黏膜有高而密的环状皱襞，越向下则皱襞越低而稀，至回肠远端常消失，故肠壁由上而下逐渐变薄。另外，肠管也逐渐变细。

空肠和回肠血液供应来自肠系膜上动脉，该动脉从腹主动脉分出，在胰腺颈部下缘穿出，跨过十二指肠横部，进入小肠系膜根部；分出胰十二指肠下动脉、中结肠动脉、右结肠动脉、回结肠动脉和 12～16 支空肠、回肠动脉；各支相互吻合形成动脉弓，最后分出直支到达肠壁。近端小肠的动脉仅有初级动脉弓，直支较长，故系膜血管稠密，肠系膜的脂肪也较少。越向远端则可有 3 级和 4 级动脉弓，因而分出的直支较短，且肠系膜脂肪较多。这也有助于从外观上判断空肠和回肠。小肠的静脉分布与动脉相似，最后集合成肠系膜上静脉，而与脾静脉汇合成为门静脉干。

空肠黏膜下有散在性孤立淋巴小结，至回肠则有许多淋巴集结（Peyer 集结）。小肠淋巴管起始于黏膜绒毛中央的乳糜管，淋巴液汇集于肠系膜根部的淋巴结，再经肠系膜上动脉周围淋巴结和腹主动脉前的腹腔淋巴结而至乳糜池。

小肠接受交感和副交感神经支配。来自腹腔神经丛和肠系膜上神经丛的交感神经节后纤维和迷走神经的节前纤维，沿肠系膜血管分布至肠壁。交感神经兴奋使小肠蠕动减弱，血管收缩，迷走神经兴奋使肠蠕动和肠腺分泌增加。小肠的痛觉由内脏神经的传入纤维传导。

二、小肠的生理

小肠是食物消化和吸收的主要部位。除了来自肝和胰腺的消化液外，小肠黏膜分泌含有多种酶的碱性肠液。食糜在小肠内经消化分解为葡萄糖、半乳糖、果糖、氨基酸、二肽、三肽、脂肪酸、单酸甘油酯后，即由小肠黏膜吸收。水、电解质则主要在小肠吸收。此外，还有某些微量物质如铜、铁、维生素 B_{12} 等，以及包括胃肠道分泌液和脱落的胃肠道上皮细胞的成分所构成的大量内源性物质。男性成人这些内源性物质的液体量估计每日达 8 000 mL 左右，再加每日摄入的水分约 2 000 mL，而仅 500 mL 左右进入结肠，因此在小肠疾病如肠梗阻或肠瘘发生时，可引起严重的营养障碍和水、电解质平衡失调。

小肠还分泌多种胃肠激素如肠促胰泌素、肠高糖素、生长抑素、肠抑胃肽、胃动素、胆囊收缩素、血管活性肠多肽、促胃液素、脑啡肽、神经降压素等。

肠具有丰富的肠淋巴组织，有重要免疫功能，包括抗体介导和细胞介导的免疫防御反应。肠固有层的浆细胞分泌 IgA、IgM、IgE 和 IgG 等多种免疫球蛋白，主要是 IgA，以分泌性 IgA（sIgA）出现，其不易被肠道的水解酶破坏。

第二节　肠炎性疾病

一、肠 结 核

肠结核(tuberculosis of intestine)是结核杆菌侵犯肠道引起的慢性特异性感染。外科所见的肠结核多为因病变引起肠狭窄、炎性肿块和肠穿孔而需要手术治疗的患者。

【病因/病理】　肠结核多继发于肺结核，好发部位为回肠末端和回盲部。由于结核杆菌毒力、数量和人体对其免疫反应程度的不同，在病理形态上可表现为溃疡型和增生型两类，也可以两种病变并存。

溃疡型肠结核多发生在末端回肠。病变开始于肠壁的淋巴集结，继而发生干酪样坏死，肠黏膜脱落而形成大小、深浅不一的溃疡，在修复过程中容易造成肠管的环形瘢痕狭窄。由于病变呈慢性发展过程，且常同时伴有腹膜和肠系膜淋巴结核，局部多有肠壁纤维组织增生与之紧密粘连，所以发生溃疡急性穿孔较为少见，而慢性穿孔多局限成腹腔脓肿或形成肠瘘。

增生型肠结核多局限在回盲部，在黏膜下层结核性肉芽肿和纤维组织增生，黏膜隆起呈假性息肉样变，也可有浅小的溃疡。肠壁增厚、变硬及与周围粘连，易导致肠腔狭窄和梗阻。

【临床表现】　该病多见于 20～40 岁的青年及中年。患者常有体弱、消瘦、午后低热、盗汗、纳差等结核病的全身症状。但增生型肠结核患者全身症状常较轻。

溃疡型肠结核的主要症状为慢性腹部隐痛或痉挛性绞痛，以右下腹及脐周围为著，常于进食后加重，排便后减轻。腹泻便稀多见，偶有以便秘为主或腹泻和便秘交替出现，除非病变侵犯结肠，一般粪便不带黏液和脓血。腹部检查右下腹有轻度压痛，肠鸣音活跃。当病变发展到肠管环形瘢痕狭窄或为增生型肠结核时，则主要表现为低位部分肠梗阻症状。腹部检查常可于右下腹扪及固定的肿块，有轻度压痛。

发生慢性肠穿孔时常形成腹腔局限脓肿，表现为发热、腹痛加重和腹部出现明显压痛的肿块，脓肿穿破腹壁便形成肠外瘘。

【诊断】　根据以上临床表现，特别是肺部或身体其他部位有结核病灶的青壮年患者，应考虑肠结核的可能。X 线钡餐或钡剂灌肠检查，对诊断具有重要意义。纤维结肠镜检查可察见结肠乃至回肠末端的病变，并可做活体组织检查，以确定诊断。

对于痰结核菌阴性的患者，如果粪便浓缩找结核菌阳性，则有诊断意义。

【治疗】　肠结核主要采用内科抗结核治疗和支持疗法。对于有空洞或开放性肺结核者，需经彻底治疗，待排菌停止，才能使肠道不再继续受到感染。

外科手术治疗的适应证为：并发肠梗阻；急性肠穿孔；慢性肠穿孔形成局限性脓肿或肠外瘘；不能控制的肠道大出血。

除急诊情况外，手术前原则上应先进行一段抗结核治疗和全身支持疗法，特别是有活动性肺结核或其他肠外结核的患者，需经治疗并待病情稳定后再行外科治疗。

二、伤寒肠穿孔

肠穿孔是伤寒病的严重并发症之一,死亡率较高。肠伤寒病变主要位于回肠末段,病变的淋巴集结发生坏死,黏膜脱落形成溃疡多在病程的第 2~3 周,所以,并发肠穿孔也多在此期间。80%的穿孔发生在距回盲瓣 50 cm 以内,多为单发,多发穿孔占 10%~20%。

【临床表现/诊断】 已经确诊为伤寒病的患者,突然发生右下腹痛,短时间内扩散至全腹,并伴有明显腹部压痛、肠鸣音消失等腹膜炎征象,X 线腹部透视或拍片发现气腹,诊断多不困难。全身反应常表现为体温初降后升和脉率增快,白细胞计数在原来的基础上有升高,这就不同于一般没有并发症的伤寒患者。由于伤寒患者常有体弱、腹胀,所以腹肌紧张往往不明显,对腹部叩诊肝浊音界缩小和消失也不易正确评价,因此易造成误诊。部分患者在穿孔发生前可先有腹泻、腹胀、肠出血等表现,或有饮食不调和误用泻剂等诱因。有两种情况要特别引起注意。

(1) 对病情严重,神志不清的患者,由于不能获得正确的主诉,要认真观察,反复检查比较腹部体征,如腹膜刺激体征发展,听诊肠鸣音消失,白细胞计数上升,有助于诊断。

(2) 对于伤寒病症状轻微和不典型的患者,则应结合季节和伤寒流行的动态,并详细询问腹痛发生前有否低热、头痛不适、四肢酸痛、纳差等表现,以便和急性阑尾炎等急腹症鉴别。手术时应取腹腔渗出液做伤寒杆菌培养。另外,伤寒杆菌血培养和肥达反应试验,有助于明确诊断。

【治疗】 伤寒肠穿孔(intestinal perforation due to typhoid fever)确诊后应及时手术治疗。一般采用右下腹部切口,原则是施行穿孔缝合术。如穿孔过大,其周围肠壁水肿严重,可做近端回肠插管造口,以保证穿孔缝合处愈合。但是,对术中发现肠壁很薄接近穿孔的其他病变处,也应做浆肌层缝合,以防术后发生新的穿孔。腹腔内应置引流。肠伤寒穿孔患者一般都很虚弱,难以耐受大手术打击,故一般不应做肠切除术,除非肠穿孔过多,以及并发不易控制的大量肠道出血,而患者全身状况尚许可者,才考虑采用。

术后对伤寒病和腹膜炎应采用抗菌药物及加强支持疗法等积极治疗。

三、克 罗 恩 病

克罗恩病(Crohn's disease)的病因迄今未肯定。发病以年轻者居多,女性多于男性。此病多见于美国、西欧和东北欧,我国少见。

【病理】 克罗恩病可侵及胃肠道的任何部位,最多见于回肠末段,故又称"末端回肠炎",可同时累及小肠、结肠,病变局限在结肠者较少见,直肠受累者则不及半数。病变可局限于肠管的一处或多处,呈节段性分布。炎症波及肠壁各层,浆膜面充血水肿、纤维素渗出;病变黏膜增厚,可见裂沟状深溃疡,黏膜水肿突出表面呈卵石路面状;肠壁增厚,肉芽肿形成,可使肠腔变窄;受累肠系膜也有水肿、增厚和淋巴结炎性肿大;病变肠襻间及与周围组织、器官常粘连,或因溃疡穿透而形成内瘘、外瘘。

【临床表现】 与发病急缓、病变部位和范围及有无并发症有关。一般起病常较缓慢,病史多较长。主要症状为腹泻、腹痛、低热、体重下降等。粪隐血可呈阳性,一般无便血。腹痛常位于右下腹或脐周,一般为痉挛性痛,多不严重,常伴局部轻压痛。当有慢性溃疡穿透、肠内瘘和粘连形成时,可出现腹内包块。部分患者出现肠梗阻症状,但多为不完全性。

【诊断/鉴别诊断】 除临床表现外,X 线钡餐检查可显示回肠末段肠腔狭窄、管壁僵硬,黏膜皱襞消失,呈线样征等。纤维结肠镜检查有助于确诊。

克罗恩病应与肠结核和溃疡性结肠炎鉴别。少数克罗恩病患者发病较急或在急性阶段,易误诊为急性阑尾炎。但是急性阑尾炎一般以往无低热、腹泻病史,右下腹压痛较局限、固定,白细胞计数增加较显著。

【治疗】 一般采用内科治疗。克罗恩病手术适应证为肠梗阻、狭窄,慢性肠穿孔后形成腹腔脓肿,肠内瘘或肠外瘘,长期持续出血,以及诊断上难以排除癌肿、结核者。

以回肠末段克罗恩病为例,手术应切除病变部位包括近远侧肉眼观正常肠管 3 cm,做端端肠吻合。如因粘连严重或局部脓肿形成,不能切除,可在病变近侧 3 cm 处切断正常肠管,内翻缝合远侧断端,近侧断端与横结肠行端侧吻合,如有脓肿应切开引流。根据情况再决定以后是否行二期手术切除病变。一般不宜行单纯的病变近远侧肠侧侧吻合的短路手术。若与周围器官形成内瘘,切除克罗恩病变肠襻后,周围器官只需行瘘管修补缝合,除非同时患有克罗恩病病变。曾经肠切除术后复发,有单个或多个短的小肠纤维性狭窄,可行狭窄整形术。

因误诊为阑尾炎等而在手术中发现为此病时,如无梗阻、穿孔等并发症,不必做肠切除术。如盲肠、末段回肠病变明显,切除阑尾后容易发生残端瘘。

该病手术治疗后复发率可达 50% 以上,复发部位多在肠吻合口附近。

四、急性出血性肠炎

急性出血性肠炎(acute hemorrhagic enteritis),是一种好发于小肠的局限性急性出血坏死性炎症,病变主要在空肠或回肠,甚至整个小肠,偶尔也可累及结肠。病因尚未确定。病变肠管常呈节段性肠壁充血、水肿、炎性细胞浸润、广泛出血、坏死和溃疡形成,甚至穿孔。肠管扩张,肠腔内充满暗红的血性液和坏死物质。腹腔内可有混浊的血性渗液。

【临床表现】 常发病于夏秋季,可有不洁饮食史,以儿童及青少年居多。起病急骤,表现为急性腹痛,多由脐周或上中腹开始,疼痛性质为阵发性绞痛,或者呈持续性疼痛伴有阵发性加剧。有发热、恶心、呕吐、腹泻和腥臭血便。腹部检查有不同程度的腹胀、腹肌紧张、压痛,肠鸣音一般减弱。肠管明显坏死时,全身中毒症状、腹膜炎和肠梗阻症状加重,严重的患者往往出现休克。

【鉴别诊断】 诊断上需与肠套叠、克罗恩病、中毒性菌痢或急性肠梗阻等相鉴别。

【治疗】 一般采用非手术治疗。主要是包括禁食、胃肠减压,加强全身支持疗法,纠正水、电解质紊乱,抗休克治疗,应用广谱抗生素、甲硝唑等以控制肠道细菌特别是厌氧菌的生长。手术适应证为:① 有明显腹膜炎表现,或腹腔穿刺有脓性或血性渗液,怀疑有肠坏死或穿孔;② 不能控制的肠道大出血;③ 有肠梗阻表现经非手术治疗不能缓解,反而加重。

手术中如发现病变肠段无坏死、穿孔或大量出血的情况,可用 0.25% 普鲁卡因溶液做肠系膜根部封闭。对于已有肠坏死、穿孔或伴大量出血时,如病变较局限,应做病变肠段切除吻合术,切除的范围应达正常肠黏膜的部位。如患者全身情况严重或病变过于广泛,无法全部切除,则可将病变严重部分肠段切除并做肠造口术,以后做二期吻合。术后应行积极的药物及支持疗法。

知识拓展

肠结核手术治疗的原则

(1)小肠结核应切除病变肠段做端端肠吻合术。如为多发性病变,可做分段切除吻合,但应避免广泛切除,以保留足够长度的小肠。

(2)回盲部结核应做右半结肠切除及回肠结肠端端吻合术。如病变固定切除有困难,可在病变肠段的近侧切断回肠,将远断端闭合,近断端与横结肠做端侧吻合,以解除梗阻,待以后二期手术切除病变肠襻。但应避免施行单纯回肠横结肠侧侧吻合的短路手术。

(3)急性肠穿孔时应急诊剖腹,根据患者全身和局部情况,进行病变肠切除术或腹腔引流术。慢性肠穿孔形成的局限性脓肿,其周围多有紧密粘连,宜行脓腔切开引流术,待病情好转,形成瘘管后再进一步处理。

(4)肠外瘘要根据病变部位,按一般治疗肠瘘的原则,维持水和电解质平衡及营养状况,更换敷料保护瘘口周围皮肤,最后多需切除病变肠段才能治愈。

手术中,对病变周围粘连紧密、包裹成团的肠管,如无梗阻存在,不要进行广泛分离,以免损伤肠壁造成更严重的粘连、梗阻甚至肠瘘。另外,术后都要继续行抗结核及全身支持治疗。

第三节 肠 梗 阻

肠内容物不能正常运行、顺利通过肠道,称为肠梗阻(intestinal obstruction),是外科常见的病症。肠梗阻不但可引起肠管本身解剖与功能上的改变,并可导致全身生理紊乱,临床表现复杂多变。

【病因/分类】　按肠梗阻发生的基本原因可以分为三类。

1. 机械性肠梗阻(mechanical intestinal obstruction)　最常见,是由于各种原因引起肠腔变狭小,使肠内容通过发生障碍。可因:① 肠腔堵塞,如粪块、大胆石、异物等;② 肠管受压,如粘连带压迫、肠管扭转、嵌顿疝或受肿瘤压迫等;③ 肠壁病变,如肿瘤、先天性肠道闭锁、炎症性狭窄等。

2. 动力性肠梗阻　是由于神经反射或毒素刺激引起肠壁肌功能紊乱,使肠蠕动丧失或肠管痉挛,以致肠内容物不能正常运行,但无器质性的肠腔狭窄。常见的如急性弥漫性腹膜炎、腹部大手术、腹膜后血肿或感染引起的麻痹性肠梗阻(paralytic ileus)。痉挛性肠梗阻甚少见,可见于如肠道功能紊乱和慢性铅中毒引起的肠痉挛。

3. 血运性肠梗阻　是由于肠系膜血管栓塞或血栓形成,使肠管血运障碍,继而发生肠麻痹而使肠内容物不能运行。随着人口老龄化,动脉硬化等疾病增多,现已不属少见。

肠梗阻又可按肠壁有无血运障碍,分为单纯性和绞窄性两类。

1. 单纯性肠梗阻　只是肠内容物通过受阻,而无肠管血运障碍。

2. 绞窄性肠梗阻(strangulated intestinal obstruction)　系指梗阻并伴有肠壁血运障碍者,可因肠系膜血管受压、血栓形成或栓塞等引起。

肠梗阻还可按梗阻的部位分为高位(如空肠上段)和低位(如回肠末段和结肠)两种;根据梗阻的程度,又可分为完全性和不完全性肠梗阻;此外,按发展过程的快慢还可分为急性和慢性肠梗阻。倘若一段肠襻两端完全阻塞,如肠扭转等,则称闭襻性肠梗阻。结肠肿瘤引起肠梗阻,由于其近端存在回盲瓣,也易致闭襻性肠梗阻。

肠梗阻在不断变化的病理过程中,上述有的类型在一定条件下是可以互相转化的。

【病理/病理生理】　肠梗阻发生后,肠管局部和机体全身将出现一系列复杂的病理和病理生理变化。

1. 各类型的病理变化不全一致　单纯性机械性肠梗阻一旦发生,梗阻以上肠蠕动增加,以克服肠内容物通过障碍。另一方面,肠腔内因气体和液体的积储而膨胀。肠梗阻部位越低,时间越长,肠膨胀越明显。梗阻以下肠管则瘪陷、空虚或仅存积少量粪便。扩张肠管和瘪陷肠管交界处即为梗阻所在,这对手术中寻找梗阻部位至为重要。急性完全性梗阻时,肠管迅速膨胀,肠壁变薄,肠腔压力不断升高,到一定程度时可使肠壁血运障碍。最初主要表现为静脉回流受阻,肠壁的毛细血管及小静脉淤血,肠壁充血、水肿、增厚、呈暗红色。由于组织缺氧,毛细血管通透性增加,肠壁上有出血点,并有血性渗出液渗入肠腔和腹腔。随着血运障碍的发展,继而出现动脉血运受阻,血栓形成,肠壁失去活力,肠管变成紫黑色。又由于肠壁变薄、缺血和通透性增加,腹腔内出现带有粪臭的渗出物。最后,肠管可缺血坏死而溃破穿孔。

慢性肠梗阻多为不完全梗阻,梗阻以上肠腔有扩张,并由于长期肠蠕动增强,肠壁呈代偿性肥厚,故腹部视诊常可见扩大的肠型和肠蠕动波。痉挛性肠梗阻多为暂时性,肠管多无明显病理改变。

2. 全身性病理生理改变　主要由于体液丧失、肠膨胀、毒素的吸收和感染所致。

(1)体液丧失:体液丧失及因此而引起的水、电解质紊乱与酸碱失衡,是肠梗阻很重要的病理生理改变。胃肠道的分泌液每日约为8 000 mL,在正常情况下绝大部分被再吸收。急性肠梗阻患者,由于不能进食及频繁呕吐,大量丢失胃肠道液,使水分及电解质大量丢失,尤以高位肠梗阻为甚。低位肠梗阻时,则这些液体不能被吸收而潴留在肠腔内,等于丢失体外。另外,肠管过度膨胀,影响肠壁静脉回流,使肠壁水肿和血浆向肠壁、肠腔和腹腔渗出。如有肠绞窄存在,更丢失大量血液。这些变化可以造成严重的缺水,并导致血容量减少和血液浓缩,以及酸碱平衡失调。但其变化也因梗阻部位的不同而有差别。如为十二指肠第一段梗阻,可因丢失大量氯离子和酸性胃液而产生碱中毒。一般小肠梗阻,丧失的体液多为碱性或中性,钠离子、钾离子的丢失较氯离子为多,以及在低血容量和缺氧情况下酸性代谢物剧增,加之缺水、少尿可引起严重的代谢性酸中毒。严重的缺钾可加重肠膨胀,并可引起肌无力和心律失常。

(2)感染和中毒:在梗阻以上的肠腔内细菌数量显著增加,细菌大量繁殖,而产生多种强烈的毒素。由于肠壁血运障碍或失去活力,肠道细菌移位及细菌和毒素渗透至腹腔内引起严重的腹膜炎和感染、中毒。

(3)休克及多器官功能障碍:严重的缺水、血液浓缩、血容量减少、电解质紊乱、酸碱平衡失调、细菌感染、中毒等,可引起严重休克。当肠坏死、穿孔,发生腹膜炎时,全身中毒尤为严重。肠腔膨胀使腹压增高,膈肌上升,腹式呼吸减弱,影响肺内气体交换,同时阻碍下腔静脉血液回流,而致呼吸、循环功能障碍。最后可因多器官功能障碍乃至衰竭而死亡。

【临床表现】 尽管由于肠梗阻的原因、部位、病变程度、发病急慢的不同,可有不同的临床表现,但肠内容物不能顺利通过肠腔则是一致具有的,其共同表现是腹痛、呕吐、腹胀及停止自肛门排气排便。

1. 腹痛 机械性肠梗阻发生时,由于梗阻部位以上强烈肠蠕动,表现为阵发性绞痛,疼痛多在腹中部,也可偏于梗阻所在的部位。腹痛发作时可伴有肠鸣,自觉有"气块"在腹中窜动,并受阻于某一部位。有时能见到肠型和肠蠕动波。如果腹痛的间歇期不断缩短,以至成为剧烈的持续性腹痛,则应该警惕可能是绞窄性肠梗阻的表现。

2. 呕吐 在肠梗阻早期,呕吐呈反射性,吐出物为食物或胃液。此后,呕吐随梗阻部位高低而有所不同,一般是梗阻部位越高,呕吐出现越早、越频繁。高位肠梗阻时呕吐频繁,吐出物主要为胃及十二指肠内容;低位肠梗阻时,呕吐出现迟而少,吐出物可呈粪样。结肠梗阻时,呕吐到晚期才出现。呕吐物如呈棕褐色或血性,是肠管血运障碍的表现。麻痹性肠梗阻时,呕吐多呈溢出性。

3. 腹胀 一般梗阻发生一段时间后出现,其程度与梗阻部位有关。高位肠梗阻腹胀不明显,但有时可见胃型。低位肠梗阻及麻痹性肠梗阻腹胀显著,遍及全腹。结肠梗阻时,如果回盲瓣关闭良好,梗阻以上结肠可成闭襻,则腹周膨胀显著。腹部隆起不均匀对称,是肠扭转等闭襻性肠梗阻的特点。

4. 停止自肛门排气排便 完全性肠梗阻发生后,患者多不再排气排便;但梗阻早期,尤其是高位肠梗阻,可因梗阻以下肠内尚残存的粪便和气体,仍可自行或在灌肠后排出,不能因此而否定肠梗阻的存在。某些绞窄性肠梗阻,如肠套叠、肠系膜血管栓塞或血栓形成,则可排出血性黏液样粪便。

【辅助检查】 单纯性肠梗阻早期,患者全身情况多无明显改变。梗阻晚期或绞窄性肠梗阻患者,可表现唇干舌燥、眼窝内陷、皮肤弹性消失、尿少或无尿等明显缺水征。或脉搏细速、血压下降、面色苍白、四肢发凉等中毒和休克征象。

腹部视诊:机械性肠梗阻常可见肠型和蠕动波。肠扭转时腹胀多不对称。麻痹性肠梗阻则腹胀均匀。触诊:单纯性肠梗阻因肠管膨胀,可有轻度压痛,但无腹膜刺激征。绞窄性肠梗阻时,可有固定压痛和腹膜刺激征。压痛的包块,常为已绞窄的肠襻。肿瘤或蛔虫性肠梗阻时,有时可在腹部触及包块或条索状团块。叩诊:绞窄性肠梗阻时,腹腔有渗液,移动性浊音可呈阳性。听诊:肠鸣音亢进,有气过水声或金属音,为机械性肠梗阻表现。麻痹性肠梗阻时,则肠鸣音减弱或消失。

直肠指检如触及肿块,可能为直肠肿瘤、极度发展的肠套叠的套头或低位肠腔外肿瘤。

化验检查:单纯性肠梗阻的早期,变化不明显。随着病情发展,血红蛋白值及血细胞比容可因缺水、血液浓缩而升高。尿比重也增高。白细胞计数和中性粒细胞明显增加,多见于绞窄性肠梗阻。查血气分析和血清 Na^+ , K^+ , Cl^- 、尿素氮、肌酐的变化,可了解酸碱失衡、电解质紊乱和肾功能的状况。呕吐物和粪便检查,有大量红细胞或隐血阳性,应考虑肠管有血运障碍。

X 线检查:一般在肠梗阻发生 4～6 h,X 线检查即显示出肠腔内积气;立位或侧卧位透视或拍片,可见多数液平面及胀气肠襻。但无上述征象,也不能排除肠梗阻的可能。由于肠梗阻的部位不同,X 线表现也各有其特点:如空肠黏膜环状皱襞可显示"鱼刺"状;回肠黏膜则无此表现;结肠胀气位于腹部周边,显示结肠袋形。当怀疑肠套叠、乙状结肠扭转或结肠肿瘤时,可做钡剂灌肠或 CT 检查以助诊断。

【诊断/鉴别诊断】 在肠梗阻诊断过程中,必须辨明下列问题。

1. 是否肠梗阻 根据腹痛、呕吐、腹胀、停止自肛门排气排便四大症状和腹部可见肠型或蠕动波、肠鸣音亢进等,一般可做出诊断。X 线检查对确定有否肠梗阻帮助较大。但需注意,有时可不完全具备这些典型表现,特别是某些绞窄性肠梗阻的早期,可能与输尿管结石、卵巢囊肿蒂扭转、急性坏死性胰腺炎等混淆,甚至误诊为一般肠痉挛,尤应警惕。

2. 是机械性还是动力性梗阻 机械性肠梗阻具有上述典型临床表现,早期腹胀可不显著。麻痹性肠梗阻无阵发性绞痛等肠蠕动亢进的表现,相反为肠蠕动减弱或消失,腹胀显著。X 线检查可显示大肠、小肠全部充气扩张;而机械性肠梗阻胀气限于梗阻以上的部分肠管,即使晚期并发肠绞窄和麻痹,结肠也不会全部胀气。

3. 是单纯性还是绞窄性梗阻 这点极为重要,因为绞窄性肠梗阻预后严重,并必须及早进行手术治疗。有下列表现者,应考虑绞窄性肠梗阻的可能:① 腹痛发作急骤,起始即为持续性剧烈疼痛,或在阵发性加重之间仍有持续性疼痛。肠鸣音可不亢进。有时出现腰背部痛,呕吐出现早、剧烈而频繁。② 病情发展迅速,早期出现休克,抗休克治疗后改善不显著。③ 有明显腹膜刺激征,体温上升、脉率增快、白细胞计数增高。④ 腹胀不对称,腹部有局部隆起或触及有压痛的肿块(胀大的肠襻)。⑤ 呕吐物、胃肠减压抽出液、肛门排出物为血性,或腹腔穿刺抽出血性液体。⑥ 经积极非手术治疗而症状体征无明显改善。⑦ 腹部 X 线检查见孤立、突出胀大的肠襻、不因时间而改变位置,或有假肿瘤状阴影;或肠间隙增宽,提示有腹腔积液。

4. 是高位还是低位梗阻　　高位小肠梗阻的特点是呕吐发生早而频繁,腹胀不明显。低位小肠梗阻的特点是腹胀明显,呕吐出现晚而次数少,并可吐粪样物。结肠梗阻与低位小肠梗阻的临床表现很相似,鉴别较困难,X 线检查有很大帮助。低位小肠梗阻,扩张的肠襻在腹中部,呈"阶梯状"排列,而结肠内无积气。结肠梗阻时扩大的肠襻分布在腹部周围,可见结肠袋,胀气的结肠阴影在梗阻部位突然中断,盲肠胀气最显著,小肠内胀气可不明显。

5. 是完全性还是不完全性梗阻　　完全性梗阻呕吐频繁,如为低位梗阻腹胀明显,完全停止排便排气。X 线腹部检查见梗阻以上肠襻明显充气和扩张,梗阻以下结肠内无气体。不完全梗阻呕吐与腹胀都较轻或无呕吐,X 线所见肠襻充气扩张都较不明显,而结肠内仍有气体存在。

6. 是什么原因引起梗阻　　应根据年龄、病史、体征、X 线、CT 等影像学检查等几方面分析。在临床上粘连性肠梗阻最为常见,多发生在以往有过腹部手术、损伤或炎症史的患者。嵌顿性或绞窄性腹外疝是常见的肠梗阻原因,所以机械性肠梗阻的患者应仔细检查各可能发生外疝的部位。结肠梗阻多系肿瘤所致,需特别提高警惕。新生婴儿以肠道先天性畸形为多见。2 岁以内小儿,则肠套叠多见。蛔虫团所致的肠梗阻常发生于儿童。老年人则以肿瘤及粪块堵塞为常见。

【治疗】　肠梗阻的治疗原则是矫正因肠梗阻所引起的全身生理紊乱和解除梗阻。具体治疗方法要根据肠梗阻的类型、部位和患者的全身情况而定。

1. 基础疗法　　即不论采用非手术或手术治疗,均需应用的基本治疗。

(1) 胃肠减压:是治疗肠梗阻的重要方法之一。通过胃肠减压,吸出胃肠道内的气体和液体,可以减轻腹胀,降低肠腔内压力,减少肠腔内的细菌和毒素,改善肠壁血循环,有利于改善局部病变和全身情况。

(2) 矫正水、电解质紊乱和酸碱失衡:不论采用手术和非手术治疗,纠正水、电解质紊乱和酸碱失衡是极重要的措施。输液所需容量和种类须根据呕吐情况、缺水体征、血液浓缩程度、尿排出量和比重,并结合血清钾、钠、氯和血气分析监测结果而定。单纯性肠梗阻,特别是早期,上述生理紊乱较易纠正。而在单纯性肠梗阻晚期和绞窄性肠梗阻,尚须输给血浆、全血或血浆代用品,以补偿丧失至肠腔或腹腔内的血浆和血液。

(3) 防治感染和中毒:应用抗肠道细菌,包括抗厌氧菌的抗生素。一般单纯性肠梗阻早期可不应用,但对单纯性肠梗阻晚期,特别是绞窄性肠梗阻及手术治疗的患者,应该使用。

此外,还可应用镇静剂、解痉剂等一般对症治疗,止痛剂的应用则应遵循急腹症治疗的原则。

2. 解除梗阻　　可分手术治疗和非手术治疗两大类。

手术治疗:各种类型的绞窄性肠梗阻、肿瘤及先天性肠道畸形引起的肠梗阻,以及非手术治疗无效的患者,适应手术治疗。由于急性肠梗阻患者的全身情况常较严重,所以手术的原则和目的是:在最短手术时间内,以最简单的方法解除梗阻或恢复肠腔的通畅。具体手术方法要根据梗阻的病因、性质、部位及患者全身情况而定。

手术大体可归纳为下述四种。

(1) 解决引起梗阻的原因:如粘连松解术、肠切开取除异物、肠套叠或肠扭转复位术等。

(2) 肠切除肠吻合术:如肠管因肿瘤、炎症性狭窄等,或局部肠襻已经失活坏死,则应行肠切除肠吻合术。

对于绞窄性肠梗阻,应争取在肠坏死以前解除梗阻,恢复肠管血液循环,正确判断肠管的生机十分重要。如在解除梗阻原因后有下列表现,则说明肠管已无生机:① 肠壁已呈黑色并塌陷;② 肠壁已失去张力和蠕动能力,肠管呈麻痹、扩大、对刺激无收缩反应;③ 相应的肠系膜终末小动脉无搏动。如有可疑,可用等渗盐水纱布热敷,或用 0.5% 普鲁卡因溶液做肠系膜根部封闭等。倘若观察 10～30 min,仍无好转,说明肠已坏死,应做肠切除术。若肠管生机一时实难肯定,特别当病变肠管过长,切除后会导致短肠综合征的危险,则可将其回纳入腹腔,缝合腹壁,于 18～24 h 后再次行剖腹探查术("secondlook" laparotomy)。但在此期间内必须严密观察,一旦病情恶化,即应随时行再次剖腹探查,加以处理。

(3) 短路手术:当引起梗阻的原因既不能简单解除,又不能切除时,如晚期肿瘤已浸润固定,或肠粘连成团与周围组织难以分离,则可行梗阻近端与远端肠襻的短路吻合术。

（4）肠造口或肠外置术：如患者情况极严重，或局部病变所限，不能耐受和进行复杂手术，可用这类术式解除梗阻；但主要适用于低位肠梗阻如急性结肠梗阻，对单纯性结肠梗阻，一般采用梗阻近侧（盲肠或横结肠）造口，以解除梗阻。如已有肠坏死，则宜切除坏死肠段并将两断端外置做造口术，待以后二期手术再解决结肠病变。

非手术治疗：主要适用于单纯性粘连性（特别是不完全性）肠梗阻、麻痹性或痉挛性肠梗阻、蛔虫或粪块堵塞引起的肠梗阻、肠结核等炎症引起的不完全性肠梗阻、肠套叠早期等。在治疗期间，必须严密观察，如症状、体征不见好转或反有加重，即应手术治疗。非手术治疗除前述基础疗法外，还包括：中医中药治疗、口服或胃肠道灌注生植物油、针刺疗法，以及根据不同病因采用低压空气或钡灌肠，经乙状结肠镜插管，腹部按摩等各种复位法。

知识拓展

粘连性肠梗阻

粘连性肠梗阻（intestinal obstruction due to adhesions）是肠粘连或腹腔内粘连带所致的肠梗阻，较为常见，其发生率占各类肠梗阻的 20％～40％。肠粘连和腹腔内粘连带形成可分先天性和后天性两种。先天性者较少见，可因发育异常或胎粪性腹膜炎所致；后天性者多见，常由于腹腔内手术、炎症、创伤、出血、异物等引起。临床上以手术后所致的粘连性肠梗阻为最多。

治疗粘连性肠梗阻重要的是要区别是单纯性还是绞窄性，是完全性还是不完全性。因为手术治疗并不能消除粘连，相反地，术后还可能形成新的粘连，所以对单纯性肠梗阻，不完全性梗阻，特别是广泛性粘连者，一般选用非手术治疗。又如术后早期炎性肠梗阻，除新形成的纤维素性粘连以外，与术后早期腹腔炎症反应有关，既有肠壁水肿、肠腔梗阻，又存在炎症引起的局部肠动力性障碍，一般应采用非手术治疗。

粘连性肠梗阻如经非手术治疗不见好转甚至病情加重，或怀疑为绞窄性肠梗阻，手术须及早进行，以免发生肠坏死。对反复频繁发作的粘连性肠梗阻也应考虑手术治疗。

手术方法应按粘连的具体情况而定：① 粘连带和小片粘连可施行简单的切断和分离。② 广泛粘连不易分离，且容易损伤肠壁浆膜和引起渗血或肠瘘，并再度引起粘连，所以对那些并未引起梗阻的部分，不应分离；如因广泛粘连而屡次引起肠梗阻，可采用小肠插管内固定排列术，即经胃造瘘插入带气囊双腔管，将其远端插至回肠末端，然后将小肠顺序折叠排列，借胃肠道内的带气囊双腔管达到内固定的目的，以避免梗阻再发生。③ 如一组肠襻紧密粘连成团引起梗阻，又不能分离，可将此段肠襻切除行一期肠吻合；倘若无法切除，则行梗阻部分近、远端肠侧侧吻合的短路手术，或在梗阻部位以上切断肠管，远断端闭合，近断端与梗阻以下的肠管行端侧吻合。值得提醒的是，粘连性肠梗阻可多处发生，手术中应予注意。

第四节　小　肠　肿　瘤

小肠肿瘤（small intestinal tumor）的发病率较胃肠道其他部位为低，占胃肠道肿瘤的 2％左右，恶性肿瘤占 3/4 左右。由于小肠肿瘤诊断比较困难，容易延误治疗。

小肠肿瘤有良性及恶性两类。良性肿瘤较常见的有腺瘤、平滑肌瘤，其他如脂肪瘤、纤维瘤、血管瘤等。恶性肿瘤以恶性淋巴瘤、腺癌、平滑肌肉瘤、类癌等比较多见。腺癌可突向肠腔内生长，呈息肉样，也可沿肠壁浸润生长，引起肠腔狭窄，一般腺瘤和癌常见于十二指肠。其他则多见于回肠和空肠。

类癌常发生于胃肠道，45％位于阑尾，28％位于回肠末端，直肠占 16％，源于中肠者（胃、十二指肠、空回肠及右半结肠）多分泌 5-羟色胺（serotonin），源于后肠者（左半结肠、乙状结肠）分泌生长抑素（somatostatin）为主。类癌中 75％小于 1 cm，约 2％可有转移，1～2 cm 者 50％可有转移，大于 2 cm 者 80％～90％可出现转移，如肝转移。

此外,小肠还有转移性肿瘤,可由胰、结肠和胃癌直接蔓延,也可从远处经淋巴管或血行播散而来,如卵巢癌、黑色素瘤等。

【临床表现】　很不典型,常表现下列一种或几种症状。

1. 腹痛　是最常见的症状,可为隐痛、胀痛乃至剧烈绞痛,当并发肠梗阻时,疼痛尤为剧烈。并可伴有腹泻、纳差等。

2. 肠道出血　常为间断发生的柏油样便或血便,或大出血。有的因长期反复小量出血未被察觉,而表现为慢性贫血。

3. 肠梗阻　引起急性肠梗阻最常见的原因是肠套叠,但绝大多数为慢性复发性。肿瘤引起的肠腔狭窄和压迫邻近肠管也是发生肠梗阻的原因,亦可诱发肠扭转。

4. 腹内肿块　一般肿块活动度较大,位置多不固定。

5. 肠穿孔　多见于小肠恶性肿瘤,急性穿孔导致腹膜炎,慢性穿孔则形成肠瘘。

6. 类癌综合征　类癌大多无症状,小部分患者出现类癌综合征,由于类癌细胞产生的 5-羟色胺和血管舒缓素的激活物质缓激肽所引起,主要表现为阵发性面、颈部和上躯体皮肤潮红(毛细血管扩张),腹泻,哮喘和因纤维组织增生而发生心瓣膜病。常因进食、饮酒、情绪激动、按压肿瘤而激发。大多见于类癌而有肝转移的患者。

【诊断】　小肠肿瘤的诊断主要依靠临床表现和 X 线钡餐检查,由于小肠肿瘤的临床症状不典型,并又缺少早期体征和有效的诊断方法,因此容易延误诊断。对具有上述一种或数种表现者,应考虑小肠肿瘤的可能,需做进一步的检查。

(1) X 线钡餐检查,对疑有十二指肠的肿瘤,采用弛张性十二指肠钡剂造影。

(2) 纤维十二指肠镜、纤维小肠镜、胶囊内镜检查及选择性动脉造影术,可提高诊断率。

(3) 由于类癌患者血中 5-羟色胺升高,故对怀疑类癌的病例,测定患者尿中的 5-羟色胺的降解物 5-羟吲哚乙酸(5-HIAA),有助于确定肿瘤的性质。

(4) 必要时可行剖腹探查。

【治疗】　小的或带蒂的良性肿瘤可连同周围肠壁组织一起行局部切除。较大的或局部多发的肿瘤行部分肠切除吻合术。恶性肿瘤则需连同肠系膜及区域淋巴结行根治性切除术。术后根据情况,选用化疗或放疗。如肿瘤已与周围组织浸润固定,无法切除,并有梗阻者,则可行短路手术,以缓解梗阻。抗组胺药物及氢化可的松可改善类癌综合征。

小　结

1. 肠炎性疾病
　　包括肠结核、伤寒肠穿孔、克罗恩病、急性出血性肠炎等
　　临床特点:有共性,亦有不同,临床上需加强鉴别
　　治疗:肠结核、肠伤寒、克罗恩病、急性出血性肠炎在治疗原则上均应以内科治疗为主,外科手术治疗往往处理其并发症,包括出现肠梗阻、狭窄。慢性肠穿孔后形成腹腔脓肿,肠内瘘或肠外瘘,长期持续出血,以及诊断上难以排除癌肿等

2. 肠梗阻
　　共同的表现:腹痛、呕吐、腹胀及停止自肛门排气排便;不同类型肠梗阻其临床表现却有各自特点
　　在诊断过程中,必须辨明
　　　　是否肠梗阻
　　　　是机械性还是动力性梗阻
　　　　是单纯性还是绞窄性梗阻:这点极为重要,因为绞窄性肠梗阻预后严重,并必须及早进行手术治疗
　　　　是高位还是低位梗阻
　　　　是完全性还是不完全性梗阻
　　　　是什么原因引起梗阻:应根据年龄、病史、体征、X 线、CT 等影像学检查等几方面分析
　　治疗:原则是矫正因肠梗阻所引起的全身生理紊乱和解除梗阻;具体治疗方法要根据肠梗阻的类型、部位和患者的全身情况而定

【思考题】

（1）临床上出现哪些情况时,应考虑绞窄性肠梗阻的可能?

（2）如何理解肠梗阻的全身性病理生理改变?

（王正兵）

第三十七章　阑尾疾病

学习要点

● **掌握：**急性阑尾炎的分型、临床表现、诊断、鉴别诊断、治疗和处理。
● **了解：**阑尾的解剖生理概要。

阑尾疾病中最常见的是急性阑尾炎。慢性阑尾炎临床上也并不少见。阑尾肿瘤则非常少见,多在阑尾切除术中或术后病理检查时发现。

第一节　解剖生理概要

阑尾位于右髂窝内,为一细长的盲管,近端恰在三条结肠带的会合处开口于盲肠的内后壁,手术中可沿结肠带迅速而准确地找到阑尾。其体表投影约在脐与右髂前上棘连线中外 1/3 交界处,称为麦氏点(McBurney 点)。麦氏点是选择阑尾手术切口的标记点。一般在右下腹部,但也可高到肝下方,低至盆腔内,甚而越过中线至左侧,此决定了患者临床症状及压痛部位的不同。阑尾尖端指向有六种类型(图 37-1):① 回肠前位,尖端指向左上。② 盆位,尖端指向盆腔。③ 盲肠后位,尖端向上,位于腹膜后。此种阑尾炎的临床体征轻,易误诊。④ 盲肠下位,尖端向右下。⑤ 盲肠外侧位,位于腹腔内,盲肠外侧。⑥ 回肠后位,在回肠后方。

阑尾的血液循环:阑尾动脉来自回结肠动脉,它为一终末血管,一般无交通支。当阑尾动脉因故受压或痉挛时,容易引起阑尾壁的循环障碍,促进了阑尾炎症的发生。阑尾静脉经右结肠静脉回流入门静脉系,当阑尾发生急性炎症时,细菌或脓性栓子可

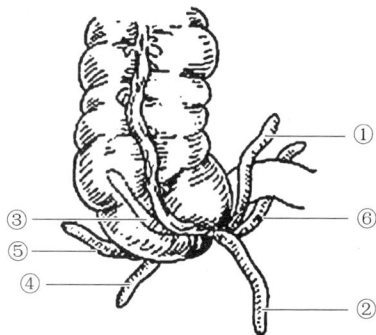

图 37-1　阑尾尖端指向

随静脉血进入门静脉内,导致门静脉炎、甚至肝脓肿的发生,这些都是阑尾炎的严重合并症。

阑尾的淋巴组织和神经:阑尾有丰富的淋巴组织,壁内有较多的淋巴滤泡和淋巴管网。阑尾的神经由交感神经纤维经腹腔丛和内脏小神经传入,由于其传入的脊髓节段在第 10~11 胸节,所以当急性阑尾炎发病开始时,常表现为脐周的牵涉痛,属内脏性疼痛。

阑尾的生理功能:阑尾的淋巴组织在出生后就开始出现,12~20 岁时达高峰期,以后逐渐减少,30岁后滤泡明显减少,60 岁后完全消失。故切除成人的阑尾,无损于机体的免疫功能。黏膜上皮细胞能分泌少量黏液。阑尾黏膜深部有嗜银细胞,是发生阑尾类癌的组织学基础。

第二节　急性阑尾炎

急性阑尾炎(acute appendicitis)是腹部外科中最为常见的疾病之一,目前,由于外科技术、麻醉、抗生素的应用及护理等方面的进步,绝大多数患者能够早期就医、早期确诊、早期手术,收到良好的治疗效果。然而,临床医生仍时常在该病的诊断或手术处理中遇到麻烦,因此强调认真对待每一个具体的病例,不可忽视。

【病因】

1. 阑尾管腔的阻塞 梗阻的原因有：淋巴滤泡的增生，约占60%；粪石阻塞，约占35%；其他如食物中的残渣，寄生虫的虫体和虫卵，均可引起阑尾腔阻塞。阑尾管腔阻塞后阑尾黏膜仍继续分泌黏液，腔内压力上升，血运发生障碍，使阑尾炎症加剧。

2. 细菌入侵 阑尾腔内存在大量细菌，包括需氧菌及厌氧菌两大类，菌种与结肠内细菌一致，主要为大肠埃希菌，肠球菌及脆弱类杆菌等。

【临床病理分型】

（1）急性单纯性阑尾炎：阑尾轻度肿胀，浆膜充血，附有少量纤维蛋白性渗出。

（2）急性化脓性（蜂窝织炎性）阑尾炎：阑尾显著肿胀、增粗，浆膜高度充血，表面覆盖有脓性渗出。阑尾黏膜面溃疡增大，腔内积脓，壁内也有小脓肿形成。

（3）急性穿孔性（坏疽性）阑尾炎：阑尾壁的全部或一部分全层坏死，浆膜呈暗红色或黑紫色，局部可能已穿孔。

（4）阑尾周围脓肿（periappendicular abscess）。

【转归】 ① 炎症消退：一部分单纯性阑尾炎经及时药物治疗后炎症消退。大部分将转为慢性阑尾炎，易复发。② 炎症局限化：化脓、坏疽或穿孔性阑尾炎被大网膜包裹粘连，炎症局限，形成阑尾周围脓肿。需用大量抗生素或中药治疗，治愈缓慢。③ 炎症扩散：阑尾炎症重，发展快，未予及时手术切除，又未能被大网包裹局限，炎症扩散，发展为弥漫性腹膜炎、化脓性门静脉炎、感染性休克等。

【诊断】 主要依靠病史、临床症状、体检所见和实验室检查。

1. 症状

（1）腹痛：典型的急性阑尾炎患者为转移性右下腹痛，它是急性阑尾炎所独有的特征。不典型的患者也有，腹痛起始的部位可能在全腹部，或左侧腹部，甚至在腰部、会阴部；也有的患者无转移性腹痛，发病一开始就是右下腹部疼痛。因此，没有典型的转移性腹痛病史，也不能轻易地完全排除急性阑尾炎的存在。

（2）胃肠道症状：发病早期可能有厌食、恶心、呕吐发生，但程度较轻。有的病例可能发生腹泻。盆腔位阑尾炎，炎症刺激直肠和膀胱，引起排便、里急后重症状。弥漫性腹膜炎时可致麻痹性肠梗阻，腹胀、排气排便减少。

（3）全身症状：疲乏，四肢无力，或头痛、头晕。病程中觉发热，极少数患者出现寒战高热，体温可升到39℃或40℃。如发生门静脉炎时可出现寒战、高热和轻度黄疸。

2. 体征

（1）右下腹压痛：是急性阑尾炎最常见的重要体征。压痛点通常位于麦氏点（图37-2），可随阑尾位置的变异而改变，但压痛点始终在一个固定的位置上。发病早期腹痛尚未转移至右下腹时，右下腹便可出现固定压痛。压痛的程度与病变的程度相关。当阑尾穿孔时，疼痛和压痛的范围可波及全腹。但此时，仍以阑尾所在位置的压痛最明显。

（2）腹膜刺激征象：压痛、反跳痛、腹肌紧张，肠鸣音减弱或消失等。这是壁层腹膜受炎症刺激出现的防卫性反应。提示阑尾炎症加重，出现化脓、坏疽或穿孔等病理改变。腹膜炎范围扩大，说明局部腹腔内有渗出或阑尾穿孔。但是，在小儿、老人、孕妇、肥胖、虚弱者或盲肠后位阑尾炎时，腹膜刺激征象可不明显。

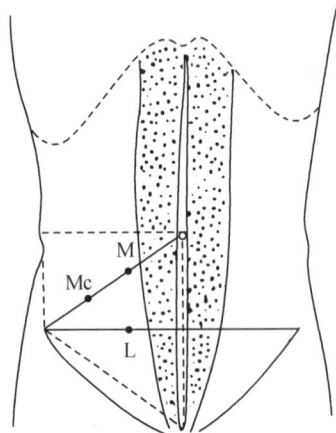

图 37-2 阑尾炎压痛点

M：Morris 点；Mc：Mc-Burney 点；L：Lenz 点，点线围成四边形为 Rapp 压痛区

（3）右下腹包块：如体检发现右下腹饱满，扪及一压痛性包块，边界不清，固定，应考虑阑尾周围脓肿的诊断。

（4）可作为辅助诊断的其他体征

1）结肠充气试验（Rovsing征）：患者仰卧位，用右手压迫左下腹，再用左手挤压近侧结肠，结肠内气体可传至盲肠和阑尾，引起右下腹疼痛者为阳性。

2）腰大肌试验（Psoas征）：患者左侧卧，使右大腿后伸，引起右下腹疼痛者为阳性。说明阑尾位于腰大肌前方，盲肠后位或腹膜后位。

3) 闭孔内肌试验(Obturator 征):患者仰卧位,使右髋和右大腿屈曲,然后被动向内旋转,引起右下腹疼痛者为阳性。提示阑尾靠近闭孔内肌。

4) 经肛门直肠指检:引起炎症阑尾所在位置压痛。压痛常在直肠右前方。当阑尾穿孔时直肠前壁压痛广泛。当形成阑尾周围脓肿时,有时可触及痛性肿块。

3. 实验室检查 大多数急性阑尾炎患者的白细胞计数和中性粒细胞比例增高。部分患者白细胞可无明显升高,多见于单纯性阑尾炎或老年患者。尿检查一般无阳性发现,如尿中出现少数红细胞,说明炎性阑尾与输尿管或膀胱相靠近。

4. 影像学检查 ① 腹部平片可见盲肠扩张和液气平面,偶尔可见钙化的粪石和异物影,可帮助诊断。② B超检查有时可发现肿大的阑尾或脓肿。

【鉴别诊断】

1. 右下肺炎和胸膜炎 右下肺和胸腔的炎性病变,可反射性引起右下腹痛,有些可误诊为急性阑尾炎。

2. 急性肠系膜淋巴结炎 多见于儿童,常继于上呼吸道感染之后。临床上可表现为右下腹痛及压痛,类似急性阑尾炎。但本病伴有高热,腹痛压痛较为广泛,有时尚可触到肿大的淋巴结。

3. 局限性回肠炎 位置局限于回肠,无转移性腹痛的特点,腹部体征也较广泛,有时可触到肿大之肠管。另外,患者可伴有腹泻,大便检查有明显的异常成分。

4. 需要与妇产科急腹症鉴别的疾病

(1) 右侧输卵管妊娠:宫外孕常有停经及早孕史,而且发病前可有阴道出血。同时有内出血及出血性休克现象。妇科检查可见阴道内有血液,子宫稍大伴触痛,右侧附件肿大和后穹隆穿刺有血等阳性体征。

(2) 卵巢囊肿扭转:本病常有盆腔包块史,且发病突然,为阵发性绞痛,可伴轻度休克症状。妇科检查时能触到囊性包块,并有触痛,腹部B超证实右下腹有囊性包块存在。

(3) 卵巢滤泡破裂:多发生于未婚女青年,常在月经后两周发病,因腹腔内出血,引起右下腹痛。诊断性腹腔刺可抽出血性渗出。

(4) 急性附件炎:多发生于已婚妇女,有白带过多史,发病多在月经来潮之前。腹部压痛部位较低,几乎靠近耻骨处。妇科检查可见阴道有脓性分泌物,子宫两侧触痛明显,右侧附件有触痛性肿物。

5. 需要与外科急腹症鉴别的疾病

(1) 溃疡病急性穿孔:本病多有慢性溃疡病史,发病前多有暴饮暴食的诱因,发病突然且腹痛剧烈。查体时见腹壁呈木板状,腹膜刺激征以剑突下最明显。腹部透视膈下可见游离气体,诊断性腹腔穿刺可抽出上消化道液体。

(2) 急性胆囊炎、胆石症:常有胆绞痛发作史,伴右肩和背部放散痛。检查时急性胆囊炎可出现墨菲征阳性,甚至可触到肿大的胆囊,急诊腹部B超检查可显示胆囊肿大和结石声影。

(3) 急性梅克尔憩室炎:术前很难鉴别。因此,当临床诊断阑尾炎而手术中的阑尾外观基本正常时,应仔细检查末段回肠至少1 m,以免遗漏发炎的憩室。

(4) 右侧输尿管结石:发作时呈剧烈的绞痛,难以忍受,疼痛沿输尿管向外阴部、大腿内侧放散。腹部平片有时可发现泌尿系有阳性结石,而尿常规有大量红细胞。

【治疗】

1. 手术治疗 绝大多数急性阑尾炎一旦确诊,应早期施行阑尾切除术(appendectomy)(图37-3)。不同临床类型急性阑尾炎的手术方法选择亦不相同。

(1) 急性单纯性阑尾炎:行阑尾切除术,切口一期缝合。有条件的单位,也可采用经腹腔镜阑尾切除术。

(2) 急性化脓性或坏疽性阑尾炎:行阑尾切除术。腹腔如有脓液,应仔细清除,用湿纱布蘸净脓液后关腹。注意保护切口,一期缝合。

(3) 穿孔性阑尾炎:宜采用右下腹经腹直肌切口,利于术中探查和确诊,切除阑尾,清除腹腔脓液或冲洗腹腔,根据情况放置腹腔引流。术中注意保护切口,冲洗切口,一期缝合。术后注意观察切口,有感染时及时引流。

(4) 阑尾周围脓肿:暂行保守治疗,促进炎症的尽快消退,待3~6个月后如仍有症状者,再考虑切除阑尾。保守期间如脓肿有扩大并可能破溃时,应急诊引流。

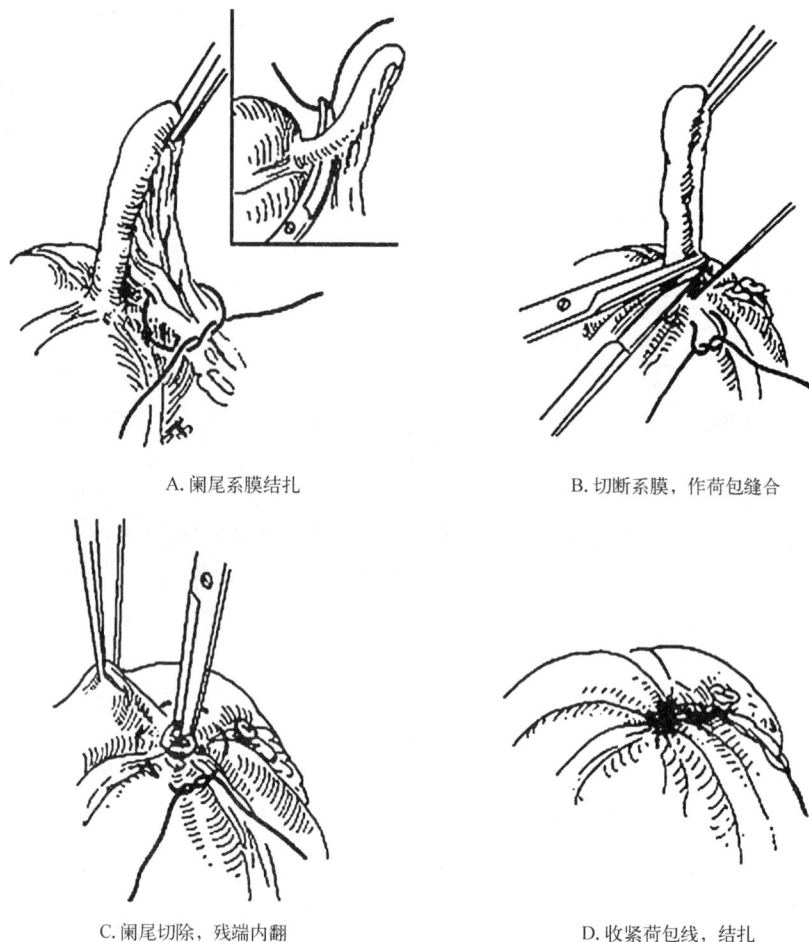

A.阑尾系膜结扎　　　　　　　　　　　　　　B.切断系膜,作荷包缝合

C.阑尾切除,残端内翻　　　　　　　　　　　　D.收紧荷包线,结扎

图 37-3　阑尾切除术示意图

2. 急性阑尾炎的非手术治疗　仅适用于单纯性阑尾炎及急性阑尾炎的早期阶段,患者不接受手术治疗或客观条件不允许,或伴存其他严重器质性疾病有手术禁忌证者。主要措施包括选择有效的抗生素和补液治疗。

【并发症】

1. 急性阑尾炎的并发症

(1)腹腔脓肿:在阑尾周围形成的阑尾周围脓肿最常见,也可在腹腔其他部位形成脓肿。一经诊断即应在超声引导下穿刺抽脓冲洗或置管引流,或必要时手术切开引流。阑尾脓肿非手术疗法治愈后其复发率很高。因此应在治愈后 3 个月左右择期手术切除阑尾,比急诊手术效果好。

(2)内、外瘘形成:阑尾周围脓肿如未及时引流,少数病例脓肿可向小肠或大肠内穿破,亦可向膀胱、阴道或腹壁穿破,形成各种内瘘或外瘘,此时脓液可经瘘管排出。

(3)化脓性门静脉炎(pylephlebitis):急性阑尾炎时阑尾静脉中的感染性血栓,可沿肠系膜上静脉至门静脉,导致化脓性门静脉炎症。临床表现为寒战、高热、肝大、剑突下压痛、轻度黄疸等。

2. 阑尾切除术后并发症

(1)出血:阑尾系膜的结扎线松脱,引起系膜血管出血。表现为腹痛、腹胀和失血性休克等症状。一旦发生出血表现,应立即输血补液,必要时紧急再次手术止血。

(2)切口感染:是最常见的术后并发症。在化脓或穿孔性急性阑尾炎中多见。术中加强切口保护,切口冲洗,彻底止血,消灭无效腔等措施可预防切口感染。处理原则:可先行试穿抽出脓液,或于波动处拆除缝线,排出脓液,放置引流,定期换药。短期可治愈。

(3)粘连性肠梗阻:也是阑尾切除术后的较常见并发症,与局部炎症重、手术损伤、切口异物、术后卧床等多种原因有关。一旦诊断为急性阑尾炎,应早期手术,术后早期离床活动可适当预防此并发症。粘连性肠梗阻病情重者须手术治疗。

（4）阑尾残株炎：阑尾残端保留过长超过 1 cm 时，或者粪石残留，术后残株可炎症复发，仍表现为阑尾炎的症状。也偶见术中未能切除病变阑尾，而将其遗留，术后炎症复发。应行钡剂灌肠透视检查以明确诊断。症状较重时应再次手术切除阑尾残株。

（5）粪瘘：很少见。原因有多种，阑尾残端单纯结扎，其结扎线脱落；盲肠原位结核、癌症等；盲肠组织水肿脆弱术中缝合时裂伤。粪瘘发生时如已局限化，不致发生弥漫性腹膜炎，类似阑尾周围脓肿的临床表现。如为非结核或肿瘤病变等，一般经非手术治疗粪瘘可闭合自愈。

第三节　特殊类型阑尾炎

一般成年人急性阑尾炎诊断多无困难，早期治疗的效果非常好。如遇到婴幼儿、老年人及妊娠妇女患急性阑尾炎时，诊断和治疗均较困难，值得格外重视。

一、新生儿急性阑尾炎

新生儿阑尾呈漏斗状，不易发生由淋巴滤泡增生或者粪石所致阑尾管腔阻塞。因此，新生儿急性阑尾炎很少见。又由于新生儿不能提供病史，其早期临床表现又无特殊性，仅有厌食、恶心、呕吐、腹泻和脱水等，发热和白细胞升高均不明显，因此术前难于早期确诊，穿孔率可高达 80%，死亡率也很高。诊断时应仔细检查右下腹部压痛和腹胀等体征，并应早期手术治疗。

二、小儿急性阑尾炎

小儿大网膜发育不全，不能起到足够的保护作用。患儿也不能清楚地提供病史。其临床特点：① 病情发展较快且较重，早期即出现高热、呕吐等症状；② 右下腹体征不明显、不典型，但有局部压痛和肌紧张，是小儿阑尾炎的重要体征；③ 穿孔率较高，并发症和死亡率也较高。诊断小儿急性阑尾炎须仔细耐心，取得患儿的信赖和配合，再经轻柔的检查，左、右下腹对比检查，仔细观察病儿对检查的反应，做出判断。治疗原则是早期手术，并配合输液、纠正脱水，应用广谱抗生素等。

三、妊娠期急性阑尾炎

较常见。尤其妊娠中期子宫的增大较快，盲肠和阑尾被增大的子宫推挤向右上腹移位，压痛部位也随之上移。腹壁被抬高，炎症阑尾刺激不到壁层腹膜，所以使压痛、肌紧张和反跳痛均不明显；大网膜难以包裹炎症阑尾，腹膜炎不易被局限而易在腹腔内扩散。这些因素致使妊娠中期急性阑尾炎难于诊断，炎症发展易致流产或早产，威胁母子生命安全。治疗：以早期阑尾切除术为主。妊娠后期的腹腔感染难以控制，更应早期手术。围术期应加用黄体酮。手术切口须偏高，操作要轻柔，以减少对子宫的刺激。尽量不用腹腔引流。术后使用广谱抗生素。加强术后护理。临产期的急性阑尾炎如并发阑尾穿孔或全身感染症状严重时，可考虑经腹剖宫产术，同时切除病变阑尾。

四、老年人急性阑尾炎

随着社会老龄人口增多，老年人急性阑尾炎的发病率也相应升高。因老年人对疼痛感觉迟钝，腹肌薄弱，防御功能减退，所以主诉不强烈，体征不典型，临床表现轻而病理改变却很重，体温和白细胞升高均不明显，容易延误诊断和治疗。又由于老年人动脉硬化，阑尾动脉也会发生改变，易导致阑尾缺血坏死。加之老年人常伴发心血管病、糖尿病、肾功能不全等，使病情更趋复杂严重。一旦诊断应及时手术，同时注意处理伴发的内科疾病。

五、AIDS/HIV 感染患者的阑尾炎

其临床症状及体征与免疫功能正常者相似,但不典型,此类患者白细胞不高,常被延误诊断和治疗。B超或CT,检查有助于诊断。阑尾切除术是主要的治疗方法,强调早期诊断并手术治疗,可获较好的短期生存,否则穿孔率较高(占40%)。因此,不应将AIDS和HIV感染者视为阑尾切除的手术禁忌证。

第四节 慢 性 阑 尾 炎

【病因/病理】 大多数慢性阑尾炎(chronic appendicitis)由急性阑尾炎转变而来,少数也可开始即呈慢性过程。慢性阑尾炎肉眼观察可有各种表现,镜下可见阑尾各层有淋巴细胞浸润。阑尾细长呈卷曲、折迭及纠搭状,阑尾壁增厚,管径粗细不均匀,阑尾腔内有粪石、异物阻塞,阑尾浆膜血管明显增多而清晰。

【临床表现/诊断】 既往常有急性阑尾炎发作病史,也可能症状不重亦不典型。经常有右下腹疼痛,有的患者仅有隐痛或不适,剧烈活动或饮食不洁可诱发急性发作。有的患者有反复急性发作的病史。主要的体征是阑尾部位的局限性压痛,这种压痛经常存在,位置也较固定。左侧卧位体检时,部分患者在右下腹可扪及阑尾条索。X线钡剂灌肠透视检查,可见阑尾不充盈或充盈不全,阑尾腔不规则,72 h后透视复查阑尾腔内仍有钡剂残留,即可诊断慢性阑尾炎。

【治疗】 诊断明确后需手术切除阑尾,并行病理检查证实此诊断。慢性阑尾炎常粘连较重,手术操作尤应细致。

知识拓展

阑尾肿瘤

阑尾肿瘤非常少见,一般无症状,常在腹部手术中或尸解时发现,前者以恶性者多,后者以良性者为多,有时可因阻塞阑尾腔而形成急性阑尾炎。主要包括:类癌、腺癌和囊性肿瘤三种。

(1) 阑尾类癌(carcinoid tumors):起源于阑尾的嗜银细胞。阑尾类癌约占胃肠道类癌的45%,占阑尾肿瘤的90%,阑尾是消化道类癌的最常见部位。临床表现与急性阑尾炎相似,几乎总是在阑尾切除术中偶然发现。如肿物小,无转移,单纯阑尾切除手术可达到治疗目的。如肿瘤浸润或有淋巴结转移,应采用右半结肠切除术,远处转移者可用化疗。5年生存率可大于50%。

(2) 阑尾腺癌(adenocarcinoma):起源于阑尾黏膜的腺上皮,被分为结肠型和黏液型两种亚型。结肠型,由于其临床表现、肉眼及显微镜下所见与右结肠癌相似,常被称为阑尾的结肠型癌,其术前最常见的表现与急性阑尾炎或右结肠癌相似。术前钡灌肠常显示盲肠外肿物。常需术中病理确诊。治疗原则为右半结肠切除术。预后与盲肠癌相近。黏液性腺癌的治疗同结肠型,其预后优于结肠型。

(3) 阑尾囊性肿瘤(cystic neoplasm):包括阑尾黏液囊肿和假性黏液瘤。阑尾病变为囊状结构,或含有黏液的阑尾呈囊状扩张,称为阑尾黏液囊肿。其中75%~85%为良性囊腺瘤,少数为囊性腺癌。患者可有无痛性肿块,或者腹部CT中偶然发现。囊壁可有钙化。当囊肿破裂时,良性者经阑尾切除可治愈。如为恶性可发生腹腔内播散种植转移。

假性黏液瘤是阑尾分泌黏液的细胞在腹腔内种植而形成,可造成肠粘连梗阻和内瘘。主张彻底切除或需反复多次手术处理。5年生存率可达50%。

小 结

1. 阑尾的解剖及阑尾尖端指向类型与临床诊断治疗阑尾炎密切相关。

2. 阑尾炎 ⎰ 掌握急性阑尾炎病因及临床分型
⎪ 转移性右下腹疼痛是阑尾炎的重要临床特点,右下腹固定压痛是诊断急性阑尾炎最重要的临床表现
⎨ 阑尾炎是临床常见急腹症,其鉴别诊断显得非常重要
⎪ 手术治疗是重要的治疗手段,注意阑尾炎的并发症及阑尾切除术后并发症的不同
⎩ 特殊类型阑尾炎有各自的临床特点

【思考题】

(1) 试述急性阑尾炎的鉴别诊断。

(2) 急性阑尾炎为何是外科最多见的急腹症?

（王正兵）

第三十八章 结、直肠与肛管疾病

学习要点

- **掌握**：① 直肠癌的临床表现、诊断、治疗和手术原则；② 结肠癌的临床表现、诊断和治疗。
- **理解**：肛裂、直肠肛管周围脓肿，肛瘘、痔、直肠脱垂、直肠息肉的诊断和治疗。
- **了解**：直肠、肛管的解剖和检查方法。

结、直肠与肛管疾病，是影响人民生活健康的常见病因。痔病是我国最常见的肛肠疾病，随着生活条件的改善和饮食习惯的转变，结肠癌和直肠癌的发病率也在不断升高。

第一节 解剖生理概要

1. 结肠　结肠包括盲肠、升结肠、横结肠、降结肠和乙状结肠，下接直肠。成人结肠全长平均约150 cm（120～200 cm）。结肠有三个解剖标志，即结肠袋、肠脂垂和结肠带。盲肠以回盲瓣为界与末端回肠相连接。回盲瓣具有括约功能，由于它的存在，结肠梗阻易发展为闭袢性肠梗阻。盲肠为腹膜内位器官，其长度在成人约为 6 cm。升结肠与横结肠延续段称为结肠肝曲，横结肠与降结肠延续段称为结肠脾曲，肝曲和脾曲是结肠相对固定部位。升结肠和降结肠为腹膜间位器官。横结肠和乙状结肠为腹膜内位器官，完全为腹膜包裹，是结肠中活动度较大的部分，乙状结肠若系膜过长则易发生扭转。

2. 直肠　直肠位于盆腔的后部，平骶岬处上接乙状结肠，沿骶、尾骨前面下行，穿过盆膈转向后下，至尾骨平面与肛管相连，形成约90°的弯曲。上部直肠与结肠粗细相同，下部扩大成直肠壶腹，是暂存粪便的部位。直肠长度为12～15 cm，分为上段直肠和下段直肠，以腹膜返折为界。上段直肠的前面和两侧有腹膜覆盖，前面的腹膜返折成直肠膀胱陷凹或直肠子宫陷凹。直肠环肌在直肠下端增厚而成为肛管内括约肌，属不随意肌，受自主神经支配，可协助排便，无括约肛门的功能。直肠纵肌下端与肛提肌和内、外括约肌相连。

直肠黏膜紧贴肠壁，内镜下与结肠黏膜易于区别，看不到结肠黏膜所形成的螺旋形皱襞，但在直肠壶腹部有上、中、下三条半月形的直肠横襞，内含环肌纤维，称为直肠瓣。直肠下端由于与口径较小且呈闭缩状态的肛管相接，直肠黏膜呈现8～10个隆起的纵形皱襞，称为肛柱。肛柱基底之间有半月形皱襞，称为肛瓣。肛瓣与肛柱下端共同围成的小隐窝，称肛窦。窦口向上，肛门腺开口于此。窦内容易积存粪屑，易于感染而发生肛窦炎。肛管与肛柱连接的部位，有三角形的乳头状隆起，称为肛乳头。肛瓣边缘和肛柱下端共同在直肠和肛管交界处形成一锯齿状的环形线，称齿状线（图38-1）。

肛垫：位于直肠、肛管结合处，亦称直肠肛管移行区（痔区）。该区为一环状、约1.5 cm 宽的海绵状组织带，富含血管、结缔组织及与平滑肌纤维相混合的纤维肌性组织（Treitz肌）。Treitz 肌呈网络状结构缠绕直肠静脉丛，构成一个支持性框架，将肛垫固定于内括约肌上。肛垫似一胶垫协助括约肌封闭肛门。

3. 肛管　肛管上自齿状线，下至肛门缘，长 1.5～2 cm。肛管内上部为移行上皮，下部为角化的复层扁平上皮。肛管为肛管内、外括约肌所环绕，平时呈环状收缩封闭肛门。

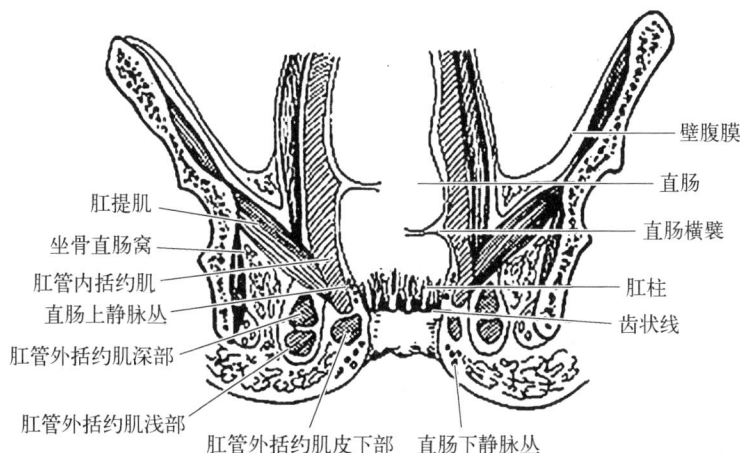

图 38-1 直肠、肛管纵剖面图

　　齿状线是直肠与肛管的交界线。胚胎时期齿状线是内、外胚层的交界处,故齿状线上、下的血管、神经及淋巴来源都不同,是重要的解剖学标志。其重要性有以下几方面:① 齿状线以上是黏膜,受自主神经支配,无疼痛感;齿状线以下为皮肤,受阴部内神经支配,痛感敏锐。故内痔的注射及手术治疗均需在齿状线以上进行,无麻醉情况下累及齿状线以下部位时将引起剧烈疼痛。② 齿状线以上由直肠上、下动脉供应,齿状线以下属肛管动脉供应。③ 齿状线以上的直肠上静脉丛通过直肠上静脉回流至门静脉;齿状线以下的直肠下静脉丛通过肛管静脉回流至腔静脉。④ 齿状线以上的淋巴引流主要入腹主动脉旁或髂内淋巴结;齿状线以下的淋巴引流主要入腹股沟淋巴结及髂外淋巴结。

　　白线位于齿状线与肛缘之间,是内括约肌下缘与外括约肌皮下部的交界处,外观不甚明显,直肠指诊时可触到一浅沟,所以亦称括约肌间沟。

　　4. 直肠肛管肌　　肛管内括约肌为肠壁环肌增厚而成,属不随意肌。肛管外括约肌是围绕肛管的环形横纹肌,属随意肌,分为皮下部、浅部和深部。皮下部位于肛管下端的皮下,肛管内括约肌的下方;浅部位于皮下部的外侧深层,而深部又位于浅部的深面,它们之间有纤维束分隔。肛管外括约肌组成三个肌环:深部为上环,与耻骨直肠肌合并,附着于耻骨联合,收缩时将肛管向上提举;外括约肌浅部肌环为中环,附着于尾骨,收缩时向后牵拉;皮下部为下环,与肛门前皮下相连,收缩时向前下牵拉。三个环同时收缩将肛管向不同方向牵拉,加强肛管括约肌的功能,使肛管紧闭。

　　肛提肌是位于直肠周围并与尾骨肌共同形成盆膈的一层宽薄的肌,左右各一。根据肌纤维的不同排布分别称为耻骨直肠肌、耻骨尾骨肌和髂骨尾骨肌。肛提肌起自骨盆两侧壁、斜行向下止于直肠壁下部两侧,左右连合呈向下的漏斗状,对于承托盆腔内脏、帮助排粪、括约肛管有重要作用。

　　肛管直肠环由肛管内括约肌、直肠壁纵肌的下部、肛管外括约肌的深部和邻近的部分肛提肌(耻骨直肠肌)纤维共同组成的肌环,绕过肛管和直肠分界处,在直肠指诊时可清楚们到。此环是括约肛管的重要结构,如手术时不慎完全切断,可引起大便失禁。

　　5. 直肠肛管周围间隙　　在直肠与肛管周围有数个间隙,是感染的常见部位。间隙内充满脂肪结缔组织,由于神经分布很少、感觉迟钝,故发生感染时一般无剧烈疼痛,往往在形成脓肿后才就医。由于解剖位置与结构上的关系,肛周脓肿容易引起肛瘘,故有重要的临床意义。在肛提肌以上的间隙有:① 骨盆直肠间隙,在直肠两侧,左右各一,位于肛提肌之上,盆腔腹膜之下;② 直肠后间隙,在直肠与骶骨间,与两侧骨盆直肠间隙相通。在肛提肌以下的间隙有:① 坐骨肛管间隙(亦称坐骨直肠间隙),位于肛提肌以下,坐骨肛管横膈以上,相互经肛管后相通(此处亦称深部肛管后间隙);② 肛门周围间隙,位于坐骨肛管横膈以下至皮肤之间,左右两侧也于肛管后相通(亦称浅部肛管后间隙)(图38-2)。

　　6. 结肠的血管、淋巴和神经　　右半结肠由肠系膜上动脉所供应,分出回结肠动脉、右结肠和中结肠动脉;左半结肠是由肠系膜下动脉所供应,分出左结肠动脉和数支乙状结肠动脉。静脉和动脉同名,经肠系膜上静脉和肠系膜下静脉而汇入门静脉。结肠的淋巴结分为结肠上淋巴结、结肠旁淋巴结、中间淋巴结和中央淋巴结四组,中央淋巴结位于结肠动脉根部及肠系膜上、下动脉的周围,再引流至腹主动脉周围淋巴结。

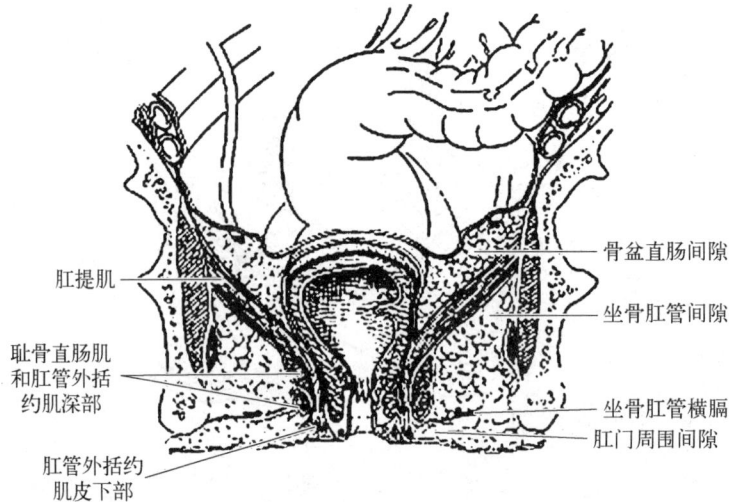

图 38-2 直肠肛管周围间隙

支配结肠的副交感神经左右侧不同,迷走神经支配右半结肠,盆腔神经支配左半结肠。交感神经纤维则分别来自肠系膜上和肠系膜下神经丛。

7. 直肠肛管的血管、淋巴和神经

(1) 动脉:齿状线以上的供应动脉主要来自肠系膜下动脉的终末支——直肠上动脉,其次为来自髂内动脉的直肠下动脉和骶正中动脉。齿状线以下的血液供应为肛管动脉。它们之间有丰富的吻合。

(2) 静脉:直肠肛管有两个静脉丛。直肠上静脉丛位于齿状线上方的黏膜下层,汇集成数支小静脉,穿过直肠肌层汇成直肠上静脉,经肠系膜下静脉回流入门静脉。直肠下静脉丛位于齿状线下方,在直肠、肛管的外侧汇集成直肠下静脉和肛管静脉,分别通过髂内静脉和阴部内静脉回流到下腔静脉。

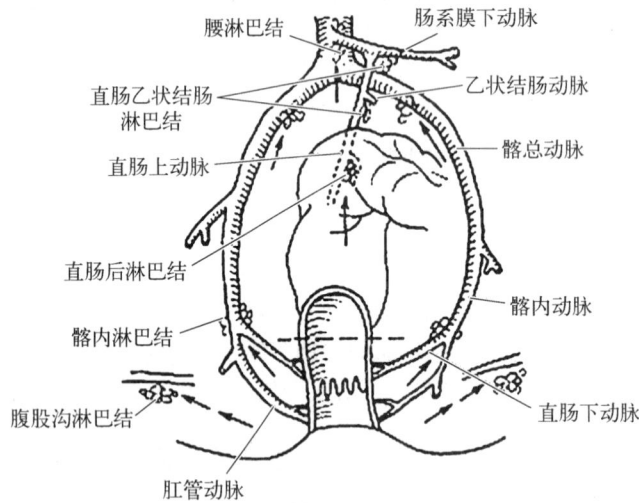

图 38-3 直肠肛管淋巴引流

(3) 淋巴:直肠肛管的淋巴引流亦是以齿状线为界,分上、下两组(图 38-3)。上组在齿状线以上,有三个引流方向。向上沿直肠上动脉到肠系膜下动脉旁淋巴结,这是直肠最主要的淋巴引流途径;向两侧经直肠下动脉旁淋巴结引流到盆腔侧壁的髂内淋巴结;向下穿过肛提肌至坐骨肛管间隙,沿肛管动脉、阴部内动脉旁淋巴结到达髂内淋巴结。下组在齿状线以下,有两个引流方向:向下外经会阴及大腿内侧皮下注入腹股沟淋巴结,然后到髂外淋巴结;向周围穿过坐骨直肠间隙沿闭孔动脉旁引流到髂内淋巴结。上、下组淋巴网有吻合支,因此,直肠癌有时可转移到腹股沟淋巴结。

(4) 神经:以齿状线为界,齿状线以上由交感神经和副交感神经支配(图 38-4)。交感神经主要来自骶前(上腹下)神经丛。该丛位于骶前,腹主动脉分叉下方。在直肠固有筋膜外组合成左右两支,向下走行至直肠侧韧带两旁,与来自骶交感干的节后纤维和第 2~4 骶神经的副交感神经形成盆(下腹下)神经丛。骶前神经损伤可使精囊前列腺失去收缩能力,不能射精。直肠的副交感神经对直肠功能的调节起主要作用,来自盆神经,含有连接直肠壁便意感受器的副交感神经。直肠壁内的感受器在直肠上部较少,越往下部越多,直肠手术时应予以注意。第 2~4 骶神经的副交感神经形成盆神经丛后分布于直肠、膀胱和海绵体,是支配排尿和阴茎勃起的主要神经,所以亦称勃起神经。在盆腔手术时,要注意避免损伤。

齿状线以下的肛管及其周围结构主要由阴部神经的分支支配。主要的神经分支有肛直肠下神经、前括约肌神经、会阴神经和肛尾神经。肛直肠下神经的感觉纤维异常敏锐,故肛管的皮肤为"疼痛敏感区"。肛周浸润麻醉时,特别是在肛管的两侧及后方要浸润完全。

结、直肠、肛管的生理功能:结肠的主要功能是吸收水分,储存和转运粪便,也能吸收葡萄糖、电解质和部分胆汁酸。吸收功能主要发生于右侧结肠。此外,结肠能分泌碱性黏液以润滑黏膜,也分泌数种胃肠激素。

直肠有排便、吸收和分泌功能。可吸收少量的水、盐、葡萄糖和一部分药物;也能分泌黏液以利排便。肛管的主要功能是排泄粪便。排便过程有着非常复杂的神经反射。直肠下端是排便反射的主要发生部位,是排便功能中的重要环节,在直肠手术时应予以足够的重视。

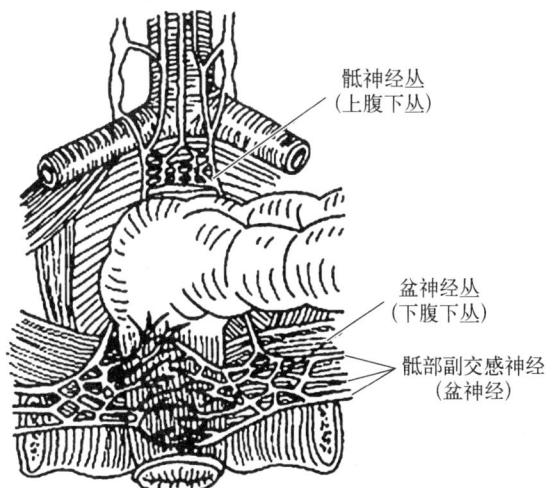

图 38-4 直肠的神经支配

第二节 结、直肠及肛管检查方法

一、常见检查体位

患者的体位对直肠、肛管疾病的检查很重要,体位不当可能引起疼痛或遗漏疾病,应根据患者的身体情况和检查目的,选择不同的体位。① 左侧卧位:患者左侧卧位,左下肢略屈,右下肢屈曲贴近腹部。② 膝胸位:患者双膝跪于检查床上,头颈部及胸部垫枕,双前臂屈曲于胸前,臀部抬高,是检查直肠肛管的最常用体位,肛门部显露清楚,肛窥、硬式乙状结肠镜插入方便,亦是前列腺按摩的常规体位。③ 截石位:患者仰卧于专用检查床上,双下肢抬高并外展,屈髋屈膝,是直肠肛管手术的常用体位,双合诊检查亦选择该体位。④ 蹲位:取下蹲排大便姿势,用于检查内痔、脱肛和直肠息肉等。蹲位时直肠肛管承受压力最大,可使直肠下降 1~2 cm,可见到内痔或脱肛最严重的情况。⑤ 弯腰前俯位:双下肢略分开站立,身体前倾,双手扶于支撑物上,该方法是肛门视诊最常见体位。

二、肛门视诊

肛门视诊常用体位有弯腰前俯位、左侧卧位、膝胸位和截石位。用双手拇指或示、中、环三指分开臀沟,观察肛门处有无红肿、血、脓、粪便、黏液、瘘口、外痔、疣状物、溃疡、肿块及脱垂等。以便分析判断病变性质。视诊有时可发现很有诊断价值的佐证:肛瘘可见瘘管外口或肛周沾有粪便或脓性分泌物;肛门失禁可观察到肛门松弛;血栓性外痔可见暗紫色的圆形肿块;疣状物或溃疡常为性病或特殊感染;肛裂在肛管后正中处可见条形溃疡;肛周脓肿可见到炎性肿块。分开肛门后,嘱患者用力屏气或取蹲位,有时可使内痔、息肉或脱垂的直肠从肛门脱出。尤其是蹲位并用力做排便样动作,对诊断环状内痔很有价值。

三、直肠指诊

直肠指诊是简单而重要的临床检查方法,对及早发现肛管、直肠癌意义重大。据统计 70% 左右的直肠癌可在直肠指诊时被发现,而 85% 的直肠癌延误诊断病例是由于未做直肠指诊引起。

直肠指诊时应注意几个步骤:① 右手戴手套或指套涂以润滑液,首先进行肛门周围指诊,肛管有无肿块、压痛,皮下有无疣状物,有无外痔等。② 测试肛管括约肌的松紧度,正常时直肠仅能伸入一指并感到肛门环缩。在肛管后方可触到肛管直肠环。③ 检查肛管直肠壁有无触痛、波动、肿块及狭窄，触及肿块时要确定大小、形状、位置、硬度及能否推动。④ 直肠前壁距肛缘 4～5 cm，男性可扪及直肠壁外的前列腺，女性可扪及子宫颈，不要误诊为病理性肿块。⑤ 根据检查的具体要求，必要时做双合诊检查。⑥ 抽出手指后，观察指套，有无血迹或黏液，若有血迹而未触及病变，应行乙状结肠镜检查。

经肛直肠指诊可发现以下一些常见的病变。

1. 痔　内痔多较柔软不易扪及，如有血栓形成，可扪及硬结，有时有触痛、出血。

2. 肛瘘　沿瘘外口向肛门方向延伸，双指合诊常可扪及条索状物或瘘内口处小硬结。

3. 直肠息肉　可扪及质软可推动的圆形肿块，多发息肉则可扪及大小不等的质软肿块，移动度大的息肉多可扪及蒂部。

4. 肛管、直肠癌　在肛管或示指可及的直肠内可扪及高低不平的硬结、溃疡、菜花状肿物，肠腔可有狭窄，指套上常有脓血和黏液。

直肠指诊还可发现直肠肛管外的一些常见疾病，如前列腺炎、盆腔脓肿、急性附件炎、骶前肿瘤等；如在直肠膀胱陷凹或直肠子宫陷凹触及硬节，应考虑腹腔内肿瘤的种植转移。

四、内 镜 检 查

1. 肛门镜检查　肛门镜(亦称肛窥)的长度一般为 7 cm，内径大小不一。用于低位直肠病变和肛门疾病的检查，能了解低位直肠癌、痔、肛瘘等疾病的情况。肛门镜检查时多选膝胸位或其他体位。肛门镜检查之前应先做肛门视诊和直肠指诊，如有局部炎症、肛裂、妇女月经期或指诊时患者已感到剧烈疼痛，应暂缓肛门镜检查。肛门镜检查的同时还可进行简单的治疗，如取活组织检查等。

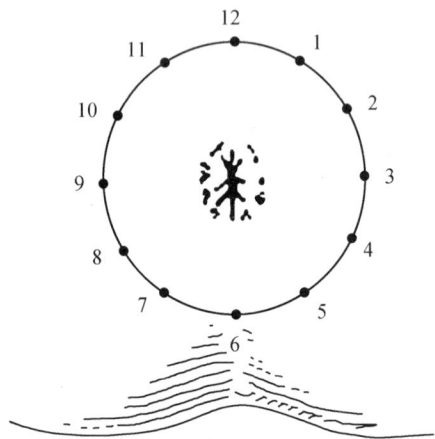

图 38-5　肛门检查的时钟定位法(截石位)

肛门周围病变的记录方法：视诊、直肠指诊和肛门镜检查发现的病变部位，一般用时钟定位记录，并表明体位。如检查时取膝胸位，则以肛门后方中点为 12 点，前方中点为 6 点；截石位则记录方法相反(图 38-5)。

2. 乙状结肠镜检查　包括硬管乙状结肠镜和纤维乙状结肠镜，是诊断直肠、乙状结肠疾病的重要方法，并可进行活组织检查。检查前为便于观察应予以灌肠，患者取膝胸位，先做直肠指诊，了解有无直肠狭窄，缓慢插入 5 cm 后，取出镜芯，在光源直视下看见肠腔再推进，切忌暴力，必要时可注气扩充肠管后再推进。

3. 纤维结肠镜检查　可显著提高结直肠疾病，包括回肠末端和盲肠疾病的检出率和诊断率，并可进行息肉摘除、下消化道出血的止血、结肠扭转复位、结直肠吻合口良性狭窄的扩张等治疗。有一定的并发症，如出血、穿孔等。

五、影 像 学 检 查

1. X 线检查　钡剂灌肠是结肠疾病常用的检查方法，尤其是气钡双重造影检查，有利于结直肠微小病变的显示，对结直肠肿瘤、憩室、炎性肠病、先天性异常、直肠黏膜脱垂等病变有重要诊断价值。对于怀疑有肠穿孔的患者，可采用泛影酸钠水溶液代替钡剂。

2. MRI 检查　可清晰地显示肛门括约肌及盆腔脏器的结构，在肛瘘的诊断及分型、直肠癌术前分期及术后复发的鉴别诊断方面很有价值，较 CT 优越。

3. CT 检查　对结直肠癌的分期、有无淋巴转移及腹外侵犯的判断有重要意义。

4. 直肠腔内超声检查　可以清楚地显示肛门括约肌及直肠壁的各个层次。适用于肛管直肠肿瘤的术前分期，可以明确肿瘤浸润深度和有无淋巴结受累，也适用于对肛门失禁、复杂肛瘘、直肠肛管周围脓肿、未确诊的肛门疼痛的检查。

第三节 乙状结肠扭转

乙状结肠扭转(sigmoid volvulus)是乙状结肠以其系膜为中轴发生扭转,导致肠管部分或完全梗阻。乙状结肠是结肠扭转最常见的发生部位,占65%~80%,其次为盲肠和横结肠。60岁以上老人是青年人发生率的20倍(详见第三十六章"第三节肠梗阻"相关内容)。

第四节 溃疡性结肠炎的外科治疗

溃疡性结肠炎(ulcerative colitis)是发生在结、直肠黏膜层的一种弥漫性的炎症性病变。人们通常将溃疡性结肠炎和克罗恩病(Crohn病)统称为非特异性炎性肠病。它可发生在结、直肠的任何部位,其中以直肠和乙状结肠最为常见,也可累及结肠的其他部位或整个结肠,少数情况下也可累及回肠末端,称为倒流性回肠炎。病变多局限在黏膜层和黏膜下层,肠壁增厚不明显,表现为黏膜的大片水肿、充血、糜烂和溃疡形成。临床上以血性腹泻为最常见的早期症状,多为脓血便,腹痛表现为轻到中度的痉挛性疼痛,少数患者因直肠受累而引起里急后重。

1. 外科治疗的适应证 溃疡性结肠炎的外科指征包括中毒性巨结肠、穿孔、出血、难以忍受的结肠外症状(坏疽性脓皮病、结节性红斑、肝功能损害、眼并发症和关节炎)及癌变。另外,因结、直肠切除是治愈性的治疗,当患者出现顽固性的症状时也可考虑手术治疗。

2. 手术方式 外科手术主要包括以下三种手术方式。

(1) 全结、直肠切除及回肠造口术:此手术不但彻底切除了病变可能复发的部位,也解除了癌变的危险,因而成为治疗溃疡性结肠炎手术的金标准及衡量其他手术的基础。

(2) 结肠切除、回直肠吻合术:该手术保留直肠、肛管功能,使患者免除实行回肠造口,但该手术没有彻底切除疾病复发的部位而存在复发和癌变的危险。

(3) 结直肠切除、回肠储袋肛管吻合术:经腹结肠切除、直肠上中段切除、直肠下段黏膜剥除,回肠经直肠肌鞘脱出与肛管吻合术。该术的优点是切除了所有患病的黏膜,保留了膀胱和生殖器的副交感神经,避免永久性回肠造口,保留肛管括约肌。该术近年来在国内外已广为采用。

第五节 肠息肉及肠息肉病

肠息肉(polyps)及肠息肉病(polyposis)是一类从黏膜表面突出到肠腔内的隆起状病变的临床诊断。从病理上可分为:① 腺瘤性息肉:包括管状、绒毛状及管状绒毛状腺瘤;② 炎性息肉:黏膜炎性增生或血吸虫卵性及良性淋巴样息肉;③ 错构瘤性:幼年性息肉及色素沉着息肉综合征(Peutz-Jeghers综合征);④ 其他:化生性息肉及黏膜肥大赘生物。多发性腺瘤如数目多于100颗称之为腺瘤病。

一、肠 息 肉

肠息肉可发生在肠道的任何部位。息肉为单个或多个,大小可自直径数毫米到数厘米,有蒂或无蒂。小肠息肉的症状常不明显,可表现为反复发作的腹痛和肠道出血。不少患者往往因并发肠套叠等始引起注意,或在手术中才发现。大肠息肉多见于乙状结肠及直肠,成人大多为腺瘤,腺瘤直径大于2 cm者,约半数癌变。乳头状腺瘤癌变的可能性较大。大肠息肉约半数无临床症状,当发生并发症时才被发现,其表现为:① 肠道刺激症状,腹泻或排便次数增多,继发感染者可出现黏液脓血便。② 便血可因部位及出血量而表现不一,高位者粪便中混有血,直肠下段者粪便外附有血,出血量多者为鲜血或血块。③ 肠梗阻及肠套叠,以盲肠息肉多见。

大肠息肉诊断多无困难,发生在直肠中下段的息肉,直肠指检可以触及,发生在乙状结肠镜能达到的范围内者,也易确诊,位于乙状结肠以上的息肉需做钡剂灌肠气钡双重对比造影,或纤维结肠镜检查确认。

大肠息肉的治疗：有蒂者内镜下可摘除或圈套蒂切除，凡直径≥1 cm而完整摘除困难或广蒂者，先行咬取活检，排除癌变后经手术完整摘除。如有癌变则根据癌变范围，选择局部肠壁或肠切除手术。

二、肠 息 肉 病

在肠道广泛出现数目多于100颗的息肉，并具有其特殊临床表现，称为息肉病，与一般息肉相区别。常见有以下内容。

1. 色素沉着息肉综合征(Peutz-Jeghers综合征)　　以青少年多见，常有家族史，可癌变，属于错构瘤一类。多发性息肉可出现在全部消化道，以小肠为最多见。在口唇及其周围、口腔黏膜、手掌、足趾或手指上有色素沉着，呈黑斑，也可为棕黄色斑。此病由于范围广泛，无法手术根治，当并发肠道大出血或肠套叠时，可行部分肠切除术。

2. 家族性肠息肉病(familial intestinal polyposis)　　又称家族性腺瘤性息肉病(familial adenomatous polyposis, FAP)与遗传因素有关，5号染色体长臂上的*APC*基因突变。其特点是婴幼儿期并无息肉，常开始出现于青年时期，癌变的倾向性很大。直肠及结肠常布满腺瘤，极少累及小肠。乙状结肠镜检查可见肠黏膜遍布不带蒂的小息肉。如直肠病变较轻，可行全结肠切除及末端回肠直肠吻合术；直肠内腺瘤则经直肠镜行电灼切除或灼毁。为防止残留直肠内的腺瘤以后发生癌变，故需终身随诊。如直肠的病变严重，应同时切除直肠，行永久性回肠末端造口术。

3. 肠息肉病合并多发性骨瘤和多发性软组织瘤(Gardner综合征)　　也和遗传因素有关，此病多在30~40岁出现，癌变倾向明显。治疗原则与家族性肠息肉病相同；对肠道外伴发的肿瘤，其处理原则与有同样肿瘤而无肠息肉病者相同。

幼年性息肉病常见于幼儿直肠。

炎性息肉以治疗原发肠道疾病为主；增生性息肉症状不明显者，无须特殊治疗。

三、直 肠 息 肉

直肠息肉(rectal polyp)泛指自直肠黏膜突向肠腔的隆起性病变。除幼年性息肉多发生于5~10岁小儿外，其他直肠息肉多发生在40岁以上，年龄越大，发生率越高。直肠是息肉的多发部位，并常常合并有结肠息肉。

病理上常将息肉分为肿瘤性息肉和非肿瘤性息肉。肿瘤性息肉可分为管状腺瘤、绒毛状腺瘤和混合性腺瘤，有恶变倾向。发生在直肠者以单个较多，有蒂。非肿瘤性息肉包括增生性(化生性)息肉、炎性息肉、幼年性息肉等。

【临床表现】　　小息肉很少引起症状，息肉增大后最常见的症状为便血，多发生在排便后，为鲜红血液，不与粪便相混。多为间歇性出血，且出血量较少，很少引起贫血。直肠下端的息肉可在排便时脱出肛门外，呈鲜红色，樱桃状，便后自行缩回。直肠息肉并发感染时，可出现黏液脓血便，大便频繁，里急后重，有排便不尽感。

【诊断】　　主要靠直肠指检和直肠、乙肠结肠镜或纤维结肠镜检查。指检时在直肠内可触到质软、有或无蒂、活动、外表光滑的球形肿物。直肠、乙状结肠镜可直接观察到息肉形态。因息肉经常是多发性的，见到息肉应进一步行纤维结肠镜检查，同时镜下取组织做病理检查，以确定息肉性质，决定治疗方式。

【治疗】

1. 电灼切除　　息肉位置较高，无法自肛门切除者，通过直肠镜、乙状结肠镜或纤维结肠镜显露息肉，有蒂息肉用圈套器套住蒂部电灼切除。广基息肉电灼不安全。

2. 经肛门切除　　适用于直肠下段息肉。在骶麻下进行，扩张肛门后，用组织钳将息肉拉出，对带蒂的良性息肉，结扎蒂部，切除息肉；对广基息肉，应切除包括息肉四周的部分黏膜，缝合创面；若属绒毛状腺瘤，切缘距腺瘤不少于1 cm。

3. 肛门镜下显微手术切除　　适用于直肠上段的腺瘤和早期直肠癌的局部切除术。麻醉后，经肛插入显微手术用肛门镜，通过电视屏幕，放大手术野，镜下切除息肉。与电灼切除相比较，优点是切除后创面可缝合，避免了术后出血、穿孔等并发症。

4. 开腹手术　　适用于内镜下难以彻底切除、位置较高的癌变息肉，或直径大于 2 cm 的广基息肉。开腹行局部切除时，若发现腺瘤已癌变，应按直肠癌手术原则处理。家族性息肉病迟早将发展为癌，必须接受根治性手术，应根据直肠息肉的分布决定是否保留直肠；可行直肠切除或直肠黏膜剥除，经直肠肌鞘行"J"型结肠储袋肛管吻合术等。

5. 其他　　炎性息肉以治疗原发肠病为主；增生性息肉，症状不明显，不需特殊治疗。

第六节　结 肠 癌

结肠癌（colon cancer）是胃肠道中常见的恶性肿瘤，以 41～65 岁发病率高。在我国近 20 年来尤其在大城市，发病率明显上升，且有结肠癌多于直肠癌的趋势。从病因看半数以上来自腺瘤癌变，从形态学上可见到增生、腺瘤及癌变各阶段（图 38-6）及相应的染色体改变。随分子生物学技术的发展，同时存在的分子事件基因表达亦渐被认识，从中明确癌的发生发展是一个多步骤、多阶段及多基因参与的细胞遗传性疾病。大肠癌时从细胞向癌变演进，从腺瘤—癌序列经历 10～15 年，在此癌变过程中，遗传突变可出现遗传性非息肉病结肠癌（hereditary nonpolyposis colon cancer，HNPCC）综合征。

结肠癌病因虽未明确，但其相关的高危因素渐被认识，如过多的动物脂肪及动物蛋白饮食，缺乏新鲜蔬菜及纤维素食品；缺乏适度的体力活动。遗传易感性在结肠癌的发病中也具有重要地位，如遗传性非息肉性结肠癌的错配修复基因突变携带的家族成员，应视为结肠癌的一组高危人群。有些病如家族性肠息肉病，已被公认为癌前期疾病；结肠腺瘤、溃疡性结肠炎及结肠血吸虫病肉芽肿，与结肠癌的发生有较密切的关系。

【病理/分型】　　根据肿瘤的大体形态可区分为以下三型。

1. 肿块型　　肿瘤向肠腔内生长，好发于右侧结肠，特别是盲肠（图 38-6）。

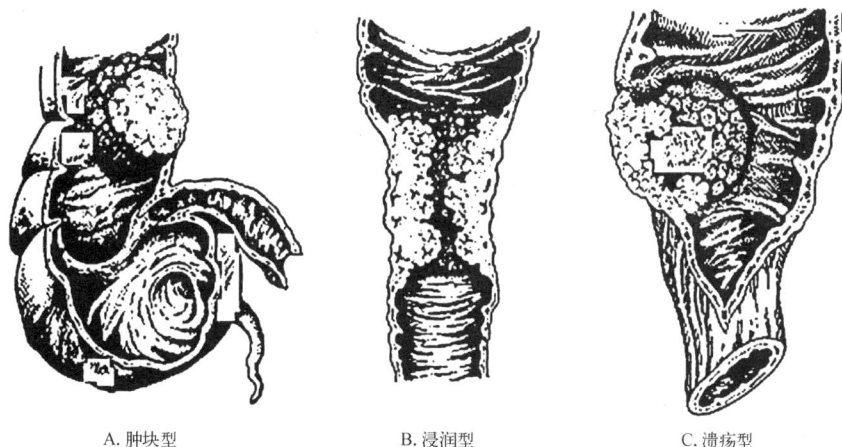

A. 肿块型　　　　　　　B. 浸润型　　　　　　　C. 溃疡型

图 38-6　结肠癌的大体形态

2. 浸润型　　沿肠壁浸润，容易引起肠腔狭窄和肠梗阻，多发生于左侧结肠（图 38-6）。

3. 溃疡型　　其特点是向肠壁深层生长并向周围浸润，是结肠癌常见类型（图 38-6）。

显微镜下组织学分类较常见的为：① 腺癌：占结肠癌的大多数；② 黏液癌：预后较腺癌差；③ 未分化癌：易侵入小血管和淋巴管，预后最差。

【临床表现】　　结肠癌早期常无特殊症状，发展后主要有下列症状。

（1）排便习惯与粪便性状的改变常为最早出现的症状。多表现为排便次数增加、腹泻、便秘、粪便中带血、脓或黏液。

（2）腹痛也是早期症状之一，常为定位不确切的持续性隐痛，或仅为腹部不适或腹胀感，出现肠梗阻时则腹痛加重或为阵发性绞痛。

（3）腹部肿块多为瘤体本身，有时可能为梗阻近侧肠腔内的积粪。肿块大多坚硬，呈结节状。如为横结肠和乙状结肠癌可有一定活动度。如癌肿穿透并发感染时，肿块固定，且可有明显压痛。

（4）肠梗阻症状一般属结肠癌的中晚期症状，多表现为慢性低位不完全肠梗阻，主要表现是腹胀和便秘。腹部胀痛或阵发性绞痛。当发生完全梗阻时,症状加剧。左侧结肠癌有时可以急性完全性结肠梗阻为首先出现的症状。

(5) 全身症状由于慢性失血、癌肿溃烂、感染、毒素吸收等,患者可出现贫血、消瘦、乏力、低热等。病情晚期可出现肝大、黄疸、水肿、腹水、直肠前凹肿块、锁骨上淋巴结肿大及恶病质等。

由于癌肿病理类型和部位的不同,临床表现也有区别。一般右侧结肠癌以全身症状、贫血、腹部肿块为主要表现,左侧结肠癌是以肠梗阻、便秘、腹泻、便血等症状为显著。

【诊断】 结肠癌早期症状多不明显,易被忽视。凡 40 岁以上有以下任一表现者应列为高危人群:① Ⅰ级亲属有结直肠癌史者;② 有癌症史或肠道腺瘤或息肉史;③ 大便隐血试验阳性者;④ 以下五种表现具两项以上者:黏液血便、慢性腹泻、慢性便秘、慢性阑尾炎史及精神创伤史。对此组高危人群,行纤维结肠镜检查或 X 线钡剂灌肠或气钡双重对比造影检查,不难明确诊断。B 型超声和 CT 扫描检查对了解腹部肿块和肿大淋巴结,发现肝内有无转移等均有帮助。血清癌胚抗原(CEA)值约 60% 的结肠癌患者高于正常,但特异性不高。用于术后判断预后和复发,有一定帮助。

【治疗】 原则是以手术切除为主的综合治疗。

1. 结肠癌根治性手术 切除范围须包括癌肿所在肠襻及其系膜和区域淋巴结。

(1) 右半结肠切除术:适用于盲肠、升结肠、结肠肝曲的癌肿。对于盲肠和升结肠癌,切除范围包括右半横结肠、升结肠、盲肠,包括长 15~20 cm 的回肠末段(图 38-7),行回肠与横结肠端端或端侧吻合。对于结肠肝曲的癌肿,除上述范围外,须切除横结肠和胃网膜右动脉组的淋巴结。

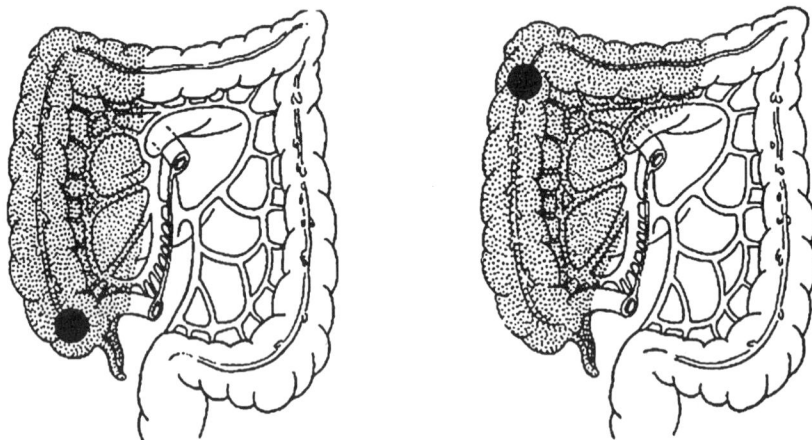

图 38-7 右半结肠切除范围

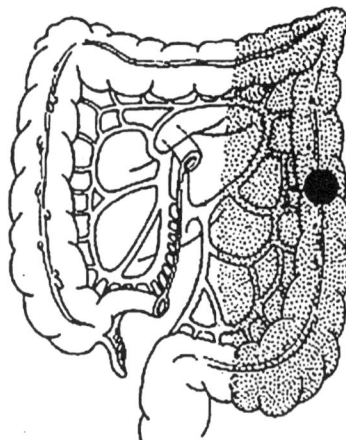

(2) 横结肠切除术(图 38-8):适用于横结肠癌。切除包括肝曲或脾曲的整个横结肠及胃结肠韧带的淋巴结组,行升结肠和降结肠端端吻合。倘若因两端张力大而不能吻合,对偏左侧的横结肠癌,可切除降结肠,行升结肠、乙状结肠吻合术。

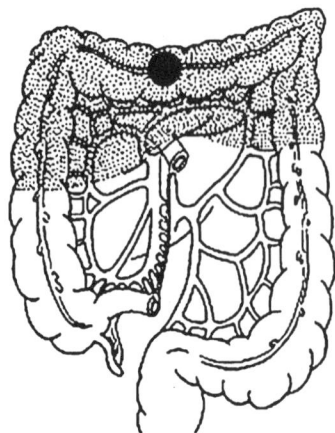

图 38-8 横结肠切除范围   图 38-9 左半结肠切除范围

（3）左半结肠切除术：适用于结肠脾曲和降结肠癌。切除范围包括横结肠左半、降结肠，并根据降结肠癌位置的高低切除部分或全部乙状结肠（图38-9），然后行结肠间或结肠与直肠端端吻合术。

（4）乙状结肠癌的根治切除术：要根据乙状结肠的长短和癌肿所在的部位，分别采用切除整个乙状结肠和全部降结肠，或切除整个乙状结肠、部分降结肠和部分直肠，作结肠直肠吻合术（图38-10）。

2. 结肠癌并发急性肠梗阻的手术 应当在进行胃肠减压、纠正水和电解质紊乱及酸碱失衡等适当的准备后，早期施行手术。右侧结肠癌做右半结肠切除一期回肠结肠吻合术。如患者情况不许可先行盲肠造口解除梗阻，二期手术行根治性切除。如癌肿不能切除，可切断末端回肠，行近切端回肠横结肠端侧吻合，远切端回肠断端造口。左侧结肠癌并发急性肠梗阻时，一般应在梗阻部位的近侧行横结肠造口，在肠道充分准备的条件下，再二期手术行根治性切除。对肿瘤不能切除者，则行姑息性结肠造口。

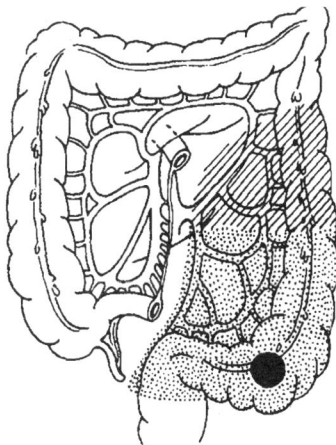

图38-10 乙状结肠切除范围

结肠癌手术一般均需充分的肠道准备，肠道准备主要是排空肠道和适量肠道抗生素的应用。① 肠道排空：有多种方法，术前12～24 h口服复方聚乙二醇电解质散 2 000～3 000 mL，或口服甘露醇法。也有术前1日口服泻剂，如蓖麻油、硫酸镁或番泻叶液等。除非疑有肠梗阻，目前临床上较少采用反复清洁灌肠的肠道清洁方法。② 肠道抗生素的使用：常规使用甲硝唑0.4 g，每日3次；新霉素1.0 g，每日2次，术前1日使用。不建议3日法肠道准备。

3. 化学药物治疗 详见本章"第七节直肠癌"相关内容。

【预后】 结肠癌的预后较好，经根治手术治疗后，Dukes A，Dukes B及Dukes C期的5年生存率约分别可达80％，65％及30％。

知识拓展

结肠癌临床分期标准

分期目的在于了解肿瘤发展过程，指导拟定治疗方案及估计预后。国际一般仍沿用改良的Dukes分期及UICC提出的TNM分期法。

根据我国对Dukes法的补充，分为：癌仅限于肠壁内为Dukes A期。穿透肠壁侵入浆膜或（及）浆膜外，但无淋巴结转移者为B期。有淋巴结转移者为C期，其中淋巴结转移仅限于癌肿附近如结肠壁及结肠旁淋巴结者为C_1期；转移至系膜和系膜根部淋巴结者为C_2期。已有远处转移或腹腔转移，或广泛侵及邻近脏器无法切除者为D期。

TNM分期法具体内容如下。

T代表原发肿瘤，T_x为无法估计原发肿瘤。无原发肿瘤证据为T_0；原位癌为T_{is}；肿瘤侵及黏膜肌层与黏膜下层为T_1；侵及固有肌层为T_2；穿透肌层至浆膜下为T_3；穿透脏层腹膜或侵及其他脏器或组织为T_4。

N为区域淋巴结，N_x无法估计淋巴结；无淋巴结转移为N_0；转移区域淋巴结1～3个为N_1；4个及4个以上区域淋巴结为N_2。

M为远处转移，无法估计远处转移为M_x；无远处转移为M_0；凡有远处转移为M_1。

结肠癌主要为经淋巴转移，首先到结肠壁和结肠旁淋巴结，再到肠系膜血管周围和肠系膜血管根部淋巴结。血行转移多见于肝，其次为肺、骨等。结肠癌也可直接浸润到邻近器官。如乙状结肠癌常侵犯膀胱、子宫、输尿管。横结肠癌可侵犯胃壁，甚至形成内瘘。脱落的癌细胞也可在腹膜种植转移。

第七节 直 肠 癌

直肠癌（carcinoma of rectum）是乙状结肠直肠交界处至齿状线之间的癌，是消化道常见的恶性肿瘤。

中国人直肠癌与西方人比较,有三个流行病学特点:① 直肠癌比结肠癌发生率高,约 1.5∶1;最近的资料显示结直肠癌发生率逐渐靠近,有些地区已接近 1∶1,主要是结肠癌发生率增高所致;② 低位直肠癌所占的比例高,占直肠癌的 60%～75%;绝大多数癌肿可在直肠指诊时触及;③ 青年人(<30 岁)直肠癌比例高,10%～15%。直肠癌根治性切除术后总的 5 年生存率在 60% 左右,早期直肠癌术后的 5 年生存率为 80%～90%。

【病因/病理】

1. 病因　　直肠癌的发病原因尚不清楚,其可能的相关因素如第三十八章第六节所述。

2. 大体分型　　也可区分为肿块型、浸润型、溃疡型三型。

(1)溃疡型:多见,占 50% 以上。形状为圆形或卵圆形,中心陷凹,边缘凸起,向肠壁深层生长并向周围浸润。早期可有溃疡,易出血,此型分化程度较低,转移较早。

(2)肿块型:亦称髓样癌、菜花形癌。向肠腔内突出,肿块增大时表面可产生溃疡,向周围浸润少,预后较好。

(3)浸润型癌:亦称硬癌或狭窄型癌。癌肿沿肠壁浸润,使肠腔狭窄,分化程度低,转移早而预后差。

3. 组织学分类

(1)腺癌:分类主要为管状腺癌和乳头状腺癌,占 75%～85%,其次为黏液腺癌,占 10%～20%。黏液腺癌和印戒细胞癌恶性程度高,预后差。

(2)腺鳞癌:亦称腺棘细胞癌,肿瘤由腺癌细胞和鳞癌细胞构成。其分化多为中分化至低分化。腺鳞癌和鳞癌主要见于直肠下段和肛管,较少见。

(3)未分化癌:癌细胞弥漫呈片或呈团状,不形成腺管状结构,细胞排列无规律,癌细胞较小,形态较一致,预后差。

结、直肠癌可以在一个肿瘤中出现两种或两种以上的组织类型,且分化程度并非完全一致,这是结、直肠癌的组织学特征。

4. 临床病理分期　　参照结肠癌分期(详见第三十八章"第六节结肠癌"相关内容)。

5. 扩散与转移

(1)直接浸润:癌肿首先直接向肠管周围及向肠壁深层浸润性生长,向肠壁纵轴浸润发生较晚。估计癌肿浸润肠壁一圈需 1.5～2 年。直接浸润可穿透浆膜层侵入邻近脏器如子宫、膀胱等,下段直肠癌由于缺乏浆膜层的屏障作用,易向四周浸润,侵入附近脏器如前列腺、精腺、阴道、输尿管等。

(2)淋巴转移:是主要的扩散途径。上段直肠癌向上沿直肠上动脉、肠系膜下动脉及腹主动脉周围淋巴结转移。发生逆行性转移的现象非常少见。如淋巴液正常流向的淋巴结发生转移且流出受阻时,可逆行向下转移。下段直肠癌(以腹膜返折为界)向上方和侧方转移为主。向下方转移可表现为腹股沟淋巴结肿大。淋巴转移途径是决定直肠癌手术方式的依据。

(3)血行转移:癌肿侵入静脉后沿门静脉转移至肝;也可由髂静脉转移至肺、骨和脑等。直肠癌手术时有 10%～15% 的病例已发生肝转移;直肠癌致肠梗阻和手术时挤压,易造成血行转移。

(4)种植转移:直肠癌种植转移的机会较小,上段直肠癌偶有种植转移发生。

【临床表现】　　直肠癌早期无明显症状,癌肿破溃形成溃疡或感染时才出现症状。

1. 直肠刺激症状　　便意频繁,排便习惯改变;便前肛门有下坠感、里急后重、排便不尽感,晚期有下腹痛。

2. 肠腔狭窄症状　　癌肿侵犯致肠管狭窄,初时大便变形、变细,当造成肠管部分梗阻后,有腹痛、腹胀、肠鸣音亢进等不全性肠梗阻表现。

3. 癌肿破溃感染症状　　大便表面带血及黏液,甚至有脓血便。

症状出现的频率依次为便血 80%～90%、便频 60%～70%、便细 40%、黏液便 35%、肛门痛 20%、里急后重 20%、便秘 10%。

癌肿侵犯前列腺、膀胱,可出现尿频、尿痛、血尿。侵犯骶前神经可出现骶尾部剧烈持续性疼痛。晚期出现肝转移时可有腹水、肝大、黄疸、贫血、消瘦、水肿、恶病质等。

【诊断】　　直肠癌根据病史、体检、影像学和内镜检查不难做出临床诊断,准确率亦可达 95% 以上。但多数病例常有不同程度的延误诊断,其中有患者对便血、大便习惯改变等症状不够重视,亦有医生警惕性不高的原因。

直肠癌的筛查应遵循由简到繁的步骤进行。常用的检查方法有以下几项。

1. 大便潜血检查　此为大规模普查或对高危人群作为结、直肠癌的初筛手段。阳性者再做进一步检查。无症状阳性者的癌肿发现率在1%以上。

2. 直肠指诊　是诊断直肠癌最重要的方法，由于中国人直肠癌近75%以上为低位直肠癌，能在直肠指诊时触及。因此凡遇患者有便血、大便习惯改变、大便变形等症状，均应行直肠指诊。指诊可查出癌肿的部位，距肛缘的距离，癌肿的大小、范围、固定程度、与周围脏器的关系等。

3. 内镜检查　包括直肠镜、乙状结肠镜和纤维结肠镜检查。门诊常规检查时可用直肠镜或乙状结肠镜检查，操作方便、不需肠道准备，但在明确直肠癌诊断需手术治疗时应行纤维结肠镜检查，因为结、直肠癌有5%～10%为多发癌，内镜检查不仅可在直视下肉眼做出诊断，而且可取组织进行病理检查。

4. 影像学检查

（1）钡剂灌肠检查：是结肠癌的重要检查方法，对直肠癌的诊断意义不大，用以排除结、直肠多发癌和息肉病。

（2）腔内B超检查：用腔内探头可检测癌肿浸润肠壁的深度及有无侵犯邻近脏器，内镜超声逐步在临床开展应用，可在术前对直肠癌的局部浸润程度进行评估。

（3）MRI检查：可显示肿瘤在肠壁内的浸润深度，对直肠癌的诊断及术前分期有重要价值。

（4）CT检查：可以了解直肠癌盆腔内扩散情况，有无侵犯膀胱、子宫及盆壁，是术前常用的检查方法。腹部CT扫描可检查有无肝转移癌及腹主动脉旁淋巴结肿大。

（5）PET－CT检查（positron emission tomography computed tomography，PEFCT，正电子发射计算机断层显像）：针对病程较长、肿瘤固定的患者，为排除远处转移及评价手术价值时，有条件者可进行PET－CT检查。该检查可发现肿瘤以外的高代谢区域，从而帮助制订治疗方案。

（6）腹部B超检查：由于结、直肠癌手术时有10%～15%同时存在肝转移，所以腹部B超或CT检查应列为常规。

5. 肿瘤标志物　目前公认的在大肠癌诊断和术后监测有意义的肿瘤标志物是癌胚抗原（carcinoembryonic antigen，CEA）。但认为CEA作为早期结、直肠癌的诊断尚缺乏价值。大量的统计资料表明结、直肠癌患者的血清CEA水平与Dukes分期呈正相关关系，Dukes A、Dukes B、Dukes C、Dukes D期患者的血清CEA阳性率依次分别为25%、4%、75%和85%左右。CEA主要用于预测直肠癌的预后和监测复发。

6. 其他检查　低位直肠癌伴有腹股沟淋巴结肿大时，应行淋巴结活检。癌肿位于直肠前壁的女性患者应做阴道检查及双合诊检查。男性患者有泌尿系症状时应行膀胱镜检查。

【治疗】　手术治疗仍然是直肠癌的主要治疗方法。术前的放疗和化疗可一定程度上提高手术疗效。从外科治疗的角度，临床上将直肠癌分为低位直肠癌（距齿状线5 cm以内）；中位直肠癌（距齿状线5～10 cm）；高位直肠癌（距齿状线10 cm以上）。这种分类对直肠癌根治手术方式的选择有重要的参考价值。而解剖学分类是根据血供、淋巴回流、有无浆膜等因素区分，仍将直肠分为上段直肠和下段直肠，这两种分类有所不同。

1. 手术治疗　凡能切除的直肠癌如无手术禁忌证，都应尽早施行直肠癌根治术，切除的范围包括癌肿、足够的两端肠段、已侵犯的邻近器官的全部或部分、四周可能被浸润的组织及全直肠系膜。如不能进行根治性切除时，亦应进行姑息性切除，使症状得到缓解。如伴发能切除的肝转移癌应同时切除肝转移癌。

手术方式的选择根据癌肿所在部位、大小、活动度、细胞分化程度及术前的排便控制能力等因素综合判断。最近大量的临床病理学研究提示，直肠癌向远端肠壁浸润的范围较结肠癌小，只有不到3%的直肠癌向远端浸润超过2 cm。这是选择手术方式的重要依据。

（1）局部切除术：适用于早期瘤体小、局限于黏膜或黏膜下层、分化程度高的直肠癌。手术方式主要有：① 经肛局部切除术；② 骶后径路局部切除术。

（2）腹会阴联合直肠癌根治术（Miles手术）：原则上适用于腹膜返折以下的直肠癌。切除范围包括乙状结肠远端、全部直肠、肠系膜下动脉及其区域淋巴结、全直肠系膜、肛提肌、坐骨直肠窝内脂肪、肛管及肛门周围3～5 cm的皮肤、皮下组织及全部肛门括约肌，于左下腹行永久性乙状结肠单腔造口。Miles手术也有人用股薄肌或臀大肌代替括约肌行原位肛门成形术，但疗效尚待肯定。

（3）经腹直肠癌切除术（直肠低位前切除术、Dixon 手术）：是目前应用最多的直肠癌根治术，适用于距齿状线 5 cm 以上的直肠癌，亦有更近距离的直肠癌行 Dixon 手术的报道。但原则上是以根治性切除为前提，要求远端切缘距癌肿下缘 2 cm 以上。由于吻合口位于齿状线附近，在术后的一段时期内患者出现便次增多，排便控制功能较差。近年来有人采用"J"形结肠袋与直肠下段或肛门吻合，近期内可以改善控便功能，减少排便次数。是否制备"J"形结肠储袋，主要是根据残留的直肠长度；残留的直肠长度少于 3 cm，"J"形储袋与直肠吻合在术后一年内的控便能力较直接吻合好。

（4）经腹直肠癌切除、近端造口、远端封闭手术（Hartmann 手术）：适用于因全身一般情况很差，不能耐受 Miles 手术或急性梗阻不宜行 Dixon 手术的直肠癌患者。

直肠癌根治术有多种手术方式，但经典的术式仍然是 Miles 手术和 Dixon 手术。许多学者曾经将 Dixon 手术改良演变成其他多种术式（如各种拖出式吻合），但由于吻合器可以完成直肠、肛管任何位置的吻合，所以其他各种改良术式在临床上已较少采用。腹腔镜下施行 Miles 和 Dixon 手术具有创伤小、恢复快的优点，但对淋巴结清扫，周围被侵犯脏器的处理尚有争议。直肠癌侵犯子宫时，可一并切除子宫，称为后盆腔脏器清扫；直肠癌侵犯膀胱，行直肠和膀胱（男性）或直肠、子宫和膀胱切除时，称为全盆腔清扫。

施行直肠癌根治术的同时，要充分考虑患者的生活质量，术中尽量保护排尿功能和性功能。两者有时需权衡利弊，选择手术方式。晚期直肠癌，当患者发生排便困难或肠梗阻时，可行乙状结肠双腔造口。

2. 放射治疗　　放射治疗作为手术切除的辅助疗法有提高疗效的作用。术前的放疗可以提高手术切除率，降低患者的术后局部复发率。术后放疗仅适用于晚期患者或手术未达到根治或术后局部复发的患者。

3. 化疗　　结直肠癌的辅助化疗或肿瘤治疗均以 5 - Fu 为基础用药。给药途径有动脉灌注、门静脉给药、静脉给药、术后腹腔置管灌注给药及温热灌注化疗等，以静脉化疗为主。化疗时机、如何联合用药和剂量等根据患者的情况、个人的治疗经验有所不同。目前一线联合化疗药物的组成主要有三个方案：① FOLFOX6 方案：奥沙利铂 100 mg/m²，亚叶酸钙（CF）200 mg/m²，化疗第 1 日静脉滴注，随后 5 - Fu 2.4～3.6 g/m² 持续 48 h 滴注，每两周重复，共 10～12 个疗程。② XELOX 方案：为奥沙利铂和 Xeloda 的联合用药。③ MAYO 方案：是 5 - Fu 和 CF 的配伍。经多中心大样本的临床研究，辅助化疗能明显提高 Ⅱ～Ⅲ 期结、直肠癌的 5 年生存率。

4. 其他治疗　　目前对直肠癌的治疗正进行着非常广泛的研究，如基因治疗、靶向治疗、免疫治疗等。靶向治疗已显现出良好的临床应用前景。低位直肠癌形成肠腔狭窄且不能手术者，可用电灼、液氮冷冻和激光凝固、烧灼等局部治疗或放置金属支架，以改善症状。

肛管癌多为鳞癌，是 Miles 手术的绝对适应证。施行根治术时，若腹股沟淋巴结已证实有转移，须同时清扫已转移的两侧腹股沟淋巴结。如无转移，术后亦应在双侧腹股沟区施行预防性放疗。

知识拓展

直肠癌新辅助放化疗

最近几年，大量文献报道新辅助化疗（即术前化疗）可使肿瘤降期，提高手术切除率。在欧洲，直肠癌行新辅助放化疗得到众多医疗中心的认同。直肠癌在术前行直线加速器适型放疗 2Gy/次，5 次/周，总剂量 46Gy，同时辅以 5 - Fu 为基础的化疗，如 FOLFOX6 方案、MAYO 方案 2～4 个疗程，术后再辅以化疗。术前放化疗能使直肠癌体积缩小，达到降期作用，从而提高手术切除率及降低局部复发率。多中心、随机、大样本资料显示新辅助放化疗对直肠癌的治疗是有益的。

强力推荐在 Ⅲ～Ⅳ 期结、直肠癌患者中应用辅助化疗、新辅助化疗；而在中低位、中晚期直肠癌建议新辅助放化疗，大多数文献报道在 Ⅱ 期患者中也可获益，Ⅰ 期结、直肠癌患者不建议使用辅助化疗。

第八节　先天性巨结肠

先天性巨结肠（congenital megacolon）是病变肠壁神经节细胞缺如的一种肠道发育畸形，在消化道畸形中,其发病率仅次于先天性直肠肛管畸形,有家族性发生倾向。发病率为 1:5 000,以男性多见,男:女为 4:1。先天性巨结肠的发生是由于外胚层神经嵴细胞迁移发育过程停顿,使远端肠道(直肠、乙状结肠)肠壁肌间神经丛中神经节细胞缺如,导致肠管持续痉挛,造成功能性肠梗阻,其近端结肠继发扩大。所以,先天性巨结肠的原发病变不在扩张与肥厚的肠段,而在远端狭窄肠段。无神经节细胞肠段范围长短不一,因而先天性巨结肠有长段型和短段型之分。

【临床表现】 新生儿巨结肠多在出生后胎粪不排或排出延迟,甚至发生急性肠梗阻。多需灌肠或塞肛栓(开塞露)后才有较多胎粪排出。呕吐亦是常见症状;由于顽固性便秘,患儿常有腹胀,可见肠型。直肠指诊可发现直肠壶腹空虚,粪便停留在扩张的结肠内,指诊可激发排便反射,退出手指时,大量粪便和气体随之排出。随着年龄增长,患儿主要表现为便秘、腹胀、全身营养不良,多需灌肠或其他方法帮助排便。体检最突出的体征为腹胀,部分病例可在左下腹触及粪石包块。

【诊断】 根据病史及临床表现诊断并不困难。婴儿和儿童巨结肠多有典型病史及顽固性便秘和逐渐加重的腹胀。表现为慢性不全性结肠梗阻。

为明确诊断并了解病变部位和范围,应做以下检查。

1. 腹部 X 线检查 可见扩张充气的结肠影,或表现为结肠梗阻。

2. 钡灌肠 少量钡剂灌肠,了解痉挛段的长度和排钡功能;钡剂 24 h 后仍有残留是巨结肠的佐证。

3. 直肠测压 是检查先天性巨结肠有效的方法,以了解肛管有无正常松弛反射。

4. 活体组织检查 取黏膜下及肌层病理检查以确定有无神经节细胞存在。

5. 直肠黏膜组织化学检查 直肠黏膜下固有层进行组化染色可见乙酰胆碱酯酶强阳性染色;存在大量染色的神经纤维,而缺乏神经节细胞。

【并发症】 出生后初 2 个月是危险期阶段,各种并发症多发生在此阶段,主要有肠梗阻、小肠结肠炎、肠穿孔、腹膜炎等。其中小肠结肠炎是最常见和最严重的并发症,先天性巨结肠死亡原因中的 60% 为小肠结肠炎所致。小肠结肠炎的临床表现为高热、腹泻、迅速出现严重脱水征象、高度腹胀、小肠结肠极度充气扩张引起呼吸窘迫、中毒症状等,此并发症称为巨结肠危象。直肠指诊时有大量恶臭粪液或气体溢出。小肠结肠炎的病死率很高。

【治疗】 以手术治疗为主。对诊断尚不肯定或虽已肯定但暂不行手术或术前准备者,需接受非手术治疗。主要包括扩肛、盐水灌肠、开塞露塞肛、补充营养等,以缓解腹胀,维持营养。对诊断已肯定,能耐受手术的患儿应行手术治疗。手术要求切除缺乏神经节细胞的肠段和明显扩张肥厚、神经节细胞变性的近端结肠,解除功能性肠梗阻。对必须手术而病情过重者,应先行结肠造口,以后再施行根治手术。

新生儿巨结肠宜先行保守治疗或结肠造口手术,待半岁左右施行根治术。近年来在新生儿期亦有采用一期根治手术者。

先天性巨结肠手术治疗的效果基本满意,为了减少先天性巨结肠的并发症,应早期诊断、早期手术治疗。

第九节 肛 裂

肛裂(anal fissure)是齿状线下肛管皮肤层裂伤后形成的小溃疡。方向与肛管纵轴平行,长 0.5～1.0 cm,呈梭形或椭圆形,常引起肛周剧痛。多见于青中年人,绝大多数肛裂位于肛管的后正中线上,也可在前正中线上,侧方出现肛裂者极少。若侧方出现肛裂应想到肠道炎症性疾病(如结核、溃疡性结肠炎及 Crohn 病等)或肿瘤的可能。

【病因/病理】 肛裂的病因尚不清楚,可能与多种因素有关。长期便秘、粪便干结引起的排便时机械性创伤是大多数肛裂形成的直接原因。肛门外括约肌浅部在肛管后方形成的肛尾韧带伸缩性差、较坚硬,此区域血供亦差;肛管与直肠成角相延续,排便时,肛管后壁承受压力最大,故后正中线处易受损伤。

急性肛裂可见裂口边缘整齐,底浅,呈红色并有弹性,无瘢痕形成。慢性肛裂因反复发作,底深不整齐,质硬,边缘增厚纤维化、肉芽灰白。裂口上端的肛门瓣和肛乳头水肿,形成肥大乳头;下端皮肤因炎症、水肿及静脉、淋巴回流受阻,形成袋状皮垂向下突出于肛门外,称为前哨痔。因肛裂、前哨痔、肛乳头肥大常同时存在,称为肛裂"三联征"。

【临床表现】　肛裂患者有典型的临床表现,即疼痛、便秘和出血。疼痛多剧烈,有典型的周期性:排便时由于肛裂内神经末梢受刺激,立刻感到肛管烧灼样或刀割样疼痛,称为排便时疼痛;便后数分钟可缓解,称为间歇期;随后因肛门括约肌收缩痉挛,再次剧痛,此期可持续半到数小时,临床称为括约肌挛缩痛。直至括约肌疲劳、松弛后疼痛缓解,但再次排便时又发生疼痛。以上称为肛裂疼痛周期。因害怕疼痛不愿排便,久而久之引起便秘,粪便更为干硬,便秘又加重肛裂,形成恶性循环。排便时常在粪便表面或便纸上见到少量血迹,或滴鲜血,大量出血少见。

【诊断/鉴别诊断】　依据典型的临床病史、肛门检查时发现的肛裂"三联征",不难做出诊断。应注意与其他疾病引起的肛管溃疡相鉴别,如克罗恩病、溃疡性结肠炎、结核、肛周肿瘤、梅毒、软下疳等引起的肛周溃疡相鉴别,可以取活组织做病理检查以明确诊断。肛裂行肛门检查时,常会引起剧烈疼痛,有时需在局麻下进行。

【治疗】　急性或初发的肛裂可用坐浴和润便的方法治疗;慢性肛裂可用坐浴、润便加以扩肛的方法;经久不愈、保守治疗无效且症状较重者可采用手术治疗。

1. 非手术治疗原则　是解除括约肌痉挛,止痛,帮助排便,中断恶性循环,促使局部愈合。具体措施如下:① 排便后用 1:5 000 高锰酸钾温水坐浴,保持局部清洁。② 口服缓泻剂或石蜡油,使大便松软、润滑;增加饮水和多纤维食物,以纠正便秘,保持大便通畅。③ 肛裂局部麻醉后,患者侧卧位,先用示指扩肛后,逐渐伸入两中指,维持扩张 5 min。扩张后可解除括约肌痉挛,扩大创面,促进裂口愈合。但此法复发率高,可并发出血、肛周脓肿、大便失禁等。

2. 手术疗法

(1) 肛裂切除术:即切除全部增殖的裂缘、前哨痔、肥大的肛乳头、发炎的隐窝和深部不健康的组织直至暴露肛管括约肌,可同时切断部分外括约肌皮下部或内括约肌,创面敞开引流。缺点为愈合较慢。

(2) 肛管内括约肌切断术:肛管内括约肌为环形的不随意肌,它的痉挛收缩是引起肛裂疼痛的主要原因。手术方法是在肛管一侧距肛缘 1~1.5 cm 作小切口达内括约肌下缘,确定括约肌间沟后分离内括约肌至齿状线,剪断内括约肌,然后扩张至 4 指,电灼或压迫止血后缝合切口,可一并切除肥大乳头、前哨痔,肛裂在数周后自行愈合。该方法治愈率高,但手术不当可导致肛门失禁。

第十节　直肠肛管周围脓肿

直肠肛管周围脓肿(perianorectal abscess)是指直肠肛管周围软组织内或其周围间隙发生的急性化脓性感染,并形成脓肿。脓肿破溃或切开引流后常形成肛瘘。脓肿是肛管直肠周围炎症的急性期表现,而肛瘘则为其慢性期表现。

【病因/病理】　绝大部分直肠肛管周围脓肿由肛腺感染引起。肛腺开口于肛窦,多位于内外括约肌之间。因肛窦开口向上,腹泻、便秘时易引发肛窦炎,感染延及肛腺后首先易发生括约肌间感染。直肠肛管周围间隙为疏松的脂肪结缔组织,感染极易蔓延、扩散,向上可达直肠周围形成高位肌间脓肿或骨盆直肠间隙脓肿;向下达肛周皮下,形成肛周脓肿;向外穿过外括约肌,形成坐骨肛管间隙脓肿;向后可形成肛管后间隙脓肿或直肠后间隙脓肿。以肛提肌为界将直肠肛管周围脓肿分为肛提肌下部脓肿和肛提肌上部脓肿:前者包括肛门周围脓肿、坐骨直肠间隙脓肿;后者包括骨盆直肠间隙脓肿、直肠后间隙脓肿、高位肌间脓肿。

直肠肛管周围脓肿也可继发于肛周皮肤感染、损伤、肛裂、内痔、药物注射、骶尾骨骨髓炎等。克罗恩病、溃疡性结肠炎及血液病患者易并发直肠肛管周围脓肿。

【临床表现】

1. 肛门周围脓肿　肛门周围皮下脓肿最常见,多由肛腺感染经外括约肌皮下部向外扩散而成。常位于肛门后方或侧方皮下部,一般不大。主要症状为肛周持续性跳动性疼痛,行动不便,坐卧不安,全身感染性症状不明显。病变处明显红肿,有硬结和压痛,脓肿形成可有波动感,穿刺时抽出脓液。

2. 坐骨肛管间隙脓肿　又称坐骨直肠窝脓肿,也比较常见。多由肛腺感染经外括约肌向外扩散到坐骨直肠间隙而形成。也可由肛管直肠周围脓肿扩散而成。发病时患侧出现持续性胀痛,逐渐加重,继而为持续性跳痛,坐立不安,排便或行走时疼痛加剧,可有排尿困难和里急后重;全身感染症状明显,如头痛、乏力、发热、纳差、恶心、寒战等。早期局部体征不明显,以后出现肛门患侧红肿,双臀不对称;局部触诊或直肠指检时患侧有深压痛,甚至波动感。如不及时切开,脓肿多向下穿入肛管周围间隙,再由皮肤穿出,形成肛瘘。

3. 骨盆直肠间隙脓肿 又称骨盆直肠窝脓肿,较为少见,但很重要。多由肛腺脓肿或坐骨直肠间隙脓肿向上穿破肛提肌进入骨盆直肠间隙引起,也可由直肠炎、直肠溃疡、直肠外伤所引起。由于此间隙位置较深,空间较大,引起的全身症状较重而局部症状不明显。早期就有全身中毒症状,如发热、寒战、全身疲倦不适。局部表现为直肠坠胀感,便意不尽,排便时尤感不适,常伴排尿困难。会阴部检查多无异常,直肠指诊可在直肠壁上触及肿块隆起,有压痛和波动感。诊断主要靠穿刺抽脓,经直肠以手指定位,从肛门周围皮肤进针。必要时做肛管超声检查或 CT 检查证实。

4. 其他 有肛门括约肌间隙脓肿、直肠后间隙脓肿、高位肌间脓肿、直肠壁内脓肿(黏膜下脓肿)。由于位置较深,局部症状大多不明显,主要表现为会阴、直肠部坠胀感,排便时疼痛加重;患者同时有不同程度的全身感染症状。直肠指诊可触及痛性包块。

【治疗】

1. 非手术治疗 ① 抗生素治疗:选用对革兰阴性杆菌有效的抗生素;② 温水坐浴;③ 局部理疗;④ 口服缓泻剂或石蜡油以减轻排便时疼痛。

2. 手术治疗 脓肿切开引流是治疗直肠肛管周围脓肿的主要方法,一旦诊断明确,即应切开引流。手术方式因脓肿的部位不同而异。① 肛门周围脓肿切开引流术在局麻下就可进行,在波动最明显处作与肛门呈放射状切口,无须填塞以保证引流通畅。② 坐骨肛管间隙脓肿要在腰麻或骶管麻醉下进行,在压痛明显处用粗针头先做穿刺,抽出脓液后,在该处作一平行于肛缘的弧形切口,切口要够长,可用手指探查脓腔。切口应距离肛缘 3~5 cm,以免损伤括约肌。应置管或放置油纱布条引流。③ 骨盆直肠间隙脓肿切开引流术要在腰麻或全麻下进行,切开部位因脓肿来源不同而不同,脓肿向肠腔突出,手指在直肠内可触及波动,应在肛镜下行相应部位直肠壁切开引流,切缘用肠线缝扎止血;若经坐骨直肠间隙引流,日后易出现肛门括约肌外瘘。源于经括约肌肛瘘感染者,引流方式与坐骨肛管间隙脓肿相同,只是手术切口稍偏肛门后外侧,示指在直肠内作引导,穿刺抽出脓汁后,切开皮肤、皮下组织,改用止血钳分离,当止血钳触及肛提肌时,则遇到阻力,在示指引导下,稍用力即可穿破肛提肌达脓腔。若经直肠壁切开引流,易导致难以治疗的肛管括约肌上瘘。其他部位的脓肿,若位置较低,在肛周皮肤上直接切开引流;若位置较高,则应在肛镜下切开直肠壁引流。

肛周脓肿切开引流后,绝大多数形成肛瘘。故有许多学者采取切开引流加挂线术,一次性脓肿切开引流并与肛窦的内口至切开引流口挂线,致使脓肿完全敞开,引流更通畅,且避免二次的肛瘘手术治疗。以 MRI 确定脓肿部位及内口位置,一次性挂线引流治疗肛管直肠周围脓肿多能取得较好的临床效果。

第十一节 肛 瘘

肛瘘(anal fistula)是指肛门周围的肉芽肿性管道,由内口、瘘管、外口三部分组成。内口常位于直肠下部或肛管,多为一个;外口在肛周皮肤上,可为一个或多个,经久不愈或间歇性反复发作,是常见的直肠肛管疾病之一,任何年龄都可发病,多见于青壮年男性。

【病因/病理】 大部分肛瘘由直肠肛管周围脓肿引起,因此内口多在齿状线上肛窦处,脓肿自行破溃或切开引流处形成外口,位于肛周皮肤。由于外口生长较快,脓肿常假性愈合,导致脓肿反复发作破溃或切开,形成多个瘘管和外口,使单纯性肛瘘成为复杂性肛瘘,瘘管由反应性的致密纤维组织包绕,近管腔处为炎性肉芽组织,后期腔内可上皮化。

结核、溃疡性结肠炎、Crohn 病等特异性炎症、恶性肿瘤、肛管外伤感染也可引起肛瘘,但较为少见。

【分类】 肛瘘的分类方法很多,简单介绍下面两种。

1. 按瘘管位置高低分类 ① 低位肛瘘:瘘管位于外括约肌深部以下。可分为低位单纯性肛瘘(只有一个瘘管)和低位复杂性肛瘘(有多个瘘口和瘘管)。② 高位肛瘘:瘘管位于外括约肌深部以上。可分为高位单纯性肛瘘(只有一个瘘管)和高位复杂性肛瘘(有多个瘘口和瘘管)。此种分类方法,临床较为常用。

2. 按瘘与括约肌的关系分类　①肛管括约肌间型：约占肛瘘的70%，多因肛管周围脓肿引起。瘘管位于内外括约肌之间，内口在齿状线附近，外口大多在肛缘附近，为低位肛瘘。②经肛管括约肌型：约占25%，多因坐骨肛管间隙脓肿引起，可为低位或高位肛瘘。瘘管穿过外括约肌、坐骨直肠间隙，开口于肛周皮肤上。③肛管括约肌上型：为高位肛瘘，较为少见，约占4%，瘘管在括约肌间向上延伸，越过耻骨直肠肌，向下经坐骨直肠间隙穿透肛周皮肤。④肛管括约肌外型：最少见，仅占1%。多为骨盆直肠间隙脓肿合并坐骨肛管间隙脓肿的后果。瘘管自会阴部皮肤向上经坐骨直肠间隙和肛提肌，然后穿入盆腔或直肠。这类肛瘘常因外伤、肠道恶性肿瘤、Crohn病引起，治疗较为困难。

【临床表现】　瘘外口流出少量脓性、血性、黏液性分泌物为主要症状。较大的高位肛瘘，因瘘管位于括约肌外，不受括约肌控制，常有粪便及气体排出。由于分泌物的刺激，使肛门部潮湿、瘙痒，有时形成湿疹。当外口愈合，瘘管中有脓肿形成时，可感到明显疼痛，同时可伴有发热、寒战、乏力等全身感染症状，脓肿穿破或切开引流后，症状缓解。上述症状的反复发作是瘘管的临床特点。

检查时在肛周皮肤上可见到单个或多个外口，呈红色乳头状隆起，挤压时有脓液或脓血性分泌物排出。外口的数目及与肛门的位置关系对诊断肛瘘很有帮助：外口数目越多，距离肛缘越远，肛瘘越复杂。根据Goodsall规律，在肛门中间划一横线，若外口在线后方，瘘管常是弯型，且内口常在肛管后正中处；若外口在线前方，瘘管常是直型，内口常在附近的肛窦上。外口在肛缘附近，一般为括约肌间瘘；距离肛缘较远，则为经括约肌瘘。若瘘管位置较低，自外口向肛门方向可触及条索样瘘管。

确定内口位置对明确肛瘘诊断非常重要。肛门指诊时在内口处有轻度压痛，有时可扪到硬结样内口及索样瘘管。肛镜下有时可发现内口，自外口探查肛瘘时有造成假性通道的可能，宜用软质探针。以上方法不能肯定内口时，还可自外口注入亚甲蓝溶液1~2 mL，观察填入肛管及直肠下端的白湿纱布条的染色部位，以判断内口位置；碘油瘘管造影是临床常规检查方法。

MRI扫描多能清晰显示瘘管位置及与括约肌之间的关系，部分患者可显示内口所在位置。对于有条件的单位和患者不失为一种有价值的诊断方法。

对于复杂、多次手术的、病因不明的肛瘘患者，应行钡灌肠或结肠镜检查，以排除Crohn病、溃疡性结肠炎等疾病的存在。

【治疗】　肛瘘不能自愈，不治疗会反复发作直肠肛管周围脓肿，治疗方法主要有两种。

1. 堵塞法　1%甲硝唑、生理盐水冲洗瘘管后，用生物蛋白胶自外口注入。治愈率较低，约为25%。该方法无创伤无痛苦，对单纯性肛瘘可采用。最近亦有用动物源生物条带填充在瘘管内，疗效尚待观察。

2. 手术治疗　原则是将瘘管切开，形成敞开的创面，促使愈合。手术方式很多，手术应根据内口位置的高低、瘘管与肛门括约肌的关系来选择。手术的关键是尽量减少肛门括约肌的损伤，防止肛门失禁，同时避免瘘的复发。

（1）瘘管切开术（fistulotomy）：是将瘘管全部切开开放，靠肉芽组织生长使伤口愈合的方法。适用于低位肛瘘，因瘘管在外括约肌深部以下，切开后只损伤外括约肌皮下部和浅部，不会出现术后肛门失禁。

（2）挂线疗法（seton therapy）：是利用橡皮筋或有腐蚀作用的药线的机械性压迫作用，缓慢切开肛瘘的方法。适用于距肛门3~5 cm内，有内外口低位或高位单纯性肛瘘，或作为复杂性肛瘘切开、切除的辅助治疗。它的最大优点是不会造成肛门失禁。被结扎的肌组织发生血运障碍，逐渐坏死、断开，但因为炎症反应引起的纤维化使切断的肌与周围组织粘连，肌不会收缩过多且逐渐愈合，从而可防止被切断的肛管直肠环回缩引起的肛门失禁。挂线同时亦能引流瘘管，排除瘘管内的渗液。此法还具有操作简单、出血少、不用换药，在橡皮筋脱落前不会发生皮肤切口愈合等优点。

（3）肛瘘切除术（fistulectomy）：切开瘘管并将瘘管壁全部切除至健康组织，创面不予缝合；若创面较大，可部分缝合，部分敞开，填入油纱布，使创面由底向外生长至愈合。适用于低位单纯性肛瘘。

（4）复杂性肛瘘的手术治疗请参阅相关的结直肠外科专业书籍。

第十二节　痔

痔（hemorrhoids）是最常见的肛肠疾病。任何年龄都可发病，但随年龄增长，发病率增高。内痔

(internal hemorrhoid)是肛垫的支持结构、静脉丛及动静脉吻合支发生病理性改变或移位。外痔
(external hemorrhoid)是齿状线远侧皮下静脉丛的病理性扩张或血栓形成。内痔通过丰富的静脉丛吻合
支和相应部位的外痔相互融合为混合痔(mixed hemorrhoid)。

【病因】 病因尚未完全明确,可能与多种因素有关,目前主要有以下学说。

1. 肛垫下移学说 在肛管的黏膜下有一层环状的由静脉(或称静脉窦)、平滑肌、弹性组织和结缔
组织组成的肛管血管垫,简称肛垫。起闭合肛管、节制排便作用。正常情况下,肛垫疏松地附着在肛管肌
壁上,排便时主要受到向下的压力被推向下,排便后借其自身的收缩作用,缩回到肛管内。弹性回缩作用
减弱后,肛垫则充血、下移形成痔。

2. 静脉曲张学说 认为痔的形成与静脉扩张淤血相关。从解剖学上讲,门静脉系统及其分支直
肠静脉都无静脉瓣;直肠上下静脉丛管壁薄、位置浅;末端直肠黏膜下组织松弛,以上因素都容易出现血
液淤积和静脉扩张。静脉丛是形成肛垫的主要结构,痔的形成与静脉丛的病理性扩张、血栓形成有必然
的联系。直肠肛管位于腹腔最下部,可引起直肠静脉回流受阻的因素很多,如长期的坐立、便秘、妊娠、前
列腺肥大、盆腔巨大肿瘤等,导致血液回流障碍,直肠静脉淤血扩张。

另外,长期饮酒和进食大量刺激性食物可使局部充血;肛周感染可引起静脉周围炎,使静脉失去弹性
而扩张;营养不良可使局部组织萎缩无力。以上因素都可诱发痔的发生。

【临床表现/分类】 痔根据其所在部位不同分为三类。

1. 内痔 内痔的主要临床表现是出血和脱出。无痛性间歇性便后出鲜血是内痔的常见症状。未
发生血栓、嵌顿、感染时内痔无疼痛,部分患者可伴发排便困难,内痔的好发部位为截石位3、7、11点。

内痔的分度:Ⅰ度:便时带血、滴血或喷射状出血,便后出血可自行停止,无痔脱出;Ⅱ度:常有便
血,排便时有痔脱出,便后可自行还纳;Ⅲ度:偶有便血,排便或久站、咳嗽、劳累、负重时痔脱出,需用手
还纳;Ⅳ度:偶有便血,痔脱出不能还纳或还纳后又脱出。

2. 外痔 主要临床表现是肛门不适、潮湿不洁,有时有瘙痒。如发生血栓形成及皮下血肿有剧
痛。血栓性外痔最常见。结缔组织外痔(皮垂)及炎性外痔也较常见。

3. 混合痔 表现为内痔和外痔的症状可同时存在。内痔发展到Ⅲ度以上时多形成混合痔。混合
痔逐渐加重,呈环状脱出肛门外,脱出的痔块在肛周呈梅花状,称为环状痔。脱出痔块若被痉挛的括约肌
嵌顿,以至水肿、淤血甚至坏死,临床上称为嵌顿性痔或绞窄性痔。

【诊断】 主要靠肛门直肠检查。首先做肛门视诊,内痔除Ⅰ度外,其他三度都可在肛门视诊下见到。
对有脱垂者,最好在蹲位排便后立即观察,可清晰见到痔块大小、数目及部位。直肠指诊虽对痔的诊断意
义不大,但可了解直肠内有无其他病变,如直肠癌、直肠息肉等。最后行肛门镜检查,不仅可见到痔块的
情况,还可观察到直肠黏膜有无充血、水肿、溃疡、肿块等。血栓性外痔表现为肛周暗紫色长条圆形肿物,
表面皮肤水肿、质硬、压痛明显。

痔的诊断不难,但应与下列疾病鉴别。

1. 直肠癌 临床上常有将直肠癌误诊为痔而延误治疗的病例,主要原因是仅凭症状及大便化验
而诊断,未进行肛门指诊和直肠镜检查。直肠癌在直肠指检时可打到高低不平的硬块;而痔为暗红色圆
形柔软的血管团。

2. 直肠息肉 低位带蒂息肉脱出肛门外易误诊为痔脱出。但息肉为圆形、实质性、有蒂、可活动,
多见于儿童。

3. 直肠脱垂 易误诊为环状痔,但直肠脱垂黏膜呈环形,表面平滑,括约肌松弛;而后者黏膜呈梅
花瓣状,括约肌不松弛。

【治疗】 应遵循三个原则:① 无症状的痔无须治疗;② 有症状的痔重在减轻或消除症状,而非根
治;③ 以保守治疗为主。

1. 一般治疗 在痔的初期和无症状静止期的痔,只需增加纤维性食物,改变不良的大便习惯,保
持大便通畅,防治便秘和腹泻。热水坐浴可改善局部血液循环。肛管内注入油剂或栓剂,有润滑和收敛
作用,可减轻局部的瘙痒不适症状。血栓性外痔有时经局部热敷、外敷消炎止痛药物后,疼痛可缓解而不
需手术。嵌顿痔初期也采用一般治疗,用手轻轻将脱出的痔块推回肛门内,阻止再脱出。

2. 注射疗法 治疗Ⅰ、Ⅱ度出血性内痔的效果较好。注射硬化剂的作用是使痔和痔块周围产生
无菌性炎症反应,黏膜下组织纤维化,致使痔块萎缩。用于注射的硬化剂很多,常用的硬化剂有5%苯酚

植物油、5％鱼肝油酸钠、5％盐酸奎宁尿素水溶液、4％明矾水溶液等,忌用腐蚀性药物。

3. 红外线凝固疗法　适用于Ⅰ、Ⅱ度内痔。作用与注射疗法相似,通过红外线照射,使痔块发生纤维增生,硬化萎缩。但复发率高,目前临床上应用不多。

4. 胶圈套扎疗法　可用于治疗Ⅰ、Ⅱ、Ⅲ度内痔。原理是将特制的胶圈套入到内痔的根部,利用胶圈的弹性阻断痔的血运,使痔缺血、坏死、脱落而愈合。

5. 多普勒超声引导下痔动脉结扎术　适用于Ⅱ～Ⅳ度的内痔。采用一种特制的带有多普勒超声探头的直肠镜,于齿状线上方2～3 cm探测到痔上方的动脉直接进行结扎,通过阻断痔的血液供应以达到缓解症状的目的。

6. 手术疗法

(1) 痔单纯切除术:主要用于Ⅱ、Ⅲ度内痔和混合痔的治疗。

(2) 吻合器痔固定术:主要适用于Ⅲ、Ⅳ度内痔、非手术疗法治疗失败的Ⅱ度内痔和环状痔,直肠黏膜脱垂也可采用。该术式在临床上通用名称为 PPH 手术(procedure for prolapse and hemorrhoids)。与传统手术比较具有疼痛轻微、手术时间短、患者恢复快等优点。

(3) 血栓外痔剥离术:用于治疗血栓性外痔。在局麻下将痔表面的皮肤梭形切开,摘除血栓,伤口内填入油纱布,不缝合创面。

痔的治疗方法很多,由于注射疗法和胶圈套扎疗法对大部分痔的治疗效果良好,成为痔的主要治疗方法。手术治疗只限于保守治疗失败或不适宜保守治疗患者。

第十三节　直肠脱垂

直肠壁部分或全层向下移位,称为直肠脱垂(rectal prolapse)。直肠壁部分下移,即直肠黏膜下移,称黏膜脱垂或不完全脱垂;直肠壁全层下移称完全脱垂。若下移的直肠壁在肛管直肠腔内称内脱垂;下移到肛门外称为外脱垂。

【病因/病理】　直肠脱垂的病因尚不完全明了,认为与多种因素有关。

1. 解剖因素　幼儿发育不良、营养不良患者、年老衰弱者,易出现肛提肌和盆底筋膜薄弱无力;小儿骶骨弯曲度小、过直;手术、外伤损伤肛门直肠周围肌或神经等因素都可减弱直肠周围组织对直肠的固定、支持作用,直肠易于脱出。

2. 腹压增加　如便秘、腹泻、前列腺肥大、慢性咳嗽、排尿困难、多次分娩等,经常致使腹压升高,推动直肠向下脱出。

3. 其他　内痔、直肠息肉经常脱出,向下牵拉直肠黏膜,诱发黏膜脱垂。

直肠黏膜脱垂病理改变为直肠下段黏膜层与肌层之间结缔组织过于松弛,黏膜层下移;完全脱垂则是固定直肠的周围结缔组织过于松弛,以致直肠壁全层下移。脱出的直肠黏膜可发生炎症、糜烂、溃疡、出血,甚至嵌顿坏死。肛门括约肌因持续性地伸展、被动松弛,可发生肛门失禁,失禁后更加重了脱垂。幼儿直肠脱垂多为黏膜脱垂,往往在 5 岁前自愈;成年型直肠脱垂只要产生脱垂的因素存在,会日益加重。

【临床表现】　主要症状为有肿物自肛门脱出。初发时肿物较小,排便时脱出,便后自行复位。以后肿物脱出渐频,体积增大,便后需用手托回肛门内,伴有排便不尽和下坠感。最后在咳嗽、用力甚至站立时亦可脱出。随着脱垂加重,引起不同程度的肛门失禁,常有黏液流出,致使肛周皮肤湿疹、瘙痒。因直肠排空困难,常出现便秘,大便次数增多,呈羊粪样。黏膜糜烂、破溃后有血液流出。内脱垂常无明显症状,偶尔在行肠镜检查时发现。

检查时嘱患者下蹲后用力屏气,使直肠脱出。部分脱垂可见圆形、红色、表面光滑的肿物,黏膜皱襞呈放射状;脱出长度一般不超过 3 cm;指诊仅触及两层折叠的黏膜;直肠指诊时感到肛门括约肌收缩无力,嘱患者用力收缩时,仅略有收缩感觉。若为完全性直肠脱垂,表面黏膜有同心环皱;脱出较长,脱出部分为两层肠壁折叠,触诊较厚;直肠指诊时见肛门口扩大,感到肛门括约肌松弛无力;当肛管并未脱垂时,肛门与脱出肠管之间有环状深沟;排便造影检查时可见到近端直肠套入远端直肠内。

【治疗】　直肠脱垂的治疗依年龄、严重程度的不同而不同,主要是消除直肠脱垂的诱发因素;幼儿直肠脱垂以保守治疗为主;成人的黏膜脱垂多采用硬化剂注射治疗;成人的完全性直肠脱垂则以手术治疗为主。

1. 一般治疗 幼儿直肠脱垂有自愈的可能,应注意缩短排便时间,便后立即将脱出直肠复位,取俯卧位,用胶布固定双臀等。成人也应积极治疗便秘、咳嗽等引起腹压增高的疾病,以避免加重脱垂程度和手术治疗后复发。

2. 注射治疗 将硬化剂注射到脱垂部位的黏膜下层内,使黏膜与肌层产生无菌性炎症,粘连固定。常用硬化剂为5‰苯酚植物油、500盐酸奎宁尿素水溶液。对儿童与老人疗效尚好,成年人容易复发。

3. 手术治疗 成人完全性直肠脱垂的手术方法很多,各有优缺点和不同的复发率。手术途径有四种:经腹部、经会阴、经腹会阴和经骶部。前两种途径应用较多。

直肠悬吊固定术治疗直肠脱垂疗效肯定。术中游离直肠后,可通过多种方法将直肠、乙状结肠固定在周围组织上,主要为骶前两侧的组织上,注意勿损伤周围神经及骶前静脉丛;可同时缝合松弛的盆底筋膜、肛提肌,切除冗长的乙状结肠、直肠。

经会阴手术操作安全,但复发率较高。可将脱出的直肠甚至乙状结肠自肛门直接切除缝合。直肠黏膜脱垂可采用痔环行切除术方法切除脱垂黏膜。年老、体质虚弱者可简单地行肛门环缩术,即在局麻或腰麻下,在肛门前后各作一小切口,用血管钳经皮下绕肛门潜行分离一圈,用金属线或涤纶带在皮下环绕肛门,2～3个月后取出皮下埋置物,使肛门缩小以阻止直肠脱垂。

小 结

1. 结肠、直肠、肛管 { 解剖特点和其功能是相适应的,其血管、淋巴引流和神经的解剖特点是外科手术的重要基础
检查方法:应重视直肠指检的重要性

2. 肛裂、肛瘘、痔,以及其他良性病变选择外科治疗,应重视其治疗适应证。

3. 结肠癌、直肠癌 { 病因:虽未明确,但其相关的高危因素逐渐被认识,通过学习了解,可帮助指导健康的生活及行为,为预防疾病服务
病理与分型、分期:对临床治疗有指导作用,要建立基础与临床学科交融的意识
治疗原则:以手术治疗为主的综合治疗,注意与其他消化道肿瘤的治疗原则进行比较学习,有共性的地方,亦有其本身的不同;直肠癌的手术治疗要注意区分Miles手术、Dixon手术、Hartmann手术的选择原则;还需了解新辅助放化疗的概念

4. 大肠癌 { 排便习惯与粪便性状的改变常为大肠癌最早出现的症状,但已不是早期了
电子结肠镜检查及病理学活检是确诊手段

【思考题】

(1) 试述以齿状线为界,直肠肛管的血管、淋巴引流及神经支配的不同特点。

(2) 结肠癌的高危人群有哪些?

(3) 直肠癌的手术方法选择有哪些? 适应证是什么?

(王正兵)

第三十九章 肝疾病

学习要点

- **掌握:** ① 肝脏的分叶、分段及主要生理功能;② 细菌性肝脓肿和阿米巴肝脓肿的鉴别诊断和治疗要点;③ 原发性肝癌的临床表现及分期、诊断、鉴别诊断、手术适应证及综合治疗;④ 常见肝良性肿瘤定义及其与肝癌的鉴别诊断。
- **了解:** 肝棘球蚴病的病因病理、临床表现、诊断及鉴别诊断、预防和治疗。

肝脏是人体最大的实质性腺体,其主要生理功能是分泌胆汁,参与碳水化合物、蛋白质和脂肪等代谢与合成,对人体有重要意义,本章介绍外科常见的肝脏疾病。

第一节 解剖生理概要

一、解 剖 要 点

(1) 肝脏是人体最大的实质性腺体,其左右径约 25 cm,前后径约 15 cm,上下径约 6 cm。成人肝重量为 1 200～1 500 g。

(2) 肝脏被腹膜皱褶形成的肝周韧带固定在上腹部,包括肝圆韧带、镰状韧带、冠状韧带和左右三角韧带等。肝圆韧带是脐静脉闭锁后形成的纤维索,自脐移行至脐切迹,经镰状韧带游离缘的两层腹膜之间到达门静脉左干的囊部与静脉韧带相连。静脉韧带为左门静脉和左肝静脉之间闭锁后的静脉导管。镰状韧带将肝脏的膈面分为右大左小两部分,是左叶间裂在肝脏表面的标志。韧带下端与脐切迹和静脉韧带相连,上端向后上方延伸与冠状韧带相移行。右冠状韧带的前后两页之间有较大的间隙为裸区,左冠状韧带两页之间距离很近。左右冠状韧带的前后页向外侧延伸,分别汇合成左右三角韧带。

(3) 肝裂是肝内缺少管道(包括血管和胆管)分布的平面。肝脏有三个主裂(正中裂、左叶间裂、右叶间裂)、两个段间裂(右段间裂、左段间裂)和一个背裂。自下腔静脉左缘至胆囊窝中点的正中裂将肝脏分为左半肝和右半肝。自肝切迹至肝左静脉入下腔静脉处的左叶间裂将左半肝分为左内叶和左外叶,左段间裂将左外叶分为上下两段。肝右叶间裂将右半肝分为右前叶和右后叶,右段间裂又将右前叶、右后叶分别分成上下两段。

(4) 从肝脏的脏面看,有肝方叶和肝尾状叶。肝方叶前缘为肝脏的下缘,其左缘为肝圆韧带,后缘为第一肝门,右缘为胆囊窝。肝尾状叶位于肝脏后方,其左缘为静脉韧带,右缘为下腔静脉窝,下缘为第一肝门。

(5) Couinaud 根据肝内门静脉干的分布范围,将肝脏分为八段。Ⅰ段为尾状叶,Ⅱ段为左外叶上段,Ⅲ段为左外叶下段,Ⅳ段为左内叶,Ⅴ段为右前叶下段,Ⅵ段为右后叶下段,Ⅶ段为右后叶上段,Ⅷ段为右前叶上段。

二、生 理 功 能

1. 分泌胆汁 每日分泌胆汁 600～1 000 mL,经胆管流入十二指肠,帮助脂肪消化及脂溶性维生素 A、维生素 D、维生素 E、维生素 K 的吸收。

2. 代谢功能 食物消化后由肠道吸收的营养物质经门静脉系统进入肝。肝能将碳水化合物、蛋白质和脂肪转化为糖原，储存于肝内。当血糖减少时，又将糖原分解为葡萄糖，释入血液。

在蛋白质代谢过程中，肝主要起合成、脱氨和转氨作用。蛋白质经消化分解为氨基酸而被吸收，在肝内再重新合成人体所需要的各种重要的蛋白质，如白蛋白、纤维蛋白原和凝血酶原等。肝损害严重时，就可出现低蛋白血症和凝血功能障碍。体内代谢产生的氨是对人体有毒的物质，肝能将大部分的氨合成尿毒，经肾排出。肝细胞受损时，脱氨作用减退，血氨因此增高。肝细胞内有多种转氨酶，能将一种氨基酸转化为另一种氨基酸，以增加人体对不同食物的适应性。肝细胞受损而伴有细胞膜的变化时，转氨酶被释出于血液中，血内转氨酶就升高。

肝在脂肪代谢中起重要作用，并能维持体内各种脂质（包括磷脂和胆固醇）的恒定性，使之保持一定浓度和比例。

肝也参与多种维生素代谢。肝内胡萝卜素酶能将胡萝卜素转化为维生素 A，并加以储存。肝还储存维生素 B 族、维生素 C、维生素 D、维生素 E 和维生素 K。

在激素代谢方面，肝对雌激素、垂体后叶分泌的抗利尿激素具有灭能作用；肾上腺皮质酮和醛固酮的中间代谢大部在肝内进行。肝硬化时灭能作用减退，体内的雌激素增多引起蜘蛛痣、肝掌及男性乳房发育等现象；抗利尿激素和醛固酮的增多，促使体内水和钠的潴留，引起水肿和腹水形成。

3. 凝血功能 肝除合成纤维蛋白原、凝血酶原外，还产生凝血因子 Ⅴ、Ⅶ、Ⅷ、Ⅸ、Ⅹ、Ⅺ 和 Ⅻ。另外，储存在肝内的维生素 K 对凝血酶原和凝血因子 Ⅶ、Ⅸ、Ⅹ 的合成是不可缺少的。

4. 解毒作用 代谢过程中产生的毒物或外来的毒物，在肝内主要通过单核-吞噬细胞系统进行吞噬和通过分解、氧化和结合等方式而成为无毒。参与结合方式的主要是葡萄糖醛酸、甘氨酸等，与毒物结合后使之失去毒性或排出体外。

5. 吞噬或免疫作用 肝通过单核-吞噬细胞系统的库普弗细胞的吞噬作用，将细菌、抗原抗体复合物、色素和其他碎屑从血液中除去。

此外，肝内有铁、铜、维生素 B_{12}、叶酸等造血因素，故间接参与造血。肝又储藏大量血液，当急性失血时，有一定调节血液循环的作用。

肝的再生能力和潜力很大。动物实验证明将正常肝切除 70%～80%，仍可维持正常的生理功能，且能在约 6 周后修复生长到将近原来的重量。但在人体，一般认为约需 1 年时间。因此，当肝有局限性病变时，可施行肝段、肝叶乃至更大范围（如右三叶）肝切除术。肝对缺氧非常敏感，在常温下阻断注入肝的血流超过一定的时限，将可能引起严重的血压下降和不可逆的肝细胞缺氧坏死。故一般认为，正常肝常温下一次阻断注入肝的血流一般不应超过 15～20 min 为宜。

第二节 肝脓肿

一、细菌性肝脓肿

【病因/病理】 全身细菌性感染，特别是腹腔内感染时，细菌侵入肝，如患者抵抗力弱，可发生肝脓肿。细菌可经下列途径侵入肝：① 胆道：胆道蛔虫症、胆管结石等并发化脓性胆管炎时，细菌沿着胆管上行，是引起细菌性肝脓肿的主要原因；② 肝动脉：体内任何部位的化脓性病变，如化脓性骨髓炎、中耳炎、痈等并发生菌血症时，细菌可经肝动脉侵入肝；③ 门静脉：如坏疽性阑尾炎、痔核感染、菌痢等，细菌可经门静脉入肝内。此外，肝毗邻感染病灶的细菌可循淋巴系统侵入。开放性肝损伤时，则细菌可直接经伤口侵入肝，引起感染而形成脓肿。

致病菌多为大肠埃希菌、金黄色葡萄球菌、厌氧链球菌、类杆菌属等。单个性肝脓肿容积有时可以很大；多个性肝脓肿的直径则可在数毫米至数厘米之间，数个脓肿也可融合成一个大脓肿。

【临床表现】 起病较急，主要症状是寒战、高热、肝区疼痛和肝大。体温常可高达 39～40℃，伴恶心、呕吐、纳差和周身乏力。肝区钝痛或胀痛多属持续性，有的可伴右肩牵涉痛，右下胸及肝区叩击痛，肿大的肝有压痛；如脓肿在肝前下缘比较表浅部位时，可伴有右上腹肌紧张和局部明显触痛。巨大的肝脓肿可使右季肋呈现饱满状态，有时甚至可见局限性隆起，局部皮肤可出现凹陷性水肿。严重时或并发于胆道梗阻者，可出现黄疸。

实验室检查：白细胞计数增高，明显左移；有时出现贫血。B型超声检查可明确其部位和大小，其阳性诊断率可达96％以上，为首选的检查方法。X线胸腹部检查：右叶脓肿可使右膈肌升高；肝阴影增大或有局限性隆起；有时出现右侧反应性胸膜炎或胸腔积液。左叶脓肿，X线钡餐检查有时可见胃小弯受压、推移现象。必要时可做CT检查。

肝右叶脓肿可穿破而形成膈下脓肿，也可向右胸穿破，左叶脓肿则偶可穿入心包；脓肿如向腹腔穿破，则发生急性腹膜炎。少数情况下，胆管性肝脓肿穿破血管壁，引起大量出血，从胆道排出。在临床上表现为上消化道出血。

【诊断】　根据病史，临床表现，以及B型超声和X线检查，即可诊断该病。必要时可在肝区压痛最剧处或超声探测导引下施行诊断性穿刺，抽出脓液即可证实该病。

【鉴别诊断】

（1）阿米巴肝脓肿：具体见表39-1。

表39-1　细菌性肝脓肿与阿米巴性肝脓肿的鉴别

	细 菌 性 肝 脓 肿	阿 米 巴 性 肝 脓 肿
病史	继发于胆道感染或其他化脓性疾病	继发于阿米巴痢疾后
症状	病情急骤严重，全身脓毒血症状明显，有寒战、高热	起病较缓慢，病程较长，可有高热，或不规则发热、盗汗
血液化验	白细胞计数及中性粒细胞可明显增加。血液细菌培养阳性	白细胞计数可增加，如无继发细菌感染，血液细菌培养阴性。血清学阿米巴抗体检测阳性
粪便检查	无特殊表现	部分患者可找到阿米巴滋养体或结肠溃疡面（乙状结肠镜检）黏液或刮取涂片可找到阿米巴滋养体或包囊
脓肿	多为黄白色脓液，涂片和培养可发现细菌	大多为棕褐色脓液，无臭味，镜检有时可找到阿米巴滋养体。若无混合感染，涂片和培养无细菌
诊断性治疗	抗阿米巴药物治疗无效	抗阿米巴药物治疗有好转
脓肿	较小，常为多发性	较大，多为单发，多见于肝右叶

（2）右膈下脓肿：多继发于化脓性腹膜炎或上腹部大手术后。全身反应如寒战、发热等和局部体征常不如肝脓肿严重但右肩部牵涉性痛较著，深吸气时尤重。X线检查右膈下常有气液面出现，右侧横膈升高，膈肌运动受限。

（3）原发性肝癌：与脓肿相比，病程较慢，无急性感染表现。肝呈进行肿大坚硬、表面高低不平而无显示压痛。血清甲胎蛋白测定常呈阳性，超声波检查等有助于鉴别。但当肝癌并发高热或癌块坏死合并感染时，可导致误诊。

（4）胆道感染。

【治疗】　早期诊断，早期治疗。

1. 全身支持疗法　给予充分营养，纠正水和电解质及酸碱平衡失调，必要时多次小量输血和血浆以增强机体抵抗力。

2. 抗生素治疗　应使用较大剂量。由于肝脓肿的致病菌以大肠埃希菌和金黄色葡萄球菌最为常见，在未确定病原菌之前，可首选对此两种细菌有效的抗生素，然后根据细菌培养和抗生素敏感试验结果选用有效的抗生素。

3. 手术治疗　对于较大的单个脓肿，应施行切开引流，病程长的慢性局限性厚壁脓肿，也可行肝叶切除或部分肝切除术。多发性小脓肿不宜行手术治疗，但对其中较大的脓肿，也可行切开引流，常用的手术途径为：① 经腹腔切开引流：适用于多数患者，但术中应注意避免脓液污染腹腔，保证引流通畅；② 经腹膜外切开引流：主要用于右肝叶后侧脓肿，可经右侧第十一肋骨床或切除其小段肋骨，在腹膜外用手指钝性分离至脓肿，行切开引流，但应注意勿损伤胸膜。

手术治疗中应注意：① 脓肿已破入胸腔者，应同时引流胸腔；② 胆道感染引起的肝脓肿，应同时妥善处理胆道病变和行胆道引流；③ 血源性肝脓肿，应积极治疗原发感染灶。

4. 中医中药治疗　　多与抗生素和手术治疗配合应用，以清热解毒为主。

二、阿米巴肝脓肿的治疗

1. 非手术治疗　　药物加穿刺为主。

2. 手术治疗

（1）经皮肝穿刺置管闭式引流术：适用于病情较重，脓肿较大，有穿破危险者，或经抗阿米巴治疗，同时行多次穿刺吸脓，而脓腔未见缩小者。应在严格无菌操作下，行套管针穿刺置管闭式引流术。

（2）切开引流适用于：① 经抗阿米巴治疗及穿刺吸脓，而脓肿未见缩小，高热不退者；② 脓肿伴继发细菌感染，经综合治疗不能控制者；③ 脓肿已穿破入胸腹腔或邻近器官。切开排脓后采用持续负压闭式引流。

第三节　肝棘球蚴病

肝棘球蚴病又称肝包虫病，是畜牧地区常见的寄生虫病，大多数是犬绦虫（细粒棘球绦虫）的蚴侵入并寄生在人体肝脏所引起的单房性包囊肿（肝棘球蚴病），少数由泡状棘球绦虫的蚴所引起的泡状棘球蚴病（肝泡球蚴病），多流行于我国西北地区和内蒙古，四川西部地区。

【病因/病理】

（1）犬绦虫是最主要的终宿主为狗，中间宿主主要为羊、牛、猪、马，人也可为中间宿主。人吞食被虫卵污染的食物后，即被感染。

（2）虫卵吞食后蚴脱壳而出，穿过肠黏膜进入门静脉系统，在肝（75％）、肺（15％）或其他部位发育成包虫囊。

（3）包虫囊肿在肝内逐渐长大，引起压迫、感染、空腔脏器阻塞等并发症。

【临床表现】　患者常具有多年病史、病程呈渐进性发展。就诊年龄以 20～40 岁为最多。

（1）初期症状不明显。

（2）发展至一定阶段时，可出现上腹部胀满感，轻微疼痛或压迫邻近器官所引起的相应症状。

（3）常见的情况是患者因各种并发症而就诊。

1）因过敏反应而有皮肤瘙痒、荨麻疹、呼吸困难、咳嗽、发绀、呕吐、腹痛。

2）囊肿的继发性感染是很常见的症状。可出现细菌性肝脓肿、急性腹膜炎、严重的呼吸困难及循环紊乱、胆道阻塞及化脓性胆管炎、心包填塞、过敏性休克等严重的复杂情况。

（4）体格检查

1）大多患者全身情况良好。

2）腹部检查可见右季肋部隆起并向肋下缘突出，并可能触及边缘整齐，界限清楚，表面光滑随呼吸上下活动的半球形成包块。由于囊液的张力较大，触诊时包块硬韧，压有弹性，叩有震颤即"包虫囊震颤"是特征性表现。

【诊断/鉴别诊断】

1. 病史及体征　　早期临床表现不明显，往往不易发觉。在询问病史时应了解患者居住地区，是否有与狗、羊等接触史，临床症状如前述。

2. X 线检查　　肝顶部囊肿可见到横膈升高，动度受限，亦可有局限性隆起，肝影增大。有时可显示圆形，密度均匀，边缘整齐的阴影，或有弧形囊壁钙化影。

3. 包虫皮内试验（casoni）试验　　为肝包虫的特异性试验，阳性率达 90％～95％，有重要的诊断价值。

4. 超声波检查　　能显示囊肿的大小和所在的部位、有时可发现子囊的反射波。

5. 同位素肝扫描　　可显示轮廓清晰的占位性病变。

【预防】　在畜牧区广泛开展有关包虫病知识的宣传；消灭野犬，加强家犬的管理，儿童勿玩耍狗；防止犬粪污染草场，饲料，水源，预防羊群染病，加强宰杀管理，病死的羊尸应深埋或焚毁。注意个人卫生；保护水源，搞好环境卫生。

【治疗】

1. 手术治疗为首选　　手术原则:清除内囊,防止囊液外溢,消灭外囊残腔,预防感染。为了防止术中因囊肿破裂,大量囊液溢入腹腔而引发过敏性休克,有建议术前应用肾上腺皮质激素,但未被普遍采用。为了防止破裂,发生过敏反应和播散种植,推荐用染成蓝黑的深色纱布垫(易于辨认外溢的囊内容)将囊肿与腹腔隔开。封闭法尽量抽吸囊液,囊内注入 3 000 mL 的高渗盐水灌洗(等待 5 min,反复 2～3次)以杀死头节,切开外囊壁,摘除内囊。

(1) 传统的内囊摘除术:操作简单、安全、便于开展。在摘除内囊过程中,可能出现包虫头节外溢或残留,术后复发率为 4.5％～20.2％,残腔并发症也较高。故摘除内囊后要用 3％过氧化氢液擦抹外囊壁。当外囊壁坚韧,残腔不易塌陷,且与大胆管相通时,可行外囊空肠 Roux - en - Y 吻合术。

(2) 包虫囊肿合并感染,子囊和头节均死亡,可切开外囊壁,清除腔内污物,尽可能缩小残腔,置闭式引流,配合抗感染治疗。

(3) 肝部分切除或肝叶切除术:适用于囊壁钙化,内囊不易摘除,或局限于一叶的多个囊肿,或囊腔引流后残腔难以闭合者。

2. 药物治疗　　药物治疗通常难以达到治愈的效果,适用于有广泛播散和手术危险性大的患者。可用阿苯达唑(albendazole),较易吸收,囊内浓度可达到血浆水平。用药 6～24 个月,约 30％的囊壁消失,30％～50％囊肿变小,但有 20％～40％治疗前后无变化。

3. 经 B 超引导下穿刺抽液　　注射 25％的乙醇,重新抽吸,也可获得良好疗效。这一方法不适用于囊肿和胆管相通的患者,因为囊内压力下降会使胆管瘘口闭合困难。切记勿注射甲醛溶液,否则可以引起硬化性胆管炎。也有报道经腹腔镜穿刺引流而获得良好疗效者。

由泡状棘球绦虫引起的肝泡球蚴病少见,狐狸是终宿主。幼虫的生长导致肝坏死和肉芽肿反应,其生物学行为酷似局部的恶性肿瘤,常累及胆管、肝静脉、下腔静脉等。手术切除病变可获治愈。阿苯达唑治疗有效,却不能根治。如病变范围广,手术不能完全切除,后果恶劣,则肝移植应是较好的治疗方法。

第四节　肝　肿　瘤

一、原发性肝癌

发病率:亚洲国家的发病率高于美国和西欧国家;在我国东南沿海为高发区;男女比例约为 2∶1。

【病因/病理】

1. 根据大体病理形态可分为三型　　① 巨块型;② 结节型;③ 弥漫型。

2. 按肿瘤大小　　① 微小肝癌(直径≤2 cm);② 小肝癌(2 cm＜直径≤5 cm);③ 大肝癌(5 cm＜直径≤10 cm);④ 巨大肝癌(＞10 cm)。

3. 根据病理组织分型　　① 肝细胞型肝癌;② 胆管细胞型肝癌;③ 混合型肝癌。

【临床表现】

1. 早期　　缺乏典型症状,表现无特征性。

2. 主要症状　　① 肝区痛:为最常见症状,因癌瘤使肝包膜紧张所致。② 腹胀:消化功能障碍及腹水可引起腹胀。③ 胃肠功能紊乱:纳差最常见,亦常有恶心,呕吐及腹泻。④ 上腹部肿块:是肝癌最重要的体征,质地坚硬,不规则状。⑤ 消瘦、无力:多为中、晚期表现。⑥ 发热:为癌肿坏死所致。可为弛张型,呈持续性。⑦ 出血现象:多见于伴有严重肝硬化或肝癌晚期的患者。表现如鼻出血、牙龈出血、皮下瘀斑等。⑧ 某些全身性综合征:是癌组织产生某些内分泌激素物质所引起,如低血糖症、红细胞增多症、类白血病反应、高血钙症等。

【体征】　　进行性肝大,不规则、硬、有压痛;腹水呈进行性增加,穿刺可为血性。脾大;黄疸,多在晚期出现,由于胆管受压及肝实质破坏所致。以及其他肝实质损害的表现。

【诊断】

(1) 典型症状与体征。

（2）甲胎蛋白测定：具有相对专一性。

对无肝癌其他证据，AFP 对流免疫电泳法阳性或定量＞500 ng/mL 持续一个月以上，并能排除妊娠、活动性肝病、生殖腺胚胎性肿瘤等即可诊断为肝细胞癌。

（3）血液酶学检查：仅作为辅助诊断。

（4）超声检查：B超检查可显示肿瘤的大小、形态、所在部位及肝静脉或门静脉内有无癌栓等，其诊断符合率可达 90％，是目前较好有定位价值的非侵入性检查方法。

（5）放射性核素肝扫描。

（6）CT 检查：分辨率高，可检出直径 1.0 cm 左右的早期肝癌，应用增强扫描有助于血管瘤鉴别。对于肝癌的诊断符合率高达 90％。

（7）选择性腹腔动脉或肝动脉造影检查：对血管丰富的癌肿，有时可显示直径为 0.5～1 cm 的占位病变，其诊断正确率高达 90％。可确定病变的部位、大小和分布，特别是对小肝癌的定位诊断是目前各种检查方法中最优者。

（8）X线检查。

（9）肝穿刺行针吸细胞学检查：有确定诊断意义，目前多采用在 B 型超声引导下行细针穿刺，有助于提高阳性率，但有导致出血、肿瘤破裂和针道转移等危险。

【鉴别诊断】 下列疾病应与原发性肝癌鉴别。

1. 肝硬化 病程发展缓慢，肿大的肝脏仍保持正常的轮廓。超声波检查，放射性核扫描和血清 AFP 测定，有助于鉴别。但当肝硬化的肝脏明显肿大，质硬而呈结节状；或因肝脏萎缩，硬变严重，在放射性核素肝扫描图上表现为放射性稀疏区时，鉴别不易。应密切观察，并反复测定血清 AFP 以做动态观察。

2. 继发性肝癌 病程发展相对较缓慢；血清 AFP 测定多为阴性。主要鉴别方法是寻找肝脏以外有无胃肠道、泌尿生殖系统、呼吸系统、乳腺等处的原发性癌肿病灶。

3. 肝脓肿 一般都有化脓性感染或阿米巴病病史和寒战发热等临床表现。肿大肝脏表面无强节，但多有压痛。超声波检查肝区内有液性暗区。

4. 肝包虫病 多见于我国西北牧区。右上腹或上腹部有表面光滑的肿块，患者一般无明显的自觉症状。肝包虫皮内试验阳性可资鉴别。

此外，还须与肝脏邻近器官，如右肾，结肠肝曲、胃、胰腺等处的肿瘤相鉴别。

【治疗】

1. 治疗原则 早期发现、早期诊断及早期治疗并根据不同病情发展阶段进行综合治疗，是提高疗效的关键；而早期施行手术切除仍是最有效的治疗方法。对无法手术的中、晚期肝癌，可根据病情采用中医中药、化疗、冷冻、肝动脉栓塞化疗等。

2. 手术疗法

（1）适应证：估计病变局限于一叶或半肝，无严重肝硬化，临床上无明显黄疸，腹水或远处转移，肝功能及代偿好，全身情况及心、肺、肾功能正常者可进行手术探查或施行肝切除术。

（2）术式：肝切除术式的选择应根据患者的全身情况、肝硬化程度、肿瘤大小和部位及肝脏代偿功能等而定。肝切除手术中一般至少要保留正常肝组织的 30％，或硬化肝组织的 50％，否则不易代偿。对伴有肝硬化的小肝癌，采用距肿瘤 2 cm 以外切肝的根治性局部肝切除术，同样可获得满意的效果。

（3）肝切除术后应注意预防处理继发性出血、胆瘘，腹腔内脓肿、脓胸、腹水和肝性脑病等并发症。

3. 肝动脉化疗栓塞（DSA） 肝动脉内含化学药物的栓塞剂栓塞化疗，都有一定疗效。肝动脉栓塞化疗，可使肿瘤缩小，部分患者可因此而获得二期手术切除的机会。采用经股动脉插管超选择性肝动脉造影定位下，行肝动脉栓塞化疗，具有可以反复多次施行的特点。

4. 中医中药疗法 辨证施治，攻补兼施。补法主要包括调理脾胃、养阴柔肝、补益气血等方药。攻法主要为活血化瘀、软坚散结、清热解毒等方法。

5. 化学疗法 全身化疗主要配合肝癌手术切除后，经探查已不能切除者和弥漫型肝癌等使用。在有黄疸、腹水、肝功能代偿不全和全身衰竭时，一般不宜应用。

6. 放射治疗 对一般情况较好，肝功能无严重损害，无黄疸、腹水，无脾功能亢进和食管静脉曲张，癌块较局限，尚无远处转移而无法切除的患者，可采用放疗为主的综合治疗。临床应用深部 X 线，[60]钴外照射治疗。

二、继发性肝癌

(1) 由其他部位肿瘤转移而来。

(2) 多为多个结节。

(3) 常以原发肿瘤所引起的症状为主要表现。

(4) AFP 测定多为阴性。

(5) 治疗以原发病为主,局限者可以手术。

三、肝良性肿瘤

(1) 以肝海绵状血管瘤为最常见,多为单发,最危险的并发症为破裂出血。

(2) 肝占位,CT 检查有强化,AFP 阴性。

(3) 治疗:手术,DSA 栓塞,放疗。

(4) 其他肿瘤:肝细胞腺瘤;肝硬化结节等。

第五节　肝囊肿

　　肝囊肿(cyst of liver)是较常见的肝良性疾病,分为寄生虫性(如肝棘球蚴病)和非寄生虫性肝囊肿。后者又可分为先天性、创伤性、炎症性和肿瘤性囊肿。临床多见的是先天性肝囊肿,它又可分为单发性和多发性两种,后者又称多囊肝(polycystic disease of liver)。

　　单发性肝囊肿以 20~50 岁年龄组多见,男女发生率之比为 1∶4。囊肿发生于肝右叶居多。囊肿小者直径仅数毫米,大者含液量>500 mL,甚至可占整个肝叶。多发性肝囊肿以 40~60 岁女性多见。囊肿大小不等,多累及全肝,肝大变形;但也可局限于一段或一叶。囊壁内层上皮细胞可因肝囊肿大小而不同,呈现为柱状、立方形、扁平状或缺如,外层为胶原样组织;囊液澄清透明,多不含胆汁。

　　先天性肝囊肿生长缓慢,小的囊肿不引起任何症状,多系 B 型超声、CT 等影像学检查或其他腹部手术中发现。囊肿增大到一定程度,则可因压迫邻近脏器而出现食后饱胀、恶心、呕吐、右上腹隐痛不适等症状。体格检查可能触及右上腹肿块和肝大。肿块与肝相连,表面光滑,带囊性感,无明显压痛而可随呼吸上下移动。多发性肝囊肿可能在肝表面触及多个囊性大小不等的结节。

　　除上述临床表现外,B 型超声检查是诊断肝囊肿的首选方法。CT 检查可明确囊肿的大小、部位、形态和数目。大的肝囊肿可因其所在部位不同,X 线检查可显示膈肌抬高或胃肠受压移位等征象。多发性肝囊肿患者还应检查肾、肺、胰及其他脏器有无囊肿(多囊病)或先天性畸形。

　　小的肝囊肿而又无症状者,不需特殊处理;大而又出现症状者,应予适当治疗。常用的方法有:在 B 型超声引导下囊肿穿刺抽液术。囊肿"开窗术"或"去顶术",即在剖腹术下或经腹腔镜切除部分囊壁,吸净囊液后使囊腔向腹腔开放。囊肿切除术则适用于肝边缘部位、带蒂突向腹腔的囊肿。肝左外叶巨大肝囊肿,可行肝叶或肝部分切除术。

　　对并发感染、囊内出血或囊液染有胆汁者,可在"开窗术"后放置引流或穿刺置管引流,待囊腔缩小和萎瘪后拔除引流。与胆管相沟通的厚壁囊肿,也可行囊肿空肠"Y"形吻合术,但此法常易引起继发感染。

知识拓展

多发性肝囊肿

　　多发性肝囊肿一般不主张手术治疗,仅限于处理引起明显症状的大囊肿,可行囊肿穿刺抽液或行"开窗术",以缓解症状。病变局限于肝的一段或一叶,且伴有症状,患者情况允许,则可行病变肝段或肝叶切除术。

　　病变十分广泛的多发性肝囊肿晚期患者,由于肝组织破坏严重,肝功能受损,可出现腹水、黄疸和引起门静脉高压症。合并多囊肾者,最终影响肾功能,并可因肾衰竭死亡。

小　结

1. 肝脓肿
   - 细菌性肝脓肿：继发于胆道感染或其他化脓性疾病，起病急骤，有寒战、高热全身中毒症状明显，白细胞计数及中性粒细胞可明显增加，脓肿较小，常为多发性，脓液呈黄白色，涂片和培养可发现细菌，抗阿米巴药物治疗无效
   - 阿米巴性肝脓肿：继发于阿米巴痢疾后，起病较缓慢，病程较长，可有高热，或不规则发热、盗汗，白细胞计数可增加，部分患者粪便检查可找到阿米巴滋养体或包囊，较大，脓肿多为单发，多见于肝右叶，脓液大多为棕褐色，无臭味，镜检有时可找到阿米巴滋养体，抗阿米巴药物治疗有好转

2. 原发性肝癌
   - 分型
     - 根据大体病理形态：巨块型、结节型、弥漫型
     - 根据肿瘤大小：微小肝癌（直径≤2 cm）、小肝癌（2 cm＜直径≤5 cm）、大肝癌（5 cm＜直径≤10 cm）和巨大肝癌（＞10 cm）
     - 根据病理组织：肝细胞型肝癌、胆管细胞型肝癌、混合型肝癌
   - 治疗原则
     - 以手术为主的综合治疗
     - 早期：施行手术切除仍是最有效的治疗方法
     - 中、晚期：无法手术者，可根据病情采用肝动脉化疗栓塞（DSA）、中医中药疗法、化学疗法和放射疗法等非手术治疗

【思考题】

(1) 试述原发性肝癌与其他肝脏占位性病变（肝海绵状血管瘤、继发性肝癌、脂肪浸润、肝脓肿等）的鉴别诊断。

(2) 如何对原发性肝癌进行早期诊断？

(3) 简述原发性肝癌的治疗原则。

(张培建)

第四十章　门静脉高压症

学习要点

- **掌握**：门静脉高压症的临床表现、诊断和治疗原则。
- **熟悉**：门静脉高压症出血的处理。
- **了解**：门静脉高压症的病因、病理生理。

门静脉高压症（portal hypertension）是指门静脉的血流受阻、血液淤滞时，引起门静脉系统压力的增高。临床上表现有脾大和脾功能亢进、食管胃底静脉曲张和呕血、腹水等一系列症状。门静脉正常压力为 1.27～2.35 kPa（13～24 cmH_2O），平均值为 1.76 kPa（18 cmH_2O）。

【病因/病理生理】 约 90% 以上的门静脉高压症由肝硬化引起。南方地区，主要是血吸虫病性肝硬化，其他地区主要是肝炎后肝硬化。亦可见于肝外门静脉阻塞，如门静脉主干的先天性畸形、海绵窦样变、腹腔内感染等引起门静脉内血栓形成和粘连，但较少见。

门静脉系统无瓣膜，通过流入的血量和流出的阻力形成并维持正常压力。门静脉血流阻力增加，常是门静脉高压症的始动因素。按阻力增加的部位，可将门静脉高压症分为肝前、肝内和肝后三型。肝内型又可分为窦前、窦后和窦型。在我国，肝炎后肝硬化是引起肝窦和窦后阻塞性门静脉高压症的常见病因。肝内窦前阻塞性病因主要是血吸虫病。

门静脉高压症形成后，可以发生下列病理变化。

1. 脾大和脾功能亢进 门静脉血流受阻后，首先出现脾充血、肿大。脾窦长期充血使脾内纤维组织、脾髓细胞增生，发生脾功能亢进，血液中红细胞、白细胞和血小板均减少。

2. 静脉交通支的扩张 肝内门静脉通路受阻时，由于门静脉无瓣膜，四个交通支开放并扩张，形成静脉曲张。其中，以胃底食管下段交通支距离门静脉主干和腔静脉最近、承受压力差最大、静脉曲张改变最严重。该静脉曲张后，可使覆盖的黏膜变薄而易受反流胃酸的侵蚀和坚硬粗糙食物的机械性损伤；当患者咳嗽、呕吐、用力排便、负重等使腹腔内压突然升高时，可引起曲张静脉破裂，导致致命性大出血。其他，如直肠上、下静脉丛扩张可引起继发性痔；脐旁静脉与腹上、下深静脉交通支扩张，可引起前腹壁静脉曲张；腹膜后的小静脉可明显扩张、充血。

3. 腹水 门静脉压力升高使门静脉系统毛细血管床的滤过压增加，同时由肝硬化引起的低蛋白血症使血浆胶体渗透压下降及淋巴液生成增加，促使液体从肝、肠浆膜面漏入腹腔形成腹水。此外，因肝功能不全，肾上腺皮质激素，如醛固酮和垂体后叶分泌的抗利尿激素增多，促使肾小管对钠和水的重吸收增强，导致水钠潴留而加剧腹水形成。

【临床表现/诊断】

1. 脾大、脾功能亢进 在门静脉高压症的早期即可有脾脏充血、肿大，程度不一，在左肋缘下可扪及。后期可伴有脾功能亢进。

2. 呕血和黑便 食管胃底曲张静脉突然破裂发生大出血，是门静脉高压症时最凶险的并发症，一次出血量可达 1 000～2 000 mL。由于肝功能损害引起凝血功能障碍及脾功能亢进导致血小板计数减少，因此一旦发生出血，难以自止。血液在胃肠内经胃酸及其他消化液的作用，随粪便排出时呈柏油样黑便。大出血、休克和贫血可致肝细胞严重缺氧坏死，极易诱发肝性脑病。据统计，首次大出血患者的死亡率可高达 25%，在第一次大出血后的 1～2 年内，约 50% 患者可再次并发大出血。

3. 腹水 是肝功能严重受损的表现，约 1/3 患者有腹水。常伴有腹胀、气急、食欲减退、下肢水肿。

4. 其他 可伴有肝大、黄疸、蜘蛛痣、腹壁静脉曲张、痔等。

【辅助检查】

1. 常规检查　脾功能亢进时,全血细胞计数减少,白细胞计数降至 3×10^9/L 以下,血小板计数减至 $(70\sim80)\times10^9$/L 以下,血红蛋白和血细胞比容下降。

2. 肝功能检查　常反映为血浆白蛋白水平降低而球蛋白增高,白、球蛋白比例倒置,凝血酶原时间延长。

3. 影像学检查

(1) B超检查:可了解肝脏和脾脏的形态、大小、有无腹水及门静脉扩张。

(2) 食管吞钡 X 线检查:可发现食管和胃底静脉曲张的征象。在食管为钡剂充盈时,曲张的静脉使食管黏膜呈虫蚀状改变;排空时,则表现为蚯蚓样或串珠状负影。但这在内镜检查时更为明显。

(3) 腹腔动脉(静脉相)或肝静脉造影:可确定门静脉受阻部位及侧支回流情况。

4. 静脉压力测定　主要用于预测食管、胃底静脉曲张出血及估计药物治疗和硬化剂治疗的反应。

【治疗】　预防和控制急性食管、胃底静脉曲张破裂引起的上消化道大出血,解除或改善脾大、脾功能亢进;治疗顽固性腹水。

1. 食管胃底曲张静脉破裂出血的治疗

(1) 非手术治疗

1) 紧急处理:绝对卧床休息;开通静脉通道、快速输液、输血;维持呼吸道通畅,防止呕血误吸引起窒息或吸入性肺炎。但应避免过量扩容,防止门静脉压力反跳性增加而引起再出血。

2) 应用止血药:药物止血首选血管收缩药或与血管扩张药硝酸酯类合用。① 三甘氨酰赖氨酸加压素:常用量为 $1\sim2$ mg 静脉滴注,每 6 h 1 次。② 生长抑素(somatostatin)和它的八肽衍生物奥曲肽(octreotide):生长抑素首次剂量 250 μg 静脉注射,以后每小时 250 μg 静脉持续滴注。奥曲肽首次剂量 50 μg 静脉注射,以后每小时 $25\sim50$ μg 静脉滴注。推荐 5 d 药物治疗。垂体后叶素可使内脏小动脉收缩、门静脉血流量减少,降低门静脉压力而产生止血作用。用法:每分钟 $0.2\sim0.4$ U 持续静脉滴注,出血停止后减至每分钟 0.1 U,维持 24 h。药物治疗的早期再出血率较高,必须采取进一步的措施防止再出血。

3) 内镜治疗:经纤维内镜将硬化剂(多选用鱼肝油酸钠)直接注入曲张静脉内,使之闭塞及其黏膜下组织硬化,达到止血和预防再出血目的。主要并发症是食管黏膜溃疡、狭窄或穿孔。

4) 三腔管压迫止血:利用充气的气囊分别压迫胃底和食管下段的曲张静脉,达到止血目的,以此争取时间作紧急手术准备(图 40-1)。

5) 介入放射疗法:经颈静脉途径在肝静脉与门静脉的主要分支间置入支架,建立门体分流通道。即肝内门体分流术(transjugular intrahepatic portosystemic shunt,TIPS),适用于食管胃底曲张静脉破裂出血经药物和硬化剂治疗无效、肝功能失代偿、不宜行急症门体分流手术的患者。

(2) 手术治疗分两类:① 通过各种分流手术,降低门静脉压力;② 阻断门奇静脉间的反常血流,达到止血目的。手术可在食管胃底曲张静脉破裂出血时施行,也可为预防再出血择期施行。

1) 分流术:通过手术吻合血管的方法,使门静脉血液分流到压力较低的腔静脉内,以降低门静脉压力,制止出血。常用分流手术包括:① 门腔静脉分流术。② 脾肾静脉分流术。③ 脾腔静脉分流术。④ 肠系膜上、下腔静脉分流术。分流术仅适用于无活动性肝病及肝功能代偿良好者。

2) 断流术:方式很多,阻断部位和范围各不相同。其中以贲门周围血管离断术最为有效,不仅离断了食管胃底的静脉侧支,还保存了门静脉的入肝血流。适合于门静脉系统中无可供与体静脉吻合的通畅静脉、肝功能较差(Child C 级)及不适合做分流术的患者。该手术包括切除脾、结扎切断贲门周围的 4 组血管:① 冠状静脉(胃支、食管支及高位食管支);② 胃短静脉;③ 胃后静脉;④ 左膈下静脉;同时结扎切断与静脉伴行的同名动脉,才能彻底阻断门奇静脉间的反常血流,有效控制曲张静脉破裂出血。

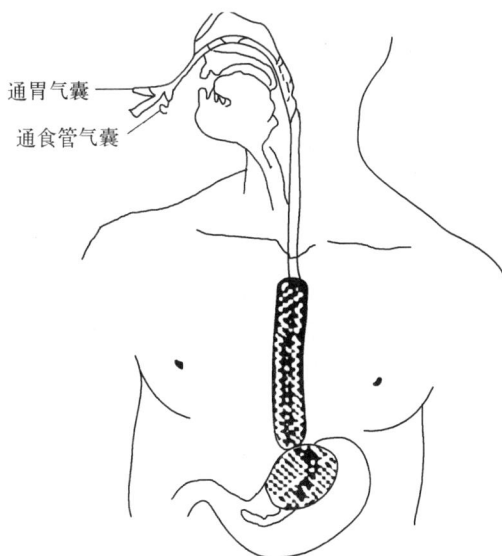

通胃气囊

通食管气囊

图 40-1　三腔管压迫止血法

　　3）肝移植：是治疗终末期肝病并发门静脉高压、食管胃底曲张静脉破裂出血的理想方法，既替换了病肝，又使门静脉系统血液动力学恢复到正常。

　　2. 腹水的外科治疗　　对肝硬化引起的顽固性腹水，有效的治疗方法是肝移植。其他疗法包括TIPS和腹腔-静脉转流术。

　　3. 脾大、脾功能亢进的外科治疗　　明显的脾功能亢进多见于晚期血吸虫病患者，因肝功能多较好，单纯脾切除效果良好。该类患者若同时伴有食管、胃底静脉曲张并曾有破裂出血史，应考虑在脾切除的同时行贲门周围血管离断术。

知识拓展

三腔二囊管操作步骤

　　(1) 洗手，戴口罩、帽子。

　　(2) 认真检查三腔二囊管气囊有无松脱、漏气，充气后膨胀是否均匀，通向食管囊、胃囊和胃腔的管道是否通畅。找到管壁上45、60、65 cm三处的标记及三腔通道的外口。

　　(3) 对躁动不安或不合作患者，可肌内注射地西泮5～10 mg。清除鼻腔内的结痂及分泌物。

　　(4) 抽尽双囊内气体，将三腔管之前端及气囊表面涂以液状石蜡。将三腔管从患者鼻腔送入，达咽部时嘱患者吞咽，使三腔管顺利送入至65 cm标记处，如能由胃管腔抽出胃内容物，表示管端已至幽门。

　　(5) 用注射器先向胃气囊注入空气250～300 mL（囊内压5.33～6.67 kPa，即40～50 mmHg），使胃气囊充气，用血管钳将此管腔钳住，然后将三腔管向外牵拉，感觉有中等度弹性阻力时，表示胃气囊已压于胃底部。再以0.5 kg重砂袋通过滑车持续牵引三腔管，以达到充分压迫之目的。

　　(6) 经观察仍未能压迫止血者，再向食管囊内注入空气100～200 mL（囊内压4～5.33 kPa，即30～40 mmHg），然后钳住此管腔，以直接压迫食管下段的曲张静脉。

　　(7) 定时由胃管内抽吸胃内容物，以观察有否继续出血，并可自胃管进行鼻饲和有关治疗。

　　(8) 每2～3 h检查气囊内压力一次，如压力不足应及时注气增压。每8～12 h食管囊放气并放松牵引一次，同时将三腔管再稍深入，使胃囊与胃底黏膜分离，放气前先口服液体石蜡15～20 mL，以防胃底黏膜与气囊粘连或坏死。30 min后再使气囊充气加压。

　　(9) 出血停止24 h后，取下牵引砂袋并将食管气囊和胃气囊放气，继续留置于胃内观察24 h，如未再出血，可嘱患者口服液体石蜡15～20 mL，然后抽尽双囊气体，缓缓将三腔管拔出。

TIPSS的方法

　　以Seldinger法及Richter法常用，在此仅介绍德国学者Richter的方法。术前患者应通过CT和MRI检查，辨清肝静脉与门静脉之间的空间关系，并改善患者营养状况。穿刺右颈内静脉，在导丝引导下将Rups-100经颈内静脉、上腔静脉、右心房、下腔静脉，送入肝右静脉。由超声导向选择右肝静脉或肝段下腔静脉为穿刺出发点，向门静脉右支或左支穿刺，减少盲目穿刺和损伤。确认门静脉被穿中后，将0.035 inch亲水膜导丝经套管送至脾静脉或肠系膜上静脉，5F直侧孔导管行直接门静脉造影并测压，再将Rups-100四部件沿导丝推入脾静脉或肠系膜上静脉。穿入门脉后可通过造影观察穿刺点的位置。穿刺道用8～10 mm/6 cm球囊进行扩张，造影检查直接分流道有无造影剂外溢或与胆管交通，置入直径8～10 mm的金属内支架。放置支架必须完全覆盖肝实质通道，并要求该通道与肝静脉不能成角。再次直接门静脉造影及测压。手术成功的标准为：门脉压力较术前降低10～20 cmH₂O，分流道两静脉间压力差最佳为1.6 kPa。

小　结

1. 门静脉高压症 $\Big\{$ 形成后可以发生脾大和脾功能亢进、静脉交通支的扩张、腹水等一系列病理生理变化

临床表现：脾大、脾功能亢进、呕血和黑便、腹水，可伴有肝大、黄疸、蜘蛛痣、腹壁静脉曲张、痔等

2. 食管、胃底静脉曲张破裂出血应快速建立静脉通道迅速补液，通过止血药、内镜止血、三腔两囊管压迫、介入放射疗法止血，这既可以作为保守治疗也可以为手术争取时间。手术治疗包括分流术和断流术。

【思考题】

（1）简述门静脉高压症的外科治疗原则。

（2）门静脉高压症的临床表现是什么？

（朱云祥）

第四十一章　胆道疾病

在胆道系统可以发生肿瘤、感染、梗阻、寄生虫病、先天性畸形、胆总管囊肿等多种疾病，胆石症又是胆道系统特有的常见疾病。鉴于胆道系统在局部解剖和生理功能上的复杂性，及其和肝脏的密切关系，胆系疾病的治疗较为困难，且有一定的复发率和死亡率。

第一节　解剖生理概要

胆道系统的应用解剖：胆道起于毛细胆管，其终末端与胰管汇合，开口于十二指肠乳头，外有 Oddi 括约肌围绕。

一、肝内胆管

肝内胆管起自毛细胆管，汇集成小叶间胆管，肝段、肝叶胆管及肝内部分的左右肝管。肝内胆管的左、右肝管为一级支，左内叶、左外叶、右前叶、右后叶胆管为二级支，各肝段胆管为三级支。

二、肝外胆道

1. 左右肝管和肝总管　左、右肝管出肝后，在肝门部汇合形成肝总管。左肝管细长，长 2.5～4 cm，与肝总管间形成约 90°的夹角；右肝管粗短，长 1～3 cm。在肝门处，一般是左、右肝管在前，肝左、右动脉居中，门静脉左、右主干在后；左、右肝管的汇合点位置最高，左、右门静脉主支的分叉点稍低；肝左、右动脉的分叉点最低。

肝总管直径为 0.4～0.6 cm，其下端与胆囊管汇合形成胆总管，由于这一汇合点高低不同，胆总管一般长约 3 cm，最长可达 7 cm，有时肝总管前方有肝固有动脉发出的肝右动脉，肝内、外胆道系统或胆囊动脉越过，6%～10%的人有副肝管，1%左右的人可无肝总管，胆道手术时应注意这些解剖变异。

2. 胆总管　肝总管与胆囊管汇合形成胆总管，长 7～9 cm，直径 0.4～0.8 cm。胆总管分为四段：① 十二指肠上段：经肝十二指肠韧带右缘下行，肝动脉位于其左侧，门静脉，胆总管下段胰管汇合处位于两者后方。临床上胆总管探查、引流常在这个部位施行。② 十二指肠后段：行经十二指肠第一段后方。其后方为下腔静脉，左侧有门静脉和胃十二指肠动脉。③ 胰腺段：在胰头后方的胆管沟内或实质内下行。④ 十二指肠壁内段：行至十二指肠降部中段，斜行进入肠管后内侧壁，长 1.5～2 cm。80%～90%的人胆总管与主胰管在肠壁内汇合，膨大形成胆胰壶腹，亦称乏特(Vater)壶腹。壶腹周围有括约肌(称 Oddi 括约肌)，末端通常开口于十二指肠大乳头。另有 15%～20%的胆总管与主胰管分别开口于十二指肠。Oddi 括约肌主要包括胆管括约肌、胰管括约肌和壶腹括约肌,它具有控制和调节胆总管及胰管的排放,以及防止十二指肠内容物反流的重要作用。

3. 胆囊　　呈梨形,位于肝的胆囊窝内。长 5～8 cm,宽 3～5 cm,容积 40～60 mL;分为底、体、颈三部。底部为盲端,向左上方延伸为体部,体部向前上弯曲变窄形成胆囊颈,三者间无明显界限。颈上部呈囊性扩大,称 Hartmann 袋,胆囊结石常滞留于此处。

4. 胆囊管　　由胆囊颈延伸而成,长 2～3 cm,直径为 0.2～0.4 cm。胆囊起始部内壁黏膜形成螺旋状皱襞,称 Heister 瓣。

胆囊管、肝总管、肝下缘所构成的三角区称为胆囊三角(Calot 三角)。胆囊动脉、肝右动脉、副右肝管在此区穿过,是胆道手术极易发生误伤的区域。胆囊淋巴结位于胆囊管与肝总管相汇处夹角的上方,可作为手术寻找胆囊动脉和胆管的重要标志。

三、胆道的血管、淋巴和神经

胆管有丰富的血液供应,主要来自胃十二指肠动脉、肝总动脉和肝右动脉,这些动脉的分支在胆总管周围相互吻合成丛状。胆囊、肝总管、胆总管上部由胆囊动脉供血;胆总管下部的血供来自胰十二指肠动脉及十二指肠后动脉的分支。胆囊静脉和肝外胆道静脉直接汇入门静脉。

胆囊的淋巴引流入胆囊淋巴结和肝淋巴结,并与肝组织内的淋巴管有吻合。肝外胆管的淋巴引流入位于肝总管和胆总管后方的淋巴结。

胆道系统分布着丰富的神经纤维,主要来自腹腔丛发出的迷走神经和交感神经。术中过度牵拉胆囊致迷走神经受激惹,可诱发胆心反射;严重者可产生胆心综合征,甚至发生心搏骤停,需高度重视。

四、胆 道 的 结 构

肝外胆管黏膜层由单层柱状上皮构成,含杯状细胞和其他含黏液的细胞;肌层含平滑肌和弹力纤维层,受刺激时肌纤维可痉挛性收缩引起绞痛;浆膜层由结缔组织组成,含神经纤维和血管分支。

胆囊黏膜层由高柱状细胞组成,具吸收作用;底部含小管泡状腺体,可分泌黏液。胆囊内的众多黏膜皱襞,能增加浓缩胆汁的能力。肌层内层呈纵形,外层呈环形,夹以弹力纤维。外膜层由结缔组织及肝包膜延续而来的浆膜形成。

胆道系统的生理功能胆道系统具有分泌、储存、浓缩与输送胆汁的功能,对胆汁排放入十二指肠起着重要的调节作用。

1. 胆汁的生成、分泌和代谢　　胆汁的分泌和功能:成人每日分泌胆汁 800～1 200 mL,胆汁主要由肝细胞分泌,约占胆汁分泌量的 3/4,胆管细胞分泌的胆汁,约占 1/4。胆汁中 97% 是水,其他成分主要有胆汁酸与胆盐、胆固醇、磷脂和胆红素等。

胆汁呈中性或弱碱性,其主要生理功能是:① 乳化脂肪:胆盐随胆汁进入肠道后与食物中的脂肪结合使之形成能溶于水的脂肪微粒而被肠黏膜吸收,并能刺激胰脂肪酶的分泌和使其被激活,水解脂类,促使脂肪、胆固醇和脂溶性维生素的吸收;② 胆盐有抑制肠内致病菌生长繁殖和内毒素形成的作用;③ 刺激肠蠕动;④ 中和胃酸等。

胆汁分泌的调节:胆汁分泌受神经内分泌的调节。迷走神经兴奋胆汁分泌增加,交感神经兴奋胆汁分泌减少。促胰液素、促胃液素、胰高糖素、肠血管活性肽等可促进胆汁分泌;生长抑素、胰多肽等则抑制胆汁分泌。胆汁分泌还受药物和食物的影响。最强地促进胆汁分泌的是促胰液素。胃酸、脂肪和蛋白质的分解产物从胃进入十二指肠后,刺激十二指肠黏膜分泌促胰素和促胆囊收缩素(CCK),两者均可引起胆囊平滑肌收缩和 Oddi 括约肌松弛。

胆汁的代谢胆固醇不溶于水而溶于胆汁。胆汁中的胆盐和磷脂形成的微胶粒将胆固醇包裹于其中,而使其溶解。当胆盐与磷脂的比例为(2～3):1 时,胆固醇的溶解度最大。再者,胆汁中的 Zeta 电位越高,微胶粒的稳定性越大。在胆汁中还存在着一种由磷脂酰胆碱和胆固醇按同等比例组成的球泡,亦称胆固醇磷脂泡,其中无胆盐。球泡溶解胆固醇的能力比微胶粒大 10～20 倍,可溶解 80% 以上的肝胆汁内的胆固醇。但球泡的数量随胆盐浓度的增加而减少,当胆汁中胆盐浓度超过 40 mmol/L 时,球泡消失。胆汁中球泡越少,胆固醇越不稳定,易于析出形成结石。

胆汁酸(盐)由胆固醇在肝内合成后随胆汁分泌至胆囊内储存并浓缩。进食时于胆盐随胆汁排至肠道,其中 95％的胆盐能被肠道(主要在回肠)吸收入肝,以保持胆盐池的稳定,称为肠肝循环。当胆盐的肠肝循环被破坏,胆汁中胆盐减少,或胆固醇增加,则胆固醇易于析出形成结石。胆红素在肝内与葡萄糖醛酸结合,随胆汁排入肠道后不被重吸收,在回肠下段及结肠内经细菌作用转变为尿胆素原,后者小部分被肠吸收,由肝细胞摄取、处理后再从胆汁排入肠腔,形成胆色素的肠肝循环。如胆色素在肝内未与葡萄糖醛酸相结合,或当胆道感染时,大肠埃希菌所产生的牙葡萄糖醛酸酶将结合性胆红素水解成为非结合性胆红素,易聚结析出与钙结合形成胆红素钙,促发胆色素结石形成。

2. 胆囊、胆管的生理功能　　胆管的主要生理功能是输送胆汁至胆囊和十二指肠,胆管还分泌胆汁。胆管输送胆汁至十二指肠则由胆囊和 Oddi 括约肌协调完成。由于空腹时或餐间 Oddi 括约肌的压力高于胆总管和胆囊管的压力,从而迫使胆汁流入胆囊。进餐后,胆囊收缩,括约肌松弛,胆汁排入十二指肠。胆管内压力超过胆汁分泌压时即可抑制胆汁分泌和发生胆血反流。近来认为,1.96 kPa(20 cmH_2O)的压力即有可能导致胆血反流,因为毛细胆管直接与肝窦相通。因此,在行 T 管造影或胆道冲洗时,注入压力不宜过高。

3. 胆囊的生理功能　　胆囊通过吸收、分泌和运动而发挥浓缩、储存和排出胆汁的作用。其主要功能有:① 浓缩储存胆汁:胆囊容积仅为 40～60 mL,但 24 h 内能接纳约 500 mL 由肝分泌的胆汁,胆囊黏膜有很强的吸收水和电解质的功能,胆汁可浓缩 5～10 倍而储存于胆囊内。② 排出胆汁:胆汁的分泌是持续的,而胆汁的排放则随进食而断续进行,通过胆囊平滑肌收缩和 Oddi 括约肌松弛来实现,受神经系统和体液因素(胃肠道激素、代谢产物、药物等)的调节。每次排胆时相长短与食物的种类和量有关。每个排胆时相完成后仍约有 15％的胆汁留在胆囊内。CCK 是餐后胆囊收缩的主要生理性刺激因子。③ 分泌功能:胆囊黏膜每日分泌约 20 mL 黏液性物质,主要是黏蛋白,有润滑和保护胆囊黏膜的作用。胆囊管梗阻,胆汁中胆红素被吸收,胆囊黏膜分泌黏液增加,胆囊内积存的液体呈无色透明,称为白胆汁。积存白胆汁的胆囊称胆囊积水。

胆囊切除后,胆总管可稍有代偿性扩大,管壁增厚,黏膜腺体肥厚增多,从而使肝胆汁在通过胆管系统时可得到一定的浓缩。

第二节　胆　石　症

胆石症包括发生在胆囊和胆管的结石。胆囊炎与胆石症是腹部外科常见病。胆囊炎与胆石症关系密切,炎症可促使结石形成,而结石梗阻又可发生炎症,两者往往合并存在。在胆囊炎的病例中,95％属结石性的,余者为非结石性胆囊炎。

胆石按其组成成分的不同,分为三类:① 胆固醇结石:可多种形态的黄色结石;② 胆色素结石:结石呈棕黑色或棕褐色;③ 混合性结石:结石形状和颜色可多样。

一、胆　囊　结　石

【临床表现】

(1) 消化不良等胃肠道症状。

(2) 胆绞痛是其典型表现。

(3) Mirizzi 综合征。

(4) 胆囊积液。

(5) 其他:① 继发性胆总管结石;② 胆源性胰腺炎;③ 结石压迫致胆囊十二指肠瘘,结石经瘘排入小肠引起肠梗阻(结石性肠梗阻);④ 胆囊癌变。

【诊断】

(1) 病史和临床表现:可为诊断提供有益线索,确诊需影像学检查。

(2) B 超检查:是首选方法,诊断胆囊结石的正确率在 96％以上。

(3) CT、MRI 等检查:也可显示胆囊结石,在必要时可采用。

【治疗】

（1）首选方法是胆囊切除，效果确切。应及时行胆囊切除术。

（2）胆囊切除时如有下列情况应同时探查胆总管：① 术前已证实或高度怀疑有胆总管结石（梗阻性黄疸表现或病史；反复发作胆绞痛、胆管炎、胰腺炎病史；术中胆道造影证实有结石，胆道梗阻或胆管扩张）。② 术中扪及胆总管内有结石、蛔虫或肿块；或发现胆总管扩张，直径＞1 cm，管壁增厚；或发现有胰腺炎表现；或胆管穿刺抽出脓性、血性胆汁或泥砂样胆色素颗粒。

（3）腹腔镜胆囊切除：是具有较多优点的微创手术，禁忌证包括：① 疑有胆囊癌变；② 合并原发性胆管结石及胆管狭窄；③ 腹腔内严重感染及腹膜炎；④ 疑有腹腔广泛粘连；⑤ 合并妊娠；⑥ 有出血倾向或凝血功能障碍；⑦ Mirizzi 综合征；⑧ 合并胆肠瘘；⑨ 心肺等重要器官功能障碍而难以耐受手术者。

（4）对于年老、有严重心血管疾患等不能耐受手术的患者，可考虑溶石疗法。

二、肝外胆管结石

【胆管结石成因】

（1）继发于胆囊结石系某些原因胆囊结石下移至胆总管，称为继发性胆管结石。

（2）原发性胆管结石可能与胆道感染、胆管狭窄、胆道寄生虫感染尤其是蛔虫感染有关。胆道的感染、梗阻在结石的形成中，互为因果，相互促进。

【病理】　主要病理变化有如下几点。

（1）胆管梗阻。

（2）继发感染。

（3）胆源性肝脓肿。

（4）胆源性胰腺炎。

（5）胆汁性肝硬化。

【临床表现】

1. 典型表现为 Charcot 三联症（腹痛、寒战高热和黄疸）　① 腹痛：多为绞痛，呈阵发性发作，或持续性疼痛阵发性加剧；② 寒战高热；③ 黄疸：黄疸多呈间歇性和波动性。

2. 体格检查　肝区叩痛，腹膜刺激征，胆囊肿大并触痛。

3. 实验室　白细胞计数、胆红素、转氨酶和（或）碱性磷酸酶升高。

4. 影像学　B超、PTC、ERCP 可提供结石的部位、数量、大小，以及梗阻的部位和程度。

【诊断】　依据临床表现和影像检查结果，诊断多无困难。

【鉴别诊断】

1. 肾绞痛　疼痛向股内侧或外生殖器放射，伴血尿，无发热，无腹膜刺激征，肾区叩痛明显。腹部平片多可显示肾、输尿管区结石。

2. 肠绞痛　伴恶心、呕吐、腹胀、便闭。腹部可见肠型；可有腹部压痛和（或）腹膜刺激征。腹部平片显示有液气平面。

3. 壶腹癌和胰头癌　起病相对缓慢，腹痛轻或无，黄疸呈进行性加深，无寒战高热，无腹膜刺激征，肝大和胆囊肿大；ERCP、CT 检查可助诊断。

【治疗】

1. 手术原则　① 取尽结石；② 解除狭窄和梗阻；③ 去除病灶；④ 通畅引流。

2. 胆总管切开取石加 T 管引流术

（1）T 管处理：要妥为固定，防止受压扭曲和扯脱。应连接于无色消毒瓶内，记录胆汁量（一般300～500 mL/d，过多过少均提示存在问题），经常观察胆汁颜色、性状、有无沉渣。放置时间一般两周，如为了支撑吻合口，则应延长时间，至少半年。需要时应予以冲洗。

（2）拔 T 管指征：① 时间在 2 周左右；② 胆管与十二指肠完全通畅，包括：胆汁引流量日渐减少，粪便色正常；③ 血清胆红素趋向正常；④ 抬高或夹闭 T 管，患者无腹胀、腹痛、发热、黄疸加重等；⑤ 经T 管逆行胆道造影证明胆道十二指肠间通畅、无残余结石；⑥ 胆汁检查清亮、无脓球、红细胞和虫卵等。

3. 胆肠吻合术 亦称胆肠内引流术。适用于：① 胆总管扩张≥2.5 cm,下端有炎性狭窄等梗阻性病变,且难以用手术方法解除者;② 结石呈泥沙样不易取尽,有结石残留或结石复发者。

4. 其他 Oddi 括约肌成形术、经内镜下括约肌切开取石术。

三、肝内胆管结石

肝内胆管结石病因复杂,但与肝内感染、胆汁淤滞、胆道蛔虫等因素有关：① 肝内胆管狭窄;② 急性和慢性胆管炎;③ 肝胆管癌。

【临床表现】 合并肝外胆管结石时,其临床表现与肝外胆管结石相似。未合并肝外胆管结石者,可多年无症状。如发生梗阻和继发感染,则出现寒战或高热,甚至出现急性梗阻性化脓性胆管炎表现。

【诊断】

1. 影像学检查 主要依据影像学检查结果：B超、PTC 检查可显示肝内胆管结石的分布和肝胆管的狭窄和扩张情况,对确定诊断和指导治疗有重要意义。

2. PTC 的 X 线特征 ① 肝总管或左右肝管处有环形狭窄,狭窄近端胆管扩张,其中可见结石阴影;② 左右肝管或肝内某部分胆管不显影;③ 左右叶肝内胆管呈不对称性、局限性、纺锤状或哑铃状扩张。

3. CT、MRCP 检查 也有重要诊断价值,可选用。

【治疗】 宜采用以手术方法为主的综合治疗。

(1) 手术原则：尽可能取净结石,解除胆道狭窄及梗阻,去除肝内感染性病灶,建立和恢复通畅的胆汁引流及预防复发：① 高位胆管切开及取石;② 胆肠内引流;③ 肝叶(段)切除。

(2) 中西结合治疗。

(3) 残石的处理：胆道镜下取石,经 T 管注入接触性溶石药物。

第三节　胆道感染

按发病部位分胆囊炎和胆管炎。按发病急缓和病程经过分急性和慢性炎症。

胆道感染与胆石病互为因果关系。胆石症容易引起细菌感染。而胆道感染又可诱发结石形成。约95%的胆囊炎合并胆囊结石,称结石性胆囊炎;约 5%的胆囊炎无胆囊结石,称非结石性胆囊炎。急性胆管炎患者大多有胆道梗阻因素存在。如梗阻未能解除,感染未被控制,病情继续发展,则可发生急性梗阻性化脓性胆管炎。急性胆管炎和 AOSC 是同一疾病的不同发展阶段。AOSC 又称急性重症型胆管炎。

一、急性结石性胆囊炎

【临床表现/诊断】

(1) 女性多见,发作前常有右上腹间歇性隐痛不适史,急性发作的典型表现是突发右上腹阵发性绞痛,患者常有低热,但多无畏寒,部分患者可出现黄疸。

(2) 体格检查：右上腹的腹膜刺激征,Murphy 征阳性,可扪及肿大而有触痛的胆囊。

(3) 实验室检查：多数患者白细胞计数升高;部分患者的胆红素升高。

(4) 影像学检查：B超和 MRCP 有重要诊断价值。

【治疗】 迟早要接受手术治疗。

1. 非手术疗法 可作为治疗手段,或作为术前准备内容。大多数患者经非手术治疗后病情能够控制,可以在日后行择期手术。

2. 手术治疗

(1) 手术时机：年老体弱的高危患者,应争取做择期性手术。

(2) 急诊手术适用于：① 发病在 48～72 h 以内;② 非手术治疗无效且病情恶化;③ 有胆囊穿孔、弥漫性腹膜炎、化脓性胆管炎、坏死性胰腺炎等并发症者。

(3) 手术方法：胆囊切除术和胆囊造口术。

二、急性非结石性胆囊炎

病因尚不清楚。该病男性多见，临床表现与急性结石性胆囊炎相似，但胆囊坏死和穿孔的发生率较高，因而在治疗方面，多数学者认为该病确诊后应及早手术治疗。

三、急性梗阻性化脓性胆管炎

急性梗阻性化脓性胆管炎是急性胆管炎重症阶段，即急性重症型胆管炎。最常见的梗阻因素是胆管结石，其次是胆道蛔虫和胆管狭窄，其他因素则相对少见。胆管梗阻后，管内压力会升高。细菌和毒素损害肝细胞并逆流入血。继而造成全身性感染和多器官功能损害。

【临床表现】

(1) 多有胆道疾病发作史和胆道手术史。

(2) 起病急，病情进展快，除有胆道感染的 Charcot 三联征（腹痛、寒战高热、黄疸）外，还可出现休克和中枢神经系统受抑制表现。即 Reynolds 五联征。

(3) 实验室检查。

(4) 影像学检查。

【诊断】 结合临床典型的五联征表现、实验室及影像检查常可做出诊断。对于不具备典型五联征者，当其体温持续在 39℃ 以上，脉搏＞120 次/min，白细胞＞20×10^9/L，血小板降低时，即应考虑为急性梗阻性化脓性胆管炎。

【治疗】 原则是紧急手术解除胆道梗阻并引流胆汁，及早而有效地降低胆管内压力。

1. 非手术治疗 既是治疗手段，又可作为术前准备：① 抗生素疗法；② 纠正水盐和酸碱失衡；③ 补液疗法；④ 对症与支持治疗。

2. 手术治疗 常用胆总管切开减压 T 管引流术。

3. 非手术方法置管减压引流 常用 PTCD 和经内镜鼻胆管引流术（ENAD）。如 PTCD 或 ENAD 治疗后病情无改善，应及时改行手术治疗。

第四节 原发性硬化性胆管炎

【临床表现/诊断】

(1) 是一种特发性淤胆性疾病：胆管弥漫性炎症，广泛纤维化致管壁增厚和管腔狭窄是该病的病理特征。

(2) 病因不明。可能与自身免疫和慢性肠源性感染有关。

(3) 胆管病变可为均一性、节段性或不规则性。最终将逐渐发展致胆汁性肝硬化、门脉高压症、肝衰竭而死亡。

(4) 起病缓慢，黄疸初期呈间歇性加重，后期呈慢性持续性梗阻性，伴瘙痒及间歇性右上腹疼痛、恶心呕吐、乏力、体重减轻等。晚期常有肝硬化和门静脉高压症表现。

(5) ERCP 显示胆管普遍性或局限性狭窄或节段性多处狭窄。病变累及肝内胆管时，胆管分支呈枯树枝状。

【治疗】 尚无特殊有效治疗方法。

1. 非手术治疗 可选用皮质激素、免疫抑制剂、考来烯胺和抗生素等药物治疗。

2. 手术治疗 目的是引流胆汁、胆管减压以减轻肝损害。手术方式应个体化。可选用狭窄段胆管切除，扩张胆管与空肠吻合，胆管内置入金属支撑架。对持续黄疸合并胆汁性肝硬化或弥漫性病变不能用常用手术方法矫正者，可选用肝移植术。

第五节　胆道蛔虫病

肠道蛔虫钻入胆道即引起胆道蛔虫病。是一种常见的胆道寄生虫病,占胆道疾病的 $8\%\sim12\%$,可发病于任何年龄、以儿童青年多见、无性别差异、农村较为多见。处理不当,可引起多种并发症、危害甚大,也是原发性胆管结石的原因之一。

【病因病理】

(1) 蛔虫有喜碱厌酸、有钻孔习性,在胆管炎、结石及括约肌松弛等更易引起成虫钻胆。

(2) 蛔虫进入胆道后,其机械刺激,引起括约肌强烈痉挛收缩,出现胆绞痛,尤其部分钻入者,刺激症状更频发,在其完全进入胆道或自行退出,症状可缓解或消失。

(3) 蛔虫钻入胆道所引起的胆管阻塞不完全,故甚少发生黄疸,主要是蛔虫带入的细菌导致胆管炎症,且可引起急性重症胆管炎、肝脓肿、膈下脓肿、胆汁性腹膜炎、急性胰腺炎、胆道出血、中毒性休克,以至死亡。

【临床表现/诊断】

(1) 腹痛:突发性剑突下阵发性钻顶样剧烈绞痛,可向右肩背部放射。疼痛发作时患者辗转不安,呻吟不止,大汗淋漓,可伴恶心、呕吐或呕吐蛔虫。疼痛可突然缓解,间歇期宛如常人。疼痛可反复发作,持续时间不一。

(2) 恶心呕吐:常有发生,多在绞痛时,相伴发生,吐出物中可含胆汁或黄染蛔虫。有的为"干呕",患者不能正常进食。

(3) 全身症状:早期无明显发冷发热,当并发急性化脓性胆管炎、胆囊炎时可有发冷发热和黄疸。如并发肝脓肿、膈下感染、败血症等,则出现寒战高热,甚至中毒性休克等。

(4) 体征:早期虽然上腹绞痛,但腹软或仅上腹深在轻微压痛,无肌紧张,与其他急腹症显著不同。晚期如出现肝、胆化脓性感染、腹膜炎,可有腹膜刺激征:腹部压痛、反跳痛和肌紧张。或可触及肿大而有压痛的肝脏、胆囊等。由于胆道蛔虫堵塞或胆石并存,或肝脏中毒性损害,可有不同程度的黄疸。

(5) B 超检查和 ERCP 检查。

(6) 剧烈的腹部绞痛与轻微的腹部体征是该病的特点和诊断要点。

(7) 化验:早期白细胞及中性白细胞计数正常或轻度升高,当出现合并症时则显著增高,嗜酸粒细胞多增高。

【治疗】

1. 非手术治疗　① 解痉止痛;② 利胆驱蛔;③ 防治感染;④ ERCP 取虫。

2. 手术治疗

(1) 手术指征:① 积极治疗 3～5 d,症状无缓解或加重者;② 进入胆管内蛔虫较多,难用非手术疗法治愈,或蛔虫与结石并存者;③ 胆囊蛔虫病;④ 合并重症型胆管炎、急性重症胰腺炎、肝脓肿等严重并发症者。

(2) 手术方式:胆总管探查取虫加 T 管引流术。

【预防】　应加大卫生宣教,改善卫生条件,注意饮食饮水卫生,控制感染源,切断感染途径,降低胆道蛔虫感染率。

第六节　胆道疾病常见并发症

胆道疾病常见并发症如下:① 胆囊穿孔;② 胆道出血;③ 胆管炎性狭窄;④ 胆源性肝脓肿;⑤ 胆源性胰腺炎;⑥ 胆管损伤。

预防措施:防止医源性胆总管远段损伤的措施:① 认真对待每一次手术。② 麻醉满意,切口适当,使手术野得到良好的显露。③ 确保在胆囊管无张力的情况下给予结扎。④ 切忌盲目钳夹。⑤ 术中可配合使用纤维胆道镜,以减少胆道损伤。⑥ 取石钳运行应与胆总管纵轴方向平行。

第七节 胆 道 肿 瘤

一、胆囊息肉样病变

（1）绝大多数为良性病变，极少数是早期的恶性病变。

（2）目前普遍认为下述 5 种胆囊息肉样病变应手术治疗：① 息肉直径大于 1 cm 或短期内快速增长者；② 直径大于 0.5 cm 的单发性广基息肉样病变者；③ 息肉不规则、基底宽或局部胆囊壁增厚者；④ 腺肌性增生性息肉位于胆囊体部者；⑤ 息肉病变伴有症状者。

二、胆 囊 癌

80％为腺癌，其类型仅为 20％。

按病变侵犯范围，Nevin 将胆囊癌分为 5 期，具体如下所述。

Ⅰ期为黏膜内原位癌。

Ⅱ期为癌肿侵犯黏膜和肌层。

Ⅲ期为癌肿侵犯胆囊壁全层。

Ⅳ期为癌肿侵犯胆囊壁全层并有周围淋巴结转移。

Ⅴ期为癌肿侵犯肝和(或)其他器官。

【临床表现】

1. 早期(非浸润期)无明显症状　　中期(早期浸润期)可有腹痛并向肩背部放射，侵犯胆囊管时可有胆绞痛或急性胆囊炎表现。晚期(晚期浸润期)可有腹痛、黄疸、腹水、消瘦、包块、恶心呕吐等表现。

2. 实验室检查　　CEA、CA19‐9、CA125 等可呈阳性。

3. 影像学检查　　B超和CT检查可发现肿块，并可发现癌肿的侵犯和转移情况。

【治疗】

1. 单纯胆囊切除术　　Nevin Ⅰ期者。

2. 胆囊根治性切除术　　Nevin Ⅱ、Ⅲ、Ⅳ期者。

3. 姑息性减黄手术　　晚期梗阻性黄疸不能手术者。

二、胆 管 癌

【病因】　尚不明，可能因素如下所述。

（1）约 30％合并有胆管结石。

（2）原发性硬化性胆管炎。

（3）先天性胆管扩张症。

（4）其他如华支睾吸虫感染。

【部位】　发生在胆管上1/3 者占 50％以上，中 1/3 和下 1/3 段各占 10％～20％。

【病理】

1. 大体形态　　① 乳头状癌；② 结节状硬化癌；③ 弥漫性癌：难与硬化性胆管炎鉴别。

2. 组织学类型　　癌肿多数为高分化，腺癌，生长缓慢，转移较晚，主要沿胆管壁向上、向下浸润扩散。

【临床表现/诊断】

（1）黄疸是胆管癌的早期和主要表现。特点是黄疸呈进行性加深，伴皮肤瘙痒，尿色深黄、粪便呈陶土色。患者常有腹痛、恶心呕吐、纳差、消瘦、乏力。有时可出现胆管炎症状。

（2）实验室检查：表现为梗阻性黄疸、AKP 及转氨酶升高。

（3）B超：为首选检查，可显示病变部位和范围，但不能确定病变性质。

（4）MRCP、PTC和ERCP可确定病变的部位和范围。

【治疗】

（1）手术切除肿瘤是主要的治疗手段。

（2）肿瘤已无法切除者，可采用姑息性手术。

（3）体外或体内架桥式置管行胆肠转流术。

（4）通过肿瘤段胆管置支撑管引流。

（5）立体定向适形放疗。

（6）化疗、中药治疗、生物治疗及其他治疗。

第八节　胆道先天性畸形

一、先天性胆道闭锁

先天性胆道闭锁是胆道先天性发育障碍所致的胆道梗阻，大多数胆道闭锁于生后几周后临床有所表现。

【病因】

（1）先天性发育畸形学说。

（2）病毒感染学说。

【病理】　按闭锁部位可分为三型：① 肝内型；② 肝外型；③ 肝内外混合型。

【临床表现】

1. 黄疸　　梗阻性黄疸是该病突出表现。常在生后1～2周后出现，持续性存在，呈进行性加深。

2. 营养及发育不良　　发病3～4个月后都有营养和发育不良表现。

3. 肝脾肿大　　是该病特点。随病情发展而呈进行性肿大。若梗阻不能解除，晚期将发展为胆汁性肝硬化。

【诊断】

（1）生后1～2月持续存在黄疸，陶土色大便和肝大者怀疑该病。

（2）出生4周黄疸仍进行性加重；血清胆红素持续上升，而且以直接胆红素升高为主。

（3）B超、CT、MRCP等影像学检查支持。

【治疗】　若怀疑患儿存在胆道闭锁，应当在生后2个月内施行剖腹手术，因为延迟手术会导致患儿发生不可逆的胆汁性肝硬化。Kasai术（肝门肠吻合术）常能重建胆汁通道。然而许多患儿术后仍存在明显的慢性病患，包括胆汁淤积，反复胆道炎症和发育迟缓，从而导致晚期死亡率增加。

对于肝衰竭的患儿，肝移植挽救了肝脏的功能。

二、先天性胆管扩张症

【病因】　尚未阐明。

（1）先天性胰胆管合流异常。

（2）先天性胆道发育不良。

（3）遗传因素。

【病理】　根据胆管扩张的部位、范围和形态分五种类型。

Ⅰ型：胆总管囊性扩张。

Ⅱ型：胆总管憩室样扩张。

Ⅲ型：胆总管开口部囊性脱垂。

Ⅳ型：肝内外胆管扩张。

Ⅴ型：肝内胆管扩张(Caroli 病)。

【临床表现】 典型表现为腹痛、腹部包块和黄疸三联症,症状多呈间歇性发作。

【诊断】 对于有典型"三联症"及反复发作胆管炎者,诊断不难。但多数患者仅有其中 1～2 个症状,故需借助其他检查确诊。B 超检查、核素扫描、PTC、ERCP、胆管造影等检查对确诊有帮助。

【治疗】

(1) 手术是唯一有效的治疗方法,确诊后应尽早手术。常用术式是囊肿切除后胆管空肠吻合术。囊肿胃肠道吻合术,因术后可致复发性胰腺炎和癌变等严重后果而被废弃。

(2) 病情危笃者可先行囊肿造瘘外引流术,待情况改善后再行二期囊肿切除和胆肠内引流术。

(3) 局限性肝内胆管扩张者,可行病变肝切除术。

(4) 广泛性肝内胆管扩张者,可考虑肝移植术。

知识拓展

墨 菲 征

检查者以左手掌放在患者的右肋缘部,将拇指放在腹直肌外缘与肋弓交界处(胆囊底体表投影点)。首先以拇指用中度压力压迫腹壁,然后嘱患者行深呼吸.深吸气时,发炎的胆囊触及正在加压的大拇指,引起疼痛,患者因疼痛而突然屏气,即胆囊触痛征,又称 Murphy 征阳性,见于急性胆囊炎。

小 结

1. 胆石症
    - 基本概念:胆石症是指发生在胆囊、肝外胆管(肝总管、胆总管)和肝内胆管的结石
    - 诊断:病史和临床表现(腹痛、寒战高热和黄疸)、实验室检查(白细胞计数、胆红素、转氨酶和(或)碱性磷酸酶升高)和 B 超、CT、MRI 或 MRCP、PTC 和 ERCP 等影像学检查可提供结石的部位、数量、大小,以及梗阻的部位和程度
    - 手术原则:切除胆囊、取尽结石、解除狭窄和梗阻、去除病灶、通畅引流
2. 胆道感染:结石性胆囊炎、非结石性胆囊炎、急性胆管炎和急性梗阻性化脓性胆管炎。
3. 腹腔镜胆囊切除术
    - 是具有较多优点的微创手术
    - 禁忌证:疑有胆囊癌变、合并原发性胆管结石及胆管狭窄、腹腔内严重感染及腹膜炎、疑有腹腔广泛粘连、合并妊娠、有出血倾向或凝血功能障碍、Mirizzi 综合征、合并胆肠瘘及心肺等重要器官功能障碍而难以耐受手术者

【思考题】

(1) 简述急性胆囊炎的分类、病因和临床表现。

(2) 简述急性梗阻性化脓性胆管炎的临床表现及诊断步骤。

(3) 试述急性梗阻性化脓性胆管炎的处理原则。

(张培建)

第四十二章 消化道大出血的鉴别诊断和处理原则

学习要点

- **掌握**：上、下消化道大出血的不同特点。
- **熟悉**：上消化道大出血的常见原因。
- **了解**：上消化道出血的处理原则及下消化道出血的治疗手段。

消化道大出血(massive alimentary tract bleeding)是常见病，随着年龄的增加，发病率也有所增加。在成年人，急性消化道出血一次失血量达 800 mL 以上，或约占总循环血量的 20%，当收缩压＜100 mmHg、脉率＞100 次/min 时，患者就会表现出低血压的症状和体征，如视力模糊、头晕、手足发冷、冷汗、直立位昏厥等。上消化道大出血(massive upper alimentary tract bleeding)又称急性上消化道出血(acute upper gastrointestinal bleeding)，表现为呕血(hematemesis)，血色鲜红(新近出血)或呈棕褐色(稍前的出血)，黑粪症(melena)并有恶臭(血在肠道被分解)。黑粪症(不同于摄食铁或秘制剂后的黑便 black stool)通常表示出血来自上消化道，但也可见于结肠。鲜血自直肠排出称为便血(hematochezia)，便血通常提示出血来自下消化道。尽管现代诊断技术有了很大的进步，消化道出血的部位和病因诊断仍然是一个难题，消化道大出血的死亡率仍然徘徊在 6%～12%。

第一节 上消化道大出血

上消化道包括食管、胃、十二指肠、空肠上段(也有主张以 Treitz 韧带为界)和胆道。但临床所见，出血几乎都发生在 Treitz 韧带的近端，很少来自空肠上段。为了叙述方便，将小肠出血归到下消化道大出血进行讨论。上消化道大出血的病因，在不同的国家，甚至同一国家的不同地区报道都有差异。

【病因】 根据国内资料，引起上消化道大出血有下列五种常见的病因。

1. 胃、十二指肠溃疡 详见第三十五章"第二节胃、十二指肠溃疡的外科治疗"相关内容。

2. 门静脉高压症 详见"第四十章门静脉高压症相关内容。

3. 出血性胃炎(hemorrhagic gastritis) 又称糜烂性胃炎(erosive gastritis)或应激性溃疡(stress ulcer)，约占 5%。患者多有酗酒，服用非甾体类抗炎药物如吲哚美辛、阿司匹林等，或肾上腺皮质激素药物史；也可以发生在休克、脓毒症、烧伤、大手术和中枢神经系统的损伤后。表现为表浅的、大小不等的、多发的胃黏膜糜烂，底部常有活动性出血和血块，部分病例仅见弥漫性渗血，可导致大出血。

4. 胃癌 占 2%～4%。癌组织缺血坏死，表面发生糜烂或溃疡，侵蚀血管引起大出血。胃癌引起的上消化道大出血，黑粪症比呕血更常见。

5. 胆道出血(hemobilia) 各种原因导致血管与胆道沟通，引起血液涌入胆道，再进入十二指肠，统称胆道出血。最常见的病因是胆道感染、肝外伤，其他原因有肝胆肿瘤、肝血管瘤、胆管结石压迫和手术损伤等。胆道出血的三联症是胆绞痛、梗阻性黄疸和消化道出血。

【临床表现】 上消化道大出血的临床表现取决于出血的速度和出血量的多少，而出血的部位高低则是次要的。如果出血很急、量很多，则既有呕血，也有便血；由于血液在胃肠内停滞的时间很短，呕的血多为鲜血；由于肠蠕动过速，便血也相当鲜红。反之，出血较慢，量较少，则常出现黑粪症，较少为呕血；由于血液在胃肠道内停滞时间较长，经胃肠液的作用，呕出的血多呈棕褐色，便血多呈柏油样或紫黑色。50～100 mL 的出血量，常表现为黑粪症，出血 1 000 mL 即有便血。

虽然如此,但仔细分析,不同部位的出血仍有其不同特点,如能抓住这些特点,进而明确出血的部位,这不仅对于诊断出血的原因有一定意义,而且在需要手术时寻找出血点也有帮助。上消化道大出血的部位大致可分为下列三区:① 食管或胃底出血(曲张静脉破裂),一般很急,来势很猛,一次出血量常达500～1 000 mL,常可引起休克。临床主要表现是呕血,单纯便血的较少。而且,常在积极采用非手术疗法的同时,短期内仍可反复呕血。② 胃和十二指肠球部出血(溃疡、出血性胃炎、胃癌),虽也很急,但一次出血量一般不超过500 mL,并发休克的较少。临床上可以呕血为主,也可以便血为主。经过积极的非手术疗法多能止血,但日后可再出血。③ 球部以下出血(胆道出血),出血量一般不多,一次为200～300 mL,很少引起休克,临床上表现以便血为主。采用积极的非手术疗法后,出血可暂时停止,但常呈周期性复发,间隔期一般为1～2周。

必须重视的是,如果只从上消化道出血时的情况来判断出血的部位和病因是不够的,还必须从病史、体检、实验室检查等各方面进行分析,从而得出正确的诊断。

应详细追问病史。消化性溃疡患者进食和服用制酸药可缓解上腹部疼痛,或曾经内镜或X线检查证明有胃、十二指肠溃疡;肝硬化、门静脉高压症患者常有大量嗜酒、肝炎或血吸虫病史;或过去曾经X线或内镜检查有食管静脉曲张;进行性体重下降和厌食应考虑消化道肿瘤;出血性胃炎常有服用破坏胃黏膜屏障和损伤胃黏膜的药物,如阿司匹林等非甾体类和固醇类药物史,也易发生在严重创伤、大手术、重度感染和休克等应激状态时。

这些患者如果发生上消化道大出血,诊断上一般没有困难。但有些患者在出血前没有任何症状,例如,10%～15%胃、十二指肠溃疡出血的患者没有溃疡病史;门静脉高压症上消化道出血的患者,约1/4的出血原因并非是曲张的静脉破裂,而可能是溃疡病或门静脉高压性胃病等;许多肝内胆道出血的患者没有肝内感染的病史;以往出血病因虽已得到确诊,也不能断定一定是这次出血的病因。因此,要明确出血的部位和病因,就必须依靠客观的检查材料。

体检时应包括仔细地检查鼻咽部,以排除来自鼻咽部咽下的血液。如果发现有蜘蛛痣、肝掌、腹壁皮下静脉曲张、肝脾大、腹水、巩膜黄染等,多可诊断为食管、胃底曲张静脉破裂出血。但没有腹水、肝脾大也不很明显的患者,尤其在大出血后,门静脉系统内血量减少,脾可能暂时缩小、不易扪及,常能增加诊断上的困难。肝内胆道出血多有类似胆绞痛的剧烈上腹部疼痛的前驱症状,右上腹多有不同程度的压痛,甚至可触及肿大的胆囊。感染性胆道出血,同时伴有寒战、高热,并出现黄疸,这些征象综合考虑,有助于明确诊断。

实验室检查:需做血红蛋白、红细胞计数、血细胞比容、中性粒细胞计数;肝功能试验(胆红素、碱性磷酸酶、白蛋白、谷草转氨酶、谷丙转氨酶);凝血功能(血小板计数、凝血酶原时间、纤维蛋白原、部分凝血活酶时间);血液生化(血尿素氮;血尿素氮/血肌酐比值大于25∶1,可能提示出血来自上消化道)检查。由于消化道出血丧失的是全血,在呕血和黑便后,没有充分时间使血浆容量平衡,血红蛋白浓度、血细胞比容、红细胞计数的变化不会立即反映出来。血小板计数在活动性出血后1 h开始升高,白细胞计数在2～5 h增多。3/4的上消化道大出血患者,数小时后血中尿素氮常可升高>11.9 mmol/L,可能与血液在消化道中分解产物吸收和低血压引起尿素氮清除率下降有关。氮质血症不仅与上消化道出血量有关,也与肾功能损害严重程度有关。如果尿素氮迟迟不能恢复正常,提示肾功能持续受损伤,或继续有活动性出血,或血液循环量不足。

经过以上的临床分析,如果仍不能确定大出血的病因,在考虑一些少见的外科疾病,如贲门黏膜撕裂综合征(mucosal tear syndrome of the cardia, Mallory-Weiss syndrome)、食管裂孔疝(esophageal hiatal hernia)、胃壁动脉瘤(gastric aneurysms)、胃息肉(gastric polyps)、血管畸形(vascular anomalies)等的同时,仍应在上述的五种常见病因中多予探讨。临床经验证明,在这种情况下,尤以下列四种病因存在的可能性最大:① 临床上没有症状的溃疡,大多是十二指肠溃疡;② 门静脉高压症,食管静脉曲张不明显,也没有肝硬化的明显体征;③ 出血性胃炎;④ 无症状的早期胃癌,大多由胃小弯溃疡转变而来。在这四种病因中,最需要鉴别的仍然是食管、胃底曲张静脉的破裂出血与胃或十二指肠溃疡的出血。

【辅助检查】

1. 鼻胃管或三腔管检查　　鼻胃管吸引常可诊断上消化道出血的部位,判定出血的速度。如鼻胃管放至食管与胃交界处(约距中切牙40 cm),经管注入少量等渗盐水,轻轻抽吸,如有血液,说明出血来自食管或胃;如导管进入胃中,抽出清亮胃液,表明出血位于胃以下的消化道;如抽出清亮的胆汁,可以排除出血在十二指肠的近端。鼻胃管吸引简单、安全,但并非完全可靠,约10%的上消化道出血患者,鼻胃管吸引呈阴性。需要指出,肝硬化患者并发胃、十二指肠溃疡较一般人为多,为10%~15%。因此,肝硬化患者即使已有食管或胃底静脉曲张,也不能排除溃疡出血的可能。对这种患者用三腔管检查来明确出血部位,更有实际意义。这种检查虽较简单易行,但需要耐心,并要取得患者的充分合作。

2. 内镜检查 早期内镜检查是大多数上消化道出血诊断的首选方法。如果没有严重的伴发疾病,血流动力学相对稳定,上消化道出血患者收住院后应立即行纤维胃十二指肠镜检查,也可在6~12 h进行,检查距出血时间越近,诊断阳性率越高,可达80%~90%。内镜检查对同时存在的两个或两个以上病变,可确切地区别出真正的出血部位。检查前以冷盐水洗胃可改善内镜视野。有经验的医师可很快完成这一检查,并不增加患者的危险。

3. 选择性腹腔动脉或肠系膜上动脉造影 内镜检查如未能发现出血病因,尤其是胃内有大量积血和血块影响内镜视野时,可行选择性腹腔动脉或肠系膜上动脉造影。若发现造影剂溢出血管、有血管畸形或肿瘤血管影像,对于急诊手术前定位诊断很有意义,也可以经动脉导管注入血管加压素控制出血。

4. X线钡餐检查 对于没有内镜检查条件、内镜检查未发现或不能确定出血病变时,应在出血停止后36~48 h进行X线钡餐检查。气钡对比检查可发现较大的病变如食管静脉曲张、大的溃疡和肿瘤,但较难发现表浅的和较小的病变、血管发育异常或贲门黏膜撕裂综合征。

5. 核素检查 常用静脉注射^{99m}Tc标记的红细胞,行腹部扫描,只要出血速度每分钟达0.05~0.1 mL,核素就能聚积在血管溢出部位显像,对确定胃肠道出血相当敏感,但定位的精确性有限,因此常作为选择性腹腔内脏动脉造影前的筛选手段。

【处理原则】 只要确定有呕血和黑便,都应视为紧急情况收住院或重症监护病房。不管出血的原因如何,对严重上消化道出血的患者都应遵循下列基本处理原则。

1. 初期评估与处理 初期评估应注意血流动力学的状况。收缩压<100 mmHg,应视为严重出血的高危患者;心率>100次/min,收缩压>100 mmHg,多提示为中等程度的急性出血;收缩压和心率正常,意味着轻度出血。如果没有其他原因而出现直立性低血压和心搏过速,对失血量的估计很有帮助。由于血细胞比容与血管外体液平衡需要24~72 h,因此不应视为急性出血严重程度的可靠指标。

怀疑有上消化道出血的患者,都应置鼻胃管。如吸出红色或咖啡渣样胃内容,上消化道出血即可确诊。鲜红色血液,表明系急性出血,且仍在继续,并发症发生率高。

临床表现有低血容量休克时,应迅速建立两条静脉通道,其中一条最好是经颈内静脉或锁骨下静脉达上腔静脉之途径,以便监测中心静脉压。先滴注平衡盐溶液及血浆代用品,同时进行全血细胞计数、凝血酶原时间、血清肌酐和肝酶学检查,以及血型鉴定、交叉配血,备够可能需要的全血或袋装红细胞。留置导尿管观察每小时尿量。每15~30 min测定血压、脉率,结合对出血量和出血特点及尿量的观察和中心静脉压的监测,可作为补液、输血速度和量较可靠的指标。如果在45~60 min内输入平衡盐液1 500~2 000 mL后血压、脉率仍不稳定,说明失血量很大或继续出血。此时,除继续用电解质溶液外,还应输入胶体溶液(如血浆代用品、全血、血浆、5%白蛋白等)。临床应用的电解质溶液与胶体溶液量的比例以(3~4):1为宜。大量输入平衡盐溶液使血液稀释,有利于改善微循环,但要维持血细胞比容不低于30%。没有持续出血的患者,每输1 U袋装红细胞,血细胞比容应上升4%。有活动性出血时,不论血细胞比容多少,都应输血。如果血小板<50×10^9/L,或因服用阿司匹林影响血小板功能者,都应输血小板。疑有凝血功能障碍时,应输新鲜冷冻血浆。对大出血患者,每输5 U的红细胞,应输1 U新鲜冷冻血浆。

2. 病因处理

(1)胃、十二指肠溃疡大出血的处理 详见第三十五章"第二节胃、十二指肠溃疡的外科治疗"相关内容。

(2)对由于门静脉高压症引起的食管、胃底曲张静脉破裂的大出血,应视肝功能的情况来决定处理方法(详见"第四十章门静脉高压症"相关内容)。

(3)绝大多数出血性胃炎可由非手术治疗止血。药物治疗与治疗消化性溃疡出血大致相同。介入治疗是将导管尽可能选择性插入出血的动脉,持续滴注血管加压素,速度为每分钟0.2~0.4 U,持续12~24 h。如果仍然不能止血,可采用胃大部切除术,或加行选择性迷走神经切断术。由于胃癌引起的大出血,则应根据局部情况行根治性胃大部或全胃切除术。

(4) 胆道出血的量一般不大,多可经非手术疗法,包括抗感染和止血药物的应用而停止。如果出血不能停止,肝动脉造影明确出血灶后,可行选择性肝动脉栓塞,约 50% 的病例可望止血成功。如能确定出血是来自肝动脉胆管瘘,尽量靠近出血病灶部位结扎肝动脉,常可收到止血效果。但仅仅结扎肝总动脉是无效的。胆道探查主要目的是明确诊断,术中行胆道镜检查或术中胆道造影,都有助于确定出血病灶的部位。肝叶切除既能控制出血,又可清除病灶,适用于其他方法难以止血且明确病灶局限于一侧肝内者。但全身情况很差的患者手术死亡率较高。

由于各种止血方法的不断改进,约 80% 的上消化道出血患者可经非手术疗法达到止血目的。对部位不明的上消化道大出血,经过积极的处理后,急性出血仍不能得到有效控制,且血压、脉率不稳定,应早期进行剖腹探查。急诊手术的首要目标是止血,若条件允许,可对原发病行治愈性手术。

术中应按顺序全面仔细检查。首先检查常见出血部位胃和十二指肠;第二步检查有无肝硬化和脾肿大;同时注意胆囊和胆总管情况;第三步检查空肠上段。经过上述检查仍未发现病变,而胃或十二指肠内确有积血,应纵行切开胃前壁,进行胃腔探查。切口应有足够长度以便在直视下检查胃壁的所有部位,并能判断出血是否来自食管或十二指肠。术中内镜检查有助于找到出血部位。找不到出血原因时,不宜盲目行胃大部切除术。还应特别警惕可能存在数个出血灶,故在决定术式时要避免遗漏。

颅脑损伤,体表烧伤面积 >30%,呼吸衰竭需要机械辅助呼吸或凝血障碍的患者,经鼻胃管灌注抗酸药或硫糖铝(sucralfate),静脉滴注 H_2 受体拮抗剂对预防上消化道出血有效。奥美拉唑能预防和治疗长期服用非甾体抗炎药物引起的胃、十二指肠溃疡出血。门静脉高压症没有出血史者,一般不主张分流手术。食管静脉曲张严重,有出血危险者,口服普萘洛尔可减缓心率,对预防出血有一定效果。有门静脉高压症食管和胃底曲张静脉破裂出血史者,为预防其再出血,可酌情选用经内镜结扎曲张静脉、分流术或断流术等方法。

第二节 下消化道大出血

下消化道大出血(massive lower alimentary tract bleeding)又称急性下消化道出血(acute lower gastrointestinal bleeding),95% 来自结肠。鲜血进入肠道与肠内容混合呈棕色,表示出血量少,多来自肛管、直肠或乙状结肠,可在门诊检查。大出血多见于老年患者。因消化道出血住院的患者中,下消化道出血占 1/4,出现休克或需要安静卧床的 <20%,需要输血者 <40%。85% 的出血可自行停止,住院死亡率 <3%。

【病因】

1. 新生物 良性息肉和癌常为隐匿性失血,也可以是间歇性便血。结肠新生物引起急性下消化道出血的近 10%。

2. 血管发育异常或血管扩张 可遍布胃肠道,引起无痛性出血,表现为黑粪症、便血或隐匿性出血,占下消化道出血的 5%~10%,最常见于盲肠和升结肠。病变扁平,红色,直径 2~10 mm,从一个中心血管向周围呈放射状扩展。患者年龄多超过 70 岁,伴有慢性肾衰竭。这类病变多数属退行性改变,源于结肠黏膜挛缩,黏膜静脉回流受阻,久之则黏膜毛细血管扩张,功能不全。胃与小肠的血管扩张发病机制尚不清楚,部分为先天性,有的系遗传综合征(inherited syndrome)的部分表现。60 岁以上的受检者,6% 可见到血管扩张,因此不能见到这类病变就断定是出血的来源。

3. 憩室病(diverticulosis) 不少患者有服用非甾体类抗炎药病史。尽管憩室多数位于左结肠,而出血则以右结肠常见。大于 50 岁的患者,憩室出血常表现为急性、无痛、大量栗色或红色血便。80% 的患者出血可自行停止,其中 1/4 会再出血。Meckel 憩室是小于 30 岁青年人小肠出血最常见的原因。

4. 炎性肠疾病(inflammatory bowel disease) 特别是溃疡性结肠炎(ulcerative colitis),常有腹泻,伴有不等量的便血,多与大便相混,伴有腹痛、里急后重和急迫感。

5. 直肠、肛管疾病 见"第四十章门静脉高压症"相关内容。

6. 缺血性结肠炎(ischemic colitis) 常见于老年患者,绝大多数伴有动脉粥样硬化症,有过短暂的非闭塞性的缺血发作。5% 发生在腹主动脉手术之后。表现为血便或血性腹泻,伴有轻度腹部绞痛。一般出血不多,可自行停止。青年人可因血管炎、凝血性疾病、用雌激素和长途奔跑发生结肠出血。

7. 医源性出血 内镜和放射引起的下消化道出血有明显增加趋势,常因肿瘤取活检、息肉切除,以及手术施行肠吻合、Crohn 病狭窄成形、胰肠吻合等,引发术后出血。盆腔放射治疗引起的放射性直肠炎(radiation induced proctitis)可引起肛管、直肠出血,持续数月至数年。内镜表现为多发性直肠毛细血管扩张。

【临床表现/辅助检查】 粪便的颜色可以帮助鉴别出血来自上消化道或下消化道。棕色粪便混有或粘有血迹,出血多来源于乙状结肠、直肠或肛门;大量鲜红色血液,提示出血来自结肠;栗色粪便意味着出血位于右侧结肠或小肠;黑粪症表示出血来自上消化道。无痛性大量出血,通常提示憩室或血管扩张出血;血性腹泻伴有腹部绞痛、急迫感或里急后重,是炎性肠疾病、感染性结肠炎或缺血性结肠炎的特点。

1. 鼻胃管 有血流动力学不稳定时,特别是为了排除上消化道出血,鼻胃管吸引具有重要意义。吸出鲜红色或暗棕(咖啡渣)色潜血阳性的胃内容,提示出血来自上消化道。如未吸出血液,且有胆汁,则上消化道出血的概率就很低。

2. 结肠镜检查 生命体征稳定的患者,如果 4 h 内没有再出血,经充分的复苏和结肠灌洗后进行结肠镜检查。严重的或活动性下消化道出血患者(脉率为 100 次/min 或更快,收缩血压<100 mmHg),住院 6～12 h,在快速结肠灌洗之后,只要没有血和凝血块,急诊结肠镜检查能确定出血部位的达 80%～85%,且可对 20% 的病变进行治疗。

3. 选择性血管造影和核素检查 详见本章"第一节上消化道大出血"相关内容。因为 50%～80% 的下消化道出血来源于肠系膜上动脉供应的肠管,应先行肠系膜上动脉造影,如未发现异常,可进行肠系膜下动脉造影检查。在活动性小肠出血时,检出率达 75%。严重的并发症(广泛小肠缺血,下肢缺血等)发生率为 3%。动脉内注入亚甲蓝或荧光素,可精确判断出血的小肠段,有利于肠切除的定位。然而,结肠的血管扩张出血常是多发性的,能显示造影剂溢出的仅为 10%～20%。

在活动性小肠出血时,核素扫描的检出率达 75%。注入标记的红细胞后 3～36 h,还能显示急性再出血,对周期性出血特别有用。然而,即使检查结果阳性,其定位准确性也仅 78%。在延迟扫描时,小肠的出血已进入右结肠或横结肠,有可能造成误判。

4. 推进式小肠镜检查("push" small bowel endoscopy)或胶囊成像(capsule imaging) 下消化道出血来自小肠的不足 5%,但上消化道内镜与结肠镜检查均不能评价小肠出血部位和病变性质。由于小肠出血罕见,加上检查有一定难度,所以仅在周期性出血、且不能确定出血部位时,方才进行小肠检查。推进式小肠镜很难到达回肠末段,但可以对观察到的病变取活检并进行治疗。术中配合手术医生进行小肠镜检查,对确定病变部位特别有用。胶囊成像(或称胶囊内镜),由于服下的胶囊随胃肠道蠕动而自动摄下全消化道的图像。优点是体积小,不给患者增加痛苦,可以检查全消化道。不足之处是成本高,即便发现病变,也无法进行活检和治疗。

5. 钡剂灌肠检查 对结肠的憩室病和肿瘤的诊断有重要价值。

【治疗手段】 初步处理同上消化道大出血。下消化道出血的患者治疗如下。

1. 结肠镜治疗 活动性出血的憩室、血管扩张等,可经结肠镜行激光、硬化注射、电凝或金属内镜夹治疗。对毛细血管扩张的放射性直肠炎,烧灼治疗有效,氩凝固剂(argon plasma coagulator)也有明显疗效。

2. 动脉灌注血管收缩药或栓塞 选择性肠系膜动脉灌注血管收缩药(如后叶加压素 vasopressin 0.2 U/min),对憩室或血管扩张的急性出血止血率达 80%,但 50% 会再出血。目前常选用微线圈选择性动脉栓塞术,止血率达 90%,招致肠缺血性病变的概率<10%。对于持续出血,手术风险大的患者,尤宜采用此方法治疗。

3. 手术治疗 对持续性出血,24 h 内需输血 4～6 U,或总输血量>10 U,或因憩室出血两次住院的患者,是手术的适应证。随着急诊血管造影经验的积累,需急诊手术患者日渐减少。手术前通过核素扫描或血管造影确定出血部位,可以减少切除小肠或结肠的范围。术中肠镜检查(intraoperative enteroscopy)是诊断隐匿性小肠出血的金标准。在开腹或腹腔镜检查时,内镜医生经口置入小肠镜,在手术者的协助下,使小肠镜越过折叠的小肠,观察黏膜。手术室灯光转暗,手术者和内镜医生都能看到血管发育异常病变,既可以最大限度地避免遗漏病变,又能尽量减少切除小肠的范围。术中结肠镜检查,也可以避免盲目行部分结肠或全结肠切除术。与上消化道出血不同,下消化道出血需要手术治疗的仅占 15%,急诊患者死亡率为 5%。由于下消化道出血多为老年患者,该因素可使死亡率增加到 20%。

小　结

1. 上消化道包括 { 食管 / 胃 / 十二指肠 / 空肠上段（也有主张以 Treitz 韧带为界）/ 胆道

2. 上消化道大出血 { 有五种常见的病因：胃、十二指肠溃疡、门静脉高压症、出血性胃炎、胃癌和胆道出血，各有其不同临床特点 / 处理原则：包括初期评估与处理、病因处理等

3. 下消化道大出血 { 95%来自结肠 / 棕色粪便混有或粘有血迹，表示出血量少，多来自肛管、直肠或乙状结肠 / 粪便的性状可帮助判断出血位置 / 鼻胃管、消化道内镜、选择性血管造影、放射影像等是诊治消化道出血的重要措施

【思考题】

（1）消化道大出血的常见病因有哪些？

（2）对消化道出血部位定位，临床上有哪些手段？

（王正兵）

第四十三章 急腹症的诊断与鉴别诊断

学习要点

- **掌握**：常见的外科急腹症、内科急腹症和妇产科急腹症诊断及鉴别诊断。
- **熟悉**：急腹症患者病史采集、体格检查、辅助检查及手术适应证。
- **了解**：腹痛的机制及腹痛的类型。

急腹症是一类以急性腹痛为突出表现，需要早期诊断和及时处理的腹部疾病。临床上引起急性腹痛的原因很多，但多是由消化道和妇产科疾病引起。急腹症起病急，进展快、变化多、病情重，如诊断延误，不能及时有效治疗，会给患者带来严重危害，甚至死亡。

一、腹痛的机制

腹部的神经分为脊髓神经和自主神经。脊髓神经管腹壁的运动和感觉；自主神经管内脏的运动和感觉，痛觉纤维随交感神经传导到中枢。从腹壁来的感觉神经和从内脏传入的痛觉神经纤维均汇集于脊髓的背根。内脏的感觉冲动随交感神经的传入纤维进入脊髓的背根，可与某一特定皮肤区域传入的感觉神经在脊髓灰质内替换神经元，后过渡到脊髓对侧的白质内，随脊髓丘脑束上升，在背侧丘脑内再替换神经元；最终传达到大脑皮质的躯体感觉区。因此，内脏的疼痛经常反映在同一脊节背根神经所支配的皮肤；而感觉区某些躯体病变的刺激冲动也能通过同一感觉通路表现为腹痛，这种现象叫作"牵涉痛"。

二、腹痛的类型

按腹痛发生的神经机制区分，可以把腹痛可分为三种基本类型。

1. 单纯性内脏疼痛　　如胃肠强烈收缩与牵拉时引起的不适。传入途径主要为交感神经通路，脊髓神经基本不参与或较少参与。疼痛的特点：① 为深部的钝痛或灼痛；② 疼痛部位比较广泛或含混；③ 不伴有局部肌紧张与皮肤感觉过敏；④ 常伴有恶心、呕吐、出汗等迷走神经兴奋症状。

2. 牵涉痛　　交感神经与脊髓神经共同参与疼痛的机制。可分为牵涉性躯体痛和牵涉性内脏痛。如横膈中央部分受到刺激时，可放射到肩部。这是因为分布于横膈中部的膈神经进入颈椎 3～5 节脊髓水平，该节脊髓神经沿着臂丛分布于肩部。

3. 腹膜皮肤反射痛　　只有体神经或脊髓神经而无内脏神经参与疼痛的机制。疼痛的特点：① 程度持续而剧烈；② 常伴局部腹肌的强直、压痛与反跳痛；③ 具有脊髓节段性神经分布的特点。

临床上常接触的腹痛多为混合型，可有一种以上的疼痛机制参与。并且随着病情的发展，腹痛的类型可有变化。如阑尾炎早期可表现为纯内脏疼痛，部位在脐周；后可发生牵涉痛，疼痛的部位转移到右下腹；最后炎症可波及腹膜壁层，同时出现腹膜皮肤反射痛，疼痛剧烈，常伴有局部压痛、反跳痛和腹壁的肌紧张。

【病因】

1. 腹部病变

（1）腹膜刺激或炎症：包括细菌感染或化学刺激引起的病变，如消化道穿孔所致的消化液外漏等。

（2）空腔脏器的梗阻：炎症、溃疡、蛔虫、结石、肿瘤等常是梗阻的原因。

（3）血运障碍：血管栓塞与血栓形成；血管的压迫性闭塞等。

（4）支持组织的张力变化：如肝包膜张力的剧增，肠系膜或大网膜的牵拉等。

（5）腹壁肌肉的损伤或炎症。

2. 腹外邻近器官的病变 腹腔、盆腔甚至胸腰椎病变都可以引起腹痛。如肺炎可引起上腹部的牵涉痛；心冠状动脉供血不足常有胸骨后、剑突下和疼痛并可放射至左臂；输尿管结石的疼痛常位于腹部两侧，同时向后腰及腹股沟放射。

3. 新陈代谢紊乱与各种毒素的影响 糖尿病酸中毒，尿毒症，化学毒物如铅、砷中毒都可引起腹痛，卟啉病或一些过敏性疾病有时也是腹痛的原因。

4. 神经源性

（1）功能性：包括中空脏器的痉挛，肠运动功能失调及精神性腹痛等。

（2）器质性：如脊髓痨、带状疱疹、末梢神经炎等均可表现腹痛症状。

【急腹症的诊断/鉴别诊断】

1. 病史采集

（1）现病史：应客观详实地采集病史，包括腹痛的诱因、开始发作的时间、疼痛的部位、性质、转变过程等。

1）腹痛

A. 腹痛发生的诱因：有些疾病的发作与饮食相关。急性胰腺炎可与过量饮酒有关。急性胆囊炎常发生于进食油腻食物之后；胃、十二指肠溃疡穿孔在饮食后多见；剧烈活动后突然腹痛应考虑肠扭转的可能性。

B. 腹痛的部位：病史采集中应注意患者最先出现腹痛的部位或腹痛最显著的部位，其往往与病变的部位一致。腹痛从某一部位开始，后波及全腹者往往提示实质脏器破裂或空腔脏器穿孔。典型的转移性右下腹痛提示急性阑尾炎。

牵涉痛或放射痛：胆囊炎、胆石症患者在出现右上腹或剑突下疼痛的同时，可有右肩或右肩胛下疼痛；急性胰腺炎患者在上腹痛的同时可伴左肩痛或左右肋缘至背部的疼痛；十二指肠后壁穿透性溃疡可致11～12胸椎右旁区放射痛；输尿管上段或肾结石呈腰痛，并有下腹或腹股沟区放射痛；输尿管下段结石可出现会阴部的放射痛。

C. 腹痛发生的缓急：实质脏器破裂或消化道穿孔等疾病，腹痛常发生急骤，可迅速恶化；腹痛开始较轻，后逐渐加重，多为炎症性病变。

D. 腹痛的性质：阵发性腹痛多表示空腔脏器发生痉挛或阻塞性病变，如机械性小肠梗阻、输尿管结石等；续性钝痛或隐痛多表示炎症性或出血性病变，如急性胰腺炎、肝破裂内出血等；持续性腹痛伴阵发性加重，多表示炎症和梗阻并存，如肠梗阻发生绞窄。

E. 腹痛的程度：炎症性刺激引起的腹痛一般较轻，而空腔脏器的痉挛、梗阻、扭转或绞窄所产生的疼痛则较重，患者常难以忍受。消化道穿孔患者由于消化液外漏，可对腹膜产生化学刺激，因此疼痛常呈刀割样，非常剧烈。

2）消化道症状：急腹症患者常伴有消化道症状。

A. 厌食：小儿多见，如小儿急性阑尾炎患者常先有厌食，后有腹痛发作。

B. 恶心、呕吐：呕吐常由胃肠道疾病所致，所以呕吐常继腹痛后发生。如急性胃肠炎患者早期可有频繁呕吐；高位小肠梗阻呕吐出现早且频繁，低位小肠或结肠梗阻呕吐出现较晚或者不发生呕吐。另外呕吐物的内容、颜色及呕吐的量与梗阻的部位密切相关。呕吐物为宿食，不含胆汁多见于幽门梗阻；呕吐物混有胆汁者提示梗阻部位在胆总管汇入十二指肠以远；梗阻部位在小肠，呕吐物常为褐色且混浊；呕血或吐咖啡样物为上消化道出血；呕吐物呈咖啡色且有腥臭味可能是急性胃扩张；呕吐物为粪水样常提示低位肠梗阻可能。

C. 排便情况：腹痛后停止排便、排气，常提示为机械性肠梗阻；大量水样泻伴痉挛性腹痛提示急性胃肠炎；脐周疼痛、腹泻和腥臭味血便提示急性坏死性肠炎；小儿腹痛，排果酱样便是小儿肠套叠的特征。

3）其他伴随症状：化脓性阑尾炎等腹腔内炎症病灶一般可伴有不同程度的发热；重症感染者可有寒战高热，如急性重症胆管炎。梗阻性黄疸见于肝、胆、胰疾病。有尿路刺激症状、血尿、排尿困难者，应考虑泌尿系疾病。

（2）月经史：女性患者应仔细询问月经，如末次月经的日期，既往周期是否规律，有无停经及停经后有无再出血，血量与以往月经量是否相同等。宫外孕破裂多有停经史；卵巢滤泡或黄体破裂常在两次月经的中期发病。

（3）既往史：患者以前的疾病史或手术史可能有助于急腹症的诊断。如已行胆囊切除术者可排除胆囊结石和胆囊炎；有胆管结石手术史者，应考虑胆管残余结石或复发结石的可能；粘连性肠梗阻多发生在腹部手术后；消化道穿孔患者常有溃疡病史。

2. 体格检查　在对患者全身状况检查的基础上，重点对腹部体征进行检查。

（1）全身情况：对患者全身状况进行检查，可以初步判断患者病情的轻重，了解是否需要对患者做紧急处置。应全面仔细观察患者的一般状况、神志、呼吸、脉搏、血压、体温、皮肤情况及有无贫血、黄疸等。如胆道疾病可有巩膜及皮肤黄染。对于危重患者，检查顺序不能全按常规，也不能过于烦琐，以防耽误患者的救治。患者表情痛苦，面色苍白、出汗，仰卧不动或蜷曲侧卧，明显脱水，黏膜干燥，眼窝凹陷，呼吸浅快等提示病情较重。

（2）腹部检查：范围应包括上至乳头，下至两侧腹股沟。应从望、触、叩、听四个方面按顺序检查。

1）望诊：观察腹部外形有无膨隆、腹式呼吸是否受限、腹部有无肠型及蠕动波、腹股沟区有无肿物、脐周有无曲张静脉、皮肤有无出血点或出血斑等。急性腹膜炎时，腹式呼吸运动可减弱或完全消失；全腹膨胀是肠梗阻、肠麻痹或腹膜炎晚期的表现；不对称的腹胀可见于闭袢性肠梗阻、肠扭转等；急性胃扩张可见上腹胃蠕动波；小肠梗阻时，可见阶梯样小肠蠕动波；腹式呼吸浅而快提示存在腹膜刺激征，嘱患者咳嗽时出现腹痛的部位是腹膜刺激征的重要体征。

2）触诊：触诊的手法要轻柔，先检查正常或疼痛轻的部位，逐渐移向疼痛的中心部位。触诊应着重检查腹膜刺激征，腹部压痛、肌紧张、反跳痛的部位、范围和程度。腹部压痛最明显的部位往往是病变所在之处。触诊还应检查肝脾有无肿大，有无异常的包块等。

3）叩诊：先从无痛区开始，用力要均匀。叩痛最明显的部位往往是病变所在的部位。肝浊音界消失对消化道穿孔有一定的诊断意义。移动性浊音阳性是腹腔积液的体征，说明腹腔内有渗液或出血。

4）听诊：通常选择右下腹近脐听诊，主要听诊肠鸣音有无、频率和音调，有助于对胃肠蠕动功能做出判断。肠鸣音消失是肠麻痹的表现，高亢的肠鸣音结合腹部胀气提示可能有肠梗阻存在；幽门梗阻或胃扩张时上腹部有振水音；低血钾时肠鸣音减弱或消失。

（3）直肠指检：直肠指检时应注意肛门是否松弛，直肠内有无肿物、触痛，指套有无血迹和黏液等。

3. 辅助检查

（1）实验室检查：包括三大常规、生化和血黏度检查。

1）血常规：腹腔内出血患者常有血红蛋白和血细胞比容降低；腹腔内感染的患者常出现白细胞及中性粒细胞计数增高。

2）尿常规：泌尿系结石患者常有血尿，梗阻性黄疸患者常有尿胆红素阳性。

3）粪常规：消化系疾病患者隐血实验多呈阳性；急性胃肠炎患者粪检可见大量红、白细胞。

4）血、尿淀粉酶：急性胰腺炎患者常有增高。

5）肝功能：急性胰腺炎患者、胆道梗阻患者常有肝功能异常。

6）人绒毛膜促性腺激素（HCG）测定对诊断异位妊娠可提供帮助。

（2）影像学检查：包括腹部 X 线、B 超、CT、MRI 检查等。

1）X 线检查：消化道穿孔时可见膈下游离气体；机械性肠梗阻时立位腹部平片可见肠管内存在多个气液平面；胆道系统或泌尿系结石有时可见阳性结石影；肠扭转钡剂灌肠时可见典型的鸟嘴征，肠套叠时则见杯口征。

2）B 超检查：可以发现胆囊结石、胆囊炎及胆总管结石，胰腺、肝脾的肿大等。泌尿系统结石可见患侧肾盂积水，输尿管扩张及结石影像。对于腹腔少量的积液，B 超检查较腹部叩诊为敏感。在宫外孕的诊断中，有时可看到子宫一侧胎儿的影像或输卵管内的积液。内镜超声（EUS）诊断在部分急腹症诊断中有特殊价值。

3）CT 或 MRI 检查：CT 诊断不受肠管内气体干扰，可与 B 超相结合，以明确诊断。特别对实质性脏器自发破裂或创伤后破裂出血，急性胰腺炎的蜂窝织炎等有重要的诊断价值。

4）血管造影：对胆道、小肠等出血及肠系膜血管栓塞的诊断有帮助。

5）内镜检查：可根据急腹症的特点，选择胃镜、经内镜逆行胰胆管造影、肠镜、腹腔镜等检查来明确病变部位。还可以在内镜引导下应用硬化剂、微波或激光等技术进行止血治疗。

（3）诊断性穿刺：对疑有内出血，全腹膜炎病因不清，患者不能清楚准确地陈述病史者可行诊断性腹腔穿刺。诊断已明确或严重腹胀者不宜采用此方法。多在两侧下腹脐和髂前上棘连线的中外 1/3 交界处选择穿刺点。如抽出不凝血,说明有内出血。穿刺物可做淀粉酶、胆红素的测定和细菌培养。对女性急腹症患者有时需做阴道后穹隆穿刺检查。

根据临床表现可做出初步诊断,进一步明确常需结合相关辅助检查结果。

【常见急腹症的诊断/鉴别诊断】 腹痛是主要症状,常同时伴有恶心、呕吐等消化道症状。临床习惯将急腹症分为外科急腹症、内科急腹症和妇产科急腹症。

1. 外科急腹症 特点为先有腹痛后有发热。

(1)胃、十二指肠溃疡急性穿孔:患者往往有消化道溃疡病史,突然发生上腹部剧烈疼痛,很快扩散到全腹,刀割样,患者难以忍受。体格检查时可有明显的腹膜刺激征,肝浊音界缩小或消失。X 线检查膈下有游离气体可明确诊断。

(2)急性胆囊炎:起病常在患者进油腻食物或受凉后,右上腹部出现剧烈绞痛,可放射至右肩及右背部。右上腹部有压痛和肌紧张,Murphy 征阳性。B 超或三维彩超检查显示胆囊增厚、胆囊结石影都有助于诊断和鉴别诊断。

(3)急性胰腺炎:多于暴饮暴食或饮酒后发病,腹痛多位于上腹偏左侧,剧烈且持续,呕吐后腹痛不缓解,可向肩部放射。化验血或尿淀粉酶明显升高,血脂肪酶升高更有诊断价值。增强 CT 检查胰腺弥漫性肿大,密度不均,胰腺坏死时呈皂泡征,胰周积液,可确诊。

(4)小肠急性梗阻:表现为突发剧烈的腹部绞痛,常位于脐周,伴肠鸣,间歇期无疼痛,可有恶心呕吐,呕吐后腹痛可减轻。肛门停止排气排便。高位梗阻呕吐出现早且频繁,腹胀不明显;低位梗阻呕吐出现晚或无呕吐,腹胀明显,视诊可见腹部扩张的肠襻或蠕动波。听诊肠鸣音活跃,可闻及高调肠鸣及气过水声。腹部立位片显示小肠扩张充气并见液气平面。

(5)急性阑尾炎:通常表现为转移性右下腹痛,转移性腹痛的时间与阑尾的位置和病变的程度有关。体格检查时患者右下腹有固定压痛点,阑尾穿孔时可出现全腹膜炎,但仍以右下腹体征为重。右下腹彩超检查可发现炎性肿大的阑尾甚至梗阻的粪石,有助于诊断。

(6)腹部钝性伤后急性腹痛:有相关腹部外伤史。腹腔实质脏器破裂造成内出血,腹痛持续但不重,主要表现为心率快、血压低等急性失血征象甚至发生失血性休克。腹穿可有不凝血,超声或 CT 检查可显示肝或脾裂伤及腹腔内积血。空腔脏器破裂伤腹部立位平片检查可见膈下游离气体。腹穿抽出大量澄清液可能为膀胱破裂。

(7)肾或输尿管结石:上腹部和腰部钝痛或绞痛,可沿输尿管行径向下腹部、会阴部放射,可伴呕吐和血尿。

2. 内科急腹症 特点为先有发热后有腹痛,腹痛多无固定定位。

(1)急性胃肠炎:上腹痛或脐周隐痛、胀痛或绞痛,伴有恶心、呕吐、腹泻等症状。

(2)心肌梗死:部分心肌梗死患者表现为上腹部胀痛,严重者可出现心力衰竭、心律失常和休克,应注意鉴别。

(3)大叶性肺炎:部分患者有上腹痛表现。

(4)腹型过敏性紫癜:皮肤有紫癜,可有腹部阵发性绞痛,伴恶心、呕吐、腹泻、黏液血便等症状。

3. 妇产科急腹症

(1)异位妊娠:输卵管妊娠破裂最为多见。表现为突感下腹痛,有腹膜炎体征及内出血征象。体格检查可见阴道有不规则流血,宫颈呈蓝色。后穹隆或腹腔穿刺抽出不凝血液即可确诊。HCG 试验、盆腔超声检查可帮助确诊。

(2)卵巢肿瘤蒂扭转:以卵巢囊肿蒂扭转较为常见。发作突然,表现为左或右下腹剧烈疼痛。经阴道和下腹双合诊及盆腔三维彩超检查可确定诊断。

(3)急性盆腔炎:淋球菌感染较多见,多见于年轻人。后穹隆穿刺脓汁涂片检查可助诊断。

【治疗】 急腹症发病急、进展快,处理应及时、准确、有效。

1. 尽快明确诊断 按病因进行治疗。合并感染者合理应用抗生素。

2. 患者需暂禁食 必要时胃肠减压以减轻腹胀,加强支持疗法,纠正水、电解质紊乱。同时对症处理。

3. 严密观察病情变化 对诊断尚未明确的急腹症患者,禁用泻药及灌肠,禁用吗啡、哌替啶等麻醉性止痛剂,必要时可以阿托品解痉。

4. 非手术治疗适应证　① 诊断明确且病情较轻者,如单纯性胆囊炎、不完全粘连性肠梗阻等;② 腹膜刺激症状不明显,或腹膜炎已局限化者;③ 急性腹痛好转,或腹痛已愈 3 d 而病情无恶化者;④ 诊断明确,但患者病情危重,不能耐受手术者。

5. 手术治疗　对于诊断明确、需立即处理的急腹症患者应及时手术治疗。如腹部外伤、急性阑尾炎、完全性肠梗阻、异位妊娠破裂等。同时对于下列情况:① 保守治疗后病情未见好转或有恶化征象,发生腹膜炎症状或腹膜炎症状加重者;② 疑有腹内活动性出血者;③ 疑有内脏穿孔或绞窄性病变者。应及时剖腹探查。

小　结

急腹症 {
根据病史、体格检查、必要的实验室和影像学检查结果,明确诊断者,需紧急施行手术
暂时难以明确诊断者,密切、动态观察病情变化,针对性地实施抗休克、纠正水、电解质紊乱和酸碱平衡失调及抗感染治疗
病情观察过程中,禁用吗啡类止痛药,以防掩盖病情
在动态观察过程中出现下列情况者,需积极剖腹探查 {
疑有腹腔内活动性、进行性出血
疑有肠坏死或肠穿孔呈现全腹腹膜炎者
经非手术治疗病情无明显好转反而加重者
}
}

【思考题】

(1) 试述腹痛的机制及类型。

(2) 试述外科、内科、妇科常见的急腹症的诊断,治疗及鉴别诊断。

(张培建)

第四十四章　胰　腺　疾　病

学习要点

● **掌握**：急性胰腺炎的临床表现、诊断。
● **熟悉**：急性胰腺炎的手术治疗。
● **了解**：① 急性胰腺炎的病理；② 壶腹部癌的临床表现和诊断。

第一节　胰　腺　炎

一、急　性　胰　腺　炎

急性胰腺炎(acute pancreatitis)一般指胰腺分泌的胰酶在胰腺内被激活，对胰腺组织自身器官产生消化所引起的急性化学性炎症，是常见的急腹症之一。按病理分类可分为单纯性(水肿性)和出血坏死性(重症)胰腺炎两种。前者病变较轻微，预后好；后者病情发展快，并发症多，死亡率高。

【病因/病理】　比较复杂，尚未明确，一般认为与下列因素有关。

1. 胆道疾病　　是国内胰腺炎最常见的病因。胆总管下端的结石、胆管炎、胆道蛔虫症及壶腹部狭窄、肿瘤等。

2. 损伤　　如上腹部手术损伤，内镜检查时插管损伤或胰腺外伤。

3. 乙醇中毒　　乙醇刺激胃酸分泌增加，胃酸又刺激促胰液素和胆囊收缩素的分泌，使胰液生成增多。大量乙醇可引起 Oddi 括约肌水肿、痉挛，胰管引流不畅，内压增高破坏腺泡。乙醇可直接使胰腺细胞发生受损性坏死。

4. 饮食不当　　如暴饮暴食，刺激胰腺大量分泌，胃肠道功能紊乱，或因剧烈呕吐导致十二指肠内压骤增、十二指肠液反流。

5. 感染　　全身性感染如急性腮腺炎、病毒性肝炎、寄生虫感染等，也可导致胰腺组织受损。

6. 其他　　如代谢紊乱，血管硬化结节性动脉炎，可使胰腺组织缺血受损。甲状旁腺功能亢进所致高钙血症，常促使胰石形成。

当胰液排出受阻，混合的胰胆液逆流，使胰管压力增高、扩张，胰管上皮受损，大量胰酶激活而对胰组织起消化作用，于是胰腺发生充血、水肿及急性炎症反应，如果梗阻因素未及时解除，病变发展，或发病初期即伴有胰腺细胞的大量破坏，则胰腺可发生广泛的自体消化，结果导致胰腺出血和坏死，使之失去正常形态。此外，在胰腺组织坏死分解过程中，胰腺周围及腹腔内大量渗液，使血容量锐减，从而导致休克。随后又可继发化脓性感染，由肠道革兰阴性菌或厌氧菌等引起化脓性腹膜炎。胰周围组织脓肿及败血症等。同时，因大量细菌毒素损害、休克、组织缺血缺氧。又可导致多器官功能衰竭。如急性肾衰竭、急性呼吸窘迫综合征、中毒性脑病、心力衰竭、肝衰竭等。急性炎症被控制后，部分病例可形成胰腺假性囊肿、慢性胰腺炎及复发性胰腺炎等。

【临床表现】　临床表现由于病变程度不同，患者的临床表现也有很大差异。

1. 腹痛　　是该病的主要症状。常于饱餐和饮酒后突然发作，腹痛剧烈，多位于左上腹，向左肩及左腰背部放射。

2. 腹胀　　与腹痛同时存在。是腹腔神经丛受刺激产生肠麻痹的结果，早期为反射性，继发感染后则由腹膜后的炎症刺激所致。

3. 恶心、呕吐　　该症状早期即可出现,常与腹痛伴发。呕吐剧烈而频繁。呕吐物为胃十二指肠内容物,偶可呈咖啡色。呕吐后腹痛不缓解。

4. 腹膜炎体征　　急性水肿性胰腺炎时压痛多只限于上腹部,常无明显肌紧张。急性出血坏死性胰腺炎压痛明显,并有肌紧张和反跳痛,范围较广或延及全腹。移动性浊音多为阳性。肠鸣音减弱或消失。

5. 其他　　寒战、高热、黄疸、脉搏细速、血压下降,乃至休克、呼吸困难、感觉迟钝、意识模糊乃至昏迷。少数严重患者可因外溢的胰液经腹膜后途径渗入皮下造成出血。在腰部、季肋部和下腹部皮肤出现大片青紫色瘀斑,称 Grey - Turner 征;若出现在脐周,称 Cullen 征。胃肠出血时可有呕血和便血。血钙降低时,可出现手足抽搐。严重者可有 DIC 表现。

【诊断/辅助检查】

1. 胰酶测定

(1) 血清淀粉酶测定:发病后 3~4 h 开始升高,24 h 达高峰,2~5 d 恢复正常。正常值为 40~180 U(Somogyi 法)[或<128 U(Winslow 法)]大于 500 U(Somogyi)有诊断价值。

(2) 尿淀粉酶测定:发病后稍迟升高而持续时间较长,可持续 1~2 周,超过 500 索氏单位(或 256 温氏单位)提示该病。

在动态观察淀粉酶值时,应注意出血性坏死性胰腺炎可因胰腺组织广泛坏死,淀粉酶生成减少而血尿淀粉酶测定值均不增高。此外还必须与十二指肠穿孔、肠梗阻等情况下淀粉酶值升高做鉴别。

2. 特殊检查

(1) 腹腔穿刺:穿刺液为血性混浊液体,可见脂肪小滴。腹水淀粉酶值高示病变严重。

(2) B 超检查:可见胰腺肿大,边缘不清,呈弱回声。

(3) 增强 CT 检查:可显示胰腺肿大,有密度减低区及胰周围病变。

(4) 腹部 X 线平片:胃、横结肠因胰液渗出、麻痹而扩张,左膈肌升高等。

(5) MRI 检查:可提供与 CT 相同的诊断信息。

【治疗】

1. 非手术治疗　　主要是支持疗法,使病变胰腺得到休息,增强机体抗病能力和预防感染。

(1) 禁食、胃肠减压:持续胃肠减压可防止呕吐、减轻腹胀并增加回心血量。

(2) 补液、防治休克:静脉输液,补充电解质,纠正酸中毒,预防治疗低血压,维持循环稳定,改善微循环。对重症患者应进行重症监护。

(3) 镇痛解痉:在诊断明确的情况下给予止痛药,同时给予解痉药(山莨菪碱、阿托品)。禁用吗啡,以免引起 Oddi 括约肌痉挛。

(4) 抑制胰腺分泌:抑酸和抑胰酶制剂:H_2 受体阻滞剂(如西咪替丁)可间接抑制胰腺分泌;生长抑素(如 octreotide)一般用于病情比较严重的患者;以及胰蛋白酶抑制剂等具有一定的疗效。

(5) 营养支持:禁食期主要靠完全肠外营养(TPN)。若手术附加空肠造瘘,待病情稳定,肠功能恢复后可经造瘘管输入营养液。当血清淀粉酶恢复正常,症状、体征消失后可恢复饮食。

(6) 抗生素的应用:对重症急性胰腺炎,应经静脉使用致病菌敏感广谱抗生素。常见致病菌有大肠埃希菌、铜绿假单胞菌、克雷伯菌和变形杆菌等。

(7) 中药治疗:呕吐基本控制后,经胃管注入中药,常用复方清胰汤加减:金银花、连翘、黄连、黄芩、厚朴、枳壳、木香、红花、生大黄(后下)。酌情每日 3~6 次。注入后夹管 2 h。呕吐不易控制者可用药物灌肠。

2. 手术治疗　　适于出血性坏死性胰腺炎已明确诊断,胆源性急性胰腺炎,急性胰腺炎内科治疗无效,并发胰腺脓肿或假性囊肿者。

(1) 术前准备:改善全身情况;抗休克,维持水、电解质和酸碱平衡,应用抗生素胃肠减压等。

(2) 手术方式:① 胰腺及周围坏死组织清除。② 腹腔灌洗引流采用多条引流管或双套管负压放置在胰床、胰周围、腹腔、盆腔等处。③ 如果系胆源性胰腺炎,术中常行胆总管切开引流。

3. 并发症的防治　　最主要的是休克、感染及多系统器官功能衰竭的防治,抢救。

二、慢性胰腺炎

【病因/病理】　慢性胰腺炎(chronic pancreatitis)是各种原因所致的胰实质和胰管的不可逆慢性炎症,其特征是反复发作的上腹部疼痛伴不同程度的胰腺内、外分泌功能减退或丧失。

【临床表现】

1. 腹痛　是最常见症状。

2. 消化不良　患者可有纳差、饱胀、嗳气、脂肪泻;排便次数增多,恶臭,不成形,可有油滴。

3. 糖尿病　表现因胰岛功能受影响,约10%的患者可出现明显的糖尿病症状,如多饮、多尿、消瘦等。

4. 黄疸　胰头部纤维化压迫胆总管可引起进行性黄疸、肝肿大和胆囊肿大。

5. 其他　少数患者可出现上腹部肿块、腹水等。慢性胰腺炎急性发作时,临床表现与急性胰腺炎相似。

【诊断/辅助检查】

1. 实验室检查　部分慢性胰腺炎急性发作时,血、尿淀粉酶可增高,但多数患者不增高。部分病例尿糖和糖耐量试验阳性。

2. 影像学检查　可行B超、ERCP、X线、CT等检查。

【治疗】　包括治疗原发病,减轻疼痛,治疗胰腺内、外分泌功能不足及由于消化、吸收不良所导致的营养障碍。

1. 非手术治疗　主要是对症处理:① 注意饮食,限制脂肪的摄入量,禁止饮酒;② 补充脂溶性维生素;③ 应用胰酶制剂以助消化;④ 应用止痛药物控制腹痛,必要时行腹腔神经丛封闭;⑤ 对伴糖尿病患者,进行饮食和药物控制。

2. 手术治疗　目的在于解除胰管梗阻,去除原发疾病和病因,减轻疼痛。包括胆道手术、胰管引流、胰腺切除术、内脏神经切除术等。

第二节　胰　腺　癌

胰腺癌(pancreatic carcinoma)是消化系统较常见的恶性肿瘤。男性较女性多见。多数患者在获得确诊时已属晚期,手术切除率较低,预后差。壶腹部癌包括胆总管末端、壶腹部和十二指肠乳头的癌肿。

【病因/病理】　病因不清。糖尿病、慢性胰腺疾病,可能是诱发胰腺癌的病因。胰腺癌包括胰头癌、胰体尾部癌。90%的胰腺癌为导管细胞腺癌,少见黏液性囊腺癌和腺泡细胞癌。

【临床表现】　最常见的临床表现为腹痛、黄疸和消瘦。

1. 上腹疼痛不适　是常见的首发症状。

2. 黄疸　是胰头癌最主要的临床表现,呈进行性加重。

3. 消化道症状　如纳差、腹胀、消化不良、腹泻或便秘。部分患者可有恶心、呕吐。晚期癌肿侵及十二指肠可出现上消化道梗阻或消化道出血。

4. 消瘦和乏力　晚期可出现恶病质。

5. 其他　胰头癌致胆道梗阻一般无胆道感染,若合并胆道感染易与胆石症相混淆。少数患者有轻度糖尿病表现。晚期偶可扪及上腹肿块,质硬。

【诊断/辅助检查】

1. 化验检查　血淀粉酶、空腹血糖增高,葡萄糖耐量试验异常示胰腺病变可能。血清总胆红素增高,示梗阻性黄疸。CA19-9最常用于胰腺癌的辅助诊断和术后随访。癌胚抗原(CEA)可增高。

2. B超　CT、经皮肝穿刺胆管造影引流(PTCD)、ERCP、MRI或MRCP等。

【治疗】

1. 手术治疗　包括胰头十二指肠切除术,全胰切除术,胆总管(或胆囊)与空肠(或十二指肠)"Y"型吻合术,PTCD等。

2. 辅助治疗　术前术后的放射疗法,化学疗法,免疫疗法,中药等。

知识拓展

腹腔镜在胰腺外科的应用

　　自 1987 年法国的 Mouret P. 医生成功地开展了腹腔镜胆囊切除手术后,在世界范围内兴起了腔镜外科的热潮,我国的腹腔镜外科由此也取得了长足的进步。最新资料显示国际上腹腔镜在胰腺外科的应用已较为广泛,并有逐步扩大之趋势,主要包括以下几个方面的问题:① 胰腺恶性肿瘤的分期;② 胰腺肿瘤的姑息性治疗;③ 胰腺良恶性肿瘤的切除;④ 胰腺假性囊肿的内引流术;⑤ 胰腺坏死组织清除加腹腔引流术。

小　结

1. 急性胰腺炎 {
有轻重型之分,血尿淀粉酶有不同程度升高;借助腹腔穿刺、B 超、增强 CT 扫描、腹部 X 线平片、MRI 等检查来综合评估胰腺炎的严重程度
治疗:以保守支持治疗为主;手术治疗适于出血性坏死性胰腺炎已明确诊断,胆源性急性胰腺炎,胰腺脓肿或假性囊肿者
}

2. 胰头癌 {
上腹部疼痛不适,进行性黄疸伴消瘦乏力和消化道症状者首先考虑胰头癌
影像学诊断技术是胰头癌的定位和定性诊断的重要手段
胰头癌、胰腺癌以手术治疗为主,结合放化疗、免疫治疗、中医中药治疗
}

【思考题】

(1) 简述急性胰腺炎的病理改变。
(2) 简述胆源性胰腺炎的处理方法。

(朱云祥)

第四十五章　脾　疾　病

学习要点

- **掌握：** 脾切除的适应证。
- **熟悉：** 脾切除术后并发症的防治。
- **了解：** 脾切除术对不同疾病的疗效。

脾有极丰富的血液循环，又是体内最大的淋巴器官，故脾是一个重要的免疫器官。脾原发性疾病，多见为继发性病变，或脾的病变仅是其他疾病病理改变的一部分。

一、脾切除的适应证及其疗效

脾切除（splenectomy）的主要适应证为外伤性脾破裂、门静脉高压症脾功能亢进，其次为脾原发性疾病及占位性病变，以及造血系统疾病等。

1. 脾功能亢进　脾功能亢进分为原发性和继发性脾功能亢进。前者原因不明，临床少见。后者指在不同类型原发疾病基础上并发脾功能亢进。其病因有：门静脉高压症、感染性疾病、造血系统疾病、类脂质沉积症、结缔组织病等。

（1）造血系统疾病

1）遗传性球形红细胞增多症（hereditary spherocytosis）：由于其球形红细胞胞膜的内在缺陷，导致其过早衰老，易在脾内滞留、破坏。脾切除可获明显疗效，术后黄疸和贫血多在短期内消失，贫血可获完全、持久纠正。一般在 4 岁以下的儿童不宜施行脾切除。

2）遗传性椭圆形红细胞增多症（hereditary elliptocytosis）：为少见疾病，有家族性。脾切除对消除贫血和黄疸有效，但血液中椭圆形红细胞依然增多。一般在 4 岁以下儿童不宜行脾切除。

3）丙酮酸激酶缺乏（pyruvate kinase dificiency）：由于红细胞内缺乏丙酮酸激酶，其生存期缩短，在脾中破坏增多。脾切除虽不能纠正贫血，但有助于减少输血量。

4）珠蛋白生成障碍性贫血又称"地中海贫血"（thalassemia）：该病多见于儿童。一般适用于贫血严重需长期反复输血，或巨脾（splenomegaly）并有脾功能亢进（hypersplenism）的重症患者。但多数主张也应在 4 岁以后手术为宜。

5）自体免疫性溶血性贫血（autoimmune hemolytic anemia）：多见于中青年女性，急性发病多见于小儿，溶血急剧时血红蛋白可低于 40 g/L。如激素治疗无效，或须长期应用较大剂量激素才能控制溶血时，可施行脾切除。

6）免疫性血小板减少性紫癜（immune thrombocytopenic purpura）：该病的发生与自体免疫有关，血小板上均吸附有一种抗体，使血小板寿命缩短，在脾及肝内被破坏。该病在出血明显时，应输给新鲜血，并应用肾上腺皮质激素。脾切除后约 80% 患者获得满意效果，出血迅速停止，血小板计数在几日内即迅速上升。

7）慢性粒细胞白血病（chronic granulocytic leukemia）：病情缓慢，约有 70% 可出现急变的表现。约 90% 患者脾肿大。脾切除对有明显脾功能亢进，尤其是伴有血小板减少者，或巨脾引起明显症状或因脾梗死引起脾区剧痛者，能缓解病情，但不能延缓其急变发生和延长生存。

8）慢性淋巴细胞白血病（chronic lymphocytic leukemia）：部分患者并发进行性血小板减少或溶血性贫血，同时脾肿大显著，而采用肾上腺皮质激素治疗效果不明显者，可行脾切除术。术后血红蛋白和血小板计数常能上升，在一定程度上缓解病情。

9) 多毛细胞白血病(hairy cell leukemia)：是一种少见的慢性白血病。但若全血细胞减少,反复出血或感染,以及巨脾,脾切除可使血常规迅速改善,生存期延长。

10) 霍奇金(Hodgkin)病：诊断性剖腹探查及脾切除,可确切地决定霍奇金病分期和治疗方案。近年来,由于 CT、腹腔镜等无创和微创诊断手段的发展;放疗、联合化疗显著提高了疗效,因而剖腹探查进行分期及脾切除已较少应用。

(2) 感染性疾病：急性感染如脓毒症、伤寒、传染性单核细胞增多症、亚急性细菌性心内膜炎等,感染控制后脾功能亢进可解除,此类疾病无须切除脾脏。慢性反复感染伴脾功能明显亢进者可行脾切除术。有人认为脾切除对治疗 HIV 感染伴免疫性血小板减少性紫癜是安全有效的。

(3) 门静脉高压症：脾切除既解决了脾肿大,也解决了脾功能亢进。

(4) 类脂质沉积病：是一类遗传代谢性疾病,都是脂类代谢障碍。脾大和脾功能亢进明显者行脾切除术有助于缓解症状。

(5) 风湿性疾病：类风湿关节炎和系统性红斑狼疮与脾切除治疗有关。

2. 游走脾　　游走脾(wandering spleen)又称异位脾。约 20% 的游走脾并发脾蒂扭转,使脾充血肿大,以致急性坏死。临床表现为急性剧烈腹痛,可伴休克。

3. 脾囊肿　　脾囊肿(splenic cyst)可分为真性和假性两种。真性囊肿有皮样囊肿、淋巴管囊肿或寄生虫性囊肿等,其中以包虫病囊肿较为常见。假性囊肿可为损伤后陈旧性血肿或脾梗死后局限性液化而成等,多位于脾被膜下。

4. 脾肿瘤　　原发性脾肿瘤(tumor of spleen)极少见。良性肿瘤多为血管瘤、内皮瘤。

5. 脾动脉瘤　　脾动脉瘤是内脏动脉中最常见的动脉瘤,多发生于多次妊娠的妇女。

6. 脾脓肿　　脾脓肿(splenic abscess)多来自血行感染,为全身感染疾病的并发症。脾脓肿除抗生素治疗外,如脾已与腹壁粘连,可在 B 超或 CT 监视引导下行穿刺抽脓或置管引流术,也可行脾切除治疗。

7. 脾梗死　　脾梗死(infarction of spleen)由于脾动脉突然栓塞所致。治疗一般以保守为主,继发脾脓肿时行脾切除。

8. 脾破裂　　脾破裂(rupture of spleen)分为外伤性和自发性两类,前者常见。全脾切除是治疗脾破裂主要的、常用的手术方法。

二、脾切除术后常见并发症

除了一般腹部手术后并发症外,尤需注意下列并发症。

1. 腹腔内大出血　　一般发生在术后 24～48 h 内。常见原因是脾窝创面严重渗血,脾蒂结扎线脱落,或术中遗漏结扎的血管出血。短时间内大量出血并出现低血压甚至休克者,应迅速再次剖腹止血。术前注意纠正可能存在的凝血障碍。预防：术中反复顺序检查脾面、脾胃韧带结扎端、侧腹壁、后腹膜及脾蒂、胰腺尾部是否有出血点,严格止血;结扎脾动静脉时要连带邻近的结缔组织一起结扎,防止切割断裂;分束结扎脾蒂。

2. 膈下脓肿　　术后高热不退或术后一周体温降而复升应考虑感染可能,B 超、X 线、CT 有助于诊断。术中严格止血,避免损伤胰尾,术后膈下置管有效引流,是有效的预防措施。治疗以穿刺引流为主。

3. 血栓栓塞性并发症　　并不多见。但如发生在视网膜动脉、肠系膜静脉、门静脉主干等,会造成严重后果。一般认为其发生与脾切除术后血小板骤升有关,故多主张术后血小板计数 $>1\,000\times10^9/L$ 时应用肝素等抗凝剂预防治疗。

4. 脾切除术后凶险性感染(overwhelming postsplenectomy infection, OPSI)　　是脾切除术后远期的一个特殊问题,主要是婴幼儿。OPSI 临床特点是起病隐匿,开始可能有轻度感冒样症状。发病突然,来势凶猛,骤起寒战高热、头痛、恶心、呕吐、腹泻,乃至昏迷、休克,常并发弥散性血管内凝血等。OPSI 发病率虽不高,但死亡率高。50% 患者的致病菌为肺炎球菌。治疗应及早应用大剂量抗生素,维护支持重要脏器功能等。

脾脏消融术

常用的脾脏消融术有超声引导下经皮无水乙醇脾内注射,脾脏的射频消融,高强度聚焦超声无创脾脏消融(high intensity focused ultrasound, HIFU)。经腹腔镜脾脏消融术:对无上消化道出血病史,肝功能 Child B 或 Child C 级经保肝支持治疗后提升到 Child B 级以上者,能够耐受全身麻醉者可选择经腹腔镜射频消融治疗。该操作在直视下进行,对可能出现的针道出血可及时处理,对毁损范围易于掌握,还可对并发食管静脉中重度曲张的患者可考虑在腹腔镜下联合行胃冠状静脉或贲门周围血管离断术。

小　结

脾切除术 ｛适应证:脾功能亢进、游走脾、脾囊肿、脾肿瘤、脾动脉瘤、脾脓肿、脾梗死、脾破裂
术后并发症:腹腔内大出血、膈下脓肿、血栓-栓塞性并发症、脾切除术后凶险性感染

【思考题】

(1) 什么是真性脾囊肿?

(2) 试述脾切除的适应证。

(朱云祥)

第四十六章　周围血管和淋巴管疾病

第一节　概　　论

周围血管和淋巴管疾病主要病理改变是狭窄、闭塞、扩张、破裂及静脉瓣膜关闭不全等。患者虽临床表现各有异同，但可有一些共同的主诉和体征，这些对于疾病的诊断起着关键的作用。

一、疼　　痛

通常分为间歇性疼痛和持续性疼痛两大类。

1. 间歇性疼痛　与以下因素相关。

（1）肢体活动：慢性动脉阻塞或静脉功能不全患者，步行时可因小腿疼痛被迫止步，休息片刻后疼痛可缓解，称为"间歇性跛行"。从开始行走到出现疼痛的时间，称为跛行时间，该时间段所走的行程称为跛行距离。若行走速度恒定，跛行时间和距离越短，提示血管阻塞的程度越严重。

（2）肢体体位：动脉阻塞性疾病时，患肢抬高，供血减少，疼痛加重并伴有肢体远端皮肤苍白；患肢下垂则可增加血供而缓解疼痛。相反，静脉疾病时，患肢抬高，有利于静脉回流，疼痛缓解；患肢下垂，淤血加重，胀痛加重。

（3）温度变化：疼痛与环境温度相关。血管痉挛性疾病，热环境下血管舒张、疼痛减轻；寒冷刺激则使血管痉挛及疼痛加重；动脉阻塞性疾病，热环境下，血管舒张并促进组织代谢，症状减轻；如果后者超过了血管舒张所能提供的血液循环，则疼痛加剧。

2. 持续性疼痛　严重的血管疾病，在静息状态下不能缓解，仍有持续疼痛，称为静息痛。

（1）动脉性静息痛：急性或慢性动脉阻塞都可由于组织缺血及缺血性神经炎引起持续性疼痛，如急性动脉栓塞可产生急骤而严重的持续性疼痛，慢性动脉阻塞患者疼痛常于夜间加重，影响患者正常入睡。

（2）静脉性静息痛：急性主干静脉阻塞时，肢体远侧淤血，可有持续性胀痛，可伴有静脉回流障碍的其他表现，抬高患肢可减轻症状。

（3）炎症及缺血坏死性静息痛：动脉、静脉或淋巴管的炎症改变，局部可有持续性疼痛。

二、水　　肿

水肿为组织液积聚于组织间隙引起。

1. 静脉性水肿　水肿呈凹陷性，通常踝部与小腿最为明显，一般不累及足。表现为浅静脉曲张，可伴有小腿胀痛、色素沉着或足靴区溃疡等。抬高患肢进，水肿可以明显减轻或完全消退。

2. 淋巴水肿　水肿呈凹陷性或坚实，具有海绵状特性，即加压后凹陷，解除压迫后可恢复原状。通常足及踝部较为明显，并可逐渐扩展至近侧，形成范围广泛的水肿，抬高患肢无明显改善。患肢皮肤增厚且粗糙，后期有典型的"象皮肿"样改变。

三、感 觉 异 常

常见表现主要有肢体沉重感,浅感觉异常或感觉丧失等。

1. 沉重 行走时患肢出现沉重感,稍事休息可消失,提示早期动脉供血不足。静脉疾病患者常在长时间行走或站立后出现倦怠感,平卧或抬高患肢后消失。

2. 感觉异常 神经干受动脉缺血影响时,可出现麻木、针刺等异样感觉。慢性静脉功能不全而肿胀时间较长者,皮肤感觉往往减退。

3. 感觉丧失 严重的动脉狭窄继发血栓形成,或急性动脉阻塞时,缺血肢体远侧浅感觉减退或丧失。

四、皮肤温度改变

动脉阻塞性疾病皮温常降低,静脉阻塞性疾病时皮温常高于正常;皮肤温度的改变除患者自我感知外,可行皮肤测温检查。检查时用指背比较肢体两侧对称的部位,感受皮温的差别。也可利用测温计进行测试。恒温环境下双侧肢体对称部位的皮温相差 2℃以上有临床意义。

五、色 泽 改 变

皮肤色泽能反映肢体的循环状况。

1. 正常和异常色泽 正常皮肤温暖,呈淡红色。皮肤色泽暗红,且伴有皮温轻度升高,是静脉淤血的表现。皮肤色泽苍白色,伴有皮温的降低,常提示动脉供血不足。

2. 指压性色泽改变 以手指重压皮肤数秒钟后突然松开,正常者受压时因血液排入周围和深部组织而呈苍白色,放开后迅速复原。而动脉缺血时,复原时间延缓。若指压发绀区后无苍白改变,提示局部组织已发生不可逆的缺血性改变,将发生浅层或深部组织坏死。

3. 运动性色泽改变 动脉供血不足时,运动后肢体远侧皮肤可呈现苍白色。这是由原已减少的皮肤供血,选择性分流入运动的肌肉而引起。

4. 体位性色泽改变 Buerger 试验:高举上肢过头或抬高下肢 70°～80°,持续 60 s,肢体远端皮肤可保持淡红色或略微发白。如明显苍白或呈蜡白色,提示动脉供血不足;再将上肢下垂于身旁或下肢下垂于床沿,正常人皮肤色泽可在 10 s 内恢复,如恢复时间超过 45 s,且色泽不均匀者,提示动脉供血障碍。肢体持续下垂,正常人可出现轻度潮红改变,若出现明显潮红或发绀者,提示为静脉逆流或回流障碍性疾病。

六、血管形态改变

动脉和静脉可出现扩张或狭窄及肿块等形态改变,并可引起相应的临床症状。

1. 动脉形态改变 ① 动脉搏动减弱或消失:见于管腔狭窄或闭塞性改变。② 杂音:当发生动脉局限性扩张或狭窄时,血液流速骤然发生改变,在体表位置可听到杂音。③ 形态和质地:动脉粥样硬化或炎症改变后,可呈现屈曲状、增硬或结节等变化。

2. 静脉形态改变 主要表现为静脉曲张。急性血栓性浅静脉炎时,局部可扪及伴触痛的索状物。

3. 肿块 可分为两类:① 搏动性肿块。单个、边界清楚的膨胀性搏动性肿块,提示动脉瘤或假性动脉瘤。蔓状血管瘤肿块边界往往不清楚。② 无搏动性肿块。浅表静脉的局限性扩张,透过皮肤可见蓝色肿块,常见于颈外静脉、肢体浅静脉及浅表的海绵状血管瘤。

七、营 养 性 改 变

动脉缺血可引起患者皮肤松弛,汗毛脱落,趾(指)甲生长缓慢、变形发脆甚至肌萎缩。静脉淤血性改变好发于小腿足靴区,表现为皮肤光薄,色素沉着,伴有皮炎、湿疹、皮下脂质硬化及皮肤萎缩。动脉缺血性溃疡,好发于肢体远侧,趾(指)端或足跟。静脉性溃疡好发于足靴区,内侧多见。先天性动静脉瘘的患者,肢体出现增长、软组织肥厚、皮温升高,并伴有骨骼增长、增粗及浅静脉扩张或曲张等改变。

第二节　下肢静脉曲张

　　下肢静脉曲张是临床常见的多发病,主要发生于大隐静脉。下肢浅静脉伸长、迂曲而呈曲张状态,多发生从事持久站立工作、体力活动强度高,或久坐少动的人。

　　【病因/病理生理】
　　1. 原发性下肢静脉曲张　　静脉壁软弱,静脉瓣膜功能不全及浅静脉内压力持久增高,是引起下肢静脉曲张的主要原因。长久站立、重体力劳动、腹腔内压力增高(妊娠、肿瘤等引起)等常见。
　　2. 继发性下肢静脉曲张　　最常见的原因为下肢深静脉病变,如下肢深静脉栓塞,血液都通过浅静脉回流,引起代偿性静脉曲张。

　　【临床表现/诊断】　　主要表现为下肢浅静脉迂曲扩张,隆起呈蚯蚓状,长时间站立时患者可感觉到小腿酸胀、沉重不适。久病者患肢可有肿胀、足靴区皮肤萎缩变薄、脱屑、色素沉着、瘙痒、皮下硬结,甚至湿疹和溃疡形成。静脉曲张因溃疡侵蚀或外伤破裂可发生急性出血。

　　根据临床表现,下肢静脉曲张易于诊断。为了明确病因,常需做以下试验。
　　(1)大隐静脉瓣膜功能试验(Trendelenburg 试验)。
　　(2)下肢深静脉通畅试验(Perthes 试验)。
　　(3)交通静脉瓣膜功能试验(Pratt 试验)。

　　以上检查可明确判断病变原因,超声多普勒、体积描记、下肢静脉压测定和静脉造影,可以更准确地判断病变性质、部位、范围和程度。

　　【治疗】
　　1. 非手术治疗　　适用于范围小、程度轻者,妊娠期妇女,全身情况较差难以耐受手术患者。可穿用弹力袜带或缠绕弹性绷带保护,也可以使用注射疗法。
　　2. 手术疗法　　是下肢静脉曲张的根治方法。凡深静脉通畅,无手术禁忌证者均应手术治疗。近年来微创治疗如静脉腔内激光治疗等也可以取得较好的疗效。

第三节　血栓闭塞性脉管炎

　　血栓闭塞性脉管炎是一种累及中小动静脉的炎症性、节段性和周期发作的慢闭塞性病变。主要侵袭下肢血管。绝大多数为男性青壮年。

　　【病因/病理生理】　　病因目前尚不明确,可能与以下两方面因素有关:① 外来因素,主要有吸烟、寒冷的生活环境、外伤和感染;② 内在因素,自身免疫功能紊乱,性激素及前列腺素失调,遗传异常。

　　病变主要累及周围中小动静脉,通常起始于动脉,然后累及伴行静脉;病变呈节段性分布,由远端向近端进展;活动期为血管全层非化脓性炎症,管腔内血栓形成,管腔缩窄甚至闭塞;后期血栓机化,毛细血管形成;周围纤维组织增生、硬化,包埋静脉及神经;虽有代偿性侧支循环建立,但不足以代偿,可因代偿不全而引起疼痛,神经、肌和骨骼出现缺血性改变甚至肌肉萎缩,远端组织坏死等改变。

　　【临床表现/诊断】　　该病进展缓慢,呈周期性发作,症状的轻重与动脉狭窄及侧支代偿的程度相关。可有:① 患肢怕冷,皮肤温度降低;② 皮肤色泽苍白或发绀;③ 感觉异常;④ 患肢的股、腘、胫后及足背动脉搏动减弱或不能扪及;⑤ 患肢疼痛,出现间歇性跛行或静息痛;⑥ 患肢在发病前或发病过程中出现复发性游走性浅静脉炎;⑦ 组织营养障碍性改变,严重者肢体远端缺血性坏疽或溃疡。

　　根据临床表现常可做出正确诊断,但要明确闭塞部位、性质、程度尚需进一步检查。
　　1. 一般检查　　记录跛行距离和跛行时间;皮肤温度测定;患肢远侧动脉搏动减弱或不能扪及;肢体抬高试验(Buerger 试验)。
　　2. 特殊检查　　肢体血流图、超声多普勒检查、动脉造影。

　　【治疗】　　着重于防治病变进展,改善和增进下肢血液循环。

1. 一般疗法 严格戒烟,防止寒冷、潮湿和外伤,患肢适当功能锻炼,以促使侧支循环的建立。

2. 药物疗法 可根据辨证论治的原则使用中医中药治疗,也可使用扩张血管及抑制血小板聚集的药物如前列腺素 E_1、低分子右旋糖酐等药物治疗。

3. 高压氧疗法 在高压氧舱内,通过提高血氧分压,增加肢体的血氧弥散,改善组织缺氧。

4. 手术疗法

(1) 腰交感神经切除术。

(2) 动脉重建术。

5. 创面处理 预防继发感染,感染创面可做湿敷处理,组织坏死已有明确界限者,必要时需做截肢(趾、指)术。

第四节 深静脉血栓形成

深静脉血栓形成可发生于全身主干静脉,是指血液在深静脉腔内不正常凝结,阻塞静脉腔,导致静脉回流障碍。多见于产后、盆腔术后、外伤、晚期肿瘤、昏迷或长期卧床的患者。如不能得到及时治疗,急性期可并发肺栓塞,后期则因血栓形成后综合征,影响生活和工作能力,甚至致残。

【病因/病理生理】 静脉损伤、血流缓慢和血液高凝状态是造成深静脉血栓形成的三大因素。典型的血栓包括:头部为白血栓,颈部为混合血栓,尾部为红血栓。血栓形成后可沿静脉血流方向向近心端蔓延,也可逆行向远端蔓延。

【临床表现/诊断】 主要为血栓静脉远端回流障碍的症状。

上肢深静脉血栓形成:可以发生在腋-锁骨下静脉,表现为整个上肢疼痛、肿胀,伴有上臂、肩部、锁骨上和患侧前胸壁等部位的静脉扩张。上肢下垂时肿胀和疼痛加重。

上、下腔静脉血栓形成:上腔静脉血栓除了有上肢静脉回流障碍的临床表现外,常合并有面颈部肿胀、球结膜充血水肿、眼睑肿胀。颈部、前胸壁、肩部浅静脉扩张;伴头痛、头胀、神经系统及原发疾病的症状。下腔静脉血栓临床特征为双下肢深静脉回流障碍,躯干的浅静脉扩张,可伴有相应区域的疼痛。

下肢深静脉血栓形成:最为常见。根据急性期血栓形成的解剖部位可分为:① 中央型,即髂静脉-股静脉血栓形成。② 周围型:包括股静脉血栓形成及小腿深静脉血栓形成。③ 混合型:即全下肢深静脉血栓形成。

一侧肢体突然发生肿胀,伴有胀痛、浅静脉扩张,并根据不同部位深静脉血栓形成的临床表现,一般可做出临床诊断。下列检查有助于确诊和了解病变的范围。

超声多普勒检查、放射性核素检查、下肢静脉顺行造影、后期进行逆行造影等。

【治疗】 治疗方法可分为非手术治疗和手术取栓两类,急性期以血栓消融为主,中晚期以减轻下肢静脉淤血和改善生活质量为主。

> **知识拓展**
>
> ## 淋巴管瘤
>
> 淋巴管瘤并非真性肿瘤,而是一种先天性良性错构瘤。由于胚胎发育过程中,某些部位的原始淋巴囊与淋巴系统隔绝后,所发生的肿瘤样畸形。约半数在出生时即已存在,90%以上在2岁以内发现。男女发生率大致相仿。囊状淋巴管瘤好发于颈部,又称囊状水瘤。是临床上最多见的,约占3/4,其余见于腋部、纵隔、后腹膜和盆腔。治疗:① 对于较小局限的淋巴管瘤,不影响功能又无碍美观者,可不予治疗。因为部分淋巴管瘤有自然消退的趋势。② 近年应用抗肿瘤药物博来霉素作局部注射疗法,取得较为满意的疗效,完全消退和显著缩小者可达70%。③ 手术切除虽然仍为淋巴管瘤的主要治疗方法,但目前不主张毫无指征地对任何类型的淋巴管瘤进行手术。淋巴管瘤并发感染时不宜手术,须先行控制感染。囊内出血并非手术禁忌。囊状淋巴管瘤的实际病变范围往往超出原先的估计,手术时常难以彻底切除,手术时要求仔细解剖颈部的重要神经、血管等结构。防止面神经麻痹和舌神经、喉返神经、膈神经损伤而引起呼吸困难和声音嘶哑。对残存的囊壁,可涂擦0.5%碘酊破坏内皮细胞以防复发。

小 结

1. 周围血管和淋巴管疾病主要病理改变：狭窄、闭塞、扩张、破裂及静脉瓣膜关闭不全等。

2. 下肢静脉曲张 ┤ 非手术治疗：可穿用弹力袜带或缠绕弹性绷带保护，也可以使用注射疗法
手术疗法：是下肢静脉曲张的根治方法
近年来微创治疗如静脉腔内激光治疗等也可以取得较好的疗效

【思考题】

（1）试述单纯性下肢静脉曲张的诊断及鉴别诊断程序。

（2）什么是静脉性静息痛？

（朱云祥）

第四十七章 泌尿、男生殖系统外科检查和诊断

泌尿外科学，是专门研究和防治男性泌尿生殖道和女性泌尿道及肾上腺疾病的学科。全面了解和掌握病史采集、体检，正确运用各种检查手段，对尽快确立诊断、积极采取治疗措施十分重要。

第一节 泌尿、男生殖系统外科疾病的主要症状

泌尿外科疾病的症状可以分为四类：① 与泌尿系统或男生殖系统直接有关的有血尿、阴囊肿块等；② 与其他器官系统相关的症状，如胃肠道症状、骨痛等；③ 全身症状，如发热、体重减轻等；④ 无明显的症状，在其他检查中被偶然发现，如巨大肾积水或肾肿瘤。但绝大多数患者的症状源于泌尿、男生殖系统，分述如下。

一、疼 痛

疼痛为常见的重要症状。实质性器官的炎症使组织器官肿胀，包膜受牵张，使病变器官发生疼痛。而空腔器官梗阻造成的平滑肌痉挛或肿瘤侵犯邻近神经亦能导致疼痛。放射痛更为多见。

1. 肾和输尿管痛 肾及其包膜受脊髓的 $L_{10} \sim L_1$ 的感觉神经支配，支配上段输尿管的神经和支配肾的神经相似。当患肾包膜受牵张或收集系统扩张时，都会发生肾和输尿管痛。由患肾所致的疼痛一般为持续性钝痛，主要位于肋脊角；亦可为锐痛，通常在胁腹部，并伴有向腹股沟及同侧睾丸或腰椎方向的放射痛。由肾盂输尿管连接处或输尿管急性梗阻、输尿管扩张引起的疼痛，为肾绞痛（renal colic），其特点为阵发性绞痛，剧烈难忍，辗转不安，大汗，伴恶心、呕吐。但是肾绞痛间歇期可无任何症状。上段输尿管疾病引起的疼痛与肾疾病引起的疼痛发生部位类同，而下段输尿管疾病引起的疼痛通常表现为膀胱、阴茎或尿道的疼痛。

2. 膀胱痛 是由于急性尿潴留所致膀胱过度扩张，疼痛发生于耻骨上区域。但慢性尿潴留即使膀胱平脐，亦可不引起疼痛或略感不适。由于膀胱感染，疼痛常呈锐痛、烧灼痛，在男性通常放射至尿道阴茎部的远端，而女性则放射至整个尿道。

3. 前列腺痛 由于急性炎症可引起会阴、直肠、腰骶部疼痛，有时可牵涉及耻骨上区、腹股沟区及睾丸。

4. 阴囊痛 由睾丸或附睾病变引起，包括外伤、精索扭转、睾丸扭转或感染，附睾炎为最多见。睾丸扭转和急性附睾炎时，可引起阴囊剧烈疼痛。睾丸痛亦可由于肾绞痛或前列腺炎症放射引起。鞘膜积液、精索静脉曲张和睾丸肿瘤通常有阴囊坠胀等不适症状。

二、排 尿 改 变

1. 尿频（frequency） 患者感到有尿意的次数明显增加，严重时几分钟排尿一次，每次尿量仅几毫

升。正常人膀胱容量男性约 400 mL,女性约 500 mL。一般白天排尿 4~6 次,夜间 0~1 次。尿频由泌尿生殖道炎症、膀胱结石、肿瘤、前列腺增生等原因引起。由于炎性刺激,膀胱容量缩小或者由于膀胱排空障碍导致慢性尿潴留而引起膀胱有效容量减少。若排尿次数增加而每次尿量并不减少,甚至增多,可能为生理性如饮水量多,或病理性如糖尿病、尿崩症或肾浓缩功能障碍等所致。有时精神因素亦可引起尿频。夜间尿频常见于前列腺增生症。

2. 尿急(urgency)　有尿意即迫不及待地要排尿而难以自控,但尿量却很少,常与尿频同时存在。当膀胱功能和容量正常时,因环境条件不许可,有尿意时可延迟排尿。但膀胱炎症或膀胱容量过小、顺应性降低时,则难以自控。亦可见于无尿路病变的焦虑患者。

3. 尿痛(dysuria)　排尿时感到尿道疼痛,可以发生在尿初、排尿中、尿末或排尿后。疼痛呈烧灼感,与膀胱、尿道或前列腺感染有关。在男性多发生于尿道远端,女性发生于整个尿道。尿频、尿急、尿痛常同时存在,三者合称为膀胱刺激征。

4. 排尿困难(difficulty of urination)　包含排尿踌躇、费力、尿不尽感、尿线无力、分叉、变细、滴沥等。由膀胱以下尿路梗阻所致。排尿踌躇指排尿开始时间延迟。排尿费力是用增加腹内压以启动排尿的过程。排尿不尽感是指患者排尿后仍感到膀胱内有尿液未排出。尿流分叉为尿流形成双股状或散射状。排尿变细是由于尿流阻力的增加。排尿滴沥是指排尿完毕后仍有少量尿液从尿道口滴出。

5. 尿流中断(interruption of urinary stream)　排尿中突发尿流中断伴疼痛,疼痛可放射至远端尿道,大多是由于膀胱结石在膀胱颈部形成球状活塞,阻断排尿过程而引起的。

6. 尿潴留(urinary retention)　分急性和慢性两类。急性尿潴留见于膀胱出口以下尿路严重梗阻,突然不能排尿,使尿液滞留于膀胱内。腹部、会阴部手术后不敢用力排尿,常会发生。慢性尿潴留见于膀胱颈部以下尿路不完全性梗阻或神经源性膀胱。临床上表现为排尿困难,耻骨上区不适,严重时出现充盈性尿失禁。

7. 尿失禁(incontinence)　为尿不能控制而自行流出。尿失禁可分为以下四种类型。

(1) 真性尿失禁:又称完全性尿失禁,指尿液连续从膀胱流出,膀胱为空虚状态。常见原因为外伤、手术或先天性疾病引起的膀胱颈和尿道括约肌的损伤。还可见于女性尿道口异位、膀胱阴道瘘等。

(2) 假性尿失禁:又称充盈性尿失禁,指膀胱功能完全失代偿,膀胱过度充盈而造成尿不断溢出。见于各种原因所致的慢性尿潴留,膀胱内压超过尿道阻力时,尿液持续或间断溢出。

(3) 急迫性尿失禁:严重的尿频、尿急而膀胱不受意识控制而排空,通常继发于膀胱严重感染。这种尿失禁可能由膀胱的不随意收缩引起。

(4) 压力性尿失禁:当腹压突然增高(咳嗽、喷嚏、大笑、屏气等)时,尿液不随意地流出。这是由于膀胱和尿道之间解剖关系异常,使腹压增加,传导至膀胱和尿道有压力不等,膀胱压力增高而没有相应的尿道压力增高。另外,也与盆底肌松弛有关。主要见于女性,特别是多次分娩或产伤者。

8. 漏尿(leakage of urine)　指尿不经尿道口而由泌尿道瘘口中流出,如输尿管阴道瘘、膀胱或尿道阴道瘘、脐尿道瘘、先天性输尿管异位开口及膀胱外翻等。患者经阴道漏尿时常自称尿失禁,应予以鉴别。

9. 遗尿(enuresis)　除正常自主性排尿外,睡眠中无意识地排尿。新生儿及婴幼儿为生理性,3 岁以后除功能性外,可因神经源性膀胱、感染、后尿道瓣膜等病理性因素引起,应予泌尿系统检查。

三、尿 液 改 变

1. 尿量　无尿和少尿是由肾排出量减少引起的,而导致尿量减少,可有肾前性、肾性和肾后性因素。因此,所有这些患者必须首先排除由于输尿管或尿道梗阻而引起的无尿或少尿。每日尿量少于 100 mL 为无尿,少于 400 mL 为少尿。多尿是指尿量多于一天尿量的正常值,正常人 24 h 尿量为 1 000~2 000 mL。多尿患者每日尿量可达 3 000~5 000 mL。

2. 尿的肉眼观察

(1) 混浊尿:尿液看上去很混浊,常见有晶体尿、磷酸盐尿、脓尿(pyuria)、乳糜尿(chyluria)等。晶体尿是尿中有有机或无机物质沉淀、结晶,可见于尿中盐类呈过饱和状态时。磷酸盐尿是由于磷酸盐在碱性尿中沉淀而形成,通常见于餐后或大量饮用牛奶后,可间歇发生。脓尿是由于尿液中含大量白细胞,是泌尿系感染的表现。乳糜尿呈乳白色,由于尿液中混有淋巴液,也可混有大量蛋白或血液。

(2) 气尿(pneumaturia):指排尿同时有气体与尿液一起排出。提示有泌尿道-胃肠道瘘存在,或有泌尿道的产气细菌感染。

(3) 血尿(hematuria):尿液中含有血液,根据血液含量的多少可分为肉眼血尿和镜下血尿。肉眼血尿(gross hematuria)为肉眼能见到血色的尿,一般在 1 000 mL 尿中含 1 mL 血液即呈肉眼血尿。镜下血尿(microscopic hematuria)为借助于显微镜见到尿液中含红细胞。一般认为新鲜尿离心后尿沉渣每高倍镜视野红细胞>3 个即有病理意义。须注意,血尿是泌尿系统疾病重要的症状之一,往往是疾病的一个危险信号,但血尿程度与疾病严重性不成比例。血尿伴有或无疼痛是区别良恶性泌尿系疾病的重要因素,血尿伴排尿疼痛大多与膀胱炎或尿石症有关,而无痛性血尿除非另有其他证据,否则提示泌尿系肿瘤。泌尿道出血可能的原因可以从血尿出现在排尿过程的不同阶段来探究。肉眼血尿可分为初始血尿、终末血尿和全程血尿:① 初始血尿见于排尿起始段,提示尿道、膀胱颈部出血;② 终末血尿见于排尿终末段,提示后尿道、膀胱颈部或膀胱三角区出血;③ 全程血尿(total hematuria)见于排尿全过程,提示出血部位在膀胱或其以上部位。血尿色泽因含血量、尿 pH 及出血部位而异。来自肾、输尿管的血尿或酸性尿,色泽较暗;来自膀胱的血尿或碱性尿,色泽较鲜红。严重的血尿可呈不同形状的血块,蚯蚓状血块常来自肾、输尿管的血尿,而来自膀胱的血尿可有大小不等的血块。须注意,尿液呈红色并不都是血尿。有些药物、食物能使尿液呈红色、橙色或褐色,如大黄、酚酞、利福平、四环素族、酚红、嘌呤类药物等。有些药物能引起血尿,如环磷酰胺、别嘌醇、肝素及双香豆素等。由于严重创伤、错误输血等使大量红细胞或组织破坏,导致血红蛋白或肌红蛋白尿。由前尿道病变出血或邻近器官出血,滴入尿液所致的并非血尿。

四、尿 道 分 泌 物

大量黏稠、黄色的脓性分泌物是淋菌性尿道炎的典型症状。少量无色或白色稀薄分泌物为支原体、衣原体所致非淋菌性尿道炎而引起。慢性前列腺炎患者在晨起排尿前或大便后尿道口出现少量乳白色、黏稠分泌物。血性分泌物提示尿道癌。须注意,尿道分泌物的性质常与相关的症状及性行为有关。

五、男性性功能症状

根据临床表现可有性欲改变、勃起功能障碍、射精障碍(早泄、不射精和逆行射精)等。其中勃起功能障碍和早泄最常见。勃起功能障碍(erectile dysfunction,ED)指持续或反复不能达到或维持足够阴茎勃起以完成满意的性生活。早泄(premature)指性交时阴茎能勃起,但不能控制射精,阴茎插入阴道前或刚插入即射精。勃起功能障碍可因精神心理因素、血管病变、神经病变、内分泌疾病、药物及全身疾病引起。血精为精液中含有血液,通常继发于精囊的良性充血或感染。

第二节　泌尿、男生殖系统外科检查

一、体　检

仔细询问病史,了解患者的症状决定了下一步体检内容。除全面系统的全身检查外,泌尿生殖系统的体检仍要用到望、触、叩、听这四种基本的检查方法。每一种方法对于评价某一器官正常与否均有意义。

1. 肾检查　望诊:患者面向前站立或坐直,检查者位于患者的后方,面向需检查的部位。脊柱侧凸很明显,这往往与炎症引起的腰肌痉挛有关。肋脊角、腰部或上腹部隆起常提示有肿块存在。触诊:患者仰卧位,检查者左手置于肋脊角并向上托起肋腹部,右手在同侧缘下进行深部触诊。触诊过程中嘱患者慢慢地深呼吸。肾随呼吸上下移动。正常肾一般不能触及,有时在深呼吸时刚能触及右肾下极。

这种方法在小儿和偏瘦的成人中常成功。大的肿块也有可能扪及。疑有肾下垂时,应取立位或坐位检查。叩诊:因肾表面有腹内空腔脏器,叩诊为鼓音。肋脊角的叩击痛阳性提示潜在的炎性肿胀或包块。听诊:疑为肾动脉狭窄、动脉瘤形成或动静脉畸形的患者,在上腹部两侧和肋脊角处听诊有无血管杂音,有诊断意义。

2. 输尿管检查　沿输尿管行径进行深部触诊,有无包块或触痛。

3. 膀胱检查　望诊:患者取仰卧位时可以看到过度充盈的膀胱。触诊:当膀胱中有150 mL以上的尿液时,膀胱即可在耻骨联合水平上被触及。叩诊:膀胱叩诊对检查膀胱是否充盈特别有用,尤其是肥胖或腹肌难以放松的患者。由耻骨联合部位向上叩诊,充盈膀胱呈浊音区。需与腹内或盆腔内其他肿块鉴别,可以采用腹部-直肠或腹部-阴道双合诊,在膀胱排空后检查。

4. 男性生殖系统检查

(1) 阴茎和尿道口:望诊:有无包茎、包皮过长和包皮嵌顿。包茎(phimosis)是指包皮外口过小,紧箍阴茎头部,不能向上外翻者。包皮过长(redundant prepuce)是指不能使阴茎头外露,但包皮可以翻转者。包皮嵌顿(paraphimosis)是指包皮前口太小,一旦包皮向后越过阴茎头后不能恢复到覆盖阴茎头的状态。注意阴茎头有无肿块、溃疡、糜烂及恶臭味。包皮过长时应翻转包皮进行检查。注意阴茎有无皮损、偏斜或屈曲畸形、尿道口位置是否红肿、有无分泌物等。触诊:海绵体有无硬结对判断阴茎海绵体硬结症(Peyronie病)很重要。尿道有无硬块、结石或压痛。

(2) 阴囊及其内容物:应取站立位。望诊:阴囊是否发育。阴囊皮肤有无红肿、增厚。阴囊肿块或精索静脉曲张也能在望诊中被发现。触诊:依次检查睾丸、附睾和索状结构,最后是腹股沟外环。检查应用大拇指、示指和中指来完成。仔细依次地进行触诊将有助于发现阴囊内容物异常。注意大小、质地、形状及有无肿块。注意输精管粗细、有无结节。阴囊内睾丸缺如时,应仔细检查同侧腹股沟。所有的阴囊肿块都应进行透照试验,如透照出红光常提示肿块为囊性、充满液体。睾丸鞘膜积液时阳性,但睾丸肿瘤伴鞘膜积液亦常见。

(3) 直肠和前列腺:取侧卧位、胸膝位、仰卧位或站立弯腰体位做直肠指检。对于检查者来说,在手指套上涂上足够的润滑剂,并注意轻柔缓慢地检查是非常重要的。检查者不仅要对前列腺进行详细的检查,而且应该仔细触诊整个直肠以发现是否有其他异常。正常前列腺栗子形大小、较平,质地韧、有弹性,后面能触及中间沟,表面光滑。注意前列腺的大小、质地、有无结节、压痛,中间沟是否变浅或消失。前列腺按摩方法:检查前患者应排空膀胱。检查者做直肠指检,自前列腺两侧向中间沟,自上而下纵向按摩二三次,再按摩中间沟一次,将前列腺液挤入尿道,并由尿道口滴出,直接收集前列腺液送验。急性前列腺炎时禁忌按摩。在正常情况下精囊不能触及,只有当梗阻或感染而精囊变大时可通过直肠指检触及。

5. 女性尿道、阴道检查　取截石位。望诊:识别尿道口,注意其大小、位置及有无肉阜或肿瘤、有无阴道膨出等。通过增加腹内压如咳嗽,可以诱发压力性尿失禁患者的尿漏。触诊:在检查阴道前壁时,可同时检查尿道、膀胱颈和膀胱三角区。双合诊检查可以了解浸润性膀胱癌侵犯周围组织的程度。

二、实 验 室 检 查

1. 尿液检查

(1) 尿液收集:尿常规检查应收集新鲜尿液。尿检通常收集中段尿为宜。男性包皮过长者,必须翻起包皮,清洗龟头。女性月经期间不应收集尿液送验。尿培养以清洁中段为佳,女性可以采用导尿的尿标本。由耻骨上膀胱穿刺获取的尿标本是无污染的膀胱尿标本。新生儿及婴幼儿尿液收集采用无菌塑料袋。

(2) 尿沉渣:新鲜尿离心后,尿沉渣每个高倍镜视野红细胞>3个为镜下血尿;白细胞>5个为白细胞尿,亦称脓尿,同时检查有无晶体、管型、细菌等。

(3) 尿三杯试验:以排尿最初的5~10 mL尿为第一杯,以排尿最后10 mL为第三杯,中间部分为第二杯。收集时尿流应连续不断。其检验结果可初步判断镜下血尿或脓尿的来源及病变部位。若第一杯尿液异常,提示病变在尿道;第三杯尿液异常,提示病变在后尿道、膀胱颈部或三角区;若三杯尿液均异常,提示病变在膀胱或以上部位。

(4) 尿细菌学:革兰染色尿沉渣涂片检查可初步筛选细菌种类,供用药参考。尿沉渣抗酸染色涂片检查或结核菌培养有助于确立泌尿系结核的诊断。清洁中段尿培养结果,若菌落数$>1\times10^5$,提示为尿路感染。对于有尿路症状的患者,致病菌菌落数$>1\times10^2$就有意义。

（5）尿细胞学检查:宜取新鲜尿液检查。阳性提示可能为尿路上皮移行细胞肿瘤。此法用以初步筛选膀胱肿瘤或术后随访。冲洗后收集尿液检查可提高阳性率。膀胱原位癌阳性率高。

2. 肾功能检查

（1）尿比重:反映肾浓缩功能和排泄废物功能。当肾功能受损时,肾浓缩功能进行性减弱。尿比重固定或接近于1.010,提示肾浓缩功能严重受损。尿液中多种物质如葡萄糖、蛋白及其他大分子物质均使尿比重增高,尿渗透压较尿比重测定更好地反映肾功能。

（2）血尿素氮和血肌酐:血肌酐测定较血尿素氮精确。血尿素氮受分解代谢、饮食和消化道出血等多种因素影响。

（3）内生肌酐清除率:肌酐由肾小球滤过,内生肌酐清除率接近于用菊粉测定的肾小球滤过率。测定公式:内生肌酐清除率＝尿肌酐浓度/血肌酐浓度×每分钟尿量,正常值为90～110 mL/min。

（4）酚红排泄试验:因为94%的酚红(PSP)由肾小管排泄,所以在特定的时间内,尿中酚红的排出量能反映肾小管的排泄功能。

3. 前列腺特异性抗原(prostate specific antigen，PSA)　　PSA 是一种含有 237 个氨基酸的单链糖蛋白,由前列腺腺泡和导管上皮细胞分泌,具有前列腺组织特异性。血清 PSA 正常值为 0～4 ng/mL。如血清 PSA>10 ng/mL 应高度怀疑前列腺癌。血清 PSA 目前为前列腺癌的生物学指标,其升高只能提示前列腺癌的可能性,可用于前列腺癌的筛选、早期诊断、分期、疗效评价和随访观察。经直肠指检、前列腺按摩和穿刺、经尿道超声、前列腺电切及前列腺炎发作时,血清 PSA 均有不同程度的升高,宜间隔 2 周或以上再检查血清 PSA。血清 PSA 亦与年龄和前列腺体积有关,随年龄、前列腺体积增加而增高。须注意,某些药物如非那雄胺对血清 PSA 的影响。测定 PSA 密度(PSAD)及游离 PSA(fPSA)与总PSA(tPSA)的比值,有助于鉴别良性前列腺增生症和前列腺癌。

4. 流式细胞测定(flour cytometry，FCM)　　利用流式细胞仪进行定量分析细胞大小、形态、DNA含量、细胞表面标志、细胞内抗原和酶活性等。采用的标本包括尿、血、精液、肿瘤组织等。此项技术可为泌尿系统、男生殖系统肿瘤的早期诊断及预后判断提供较敏感和可靠的信息。

5. 前列腺液检查　　正常前列腺液呈淡乳白色,较稀薄;涂片镜检可见多量卵磷脂小体,白细胞＜10 个/高倍视野。前列腺按摩前应做尿常规检查。按摩后再收集 5～10 mL 初段尿液送检,比较按摩前后尿白细胞数,对按摩未获前列腺液者为间接检查,而对分析是否因前列腺炎引起的尿路感染具有临床意义。怀疑细菌性前列腺炎时应同时进行前列腺液细菌培养和药敏试验。

6. 精液分析　　精液分析是评价男性生育力的重要依据。精液标本的收集采用手淫、性交体外排精或取精器获得精液标本的方法,检查前 5 日应无性交或手淫。常规的精液分析包括颜色、量、pH、稠度、精子状况及精浆生化测定。

知识拓展

PSA

PSA 是前列腺特异性抗原而非前列腺癌特异性抗原,且 15% 前列腺癌患者的 PSA 可不高于正常;PSA 升高除与前列腺癌有关之外,与前列腺炎,尿路感染、性生活、导尿和直肠指检等因素有关。由PSA 派生出的指标有:PSAD(PSA 密度),PSAV(PSA 变化速率),fPSA/tPSA(游离 PSA/总 PSA),协助预测患前列腺癌的可能性。PSA 是前列腺癌患者筛查、病情评估和疗效监测的重要指标。

三、诊断性器械检查

1. 导尿管(urethral catheters)　　按材料、形状、大小、用途等有各种类型导尿管,目前最常用的是气囊或 Foley 导尿管,这种导尿管有两个腔,小腔用以向气囊充气或水,使导尿管留置于膀胱。以法制(F)为计量单位,21F 表示其周径为 21 mm,直径为 7 mm。用于测定残余尿、注入造影剂确定有无膀胱损伤或引流尿液、解除尿潴留等。须注意,不论是诊断还是治疗,操作者必须严格按无菌术规程。使用 Foley 导尿管,在气囊充气或水之前,必须先确认导尿管尖端是否已进入膀胱及是否有尿液导出。如果尿液不能从导尿管口顺畅地流出,必须立即予以调整,否则因气囊位于后尿道,予以充气或水将造成后尿道损伤出血。残余尿测定应在患者排尽尿后立即插入导尿管进行。正常时无残余尿。

2. 尿道探条　　通常是金属材料制成。一般选用 18～20F 探条扩张狭窄之尿道。进入尿道必须很小心,不能以暴力推进,以防尿道破裂或形成假道,应使其平滑地通过尿道进入膀胱。有时还需要使用线形探条和跟随器导引经尿道进入膀胱。

3. 膀胱尿道镜　　标准的膀胱尿道镜由外鞘、固定器和镜管组成。镜管有 0°、30°、70°的视角,可在尿道、膀胱内进行全面的检查,用活检钳取活体组织做病理学检查;通过插管镜经双侧输尿管口插入输尿管导管,做逆行肾盂造影或收集肾盂尿送检,亦可进行输尿管套石术或安置输尿管支架做内引流。特殊的膀胱尿道镜包括电切镜等还可施行尿道、膀胱、前列腺和输尿管的比较复杂的操作。尿道狭窄、膀胱炎症或膀胱容量过小不能做此检查。

4. 输尿管镜和肾镜　　有硬性、软性两种类型。输尿管镜一般经尿道、膀胱置入输尿管及肾盂;肾镜通过经皮肾造瘘进入肾盏和肾盂。可以直接窥查输尿管和肾盂内有无病变,亦可直视下取石、碎石,切除或电灼肿瘤,取活体组织检查。适用于尿石症、原因不明肉眼血尿或细胞学检查阳性、输尿管充盈缺损等。禁忌证为全身出血性疾病、前列腺增生、病变以下输尿管梗阻及其他膀胱镜检查禁忌者等。

5. 尿流动力学测定　　借助流体力学及电生理学方法研究和测定尿路输送、储存、排出尿液的功能,为分析排尿障碍原因、选择治疗方式及评定疗效提供客观依据。通过经皮肾盂穿刺灌注测压或尿路造影时动态影像学观察上尿路尿动力学变化。分别或同步测定尿流率、膀胱压力容积、压力/流率、尿道压力和肌电图,亦可与影像学同步检查,全面了解下尿路功能。目前临床上主要用于诊断下尿路梗阻性疾病(如前列腺增生症)、神经源性排尿功能异常,尿失禁,以及遗尿症等。

6. 前列腺穿刺活检　　可以判断前列腺良恶性病变。有经直肠或会阴穿刺两种途径。定位可用手指或超声引导,后者可明显提高操作的准确性和减少感染率。

四、影 像 学 诊 断

1. B超　　B超作为泌尿外科疾病的筛选、诊断和随访而广泛应用,亦用于介入治疗。B超对液体显示效果最佳,表现为液性暗区;可显示均质的实体组织和固体物质,能够显示 X 线透光结石,但对气体的显示效果较差。临床上可用于确定肾肿块性质、结石和肾积水;测定残余尿、测量前列腺体积等。亦用于检查阴囊肿块以判断囊肿或实质性肿块,查清睾丸和附睾的位置关系。特殊的探头经直肠及膀胱内做360°旋转检查,有助于对膀胱和前列腺肿瘤的诊断和分期。多普勒超声仪可显示血管内血流情况,确定动、静脉走向,用于选择肾实质切开部位、诊断睾丸扭转和肾移植排异反应等。在 B 超引导下,可行穿刺、引流及活检等。由于 B 超不需要用造影剂,不影响肾功能,可用于肾衰竭患者,亦用于禁忌做排泄性尿路造影或不宜接受 X 线照射的患者。但超声检查有时受骨骼、气体等的干扰而影响诊断的正确性。

2. X线检查

(1)尿路平片(KUB):是所有泌尿系统 X 线检查的基础和重要部分。平片可显示肾轮廓、位置、大小,腰大肌阴影,不透光阴影,以及骨性改变如脊柱侧弯、脊柱裂、肿瘤骨转移、脱钙等。腰大肌阴影消失,提示腹膜后炎症或肾周围感染。侧位片有助于判断不透光阴影如结石的来源。摄片前应做充分的肠道准备。

(2)排泄性尿路造影:即静脉尿路造影(IVU),静脉注射有机碘造影剂,肾功能良好者 5 min 即显影,10 min 后显示双侧肾、输尿管和部分充盈的膀胱。能显示尿路形态是否规则,有无扩张、推移、压迫和充盈缺损等;同时可了解分侧肾功能。造影前应做碘过敏试验。妊娠及肾功能严重损害为禁忌证。

(3)逆行肾盂造影:经膀胱尿道镜行输尿管插管注入有机碘造影剂,适用于排泄性尿路造影显示尿路不清晰或禁忌者。

(4)顺行肾盂造影:通常在 B 超指引下经皮穿刺入肾盂,注入造影剂以显示上尿路情况。适用于上述造影方法失败或有禁忌而怀疑梗阻性病变存在者。

(5)膀胱造影:经导尿管向膀胱注入造影剂,可显示膀胱形态及其病变如损伤、畸形、瘘管、神经源性膀胱及膀胱肿瘤等。排泄性膀胱尿道造影可显示膀胱输尿管回流及尿道病变。

（6）血管造影：血管造影的方法有直接穿刺；经皮动脉穿刺插管、选择性肾动脉、静脉造影及数字减影血管造影(DSA)。适用于肾血管疾病、肾损伤、肾实质肿瘤等。可对晚期肾肿瘤进行栓塞治疗。DSA能清晰地显示血管包括 1 mm 直径的血管，可以发现肾实质内小动脉瘤及动静脉畸形之类的血管异常。

（7）CT 检查：有平扫和增强扫描两种检查方法。其优点是病变在注入造影剂前后表现不同而被识别。适用于鉴别肾囊肿和肾实质性病变，确定肾损伤范围和程度，肾、膀胱、前列腺癌及肾上腺肿瘤的诊断和分期。能显示腹部、盆腔转移之淋巴结。

3. MRI 检查　　能显示被检查器官组织的功能和结构，并可显示脏器血流灌注信息。对分辨肾肿瘤的良、恶性，判定膀胱肿瘤浸润膀胱壁的深度、前列腺癌分期，确诊偶然发现的肾上腺肿块等，可以提供较 CT 更为可靠的依据。磁共振血管成像(MRA)适用于肾动脉瘤、肾动静脉瘘、肾动脉狭窄、肾静脉血栓形成；肾癌分期，特别是了解侵犯肾血管的情况及肾移植术后血管通畅情况。磁共振尿路成像(MRU)为磁共振水成像。无须造影剂和插管而显示肾盏、肾盂、输尿管的形态和结构，是了解上尿路梗阻的无创检查。

4. 放射性核素显像　　其特点是核素用量小，几乎无放射损害，但能在不影响机体正常生理过程的情况下显示体内器官的形态和功能。主要的放射性核素显像检查包括肾图、肾显像、肾上腺皮质、髓质核素显像、骨显像及阴囊显像等。

（1）肾图：测定肾小管分泌功能和显示上尿路有无梗阻。亦是一种分侧肾功能试验，反映尿路通畅及尿排出速率情况。

（2）肾显像：分静态和动态显像。静态显像仅显示核素在肾内的分布图像。动态显像显示肾吸收、浓集和排出的全过程。能显示肾形态、大小及有无占位病变，可了解肾功能、测定肾小球滤过率和有效肾血流量。单光子发射计算机断层照相(SPECT)能观察器官功能的动态过程，亦能摄取矢状、冠状及横断面的解剖和功能像。当肾功能不全时，肾显像比尿路造影要敏感。对肾移植患者术后观察并发症如梗阻、外溢、动脉吻合口狭窄有帮助。

（3）肾上腺皮质和髓质核素显像对肾上腺疾病有诊断价值，如嗜铬细胞瘤的定位诊断。

（4）阴囊显像常用于怀疑睾丸扭转或精索内静脉曲张等。放射性核素血流检查可判断睾丸的存活及其能力，并可与对侧的血流灌注相比较，以提供临床治疗的依据。

（5）骨显像可显示全身骨骼系统有无肿瘤转移，尤其是确定肾癌、前列腺癌骨转移的情况。

小　结

泌尿、男生殖系统疾病 { 主要症状：疼痛、排尿改变、尿液改变、尿道分泌物、男性性功能症状
检查：体检、实验室检查、诊断性器械检查、影像学诊断

【思考题】

（1）试述尿失禁的分类与定义。

（2）如何描述患者的排尿困难症状？

（3）试述 PSA 的临床意义。

（顾　晓）

第四十八章　泌尿、男生殖系统先天性畸形

学习要点

● **熟悉**：常见泌尿、男生殖系统先天性畸形的临床特征、诊断与治疗。
● **了解**：常见泌尿、男生殖系统先天性畸形的胚胎学基础。

泌尿、男生殖系统先天性畸形是人体最常见的先天性畸形。由于胚胎学上的密切关系,泌尿系统先天性畸形常伴有生殖系统畸形。

泌尿生殖系统器官自体节外侧的中胚层发生,形成于胚胎第5~12周。前肾在人类完全退化,中肾大部分退化,后肾由生肾组织和输尿管芽两部分组成。由中肾管长出的输尿管芽逐渐演变成输尿管、肾盂、肾盏和集合小管。生肾组织演变成肾被膜、肾小囊和各段肾小管。肾小囊内的毛细血管形成肾小体,组成肾单位。胚胎第6周,后肾由原位上升至第2腰节处。膀胱、尿道自泄殖腔发生。尿直肠膈将泄殖腔分隔成为背侧的直肠和腹侧的尿生殖窦。

男生殖器官来源不同,睾丸自中肾内侧与之平行纵列的生殖嵴发生。与之相邻的中肾管发育为附睾的输出小管、附睾管、输精管和精囊。

先天性畸形是由遗传或环境因素造成的发育缺陷性疾病,种类繁多,表现在数目、大小、形态、结构、位置、旋转和血管畸形等。本章简要介绍泌尿男生殖系统常见的先天性畸形。

第一节　肾和输尿管的先天性畸形

一、多囊肾

多囊肾(polycystic kidney)是一种先天性遗传性疾病,分婴儿型和成人型。婴儿型多囊肾属常染色体隐性遗传,少见,发病率为1/10 000,儿童期可有肾或肝功能不全的表现。成人型多囊肾属常染色体显性遗传,较为常见,发病率约1/1 250,占晚期肾病的10%。多为双侧型,初期肾内仅有少数几个囊肿,以后发展为全肾布满大小不等囊肿,压迫肾实质,使肾单位减少。该病发病机制不明,认为可能与肾小管梗阻,或肾单位不同部位的局部扩张有关。成人型多囊肾,大都至40岁左右才出现症状,其主要临床表现为疼痛、腹部肿块与肾功能损害。若伴发结石或尿路感染者,可出现血尿、脓尿、发热、肾区疼痛等相应症状。1/3的患者伴有肝囊肿,但无肝功能变化。并发症包括尿毒症、高血压、心肌梗死和颅内出血。通过B超和CT可确诊。对肾功能正常的早期患者,采用对症与支持治疗,包括休息、低蛋白饮食、避免劳累、药物治疗,重点在于控制血压、预防尿路感染及肾功能进一步损害。对中期患者采用囊肿去顶术,有助于降低血压,减轻疼痛和改善肾功能。晚期出现尿毒症可考虑长期透析,因囊壁能产生促红细胞生成素,患者常无贫血,透析治疗较佳。或可行同种异体肾移植术。合并严重高血压或出血、感染者,在施行肾移植前宜切除患肾。

二、蹄铁形肾

蹄铁形肾(horseshoe kidney)是指两肾下极在腹主动脉和下腔静脉前相互融合,形成马蹄形畸形。

峡部一般为肾实质组织,较厚,有时由纤维组织组成。患肾大多旋转不良,使肾盂面向前方,肾盏向后,肾血管多变异。影像学检查可确诊。如无症状及并发症,无须治疗。如因肾峡部压迫腹腔神经丛导致严重腹痛、腰痛和消化道症状,或出现并发症,如梗阻、结石、肿瘤、感染等,可行手术治疗。

三、重复肾盂、输尿管

重复肾盂、输尿管是指一个肾有两个肾盂和两条输尿管。这种畸形是由于胚胎早期中肾管下端发出两个输尿管芽进入一个后肾胚基所造成的。大都发生于一侧,但亦有双侧者。重复肾盂、输尿管畸形的外表是一个完整的肾,有共同包膜,表面有一浅沟为分界,每一部分有它本身的肾盂、输尿管和血管。上半肾较小而下半肾较大,两条输尿管分别引流上、下半肾,多数融合后以一个输尿管口开口于膀胱。若两条输尿管分别开口于膀胱,则上面输尿管口来自下肾盂,而下面管口来自上肾盂。有时上肾盂延伸的输尿管可向膀胱外器官内开口,称为异位输尿管开口。在女性可开口于尿道、阴道、外阴前庭等处,这些患者表现为有正常排尿,又有持续漏尿的尿失禁症状。无症状的重复肾在检查时偶尔发现者,不需治疗。若上半肾感染、肾盂积水、结石形成及输尿管异位开口引起尿失禁者,可行上半病肾及输尿管切除术。若重复肾功能尚好,且无严重并发症,可行异位开口的重复输尿管膀胱移植术。

四、肾盂输尿管连接处梗阻

肾盂输尿管连接处梗阻(ureteropelvic junction obstruction,UPJO)的基本病理主要是壁层肌肉内螺旋结构的改变,可能是先天性缺陷或由于外在因素如迷走血管、纤维束带对肾盂输尿管连接处的压迫造成梗阻,使肾盂蠕动波无法通过,逐渐引起肾盂积水。是儿童腹部肿块或肾积水常见的病因,左侧多见。一般无症状,偶有腰部钝痛或轻微不适,继发感染或结石时,可出现相应症状。B超可诊断肾积水,但需与肾囊肿鉴别。静脉尿路造影可显示梗阻部位、范围,也能了解肾积水程度。延迟拍片显示患侧肾盂排空延迟,伴肾盂肾盏不同程度扩张,甚至不显影。核素肾扫描了解肾脏的血运情况及其分泌、排泄功能。对进行性加重的肾积水,肾功能持续下降,特别合并感染、结石、肿瘤者应考虑手术治疗。凡能保全肾功能 1/5 以上者,应尽量行保肾手术。大多数病例需要术后 3 个月及 1 年时随访静脉尿路造影。

五、其他肾和输尿管异常

1. 单侧肾发育不全(dysplasia of kidney)　是指肾体积小于 50% 以上和先天性孤立肾。拟行肾切除之前必须首先确定对侧肾是否有发育不全或缺如。

2. 异位肾(ectopic kidney)　根据肾停留部位不同分为盆腔肾、腹部肾及交叉异位肾等。需与腹部肿块做鉴别,以避免误将异位肾切除。

3. 先天性巨输尿管　可为双侧性,病变常在输尿管盆腔段,病因不明。如有症状及并发症需手术治疗。

4. 输尿管囊肿(ureterocele)　是指输尿管末端的囊性扩张,囊肿的内层为输尿管黏膜,外层为膀胱黏膜,中层则为少量平滑肌和纤维组织,囊上有小的输尿管开口,治疗可通过膀胱镜切除囊肿。

5. 下腔静脉后输尿管　为右侧上段输尿管经过腔静脉之后,再绕过下腔静脉前方下行,由于输尿管受压迫而引起上尿路梗阻,严重者需手术治疗。

第二节　膀胱和尿道先天性畸形

一、膀　胱　外　翻

膀胱外翻(bladder exstrophy)表现为下腹壁和膀胱前壁的完全缺损,膀胱黏膜外露,易出血。膀胱后壁膨出部分可见输尿管开口及喷尿。男性患者常伴有完全性尿道上裂。膀胱外翻黏膜由于长期慢性炎症和机械性刺激，常发生溃烂、变性，甚至恶变。常伴上尿路感染和肾积水。膀胱外翻凭外观即可诊断。治疗目的是保护肾功能，控制排尿，修复膀胱、腹壁及外生殖器，手术复杂，治疗效果不甚理想。

二、尿 道 上 裂

尿道上裂（epispadias）表现为阴茎体短小，向背侧弯曲，包皮悬垂于阴茎腹侧，阴茎头扁平，尿道口位于阴茎背侧，严重尿道上裂可伴有膀胱外翻和腹壁缺陷。尿道上裂根据畸形程度和尿道口位置的不同，分为阴茎头型、阴茎体型及完全性尿道上裂三类。治疗采用整形重建术。

三、尿 道 下 裂

尿道下裂（hypospadias）是较为常见的先天性畸形，发病率有不断增加的趋势。尿道下裂是由于生殖结节腹侧纵行的尿生殖沟自后向前闭合过程停止所致。它的畸形有四个特征：① 尿道开口异常；② 阴茎向腹侧屈曲畸形；③ 阴茎背侧包皮正常而阴茎腹侧包皮缺乏；④ 尿道海绵体发育不全。根据尿道开口异常可分为四种类型：① 阴茎头型；② 阴茎型；③ 阴囊型；④ 会阴型。后三种类型可影响到性功能和性行为，生活中需取坐位排尿，患者心理会有障碍。会阴型尿道下裂，阴部外表类似女性，应在婴儿期确定性别，以免被误认而到成年期造成更严重的心理和生理障碍。尿道下裂需行整形手术，以恢复正常站立排尿和成年后能进行性生活，睾丸有生精功能者还可获得生育能力。手术宜在学龄前施行，可一期或分期完成。有些患者伴睾丸未降或腹股沟痛，也应行相应手术。

第三节　男性生殖器官先天性畸形

男性生殖器官先天性畸形与性功能及生育能力有着密切关系，不但影响婚姻和生育，而且由社会、心理的因素引起精神障碍。男性生殖器官先天性畸形主要有：① 性腺发育异常：无睾症、多睾症、先天性睾丸发育不全综合征（Klinefelter syndrome）、隐睾症（cryptorchidism）、异位睾丸（ectopic testes）、两性畸形等；② 输精管附睾精囊发育异常；③ 外生殖器发育异常：小阴茎、包茎和包皮过长、阴囊阴茎转位。

先天性睾丸发育不全综合征主要临床表现为：两侧睾丸小，不发育，青春发育延迟；成年期 80% 左右出现乳房女性化，不长胡须，阴毛、腋毛稀少，无喉结，发音尖细，皮肤细白，皮下有较多脂肪堆积等女性化性征；大多具有一定性功能，但由于精液中无精子而没有生育力。细胞核型分析为 47XXY 而确诊。治疗可采用雄性激素补充治疗，以促进男性第二性征发育、维持性欲和性功能。

隐睾症指睾丸下降异常，睾丸未能降至阴囊而停留在腹膜后、腹股沟管或阴囊入口处。阴囊的舒缩能调节温度低于体温 1.5~2℃，以维持睾丸生精小管的正常生精功能，而隐睾则受温度影响而导致精子发生障碍。双侧隐睾症引起不育达 50% 以上，单侧隐睾达 30% 以上。隐睾易发生恶变，尤其是位于腹膜后者，恶变概率较普通人高 20~35 倍。一岁内的隐睾丸有自行下降可能，若一岁以后睾丸仍未下降，可短期应用绒毛膜促性腺激素，每周肌内注射 2 次，每次 500 U，总剂量为 5 000~10 000 U。若 2 岁以前睾丸仍未下降，应采用睾丸固定术，若睾丸萎缩，又不能被拉下并固定于阴囊，而对侧睾丸正常，则可将未降睾丸切除。双侧腹腔内隐睾不能下降复位者，可采用显微外科技术，行睾丸自体移植术。

输精管附睾精囊发育异常：输精管来源于中肾，在胚胎早期，若中肾管停止发育或有缺陷，均可导致输精管发育异常，甚至缺如。由于输精管、附睾、精囊和射精管均同源于中肾管，因此常伴有这些器官的发育不全或缺如，而睾丸发育正常，这是由于睾丸来源于生殖嵴。阴囊检查睾丸体积正常，而输精管摸不清。精液检查为无精子，精浆果糖很低，这是因为精囊缺如而不能分泌果糖所致。治疗该病引起的不育症，对部分输精管附睾发育不全，可采用输精管附睾吻合术；对输精管附睾缺损严重者，可采用附睾或睾丸抽取精子行人工助孕。

包茎是指包皮外口过小，紧箍阴茎头部，不能向上外翻者。包皮过长指包皮不能使阴茎头外露，但可以翻转者。包茎可影响阴茎正常发育；包皮垢积聚引起包皮及阴茎头炎症，可引起尿道外口炎症、狭窄，严重者可引起尿路感染,以致肾功能损害;可引起性交疼痛,由于包皮强行上翻,而又未及时复原,使狭小的包皮口紧箍在阴茎冠状沟上方,引起远端包皮和阴茎头血液回流障碍而发生局部水肿、淤血,称为包皮嵌顿。包茎内积聚的包皮垢产生慢性刺激可诱发阴茎癌,亦可诱发配偶宫颈癌。包茎患者需尽早行包皮环切术。包皮过长宜经常上翻清洗保持局部清洁。

知识拓展

(1) 对多囊肾肾功能正常的早期患者,采用对症与支持治疗,重点在于控制血压、预防尿路感染及肾功能进一步损害。对中期患者采用囊肿去顶减压术,有助于降低血压,减轻疼痛和改善肾功能。晚期出现慢性肾衰竭可考虑长期透析或行同种异体肾移植术。

(2) 无症状的重复肾在检查时偶尔被发现者,不需治疗。若上半肾感染、肾盂积水、结石形成及输尿管异位开口引起尿失禁者,可行上半病肾及输尿管切除术。

(3) 对肾盂输尿管连接处梗阻患者出现进行性加重的肾积水,肾功能持续下降,特别合并感染、结石、肿瘤者应考虑手术治疗。凡能保全肾功能1/5以上者,应尽量行保肾手术。

(4) 尿道下裂需行整形手术,以恢复正常站立排尿和成年后能进行性生活,手术宜在学龄前施行。

(5) 2岁以前睾丸仍未下降的隐睾患儿,应采用睾丸固定术治疗。

小　结

1. 肾和输尿管的先天性畸形
   - 多囊肾
   - 蹄铁形肾
   - 重复肾盂输尿管
   - 肾盂输尿管连接处梗阻

2. 膀胱和尿道先天性畸形
   - 膀胱外翻
   - 尿道上裂
   - 尿道下裂

3. 男性生殖器官先天性畸形
   - 性腺发育异常
     - 无睾症
     - 多睾症
     - 先天性睾丸发育不全综合征
     - 隐睾症
     - 异位睾丸
     - 两性畸形等
   - 输精管附睾精囊发育异常
   - 外生殖器发育异常
     - 小阴茎
     - 包茎和包皮过长
     - 阴囊阴茎转位

【思考题】

(1) 多囊肾的并发症有哪些?

(2) 试述肾盂输尿管连接处梗阻的外科治疗指征。

(3) 尿道下裂的手术并发症有哪些?

(顾　晓)

第四十九章 泌尿系统损伤

学习要点

● **掌握：**肾、膀胱与尿道损伤的临床表现、诊断要点与治疗。
● **熟悉：**肾、膀胱与尿道损伤的病因与病理分类。
● **了解：**肾、膀胱与尿道损伤并发症的处理。

泌尿系统损伤以男性尿道损伤最多见，肾、膀胱次之，输尿管损伤最少见。由于肾、输尿管、膀胱、后尿道受到周围组织和器官的良好保护，通常不易受伤。泌尿系统损伤大多是胸、腹、腰部或骨盆严重损伤的合并伤。因此，当有上述部位严重损伤时，应注意有无泌尿系统损伤；确诊泌尿系统损伤时，也要注意有无合并其他脏器损伤。泌尿系统损伤的主要表现为出血和尿外渗。大出血可引起休克，血肿和尿外渗可继发感染。尽早明确诊断，正确合理的初期处理，对泌尿系统损伤的预后极为重要。

第一节 肾 损 伤

肾深藏于肾窝，受到肋骨、腰肌、脊椎和前面的腹壁、腹腔内脏器、上面膈肌的保护，正常肾有一定的活动度，故不易受损。但肾质地脆，包膜薄，周围有骨质结构，一旦受暴力打击也可以引起肾损伤，如肋骨骨折的断端可损伤肾实质。肾损伤(renal trauma)常是严重多发性损伤的一部分，多见于成年男子。

【病因】

1. 开放性损伤 各种锐器致伤，常伴有胸、腹部等其他组织器官损伤，损伤复杂而严重。

2. 闭合性损伤 因直接或间接暴力所致。

此外，肾本身病变如肾积水、肾肿瘤、肾结核或肾囊性疾病等更易损伤，有时极轻微的创伤，也可造成严重的"自发性"肾破裂。偶然在医疗操作中如肾穿刺、腔内泌尿外科检查或治疗时也可能发生肾损伤。

【病理】 临床上最多见为闭合性肾损伤，根据损伤的程度可分为以下病理类型。

1. 肾挫伤 损伤仅局限于部分肾实质，形成肾瘀斑和(或)包膜下血肿，肾包膜及肾盂黏膜完整。损伤涉及肾集合系统可有少量血尿。一般症状轻微，可以自愈。大多数患者属此类损伤。

2. 肾部分裂伤 肾实质部分裂伤伴有肾包膜破裂，可致肾周血肿。如肾盂肾盏黏膜破裂，则可有明显的血尿。通常不需手术治疗，应绝对卧床，止血抗感染，并注意观察患者的生命体征，经积极治疗多可自行愈合。如病情恶化，仍需手术治疗，有的患者可行选择性肾动脉栓塞术，以阻止肾进一步出血。

3. 肾全层裂伤 肾实质深度裂伤，外及肾包膜，内达肾盂肾盏黏膜，此时常引起广泛的肾周血肿、血尿和尿外渗。肾横断或碎裂时，可导致部分肾组织缺血。这类肾损伤症状明显，后果严重，均需手术治疗。

4. 肾蒂损伤 肾蒂血管损伤比较少见。肾蒂或肾段血管的部分或全部撕裂时可引起大出血、休克，常来不及诊治就死亡。突然减速或加速运动如车祸、从高处坠落，引起肾急剧移位，肾动脉突然被牵拉，致弹性差的内膜断裂，形成血栓，造成肾功能丧失。此类损伤多发生于右肾，易被忽略，应迅速确诊并施行手术。

晚期病理改变包括由于持久尿外渗形成的尿囊肿；血肿、尿外渗引起组织纤维化，压迫肾盂输尿管交界处导致肾积水；开放性肾损伤偶可发生动静脉瘘或假性肾动脉瘤；部分肾实质缺血或肾蒂周围纤维化压迫肾动脉，引起肾血管性高血压。

【临床表现】 肾损伤的临床表现与损伤程度有关，但常不相同，尤其在合并其他器官损伤时，肾损伤的症状不易被察觉。其主要症状有休克、血尿、疼痛、腰腹部肿块、发热等。

1. 休克 严重肾裂伤、肾蒂裂伤或合并其他脏器损伤时,因损伤和失血常发生休克,可危及生命。

2. 血尿 肾损伤患者大多有血尿。挫伤时可出现少量血尿,严重肾裂伤则呈大量肉眼血尿,并有血块阻塞尿路。血尿与损伤程度不成比例,肾挫伤或轻度裂伤会导致肉眼血尿,而严重的肾裂伤可能只有轻微血尿或无血尿,如肾蒂血管断裂,肾动脉血栓形成,肾盂、输尿管断裂或血块堵塞等。若血尿延续较长时间,常与继发感染有关。

3. 疼痛 肾包膜下血肿、肾周围软组织损伤、出血或尿外渗引起患侧腰、腹部疼痛。血液、尿液渗入腹腔或合并腹内脏器损伤时,出现全腹疼痛和腹膜刺激症状。血块通过输尿管引起梗阻时发生肾绞痛。

4. 腰腹部肿块 血液、尿液渗入肾周围组织可使局部肿胀,形成肿块,有明显触痛和肌强直。

5. 发热 由于血肿、尿外渗易继发感染,甚至导致肾周脓肿或化脓性腹膜炎,伴有全身中毒症状。

【诊断】

1. 病史与体检 任何腹部、背部、下胸部外伤或受对冲力损伤的患者,无论是否有典型的腰、腹部疼痛、肿块、血尿等,均要注意肾损伤的可能。有时症状与肾损伤的严重程度并不平行。严重的胸、腹部损伤时,往往容易忽视泌尿系统损伤的临床表现,应当尽早收集尿液标本,做尿常规检查,以免贻误诊断。

2. 化验 尿含多量红细胞。血红蛋白与血细胞比容持续降低提示有活动性出血。血白细胞数增多应注意是否存在感染灶。

3. 特殊检查 早期积极的影像学检查可以发现肾损伤部位、程度,有无尿外渗或肾血管损伤及对侧肾情况。根据病情轻重,除须紧急手术者外,有选择地应用以下检查。

(1) B超检查:能提示肾损伤的部位和程度,有无包膜下和肾周血肿、尿外渗,其他器官损伤及对侧肾等情况。

(2) CT检查:可清晰显示肾皮质裂伤、尿外渗和血肿范围,并可了解与周围组织和腹腔内其他脏器的关系,为首选检查。

【治疗】 肾损伤的处理与损伤程度直接相关。轻微肾挫伤经短期休息可以康复,多数肾挫裂伤可用保守治疗,仅少数需手术治疗。

1. 紧急治疗 有大出血、休克的患者需迅速给以抢救措施,观察生命体征,进行输血、复苏,同时明确有无合并其他器官损伤,做好手术探查的准备。

2. 保守治疗

(1) 绝对卧床休息2～4周,病情稳定,血尿消失后才可以允许患者离床活动。通常损伤后4～6周肾挫裂伤才趋于愈合,过早过多离床活动,有可能再度出血。恢复后2～3个月内不宜参加体力劳动或体育运动。

(2) 密切观察:定时测量血压、脉搏、呼吸、体温,注意腰、腹部肿块范围有无增大。观察每次排出的尿液颜色深浅的变化。定期检测血红蛋白和血细胞比容。

(3) 及时补充血容量和热量,维持水、电解质平衡,保持足够尿量。必要时输血。

(4) 早期应用广谱抗生素以预防感染。

(5) 适量使用止痛、镇静剂和止血药物。

3. 手术治疗

(1) 开放性肾损伤:几乎所有这类损伤的患者都要施行手术探查。

(2) 闭合性肾损伤:一旦确定为严重肾裂伤、肾碎裂及肾蒂损伤需尽早经腹径路施行手术。若肾损伤患者在保守治疗期间发生以下情况,需施行手术治疗:① 经积极抗休克后生命体征仍未见改善,提示有内出血。② 血尿逐渐加重,血红蛋白和血细胞比容继续降低。③ 腰、腹部肿块明显增大。④ 有腹腔脏器损伤可能。

4. 并发症处理 尿外渗及继发性感染等所引起。腹膜后尿囊肿或肾周脓肿要切开引流。输尿管狭窄、肾积水需施行成形术或肾切除术。恶性高血压要行血管修复或肾切除术。动静脉瘘和假性肾动脉瘤应予以修补,如在肾实质内则可行部分肾切除术。持久性血尿可施行选择性肾动脉造影及栓塞术。

肾损伤并发症的处理

（1）尿外渗与尿性囊肿：尿外渗是肾损伤最常见的并发症。早期应用抗生素，尿外渗大多会自然消退；如持续存在，可放置输尿管支架管；长期引流尿液不能减少或消失，应考虑损伤严重或远端输尿管有狭窄或者梗阻因素。大部分尿性囊肿可以吸收，无须处理。需要处理的相对指征：巨大的尿性囊肿、持续存在的尿性囊肿，出现发热或败血症，尿性囊肿伴有肾脏碎片。处理措施包括行经皮囊肿穿刺引流术，肾脏坏死组织清除术和（或）输尿管内支架引流。

（2）迟发性出血：发生在创伤数周内，但通常不会超过3周。基本治疗方法为绝对卧床和补液。选择性血管栓塞术是首选治疗。

（3）肾周脓肿：常发生在伤后5~7d内。选用有效抗生素控制感染，首选经皮穿刺引流术，以减少肾脏切除的风险。必要时行脓肿切开引流或肾脏切除。

（4）损伤后高血压：内科治疗无效者，可行血管成形、肾部分切除术或患肾切除术。

（5）外伤后肾积水：根据梗阻程度和对肾功能的影响程度决定处理方案。

（6）动静脉瘘：行选择性血管栓塞术。

（7）假性动脉瘤：选择性血管栓塞术是首选治疗方法。

第二节　膀　胱　损　伤

膀胱空虚时位于盆腔深处，受到周围筋膜、肌肉、骨盆及其他软组织的保护，损伤原因主要为贯通伤或骨盆骨折。膀胱充盈时膀胱壁张力高，且膀胱高出耻骨联合伸展至下腹部，易遭受损伤。难产所致的膀胱阴道瘘临床上已很少见。

【病因】

1. 开放性损伤　由子弹或锐器贯通所致，常合并其他脏器损伤，如直肠、阴道损伤，形成腹壁尿瘘、膀胱直肠瘘或膀胱阴道瘘。

2. 闭合性损伤　当膀胱充盈时，下腹部遭撞击、挤压，骨盆骨折骨片刺破膀胱壁。产程过长，膀胱壁被压在胎头与耻骨联合之间引起缺血性坏死，可致膀胱阴道瘘。

3. 医源性损伤　见于膀胱镜检查或治疗，如经尿道的膀胱腔内治疗，盆腔手术、腹股沟疝修补术、阴道手术等可伤及膀胱。

【病理】

1. 挫伤　仅伤及膀胱黏膜或肌层，膀胱壁未穿破，局部出血或形成血肿，无尿外渗，可发生血尿。

2. 膀胱破裂　严重损伤可发生膀胱破裂，分为腹膜外型与腹膜内型两类。

（1）腹膜外型：膀胱壁破裂，但腹膜完整。尿液外渗到膀胱周围组织及耻骨后间隙，沿骨盆筋膜到盆底，或沿输尿管周围疏松组织蔓延到肾区。大多由膀胱前壁的损伤引起，伴有骨盆骨折。

（2）腹膜内型：膀胱壁破裂伴腹膜破裂，与腹腔相通，尿液流入腹腔，引起腹膜炎。多见于膀胱后壁和顶部损伤。有病变的膀胱（如膀胱结核）过度膨胀，发生破裂，称为自发性破裂。

【临床表现】　膀胱壁轻度挫伤仅有下腹部疼痛，少量终末血尿，短期内自行消失。膀胱全层破裂时症状明显，临床表现与病理分型有关。

1. 休克　骨盆骨折所致剧痛、大出血，膀胱破裂引起尿外渗及腹膜炎，伤势严重，常发生休克。

2. 腹痛　腹膜外破裂时，尿外渗及血肿引起下腹部疼痛，压痛及肌紧张，直肠指检可触及肿物和触痛。腹膜内破裂时，尿液流入腹腔而引起急性腹膜炎症状，并有移动性浊音。

3. 血尿和排尿困难　有尿意，但不能排尿或仅排出少量血尿。

4. 尿瘘　开放性损伤可有体表伤口漏尿；如与直肠、阴道相通，则经肛门、阴道漏尿。闭合性损伤在尿外渗感染后破溃，可形成尿瘘。

【诊断】

1. 病史和体检　患者下腹部或骨盆受外来暴力后，出现腹痛、血尿及排尿困难，体检发现耻骨上区压痛,直肠指检触及直肠前壁有饱满感,提示腹膜外膀胱破裂。全腹剧痛,腹肌紧张,压痛及反跳痛,并有移动性浊音,提示腹膜内膀胱破裂。骨盆骨折引起膀胱及尿道损伤,则兼有后尿道损伤的症状和体征。

2. 导尿试验 膀胱损伤时,导尿管可顺利插入膀胱(尿道损伤常不易插入),仅流出少量血尿或无尿流出。经导尿管注入灭菌生理盐水 200 mL,片刻后吸出。液体外漏时吸出量会减少,腹腔液体回流时吸出量会增多。若液体进出量差异很大,提示膀胱破裂。

3. X线检查 腹部平片可以发现骨盆或其他骨折。膀胱造影自导尿管注入 15% 泛影葡胺 300 mL,可发现造影剂漏至膀胱外。腹膜内膀胱破裂时,则显示造影剂衬托的肠襻。

【治疗】 ① 完全的尿流改道;② 膀胱周围及其他尿外渗部位充分引流;③ 闭合膀胱壁缺损。

1. 紧急处理 抗休克治疗如输液、输血、止痛及镇静。尽早使用广谱抗生素预防感染。

2. 保守治疗 膀胱挫伤或造影时仅有少量尿外渗,症状较轻者,可从尿道插入导尿管持续引流尿液 7～10 d,并保持通畅;使用抗生素,预防感染,破裂可自愈。

3. 手术治疗 膀胱破裂伴有出血和尿外渗,病情严重,须尽早施行手术。如为腹膜外破裂,需清除外渗尿液,修补膀胱破口,行耻骨上膀胱造瘘。如为腹膜内破裂,应行剖腹探查,同时处理其他脏器损伤,修补腹膜与膀胱壁,并行腹膜外耻骨上膀胱造瘘。应充分引流膀胱周围尿液,应用抗生素预防感染。若发生膀胱颈撕裂,须用可吸收缝线准确修复,以免术后发生尿失禁。

4. 并发症处理 早期恰当的手术治疗及抗生素的应用大大减少了并发症。盆腔血肿宜尽量避免切开,以免发生大出血并招致感染。若出血不止,用纱布填塞止血,24 h 后再取出。出血难以控制时可行选择性盆腔血管栓塞术。

第三节 尿 道 损 伤

尿道损伤分为开放性和闭合性两类。前者多因弹片、锐器伤所致,常伴有阴囊、阴茎或会阴部贯通伤。后者为挫伤、撕裂伤或腔内器械直接损伤。

尿道损伤多见于男性。在解剖上男性尿道以尿生殖膈为界,分为前、后两段。前尿道包括球部和阴茎部,后尿道包括前列腺部和膜部。以球部和膜部的损伤为多见。男性尿道损伤是泌尿外科常见的急症,早期处理不当,会产生尿道狭窄、尿瘘等并发症。前、后尿道损伤各有其特点,分述如下。

一、前 尿 道 损 伤

男性前尿道损伤多发生于球部,这段尿道固定在会阴部。会阴部骑跨伤时,将尿道挤向耻骨联合下方,引起尿道球部损伤。

【病理】 可为挫伤、裂伤或完全断裂。尿道挫伤时仅有水肿和出血,可以自愈。尿道裂伤引起尿道周围血肿和尿外渗,愈合后引起瘢痕性尿道狭窄。尿道完全断裂使断端退缩、分离,血肿较大,发生尿潴留,用力排尿则发生尿外渗。尿道球部损伤时,血液及尿液渗入会阴浅筋膜包绕的会阴浅袋,使会阴、阴囊、阴茎肿胀,有时向上扩展至腹壁。因为会阴浅筋膜的远侧附着于腹股沟部,近侧与腹壁浅筋膜深层相连续,后方附着于尿生殖膈,尿液不会外渗到两侧股部。尿道阴茎部损伤时,如阴茎筋膜完整,血液及尿液渗入局限于阴茎筋膜内,表现为阴茎肿胀;如阴茎筋膜亦破裂,尿外渗范围扩大,与尿道球部损伤相同。尿道损伤合并尿外渗,若不及时处理或处理不当,会发生广泛皮肤、皮下组织坏死、感染和脓毒症。

【临床表现】

1. 尿道出血 外伤后,即使不排尿时也可见尿道外口滴血。尿液可为血尿。

2. 疼痛 受伤处疼痛,有时可放射到尿道外口,尤以排尿时为剧烈。

3. 排尿困难 尿道挫裂伤时因疼痛而致括约肌痉挛,发生排尿困难。尿道完全断裂时,则可发生尿潴留。

4. 局部血肿 尿道骑跨伤常发生会阴部、阴囊处肿胀和血肿。

5. 尿外渗 尿道断裂后,用力排尿时,尿液可从裂口处渗入周围组织,形成尿外渗。尿外渗、血肿并发感染,可能导致脓毒症。如开放性损伤,则尿液可从皮肤、肠道或阴道创口流出,可能形成尿瘘。

【诊断】

1. 病史和体检 大多有会阴部骑跨伤史,一些患者因尿道器械检查致伤。根据典型症状及血肿、尿外渗分布,诊断并不困难。

2. 导尿 可以检查尿道是否连续、完整。如能顺利插入导尿管,说明尿道连续而完整。一旦插入导尿管,应留置导尿1周以引流尿液并支撑尿道。如一次插入困难,不应勉强反复试插,以免加重创伤和导致感染。

3. X线检查 尿道造影可显示尿道损伤部位及程度,尿道断裂可有造影剂外渗,尿道挫伤则无外渗征象。

【治疗】

1. 紧急处理 尿道球海绵体严重出血可致休克,应立即压迫会阴部止血,并抗休克治疗,尽早施行手术治疗。

2. 尿道挫伤及轻度裂伤 症状较轻,尿道连续性存在,一般不需特殊治疗,尿道损伤处可自愈。用抗生素预防感染,并鼓励患者多饮水稀释尿液,减少刺激。必要时插入导尿管引流1周。

3. 尿道裂伤 插入导尿管引流1周。如导尿失败,应即行经会阴尿道修补,并留置导尿管2~3周。病情严重者,应施行耻骨上膀胱造瘘术。

4. 尿道断裂 应即时施行经会阴尿道修补术或断端吻合术,留置导尿管2~3周。尿道断裂严重者,会阴或阴囊形成大血肿,可行膀胱造瘘术。也有经会阴切口清除血肿,再行尿道断端吻合术,但是必须慎重而仔细止血。

5. 并发症处理

(1) 尿外渗:在尿外渗区作多个皮肤切口引流外渗尿液,切口应深达浅筋膜以下,并行耻骨上膀胱造瘘。3个月后再行尿道手术。

(2) 尿道狭窄:尿道损伤患者拔除导尿管后,需定期行尿道扩张术。对晚期发生的尿道狭窄,可用腔内技术经尿道切开或切除狭窄部的瘢痕组织,或经会阴部切口行尿道吻合术。

二、后 尿 道 损 伤

膜部尿道穿过尿生殖膈。当骨盆骨折时,附着于耻骨下支的尿生殖膈突然移位,产生剪切样暴力,使薄弱的膜部尿道撕裂,甚至在前列腺尖处断裂。耻骨前列腺韧带撕裂致前列腺向上后方移位。骨折及盆腔血管丛损伤引起大量出血,在前列腺和膀胱周围形成大血肿。当后尿道断裂后,尿液沿前列腺尖处而外渗到耻骨后间隙和膀胱周围。

【临床表现】

1. 休克 骨盆骨折所致后尿道损伤,一般较严重;常因合并大出血,引起创伤性、失血性休克。

2. 疼痛 下腹部痛,局部肌紧张,并有压痛。随着病情发展,会出现腹胀及肠鸣音减弱。

3. 排尿困难 排尿不能,发生急性尿潴留。

4. 尿道出血 尿道口无流血或仅少量血液流出。

5. 尿外渗及血肿 尿生殖膈撕裂时,会阴、阴囊部出现血肿及尿外渗。

【诊断】

1. 病史和体检 骨盆挤压伤患者出现尿潴留,应考虑后尿道损伤。直肠指检可触及直肠前方有柔软的血肿,前列腺尖端可浮动。若指套染血,提示合并直肠损伤。

2. X线检查 骨盆前后位片显示骨盆骨折。

【治疗】

1. 紧急处理 骨盆骨折患者须平卧,勿随意搬动,以免加重损伤。损伤严重伴大出血可致休克,须抗休克。一般不宜插入导尿管,避免加重局部损伤及血肿感染。尿潴留者可行耻骨上膀胱穿刺吸出尿液。

2. 手术治疗

(1) 早期处理:通常在病情稳定后,局麻下行耻骨上高位膀胱造瘘。尿道不完全撕裂一般在3周内愈合,恢复排尿。经膀胱尿道造影明确尿道无狭窄及尿外渗后,可拔除膀胱造瘘管。若不能恢复排尿,造瘘3个月后再行尿道瘢痕切除及尿道端端吻合术。为早期恢复尿道连续性,避免尿道断端远离形成瘢痕假道,部分无严重休克的患者可采用尿道会师复位术。

（2）并发症处理：后尿道损伤常并发尿道狭窄。为预防尿道狭窄,去除导尿管后先每周1次尿道扩张,持续1个月以后仍需定期施行尿道扩张术。也可用尿道灌注液灌注尿道,灌注液为0.5%利多卡因10 mL、地塞米松5 mg,庆大霉素4万U,每日1次或隔日1次,或尿道扩张后加用尿道灌注。严重狭窄者经尿道切开或切除狭窄部的瘢痕组织,或于受伤后3个月经会阴部切口切除尿道瘢痕组织,行尿道端端吻合术。尿道长度不足者,可切除耻骨联合,缩短尿道断端距离,吻合尿道。后尿道合并直肠损伤,早期立即修补,并行暂时性结肠造瘘。尿道直肠瘘等待3～6个月后再施行修补手术。

小　结

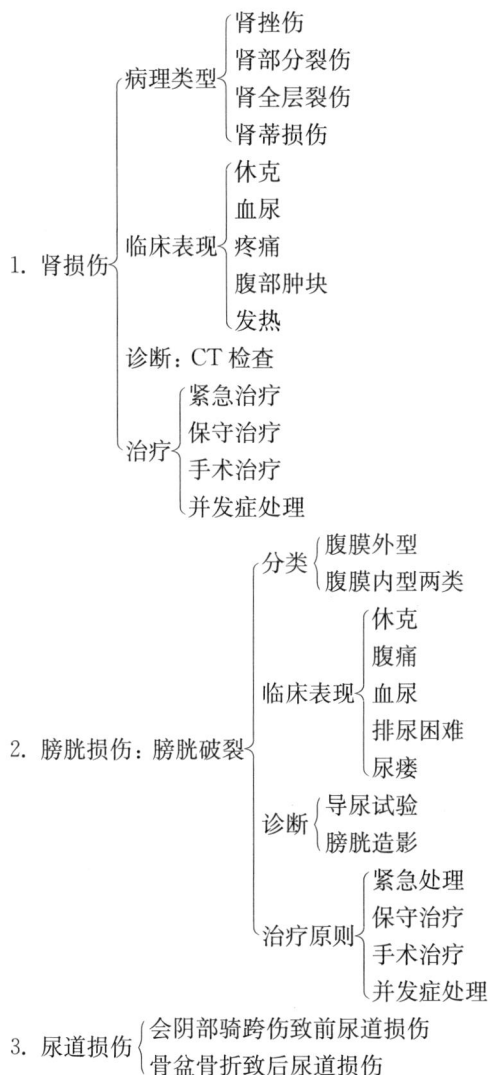

1. 肾损伤
　病理类型 — 肾挫伤／肾部分裂伤／肾全层裂伤／肾蒂损伤
　临床表现 — 休克／血尿／疼痛／腹部肿块／发热
　诊断：CT检查
　治疗 — 紧急治疗／保守治疗／手术治疗／并发症处理

2. 膀胱损伤：膀胱破裂
　分类 — 腹膜外型／腹膜内型两类
　临床表现 — 休克／腹痛／血尿／排尿困难／尿瘘
　诊断 — 导尿试验／膀胱造影
　治疗原则 — 紧急处理／保守治疗／手术治疗／并发症处理

3. 尿道损伤 — 会阴部骑跨伤致前尿道损伤／骨盆骨折致后尿道损伤

【思考题】

（1）试述肾损伤的保守治疗。

（2）试述膀胱损伤的诊断与处理。

（顾　晓）

第五十章　泌尿、男生殖系统感染

泌尿、男生殖系统感染是致病菌侵入泌尿、男生殖系统内繁殖而引起的炎症。致病菌大多为革兰阴性杆菌。由于解剖学上的特点，泌尿道与生殖道关系密切，且尿道口与外界相通，两者易同时引起感染或相互传播。泌尿系感染又称尿路感染，肾盂肾炎、输尿管炎为上尿路感染，膀胱炎、尿道炎为下尿路感染。前者常并发下尿路感染，后者可以单独存在。尿路感染的发病率很高，在感染性疾病中的发病率仅次于呼吸道感染。

第一节　概　　论

【致病菌】　致病菌是引起感染的重要条件，最常见的致病菌为来自肠道细菌，60%～80%为大肠埃希菌，其他为副大肠埃希菌、变形杆菌、葡萄球菌、粪链球菌、产碱杆菌、铜绿假单胞菌等。此外，还有结核杆菌、淋球菌、衣原体、支原体、滴虫、厌氧菌、真菌、原虫或病毒等。

【发病机制】　正常人的尿道口皮肤和黏膜有一些细菌停留，如乳酸杆菌、链球菌、葡萄球菌、小棒杆菌等，称为正常菌群。在致病菌未达到一定数量及毒力时，正常菌群能对致病菌起到抑制平衡的作用，且正常人尿液的酸碱度和高渗透压、尿液中所含的尿素和有机酸均不利于细菌的繁殖，而膀胱的排尿活动又可以将细菌冲刷出去，故正常人对感染具有防御功能。

研究认为细菌的毒力也有重要作用。大肠埃希菌表面包裹着一层酸性的多聚糖抗原，表达此类抗原的大肠埃希菌菌株毒力强，易引起尿路感染。致病菌黏附于尿路上皮的能力是非常重要的环节，这种黏附能力来自致病菌的菌毛，而绝大多数致病菌都有菌毛，每个细菌可有100～400根菌毛，能产生黏附素。黏附素能与尿路上皮细胞受体结合，使细菌黏附于尿路黏膜，并开始繁殖。不仅如此，尿路上皮细胞分泌的黏液含黏蛋白、氨基葡萄糖聚糖、糖蛋白、黏多糖等，均有抵制细菌黏附和调节黏附结合力的作用。黏液为一层保护屏障，致病菌如能与黏液结合，损害保护层，就能黏附于尿路上皮细胞表面而引起感染。此外，有研究指出尿路感染的易感性可能与血型抗原、基因型特征、内分泌因素等相关。

【诱发感染的因素】　由于泌尿、生殖系统在解剖、生理方面的特点，使致病菌在正常情况下不易停留、繁殖，故不易引起感染。但是，一旦泌尿、生殖系统发生病理改变，感染的防御功能被破坏，致病菌乘虚而入，从而诱发感染。诱发感染的因素主要有四方面。

1. 梗阻因素　如先天性泌尿生殖系异常、结石、肿瘤、狭窄、前列腺增生或神经源性膀胱，引起尿液滞留，降低尿路及生殖道上皮防御细菌的能力。

2. 机体抗病能力减弱　如糖尿病、妊娠、贫血、慢性肝病、慢性肾病、营养不良、肿瘤及先天性免疫缺陷或长期应用免疫抑制剂治疗等。

3. 医源性因素　如留置导尿管、造瘘管、尿道扩张、前列腺穿刺活检、膀胱镜检查等操作，由于黏膜擦伤或忽视无菌观念，易引入致病菌而诱发或扩散感染。

4. 生理因素　女性尿道较短，容易招致上行感染，经期、更年期、性交时更易发生。妊娠时由于内分泌与机械性原因使输尿管口松弛扩张，尿液排出滞缓，容易上行感染。尿道口畸形或尿道口附近有感染病灶如尿道旁腺炎、阴道炎亦为诱发因素。

【感染途径】 感染途径主要有四种,最常见为上行感染和血行感染。

1. 上行感染 致病菌经尿道进入膀胱,还可沿输尿管腔内播散至肾。大约50%下尿路感染病例会导致上尿路感染,因为膀胱炎出现黏膜水肿,使输尿管膀胱交界处功能改变,易发生尿液反流,致病菌可直达肾。如果细菌具有特殊的黏附力或输尿管正常蠕动受到阻碍,上行感染更容易发生。此类感染常发生于妇女新婚期、妊娠期、婴幼儿及尿路有梗阻的患者。致病菌大多为大肠埃希菌。

2. 血行感染 较少见,在机体免疫功能低下或某些因素促发下,皮肤疖、痈、扁桃体炎、中耳炎、龋齿等感染病灶内的细菌直接由血行传播至泌尿生殖系器官,常见为肾皮质感染。致病菌多为金黄色葡萄球菌。

3. 淋巴感染 致病菌从邻近器官的病灶经淋巴管传播至泌尿生殖系器官,如肠道的严重感染或腹膜后脓肿等,是更少见的一种感染途径。

4. 直接感染 由于邻近器官的感染直接蔓延所致,如阑尾脓肿、盆腔化脓性炎症,或外来的感染,致病菌经肾区瘘管和异物的感染等。

【诊断】 泌尿、生殖系统感染一般都有比较典型的临床表现,尤其是急性期,诊断并不困难。但是,诊断中须注意寻找病灶及其病理基础,对病原和病变程度要有精确的估计。明确泌尿系感染首先取决于尿液内找到细菌或白细胞。由于留取尿标本时往往因污染而混淆诊断,采用正确的方法采集尿标本是诊断中的重要环节。

1. 尿标本的采集 有三种方式:① 分段收集尿液,一般采用中尿段;② 导尿常用于女性患者;③ 耻骨上膀胱穿刺,最适用于新生儿和截瘫患者,用此法留取的尿标本最为可靠。尿培养常采用清洁中段尿或耻骨上膀胱穿刺标本。尿标本采集后应在2 h内处理,避免污染和杂菌生长。

2. 尿液镜检 尿标本一般应立即进行涂片检查,最简单的方法是用亚甲蓝染色一滴新鲜尿,显微镜下观察可以看到革兰阴性杆菌或阳性球菌,另一部分尿标本再送尿细菌培养和药物敏感试验。此外,尿沉渣检查有无白细胞,如每高倍视野白细胞超过5个则为脓尿,提示有尿路感染。无菌尿的脓尿要警惕结核、结石和肿瘤的存在。

3. 细菌培养和菌落计数 是诊断尿路感染的主要依据。如菌落计数多于10^5/mL应认为有感染,少于10^4/mL可能为污染,应重复培养,$10^4 \sim 10^5$/mL为可疑。此值在急性尿路感染和未曾应用抗菌药物的病例中有意义,在慢性病例和已用过药物者则常常难以判断,必须与临床症状结合起来分析。

4. 定位检查 泌尿系感染有上、下尿路感染之分,上尿路感染以肾盂肾炎为代表,下尿路感染以膀胱炎为主,两者的治疗与预防均不同,临床上必须加以区别。其区别方法包括症状的鉴别、尿镜检、尿培养、尿荧光免疫反应、尿酶测定及膀胱镜检查等。

5. 影像学检查 包括B超、尿路平片、排泄性尿路造影、膀胱或尿道造影、CT、放射性核素和磁共振水成像(MRU)等。这些检查的临床意义为:① 明确有无泌尿系畸形;② 有无梗阻性病变;③ 是否合并结石、肿瘤、良性前列腺增生;④ 是否有尿流动力学功能异常;⑤ 两肾功能有无损害;⑥ 有无膀胱输尿管反流;⑦ 监测残余尿。以上检查在慢性泌尿系感染和久治不愈的患者中有重要意义。

【治疗】

1. 明确感染的性质 临床上出现泌尿系感染症状时,必须明确其性质和致病菌,依据尿细菌培养和药敏试验结果,有针对性地用药,这是治疗的关键,但尚无尿细菌培养结果时,可先根据尿沉淀涂片革兰染色来初步估计致病菌,选择恰当的药物。

2. 鉴别上尿路感染还是下尿路感染 在治疗上两者有所不同,前者症状重、预后差、易复发;后者症状轻、预后佳、少复发。

3. 明确血行感染还是上行感染 血行感染发病急剧,有寒战、高热等全身症状,应用血浓度高的抗菌药物,通常静脉给药;而上行感染以膀胱刺激症状为主,应用尿液浓度高的抗菌药物和解痉药物。

4. 查明泌尿系有无梗阻因素 泌尿系梗阻常为尿路感染的直接诱因,同时感染后若有梗阻存在,则不易治愈,易产生耐药性菌株,亦易复发。

5. 检查有无泌尿系感染的诱发因素 若有应加以纠正。

6. 测定尿液pH 治疗前应测定尿液pH。若为酸性,宜用碱性药物,如碳酸氢钠等,使尿液碱性化以抑制病菌生长,并用适合于碱性环境的抗菌药物。反之,尿液为碱性则宜用酸性药物,用适应于酸性环境的抗菌药物。

7. 抗菌药物的正确使用 治疗泌尿系感染的目的是要达到尿液无菌。由此,治疗时必须注意尿液中要有足够浓度的抗菌药物,才能达到治疗目的。一个合适的抗菌药物治疗后,数小时即应使尿液无菌,这种治疗需维持 7～10 d,再确定尿细菌培养是否转阴;如菌落数被抑制在每毫升几百或更少,停药后会很快复发。因此,抗菌药物的使用原则上应持续到症状消失,尿细菌培养转阴后 2 周。在抗菌药物治疗过程中,细菌会发生变异,由对某一抗生素高度敏感突变为有抗药性的耐药菌株,为避免耐药菌株的产生可以同时应用两种或两种以上的抗菌药物。若有感染史、尿路梗阻等诱因者,必须延长用药时间,同时适时消除诱因,如手术引流或解除梗阻,不能单纯依靠药物。

第二节 上尿路感染

一、急性肾盂肾炎

急性肾盂肾炎是肾盂和肾实质的急性细菌性炎症。致病菌主要为大肠埃希菌和其他肠杆菌及革兰阳性细菌,如副大肠埃希菌、变形杆菌、粪链球菌、葡萄球菌、产碱杆菌、铜绿假单胞菌等。极少数为真菌、病毒、原虫等病原体。多由尿道进入膀胱,上行感染经输尿管达肾,或由血行感染播散到肾。女性的发病率高于男性数倍。女性在儿童期、新婚期、妊娠期和老年时更易发生。尿路梗阻、膀胱输尿管反流及尿潴留等情况可以造成继发性肾盂肾炎。

【病理】 急性肾盂肾炎时肾肿大及水肿,质地较软。表面散在大小不等的脓肿,呈黄色或黄白色,周围有紫红色充血带环绕。切面观大小不等的小脓灶不规则分布在肾脏各个部分。肾盂黏膜充血水肿,散在小出血点。显微镜下可见多量中性粒细胞浸润,伴出血。早期肾小球多不受影响,病变严重时可见肾小管、肾小球受破坏。化脓灶愈合后可形成微小的纤维化瘢痕,吸收后无损于肾功能。病灶广泛而严重者,可使部分肾单位功能丧失。在致病菌及感染诱因未被彻底清除时,肾盂肾炎可由病变迁延、反复发作成为慢性。

【临床表现】

1. 发热 突然发生寒战、高热,体温上升至 39℃ 以上,伴有头痛、全身痛及恶心、呕吐等。热型类似脓毒症,大汗淋漓后体温下降,以后又可上升,持续 1 周左右。

2. 腰痛 单侧或双侧腰痛,有明显的肾区压痛、肋脊角叩痛。

3. 膀胱刺激症状 由上行感染所致的急性肾盂肾炎起病时即出现尿频、尿急、尿痛、血尿,以后出现全身症状。血行感染者常由高热开始,而膀胱刺激症状随后出现,有时不明显。

【诊断】 有典型的临床表现,尿液检查有白细胞、红细胞、蛋白、管型和细菌,尿细菌培养每毫升尿有菌落 10^5 以上,血白细胞计数升高,中性粒细胞增多明显,确定诊断不困难。

临床上急性肾盂肾炎常伴膀胱炎,而下尿路感染又可上行感染累及肾,有时不易区别。然而,下尿路感染以膀胱刺激症状为主要临床表现,并常有下腹部不适、酸胀,很少有寒战、发热等全身症状。在急性期症状控制后,应对患者做进一步检查,查明有无泌尿系梗阻、膀胱输尿管反流等解剖异常,以便进一步治疗。

【治疗】

1. 全身治疗 卧床休息,输液、多饮水,维持每日尿量达 1.5 L 以上,有利于炎症产物排出。注意饮食易消化、富含热量和维生素。

2. 抗菌药物 可选用药物有:① SMZ - TMP 对除铜绿假单胞菌外的革兰阳性及阴性菌有效。② 喹诺酮类药物抗菌谱广、作用强、毒性少,但不宜用于儿童及孕妇。③ 青霉素类药物。④ 第一二代头孢菌素可用于产酶葡萄球菌感染。第二三代头孢菌素对严重革兰阴性杆菌感染作用显著,与氨基糖苷类合用有协同作用。哌拉西林、头孢哌酮钠、头孢他啶、阿米卡星、妥布霉素等对铜绿假单胞菌及其他假单胞菌等感染有效。⑤ 去甲万古霉素适用于耐甲氧西林的葡萄球菌、多重耐药的肠球菌感染及对青霉素过敏患者的革兰阳性球菌感染。亚胺培南-西拉司丁钠(泰能)抗菌谱广,对革兰阴性杆菌杀菌活性好。这两种尤适用于难治性院内感染及免疫缺陷者的肾盂肾炎。

以上的治疗宜个体化,疗程 7～14 d,静脉用药者可在体温正常,临床症状改善,尿细菌培养转阴后改口服维持。

3. 对症治疗　应用碱性药物如碳酸氢钠、枸橼酸钾,降低酸性尿液对膀胱的刺激,以缓解膀胱刺激症状。Ca^{2+} 通道拮抗剂维拉帕米(异搏定)或盐酸黄酮哌酯(泌尿灵)可解除膀胱痉挛和缓解刺激症状。

二、肾 积 脓

肾实质感染所致广泛的化脓性病变,或尿路梗阻后肾盂肾盏积水、感染而形成一个积聚脓液的囊腔称为肾积脓。致病菌有革兰阳性球菌和革兰阴性杆菌或结核杆菌。多在肾结石、肾结核、肾盂肾炎、肾积水等疾病的基础上,并发化脓性感染而形成。

【临床表现】　主要为全身感染症状,如畏寒、高热,腰部疼痛并有肿块,病程长者可消瘦、贫血。如尿路为不完全性梗阻、脓液沿输尿管排入膀胱而出现膀胱炎症状,膀胱镜检查可见患侧输尿管口喷脓尿。B 超显示为肾盂积脓。排泄性尿路造影或核素肾扫描提示患侧肾功能减退或丧失。右侧肾积脓需与化脓性胆囊炎鉴别。

【治疗】　应注意加强营养,抗感染,纠正水、电解质紊乱,并施行脓肾造瘘术。如患肾功能已丧失,而对侧肾功能正常,可行患肾切除术。

三、肾皮质多发性脓肿

肾皮质形成多发性小脓肿,称为肾疖;小脓肿融合扩大而成大块化脓组织称为肾痈。致病菌大多为金黄色葡萄球菌,亦有大肠埃希菌和变形杆菌等。大多数患者由于疖、痈、龋齿、扁桃体炎、肺部感染、骨髓炎和前列腺炎等远处炎性病灶,经血运播散引起。在病理上与典型急性肾盂肾炎不同,病变发展可从肾皮质向外破溃形成肾周围脓肿。

【临床表现】　主要为畏寒、发热、腰部疼痛、肌紧张、肋脊角叩痛,无膀胱刺激症状,病程为 1～2 周。如肾痈破溃侵入肾周围间隙,则全身和局部症状明显加重。血白细胞升高,中性粒细胞增加。尿镜检无脓尿或菌尿。但是,当脓肿与集合系统相通后可出现脓尿和菌尿,尿液涂片革兰染色可找到致病菌,尿细菌培养为阳性。血培养有细菌生长。B 超和 CT 均可显示脓肿,在超声引导下针刺抽吸取得脓液则肯定诊断。排泄性尿路造影显示肾盂肾盏有推移受压,患侧肾功能减退。

【治疗】　若肾痈形成或并发肾周围脓肿,需施行切开引流术。早期肾皮质脓肿应及时应用抗生素。

四、肾 周 围 炎

肾周围组织的化脓性炎症称肾周围炎,若形成脓肿称肾周围脓肿。致病菌以金黄色葡萄球菌及大肠埃希菌多见,病变位于肾固有筋膜与肾周筋膜之间,多由肾痈、肾表面脓肿直接感染所致。由于肾周组织脂肪丰富,且疏松,感染易蔓延。脓液流入髂腰间隙,形成腰大肌脓肿,穿破横膈形成脓胸。细菌从淋巴管和血运途径传播则很少见。

【临床表现】　主要为畏寒、发热、腰部疼痛和肌紧张,局部压痛明显。血白细胞及中性粒细胞上升。由于肾周围炎多伴有肾实质感染,尿常规检查可见脓细胞。单纯肾周围炎尿常规无异常。若脓肿溃破,沿腰大肌扩展,刺激腰大肌使髋关节屈曲不能伸展,脊柱弯向患侧。胸部 X 线可见同侧膈肌抬高,活动受限。腹部平片可见脊柱向患侧弯曲,腰大肌阴影消失。排泄性尿路造影肾位置异常,呼吸时移动范围减小,甚至不随呼吸移动。B 超和 CT 可显示肾周围脓肿,在超声引导下行肾周围穿刺,可抽得脓液。

【治疗】　未形成脓肿,治疗首选敏感的抗生素和局部热敷,并加强全身支持疗法。如有脓肿形成,应行穿刺或切开引流。

第三节 下尿路感染

一、急性细菌性膀胱炎

急性细菌性膀胱炎女性多见,且25％～30％的患者年龄在20～40岁。因女性尿道短而直,尿道外口畸形常见,如处女膜伞、尿道口处女膜融合;会阴部常有大量细菌存在,只要有感染的诱因存在,如性交、导尿、个人卫生不洁及个体对细菌抵抗力降低,都可导致上行感染。很少由血行感染及淋巴感染所致,男性常继发于其他病变,如急性前列腺炎、良性前列腺增生、包皮炎、尿道狭窄、尿路结石、肾感染等。也可继发于邻近器官感染如阑尾脓肿。致病菌多数为大肠埃希菌。

【病理】 浅表膀胱炎症多见,以尿道内口及膀胱三角最明显。病变仅累及黏膜、黏膜下层,可见黏膜充血、水肿、片状出血斑、浅表溃疡或脓苔覆盖。显微镜下见多数白细胞浸润。炎症有自愈倾向,愈合后不遗留痕迹。若治疗不彻底或有异物、残余尿、上尿路感染等情况,炎症可转为慢性。

【临床表现】 发病突然,有尿痛、尿频、尿急,严重者数分钟排尿一次,且不分昼夜。排空后仍感到尿未排尽。患者常诉排尿时尿道有烧灼感,甚至不敢排尿。常见终末血尿,有时为全血尿,甚至有血块排出。可有急迫性尿失禁。

全身症状不明显,体温正常或仅有低热,当并发急性肾盂肾炎或前列腺炎、附睾炎时才有高热。在女性常与经期、性交有关。男性如有慢性前列腺炎,可在性交或饮酒后诱发膀胱炎。

【诊断】 耻骨上膀胱区可有压痛,但无腰部压痛。在男性,可并发附睾炎,检查附睾有压痛;如有尿道炎,可有尿道脓性分泌物。男患者还应注意有无前列腺炎或良性前列腺增生。在女性应注意有无阴道炎、尿道炎、膀胱脱垂或憩室,检查有无处女膜及尿道口畸形,尿道旁腺感染积脓。尿沉渣检查有白细胞增多,也可有红细胞。应行尿细菌培养、菌落计数和药物敏感试验,典型病例常获得阳性结果。肾功能一般不受影响。在急性感染期禁忌行膀胱镜检查及尿道扩张。尿道有分泌物应行涂片细菌学检查。

膀胱炎应与其他以排尿改变为主要症状的疾病鉴别,包括阴道炎、尿道炎等。阴道炎有排尿刺激症状伴阴道刺激症状,常有阴道分泌物排出且恶臭。尿道炎有尿频、尿急,但不如膀胱炎明显,有尿痛,无畏寒、发热,有尿道脓性分泌物;常见致病原为淋球菌、衣原体、支原体、单纯疱疹病毒和滴虫等。

【治疗】 多饮水,口服碳酸氢钠碱化尿液,减少对尿路的刺激。并可用颠茄、阿托品、地西泮,膀胱区热敷、热水坐浴等解除膀胱痉挛。抗菌药物应用,选用头孢菌素类和喹诺酮类等药物。近年,对于女性无并发症的单纯性膀胱炎,可选择敏感的抗菌药物,采用3日疗法,不良反应少、费用低。绝经期后妇女经常会发生尿路感染,并易重新感染。雌激素的缺乏引起阴道内乳酸杆菌减少和致病菌的繁殖增加常是感染的重要因素。雌激素替代疗法以维持正常的阴道内环境,增加乳酸杆菌并清除致病菌,可以减少尿路感染的发生。

二、慢性细菌性膀胱炎

慢性细菌性膀胱炎常是上尿路急性感染的迁移或慢性感染所致,亦可诱发或继发于某些下尿路病变,如良性前列腺增生、慢性前列腺炎、尿道狭窄、膀胱结石或异物、尿道口处女膜融合、处女膜伞、尿道旁腺炎等。

【病理】 膀胱黏膜苍白、变薄或肥厚,有时呈颗粒或小囊状,偶见溃疡。显微镜下可见固有膜内有较多浆细胞、淋巴细胞浸润和结缔组织增生。当炎症累及肌层使逼尿肌纤维化,膀胱容量可缩小。

【临床表现】 反复发作或持续存在尿频、尿急、尿痛,并有耻骨上膀胱区不适,膀胱充盈时疼痛较明显。尿液混浊。

【诊断】 根据病史和临床表现诊断不难,但必须考虑反复发作或持续存在的原因,否则难以彻底治疗。男性应行直肠指检了解前列腺有无病变,并行阴囊、阴茎、尿道口检查,排除生殖道炎症、尿道炎症或结石。女性应了解尿道外口、处女膜有无畸形,有无宫颈炎、阴道炎或前庭腺炎等。注意有无糖尿病、免疫功能低下等疾病。尿沉渣检查有少量白细胞,可有红细胞。尿细菌培养可阳性,如多次中段尿细菌培养阴性,应考虑与泌尿系结核鉴别。B超、排泄性尿路造影等能帮助了解有无尿路畸形、结石或肿瘤。膀胱镜检查可见脓尿、脓苔、膀胱黏膜充血、水肿或小梁,有时见憩室、结石、异物或肿瘤。由于腺性膀胱炎、间质性膀胱炎、膀胱原位癌都可表现为反复的膀胱刺激症状,有时难以与慢性膀胱炎区别,膀胱镜检查及活体组织病理检查有助于诊断。

【治疗】　应用抗菌药物,保持排尿通畅,处理诱发尿路感染的病因,必要时需手术纠正,如处女膜成形术等。病程较长,抵抗力弱者,应全身支持,增进营养。

三、尿道炎

本部分所述的尿道炎主要指通过性接触传播途径,由淋球菌或非淋球菌的病原体所致的急、慢性尿道炎,属性传播疾病。

(一)淋菌性尿道炎

淋菌性尿道炎是由淋球菌引起的尿道感染,常累及泌尿、生殖系的黏膜。淋球菌为革兰阴性的奈瑟双球菌。人是淋球菌唯一天然宿主,有易感性,发病后免疫力低下时,可再度感染。淋菌性尿道炎主要由性接触直接传播,偶尔也通过带淋球菌的衣裤、毛巾、浴盆、便桶和手等间接传播。患淋病的孕妇分娩常是新生儿感染的原因。

【临床表现】　淋球菌急性感染后,经过 2～5 d 潜伏期发病。感染初期患者尿道口黏膜红肿、发痒和轻微刺痛。尿道排出多量脓性分泌物,排尿不适。病情发展可使黏膜红肿延伸到前尿道全部,阴茎肿胀,尿频、尿急、尿痛明显,有时可见血尿。两侧腹股沟淋巴结呈急性炎症反应。及时治疗者大约 1 周后症状逐渐减轻,尿道口红肿消退,尿道分泌物减少而稀薄,排尿正常,1 个月后症状可消失。部分患者可继发急性后尿道炎、前列腺炎、精囊炎及附睾炎;治疗未愈者可形成慢性淋菌性尿道炎;反复发作还可引起炎性尿道狭窄。

【诊断】　有典型的临床表现及不洁性交史,尿道分泌物涂片可在多核白细胞内找到成对排列的革兰阴性双球菌。在慢性期,淋球菌潜伏于腺、窦及前列腺等处,因而不易找到。尿三杯试验以第一杯脓尿最明显。

【治疗】　以青霉素类药物为主,亦用头孢曲松钠(菌必治、罗氏芬)、大观霉素(淋必治)。感染初期使用头孢曲松钠 250 mg,肌内注射,一次剂量,后口服喹诺酮类或头孢菌素类药物,一般 7～14 d 为一个疗程。若病情较重,合并生殖系感染,应适当延长抗菌药物的疗程。淋菌性尿道狭窄的处理以定期逐渐扩张尿道为主,同时给予抗菌药物,必要时手术治疗。配偶应同时治疗。

(二)非淋菌性尿道炎

非淋菌性尿道炎的病原体以沙眼衣原体或支原体为主,亦有滴虫、单纯疱疹病毒、肝炎病毒、白色念珠菌、包皮杆菌等,通过性接触或同性恋传播,比淋菌性尿道炎发病率高,在性传播性疾病中占第 1 位。

【临床表现】　一般在感染后 1～5 周发病。表现为尿道刺痒、尿痛和分泌少量白色稀薄液体,有时仅为痂膜封口或裤裆污秽,常见于晨间。在男性,感染可侵犯附睾引起急性附睾炎,亦可导致男性不育。

【诊断】　有典型的临床表现及不洁性行为的接触传染。清晨排尿前取尿道分泌物做衣原体、支原体接种培养。非淋菌性尿道炎与淋菌性尿道炎可以在同一患者同一时期中发生双重感染,因症状相似,鉴别诊断应慎重。尿道分泌物涂片每高倍镜视野下见到 10～15 个多核白细胞,找到衣原体或支原体的包含体,无细胞内革兰阴性双球菌,据此可与淋菌性尿道炎相鉴别。

【治疗】　常用米诺环素(美满霉素)、红霉素等治疗,配偶应同时治疗,以免重复感染。

第四节　男生殖系统感染

男生殖系统感染中常见有前列腺炎和附睾炎。前列腺炎是指前列腺受到致病菌感染和(或)某些非感染因素刺激而出现的骨盆区域疼痛或不适、排尿异常、性功能障碍等临床表现。前列腺炎是成年男性的常见疾病,50 岁以下的成年男性患病率较高。目前,前列腺炎的发病机制、病理生理改变尚不十分清楚。最近有许多学者都认为它不是一个单独的疾病,而是前列腺炎综合征。

根据 1995 年美国国立卫生研究院(NIH)提出分类方法,将前列腺炎分为四型:Ⅰ型,急性细菌性前列腺炎;Ⅱ型,慢性细菌性前列腺炎;Ⅲ型,慢性前列腺炎/慢性骨盆疼痛综合征,该型又分为炎症性和非炎症性两种亚型;Ⅳ型,无症状性前列腺炎。

附睾炎可发生于单侧或双侧,分急性附睾炎和慢性附睾炎。

一、急性细菌性前列腺炎

急性细菌性前列腺炎大多由尿道上行感染所致,如经尿道器械操作。血行感染来源于疖、痈、扁桃体、龋齿及呼吸道感染灶。也可由急性膀胱炎、急性尿潴留及急性淋菌性后尿道炎等的感染尿液经前列腺管逆流引起。致病菌多为革兰阴性杆菌或假单胞菌,也有葡萄球菌、链球菌、淋球菌及衣原体、支原体等。前列腺腺泡有多量白细胞浸润,组织水肿。大部分患者治疗后炎症可以消退,少数严重者变为前列腺脓肿。

【临床表现】 发病突然,有寒战和高热,尿频、尿急,排尿痛。会阴部坠胀痛。可发生排尿困难或急性尿潴留。临床上往往伴发急性膀胱炎。

【诊断】 有典型的临床表现和急性感染史。直肠指检前列腺肿胀、压痛、局部温度升高、表面光滑,形成脓肿则有饱满或波动感。禁忌行前列腺按摩或穿刺。常见的并发症有急性尿潴留、附睾炎、直肠或会阴瘘,血行感染可同时发生急性肾盂肾炎。尿沉渣检查有白细胞增多,血液和(或)尿细菌培养阳性。

【治疗】 积极卧床休息,输液,应用抗菌药物及大量饮水,并使用止痛、解痉、退热等药物,以缓解症状。如有急性尿潴留,避免经尿道导尿引流,应行耻骨上膀胱穿刺造瘘。抗菌药物:常选用喹诺酮类或头孢菌素、妥布霉素、红霉素等。如淋球菌感染可用头孢曲松钠。如厌氧菌感染则用甲硝唑。一个疗程为 7 d,可延长至 14 d。

【预后】 一般良好,少数并发前列腺脓肿,则应经会阴切开引流。

二、慢性前列腺炎

慢性前列腺炎分为细菌性和非细菌性。

(一)慢性细菌性前列腺炎

患者大多没有急性炎症过程。其致病菌有大肠埃希菌、变形杆菌、克雷白菌属、葡萄球菌或链球菌等,也可由淋球菌感染,主要是经尿道逆行感染所致。组织学上前列腺分为内层与周围层,内层腺管为顺行性,而周围层腺管呈逆行倒流。射精时,如后尿道有感染,则有致病菌会大量挤向周围层。如排尿不畅,感染的尿液也可经前列腺管逆流至前列腺组织内形成微结石,使感染更难控制。此外,前列腺腺上皮的类脂质膜是多种抗生素进入腺泡的屏障,也是慢性前列腺炎治疗不理想、难以根治的原因。

【临床表现】

1. 排尿改变及尿道分泌物 尿频、尿急、尿痛,排尿时尿道不适或灼热。排尿后和便后常有白色分泌物自尿道口流出,俗称尿道口“滴白”。合并精囊炎时,可有血精。

2. 疼痛 会阴部、下腹隐痛不适,有时腰骶部、耻骨上、腹股沟区等也有酸胀感。

3. 性功能减退 可有阳痿、早泄、遗精或射精痛。

4. 精神神经症状 出现头昏、头胀、乏力、疲惫、失眠、情绪低落、疑虑焦急等。

5. 并发症 可表现变态反应如虹膜炎、关节炎、神经炎、肌炎、不育等。

【诊断】 慢性细菌性前列腺炎的诊断依据有:① 反复的尿路感染发作;② 前列腺按摩液中持续有致病菌存在。临床上常难以明确诊断。

1. 直肠指检 前列腺呈饱满、增大、质软、轻度压痛。病程长者,前列腺缩小、亦硬、不均匀,有小硬结。同时应用前列腺按摩获取前列腺液送检验。

2. 前列腺液检查 前列腺液白细胞>10 个/高倍视野,卵磷脂小体减少,可诊断为前列腺炎。

分段尿及前列腺液培养检查:检查前充分饮水,取初尿 10 mL(VB1),再排尿 200 mL 后取中段尿

10 mL（VB2）。尔后，做前列腺按摩，收集前列腺液，完毕后排尿 10 mL（VB3），均送细菌培养及菌落计数。菌落计数 VB3＞VB1 10 倍可诊断为细菌性前列腺炎。若 VB1 及 VB2 细菌培养阴性，VB3 和前列腺液细菌培养阳性，即可确定诊断。此检查方法即 Meares‐Stemey 的"四杯法"。

3. B 超检查　显示前列腺组织结构界限不清、混乱，可提示前列腺炎。膀胱镜检查可见后尿道、精阜充血、肿胀。

【治疗】　效果往往不理想。首选红霉素和多西环素（强力霉素）等具有较强穿透力的抗菌药物。目前应用于临床的药物还有喹诺酮类、头孢菌素类等，亦可以联合用药或轮回用药，以防止耐药性。

综合治疗可采用以下方法。

1. 热水坐浴及理疗（如离子透入）　可减轻局部炎症，促进吸收。

2. 前列腺按摩　每周 1 次，以引流炎性分泌物。

3. 忌酒及辛辣食物　避免长时间骑、坐，有规律的性生活。

4. 中医治疗　应用活血化瘀和清热解毒药物。

（二）慢性非细菌性前列腺炎

其占慢性前列腺炎的大多数，对此病的致病原未有统一意见。由其他微生物，如沙眼衣原体、支原体、滴虫、真菌、病毒等所致。发病可能与性生活无规律、勃起而不射精、性交中断或长途骑车、长时间坐位工作致盆腔及前列腺充血等有关。过量饮酒及辛辣食物常可加重前列腺炎症状。

【临床表现】　类似慢性细菌性前列腺炎，所不同的是没有反复尿路感染发作。体检与临床表现不一定相符。直肠指检前列腺稍饱满，质较软，有轻度压痛。前列腺液内白细胞＞10 个/高倍视野，但多次细菌涂片及培养都找不到细菌。用特殊的检测方法有时可获得关于衣原体、支原体的佐证。

临床上具有慢性前列腺炎的症状，尤其是盆腔、会阴部疼痛明显，而前列腺液检查正常，培养无细菌生长，称为前列腺痛。

【治疗】　致病原为衣原体、支原体则可用米诺环素、多西环素及碱性药物。其他可用红霉素、甲硝唑等。α‐受体阻滞剂可以解痉、改善症状。此外，每日 1 次热水坐浴；每周 1 次前列腺按摩及去除易造成盆腔、前列腺充血的因素，往往也可有良好的疗效。

三、急　性　附　睾　炎

【病因】　多见于中青年，常由泌尿系感染和前列腺炎、精囊炎扩散所致。感染多从输精管逆行传播，血行感染少见。在老年人，易发生于前列腺手术后腺窝敞开，排尿时压力增高，可使菌尿经输精管逆流至附睾。尿经输精管逆流到附睾亦会致化学性附睾炎。偶见由于输尿管异位开口引起。

【病理】　附睾肿胀，由尾部向头部蔓延，可形成脓肿。累及睾丸形成附睾睾丸炎。睾丸鞘膜可有渗液，形成继发性睾丸鞘膜积液。精索可增粗，炎症反应可波及腹股沟区。

【临床表现】　发病突然，全身症状明显，可有畏寒、高热。患侧阴囊明显肿胀、阴囊皮肤发红、发热、疼痛，并沿精索、下腹部及会阴部放射。附睾睾丸及精索均有增大或增粗，肿大以附睾头、尾部为甚。有时附睾、睾丸界限不清，下坠时疼痛加重。可伴有膀胱刺激症状。血白细胞及中性粒细胞升高。

【诊断】　根据其临床表现，易于诊断。但要注意与阴囊内其他疾病鉴别。附睾结核形成寒性脓肿，合并细菌感染时往往出现急性炎症表现。睾丸扭转多发于青少年，常在安静状态下发病，起病急骤，阴囊部疼痛明显。可采用多普勒超声检查睾丸的血流情况以助于鉴别诊断。

【治疗】　卧床休息，并将阴囊托起，采用止痛、热敷。可用 0.5% 利多卡因做精索封闭，减少疼痛。选用广谱抗生素治疗。病情较重者，宜尽早静脉用药。脓肿形成则切开引流。

四、慢　性　附　睾　炎

慢性附睾炎多由急性附睾炎治疗不彻底而形成。部分患者无急性炎症过程，可伴有慢性前列腺炎。附睾较硬，呈结节状。显微镜检查可见附睾组织纤维增生，有大量瘢痕组织，附睾小管阻塞，白细胞及浆细胞浸润。

【临床表现】　为阴囊有轻度不适，或坠胀痛，休息后好转。附睾局限性增厚及肿大，与睾丸的界限清楚,精索、输精管可增粗,前列腺质地偏硬。需与结核性附睾炎鉴别,后者附睾质地稍硬,常发生于附睾尾部,输精管增粗并呈串珠状结节,前列腺小而有结节,同侧精囊多有病变;尿液镜检有白细胞、红细胞,B超、X线及膀胱镜检查常可发现肾结核的证据。双侧附睾感染,可影响生育。

【治疗】　托起阴囊,局部热敷、热水坐浴、理疗等可缓解症状。有慢性前列腺炎者,要同时予以治疗。重视前列腺炎的综合治疗。如局部疼痛剧烈,反复发作,影响生活和工作,可考虑做附睾切除。

知识拓展

导尿管相关尿路感染

导尿管相关尿路感染主要是指患者留置导尿管后,或者拔除导尿管48 h内发生的泌尿系统感染,是医院感染中最常见的感染类型。其危险因素包括患者方面和导尿管置入与维护方面,前者主要包括:患者年龄、性别、基础疾病、免疫力和其他健康状况等,后者主要包括:导尿管留置时间、导尿管置入方法、导尿管护理质量和抗菌药物临床使用等。

【临床诊断】　患者出现尿频、尿急、尿痛等尿路刺激症状,或者有下腹触痛、肾区叩痛,伴有或不伴有发热,并且尿检白细胞增高,留置导尿管者应当结合尿培养。

【预防要点】

1. 置管前

(1) 严格掌握留置导尿管的适应证,避免不必要的留置导尿。

(2) 仔细检查无菌导尿包,如导尿包过期、外包装破损、潮湿,不应当使用。

(3) 根据患者年龄、性别、尿道等情况选择合适大小、材质等的导尿管,最大限度降低尿道损伤和尿路感染。

(4) 对留置导尿管的患者,应当采用密闭式引流装置。

(5) 告知患者留置导尿管的目的,配合要点和置管后的注意事项。

2. 置管时

(1) 医务人员要严格按照《医务人员手卫生规范》,认真洗手后,戴无菌手套实施导尿术。

(2) 严格遵循无菌操作技术原则留置导尿管,动作要轻柔,避免损伤尿道黏膜。

(3) 正确铺无菌巾,避免污染尿道口,保持最大的无菌屏障。

(4) 充分消毒,防止污染。

(5) 导尿管插入深度适宜,插入后,向水囊注入 10~15 mL 无菌水,轻拉尿管以确认尿管固定稳妥,不会脱出。

(6) 置管过程中,指导患者放松,协调配合,避免污染。

3. 置管后

(1) 妥善固定尿管,避免打折、弯曲,保证集尿袋高度低于膀胱水平,避免接触地面,防止逆行感染。

(2) 保持尿液引流装置密闭、通畅和完整,活动或搬运时夹闭引流管,防止尿液逆流。

(3) 应当使用个人专用的收集容器及时清空集尿袋中尿液。清空集尿袋中尿液时,要遵循无菌操作原则,避免集尿袋的出口触碰到收集容器。

(4) 留取小量尿标本进行微生物病原学检测时,应当消毒导尿管后,使用无菌注射器抽取标本送检。留取大量尿标本时(此法不能用于普通细菌和真菌学检查),可以从集尿袋中采集,避免打开导尿管和集尿袋的接口。

(5) 不应当常规使用含消毒剂或抗菌药物的溶液进行膀胱冲洗或灌注以预防尿路感染。

(6) 应当保持尿道口清洁,大便失禁的患者清洁后还应当进行消毒。留置导尿管期间,应当每日清洁或冲洗尿道口。

(7) 患者沐浴或擦身时应当注意对导管的保护,不应当把导管浸入水中。

(8) 长期留置导尿管患者,不宜频繁更换导尿管。若导尿管阻塞或不慎脱出时,以及留置导尿装置的无菌性和密闭性被破坏时,应当立即更换导尿管。

(9) 患者出现尿路感染时,应当及时更换导尿管,并留取尿液进行微生物病原学检测。

（10）每天评估留置导尿管的必要性，不需要时尽早拔除导尿管，尽可能缩短留置导尿管时间。

（11）对长期留置导尿管的患者，拔除导尿管时，应当训练膀胱功能。

（12）医护人员在维护导尿管时，要严格执行手卫生。

小　结

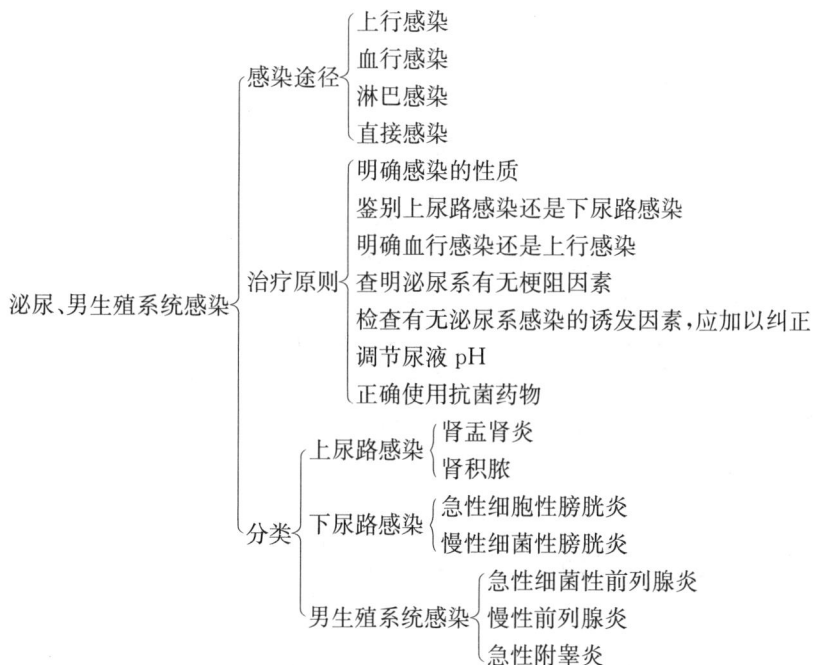

【思考题】

（1）泌尿系统感染的诱发因素是什么？

（2）泌尿系统感染的治疗原则是什么？

（顾　晓）

第五十一章　泌尿、男生殖系统结核

学习要点

- **掌握**：常见泌尿系统结核的临床表现、诊断与治疗。
- **熟悉**：泌尿系统结核的病理。
- **了解**：男生殖系统结核的临床表现、诊断与治疗。

泌尿、男生殖系统结核是全身结核病的一部分，其中最主要是肾结核。肾结核绝大多数起源于肺结核，少数继发于骨关节结核或消化道结核。肾结核是由结核杆菌引起的慢性、进行性、破坏性病变。结核杆菌自原发感染灶经血行播散引起肾结核，如未及时治疗，结核杆菌随尿流下行可播散到输尿管、膀胱、尿道致病。含有结核杆菌的尿液还可以通过前列腺导管、射精管进入生殖系统，引起前列腺、精囊、输精管、附睾和睾丸结核，血行直接播散亦可引起男生殖系统结核。泌尿、男生殖系统结核病往往在肺结核发生或愈合后 3～10 年或更长时间才出现症状。

第一节　泌尿系统结核

【病理】　结核杆菌经血行感染进入肾，主要在双侧肾皮质的肾小球周围毛细血管丛内，形成多发性微小结核病灶。由于该处血循环丰富，修复力较强，如患者免疫状况良好，感染细菌的数量少或毒力较小，这种早期微小结核病变可以全部自行愈合，临床上常不出现症状，称为病理肾结核。但此期肾结核可以在尿中查到结核杆菌。如果患者免疫能力低下，细菌数量大或毒力较强，肾皮质内的病灶不愈合逐渐扩大，结核杆菌经肾小管达到髓质的肾小管襻处，由于该处血流缓慢、血循环差，易发展为肾髓质结核。病变在肾髓质继续发展，穿破肾乳头到达肾盏、肾盂，发生结核性肾盂肾炎，出现临床症状及影像学改变，称为临床肾结核。绝大多数为单侧病变。肾结核的早期病变主要是肾皮质内多发性结核结节，是由淋巴细胞、浆细胞、巨噬细胞和上皮样细胞形成的结核性肉芽组织，中央常为干酪样物质，边缘为纤维组织增生。随着病变发展，病灶浸润逐渐扩大，侵入肾髓质后病变不能自愈，进行性发展，结核结节彼此融合，形成干酪样脓肿，从肾乳头处破入肾盏肾盂形成空洞性溃疡，逐渐扩大蔓延累及全肾。肾盏颈或肾盂出口因纤维化发生狭窄，可形成局限的闭合脓肿或结核性脓肾。结核钙化也是肾结核常见的病理改变，可为散在的钙化斑块，也可为弥漫的全肾钙化。少数患者全肾广泛钙化时，其内混有干酪样物质，肾功能完全丧失，输尿管常完全闭塞，含有结核杆菌的尿液不能流入膀胱，膀胱继发性结核病变逐渐好转和愈合，膀胱刺激症状也逐渐缓解甚至消失，尿液检查趋于正常，这种情况称之为"肾自截"。但病灶内仍存有大量活的结核杆菌，仍可作为病源复发，不能因症状不明显而予以忽视。输尿管结核表现为黏膜、黏膜下层结核结节、溃疡、肉芽肿和纤维化，病变是多发性的。病变修复愈合后，管壁纤维化增粗变硬，管腔呈节段性狭窄，致使尿流下行受阻，引起肾积水，加速肾结核病变发展，肾功能受到进一步损害，甚至发展成为结核性脓肾，肾功能完全丧失。输尿管狭窄多见于输尿管膀胱连接部，其次为肾盂输尿管连接处，中段者较少见。膀胱结核起初为黏膜充血、水肿，散在结核结节形成，病变常从病侧输尿管口周围开始，逐渐扩散至膀胱的其他处。结核结节可互相融合形成溃疡、肉芽肿，有时深达肌层。病变愈合致使膀胱壁广泛纤维化和瘢痕收缩，使膀胱壁失去伸张能力，膀胱容量显著减少（不足 50 mL），称为挛缩膀胱。膀胱结核病变及挛缩膀胱常可致健侧输尿管口狭窄或闭合不全，膀胱内压升高，导致肾盂尿液梗阻或膀胱尿液反流，引起对侧肾积水。挛缩膀胱和对侧肾积水都是肾结核常见的晚期并发症。膀胱壁结核溃疡向深层侵及，偶可穿透膀胱壁与邻近器官形成瘘，如结核性膀胱阴道瘘或膀胱直肠瘘。尿道结核主要发生于男性，常为前列腺、精囊结核形成空洞破坏后尿道所致,少数为膀胱结核蔓延引起。其病理改变主要是结核性溃疡、纤维化导致尿道狭窄,引起排尿困难,加剧肾功能损害。

【临床表现】 肾结核常发生于 20~40 岁的青壮年,男性较女性多见,儿童和老人少见,儿童发病多在 10 岁以上,婴幼儿罕见。约 90% 为单侧性。肾结核症状取决于肾病变范围及输尿管、膀胱继发结核病变的严重程度。肾结核早期常无明显症状及影像学改变,只是尿检查有少量红细胞、白细胞及蛋白,呈酸性,尿中可能发现结核杆菌。随着病情的发展,可出现下列典型的临床表现。

1. 尿频、尿急、尿痛 是肾结核的典型症状之一。尿频往往最早出现,常是患者就诊时的主诉。最初是因含有结核杆菌的脓尿刺激膀胱黏膜引起,以后当结核病变侵及膀胱壁,发生结核性膀胱炎及溃疡,尿频加剧,并伴有尿急、尿痛。晚期膀胱发生挛缩,容量显著缩小,尿频更加严重,每日排尿次数达数十次,甚至出现尿失禁现象。

2. 血尿 是肾结核的重要症状,常为终末血尿。主要因为结核性膀胱炎及溃疡,在排尿终末膀胱收缩时出血所致。少数肾结核因病变侵及血管,也可以出现全程肉眼血尿;出血严重时,血块通过输尿管偶可引起肾绞痛。肾结核的血尿常在尿频、尿急、尿痛症状发生以后出现,但也有以血尿为初发症状者。

3. 脓尿 是肾结核的常见症状。肾结核患者均有不同程度的脓尿,严重者尿如洗米水样,内含有干酪样碎屑或絮状物,显微镜下可见大量脓细胞。也可以出现脓血尿或脓尿中混有血丝。

4. 腰痛和肿块 肾结核虽然主要病变在肾,但一般无明显腰痛。仅少数肾结核病变破坏严重和梗阻,发生结核性脓肾或继发肾周感染,或输尿管被血块、干酪样物质堵塞时,可引起腰部钝痛或绞痛。较大肾积脓或对侧巨大肾积水时,腰部可触及肿块。

5. 男性生殖系统结核 肾结核男性患者中有 50%~70% 合并生殖系统结核。虽然病变主要从前列腺、精囊开始,但临床上表现最明显是附睾结核,附睾可触及不规则硬块。输精管结核病变时,变得粗硬并呈"串珠"样改变。

6. 全身症状 肾结核患者的全身症状常不明显。晚期肾结核或合并其他器官活动结核时,可以有发热、盗汗、消瘦、贫血、虚弱,纳差和血沉快等典型结核症状。严重双肾结核或肾结核对侧肾积水时,可出现贫血、水肿、恶心、呕吐、少尿等慢性肾功能不全的症状,甚至突然发生无尿。

【诊断】 肾结核是慢性膀胱炎的常见原因,凡无明显原因的慢性膀胱炎,症状持续存在并逐渐加重,伴有终末血尿;尤其青壮年男性有慢性膀胱炎症状,尿培养无细菌生长,经抗菌药物治疗无明显疗效;附睾有硬结或伴阴囊慢性窦道者,应考虑有肾结核的可能。下列检查有助于诊断。

1. 尿液检查 尿呈酸性,尿蛋白阳性,有较多红细胞和白细胞。尿沉淀涂片抗酸染色 50%~70% 的病例可找到抗酸杆菌,以清晨第一次尿液检查阳性率最高,至少连续检查三次。若找到抗酸杆菌,不应作为诊断肾结核的唯一依据,因包皮垢杆菌、枯草杆菌也是抗酸杆菌,易和结核杆菌混淆。尿结核杆菌培养时间较长(4~8 周),但可靠,阳性率可达 90%,这对肾结核的诊断有决定性意义。

2. 影像学检查 包括 B 超、X 线、CT 及 MRI 等检查。对确诊肾结核,判断病变严重程度,决定治疗方案非常重要。B 超简单易行,对于中晚期病例可初步确定病变部位,常显示病肾结构紊乱,有钙化则显示强回声,B 超也较容易发现对侧肾积水及膀胱有无挛缩。X 线检查泌尿系统平片可能见到病肾局灶或斑点状钙化影或全肾广泛钙化。局限的钙化灶应与肾结石鉴别。静脉尿路造影可以了解分侧肾功能、病变程度与范围,对肾结核治疗方案的选择必不可少。早期表现为肾盏边缘不光滑如虫蛀状,随着病变进展,肾盏失去杯形,不规则扩大或模糊变形。若肾盏颈纤维化狭窄或完全闭塞时,可见空洞充盈不全或完全不显影。肾结核广泛破坏肾功能丧失时,病肾表现为"无功能",不能显示出典型的结核破坏性病变。根据临床表现,如果尿内找见结核杆菌,静脉尿路造影一侧肾正常,另一侧"无功能"未显影,虽造影不能显示典型的结核性破坏病变,也可以确诊肾结核。逆行尿路造影可以显示病肾空洞性破坏,输尿管僵硬,管腔节段性狭窄且边缘不整。

CT 检查对中晚期肾结核能清楚地显示扩大的肾盏肾盂、皮质空洞及钙化灶,三维成像还可以显示输尿管全长病变。MRI 水成像对诊断肾结核对侧肾积水有独到之处。在双肾结核或肾结核对侧肾积水,静脉尿路造影显影不良时,CT 和 MRI 有助于确定诊断。

3. 膀胱镜检查 可见膀胱黏膜充血、水肿、浅黄色结核结节、结核性溃疡、肉芽肿及瘢痕等病变,以膀胱三角区和患侧输尿管口周围较为明显。结核性肉芽肿易误诊为肿瘤,必要时取活组织检查明确诊断。患侧输尿管口可呈"洞穴"状,有时可见混浊尿液喷出。膀胱挛缩容量小于 50 mL 或有急性膀胱炎时,不宜做膀胱镜检查。

延误肾结核的诊断,临床上常见有下列两种情况:其一是满足于膀胱炎的诊治,长时间使用一般抗感染药物而疗效不佳时,却未进一步追查引起膀胱炎的原因。其二是发现男性生殖系统结核,尤其附睾结核,而不了解男性生殖系统结核常与肾结核同时存在,未做尿检查和尿找抗酸杆菌检查,有时还应做静脉尿路造影检查。

【鉴别诊断】 肾结核主要需与非特异性膀胱炎和泌尿系统其他引起血尿的疾病进行鉴别。肾结核引起的结核性膀胱炎,症状常以尿频开始,膀胱刺激症状长期存在并进行性加重,一般抗感染治疗无效。非特异性膀胱炎主要系大肠埃希菌感染,多见于女性,发病突然,开始即有显著的尿频、尿急、尿痛,经抗感染治疗后症状很快缓解或消失,病程短促,但易反复发作。肾结核的血尿特点是常在膀胱刺激症状存在一段时间后才出现,以终末血尿多见,这和泌尿系统其他疾病引起血尿不同。泌尿系肿瘤引起的血尿常为全程无痛性肉眼血尿。肾输尿管结石引起的血尿常伴有肾绞痛;膀胱结石引起的血尿,排尿有时尿线突然中断,并伴尿道内剧烈疼痛。非特异性膀胱炎的血尿主要在急性阶段出现,血尿常与膀胱刺激症状同时发生。但最主要是肾结核的尿中可以找见抗酸杆菌或尿结核杆菌培养阳性,而其他疾病的尿中不会发现。

【治疗】 肾结核是全身结核病的一部分,治疗时应注意全身治疗,包括营养、休息、环境、避免劳累等。临床肾结核是进行性破坏性病变,不经治疗不能自愈。肾结核的治疗应根据患者全身和病肾情况,选择药物治疗或手术治疗。

1. 药物治疗 适用于早期肾结核,如尿中有结核杆菌而影像学上肾盏、肾盂无明显改变,或仅见一个、两个肾盏呈不规则虫蚀状,在正确应用抗结核药物治疗后多能治愈。抗结核药物中首选药物有异烟肼、利福平和吡嗪酰胺等杀菌药物,乙胺丁醇和环丝氨酸等为二线药物。因抗结核药物多数有肝毒性,服药期间应定期检查肝功能。

药物治疗最好用三种药物联合服用的方法,并且药量要充分,疗程要足够长,早期病例用药6~9个月,有可能治愈。药物治疗失败的主要原因是治疗不彻底。治疗中应每月检查尿常规和尿找抗酸杆菌,必要时行静脉尿路造影,以观察疗效。连续半年尿中未找见结核杆菌为稳定阴转。5年不复发即可认为治愈,但如果有明显膀胱结核或伴有其他器官结核,随诊时间需延长至10~20年或更长。

2. 手术治疗 若药物治疗6~9个月无效,肾结核破坏严重者,应在药物治疗的配合下行手术治疗。肾切除术前抗结核治疗不应少于2周。

(1) 肾切除术:肾结核破坏严重,而对侧肾正常,应切除患肾。双侧肾结核一侧广泛破坏呈"无功能"状态,另一侧病变较轻,在抗结核药物治疗一段时间后,择期切除严重的一侧患肾。肾结核对侧肾积水,如果积水肾功能代偿不良,应先引流肾积水,保护肾功能,待肾功能好转后再切除无功能的患肾。

(2) 保留肾组织的肾结核手术:肾部分切除术适用于病灶局限于肾的一极;结核病灶清除术适用于局限于肾实质表面闭合性的结核性脓肿,与肾集合系统不相通。上述结核病变经抗结核药物治疗3~6个月无好转,可考虑做此类手术,但近年已很少采用。

(3) 解除输尿管狭窄的手术:输尿管结核病变致使管腔狭窄引起肾积水,如肾结核病变较轻,功能良好,狭窄较局限,狭窄位于中上段者,可以切除狭窄段,行输尿管对端吻合术;狭窄靠近膀胱者,则施行狭窄段切除,输尿管膀胱吻合术。

(4) 挛缩膀胱的手术治疗:肾结核并发挛缩膀胱,在患肾切除及抗结核治疗3~6个月,待膀胱结核完全愈合后,对侧肾正常、无结核性尿道狭窄的患者,可行肠膀胱扩大术。挛缩膀胱的男性患者往往有前列腺、精囊结核引起后尿道狭窄,不宜行肠膀胱扩大术,尤其并发对侧输尿管扩张肾积水明显者,为了改善和保护积水肾仅有的功能,应施行输尿管皮肤造口或回肠膀胱或肾造口这类尿流改道术。

第二节 男性生殖系统结核

男生殖系统结核大多数继发于肾结核,一般来自后尿道感染,少数由血行直接播散所致。首先在前列腺、精囊中引起病变,以后再经输精管蔓延到附睾和睾丸。单纯前列腺、精囊结核,因部位隐蔽,临床症状常不明显,不易发现。附睾结核临床症状较明显,容易被发现。

【病理】 男生殖系统结核的病理改变和一般结核病相同,主要也为结核结节、干酪坏死、空洞形成和纤维化等,钙化极少见。前列腺结核脓肿向尿道破溃,可使后尿道呈空洞状,边缘不规则。前列腺、精囊纤维化以后则形成坚硬肿块。输精管结核常致管腔堵塞,输精管变粗变硬,呈"串珠"状改变。附睾结核病变常从附睾尾开始,呈干酪样变、脓肿及纤维化,可累及整个附睾。少数血行感染引起的附睾结核,病变多从附睾头部开始。附睾结核常侵及鞘膜和阴囊壁,脓肿破溃后可形成经久不愈的窦道。睾丸结核常是附睾结核直接扩展蔓延所致。

【临床表现】　男生殖系统结核与肾结核患者的发病年龄相同,绝大多数为 20～40 岁。前列腺、精囊结核的临床症状多不明显,偶感直肠内和会阴部不适,严重者可出现血精、精液量减少、性功能障碍和不育等。直肠指诊可扪及前列腺、精囊硬结,一般无压痛。附睾结核一般发病缓慢,表现为阴囊部肿胀不适或下坠感,附睾尾或整个附睾呈硬结状,疼痛不明显。形成寒性脓肿如继发感染,阴囊局部出现红肿、疼痛。脓肿破溃后可形成经久不愈的窦道。双侧病变则失去生育能力。

【诊断】　有上述临床表现,直肠指检扪及前列腺、精囊硬结或触及附睾硬结,疑有男生殖系统结核时,需全面检查泌尿系统有无结核病变,应做尿常规,尿找抗酸杆菌、尿结核杆菌培养和静脉尿路造影等检查以除外肾结核。前列腺液或精液中有时可发现结核杆菌;骨盆平片偶可发现前列腺结核钙化;尿道造影可显示前列腺部尿道变形或扩大,造影剂可进入前列腺空洞内。

【鉴别诊断】　前列腺结核需与非特异性前列腺炎及前列腺癌鉴别。慢性前列腺炎患者症状一般较为明显,有结节形成者,范围较局限,常有压痛,经抗感染治疗后,结节可缩小甚至消失。前列腺癌发病多为老年人,前列腺特异性抗原(PSA)测定、直肠指检及影像学检查有助于诊断,必要时需做前列腺穿刺活组织检查。附睾结核需与非特异性慢性附睾炎鉴别,附睾结核硬块常不规则,病程缓慢,常可触及"串珠"样、粗硬的输精管,如附睾病变与皮肤粘连或形成阴囊皮肤窦道,附睾结核诊断不太困难。非特异性慢性附睾炎很少形成局限性硬结,一般与阴囊皮肤无粘连,常有急性炎症发作史或伴有慢性前列腺炎病史。附睾结核有时需与睾丸肿瘤鉴别,B超有助于鉴别。

【治疗】　前列腺、精囊结核一般用抗结核药物治疗,不需要用手术方法,但应清除泌尿系统可能存在的其他结核病灶,如肾结核、附睾结核等。早期附睾结核应用抗结核药物治疗,多数可以治愈。如果病变较重,疗效不好,已有脓肿或有阴囊皮肤窦道形成,应在药物治疗配合下行附睾及睾丸切除术。

知识拓展

T-SPOT.TB 诊断结核感染

T-SPOT.TB 在诊断结核感染方面具有良好的敏感性和特异性,不会受卡介苗接种影响,在现有结核诊断方法存在缺陷的今天,T-SPOT.TB 可以给临床诊断提供参考。

1. 结核的传统诊断手段

(1) 结核菌素皮试

1) 低敏感性:免疫力低下人群中其敏感性大大降低。

2) 低特异性:与卡介苗接种和其他环境分枝杆菌有交叉,易造成"假阳性"结果。

(2) 细菌学检查:常规培养:2 个月;快速培养:1 周;阳性率取决于采集标本中细菌数量,不利于早期诊断。

(3) 病理学检查:阳性率低,对取材标本有较高要求,有创伤,对肉芽肿性病变需进一步鉴别。

2. 基于 T 淋巴细胞检测结核感染的原理

(1) 结核感染的免疫应答反应以细胞免疫为主,结核感染后体内长期存在抗原特异性的记忆性 T 细胞

(2) 当再次遇到抗原刺激时,能迅速活化增殖,释放 γ 干扰素

(3) γ 干扰素是结核分枝杆菌感染后机体免疫应答中最重要的细胞因子

3. T-SPOT.TB 技术

(1) 利用结核杆菌感染者外周血单个核细胞(PBMC)中存在结核特异性 T 淋巴细胞,这些淋巴细胞在受到结核特异抗原刺激后分泌 γ 干扰素而设计的 T 淋巴细胞免疫斑点试验

(2) 检测外周血中受结核特异抗原刺激释放 γ 干扰素的 T 淋巴细胞,经酶联免疫显色后,通过 ELISPOT 分析系统对斑点进行计数,1 个斑点代表一个细胞,计算出抗原特异性细胞的频率

■■■ **小　结** ■■■

肾结核 {
　临床表现：肾结核早期常无明显症状及影像学改变，只是尿检查有少量红细胞、白细胞及蛋白，呈酸性，尿中可能发现结核杆菌。随着病情的发展，可出现下列典型的临床表现：尿频、尿急、尿痛是肾结核的典型症状之一；血尿是肾结核的重要症状，常为终末血尿；脓尿是肾结核的常见症状；腰痛和肿块；男性生殖系统结核；全身症状

　诊断：无明显原因的慢性膀胱炎，症状持续存在并逐渐加重；辅助检查：尿液检查；影像学诊断；膀胱镜检查

　治疗：肾结核是全身结核病的一部分，治疗时应注意全身治疗，包括营养、休息、环境、避免劳累等。药物治疗适用于早期肾结核；手术治疗，肾切除术前抗结核治疗不应少于 2 周
}

【思考题】

肾结核如何诊断？

（顾　晓）

第五十二章　泌尿系统梗阻

第一节　概　　述

泌尿系统是由肾小管、集合管、肾盏、肾盂、输尿管、膀胱和尿道组成的一个管道系统，其主要功能是主动单向地将肾产生的尿液，经过这个管道系统排泄到体外。因此泌尿系统保持通畅是维持正常肾功能的必要条件。这个管道系统的任何一个部位发生梗阻，必将造成梗阻近段的尿液淤积，最终将导致患侧肾功能损害或丧失；若为双侧梗阻，可导致肾衰竭。

泌尿系统本身或以外的一些病变都能引起泌尿系管腔的梗阻，这些病变有时其本身并不严重，但可造成一系列严重后果。泌尿系统许多疾病与泌尿系梗阻又可互为因果，如感染和结石可引起梗阻，而梗阻又可以是感染和结石的诱因。三者关系密切，相互影响。因此，在治疗的同时，必须解决管道通畅的问题。

【病因】　泌尿系统梗阻原因很多，根据其性质可分为机械性梗阻和动力性梗阻，机械性的占多数。动力性梗阻是指尿路某个部位神经传导紊乱或肌肉弛张障碍，导致尿液淤积。此外，泌尿系统梗阻还可以根据不同梗阻部位分为上尿路梗阻和下尿路梗阻，根据梗阻的严重程度分为完全性梗阻和部分性梗阻，根据不同发病时期分为先天性梗阻和后天性梗阻，但多数是后天性的。泌尿系统内的病变可以是梗阻的原因，而泌尿系统以外的病变也可造成泌尿系统梗阻。泌尿系统梗阻有时还可以是医源性的，如手术和器械检查的损伤，盆腔、肿瘤放射治疗后的反应等。

泌尿系统梗阻原因在不同的年龄和性别有一定的区别。在小儿先天性畸形较多见，成人常见原因是结石、损伤、肿瘤或结核等。在妇女可能与盆腔内疾病有关，而老年男性患者，最常见的是良性前列腺增生。可以引起各部位梗阻的原因简述如下（图52-1）。

肾：结石、肿瘤、炎症、结核等都可引起肾积水。肾盂输尿管交界处的梗阻可能因先天性狭窄、异位血管和纤维束等造成。肾下垂因位置移动过大，亦可引起梗阻。梗阻在肾小管的有多囊肾、海绵肾、高尿酸血症肾病等。

输尿管：输尿管梗阻最常见的原因是结石。输尿管炎症、结核、肿瘤、腹膜后纤维化先天性畸形也可引起梗阻。膀胱溃疡

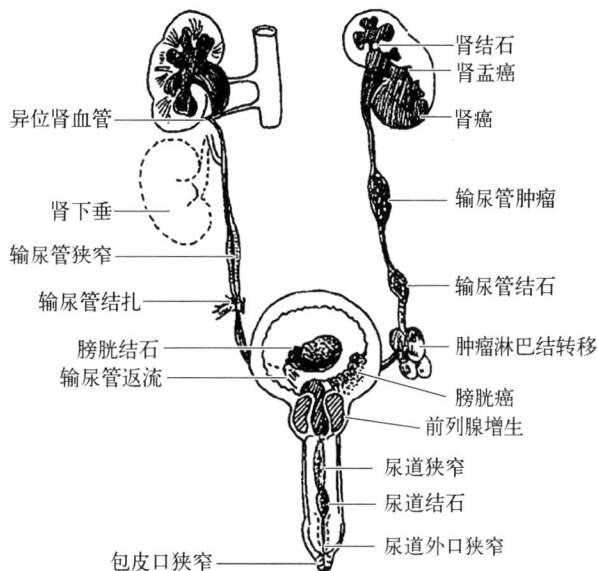

图52-1　泌尿系梗阻的原因

性病变可破坏输尿管末段的活瓣作用,造成尿液反流,其结果也是对尿流的梗阻。泌尿系的邻近病变引起的梗阻也常发生在输尿管部位,如前列腺癌、结肠癌、子宫颈癌。盆腔手术时意外损伤输尿管,盆腔恶性肿瘤及肿瘤放射治疗反应均可造成输尿管堵塞。其他如盆腔脓肿、妊娠等都可能压迫输尿管。

膀胱:最常见的原因是膀胱颈部梗阻,包括良性前列腺增生、纤维化和肿瘤。膀胱内结石和肿瘤也可是膀胱梗阻的原因。膀胱调节功能障碍引起的动力性梗阻,也可导致尿液由膀胱向输尿管逆流,引起肾积水。

尿道:最常见的原因是尿道狭窄,包皮口、尿道口和尿道任何部位均可因炎症、损伤引起狭窄。尿道结石、结核、肿瘤、憩室等也可引起尿道梗阻。先天性后尿道瓣膜是男婴尿道梗阻的重要原因。

【病理/病理生理】 泌尿系梗阻引起的基本病理改变是梗阻以上的尿路扩张。初期管壁肌增厚,增加收缩力,尚能克服梗阻;后期,失去代偿能力,管壁变薄、肌萎缩和张力减退。膀胱以下发生长期的严重梗阻,可使输尿管膀胱连接部活瓣作用丧失,尿液自膀胱逆流至一侧或双侧输尿管,而导致肾积水。

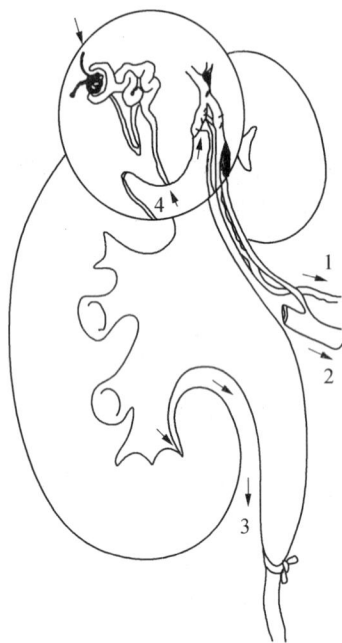

图 52-2　输尿管梗阻后尿液的反流
1. 肾盂淋巴反流;2. 肾盂静脉反流;
3. 盂肾窦反流;4. 肾盂肾小管反流

梗阻一段时间后,肾内"安全阀"开放,即肾盏在穹隆部开始有小的裂隙,肾盂内尿液直接入肾实质的静脉和淋巴管内,并经肾窦渗至肾盂和肾的周围(图 52-2)。

【临床表现】 泌尿系统梗阻的症状多种多样,患者可以有原发疾病的症状,也可以没有任何症状,如特发性肾积水,多因轻度外伤后出现血尿而被发现。反复的尿路感染可以由前列腺增生、肾积水或反流引起,肾积水肾盂扩张,压力增高时会出现腰部疼痛,巨大的肾积水或胀大的膀胱可以在肾区或膀胱区触及肿块。梗阻严重或时间过长最终会出现肾功能损害,出现无尿、少尿、多尿、贫血、高血压等表现。

【诊断】 泌尿系统梗阻诊断的重点为梗阻是否存在、梗阻的程度及原发病因的诊断。常用的检查方法包括以下几种。

1. 病史与体检 详细询问病史,了解患者有无排尿异常,有无结石排出,有无糖尿病、神经系统疾病等病史。体检时应注意腰部、腹部及耻骨上区有无肿块,男性应检查包皮、尿道外口、尿道及前列腺,女性应行盆腔检查。

2. 超声检查 B超检查已经成为泌尿系统梗阻诊断的首选方法,可以显示有无肾积水、肾盂输尿管有无扩张、肾皮质厚度等上尿路梗阻情况,也可了解下尿路情况,显示膀胱、前列腺病变,测量残余尿量等。

3. 腹部平片及静脉尿路造影 此为诊断泌尿系统梗阻的常用方法,可以显示肾盏、肾盂及输尿管的形态,了解梗阻程度、部位及肾功能。

4. 逆行肾盂造影及经皮肾盂穿刺造影 当上尿路梗阻,肾功能欠佳,静脉尿路造影不能充分了解梗阻的部位与程度时,逆行造影可以较好地显示肾盏、肾盂和输尿管的情况。但逆行造影需要通过膀胱镜插管,有时因插管困难或输尿管完全梗阻不能显示梗阻以上尿路情况时,应考虑行经皮肾盂穿刺造影,了解梗阻情况,如留置导管,还可达到引流尿液、缓解梗阻的目的。

5. 放射性同位素检查 利尿肾图或肾动态检查对判断上尿路梗阻的存在及性质有着重要作用,加用利尿剂后,引流不畅的肾图曲线如果明显下降,提示为非机械性梗阻,如果没有改善则提示为机械性梗阻。

6. CT和磁共振检查 一般不作为常规检查,有助于进一步了解梗阻原因、部位及性质,明确病因尤其是泌尿系统腔道周围病灶引起的梗阻。磁共振水成像在了解上尿路梗阻的部位、肾积水的严重程度上的应用,已越来越多地被用于临床,在某些情况下可以减少逆行造影和肾盂穿刺造影等有创检查。

7. 尿流动力学检查 泌尿系统的动力性梗阻,尤其是下尿路梗阻如神经源性膀胱,常常需要通过尿流动力学检查来明确与鉴别。

【治疗】 泌尿系统梗阻的原因复杂,治疗的选择应根据不同病因及病情的轻重缓急分别对待。解除梗阻是基本原则,如肾功能在正常范围内,应尽快明确病因,针对病因治疗,解除梗阻。在患者肾功能已有严重损害、病情不允许或暂时无条件同时解除梗阻和治疗病因时,应先行解除梗阻,待病情缓解后再行病因治疗。在某些原发病已不能彻底治疗的情况下,更应积极解除梗阻、引流尿液、保护肾功能。

第二节 肾 积 水

尿液从肾盂排出受阻,造成肾内压力升高、肾盏肾盂扩张、肾实质萎缩,肾盂肾盏潴留的尿液超过正常容量时,称为肾积水(hydronephrosis)。当肾积水容量超过 1 000 mL,或在小儿超过其 24 h 尿量时称为巨大肾积水。不同患者肾积水的临床表现和过程并不一致。

肾积水多由上尿路梗阻性疾病所致,常见原因为先天性肾盂输尿管交界处狭窄、输尿管结石等,长期的下尿路梗阻性疾病也可导致肾积水,如前列腺增生、神经源性膀胱功能障碍等。积水的程度有轻,中,重之分。轻度时仅见肾盂扩张,中度时肾盏也随之扩张,重度时肾盂肾盏融合,肾成为一个积水的囊袋。

【临床表现】 因梗阻的原因、部位和程度的差别,不同肾积水患者的临床表现和病情转归并不一致。如先天性肾盂输尿管连接处狭窄、肾下极异位血管或纤维束压迫输尿管等引起的特发性肾积水,发展常较缓慢,症状不明显或仅有腰部隐痛不适,当肾积水达严重程度时,腹部可出现包块。部分患者肾积水呈间歇性发作,称为间歇性肾积水。发作时患侧腰腹部剧烈绞痛,伴恶心、呕吐,尿量减少,患侧腰腹部可能扪及包块。经过若干时间后,排出大量尿液,疼痛缓解,腰腹部包块明显缩小或消失。泌尿系结石、肿瘤、炎症和结核所引起的继发性肾积水,临床表现主要为原发疾病的症状。肾积水如并发感染,则表现为急性肾盂肾炎症状,出现寒战、高热、腰痛及膀胱刺激症状等。上尿路梗阻如结石等致急性梗阻时,可出现肾绞痛、恶心、呕吐、血尿及肾区压痛等。亦有的仅出现腰腹部包块或无任何临床症状,常为 B 超检查发现。下尿路梗阻时,主要表现为排尿困难和膀胱不能排空,甚至出现尿潴留,而引起肾积水出现的症状常较晚,临床多表现为不同程度的肾功能损害,严重者出现贫血、乏力、衰弱、纳差、恶心、呕吐等尿毒症症状。

较大的肾积水易受到外伤的影响,引起破裂和出血。尿液流入腹膜后间隙或腹膜腔引起严重刺激反应,出现疼痛、压痛和全身症状。长时间梗阻所引起的肾积水,终将导致肾功能减退和丧失。双侧或孤立肾急性完全梗阻时可发生无尿,出现急性肾衰竭的表现。

【诊断】 应确定肾积水存在,并查明肾积水的病因、病变部位、梗阻程度、有无感染及肾功能损害的情况。可用下列方法对肾积水进行诊断。

1. 实验室检查 应包括血液检查、尿液检查方面,除做常规检查和培养外,必要时需行结核杆菌和脱落细胞的检查。

2. 影像学检查 尿路造影在诊断中有重要价值。出现浓肾影是急性梗阻的特点。大剂量延缓的排泄性尿路造影,对诊断肾积水更有帮助。排泄性尿路造影不够清晰时,应行逆行性肾盂造影;导管插入肾盂后,如有肾积水可抽出大量尿液,同时可测定分侧肾功能。如逆行插管有困难,可改行肾穿刺造影术。在逆行造影和穿刺造影时,均应防止细菌带入积水的肾内,必须注意,梗阻肾发生感染,不仅可引起脓肾,严重时细菌进入血液导致脓毒症,危及生命。

超声波、CT、MRI 检查可明确区分增大的肾是积水还是实性肿块亦可发现压迫泌尿系统的病变,MRI 水成像检查显影清晰,可代替逆行造影。放射性核素肾扫描和肾图,尤其是利尿肾图,亦可用于肾积水的诊断。对动力性梗阻,可在尿路造影时观察肾盂、输尿管蠕动及排空情况。神经源性膀胱可见膀胱造影形似"宝塔",有成小梁和假性憩室。

【治疗】 根据其病因、发病急缓、有无感染及肾功能损害程度,结合患者年龄和心肺功能情况等综合考虑。

1. 病因治疗 目的是去除病因,保留患肾,依病因性质采用手术或内镜治疗。在梗阻尚未引起严重的不可恢复的病变时去除病因,可获得良好效果。

2. 肾造瘘术　若情况危急或肾积水病因不能去除时,应行肾造瘘术先行引流,待控制感染、病情稳定、肾功能好转后,再施行去除病因的手术。梗阻原因不能解除时,则以肾造瘘作为永久性的治疗措施。

3. 肾切除术　肾积水严重,剩余的肾实质过少,或伴有严重感染即肾积脓者,如对侧肾功能良好,可切除病肾。

第三节　良性前列腺增生症

良性前列腺增生症(benign prostatic hyperplasia, BPH)简称前列腺增生,是泌尿外科最常见的疾病之一,多发生于 50 岁以后的老年男性。有资料表明,在 50 岁男性,病理学检查有 50% 者前列腺增生性改变,80 岁时这种改变可高达 90%。

【病因】　良性前列腺增生的病因尚不完全清楚,以往有双氢睾酮学说、上皮生长因子学说、雄雌激素相互作用学说等,但目前公认老龄和有功能的睾丸是发病的基础,两者缺一不可。

【病理/病理生理】　前列腺分为外周区、中央区和移行区三部分。正常移行区只占前列腺组织的5% 左右,而外周区和中央区占前列腺体积的 95%。其中 3/4 为外周区,1/4 为中央区(图 52-3)。射精管通过的部位为中央区。增生起始于围绕尿道精阜部位的移行区,前列腺癌多起源于外周区。

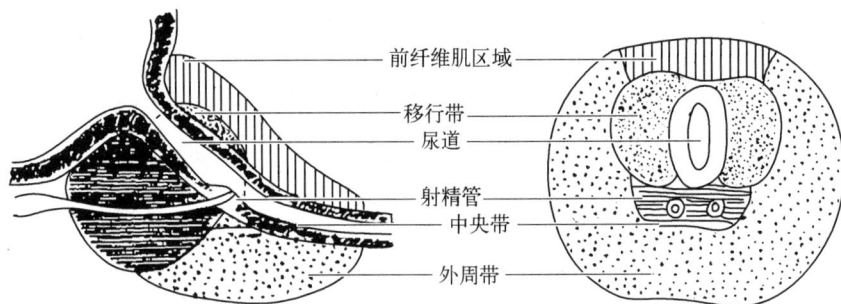

前纤维肌区域
移行带
尿道
射精管
中央带
外周带

图 52-3　前列腺正常解剖

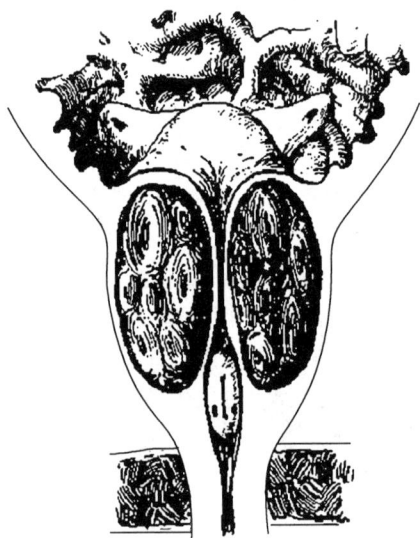

图 52-4　前列腺增生引起膀胱、尿道、精阜的改变

前列腺由腺体和间质组成。间质又由平滑肌和纤维组织组成。正常前列腺组织中,纤维肌肉间质占 45%。前列腺增生后,间质部分可增加到 60%,因此一般认为前列腺增生的主要病理改变为间质增生。良性前列腺增生引起排尿梗阻有机械性、动力性及继发膀胱功能障碍三种因素。

1. 机械性梗阻　前列腺增生时前列腺体积增大,增大的前列腺组织可挤压后尿道,前列腺部尿道伸长,变窄,排尿阻力增大。有些增生的腺体可突入膀胱,造成膀胱出口梗阻(图 52-4)。

2. 动力性梗阻　前列腺组织内,尤其是膀胱颈附近含有丰富的 α 肾上腺能受体。前列腺增生时,α 受体量增加,活性增强,造成间质平滑肌紧张,前列腺张力增大,在膀胱逼尿肌收缩时,膀胱颈和后尿道阻力增大造成动力性梗阻。

3. 继发膀胱功能障碍下尿路梗阻　为克服排尿阻力,膀胱逼尿肌收缩力增强,平滑肌纤维增生。增生的肌束纵横交错,成为粗大的网状结构,即小梁。尿路上皮在小梁之间形成小室,严重时小室通过小梁之间的空隙突出于膀胱外形成假性憩室(图 52-5)。膀胱逼尿肌代偿性增生过程中,发生不稳定的逼尿肌收缩,膀胱内压增高,有时出现急迫性尿失禁。这种逼尿肌的不稳定性在去除梗阻后可以消失。若尿路梗阻不能解除,逼尿肌最终失去代偿,不能排空膀胱尿液而出现残余尿。

随着残余尿的逐渐增加,膀胱成为无张力、无收缩力的尿液滞留囊袋,此时可出现充溢性尿失禁,并导致输尿管末端的活瓣作用丧失,发生膀胱输尿管尿液反流。梗阻、反流可引起和加重肾积水及肾功能损害。尿液潴留又容易继发感染和结石形成。老年排尿障碍除与下尿路梗阻有关外,还与逼尿肌老化有关。

【临床表现】　一般在 50 岁以后出现症状。症状决定于梗阻的程度、病变发展的速度,以及是否合并感染和结石。症状与增生体积的大小不成比例,病状可以时轻时重。主要为下尿路梗阻表现。早期为尿频,夜尿增多,排尿困难,尿流缓慢,变细,射程短,甚至滴沥等。晚期可出现严重的尿频、尿急、排尿困难,气候变化、饮酒、劳累等可诱发急性尿潴留。也可出现终末血尿,充溢性尿失禁、痔、脱肛、便血、下肢静脉曲张等并发症的症状。晚期可出现肾功能损害。

急性尿潴留时,下腹部膨隆。耻骨上区触及充盈的膀胱,脊肋角有叩击痛、肾脏肿大、腹股沟疝。直肠指诊检查,前列腺增大,表面光滑,富于弹性,中央沟变浅或消失。

【诊断】　凡 50 岁以上的男性出现进行性排尿困难,须考虑有前列腺增生的可能。老年患者有膀胱炎、膀胱结石或肾功能不全时,亦须注意有无前列腺增生。应通过以下方法判断是否存在前列腺增生、梗阻的严重程度、有无并发症并除外其他梗阻性疾病。

1. 直肠指检　是重要的检查方法,每例前列腺增生患者均需做此项检查。指检时多数患者可触到增大的前列腺,表面光滑,质韧、有弹性,边缘清楚,中间沟变浅或消失,即可作出初步诊断。指检结束时应注意肛门括约肌张力是否正常。

2. B 超检查　可经腹壁、直肠或尿道途径进行。经腹壁超声检查时膀胱需要充盈,扫描可清晰显示前列腺体积大小,增生腺体是否突入膀胱,还可以测定膀胱残余尿量。经直肠途径的超声检查对前列腺内部结构分辨度更为精确,目前已普遍被采用。经尿道途径可准确分辨增生移行带与外周带的情况,因系有创检查,故较少采用。同时,超声检查可以方便地测定残余尿量,了解前列腺和膀胱有无其他合并疾病及上尿路有无积水病变。

3. 尿流率检查　前列腺增生早期即可发生排尿功能改变,检查时要求排尿量在 $150\sim200$ mL,如最大尿流率<15 mL/s 表明排尿不畅;如<10 mL/s 则表明梗阻较为严重,常是手术指征之一。最大尿流率不恒定,重复检查往往是必需的。

4. 动力学检查　如果排尿困难主要是由于逼尿肌功能失常引起,应进行尿流动力学检查,通过测定排尿时膀胱逼尿肌压力变化等,可了解是否存在逼尿肌反射不能、逼尿肌不稳定和膀胱顺应性差等功能受损情况。

5. 前列腺特异抗原(PSA)测定　前列腺增生时,PSA 多在 $0\sim4$ ng/mL 正常范围内。前列腺有结节、硬结时应测 PSA,以排除前列腺癌可能。PSA 敏感性高,但特异性有限,许多因素都可影响 PSA 的测定值,如前列腺增生也可使 PSA 增高。

6. 放射性核素肾图　有助于了解上尿路有无梗阻及肾功能损害。

有血尿的患者应行静脉尿路造影和膀胱镜检查,以除外合并有泌尿系统肿瘤的可能。

【鉴别诊断】　前列腺增生引起排尿困难,应与下列疾病鉴别。

1. 膀胱颈硬化症(膀胱颈挛缩)　由于慢性炎症所引起,发病年龄较轻,$40\sim50$ 岁出现症状。临床表现与前列腺增生相似,但前列腺不增大。可以通过膀胱镜进行诊断。

2. 前列腺癌　前列腺增大且可出现与增生相似的症状。但直肠指诊前列腺部位有质地坚硬、无弹性的结节;PSA 增高,鉴别需行 MRI 和前列腺穿刺活组织检查。

3. 尿道狭窄　有排尿困难,尿流细或尿潴留等症状,但有尿道损伤,尿道感染的病史。尿道探子检查,狭窄处探子受阻,膀胱尿道造影检查能显示狭窄。

4. 神经源性膀胱　可引起排尿困难、尿潴留或泌尿系感染等,与前列腺增生相似的症状。但神经源性膀胱患者常有明显的神经系统损害的病史和体征,如下肢感觉和运动障碍、便秘、大便失禁。会阴部

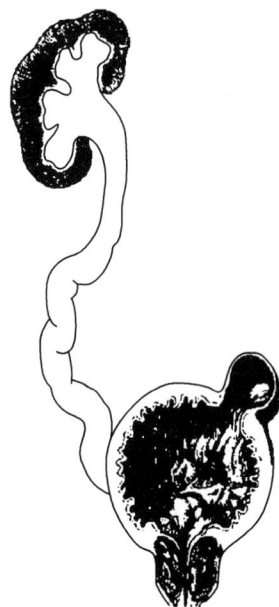

图 52-5　前列腺增生引起的病理改变

肾积水:肾实质萎缩,肾盂扩大;输尿管:输尿管扩张,伸长曲折;膀胱壁肥厚,肌肉形成小梁,出现膀胱憩室

感觉减退或丧失,肛门括约肌松弛,收缩能力减弱或消失。直肠指诊前列腺并不增大。

【治疗】

1. 等待观察　病状比较轻的患者可以等待观察,不予治疗,在等待期间应密切随访,如病状加重,再选择适宜的治疗方法。

2. 药物治疗　前列腺增生的治疗药物很多,包括α受体阻滞剂(特拉唑嗪)、激素类药物及植物药等。其中 $α_1$ 受体对排尿影响较大,前列腺增生时基质增生比腺上皮更为显著,而 $α_1$ 受体主要分布在前列腺基质平滑肌,阻滞 $α_1$ 受体,可降低平滑肌张力,减少尿道阻力,改善排尿功能。激素类药物以5a还原酶抑制剂最为重要,前列腺内睾酮变为双氢睾酮需5α还原酶,因此,5α还原酶抑制剂可降低前列腺内双氢睾酮含量,使腺体缩小,改善排尿功能。

3. 手术治疗　药物治疗无效或梗阻严重,残余尿量超过60 mL时应考虑手术治疗。有尿路感染和心、肺、脑、肝、肾功能不全时,宜先留置导尿管或膀胱造瘘引流尿液,并抗感染治疗,待上述情况明显改善或恢复后再择期手术。手术治疗的目的是切除增生的前列腺组织,而并非整个前列腺。手术疗效肯定,但有一定痛苦与并发症等。开放手术多采用耻骨上经膀胱或耻骨后前列腺切除术。经尿道前列腺切除术(TURP)适用于大多数良性前列腺增生患者。

4. 其他　前列腺增生多为老年患者,部分患者还合并有心、脑、肺等重要器官的合并症而不能耐受手术。近年来,国内外学者致力于研究和开发更安全、更有效的治疗方法,如微波、射频、激光、电汽化、电化学、前列腺支架、气囊扩张、高能聚焦超声等。

知识拓展

良性前列腺增生治疗方法

良性前列腺增生症微创治疗"金标准"经尿道前列腺电切除术,现在发展有经尿道前列腺汽化术(RUVP)、经尿道绿激光前列腺切除术(TULP)及经尿道钬激光、铥激光前列腺切除术。

第四节　尿　潴　留

尿潴留系指膀胱内充满尿液而不能自行排出,常常由排尿困难发展到一定程度引起。它是许多疾病、外伤、手术或麻醉等所引起的临床综合征。尿潴留分为急性与慢性两种。前者发病突然,膀胱内胀满尿液不能排出,十分痛苦,临床上常需急诊处理;慢性起病缓慢,病程较长,下腹部可扪及充满尿液的膀胱,但患者却无明显痛苦。

【病因】　引起尿潴留的病因很多,主要可以分为机械性梗阻和动力性梗阻,有时可以是多种混合因素引起。

1. 动力性梗阻　膀胱、尿道并无器质性梗阻病变,尿潴留系排尿动力障碍所致。最常见的原因为中枢和周围神经系统损伤,炎症、肿瘤、水肿、出血等亦可引起急性尿潴留;手术麻醉,特别是腰椎麻醉和肛管直肠手术后中枢和周围神经急性损伤;膀胱-尿道神经调节功能失调,见于某些类型的神经源性膀胱;急性尿潴留也常见于高热、昏迷的患者,在小儿与老人尤为多见;糖尿病营养障碍,血钾过低,松弛平滑肌药物如阿托品等;癔症,不习惯于卧床排尿等均可发生尿潴留。

2. 机械性梗阻　膀胱颈部和尿道的任何梗阻性病变都可引起尿潴留。较常见的原因如下所述。

(1)膀胱肿瘤、憩室、结石,膀胱颈硬化等。

(2)前列腺增生、肿瘤、囊肿、脓肿,精阜肥大,前列腺炎,精阜炎等。

(3)尿道肿瘤、炎症、憩室、损伤、狭窄、结石、异物、先天性瓣膜,尿道口狭窄等。

(4)其他直肠膀胱窝肿物。

(5)处女膜闭锁的阴道积血,干硬粪块压迫等。

【临床表现】　急性尿潴留时,下腹部胀痛,尿意紧迫,但排不出尿液。慢性尿潴留伴有排尿困难等表现,每次仅排少量尿,尿频,尿后胀大的膀胱不缩小,常易合并感染,有尿频、尿急、尿痛等尿路刺激症状严重者可有恶心、呕吐、贫血、出血等肾功能减退症状。耻骨上可见球形隆起,触诊时表面光滑具有弹性,叩诊呈浊音。

【诊断】　患者长时间未能排尿,膀胱区胀痛,憋尿感明显,体格检查时耻骨上区常可见到半球形膨胀的膀胱,用手按压有明显尿意,叩诊为浊音。急性尿潴留易诊断,但应仔细了解患者既往是否有前列腺增生、尿道狭窄、神经性膀胱等病史,以及各种治疗、用药的病史,并认真检查尿道外口及前尿道,以期尽早明确病因。B超检查、泌尿系造影辅助检查有助于病因的诊断,应在尿潴留缓解后进行。

【治疗】

1. 急性尿潴留　治疗原则是解除病因,恢复排尿。如病因不明或梗阻一时难以解除,应先引流膀胱尿液解除病痛,然后再做进一步检查,明确病因并进行治疗。

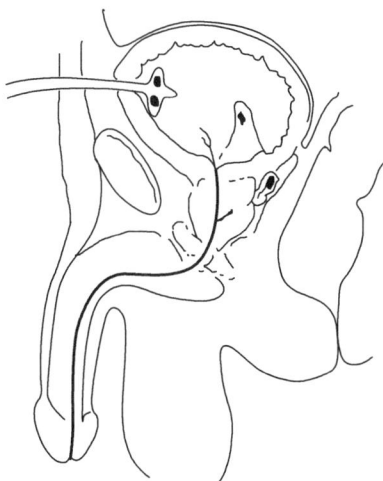

急性尿潴留的解除方法:① 导尿:导尿是解除尿潴留最直接和最有效的方法。导尿应在无菌操作下进行,避免将细菌带入膀胱,尿液应慢慢排出,防止膀胱内压迅速降低而引起膀胱内出血。前列腺增生患者导尿有困难时,可采用弯头导尿管。如尿潴留时间较长或导出尿液过多,排尿功能一时难以恢复时,应留置导尿管。导尿管留置期间应每日清洗尿道口,引流系统应每日更换。② 耻骨上膀胱穿刺:因尿道水肿,狭窄不能插入导尿管时,可在无菌操作下行耻骨上膀胱造瘘术(图52-6)。

图 52 - 6　耻骨上膀胱造瘘术

2. 慢性尿潴留　慢性尿潴留,多能查明病因,应针对病因进行处理。

小　结

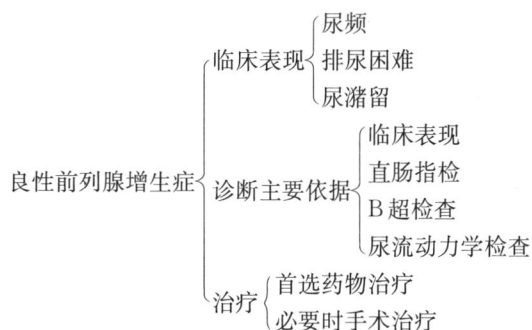

【思考题】

(1) 哪些疾病可以引起泌尿系统梗阻?

(2) 泌尿系统梗阻引起的肾功能损害与哪些因素有关?

(3) 前列腺增生会对膀胱及肾造成哪些损害?

(4) 如何诊断良性前列腺增生?

(5) 良性前列腺增生的治疗方法有哪些?

(王业华)

第五十三章 尿石症

第一节 概 述

尿路结石(urolithiasis)是泌尿外科最常见的疾病之一，结石的形成机制仍不清楚，存在多种学说。故结石的发生率和复发率都很高，据统计人群的发病率为 2%～3%，其中肾结石在 5 年内约有 1/3 的患者会复发，现在仍然是影响健康的一个主要疾病。尿石症发病有明显的地区性，热带及亚热带地区高发。男性多于女性，约 3:1。近几十年来，由于饮食、生活习惯和自然环境的变化，在我国上尿路结石的发病率有明显提高，而下尿路结石则减少。

尿石症在 20 世纪 80 年代以前缺乏现代化的治疗手段，许多患者需要开放的外科手术方法进行治疗。反复的结石复发及外科手术干预往往造成泌尿系的感染、梗阻，严重者影响肾功能，甚至不得不切除肾。近二十年来由于体外冲击波和内镜治疗技术的发展，尿石症的治疗方法取得了突破性进步，绝大多数的尿石症已经不再采用传统的开放手术进行治疗，一些难治、复杂的尿石症也可以通过现代新技术治疗手段加以解决，现代化的治疗手段配合有力的预防措施，使得尿石症的治疗已然不再是医学上的难题。

【病因】 部分结石有明确的病因。例如，代谢性结石：是由于代谢紊乱所致，如甲状旁腺功能亢进，高浓度化学成分损害肾小管，使尿中基质物质增多，盐类析出，形成结石。感染性结石：是由于产生脲酶的细菌分解尿液中的尿素而产生氨，使尿液碱化，尿中磷酸盐及尿酸胺等处于相对过饱和状态，发生沉积所致。细菌、感染产物及坏死组织可成为形成结石核心。以及泌尿系统梗阻亦可产生结石。尿路结石主要在肾和膀胱内形成。

虽然部分有明确的病因，但大多数含钙结石的形成原因目前仍不能解释。异质成核、取向附生、结石基质和晶体抑制物质学说是结石形成的几大基本学说。但自然环境、社会环境及种族遗传等方面的不同也与结石的发生有很大关系。上尿路结石与下尿路结石无论在形成机制、病因、结石成分及流行病学等方面均有显著的差异。

【泌尿系统成石因素】 影响尿路结石的形成因素很多。其中，尿液中形成结石核心的晶体盐类呈超饱和状态，尿液中抑制晶体形成物质不足和核基质的存在，是形成结石的主要因素。

1. 流行病学因素 包括自然环境、社会环境、饮食成分和结构、水分摄入量、代谢和遗传等因素。上尿路结石好发于 20～50 岁，下尿路结石好发于老年人。现以证明，饮食中动物蛋白、精制糖增多，纤维素减少，均促使上尿路结石形成。大量饮水使尿液稀释，能减少尿中晶体体形成。

2. 尿液因素

(1) 形成尿结石的物质排出增加：尿液中钙、草酸或尿酸排出量增加。长期卧床、甲状旁腺功能亢进者尿钙增加；痛风患者尿酸排出增多；内源性合成草酸增加或肠道吸收草酸增加引起高草酸尿症等。

(2) 尿 pH 改变：酸性尿是尿酸结石和胱氨酸结石形成的基础。碱性尿是磷酸镁胺及磷酸钙结石形成的基础。

(3) 尿量减少：使盐类和有机物质的浓度增高。

（4）尿液中抑制晶体形成和聚集物质含量减少：如枸橼酸、镁、焦磷酸盐、酸性黏多糖、肾钙素、微量元素等的减少。

（5）尿路感染：尿路感染时尿基质增加，使晶体黏附。有些细菌如大肠埃希菌能分解尿素产生氨，使尿 $pH \geqslant 7.2$，易形成磷酸镁铵结石。

3. 解剖结构异常　如尿路梗阻，可导致易形成结石的晶体或基质在引流较差部位沉积；尿液滞留常易继发尿路感染，有利于结石形成。

4. 其他　肾小管上皮的细胞转运钙和草酸异常可导致细胞内或间质的晶体形成。

现已明确，磷酸钙和磷酸镁胺结石与感染和梗阻有关。尿酸结石与尿酸代谢异常有关。胱氨酸结石是罕见的家族性遗传性疾病。

【尿结石成分/特性】　尿路结石的成分中多见的有草酸盐、磷酸盐和尿酸盐，其次是碳酸盐、胱氨酸、黄嘌呤等。大部分结石以一种成分为主，同时含有其他成分。约有90%以上的结石中含有钙。各种成分的结石具有不同特性（表53-1）。

表53-1　几种临床常见尿路结石的物理化学特性

结石种类	结石成分	外观特点	X线显影	尿酸碱度	尿路感染
草酸盐结石	草酸钙	棕褐色，质地坚硬，表面呈颗粒状，如同桑葚	易显影	在酸性或中性尿中形成	常无感染
磷酸盐结石	磷酸钙、磷酸镁铵	灰白色，质脆，表面较粗糙。在肾盂肾盏多形成"鹿角"状结石	易显影	在碱性尿中形成	有感染
尿酸结石	尿酸	黄色或褐色，质硬，类圆形，光滑，常为多发	不易显影	在酸性尿中形成	常无感染
胱氨酸结石	胱氨酸	表面光滑，蜡样外观	不显影	在酸性尿中形成	常无感染

【病理生理】　尿路结石在肾或膀胱内形成。绝大多数结石起源于肾乳头，脱落后可移至尿路任何部位并继续长大，小结石也可随尿液自然排出；膀胱结石既可起源于膀胱，也可能是来自上尿路的结石作为核心在膀胱内不断长大而形成；输尿管结石和尿道结石一般是结石排出过程中在此停留所致。输尿管有三个生理狭窄处，即肾盂输尿管连接处、输尿管跨过髂血管处及输尿管膀胱壁段（图53-1）。结石沿输尿管行径移动，常停留或嵌顿于三个生理狭窄处，并以输尿管下1/3处最多见。

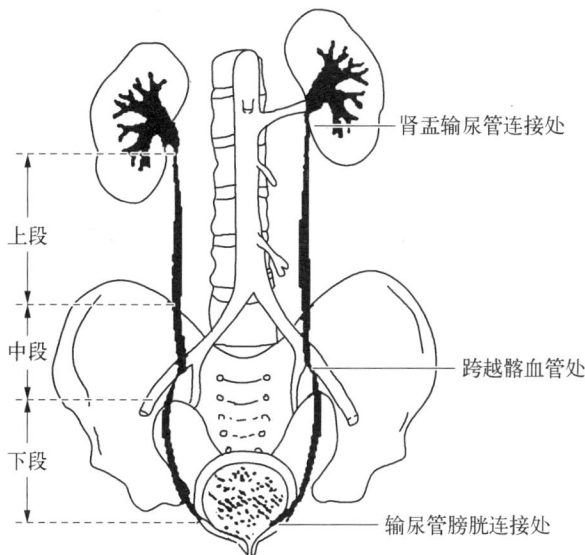

图53-1　输尿管分段及生理狭窄

尿路结石可引起泌尿系统的直接损伤、梗阻、感染和恶性变。所有这些病理生理改变与结石部位、大小、数目、继发炎症和梗阻程度等因素有关。

肾盏结石可在原位或长时间不增大,也可增大突向肾盂,如发生产生肾盏颈部梗阻,可导致肾盏积液;如感染可导致积脓,并进一步引起肾实质感染,甚至发展为肾周感染。肾盏结石也可进入肾盂或输尿管。当结石停留在肾盂输尿管连接处或输尿管生理解剖狭窄时,可引起急性完全性梗阻或慢性不完全性梗阻,并使肾实质逐渐受损,而影响肾功能。肾结石在肾内逐渐长大,充满肾盂及肾盏,形成鹿角形结石(图53-2)。

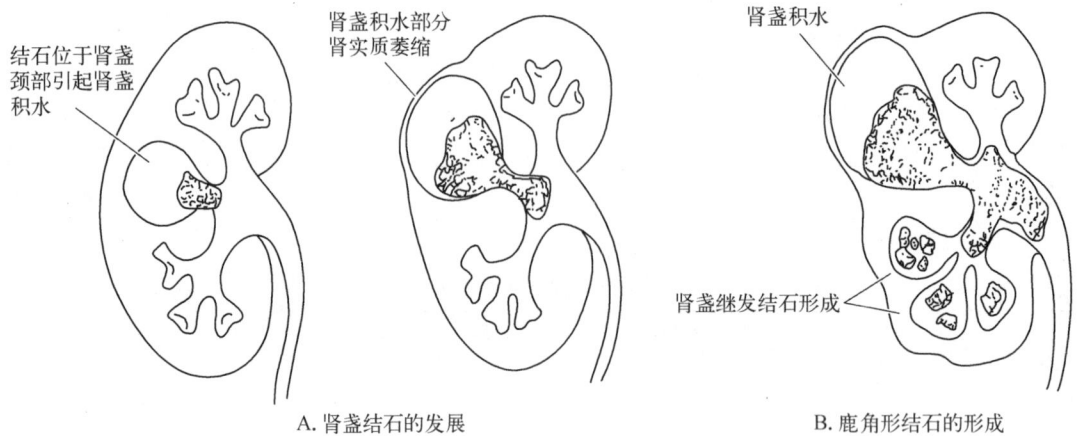

图53-2　肾盏结石与鹿角形结石的形成

第二节　上尿路结石

【临床表现】　肾和输尿管结石(renal and ureteral calculi),又称上尿路结石,主要症状是疼痛和血尿。其程度与结石部位、大小,活动与否及有无损伤、感染、梗阻等有关。

1. 疼痛　肾结石可引起肾区疼痛伴肋脊角叩击痛。肾盂内大结石及肾盏结石可无明显临床症状,活动后出现上腹或腰部钝痛。输尿管结石可引起肾绞痛,典型的表现为疼痛剧烈难忍,阵发性,患者辗转不安,大汗,恶心呕吐。结石位于肾盂输尿管连接处或上段输尿管,疼痛位于腰部或上腹部,并沿输尿管行径,放射至同侧腹股沟,还可累及同侧睾丸或阴唇;结石在中段输尿管,疼痛放射至中下腹部;结石位于输尿管膀胱壁段或输尿管口处,常伴有膀胱刺激症状及尿道和阴茎头部放射痛。肾绞痛常见于结石活动并引起输尿管梗阻的情况。

2. 血尿　根据结石对黏膜损伤程度的不同,可表现为肉眼或镜下血尿。以后者更为常见。有时活动后镜下血尿是上尿路结石的唯一临床表现。如果结石引起尿路完全性梗阻或固定不动(如肾盏小结石),则可能没有血尿。

结石伴感染时,可有尿频、尿痛等尿路刺激症症状。继发急性肾盂肾炎或肾积脓时,可有发热、畏寒、寒战等全身症状。

双侧上尿路结石引起双侧完全性梗阻或独肾上尿路结石完全性梗阻时,可导致无尿。

有时感染症状为尿路结石的唯一表现。特别是儿童上尿路结石,大多数表现为尿路感染,值得注意。

【诊断/鉴别诊断】

1. 病史　与活动有关的血尿和疼痛,应首先考虑为上尿路结石。有典型的肾绞痛时,可能性更大。

2. 实验室检查

(1)尿常规检查:单纯结石可仅有镜下血尿,白细胞少见。伴感染时有脓尿。

(2)尿细菌培养。

(3)酌情测定血钙、磷、肌酐,碱性磷酸酶、尿酸和蛋白及24 h尿的尿钙、尿酸、肌酐、草酸含量;了解代谢状态,应判明有无内分泌紊乱,是否存在高血钙、高血尿酸、低血磷、高尿钙、高尿酸等,必要时做钙负荷试验。

（4）肾功能测定,如排泄性尿路造影、同位素等。

3. 影像学诊断

（1）泌尿系平片:95％以上结石能在片中发现。与胆囊结石鉴别时,应做侧位摄片,侧位片上尿路结石位于椎体前缘之后(图53-3)。腹内其他钙化阴影如肠系膜淋巴结钙化,不同时期的平片有位置的不同。

（2）排泄性尿路造影:可显示肾结构和功能改变,及引起结石的局部因素。透X线的尿酸结石可表现为充盈缺损。

（3）B型超声检查:能发现平片不能显示的小结石和透X线结石,结石表现为特殊声影。

（4）CT平扫:能发现平片、排泄性尿路造影和超声检查不能显示的或较小的输尿管中、下段结石。

（5）逆行肾盂造影:上述方法不能确定时使用。

（6）疑有甲状旁腺功能亢进应做手、肋骨、脊柱、骨盆和股骨头摄片。

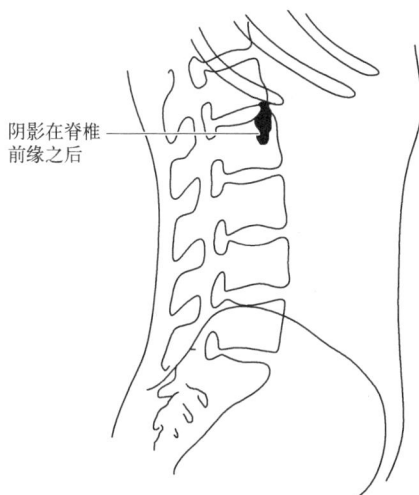

阴影在脊椎前缘之后

图53-3　肾结石X线侧位平片

4. 输尿管肾镜检查　当腹部平片未显示结石,排泄性尿路造影有充盈缺损而不能确定诊断时,做此检查能明确诊断并进行治疗。

根据临床表现及上述检查,能确定结石部位、大小、数目、形态,结石对肾的影响及可能原因。对治疗和预防也有积极意义。当有感染时,应注意鉴别感染导致结石抑或结石继发感染。

上尿路结石有时需与胆囊炎、胆石症、急性阑尾炎及卵巢囊肿扭转等鉴别。上述检查有助于鉴别诊断。

【治疗】　根据结石大小、数目、位置、肾功能和全身情况,有无明确病因及代谢异常、梗阻和感染及其程度确定治疗方案。

1. 保守疗法　结石小于0.6 cm,光滑,无尿路梗阻、无感染,可先采用保守疗法。直径小于0.4 cm、光滑的结石,90％能自行排出。

（1）疑为上尿路结石时,应注意观察每次排尿,有无结石。

（2）大量饮水:是预防结石形成和长大最有效的方法。

（3）饮食调节:含钙结石应限制含钙、草酸成分丰富的食物,避免高动物蛋白、高糖和高动物脂肪饮食。尿酸结石不宜服用高嘌呤食物,如动物内脏。

（4）控制感染:根据细菌培养及药物敏感试验选用抗菌药物。

（5）调节尿pH:碱化尿液可口服枸橼酸钾、碳酸钠等,对尿酸和胱氨酸结石有一定意义。治疗中应经常检查尿pH,作预防用时尿pH保持在6.5。作治疗用pH应保持在7～7.5。酸化尿液可口服氯化铵,有利于防止感染性结石的生长。

（6）肾绞痛的治疗:以解痉、镇痛为主,缓解肾绞痛。

（7）中西医结合疗法:解痉、利尿对结石排出有促进作用。

（8）纯尿酸结石的治疗:碱化尿液,口服别嘌醇及饮食调节,有一定的治疗作用,效果较好。

（9）感染性结石的治疗:控制感染,取除结石。

（10）胱氨酸结石的治疗:口服可使碱化尿液的药物如D-青霉胺等,使尿液pH>7.8。

2. 体外冲击波碎石(extracorporeal shock wave lithotripsy, ESWL)　ESWL是安全、有效,应用范围广的方法。可通过X线或B超进行定位,将冲击波聚焦后作用于结石。ESWL的最佳适应证是直径为5～25 mm的肾结石。绝对禁忌证是妊娠妇女;相对禁忌证是结石远端尿路狭窄、凝血功能障碍、少尿性器质性肾衰竭、急性尿路感染、严重心律失常和结石体积过大。结石的易碎程度与结石的成分有关,从易到难依次为:磷酸胺镁—二水草酸钙—尿酸—磷酸钙—水草酸钙—胱氨酸。碎石成功的标准是结石排净或残石最大颗粒<4 mm。ESWL最常见的并发症是"石巷",它是由于较大肾结石被粉碎之后,大量碎砂涌入输尿管,并在管腔积聚而形成的。"石巷"有时长达十几厘米,可导致严重梗阻性肾功损害,较难处理。为防止"石巷"形成,对直径大于25 mm的结石,术前应通过膀胱镜在患侧置入输尿管内支架。这样既能保证尿流通畅,又能阻止碎砂突然大量涌入输尿管。ESWL其他并发症主要是肾包膜下血肿或术后远期高血压,但很少见。

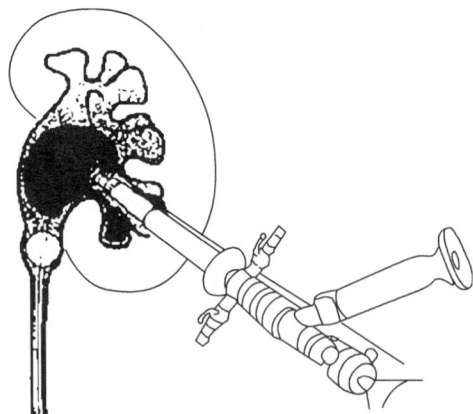

图53-4　经皮肾镜碎石示意图

3. 经皮肾镜碎石术（percutaneous nephrostolithtomy, PCNL）　经皮肾镜碎石术是把肾镜经皮肤穿入肾盂肾盏内进行体内碎石和取石的现代外科技术（图53-4），优点是结石取净率较高，创伤性较小。PCNL主要用于治疗一些复杂性肾结石，如鹿角形结石、多发性肾结石和胱氨酸结石。PCNL操作包括三大步骤：① 用肾穿刺针从皮肤穿至肾集尿系统，建立一条微小通道；② 用扩张器扩粗该通道，便之能容肾镜及其外套管通过；③ 经肾镜看清集尿系统的结石后，用激光、超声或气动式体内碎石器将结石粉碎并取出。PCNL可被单独采用，亦可与ESWL联合应用。

4. 开放式手术　主要用于以下情况：① 结石远端存在尿路狭窄需在取石的同时进行尿路整形者；② 经ESWL和腔内碎石失败者；③ 体积过大的复杂性肾结石；④ 结石导致肾功能丧失而被迫行肾切除者。常用的手术方法有以下几种：① 肾盂切开取石术：术式较为简单，适用于单纯性肾盂结石和较大的肾盏结石。② 非萎缩性肾实质切开取石术：术式较为复杂，对肾血供干扰较少，能够尽量保护肾组织。它适用于鹿角形结石、多发性肾结石，以及结石合并肾盏颈部狭窄需要同时整形者。③ 肾部分切除术：方法是将肾上极或肾下极连同结石一并切除，适用于肾上盏或肾下盏单极的多发性结石，尤其是合并盏颈狭窄、或因此形成"结石袋"而存在明显结石复发倾向者。④ 肾切除术：适用于结石并发肾积水或肾积脓而导致肾功丧失者，但前提是对侧肾功能正常。

知识拓展

上尿路结石治疗方法不断地改进与提高，对上尿路结石微创治疗有：经皮肾镜碎石清石术、输尿管镜下碎石等。近几年来输尿管软镜的开展，提高了碎石效率，减少了对肾脏的损害，减少了经皮肾镜对结石治疗风险及出血等并发症，是微创治疗结石很好的选择。

第三节　膀　胱　结　石

原发性膀胱结石（vesical calculi）的发生率已明显下降，多见于男孩。与营养不良、下尿路梗阻、膀胱异物、感染、寄生虫有关。膀胱结石多在膀胱内形成，只有少数来自肾。女性少见。发病年龄多见于患前列腺增生症的老年人。

【临床表现】　典型临床表现为排尿突然中断，变换体位后可恢复排尿，排尿突然中断时有疼痛，可放射至阴茎头部和远端尿道，伴排尿困难和膀胱刺激症状。小儿患者用手搓拉阴茎。根据典型症状常可初步做出诊断。

【诊断】　膀胱结石可根据典型症状，做出初步诊断。进一步确诊可做：① X线检查：平片能显示绝大多数结石。② B型超声检查：能显示结石声影。③ 使用金属尿道扩张器时可有撞击感。④ 膀胱镜检查：在上述方法不能确诊时用膀胱镜检查。⑤ 直肠指诊能扪及较大之结石。

【治疗】　采用手术治疗。膀胱感染严重时，应用抗菌药物；若有排尿困难，则应先留置导尿，以利于引流尿液及控制感染。应同时治疗病因。

（1）经尿道膀胱镜取石或碎石大多数结石应用碎石钳机械碎石，并将碎石取出，适用于结石<2～3 cm者。较大的结石需采用液电、超声、激光或气压弹道碎石。结石过大、过硬或膀胱憩室病变时，应施行耻骨上膀胱切开取石。

（2）耻骨上膀胱切开取石术为传统的开放手术方式。小儿及膀胱感染严重者，应行耻骨上膀胱造瘘，以加强尿液引流。

（3）体外冲击波碎石效率比较低，不如经膀胱镜直接碎石效果好，临床很少采用。

第四节 尿道结石

尿道结石(urethral calculi)较为少见,大多数为继发,绝大多数来自肾和膀胱。极少是因尿道狭窄、尿道憩室等在尿道内直接形成,大部分结石位于前尿道。好发部位为前列腺尿道、球部尿道、舟状窝及尿道外口。

【临床表现】 典型表现为急性尿潴留伴会阴部剧痛,也可表现为排尿困难,呈滴沥状排尿。

【诊断】 前尿道结石可通过仔细触诊而发现。后尿道结石通过直肠指诊可触及。女性患者经阴道可摸到结石。B型超声和X线检查能确定诊断。

【治疗】 结石位于尿道舟状窝时,可在局麻下,注入无菌石蜡油后,轻轻向尿道外口推挤排出,也可直接钳夹取出。前尿道结石可在麻醉下,缓慢注入无菌石蜡油后,轻轻向远端挤出结石。若不能挤出,可采用钩取或钳出,或应用腔内器械碎石,切忌使用暴力,尽量不做尿道切开取石。后尿道结石,在局麻下用尿道探条将结石轻轻推入膀胱,再按膀胱结石处理。

小 结

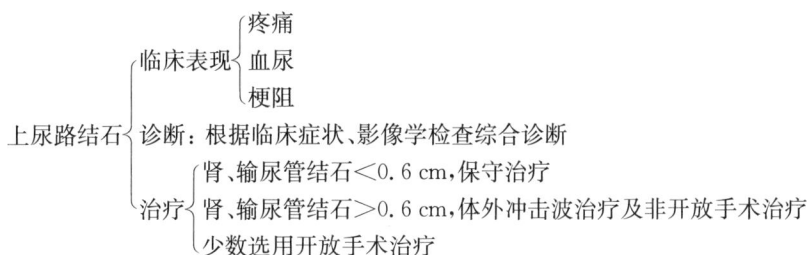

上尿路结石 {
临床表现 { 疼痛 / 血尿 / 梗阻 }
诊断:根据临床症状、影像学检查综合诊断
治疗 { 肾、输尿管结石<0.6 cm,保守治疗 / 肾、输尿管结石>0.6 cm,体外冲击波治疗及非开放手术治疗 / 少数选用开放手术治疗 }
}

【思考题】

(1) 泌尿系统结石形成的相关因素有哪些?几种泌尿系统结石各自都有哪些物理化学特性?怎样来指导上尿路结石患者预防结石的复发?

(2) 哪些上尿路结石患者不适合进行体外冲击波碎石治疗?

(3) 患者,女,23岁,右下腹突发绞痛,临床初步诊断为右输尿管下段结石。请列出需要与哪些疾病进行鉴别诊断?

(王业华)

第五十四章 泌尿、男生殖系统肿瘤

学习要点

- **掌握：** 膀胱肿瘤的临床表现、诊断和治疗原则。
- **熟悉：** 肾癌、阴茎癌的临床表现、诊断和治疗原则。
- **了解：** ① 睾丸肿瘤、前列腺癌的诊断和治疗原则；② 泌尿、男生殖系统肿瘤的概况。

泌尿、男生殖系统肿瘤是泌尿外科的常见病，可发生于泌尿及男生殖系统的任何部位。由于这些部位的肿瘤大多数为恶性，故严重地威胁着人们的身体健康。

在我国，最常见的泌尿系肿瘤是膀胱癌，其次为肾癌、肾盂癌。在欧美国家，最常见的男生殖系统肿瘤是前列腺癌，我国虽较少见，但近年来发病率明显增高。我国过去常见的生殖系统肿瘤阴茎癌已日趋减少。

第一节 肾肿瘤

肾肿瘤（renal tumor）是泌尿系统较常见的肿瘤之一，多为恶性，发病率仅次于膀胱癌，因此任何肾肿瘤在组织学检查前都应视为恶性。临床上较常见的肾肿瘤有源自肾实质的肾癌、肾母细胞瘤及肾盂肾盏发生的移行细胞乳头状肿瘤。成人恶性肿瘤中肾肿瘤仅占 2% 左右，但在小儿恶性肿瘤中、肾母细胞瘤竟占 20% 以上，是小儿最常见的腹部肿瘤。成人肾肿瘤中绝大部分为肾癌，肾盂癌较少。

一、肾 癌

肾癌亦称肾细胞癌（renal cell carcinoma，RCC）、肾腺癌，占原发肾恶性肿瘤的 85%。同时占成人恶性肿瘤的 3%。是最常见的肾实质恶性肿瘤。引起肾癌的病因至今尚未明确，其发病可能与吸烟、肥胖、职业接触（如石棉、皮革等）、遗传因素（如抑癌基因缺失）等有关。

【病理】 肾癌常为单侧，有 1%～2% 同时或先后发生双肾癌。瘤体多数为类圆形的实性肿瘤，外有假包膜，切面以黄色为主，可有出血、坏死和钙化，少数呈囊状结构。肾癌有四种基本细胞类型：即透明细胞癌、嗜色细胞癌、嫌色细胞癌和肉瘤样细胞癌。单个肿瘤内可有多种细胞，透明细胞最为常见，占肾癌 60%～85%，主要由肾小管上皮细胞发生。肉瘤样细胞较多的肿瘤恶性度高，预后差。

肾癌局限在包膜内时恶性度较小，穿透假包膜后可经血液和淋巴转移。肿瘤可直接扩展至肾静脉、腔静脉形成癌栓，亦可转移至肺、脑、骨、肝等。淋巴转移最先到肾蒂淋巴结。

肾癌共分四期。Ⅰ期指肿瘤局限于肾包膜以内；Ⅱ期指肿瘤侵犯肾周围脂肪但局限于肾周筋膜以内；Ⅲ期指肿瘤侵入肾静脉、腔静脉形成癌栓或伴区域淋巴结转移；Ⅳ期指肿瘤侵犯临近器官或有远处转移。

【临床表现】 肾癌高发年龄为 50～70 岁。男女比例为 2∶1。有 30%～50% 的肾癌缺乏早期临床表现，多在体检或做其他疾病检查时被发现。肾癌的典型临床表现为血尿、腰痛和肿块。但若三者均存在时多数患者已属晚期。

1. 血尿、疼痛和肿块 无痛性肉眼血尿和镜下血尿最常见，表明肿瘤已穿入肾盏、肾盂。腰痛是另一常见症状，多钝痛或隐痛。疼痛常因肿块增大、膨胀肾包膜引起；血块通过输尿管时亦可引起绞痛。

有 1/4～1/3 肾癌患者就诊时发现肿大的肾。血尿、疼痛、肿块典型"三联征"俱全者仅占 10％ 左右,而这些患者中一半以上都有肿瘤转移。

2. 副瘤综合征　10％～40％ 的肾癌患者除以上症状外,还可以出现一系列全身症状,即副瘤综合征(以往称肾外表现),容易与其他全身性疾病症状相混淆,必须注意鉴别。常见的有发热、高血压、血沉增快、红细胞增多症、高血钙、肝功能异常(Stauffer 症)及内分泌代谢异常等。这些表现多数在肾癌手术治疗后可以消失。消瘦、贫血及虚弱等是晚期症状。

3. 转移症状　25％～30％ 的患者因转移灶症状如病理性骨折、神经麻痹及咯血等就医。首次就诊的肾癌患者中约 1/4 已有肿瘤扩散转移。

【诊断】　出现肾癌三大典型症状,经过查体及影像学检查,诊断并不困难,但此时多已属晚期。因此,其中任何一个症状出现即应引起重视,特别是间歇性无痛血尿出现时应想到肾癌可能。

1. B 超检查　腹部 B 超在肾癌的诊断中有极重要的地位。肿块直径>3 cm 的肾癌,B 超诊断符合率可达 85％ 以上。但是 B 超对肾癌的肾包膜侵犯、淋巴结转移及肾静脉、腔静脉癌栓的诊断不如 CT 和 MRI。

2. CT 检查　CT 检查不但能够诊断肾癌,还能够准确评价肿瘤侵犯范围。强化 CT 扫描可提高诊断符合率。

3. X 线检查　静脉尿路造影(IVU)能够显示正常组织(主要指肾盂、肾盏)受压的情况。还有一个很重要的作用是能够了解双侧肾功能。它是患者能否接受手术的重要参考指标之一。通常,除了肾盂、肾盏有受压表现外,肿瘤的边缘有钙化的表现。

4. MRI 检查　MRI 检查能够准确评价肾癌的肾静脉和腔静脉癌栓,对腹膜后淋巴结转移的诊断率也较 B 超和 CT 高。

【治疗】　根治性肾切除术(nephrectomy)是肾癌最主要的治疗方法。根治性肾切除,应充分显露,同时切除肾周围筋膜和脂肪,连同肾门淋巴结,先结扎肾蒂血管可减少出血和扩散,静脉内癌栓应同时取出。术前行肾动脉栓塞法治疗,可减少术中出血。肾癌的放射及化学治疗效果不好。免疫治疗对转移癌有一定疗效。肾癌单个或两个转移癌有切除后长期生存者。肾癌直径小于 3 cm,可以行保留肾组织的局部切除术。

【预后】　肾癌未能手术切除者 3 年生存率不足 5％,5 年生存率在 2％ 以下。根治手术治疗后 5 年生存率:早期局限在肾内肿瘤可达 60％～90％;未侵犯肾周筋膜者为 40％～80％;肿瘤超出肾周筋膜者仅 2％～20％。肾癌偶可见到原发肿瘤切除后转移灶自发消退;亦可能有 10 年以上远期复发者。

二、肾母细胞瘤

肾母细胞瘤(nephroblastoma),又称为肾混合瘤、胚胎瘤或 Wilms 瘤,是婴幼儿泌尿系统最常见的恶性肿瘤,发病高峰为 3～4 岁。肾母细胞瘤 5％ 的病例为双侧发病。这种肿瘤也有家族性患病趋势,家族性患病占 1％。

【病因】　肾母细胞瘤的发生与一些先天异常有关,如先天性无虹膜症、18 三体综合征等。现已研究发现了三个与肾母细胞瘤有关的基因(*WT1*,*WT2* 和 *WT3*)。

【病理】　肾母细胞瘤可发生于肾实质的任何部位,肿瘤增长极快,柔软,切面均匀呈灰黄色,常有出血与梗死,间有囊腔形成。肿瘤与正常组织无明显界限,早期即侵入肾周围组织,但很少侵入肾盂肾盏内。肾母细胞瘤是从胚胎性肾组织发生,由间质、上皮和胚芽三种成分组成的恶性混合瘤。间质组织占肿瘤绝大部分,包括腺体、神经、分化程度不同的胶原结缔组织、平滑肌和横纹肌纤维、脂肪及软骨等成分。肿瘤以淋巴、血行转移为主,也可侵入肾静脉内形成癌栓。经淋巴转移至肾蒂及主动脉旁淋巴结,血行转移可播散至全身多个部位,以肺转移最常见,其次为肝,也可以转移至脑等。

【临床表现】　一般是患儿的父母或医生在为其体检时发现腹部一个大的肿块。常常是无症状的,也可出现腹痛、腹胀、食欲减退、恶心、呕吐、发热等,血中肾素活性和红细胞生成素可高于正常。因肿瘤很少侵入肾盂肾盏,故血尿常不明显。最常见的体征是腹部包块,也有一些出现血压升高。

【诊断/鉴别诊断】　婴幼儿发现腹部进行性增大的肿块,首先应想到肾母细胞瘤的可能性。B 超和 CT 检查是最主要的诊断方法。

肾母细胞瘤应与肾上腺神经母细胞瘤和巨大肾积水鉴别。神经母细胞瘤可早期转移至颅骨和肝脏,影像学检查可见到被肿瘤向下推移的正常肾脏。B 超及 CT 检查很容易鉴别肾脏肿瘤与肾积水。

【治疗】　手术、放疗和化疗是治疗肾母细胞瘤的三种主要方法。肾母细胞瘤对放疗比较敏感。但是,由于其可影响患儿的生长发育,影响心、肺和肝功能等,选择这种方法治疗一定要慎重。

三、肾盂肿瘤

泌尿系统从肾盏、肾盂、输尿管、膀胱及后尿道均被覆移行上皮,发生肿瘤的病因、病理相似,且可同时或先后在不同部位出现肿瘤。肾盂肿瘤(tumor of renal pelvis)约占尿路上皮肿瘤5%,其中90%以上为移行上皮肿瘤。

【病理】　由于肾盂和输尿管上皮与膀胱上皮均为移行上皮细胞,因此,90%的肾盂肿瘤为移行细胞乳头状肿瘤,可单发、亦可多发。肿瘤细胞分化和基底的浸润程度有很大差别。中等分化的乳头状细胞癌最常见。肿瘤沿肾盂黏膜扩散,可逆行侵犯肾集合管,偶可侵及肾实质。因肾盂壁薄,周围淋巴组织丰富,故常有早期淋巴转移。肾盂鳞状细胞癌少见,占肾盂肿瘤的10%,一般与肾盂的长期炎症、结石慢性刺激等因素有关。肾盂的腺癌更为罕见,与鳞状细胞癌一样恶性度较大。

【临床表现】　发病年龄大多数为40～70岁,男∶女约2∶1。75%以上的肾盂肿瘤患者有大量血尿的病史,但腰痛仅为8%～50%,主要是血块或肿瘤组织阻塞输尿管所致。其他还有肿瘤的淋巴浸润等。膀胱刺激症状较少见。晚期患者出现消瘦、体重下降、贫血、衰弱、下肢水肿、腹部肿物及骨痛等转移症状。

【诊断】　肾盂癌体征常不明显,通过以下检查诊断并不困难。尿细胞学检查容易发现癌细胞,膀胱镜检查可见输尿管口喷出血性尿液。尿路造影片肾盂内充盈缺损、变形,应与尿酸结石或血块鉴别。必要时可经膀胱镜插管收集肾盂尿行细胞学检查或刷取局部活组织检查。输尿管肾镜及超声、GT、MRI检查对诊断肾盂癌亦有重要价值。

【治疗】　肾盂肿瘤治疗方法的选择主要取决于肿瘤的分级、分期、肿瘤的位置及是否多发等因素。同时,也要考虑肾功能,特别是对侧肾功能。标准的手术方法应切除患肾、同侧输尿管及同侧输尿管周围的部分膀胱组织,这种术式能够明显降低肿瘤的复发率。

如果肿瘤发生在双侧肾盂,或患者为孤立肾肾盂肿瘤,或为肾功能不全的肾盂癌患者,可以考虑保留肾单位的肿瘤切除手术。但是,这种情况一般要求肿瘤细胞分化较好、肿瘤体积小。

知识拓展

肾肿瘤治疗方法

肾肿瘤治疗方法有手术治疗、免疫治疗及晚期的靶向治疗等。对肿瘤巨大、基础病多且严重患者,近年采用肾肿瘤介入治疗,采用选择肾动脉注射化疗药物及临时或永久性肾动脉栓塞,对晚期肾肿瘤减轻症状、减少痛苦起到一定的治疗作用。

第二节　膀胱肿瘤

膀胱肿瘤(tumor of urinary bladder),是全身比较常见的肿瘤之一,是泌尿系统最常见的肿瘤。50～70岁高发,男性多于女性。大多数患者的肿瘤仅局限于膀胱,只有<15%的病例出现远处转移。

【病因】　膀胱肿瘤的病因很多,但多数病因尚不完全清楚。一般认为发病与下列危险因素相关。

1. 环境和职业　　现已肯定β萘胺、联苯胺,4-氨基双联苯等可引起膀胱移行细胞癌。但个体差异极大,潜伏期很长。日常生活中吸烟是膀胱癌重要致癌质,接触染料、橡胶塑料制品、油漆、洗涤剂等也可能是致癌的原因之一。

2. 其他　　寄生在膀胱的埃及血吸虫病、膀胱白斑、腺性膀胱炎、尿石、尿潴留等也可能是膀胱癌的诱因。近年来研究发现,遗传、染色体改变及癌基因激活、抑癌基因失活等分子水平改变在膀胱移行细胞癌的发生中起重要作用。

【病理】 常与肿瘤的组织类型、细胞分化程度、生长方式和浸润深度有关,其中以细胞分化和浸润深度最为重要。

1. 组织类型 上皮性肿瘤占95％以上,其中多数为移行细胞乳头状肿瘤,鳞癌和腺癌各占2％～3％。非上皮性肿瘤罕见,由间质组织发生,多数为肉瘤如横纹肌肉瘤,好发于婴幼儿。

2. 分化程度 世界卫生组织(WHO)提出移行细胞癌按其细胞形态、细胞大小、细胞的多形性、核分裂相等分成三级。Ⅰ级分化良好,属低度恶性;Ⅱ级分化居Ⅰ、Ⅲ级之间,属中度恶性;Ⅲ级分化不良属高度恶性。

3. 生长方式 分为原位癌、乳头状癌和浸润性癌。原位癌局限在黏膜内,无乳头亦无浸润。移行细胞癌多为乳头状,鳞癌和腺癌常有浸润。不同生长方式可单独或同时存在。

4. 浸润深度 是肿瘤临床(T)和病理(P)分期的依据。根据癌浸润膀胱壁的深度(乳头状瘤除外),多采用 TNM 分期标准。

$T_{is}(0)$:原位癌。

$T_a(0)$无浸润的乳头状癌。

$T_1(A)$ 肿瘤细胞局限于固有层。

$T_{2a}(B)$:肿瘤侵及浅肌层。

$T_{2b}(B)$:肿瘤侵及深肌层。

$T_3(C)$:肿瘤侵及膀胱外脂肪或腹膜,T_{3a}——仅显微镜可见,T_{3b}——肉眼可见。

$T_4(D)$:肿瘤侵及前列腺等周围器官,T_{4a}前列腺、子宫、阴道,T_{4b}盆壁、腹壁。

病理分期(P)同临床分期(T)见图54-1。

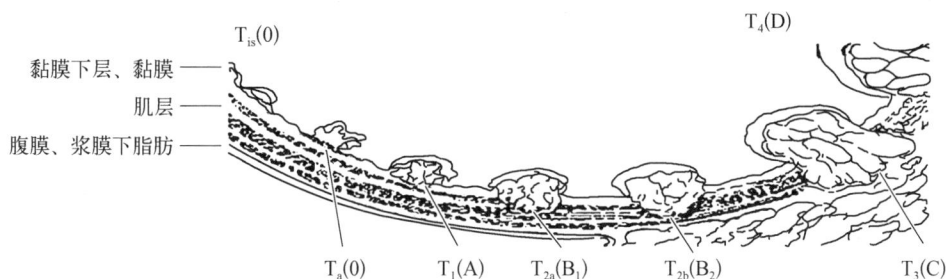

图 54-1 膀胱肿瘤分期

5. 肿瘤分布 在膀胱侧壁及后壁最多,其次为三角区和顶部,其发生可为多中心。膀胱肿瘤可先后或同时伴有肾盂、输尿管、尿道肿瘤。

6. 膀胱肿瘤的扩散 主要向深部浸润,直至膀胱外组织。淋巴转移常见,浸润浅肌层者约50％淋巴管内有癌细胞,浸润深肌层者几乎全部淋巴管内有癌细胞。膀胱癌浸润至膀胱周围组织时,多数已有远处淋巴结转移。血行转移多在晚期,主要转移至肝、肺、骨和皮肤等处。肿瘤细胞分化不良者容易发生浸润和转移。

【临床表现】 85％～90％的膀胱癌患者出现血尿。血尿可以是肉眼或镜下血尿,常表现为间歇性肉眼血尿,可自行减轻或停止。出血量多少与肿瘤大小、数目及恶性程度不成比例。非上皮性肿瘤血尿一般较轻。血尿严重或晚期患者可出现贫血、恶病质等全身症状。

晚期患者可见到下腹部浸润性肿块。盆腔广泛浸润时可出现腰骶部疼痛、下肢水肿。肿瘤侵犯膀胱三角区及合并感染或结石时也可出现尿频、尿痛等膀胱刺激症状。此外,骨转移的患者有骨痛,腹膜后转移或肾积水的患者还可出现腰痛。

鳞癌和腺癌恶性度高,生长迅速,常广泛浸润膀胱壁。鳞癌可因结石长期刺激引起,临床上有10％～20％患者伴有结石。腺癌可发生在正常或畸形膀胱,亦可起自腺性膀胱炎;肿瘤常为单发,多局限于膀胱某个区域。

【诊断】 任何成年人,特别是40岁以上者,出现无痛性血尿时都应考虑患膀胱肿瘤的可能;对长期不能治愈的"膀胱炎"应警惕有膀胱肿瘤的可能。下列检查方法有助于确诊。

1. 尿细胞学检查 尿脱落细胞学检查对于高危人群的筛选有较大的意义,也可用于肿瘤治疗的评估。检查的准确率与取材方法、肿瘤大小、肿瘤分级关系密切。

2. 膀胱镜检查　膀胱镜检查是诊断膀胱肿瘤最重要的方法。它可以显示肿瘤的数目、大小、外观、位置等。原位癌的病灶表现为扁平的红色斑块,黏膜表现为不规则性。膀胱镜观察到肿瘤后应当获取组织,进行病理检查。对于任何可疑的病灶也应进行病理检查。

3. 影像学检查　B超检查在临床上比较常用。这种检查方法具有简便、无创伤、较准确等优点。在膀胱充盈情况下,可以看到肿瘤的位置、大小等特点。CT、MRI 等检查除了能够观察到肿瘤大小、位置外,还能够观察到肿瘤与膀胱壁的关系。膀胱造影已经被前述的检查方法所替代。

【治疗】　膀胱癌的生物学特性差异很大,治疗方法很多,但仍以手术治疗为主,化疗、放射治疗和免疫治疗为辅。手术治疗方法的选择主要依据肿瘤的病理类型和肿瘤的分期。原则上 T_a、T_1 期的表浅膀胱肿瘤和局限的 T_2 期肿瘤可采用保留膀胱的手术,较大的多发、反复复发的 T_2 期和 T_3 肿瘤,应行膀胱全切除术。

1. 表浅肿瘤(T_{is}、T_a、T_1)的治疗　原位癌(T_{is})位于膀胱黏膜层内,无浸润,可单独存在,也可与其他期肿瘤同时存在。部分原位癌可直接发展为浸润癌,部分原位癌可长期无发展。病理证实分化良好并单独存在的原位癌可行化疗药物或卡介苗(BCG)膀胱灌注治疗,并严密随诊;病理证实细胞分化不良的原位癌、癌旁原位癌或已有浸润时,应选择膀胱全切除术。

T_a、T_1 期肿瘤的治疗:大多数膀胱肿瘤属 T_a、T_1 期肿瘤。经尿道肿瘤切除术是目前首选的方法。为预防肿瘤复发,术后可采用膀胱内药物灌注治疗。常用药物有丝裂霉素、多柔比星、羟喜树碱及 BCG 等,每周灌注 1 次,8 次后改为每月灌注 1 次,共 1～2 年。目前认为 BCG 膀胱灌注效果最好,但不良反应如发热、膀胱刺激症状、出血性膀胱炎等发生率较高。多发、复发的 T_1 期肿瘤应行膀胱全切除术。

2. 浸润性肿瘤(T_2、T_3、T_4)的治疗　T_2 期分化良好、局限的肿瘤可经尿道切除或行膀胱部分切除术。T_3 期肿瘤如分化良好、单个局限、如患者不能耐受膀胱全切者可采用膀胱部分切除术。切除范围包括距离肿瘤缘 2 cm 以内的全层膀胱壁,如肿瘤累及输尿管口,切除后需行输尿管膀胱吻合术。缝合切口前使用无菌蒸馏水浸泡冲洗,可减少切口肿瘤种植。根治性膀胱全切除术是膀胱浸润性癌的基本治疗方法,除切除全膀胱、盆腔淋巴结外,男性还应包括前列腺和精囊(必要时全尿道);女性应包括尿道、子宫、宫颈、阴道前穹隆及卵巢等,同时行尿流改道。一般采用非可控性回肠膀胱术或结肠膀胱术等,对年轻患者选择可控性尿流改道术,可提高术后患者生活质量。年老体弱者可行输尿管皮肤造口术,手术简单,但输尿管口易发生狭窄。T_3 期浸润性癌膀胱全切术之前配合短程放射治疗(5 次,2 000 cGy),有可能提高 5 年生存率。化学治疗多用于有转移的晚期病例,药物可选用甲氨蝶呤、长春碱、多柔比星、顺铂及 5-氟尿嘧啶等,有一定疗效,但药物毒性反应较大。

T_4 期浸润性癌常失去根治性手术机会,平均生存 10 个月,采用姑息性放射治疗或化学治疗可减轻症状,延长生存时间。

血尿严重或肿瘤侵犯致上尿路梗阻严重的晚期患者可行双侧髂内动脉结扎、输尿管皮肤造口术,以减少出血、解除上尿路梗阻。

膀胱癌切除后容易复发,而复发肿瘤仍有可能治愈。凡保留膀胱的各种手术治疗,2 年以内超过半数患者肿瘤复发。复发常不在原来部位,属新生肿瘤,且 10%～15% 复发肿瘤较原发肿瘤恶性程度增加。因此,任何保留膀胱的手术后患者都应严密随诊,每 3 个月行膀胱镜检查 1 次,1 年无复发者酌情延长复查时间。这种随诊复查应作为治疗的一部分。

对保留膀胱的手术后患者,膀胱灌注化疗药物及 BCG,可以预防或推迟肿瘤的复发。

【预后】　膀胱癌患者的预后与肿瘤分期密切相关。T_a、T_1 期 5 年生存率可达 90%;T_2 期 5 年生存率约为 55%;T_3 期<20%;T_4 期不足 5%。

第三节　前　列　腺　癌

前列腺癌(prostatic carcinoma)发病率有明显的地理差异,欧美国家发病率极高,在高龄男性中仅次于肺癌;而东方人该病发病率较低。但近年来在我国发病率日益增加。

【病因】　前列腺癌的病因仍不清楚,可能与遗传、环境、饮食及性激素等有关。前列腺癌多发生于

50 岁以上的男性,随年龄增加而发病率增加,81~90 岁为最高。发病的危险因素有:生活习惯改变、日光照射、长期接触镉等化学物质、饮食高热量动物脂肪和维生素 A、维生素 D、酗酒等。近年来的研究认为癌的发生是基因(癌基因与抑癌基因)调控失衡的结果。蔬菜、水果、谷物等富含纤维素的食物、豆类及维生素 E、雌激素等可能有防癌作用。

【病理】　约 95％的前列腺癌为腺癌,其余的 5％中,90％是移行细胞癌,10％为神经内分泌癌(也称小细胞癌)和肉瘤。60％~70％的前列腺癌起源于前列腺的外周带,10％~20％来自移行带,5％~10％为中央带。在根治性前列腺癌切除的标本中,经常可以发现肿瘤在前列腺内呈多病灶发生,各肿瘤的分级也不尽相同。淋巴转移以闭孔和髂内淋巴结最常见。血行转移最常见部位是骨骼,以脊柱和骨盆最常见。前列腺癌多数具雄激素依赖性,其发生发展与雄激素关系密切。雄激素非依赖前列腺癌少见,但大多数雄激素依赖性前列腺癌后期将转变为雄激素非依赖前列腺癌。对前列腺癌现多采用 TNM 临床分期标准,见表 54-1。

表 54-1　前列腺癌临床分期标准

T_{1a}:切除的组织中癌组织<5％,DRE 正常
T_{1b}:切除的组织中癌组织>5％,DRE 正常
T_{1c}:单纯 PSA 升高,DRE、TRUS 正常
T_{2a}:DRE 或 TRUS 能够发现肿瘤,但只是一侧前列腺,并局限在前列腺内
T_{2b}:DRE 或 TRUS 能够发现肿瘤,并且两侧均有,但仍局限在前列腺内
T_{3a}:肿瘤已经超出前列腺
T_{3b}:精囊受累
T_4:肿瘤已侵及膀胱颈、括约肌、直肠、肛提肌和(或)骨盆壁

注:① 参照 TNM 分期标准,但仅列出 T。② DRE:直肠指诊;TRUS:经直肠超声检查。

【临床表现】　早期前列腺癌常无症状,常在直肠指诊、B 超检查或前列腺增生手术标本中偶然发现。当前列腺癌增大阻塞尿道时可引起尿频、尿急、尿流中断、排尿不尽、排尿困难、尿潴留、尿毒症等。血尿并不常见。晚期可出现腰骶部、腿部疼痛;直肠受累者可表现排便困难或肠梗阻;转移性病变时常有下肢水肿、淋巴结肿大、贫血、骨瘤、病理性骨折、截瘫等。

【诊断】　因为前列腺癌缺乏特异性临床表现,诊断主要依靠检查。最常用的检查方法为直肠指诊、经直肠超声和血清前列腺特异性抗原(prostatic specific antigen, PSA)检测。三者联合应用可明显提高前列腺癌的检出率。直肠指诊发现前列腺坚硬结节应想到前列腺癌可能。超声检查前列腺癌多表现为低回声病灶。前列腺癌大都伴有血清 PSA 升高,明显升高者多数伴有转移病灶。前列腺癌确诊依据前列腺穿刺活检或针吸细胞学检查。CT 和 MRI 对判断肿瘤侵犯范围有重要意义。全身核素骨扫描可较早发现骨转移病灶。

【治疗】　前列腺癌的治疗方法选择应根据肿瘤的分期、患者的年龄、身体状况决定。

早期前列腺癌(T_{1a}期)一般病灶较小,肿瘤细胞分化也较好。由于这类患者年岁较大,肿瘤生长慢,可以不做处理,严密观察随诊。

局限在前列腺包膜以内(T_{1b}、T_2期)的癌可以行根治性前列腺切除术,也是治疗前列腺癌的最佳方法,但仅适于年龄较轻,能耐受手术的患者。

晚期前列腺癌(T_3、T_4期)以内分泌治疗为主。大多数的前列腺癌细胞生长依赖雄激素存在。去雄激素疗法可明显控制肿瘤生长并延长患者生存时间。促黄体释放激素类似物(LHRH-A)和去势术是阻断雄激素治疗的主要方法。尽管睾丸产生绝大多数的体内循环雄激素,但肾上腺也分泌一些雄激素,如脱氢表雄酮、脱氢表雄酮硫酸盐、雄甾烯二酮等。一般认为,抑制睾丸雄激素和肾上腺雄激素(也称雄激素全阻断)比单纯阻断睾丸雄激素的临床效果更好些。

复发性前列腺癌前列腺癌根治术后肿瘤是否复发取决于肿瘤的分期、分级及肿瘤穿破前列腺被膜的范围。如果血清 PSA 水平在前列腺癌根治术后持续升高,或开始低,但很快升高,提示前列腺癌已经有全身转移。如果血清 PSA 水平在前列腺癌根治术后很长一段时间后才缓慢升高,提示有前列腺癌局部复发。

转移性前列腺癌多数晚期前列腺癌患者在经过一段时间内分泌治疗后将转为雄激素抵抗或雄激素非依赖状态,此时内分泌治疗将失去意义。雌二醇氮芥联合化疗治疗雄激素抵抗的前列腺癌患者有一定效果。

第四节 睾 丸 肿 瘤

睾丸肿瘤(Tumor of testis)较少见,仅占全身恶性肿瘤的1%。但在阴囊部肿瘤中仍以睾丸肿瘤最多见。其是20～30岁年轻人最常见的实性肿瘤,几乎都属于恶性。

【病因】 睾丸肿瘤病因不清楚,可能和种族、遗传、隐睾、化学致癌物质、损伤及内分泌等因素有关。隐睾是最主要的危险因素。

【病理】 睾丸肿瘤可分为原发性和继发性两大类。原发性睾丸肿瘤又可分为生殖细胞瘤和非生殖细胞瘤。前者发病率占90%～95%,后者仅占5%～10%。根据细胞的分化程度,生殖细胞瘤又可分为精原细胞瘤和非精原细胞瘤两类。后者包括胚胎癌、畸胎癌、畸胎瘤、绒毛膜上皮细胞癌和卵黄囊肿等。

淋巴转移是睾丸肿瘤转移的主要途径。多数睾丸肿瘤可早期发生淋巴转移,最早到达邻近肾蒂的淋巴结,进而向上可转移至纵隔淋巴结、锁骨上淋巴结,也有转移到右锁骨上淋巴结的,但较少见。晚期可出现血行转移,其中最常见的是肺转移。绒毛膜上皮细胞癌早期可发生血行转移。

【临床分期】 目前,多数人接受的分期方法是改良的 Boden 和 Gibb 分期方法。A 期:肿瘤局限于睾丸;B 期:有局部淋巴结转移;C 期:肿瘤扩散超过后腹膜淋巴结。Memorial Sloan - Kettering 肿瘤中心提出,B 分为 B_1、B_2 和 B_3 期,B_1 期指后腹膜转移淋巴结<5 cm,B_2 期指后腹膜转移淋巴结>5 cm 且<10 cm。B_3 期则>10 cm。美国肿瘤联合委员会(AJC)采用标准化的 TNM 分期。

睾丸肿瘤临床可分为三期:I 期指肿瘤局限于睾丸或阴囊内,无转移;II 期指肿瘤伴隔以下淋巴结转移;III 期指肿瘤伴纵隔、锁骨上淋巴结转移甚至血行转移,如肺转移。

【临床表现】 睾丸肿大是最常见的症状。肿物一般呈实性,无压痛,与附睾有一定的界限。若睾丸可扪及数个增大的结节,多数是胚胎癌或畸胎瘤。隐睾发生肿瘤时则在下腹部或腹股沟出现肿物。

晚期睾丸肿瘤还可出现转移症状,包括淋巴结转移肿大,如颈淋巴结肿大;肺转移出现咳嗽、胸闷、气短及咯血等;腹膜后广泛转移出现腹部包块、胃肠道症状及上尿路梗阻症状等。消瘦也是常见的晚期表现。

【诊断】 睾丸无痛性增大或扪及包块应想到睾丸肿瘤可能。睾丸肿瘤须与鞘膜积液、附睾和睾丸炎等鉴别。B 超是诊断睾丸肿瘤的最常用影像学检查方法。血清 AFP 和 β - HCG 是诊断睾丸肿瘤最常用的肿瘤标志物,术前应常规检查。其不但对肿瘤分期、估计肿瘤组织类型有重要价值,而且对评估预后、评价治疗效果和监测复发有重要意义。

CT、MRI 及胸部 X 线检查是肿瘤腹膜后淋巴结转移、纵隔淋巴结转移和肺转移的主要诊断方法。

【治疗】 睾丸肿瘤一般采用手术、放疗和化疗的综合疗法,有效率可达90%以上。

精原细胞瘤对放射治疗极为敏感,应在行根治性睾丸切除术后首选放射治疗,晚期者还应配合化疗。50%～70%的非精原细胞瘤,如胚胎癌和畸胎癌,对放疗不敏感,且患者在初始诊断时已有转移,所以其治疗方法除行根治性睾丸切除外,尚应行腹膜后淋巴结清除术,同时配合化疗药物如顺铂(IJDP)、长春新碱、博来霉素、放线菌素 D 等治疗。

【预后】 睾丸肿瘤已成为最有可能治愈的恶性肿瘤。手术联合放疗、化疗可明显提高睾丸肿瘤患者的生存率。各期睾丸精原细胞瘤经综合治疗,5 年生存率可达50%～100%;各期非精原细胞瘤经综合治疗,5 年生存率也可达30%～90%。

第五节 阴 茎 癌

阴茎癌(carcinoma of penis)在新中国成立初期比较常见,新中国成立后随着人民生活和卫生保健工作的不断提高,发病率明显降低,现已成为少见肿瘤。

【病因】 阴茎癌绝大多数发生于包茎和包皮过长的患者。自幼行包皮环切者几无阴茎癌。包皮垢长期刺激是诱发阴茎癌的主要因素。

【病理】　阴茎癌好发于阴茎龟头、冠状沟及包皮内板等处,95％是鳞状细胞癌。基底细胞癌和腺癌罕见。凯腊增殖性红斑应视为原位癌。肿瘤分乳头型和结节型或浸润型,其中常见的是乳头型。乳头型以向外生长为主,可穿破包皮;结节型向深部浸润,扁平溃疡可早期发生转移。除晚期病例外,阴茎癌常不易侵犯尿道海绵体,不影响排尿。

肿瘤转移以淋巴转移为主。常可致双侧腹股沟淋巴结转移,进一步可发展至髂淋巴结、盆腔淋巴结。肿瘤侵犯海绵体者易发生血行转移,可转移至肺、肝、骨骼、脑等。

【临床表现】　阴茎癌多见于 40～60 岁,有包茎或包皮过长患者。病变初起时为小硬结、红斑、脓疱、疣状或丘疹状突起,也可为难治性溃疡。有包茎者易掩盖症状而被忽视。肿瘤进一步发展可突出包皮口或穿破包皮成菜花样,表面坏死伴血性恶臭分泌物。肿瘤继续发展可侵犯全部阴茎和尿道海绵体。就诊时常伴有腹股沟淋巴结肿大。晚期患者可出现消瘦、贫血甚至恶病质等全身症状。

【诊断】　根据病史和临床表现阴茎癌诊断并不困难,但是由于患者忽视或者害羞容易延误诊断和治疗。近半数患者发病一年后才就诊。包皮龟头炎、慢性溃疡、湿疹等与肿瘤不易鉴别时应行活组织检查。肿瘤合并感染及肿瘤淋巴转移均可致腹股沟淋巴结肿大,应注意鉴别。扪及坚硬、无压痛、融合固定之肿大淋巴结者应首先考虑淋巴结转移;而原发病灶切除并经抗感染治疗后淋巴结明显缩小者则多数与感染有关。位于大隐静脉进入股静脉处上内侧的股淋巴结是"前哨淋巴结",多数情况下是阴茎癌最早转移的部位,应引起重视。阴茎菜花状肿块并具有特殊恶臭分泌物,或大部分阴茎体破坏,或腹股沟淋巴结肿大变硬,甚至有破溃时,诊断可以确立。

【治疗】　应根据睾丸肿瘤组织类型和临床分期选择不同的治疗方法,一般采用手术、放疗和化疗的综合疗法,有效率可达 90％以上。精原细胞瘤对放射治疗极为敏感,应在行根治性睾丸切除术后首选放射治疗,晚期者还应配合化疗。50％～70％的非精原细胞瘤,如胚胎癌和畸胎癌,对放疗不敏感,且患者在初始诊断时已有转移,所以其治疗方法除行根治性睾丸切除外,尚应行腹膜后淋巴结清除术,同时配合化疗药物如顺铂、长春新碱、博来霉素、放线菌素 D 等治疗。

【预后】　阴茎癌的预后与是否有淋巴结转移密切相关。淋巴结阴性的患者术后的 5 年生存率 65％～90％,否则仅 30％～50％。如有髂淋巴结转移,患者的 5 年生存率＜20％。

小　结

```
       ┌ 临床表现:血尿无痛性肿块及肾外的发热、高血压、贫血
1. 肾肿瘤 ┤ 诊断:以 CT 检查为首选
       └ 治疗:以手术为主,放疗化疗不敏感,辅以免疫治疗可提高生存率
        ┌ 主要临床表现:血尿
2. 膀胱肿瘤 ┤ 诊断:以膀胱镜检查为主要手段,辅以 CT 检查
        └ 治疗:以手术为主,术后辅以膀胱内抗肿瘤药物灌注
```

【思考题】

(1) 肾癌与肾盂癌在组织病理学和手术治疗原则上的区别是什么?

(2) 膀胱肿瘤的治疗原则及术后随访方案是什么?

(3) 精原细胞瘤与非精原细胞瘤组织病理学及治疗方法的区别有哪些?

(4) 前列腺癌流行病学变化的特点及原因有哪些?

(5) 试述 PSA 在前列腺癌中的作用。

(王业华)

第五十五章　肾上腺疾病的外科治疗

学习要点

● **了解**：皮质醇症、原发性醛固酮增多症、儿茶酚胺症的临床表现、诊断及定位诊断、治疗原则。

人体肾上腺是成对的器官，位于腹膜后，在双侧肾的内前上方，平第一腰椎，相当于第 11 肋水平，右侧比左侧稍高。肾上腺组织由外向内可分为皮质和髓质。成人肾上腺皮质约占 90%，髓质约占 10%。肾上腺皮质由外而内分为三层：球状带，约占皮质 15%，主要分泌盐皮质激素；束状带，约占 75%，主要细胞为亮细胞，也称海绵细胞，主要分泌糖皮质激素；网状带，占 7%～10%，主要细胞为致密细胞，主要分泌脱氢异雄酮及其硫化物。肾上腺髓质和皮质无明显的界限，主要由高度分化的嗜铬细胞组成，其内部的嗜铬颗粒即为含肾上腺素或去甲肾上腺素的分泌颗粒。

需外科治疗的肾上腺疾病中，以皮质醇症、原发性醛固酮增多症和儿茶酚胺增多症最为常见。

第一节　皮质醇症

皮质醇症被称为库欣综合征（Gushing's syndrome），由于机体长期处于过量糖皮质激素的作用而出现了一系列典型的综合病征。根据导致皮质醇增多症的原因的不同，分为 ACTH 依赖性和 ACTH 非依赖性两大类。

1. ACTH 依赖性皮质醇症（corticotropin-dependent Gushing's sydrome）　包括：① 病变在垂体或下丘脑，占 70%～80%，由于腺瘤或增生分泌过多的 ACTH 刺激肾上腺皮质增生。若为腺瘤，手术治疗效果满意。若为组织增生，则可放射治疗垂体，但疗效不满意。② 异位 ACTH 综合征（ectopic corticotropic syndrome）占 15%，指垂体以外的肿瘤组织分泌大量 ACTH 或 ACTH 类似物质刺激肾上腺皮质增生，使之分泌过量的糖皮质激素、盐皮质激素及性激素所引起的一系列症候群。能引起异位 ATCH 综合征的肿瘤最常见的是小细胞肺癌（约占 50%），次为胸腺瘤、胰岛细胞瘤、支气管类癌、甲状腺髓样瘤、嗜铬细胞瘤等。其治疗方法是切除有关肿瘤。

2. 非 ACTH 依赖性皮质醇症（corticotropin-independent Gushing's syndrome）　由肾上腺皮质腺瘤或腺癌分泌大量皮质醇所致（占 15%）。因血中皮质醇水平高，反馈抑制垂体分泌 ACTH，使无病变的肾上腺皮质萎缩。

肾上腺结节或腺瘤样增生：近年来发现，少数库欣综合征患者双侧肾上腺呈结节或腺瘤样增生，但 ACTH 不高，在中年人表现为巨结节状，年龄较轻者呈小结节状。这些结节具有自主分泌皮质醇的能力，病因尚不明了，其预后与腺瘤相仿。

医源性库欣综合征是由于长期使用糖类皮质激素或 ACTH 所致。

【诊断】　皮质醇症的诊断是根据临床表现、实验室检查和可靠的实验方法做出定性诊断，并确定病因，做出相应的定位诊断。

【临床表现】　多见于女性，发病年龄多在 15～30 岁，其典型表现主要是由于长期高皮质醇血症引起体内三大代谢和生长发育障碍、电解质和性腺功能紊乱等。常见症状有：① 向心性肥胖，表现为满月脸、水牛背、悬垂腹和锁骨上窝脂肪垫，四肢无力及肌萎缩；② 皮肤菲薄，腹部和股部皮肤紫纹，毛细血管脆性增加，易出现瘀斑、骨质疏松、病理性骨折、伤口不易愈合等；③ 糖耐量下降，约 20% 表现为糖尿病；

④ 高血压,低血钾;⑤ 性腺功能紊乱,女性表现为月经紊乱或继发闭经;男性性功能下降或勃起功能障碍。此外肾上腺雄性激素分泌增加的皮质醇症可有痤疮、女子多毛等;⑥ 精神神经异常,表现有失眠、记忆力减退、忧郁、躁狂等;⑦ 生长停滞,青春期延迟。

【实验室检查】　实验室检查对皮质醇症的诊断具有重要意义,尤其对区别病因是垂体性、肾上腺性或异源性 ACTH 分泌异常具有重要价值。

1. 血浆游离皮质醇测定　8:00 和 16:00 分别抽血测定,血浆皮质醇增高,且昼夜分泌节律消失。

2. 24 h 尿游离皮质醇　含量升高或测定 24 h 尿 17 酮和 19 羟含量出现升高。

3. 血浆 ACTH 测定　对病因鉴别有参考意义。正常人血浆 ACTH 浓度为 4～22 pmol/L。ACTH>50 pmol/L 提示为 ACTH 依赖性病变。

【特殊检查】

1. 小剂量地塞米松试验　23:30～24:00 顿服地塞米松 1 mg(或 1.5 mg),次日晨 8:00 抽血,测定血浆游离皮质醇。测定值较对照值下降超过 50%,可诊断为单纯性肥胖症。

2. 大剂量地塞米松试验　23:30～24:00 顿服地塞米松 8 mg,次日晨 8:00 抽血,测定血浆游离皮质醇。皮质醇抑制超过 50%,提示为垂体性皮质醇增多症,而肾上腺皮质肿瘤或异位 ACTH 综合征不被抑制。

【影像学检查】

1. B 超检查　对肾上腺 1.0 cm 以上肿瘤检出率达 90% 以上。

2. CT 检查　对肾上腺腺瘤、癌和增生的诊断正确率达 99% 以上,一般腺瘤直径>2 cm。若肾上腺未发现病变,应做蝶鞍冠状薄层 CT 扫描,可发现垂体增生、微腺瘤、腺瘤。

3. MRI 检查　做蝶鞍冠状薄层扫描,可以提高微腺瘤发现率。对较大的肾上腺癌,MRI 有助于判断有无相邻器官和血管侵犯。

4. 静脉尿路造影　体积较大的肾上腺腺瘤和怀疑癌肿者,应进行该项检查,并注意骨质疏松和脱钙现象。

5. ^{131}I-19-碘胆固醇肾上腺核素显像　对肾上腺肿瘤诊断率较高,但目前不列为常规检查。

对肾上腺和垂体均未发现病变者应全面检查以明确引起异位 ACTH 综合征的病因。

【治疗】　皮质醇症的病因不同,治疗方法也不一样,若不及时治疗,病情逐渐加重可导致死亡。皮质醇增多症的治疗原则是:既要去除病因降低体内皮质醇水平,又要保证垂体、肾上腺的正常功能不受损害。

1. 垂体性皮质醇症　应用手术显微镜经鼻经蝶窦切除垂体瘤,为近年治疗库欣综合征的首选方法,治愈率达 85% 以上,术后复发率低于 10%。此法创伤小,并发症少,可最大限度保留垂体分泌功能。肾上腺切除术是治疗垂体性皮质醇症的经典方法。国外报告都采用双侧肾上腺全切除术,术后终生补充肾上腺皮质激素。国内多采用一侧全切,另一侧大部分切除,但保留多少较难掌握。上述两种方法术后均有可能发生 Nelson 综合征。

2. 肾上腺肿瘤　肾上腺皮质腺瘤施行腺瘤摘除术,疗效满意,但术中及术后应注意补充皮质激素,以免发生肾上腺危象。肾上腺结节或腺瘤样增生,按肾上腺腺瘤治疗原则处理。肾上腺皮质癌以手术治疗为主。有远处转移者,尽可能切除原发肿瘤和转移灶,以提高药物治疗或放射治疗的效果。目前认为双氯苯二氯乙烷不仅可抑制皮质醇的合成,还有直接破坏肿瘤组织的作用,效果最好。

3. 异位 ACTH 综合征　首选治疗方法是手术切除异位 ACTH 瘤,关键在于定位诊断。若肿瘤体积小,发展缓慢,手术治疗的效果好。若肿瘤较大,进展快,或有转移,也应尽量手术治疗。异位 ACTH 瘤定位不清或肿瘤无法切除,患者一般情况尚可,可施行双侧肾上腺全切或一侧全切一侧大部分切除,以减轻症状。

4. 药物治疗　药物治疗只是一种辅助方法,主要用于术前准备或其他治疗效果不佳时。常用药物有氨基导眠能、甲吡酮,双氯苯二氯乙烷等,它们都是肾上腺皮质合成皮质醇过程中某种酶的抑制剂。另一类是直接作用于下丘脑-垂体水平的药物,如赛庚啶和溴隐亭等。

围术期激素的应用很重要,以防出现急性肾上腺危象。术前肌内注射醋酸可的松 100～200 mg,每 6 h 一次;术中静脉滴注氢化可的松 100～200 mg,术后 24 h 再滴注 100～200 mg 维持,以后逐渐减量,2 周后减至 20 mg,并小剂量维持 6～12 个月。术后长期密切观察,待下丘脑-垂体-肾上腺功能逐步恢复后可停药。

第二节　原发性醛固酮增多症

原发性醛固酮增多症(primary hyperaldosteronism)简称原醛症,是以体内醛固酮自主或部分自主分泌增加,导致继发性肾素分泌被抑制,产生以高血压、高醛固酮、低血钾、低血肾素、碱中毒和肌软弱无力或周期性瘫痪为特征的综合征。1953 年由 Cornn 首次描述该病,故亦称 Cornn 综合征。临床多见有分泌醛固酮的肾上腺肿瘤和原发性肾上腺皮质增生(adrenal cortical hyperplasia),还有病变不在肾上腺的原醛症,需予以鉴别。

【病因/病理】

1. 肾上腺皮质腺瘤　最常见,腺瘤发生在肾上腺皮质球状带,称醛固酮瘤。约占原醛症 80%,其中单侧单个肿瘤约占 95%。左侧略多于右侧,男女发病国内报告无明显差异,肿瘤平均直径 1.8 cm,切面金黄色,呈圆形或卵圆形,有完整包膜。

2. 产生醛固酮的肾上腺皮质腺癌(aldosteron-producing adrenocortical carcinoma, APC)　少见,仅占 1%。本症除分泌大量醛固酮外,往往同时分泌糖皮质激素和性激素并引起相应的生化改变和临床表现。该肿瘤早期即可发生血行转移,手术切除后易复发,预后差。

3. 原发性肾上腺皮质增生　约占 0.5%,组织学上类似特发性肾上腺皮质增生,但内分泌及有关生化测定酷似皮质腺瘤。

4. 特发性肾上腺皮质增生　表现为肾上腺皮质微结节样增生或大结节样增生,腺体增大,增厚,重量增加。做一侧肾上腺切除或肾上腺次全切除,仅有不到 20% 患者的症状得到改善,因此认为病因并不都在肾上腺,可能与下丘脑-垂体功能紊乱有关。此类患者对血管紧张素Ⅱ较敏感。

5. 糖皮质激素可抑制的原醛症　病因未明,可能与 17α 羟化酶缺乏有关,一般有家族史,可出现高血醛固酮及类似原醛症表现,测定血浆 17-去氧皮质酮升高。服用地塞米松,每次 2 mg,每日一次,3 周后患者血钾、血压、醛固酮分泌量恢复正常,则可确诊。此症不应手术,而需终身服用地塞米松。

6. 异位分泌醛固酮的肿瘤　极罕见,仅见于少数肾癌和卵巢癌的报告。这些肿瘤具有分泌醛固酮的功能,但对 ACTH 和血管紧张素不起反应。

【临床表现】　① 高血压,以舒张压升高为主,血压正常的原醛症极罕见;② 多饮、烦渴、尿多,以夜尿多为主;③ 肌无力,甚至周期性瘫痪,首先累及四肢,重者发生软瘫,并影响呼吸和吞咽。

【实验室检查】　原醛症是由于体内分泌过多醛固酮、水钠潴留,肾排钾增多,体液容量过多,而抑制了肾素-血管紧张素系统等,引起机体一系列改变。实验室检查应注意以下方面:① 低血钾、高血钠。② 碱中毒,血 CO_2 结合力正常高值或高于正常。③ 尿钾排出增多,24 h 超过 $25\sim30$ mmol/L。④ 血和尿醛固酮含量升高。⑤ 血浆肾素活性降低,激发试验往往无反应,但该测定对原醛症并不特异,因为 25% 高血压患者有肾素抑制现象。

【特殊检查】

1. 螺内酯(安体舒通)试验　螺内酯为合成的醛固酮竞争性拮抗剂。常用量螺内酯每次 $80\sim100$ mg,每日三次口服,连续 $2\sim3$ 周,原醛症者,血压下降,肌无力改善,尿钾减少,尿钠增多,血钾上升到正常范围,血钠下降,CO_2 结合力下降,尿 pH 变酸性。

2. 对于临床症状和实验室检查结果不典型者　为查明病因可做选择性诊断性试验:① 体位试验,特发性醛固酮症者站立位时肾素和醛固酮分泌增高。② 钠钾平衡试验,仅适用于诊断有困难时。原醛症患者在普食情况下呈钾负平衡,钠平衡;在低钠饮食情况下呈血钾升高,尿钠排出减少。

【影像学定位诊断】

1. B 超检查　直径<1 cm 的肾上腺肿瘤 B 超常难以发现。

2. CT 检查　能显示直径 $0.8\sim1$ cm 大小的腺瘤,为首选检查。腺瘤多为单侧性。腺癌直径一般>3 cm,边缘不清楚,有浸润表现。肾上腺皮质增生可显示双侧肾上腺增大或呈结节状改变。CT 对直径 1 cm 以上醛固酮肿瘤的检出率在 90% 以上。

3. MRI 检查　对肾上腺肿瘤的检出率低于 CT,一般不予采用。

4. $^{131}I-19$-碘-胆固醇肾上腺核素显像　对腺瘤、癌和增生的鉴别有帮助,如一侧肾上腺显示放射性浓集区,提示该侧有醛固酮肿瘤的可能;如双侧显示,提示双侧增生或双侧腺瘤可能。

【治疗】　依据原醛症的不同病因,选择相应的治疗方法。醛固酮肿瘤首选手术切除,可治愈;肾上腺皮质增生引起醛固酮症,一般不赞成手术治疗。

1. 药物治疗　适应证为:有手术禁忌的原醛症、特发性肾上腺皮质增生、糖皮质激素可控制的原醛症、不能根治切除的肾上腺皮质癌。常用的药物有安体舒通、氯胺吡咪、氨苯蝶啶等。其他辅助药物有甲巯丙脯酸、乙丙脯氨酸和硝苯吡啶。肾上腺皮质癌可应用双氯苯二氯乙烷来延长患者生存期。口服小剂量地塞米松可基本控制糖皮质激素可抑制的原醛症的症状。

2. 手术治疗　术前准备,包括口服安体舒通,以控制高血压,纠正低血钾;采用低钠高钾饮食。高血压、低血钾、碱中毒纠正后,才可施行手术。单个单侧肾上腺腺瘤,可将瘤体与同侧肾上腺切除;原发性肾上腺皮质增生,做一侧肾上腺次全切除或全切除;特发性原醛症,作肾上腺手术往往效果不佳,可选用药物治疗;肾上腺皮质腺癌及异位分泌醛固酮肿瘤,应做肿瘤根治术。近年来腹腔镜技术进步,肾上腺皮质腺瘤等可做腹腔镜手术。

第三节　儿茶酚胺症

儿茶酚胺症是嗜铬细胞瘤(pheochromocytorna)与肾上腺髓质增生(adrenal medulla hyperplasia)的总称,其共同特点是肿瘤或肾上腺髓质的嗜铬细胞分泌大量儿茶酚胺(catecholamine,CA),引起高血压、高代谢、高血糖等临床表现。但治疗方法不同。严重病例发作时可导致死亡,而及时治疗效果较好。

【病因/病理】

1. 嗜铬细胞瘤　主要发生在肾上腺髓质,也可发生于交感神经系统的嗜铬组织,如腹腔神经丛,纵隔、颈部交感神经节,颅内及膀胱等处。肾上腺嗜铬细胞瘤约占85%,其中10%为双侧性。10%以上为肾上腺外的嗜铬细胞瘤。肿瘤有完整的包膜,呈圆形或椭圆形(图55-1),表面光滑,其旁可见被肿瘤压迫的扁平肾上腺组织。肿瘤切面呈红棕色,富有血管,质地坚实,还可见出血灶,以及坏死和囊性变。瘤组织由纤维条索分隔,瘤细胞大小形态不一,细胞质丰富并含有较多颗粒。铬盐染色后,细胞质内可见棕色或黄色颗粒。不能根据瘤细胞的形态判断肿瘤的良、恶性。恶性嗜铬细胞瘤的发生率不足10%,瘤体常很大。恶性变的征象为有转移和周围组织侵犯,血管和淋巴管中有癌栓形成。

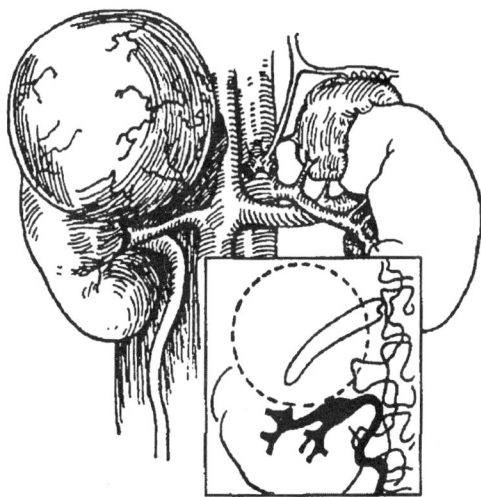

图55-1　右肾上腺嗜铬细胞瘤及肾盂造影

2. 肾上腺髓质增生　病因不明,表现为双侧肾上腺体积增大,可不对称,有时可见结节样改变。此病较少见。

【临床表现】　儿茶酚胺症多见于青壮年,主要症状为高血压及代谢改变。

1. 高血压　占高血压的0.5%~1%,可以是持续性增高,阵发性加重,早期也可只表现为阵发性高血压。约90%的儿童和50%的成人表现为持续性高血压。发作时血压急骤升高,收缩压可达200 mmHg以上,伴心悸、气短、胸部压抑、头痛、头晕、面色苍白、大汗淋漓、恶心呕吐、视力模糊等,严重者可出现脑出血或肺水肿等高血压危象,常误诊为甲状腺功能亢进、脑瘤。发作缓解后患者极度疲劳、衰弱,可出现面部等皮肤潮红。发作可由体位突然改变、情绪激动、剧烈运动、咳嗽等诱发。平时不表现出高血压的儿茶酚胺症,在外伤、妊娠、分娩、麻醉、手术等时血压突然升高,若处理不当,严重的可引起死亡。少数患者可出现发作性低血压、休克等表现,可能与肿瘤坏死,瘤内出血,或发生严重心脏意外等有关。

2. 代谢紊乱　儿茶酚胺刺激胰岛素a受体,使胰岛素分泌下降;作用于肝细胞α、β受体及肌肉的β受体,使糖异生及糖原分解增加,周围组织利用糖减少,故血糖升高或糖耐量下降。儿茶酚胺可引起基础代谢增高,血糖升高,脂肪分解加速,引起消瘦。有合并糖尿病者切除嗜铬细胞瘤,术后糖尿病也可治愈。少数患者可出现低血钾。

3. 特殊类型的表现　① 儿童嗜铬细胞瘤：以持续性高血压多见，肿瘤多为双侧多发性，易并发高血压脑病和心血管系统损害。② 肾上腺外嗜铬细胞瘤，如膀胱嗜铬细胞瘤，常在排尿时和排尿后出现阵发性高血压，有心悸、头晕、头痛等症状。其他肾上腺外的嗜铬细胞瘤，可能出现受累器官的相应症状。

4. 其他表现　少数患者表现为胃肠道症状，出现恶心呕吐、腹痛、便秘、肠道散在溃疡及坏死穿孔等。常出现眼底改变，表现为视盘水肿、出血。

【实验室检查】

1. 肾上腺髓质激素及其代谢产物测定　① 儿茶酚胺，包含肾上腺素、去甲肾上腺素和多巴胺，24 h尿内儿茶酚胺含量升高2倍以上即有意义。症状发作时应收集3 h尿送检。② 24 h尿VMA（香草扁桃酸）测定：VMA是肾上腺素和去甲肾上腺素的代谢产物，由尿液排出体外。通常需送检24 h尿标本三次。正常值范围依采用的实验方法而定。③ 血儿茶酚胺测定：在高血压发作时测定有重要意义。某些食物和药物（如咖啡、香蕉、柑橘类水果、阿司匹林等）可干扰其测定值，故做上述检查前必须停用。

2. 药物试验　有一定危险性，且有假阳性和假阴性，仅适用于诊断困难的患者：① 组胺激发试验，适用于怀疑无症状嗜铬细胞瘤。② 酚妥拉明抑制试验，适用于高血压患者。

【影像学定位诊断】

1. B超治疗　肿瘤检出率高，操作简便、费用低，可反复检查，B超扫描范围广，可用于普查筛检。

2. CT治疗　对嗜铬细胞瘤检出率可达90%以上，对肾上腺内嗜铬细胞瘤检出率近100%，而对肾上腺外嗜铬细胞瘤的检出率近70%。CT能同时了解肿瘤与周围血管、脏器关系。髓质增生者CT可显示肾上腺体积增大但无肿瘤影像。

3. MRI治疗　优点是可做不同方向的扫描如矢状和冠状切面，提供肿瘤与周围组织的解剖关系；无射线危害，不需注射造影剂。肿瘤检出率与CT相似。

4. 放射性核素治疗　^{131}I-间位碘苄胍（^{131}I-MIBG）肾上腺髓质显像 MIBG 的结构与去甲肾上腺素相似，是一种肾上腺素能神经阻滞剂，可被嗜铬细胞摄入，由标记的放射性核素示踪，故能显示嗜铬细胞瘤的部位。其诊断敏感性和特异性较高，适用于有典型临床症状而B超和CT均未发现的肿瘤，特别对多发的、异位的或转移性的嗜铬细胞瘤，及肾上腺髓质增生，诊断效果优于B超和CT。除用于诊断外，^{131}I-MIBG 还可用于治疗恶性嗜铬细胞瘤和肾上腺髓质增生。

恶性嗜铬细胞瘤，只有发现肿瘤侵犯血管、周围组织及转移时才确诊为恶性。影像学检查恶性嗜铬细胞瘤，直径>6 cm，且不规则，有钙化区。

【治疗】

1. 手术治疗　手术切除嗜铬细胞瘤是唯一有效的治疗方法，术后可获得良好效果。手术有一定的危险性，成功的关键在于术前充分准备、术中和术后的正确处理。

（1）术前准备：① 药物治疗：应用肾上腺素能受体阻滞剂，有效控制血压；通过扩容使缩小的血容量得到纠正，减少因术中触摸和挤压肿瘤引起的高血压危象和心血管严重的并发症。常用药物：酚苄明20~60 mg/d，分3次口服。术前准备一般应在2周以上。若降血压不满意时，可加用钙离子通道阻滞剂硝苯地平30~60 mg/d，分3次口服，能取得较好效果。这可能由于钙离子参与儿茶酚胺的代谢之故。心率快的患者可加用β-肾上腺受体阻滞剂如普萘洛尔（心得安）、美托洛尔等。如拟行双侧肾上腺切除，应给予糖皮质激素替代治疗。② 扩充血容量：儿茶酚胺症患者的周围血管长期处于收缩状态，血容量低，切除肿瘤或增生腺体后可引起血压急剧下降，围术期不稳定，术中术后出现难以纠正的低血容量休克，升血压药物的应用时间将明显延长，甚至危及生命。为此，在使用肾上腺素能受体阻滞剂的同时，应考虑扩容如输血、补液。③ 完善的三大指标：血压控制在正常范围，心率<90次/min，血细胞比容小于45%。

（2）麻醉选择：以全麻为安全。准备酚妥拉明和去甲肾上腺素等降血压和升血压药物，桡动脉插管可正确测定动脉血压变化，上腔或下腔静脉插管测定中心静脉压以便及时调整补液和输血量。另外，再开放1~2支静脉，以便及时处理麻醉和术中血压极度波动所致变化。

（3）手术方法：肾上腺嗜铬细胞瘤和肾上腺髓质增生均可采用经腹腔镜肿瘤或肾上腺切除。单侧的肾上腺嗜铬细胞瘤可行肿瘤侧肾上腺切除术；双侧肾上腺嗜铬细胞瘤，可行双侧肾上腺肿瘤切除术，或一侧肾上腺全切术，另一侧肿瘤较小的做次全切除术；肾上腺外的嗜铬细胞瘤可根据其生长的部位行探查和摘除术。肾上腺髓质增生属双侧性病变，国内外文献都主张行双侧肾上腺手术。

2. 药物治疗　　对不能忍受手术,或未能切除的恶性嗜铬细胞瘤,或手术后肿瘤复发等患者,可使用酚苄明、哌唑嗪等药物以改善症状,也可采用^{131}I－MIBG 内放射治疗。

第四节　偶发性肾上腺瘤及肾上腺转移癌

超声和 CT 的普遍使用,使偶发性肾上腺瘤和无功能肾上腺瘤的发现率增高。为确定其来源和性质,应做肾上腺功能的实验室检查。最重要的是排除嗜铬细胞瘤及注意是否为转移病灶。

肾上腺转移癌(adrenal metastasis)较原发性肾上腺皮质癌多见。最常见的原发病灶为黑色素瘤、肺癌、乳腺癌和肾癌。肾上腺转移癌的处理按原发肿瘤的情况而定。有指征时在切除原发病灶后切除肾上腺转移癌病灶。

小　结

肾上腺疾病
- 分类:皮质醇、原发性醛固酮增多症、儿茶酚胺症等
- 主要临床表现:高血压、低钾、高代谢症等
- 诊断:肾上腺生化指标、CT 定位检查
- 治疗:手术治疗为主

【思考题】

(1) 肾上腺危象的临床表现和处理原则是什么?

(2) 嗜铬细胞瘤的术前准备有哪些?

(3) Gushing 病的代谢异常及其临床表现有哪些?

(4) 不同肾上腺疾病导致的高血压的发病机制有何不同?

(5) 简述原发性醛固酮增多症和继发性醛固酮增多症的鉴别诊断。

(王业华)

第五十六章　男性性功能障碍、不育和节育

学习要点

● **熟悉**：输精管结扎的适应证和禁忌证。

第一节　概　　论

男科学(andrology)是专门研究男性生殖系统结构、功能和疾病的学科，是医学和生殖生物学相互渗透的学科。临床男科学主要解决男性不育、节育、性功能障碍和性传播疾病。

男性生殖器官可分为内生殖器与外生殖器两部分。内生殖器官包括生殖腺、输精管道和附属性腺。生殖腺为睾丸，是产生精子的场所，也是分泌男性性激素的内分泌器官。输精管道包括附睾、输精管、射精管及与排尿共用的尿道。附属性腺包括精腺、前列腺和尿道球腺等。外生殖器包括阴茎和阴囊，阴茎为男性外生殖器的主体，位于耻骨之前阴囊的上方；阴囊居于阴茎根部与外阴之间，内藏睾丸、附睾和精索的一部分。

男性生殖生理与下丘脑-垂体-睾丸性腺轴密切相关。下丘脑分泌促性腺激素释放激素(GnRH, HRH)，刺激垂体前叶分泌促黄体生成素(LH)和促卵泡素(FSH)。LH作用于睾丸间质细胞，调节间质细胞合成并释放睾酮；FSH促进精子生成。男性90%以上雄激素来自睾丸，其余来自肾上腺皮质。男性最主要的雄激素是睾酮和双氢睾酮。睾酮在胚胎期对男性性器官分化和发育起关键作用；在青春期促使性器官生长发育及第二性征的出现；在成年期促使精子的发生和成熟，维持正常性征和性功能。

男性生殖生理活动包括：精子发生、精子成熟及精子排出。广义地说还包括精子在女性生殖道内的变化，如精子穿过宫颈黏液、精子的获能，直至受精、卵裂与着床，上述这一系列活动均在神经内分泌腺的控制调节下进行。整个男性生殖活动是一个有规律、有顺序而且协调的生理过程，阻碍或干扰了其中的任何一个环节均可能影响正常的生育能力。

第二节　男性性功能障碍

男性的性功能包括性欲、性兴奋、阴茎勃起、性交、射精和性欲高潮等过程。这一过程是正常的心理、神经、内分泌系统、血管系统及正常生殖系统参与下完成的一个极为复杂的过程，其中主要受到大脑控制和支配。根据临床表现可分为：① 性欲改变；② 勃起障碍(erectile dysfunction, ED)；③ 射精障碍，包括早泄、不射精和逆行射精。最常见的男子性功能障碍是勃起障碍和早泄。

一、勃起功能障碍

勃起功能障碍(ED)俗称阳痿。由于阳痿概念模糊且具有贬义，现改称为勃起功能障碍。勃起功能障碍指持续或反复不能达到或维持足够阴茎勃起以完成满意性生活。一般认为，病程至少应在3个月以上方能诊断为ED。

流行病学：40～70岁男性半数以上患有ED；与ED相关的危险因子与下列因素有关：① 年龄增长；

② 躯体疾病,包括心血管病、高血压和糖尿病、肝肾功能不全、高血脂、肥胖、内分泌疾病、神经疾病、泌尿生殖系疾病等;③ 精神心理因素;④ 用药,主要包括利尿剂、降压药、心脏病用药、安定药、抗抑郁药、激素类药、细胞毒类药、抗胆碱药等;⑤ 不良生活方式,包括吸烟、酗酒及过度劳累等;⑥ 外伤、手术及其他医源因素。80%以上的 ED,都有一定的器质性病因存在。

【诊断】

1. 病史　　全面了解性生活史、既往病史及心理社会史对 ED 首诊很重要,并由患者回答过去 3 个月有关性活动的 5 个问题(表 56 - 1)。根据表 56 - 1 可做出判断 ED 的严重程度,总分 5~10 分,重度;11~15 分,中度;16~20 分,轻度;21~25 分,正常。

表 56 - 1　男性勃起功能问卷调查

题　目	0分	1分	2分	3分	4分	5分	得分
1. 您对获得勃起和维持勃起的自信程度如何		很低	低	中等	高	很高	
2. 您受到性刺激而有阴茎勃起时,有多少次能够插入	无性活动	几乎没有或完全没有	少数几次(远少于一半时候)	有时(约一半时候)	大多数时候(远多于一半时候)	几乎总是或总是	
3. 您性交时,阴茎插入后,有多少次能够维持勃起状态	没有尝试性交	几乎没有或完全没有	少数几次(远少于一半时候)	有时(约一半时候)	大多数时候(远多于一半时候)	几乎总是或总是	
4. 您性交时,维持阴茎勃起直至性交完成,有多大困难	没有尝试性交	困难极大	困难很大	困难	有点困难	不困难	
5. 您性交时,有多少次感到满足	没有尝试性交	没有尝试性交	少数几次(远少于一半时候)	有时(约一半时候)	大多数时候(远多于一半时候)	几乎总是或总是	

总分－－－－－－－－－－

2. 体格检查　　重点是体态(第二性征等),泌尿生殖系统(检查阴茎的大小和形状,有无侧弯、下曲畸形、小阴茎和隐匿阴茎。阴茎海绵体有无硬结,阴茎头有无肿物及溃疡。尿道有无上裂和下裂,尿道口有无畸形、狭窄等。检查双侧睾丸、附睾、精索、输精管。注意睾丸、附睾的大小、质地、形状,及有无压痛、粘连、硬结或缺如等),心血管(血压、心率)和神经系统(局部神经反射及感觉)。

3. 实验室检查　　包括血、尿常规,空腹血糖,糖化血红蛋白,血生化和血脂等检测;下丘脑-垂体-性腺轴激素测定(LH,FSH,PRL,E_2,T),检测勃起功能障碍的内分泌原因。

4. 特殊检查　　夜间阴茎勃起试验(NPT)对区分心理性和器质性 ED 有帮助。为进一步查明器质性的病因,已发展相关的神经系统、血管系统检查(如彩色双功能超声检查、海绵体测压造影等)、阴茎海绵体注射血管活性药物试验、VISER 诊断仪检查可做出动脉性、静脉性和肌性等病因学的诊断。海绵体活检已被采用来评价海绵体结构与功能。

【治疗】

1. 矫正引起 ED 的有关因素　　包括:① 改变不良习惯,去除危险因素;② 性技巧和性知识咨询;③ 改变引起 ED 的有关药物;④ 对引起 ED 的有关器质性疾病治疗,如雄激素缺乏者,可用雄激素补充治疗。

2. 针对 ED 的直接治疗　　包括:① 性心理治疗;② 口服药物:万艾可、艾力达、希爱力均是一种选择性 5 型磷酸二酯酶抑制剂,临床应用有效,但禁忌与硝酸酯类药物合用,否则会发生严重低血压。酚妥拉明是一种 a 肾上腺素能受体阻断剂,对性中枢和外周均有作用,适用于轻、中度 ED 应用;③ 局部治疗:阴茎海绵体注射血管活性药物,前列腺素 E_1(PGE_1),疗效可达 80% 以上,但因有创、疼痛,异常勃起及长期使用后阴茎局部形成瘢痕,而少用;经尿道给药,比法尔是一种局部外用PGE:乳膏,疗效可达 75%,不良反应有局部疼痛和低血压;真空缩窄装置是通过负压将血液吸入阴茎,然后用橡皮圈束于阴茎根部阻滞血液回流,维持阴茎勃起,缺点是使用麻烦,并有阴茎疼痛、麻木、青紫、射精障碍等;④ 手术治疗包括血管手术和阴茎假体,只有在其他治疗方法均无效的情况下才被采用。

二、早 泄

早泄是最常见的男性性功能障碍,其人群中的发生率为30%~35%。早泄定义尚有争议,一般认为性交时阴茎能勃起,但对射精失去控制能力,阴茎插入阴道前或刚插入即射精。

早泄的治疗首先是消除心理障碍,切除过长的包皮,治疗前列腺和精腺的炎症。对龟头过度敏感者可在性交时应用避孕套或局部涂抹2%利多卡因胶脱敏,对部分患者进行性感集中训练也能取得良好效果。近来报告抗抑郁药物5-羟色胺再摄取抑制剂(SSRIs)治疗早泄有效。对顽固性阴茎头过敏,药物治疗效果不佳者可考虑阴茎背神经矫形术。

第三节 男性不育症

夫妇同居1年以上,未采用任何避孕措施,由于男方因素造成女方不孕者,称为男性不育。男性不育症不是一种独立的疾病,而是由某一种或多种疾病与因素造成的结果。

【病因/诊断分类】 根据世界卫生组织(WHO)推荐男性不育病因诊断可分为16类。

1. 性功能障碍 包括勃起功能障碍和射精功能障碍及性频率太少或性交时应用润滑剂等其他性问题造成不育。

2. 性功能正常,精子和精浆检查异常 ① 男性免疫性不育,50%以上活动精子有精子抗体包裹;② 不明原因不育,精子和精浆检查正常;③ 单纯精浆异常,包括精液量、黏稠度、酸碱度、生化检查、白细胞计数及精液培养,各项中有一项以上不正常者。

3. 具有肯定病因而使精液质量异常的男性不育病因分类 ① 医源性因素,由于医学的或手术的原因造成精液异常;② 全身性原因,如全身性疾病、酗酒、吸毒等;③ 先天性异常,如Klinefeltrer综合征、Y染色体缺陷、纤毛不动综合征、隐睾等;④ 后天性睾丸损害,如腮腺炎引起睾丸炎等;⑤ 精索静脉曲张;⑥ 男性附属性腺感染不育;⑦ 内分泌原因,下丘脑病变如Kallmann综合征;垂体病变包括垂体前叶功能不全、高催乳素血症;外源性或内源性激素水平异常、雌激素/雄激素过多、糖皮质激素过多、甲状腺功能亢进。

4. 其他 表现为精液质量异常,但没有肯定病因的男性不育。① 特发性少精子症,有精子,而精子密度<20×10^6/mL;② 特发性弱精子症,精子密度正常而快速前向运动的精子<25%或前向运动精子<50%;③ 特发性畸形精子症,精子密度和活力正常,但精子头部正常形态<30%;④ 梗阻性无精子症,精液检查无精子,输精管道有梗阻而睾丸活检证实有精子发生;⑤ 特发性无精子症,没有查明原因而精液中无精子。

【诊断】

1. 病史 在现病史中应询问夫妇双方既往是否曾怀孕,性生活的频率及有无勃起和射精障碍,是否避孕及使用润滑剂等;既往史中应了解有无肝肾疾病、内分泌疾病、糖尿病等病史,还应询问有无腮腺炎、睾丸炎、睾丸扭转、附睾结核、性传播疾病等病史,有无隐睾、尿道下裂、腹股沟疝、鞘膜积液等手术史,是否服用特殊药物,是否进行肿瘤放化疗等;个人史中应着重了解青春期发育情况、从事的职业与工作生活环境,有无毒物接触史及烟酒嗜好等。

2. 体检 除一般检查项目外,应注意患者的体态、第二性征发育情况及有无女性化表现。重点检查生殖器官,如阴茎发育情况、睾丸大小和质地。用睾丸模型测量睾丸容积应在15 mL以上。应检查附睾有无肿大、结节,输精管是否光滑。精索静脉有无曲张及其曲张程度。直肠指诊应注意前列腺的大小和质地,正常情况下不能触及精囊,当精囊病变时,可能触及。

3. 实验室检查

(1) 精液分析:是评价男性生育力的重要依据。精液分析正常值范围见表56-2。

表 56 - 2　精液分析正常值范围

指　　　标	正　常　值　范　围
颜色	乳白色或灰白色,长期未排精者可呈浅黄色
量	$\geqslant 2\ mL$
pH	$\geqslant 7.2$
液化	少于 60 min(一般 5~20 min)
气味	粟子花味,也有描述罂粟碱味
精子密度	$\geqslant 20 \times 10^5/mL$
精子总数	$\geqslant 40 \times 10^5/$每份精液
活动精子数(采集后 60 min 内)	前向运动(a 级和 b 级)的精子比率$\geqslant 50\%$ 或快速前向运动(a 级)的精子比率$\geqslant 25\%$
存活率	$\geqslant 75\%$精子存活(伊红染色法)
形态	$\geqslant 30\%$正常形态(巴氏染色法)
白细胞数	$<1 \times 10^6/mL$
培养	菌落数$<10^3/mL$

（2）选择性检查：① 抗精子抗体检查,其指征包括性交后试验差,精子活力低下并有凝集现象等；② 精液的生化检查,用以判断附属性腺分泌功能；③ 男性生殖系统细菌学和脱落细胞学检查,用以判断生殖系统感染和睾丸生精小管功能；④ 内分泌检查,许多内分泌疾病可以影响睾丸功能而引起不育；⑤ 免疫学检查,人精子的自身免疫和同种免疫都可以引起不育；⑥ 染色体检查,对少精、无精子症者可做细胞核型鉴定；⑦ 影像学检查：输精管精囊造影和尿道造影用以检查输精管道通畅性,而头颅摄片用以排除垂体肿瘤和颅内占位性病变。

4. 特殊检查　① 阴囊探查术：睾丸体积 15 mL 以上,输精管扪诊正常,性激素水平正常,为鉴别无精子症是梗阻性还是睾丸生精功能障碍所致,可行阴囊探查术,术中根据情况选择输精管精囊造影；② 睾丸活检术：无精子症患者,无精子症或少精子症患者,睾丸体积 12 mL 以上,可行睾丸组织活检,能直接判断精子发生的功能或精子发生障碍的程度；③ 精子功能试验：排出体外精子进入女性生殖器官与卵子结合受精,有关的精子功能；④ 房事后试验：了解精子与宫颈黏液间的相互作用。

必要时还可进行内分泌功能测定、免疫学和细胞遗传学检查。

【**治疗**】　男性不育患者在开始治疗前应对女方的生育力进行评估。

1. 非手术治疗　① 特异性治疗：病因诊断相当明确,治疗方法针对性强,则可采用特异性治疗,如用促性腺激素治疗促性腺激素低下的性腺功能低下症。② 半特异性治疗：对病因、病理、发病机制尚未阐明,治疗措施只解决部分发病环节,如感染不育和免疫不育治疗等。③ 非特异性治疗：由于病因不明,如特发性少精症采用的经验性治疗和传统医学治疗等。

2. 手术治疗　① 提高睾丸精子发生的手术,如精索内静脉高位结扎术和睾丸固定术。② 解除输精管道的梗阻。③ 解除其他致使精液不能正常进入女性生殖道因素的手术,如尿道下裂手术等。④ 其他全身疾病而致男性不育的手术,如垂体瘤手术和甲状腺疾病手术治疗等。

3. 人类辅助生殖技术　不通过性交而采用医疗手段使不孕不育夫妇受孕的方法称人类辅助生殖技术,该技术主要有四方面。

（1）丈夫精液人工授精（artificial insemination with husband's semen, AIH）：精子体外处理后,收集质量好的精子做宫腔内人工授精（IUI）,主要用于宫颈因素引起不育,男性主要用于免疫不育,成功率为 $8\% \sim 10\%$。

（2）体外受精胚胎移植技术（in vitro fertilization-embryo transfer, IVF - ET）：每周期成功率达 30%以上,主要用于女性输卵管损坏、梗阻的不育治疗。

（3）卵胞浆内精子注射（intracytoplasmic sperm injection, ICSI）：主要用于严重少精、死精以及梗阻性无精子症患者。此项技术可达 70%左右成功授精；每次移植二个胚胎,怀孕率达 $35\% \sim 50\%$。

（4）供者精液人工授精（artificialinseminationwith donor's semen, AID）：男性不育经各种方法治疗无效而其配偶生育力正常者,为了生育目的可采用供者精液人工授精。

第四节　男　性　节　育

男性节育指阻碍精子生成、阻断精子排出管道或干扰精液向女性生殖道的输送即可达到节育的目的。

1. 性交中断法　性交时在射精前撤出阴茎,将精液排至体外。该法失败率较高,并可能影响男方的快感。

2. 避孕套法　性交前将避孕套套在阴茎上,阻止精液进入阴道。该法使用方便,避孕效果可靠,正确使用避孕套又是预防获得性免疫缺陷综合征和其他性传播疾病的一种简便而有效的方法。据统计该法失败率约10％,主要原因是避孕套滑脱或破裂。

3. 输精管结扎　输精管结扎可阻断精子排出管道。为安全可靠的永久性节育措施,适用于已有子女要求节育者。如有出血倾向、严重神经症、生殖管道炎症等,暂缓手术,合并有睾丸鞘膜积液、精索静脉曲张、腹股沟疝者可同时手术。

术前应向受者介绍输精管结扎的目的和意义,解除思想顾虑。术中严格无菌技术,操作轻柔,仔细解剖,输精管结扎可靠,防止误扎和出血。向输精管远端注射0.01％醋酸苯汞或1％利多卡因2～3 mL,可杀死残存精子。术后注意观察切口,有无出血及血肿形成,及时处理。术后远期少数患者可能出现输精管痛性结节、附睾淤积、性功能障碍等,应妥善处理,必要时做输精管再通术。

4. 输精管注射绝育法　作用原理同输精管结扎法。经阴囊皮肤用针头直接穿刺输精管,成功后注入苯酚504混合剂,此药在输精管内凝固,达到填塞输精管的目的。

5. 输精管可复性注射节育法　穿刺方法同上,向输精管注射聚醚型聚氨酯弹性体(简称MPU),在输精管内形成栓子。此材料优点为化学结构稳定,无毒,有良好的生物相容性,对输精管无刺激。固化后既有较大的硬度又有良好的弹性,已应用于临床。如需再育,取出栓子,输精管可再通。

6. 药物避孕　精子的发生依赖于下丘脑-垂体-睾丸轴功能的正常发挥,其中以卵泡刺激素(FSH)和睾酮(T)最为重要。外源性雄激素可负反馈抑制促性腺激素(FSH和LH)的分泌,使精子发生停滞,同时仍能维持和替代雄激素在外周血的作用。一项大型研究结果表明,庚酸睾酮每周肌内注射200 mg可使60％的白种人和91％的中国人受试者达到无精症水平,其余受试者达到严重少精。试验中无严重的不良反应发生,所有受试者在停药后均恢复了生精功能。另一种睾酮制剂,十一酸睾酮注射液是目前唯一可用于临床的男用避孕药物。对人体的研究结果显示十一酸睾酮注射液500 mg可使92％的受试者达到无精子症,1 000 mg可使全部受试者达到无精子症。常见的不良反应为体重增加、痤疮和血红蛋白增加等,停止注射后所有受试者均恢复了正常的生精功能。

小　结

1. 勃起功能障碍(ED) $\begin{cases} \text{病因:复杂,应全面了解性生活史,病史及既往心理社会史,对ED诊断具有重要作用} \\ \text{直接治疗:性心理治疗、口服药物治疗、局部治疗、手术治疗} \end{cases}$

2. 男性节育方法:性交中断法、避孕套法、输精管结扎、输精管注射绝育法、输精管可复性注射节育法、药物避孕

【思考题】

(1) 西地那非的适应证和禁忌证是什么?

(2) 阴茎海绵体注射治疗的不良反应有哪些?

(3) 男性不育的常见病因有哪些?

(4) 卵泡浆内单精子注射的适应证是什么?

(5) 目前常用的男性节育方法有哪些?

(王业华)

第五十七章 骨折概论

学习要点

- **掌握**：① 骨折的定义、成因、分类,骨折的专有体征,骨折的并发症;② 影响骨折愈合的因素;③ 骨折临床愈合的标准,骨折的治疗原则。
- **熟悉**：① 骨折的愈合过程;② 开放性骨折及关节损伤的处理。
- **了解**：骨折延迟愈合、不愈合和畸形愈合的处理。

　　骨折是骨的连续性和完整性中断,骨折愈合是骨的连续性的恢复,最终完全恢复原有骨结构和性能,是一种骨再生。骨折愈合的先决条件是良好的生物学反应,骨折局部必须有充足的血供、存活和多能及多分化的细胞和基质的支持。随着经济和交通事业的发展,骨折患者较以前有增多的趋势,骨折的高能量损伤也较以前增加。

第一节　骨折的定义、成因、分类及骨折段的移位

　　【定义】　骨折,即骨的完整性和连续性中断。

　　【病因】　骨折可由创伤和骨骼疾病所致,后者如骨髓炎、骨肿瘤所致骨质破坏,受轻微外力即发生的骨折,称为病理性骨折。本章重点是讨论创伤性骨折。

　　1. 直接暴力　暴力直接作用使受伤部位发生骨折,常伴有不同程度的软组织损伤。如车轮撞击小腿,于撞击处发生胫腓骨骨干骨折(图 57-1)。

　　2. 间接暴力　暴力通过传导、杠杆、旋转和肌收缩使肢体远处发生骨折。如跌倒时手掌撑地,依其上肢与地面的角度不同,暴力向上传导,可致桡骨远端骨折或肱骨髁上骨折(图 57-2)。骤然跪倒时,股四头肌猛烈收缩,可致髌骨骨折(图 57-3)。

　　3. 积累性劳损　长期、反复、轻微的直接或间接伤力(如远距离行军)可集中在骨骼的某一点上发生骨折,如第 2～3 跖骨及腓骨干下 1/3 骨折,称为疲劳性骨折。骨折无明显移位,但愈合慢。

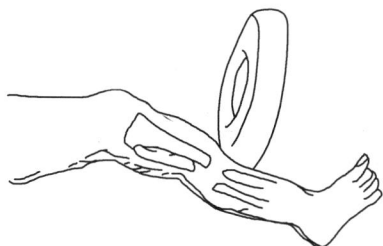

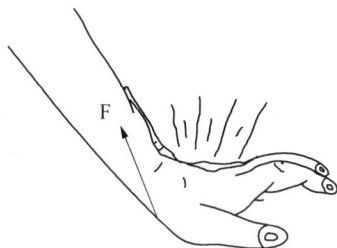

图 57-1　直接暴力引起骨折　　　图 57-2　间接暴力引起骨折　　　图 57-3　肌肉拉力引起骨折

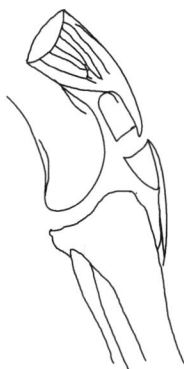

【分类】

1. 根据骨折处皮肤、黏膜的完整性分类

(1) 闭合性骨折:骨折处皮肤或黏膜完整,骨折端不与外界相通。

（2）开放性骨折：骨折处皮肤或黏膜破裂，骨折端与外界相通。骨折处的创口可由刀伤、枪伤由外向内形成，亦可由骨折端刺破皮肤或黏膜从内向外所致。如耻骨骨折伴膀胱或尿道破裂、尾骨骨折致直肠破裂均属开放性骨折（图57-4）。

2. 根据骨折的程度和形态分类

（1）不完全骨折：骨的完整性和连续性部分中断，按其形态又可分为以下两种。

1）裂缝骨折：骨质发生裂隙，无移位，多见于颅骨、肩胛骨等。

2）青枝骨折：多见于儿童，骨虽断裂，但因儿童骨质较软韧，不易完全断裂，与青嫩树枝被折断时相似而得名。

（2）完全骨折：骨的完整性和连续性全部中断，按骨折线的方向及其形态可分为以下几种（图57-5）。

1）横形骨折：骨折线与骨干纵轴接近垂直。

2）斜形骨折：骨折线与骨干纵轴呈一定角度。

3）螺旋形骨折：骨折线呈螺旋状。

4）粉碎性骨折：骨质碎裂成三块以上。骨折线呈"T"形或"Y"形者又称为"T"形或"Y"形骨折。

5）嵌插骨折：发生在长管状骨干骺端坚质骨与松质骨交界处。骨折后，骨干的坚质骨嵌插入骺端的松质骨内（图57-6）。

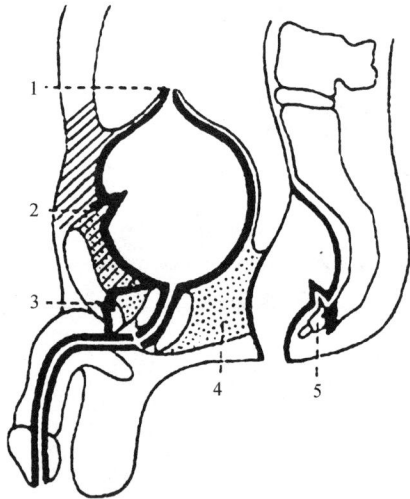

图 57-4　开放性骨折

1. 充盈的膀胱及覆盖其上的腹膜破裂后，尿液可流入腹腔，引起腹膜炎；2. 腹膜外膀胱破裂后，尿液流入耻骨后间隙（斜线示意图）；3. 耻骨骨折伴有后尿道破裂；4. 尿外渗浸润耻骨后直肠前间隙（小黑点示意图）；5. 尾骨骨折可引起直肠破裂

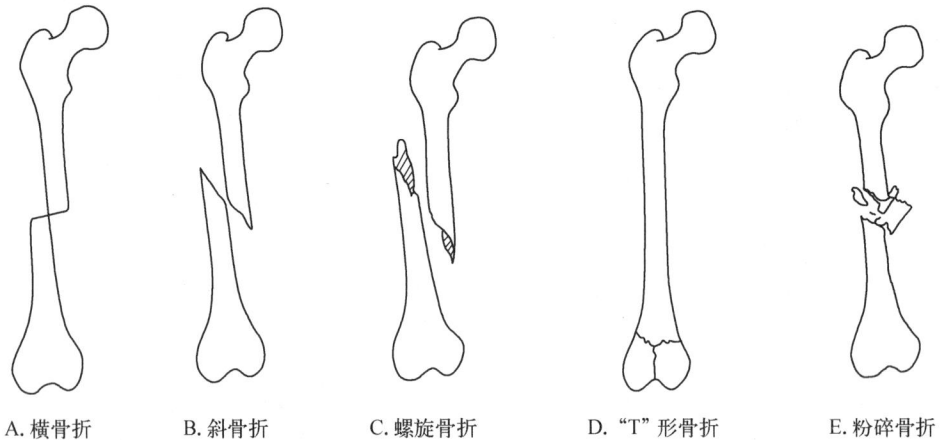

A. 横骨折　　　　B. 斜骨折　　　　C. 螺旋骨折　　　　D. "T"形骨折　　　　E. 粉碎骨折

图 57-5　完全骨折

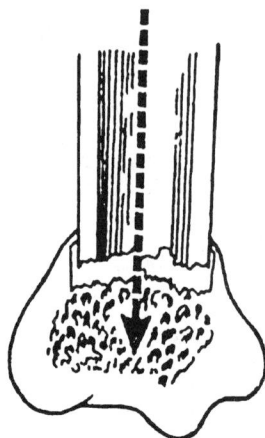

图 57-6　嵌插骨折

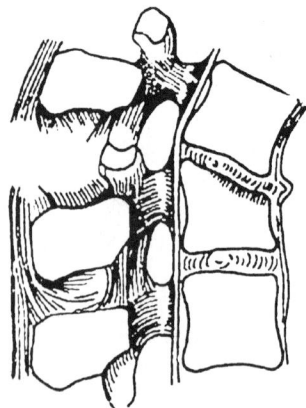

图 57-7　压缩骨折

6) 压缩性骨折：骨质因压缩而变形，多见于松质骨，如脊椎骨和跟骨(图 57-7)。

7) 凹陷性骨折：骨折片局部下陷，多见于颅骨。

8) 骨骺分离：经过骨骺的骨折，骨骺的断面可带有数量不等的骨组织。

3. 根据骨折端稳定程度分类

(1) 稳定性骨折：骨折端不易移位或复位后不易再发生移位者，如裂缝骨折、青枝骨折、横形骨折、压缩性骨折、嵌插骨折等。

(2) 不稳定性骨折：骨折端易移位或复位后易再移位者，如斜形骨折、螺旋形骨折、粉碎性骨折等。

【骨折段移位】 大多数骨折骨折段均有不同程度的移位，常见有以下五种，并且常常几种移位可同时存在(图 57-8~图 57-10)。即① 成角移位：两骨折段的纵轴线交叉成角，以其顶角的方向为准有向前、后、内、外成角。② 侧方移位：以近侧骨折段为准，远侧骨折段向前、后、内、外的侧方移位。③ 缩短移位：两骨折段相互重叠或嵌插，使其缩短。④ 分离移位：两骨折段在纵轴上相互分离，形成间隙。⑤ 旋转移位：远侧骨折段围绕骨之纵轴旋转。

造成各种不同移位的影响因素为：① 外界暴力的性质、大小和作用方向；② 肌肉的牵拉，不同骨折部位，由于肌肉起止点不同，肌肉牵拉造成不同方向移位；③ 骨折远侧段肢体重量的牵拉，可致骨折分离移位；④ 不恰当的搬运和治疗。

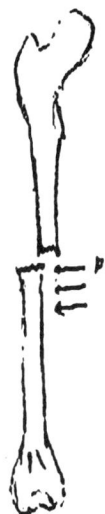

图 57-8 由于暴力的大小、作用方向及性质而引起的骨折段移位

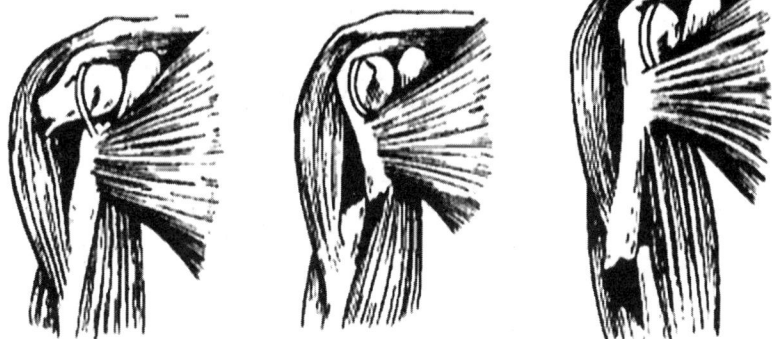

A. 骨折在胸大肌止点之上　B. 骨折在胸小肌止点之下　C. 骨折在三角肌止点之下

图 57-9 肱骨干骨折因骨折部位不同，由肌牵拉力而引起的不同移位

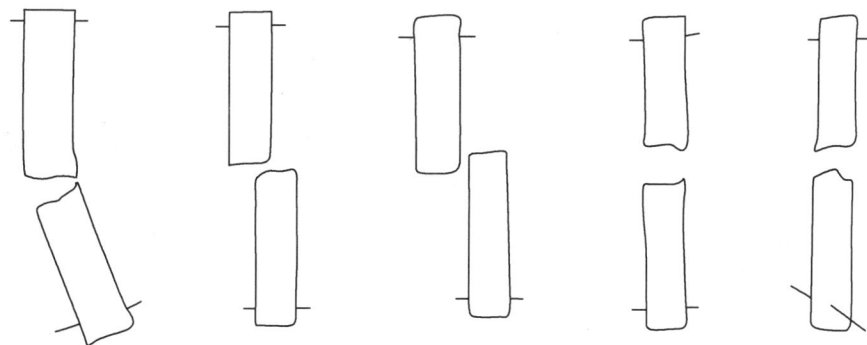

成角移位　　侧方移位　　短缩移位　　分离移位　　旋转移位

图 57-10 骨折段五种不同的移位

第二节　骨折的临床表现及 X 线检查

【临床表现】　大多数骨折一般只引起局部症状,严重骨折和多发性骨折可导致全身反应。

1. 全身表现

(1) 休克:骨折所致的休克主要原因是出血,特别是骨盆骨折、股骨骨折和多发性骨折,其出血量大者可达 2 000 mL 以上(图 57-11)。严重的开放性骨折或并发重要内脏器官损伤时亦可导致休克。

(2) 发热:骨折后一般体温正常,出血量较大的骨折,如股骨骨折、骨盆骨折,血肿吸收时可出现低热,但一般不超过 38℃。开放性骨折,出现高热时,应考虑感染的可能。

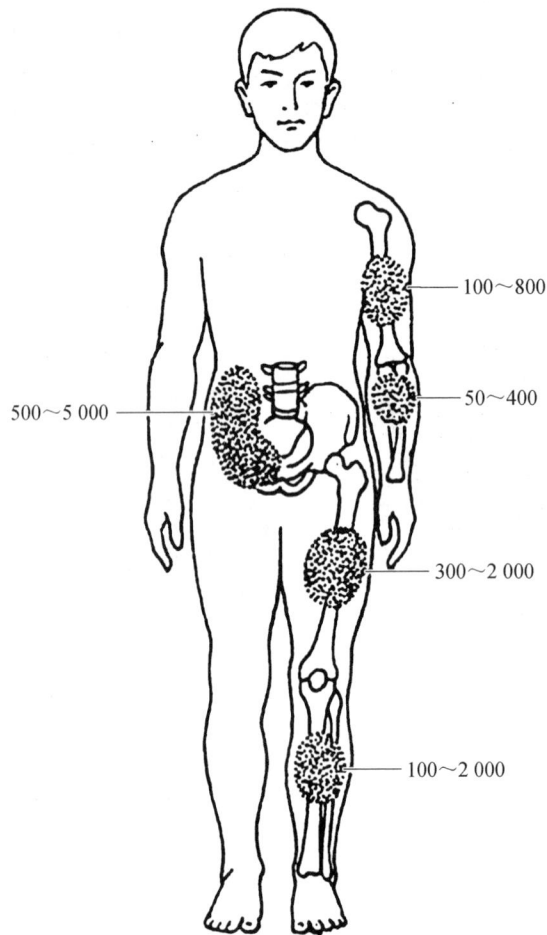

图 57-11　各部位骨折的失血量(单位:mL)

2. 局部表现

(1) 骨折的一般表现:为局部疼痛、肿胀和功能障碍。骨折时,骨髓、骨膜及周围组织血管破裂出血,在骨折处形成血肿,以及软组织损伤所致水肿,使患肢严重肿胀,甚至出现张力性水疱和皮下瘀斑,由于血红蛋白的分解,可呈紫色、青色或黄色(图 57-12)。骨折局部出现剧烈疼痛,特别是移动患肢时加剧,伴明显压痛。局部肿胀和疼痛使患肢活动受限,如为完全性骨折,可使受伤肢体活动功能完全丧失。

(2) 骨折的特有体征:具有以下三个骨折特有体征之一者,即可诊断为骨折。但骨折的异常活动和骨擦音或骨擦感应在初次检查患者时予以注意,不可故意反复多次检查,以免加重周围组织损伤,特别是重要的血管、神经损伤。值得注意的是、有些骨折如裂缝骨折和嵌插骨折,可不出现下述三个典型的骨折特有体征,应常规进行 X 线检查,以便确诊。

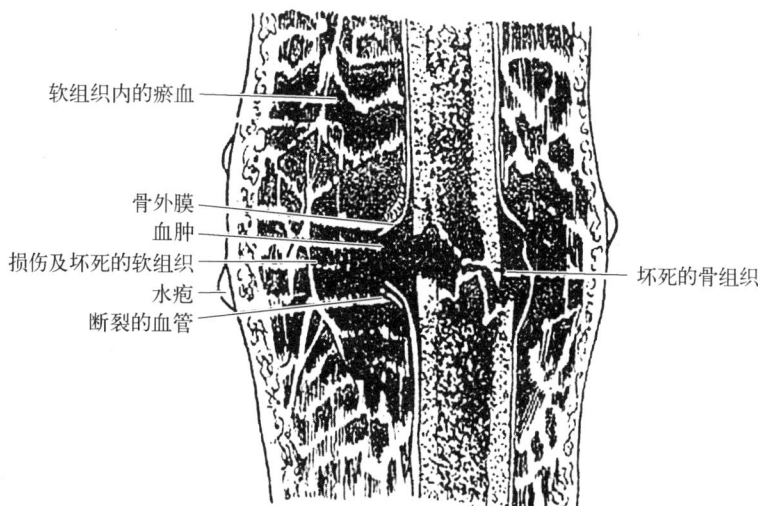

图 57 - 12　四肢长管骨骨干骨折纵剖面图

1) 畸形：骨折段移位可使患肢外形发生改变,主要表现为缩短、成角或旋转畸形。

2) 异常活动：正常情况下肢体不能活动的部位,骨折后出现不正常的活动。

3) 骨擦音或骨擦感：骨折后,两骨折端相互摩擦时,可产生骨擦音或骨擦感。

【X线检查】　X线检查对骨折的诊断和治疗具有重要价值。凡疑为骨折者应常规进行 X 线检查,可以显示临床上难以发现的不完全性骨折、深部的骨折、关节内骨折和小的撕脱性骨折等。即使临床上已表现为明显骨折者,X 线拍片检查也是必要的,可以帮助了解骨折的类型和骨折端移位情况,对于骨折的治疗具有重要指导意义。骨折的 X 线检查一般应拍摄包括邻近一个关节在内的正、侧位片,必要时应拍摄特殊位置的 X 线片。有时不易确定损伤情况时,尚需拍对侧肢体相应部位的 X 线片,以便进行对比。值得注意的是,有些轻微的裂缝骨折,急诊拍片未见明显骨折线,如临床症状较明显者,应于伤后 2 周拍片复查。此时,骨折端的吸收常可出现骨折线,如腕舟状骨骨折。

第三节　骨折的并发症

骨折常由较严重的创伤所致。在一些复杂的损伤中,有时骨折本身并不重要,重要的是骨折伴有或所致重要组织或重要器官损伤,常引起严重的全身反应,甚至危及患者的生命。骨折治疗过程中出现的一些并发症,将严重地影响骨折的治疗效果,应特别注意加以预防并及时予以正确处理。

一、早 期 并 发 症

1. 休克　严重创伤,骨折引起大出血或重要器官损伤所致。

2. 脂肪栓塞综合征　发生于成人,是由于骨折处髓腔内血肿张力过大,骨髓被破坏,脂肪滴进入破裂的静脉窦内,可引起肺、脑脂肪栓塞。临床上出现呼吸功能不全、发绀,胸部拍片有广泛性肺实变。动脉低血氧可致烦躁不安、嗜睡,甚至昏迷和死亡。

3. 重要内脏器官损伤

(1)肝、脾破裂：严重的下胸壁损伤,除可致肋骨骨折外,还可能引起左侧的脾和右侧的肝破裂出血,导致休克。

(2)肺损伤：肋骨骨折时,骨折端可使肋间血管及肺组织损伤,而出现气胸、血胸或血气胸,引起严重的呼吸困难。

(3)膀胱和尿道损伤：由骨盆骨折所致,起尿外渗所致的下腹部、会阴疼痛、肿胀以及血尿、排尿困难。

(4)直肠损伤：可由骶尾骨骨折所致,而出现下腹部疼痛和直肠内出血(图 57 - 4)。

4. 重要周围组织损伤

(1) 重要血管损伤：常见的有股骨髁上骨折，远侧骨折端可致腘动脉损伤；伸直型肱骨髁上骨折，近侧骨折端易造成肱动脉损伤(图 57-13)。

(2) 周围神经损伤：特别是在神经与其骨紧密相邻的部位，如肱骨中、下 1/3 交界处骨折极易损伤紧贴肱骨行走的桡神经；腓骨颈骨折易致腓总神经损伤。

(3) 脊髓损伤：为脊柱骨折和脱位的严重并发症，多见于脊柱颈段和胸腰段，出现损伤平面以下的截瘫(图 57-14)。

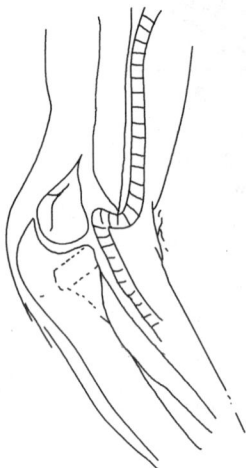

图 57-13　肱骨髁上骨折损伤肱动脉　　　　图 57-14　脊柱骨折脱位时损伤脊髓

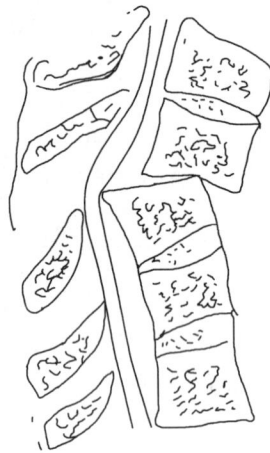

5. 骨筋膜室综合征　　即由骨、骨间膜、肌间隔和深筋膜形成的骨筋膜室内肌肉和神经因急性缺血而产生的一系列早期症候群。最多见于前臂掌侧和小腿，常由创伤骨折的血肿和组织水肿使其室内内容物体积增加或外包扎过紧、局部压迫使骨筋膜室容积减小而导致骨筋膜室内压力增高所致。当压力达到一定程度(前臂 65 mmHg，小腿 55 mmHg)可使供应肌肉的小动脉关闭，形成缺血-水肿-缺血的恶性循环，根据其缺血的不同程度而导致：① 濒临缺血性肌挛缩-缺血早期，及时处理恢复血液供应后，可不发生或仅发生极小量肌肉坏死，可不影响肢体功能。② 缺血性肌挛缩-较短时间或程度较重的不完全缺血，恢复血液供应后大部分肌肉坏死，形成挛缩畸形，严重影响患肢功能。③ 坏疽-广泛、长时间完全缺血，大量肌肉坏疽，常需截肢。如有大量毒素进入血液循环，还可致休克、心律不齐和急性肾衰竭。

二、晚　期　并　发　症

1. 坠积性肺炎　　主要发生于因骨折长期卧床不起的患者，特别是老年、体弱和伴有慢性病的患者，有时可因此而危及患者生命。应鼓励患者积极进行功能锻炼，及早下床活动。

2. 压疮　　截瘫或严重创伤患者，长期卧床不起，身体骨突起处受压，局部血循环障碍，易形成压疮。常见部位有骶骨部、髋部、足跟部。

3. 下肢深静脉血栓形成　　多见于骨盆骨折或下肢骨折，下肢长时间制动，静脉血回流缓慢，加之创伤所致血液高凝状态，易发生血栓形成。应加强活动锻炼，预防其发生。

4. 感染　　开放性骨折，特别是污染较重或伴有较严重的软组织损伤者，若清创不彻底，坏死组织残留或软组织覆盖不佳，可能发生感染。处理不当可致化脓性骨髓炎。

5. 损伤性骨化　　又称骨化性肌炎，关节扭伤、脱位或关节附近骨折，骨膜剥离形成骨膜下血肿，处理不当使血肿扩大，血肿机化、骨化，在关节附近的软组织内形成骨化，影响关节功能活动。

6. 创伤性关节炎　　关节内骨折，关节面遭到破坏，又未能准确复位，骨愈合后使关节面不平整，长期磨损易引起创伤性关节炎，致使关节活动时出现疼痛。

7. 关节僵硬　　患肢长时间固定，静脉和淋巴回流不畅，关节周围组织中浆液纤维性渗出和纤维蛋白沉积，发生纤维粘连，并伴有关节囊和周围肌挛缩，致使关节活动障碍。

8. 急性骨萎缩　　即损伤所致关节附近的痛性骨质疏松，亦称反射性交感神经性骨营养不良。好发于手、足骨折后,典型症状是疼痛和血管舒缩紊乱。疼痛与损伤程度不一致,随邻近关节活动而加剧,局部有烧灼感。由于关节周围保护性肌痉挛而致关节僵硬。血管舒缩紊乱可使早期皮温升高,水肿及汗毛、指甲生长加快,随之皮温低、多汗、皮肤光滑,汗毛脱落。致手或足肿胀、僵硬、寒冷、略呈青紫达数月之久。

9. 缺血性骨坏死 骨折使某一骨折段的血液供应被破坏,而发生该骨折段缺血性坏死(图57-15)。

10. 缺血性肌挛缩 是骨筋膜室综合征处理不当的严重后果。它可由骨折和软组织损伤直接所致,更常见的是骨折处理不当所造成,特别是外固定过紧。一旦发生则难以治疗,效果极差,常致严重残废。典型的畸形是爪形手和爪形足(图57-16)。

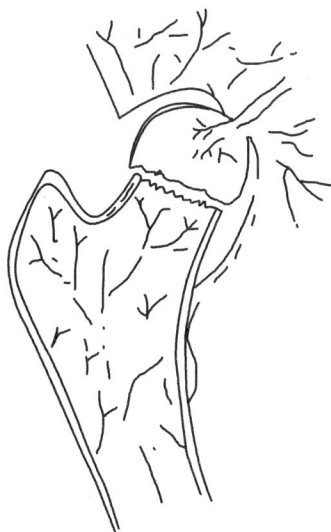

图57-15 股骨颈骨折致股骨头坏死　　图57-16 缺血性肌挛缩性爪形手

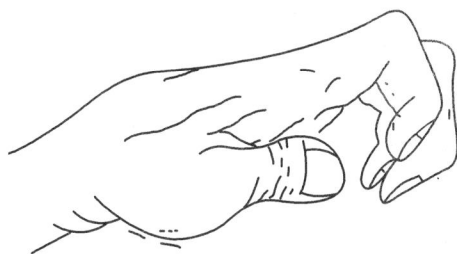

第四节 骨折愈合过程

骨折愈合过程骨折愈合是一个复杂而连续的过程,从组织学和细胞学的变化,通常将其分为三个阶段,但三者之间又不可截然分开,而是相互交织逐渐演进。

1. 血肿炎症机化期 骨折后骨髓腔、骨膜下和周围组织血管破裂出血,在骨折断端及其周围形成血肿。伤后6~8 h,由于内、外凝血系统的激活,骨折断端的血肿凝结成血块。而且严重的损伤和血管断裂使骨断端缺血,可致其部分软组织和骨组织坏死,在骨折处引起无菌性炎症反应。缺血和坏死的细胞所释放的产物,引起局部毛细血管增生扩张、血浆渗出、水肿和炎性细胞浸润。中性粒细胞、淋巴细胞、单核细胞和巨噬细胞侵入血肿的骨坏死区,逐渐清除血凝块、坏死软组织和死骨,而使血肿机化形成肉芽组织。

骨折端坏死的骨细胞、成骨细胞及被吸收的骨基质均向周围释放内源性生长因子,在炎症期刺激间充质细胞聚集、增殖及血管增生,并向成骨细胞转化。骨形态发生蛋白(BMP)具有独特的诱导成骨作用,主要诱导未分化间充质细胞分化形成软骨和骨。肉芽组织内成纤维细胞合成和分泌大量胶原纤维,转化为纤维结缔组织,使骨折两端连接起来,称为纤维连接。这一过程约在骨折后2周完成。同时,骨折端附近骨外膜的成骨细胞伤后不久即活跃增生,一周后即开始形成与骨干平行的骨样组织,并逐渐延伸增厚。骨内膜在稍晚时也发生同样改变(图57-17)。

2. 原始骨痂形成期 骨内、外膜增生,新生血管长大,成骨细胞大量增生,合成并分泌骨基质,使骨折端附近内、外形成的骨样组织逐渐骨化,形成新骨,即膜内成骨。由骨内、外膜紧贴骨皮质内、外形成的新骨,分别称为内骨痂和外骨痂(图57-18)。填充于骨折断端间和髓腔内的纤维组织逐渐转化为软骨组织,并随着成骨细胞侵入软骨基质,软骨细胞发生变性而凋亡,软骨基质经钙化而成骨,即软骨内成骨,形成环状骨痂和髓腔内骨痂,即为连接骨痂。连接骨痂与内、外骨痂相连,形成桥梁骨痂,标志着原始

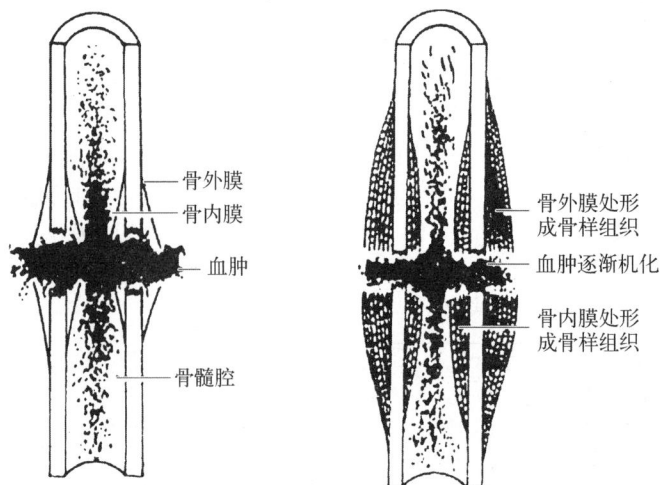

骨外膜
骨内膜
血肿
骨髓腔

骨外膜处形成骨样组织
血肿逐渐机化
骨内膜处形成骨样组织

A. 骨折后血肿形成　　　B. 血肿逐渐机化；骨内、外膜处开始形成骨样组织

图 57-17　骨折愈合过程的血肿炎症机化期

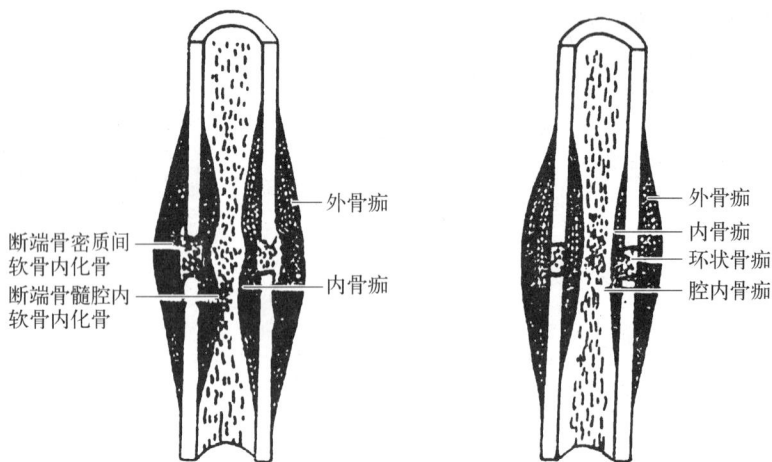

断端骨密质间软骨内化骨
断端骨髓腔内软骨内化骨
外骨痂
内骨痂

外骨痂
内骨痂
环状骨痂
腔内骨痂

A. 膜内化骨及软骨内化骨过程逐渐完成　　　B. 膜内化骨及软骨内化骨过程基本完成

图 57-18　骨折愈合过程的原始骨痂形成期

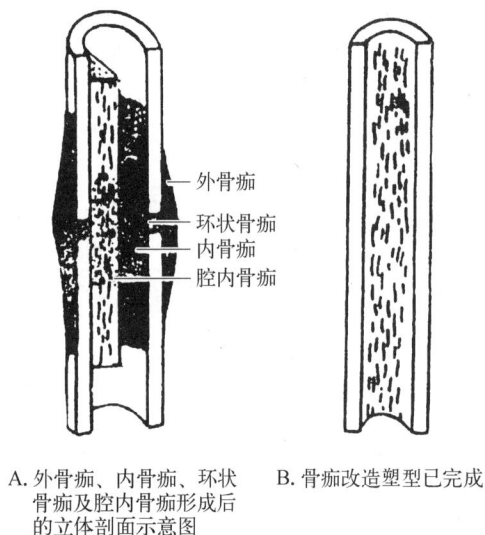

外骨痂
环状骨痂
内骨痂
腔内骨痂

A. 外骨痂、内骨痂、环状骨痂及腔内骨痂形成后的立体剖面示意图　　　B. 骨痂改造塑型已完成

图 57-19　骨折愈合过程的骨痂塑形期

骨痂形成(图 57-19)。这些骨痂不断钙化加强,当其达到足以抵抗肌收缩及剪力和旋转力时,则骨折达到临床愈合,一般需 4～8 周。此时 X 线片上可见骨折处有梭形骨痂阴影,但骨折线仍隐约可见。骨折愈合过程中,膜内成骨比软骨内成骨快,而膜内成骨又以骨外膜为主。因此,任何对骨外膜的损伤均对骨折愈合不利。

3. 骨板形成塑形期　原始骨痂中新生骨小梁逐渐增粗,排列逐渐规则和致密。骨折端的坏死骨经破骨和成骨细胞的侵入,完成死骨清除和新骨形成的爬行替代过程。原始骨痂被板层骨所替代,使骨折部位形成坚强的骨性连接,这一过程需 8～12 周。随着肢体活动和负重,根据 Wolff 定律,骨的机械强度取决于骨的结构,成熟骨板经成骨细胞和破骨细胞相互作用,在应力轴线上成骨细胞相对活跃,有更多的新骨使之形成坚强的板层骨;而在应力轴线以外破骨细胞相对活跃,使多余的骨痂逐渐被吸收而清除。髓腔重新沟通,骨折处恢复正常骨结构,在组织学和放射学上不留痕迹。

骨折愈合过程有一期愈合(直接愈合)和二期愈合(间接愈合),以上即为二期愈合的主要生物学过程。一期愈合是指骨折复位和坚强内固定后,骨折断端可通过哈佛系统重建直接发生连接,X线片上无明显外骨痂形成,而骨折线逐渐消失。其特征为愈合过程中无骨皮质区吸收,坏死骨在被吸收的同时由新的板层骨取代,而达到皮质骨间的直接愈合。临床上骨折愈合过程多为二期愈合。

【骨折临床愈合标准】 临床愈合是骨折愈合的重要阶段,此时患者已可拆除外固定,通过功能锻炼,逐渐恢复患肢功能。其标准为:① 局部无压痛及纵向叩击痛;② 局部无异常活动;③ X线片显示骨折处有连续性骨痂,骨折线已模糊;④ 拆除外固定后,如为上肢能向前平举 1 kg 重物持续达 1 min;如为下肢不扶拐能在平地连续步行 3 min,并不少于 30 步;连续观察 2 周骨折处不变形。临床愈合时间为最后一次复位之日至观察达到临床愈合之日所需的时间。检查肢体异常活动和肢体负重情况时应予慎重,不宜于解除固定后立即进行。

第五节　影响骨折愈合的因素

骨折愈合是受多种因素影响的复杂过程,其中有有利因素,也有不利因素。对其应有充分的认识,以便利用和发挥有利因素,避免和克服其不利因素,促进骨折愈合,缩短治疗时间。

一、全 身 因 素

1. 年龄 不同年龄骨折愈合差异很大,如新生儿股骨骨折 2 周可达坚固愈合,成人股骨骨折一般需 3 个月左右。儿童骨折愈合较快,老年人则所需时间更长。

2. 健康状况 健康状况欠佳,特别是患有慢性消耗性疾病者,如糖尿病、营养不良症、恶性肿瘤及钙磷代谢紊乱,骨折愈合时间明显延长。

二、局 部 因 素

1. 骨折的类型和数量 螺旋形和斜形骨折,骨折断面接触面大,愈合较快。横形骨折断面接触面小,愈合较慢。多发性骨折或一骨多段骨折,愈合较慢。

2. 骨折部位的血液供应 这是影响骨折愈合的重要因素,骨折的部位不同,骨折段的血液供应状况也不同,一般有以下四种情况。

(1) 两骨折段血液供应均良好,多见于干骺端骨折。许多小血管从关节囊、韧带和肌腱附着处进入骨内[图 57 - 20(左)],血液供应丰富,骨折愈合快,如胫骨髁骨折、桡骨远端骨折等。

(2) 一骨折段血液供应较差,如胫骨干中、下 1/3 骨折,由于胫骨干主要靠从其中、上 1/3 交界处后侧面进入髓腔内的滋养动脉自上而下来的血液供应[图 57 - 20(右)]。骨折后,滋养动脉断裂,远侧骨折段仅靠骨膜下小血管维持,血液供应明显减少,骨折愈合较慢(图 57 - 21)。

(3) 两骨折段血液供应均差,如胫骨中、上段和中、下段两处同时发生骨折,上段骨折仅一骨折段血液供应较差,下段骨折处则两骨折段血液供应均差,因此上段骨折较下段骨折愈合快。

(4) 骨折段完全丧失血液供应。如股骨颈囊内骨折,股骨头血液供应几乎完全中断,容易发生缺血性坏死。

3. 软组织损伤程度 严重的软组织损伤,可直接损伤骨折段附近的肌肉、血管和骨膜,破坏从其而来的血液供应,影响骨折的愈合。

4. 软组织嵌入 若有肌、肌腱、骨膜等组织嵌入两骨折端之间,骨折难以愈合甚至不愈合。

5. 感染 开放性骨折,局部感染可导致化脓性骨髓炎,出现软组织坏死和死骨形成,严重影响骨折愈合。

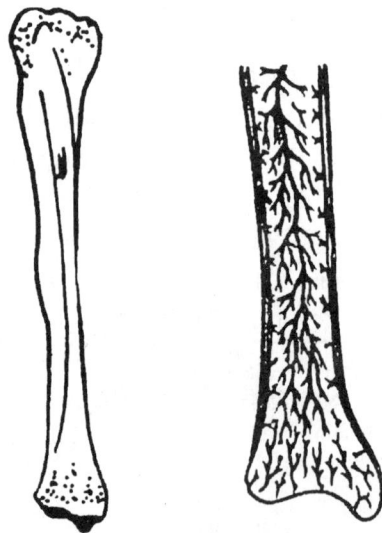

图 57 - 20　胫骨血液供应示意图

左：胫骨两端有许多小孔，许多小血管即由关节囊、韧带、肌腱等随着处穿入这些小孔进入骨内，故胫骨两端有充足的血液供应，在胫骨干之中、下 1/3 内完全没有血管孔，仅在上、中 1/3 交界处之后侧面有一血管孔；右：滋养动脉由此血管孔进入骨干内后，即自上而下承担整个中、下 1/3 骨干的大部分血液供应

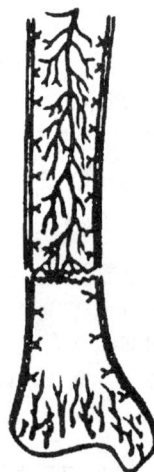

图 57 - 21　胫骨中下 1/3 骨折后骨折段远端血供减少

自上而下的滋养动脉断裂后，远侧骨折段丧失了大部分血液供应，仅保有来自骨外膜下小血管网的血液供应

三、治疗方法的影响

（1）反复多次的手法复位，可损伤局部软组织和骨外膜，不利于骨折愈合，应予避免。手法复位的优点是能较好地保持骨折部位的血供，但常较难达到解剖复位，凡已达到功能复位标准者，则不宜再行复位。

（2）切开复位时，软组织和骨膜剥离过多影响骨折段血供，可能导致骨折延迟愈合或不愈合，应在严格的手术指征情况下使用，并尽可能少地干扰和破坏局部血液供应。

（3）开放性骨折清创时，过多地摘除碎骨片，造成骨质缺损，影响骨折愈合。

（4）骨折行持续骨牵引治疗时，牵引力过大，可造成骨折段分离，并可因血管痉挛而致局部血液供应不足，导致骨折延迟愈合或不愈合。

（5）骨折固定不牢固，骨折处仍可受到剪力和旋转力的影响，干扰骨痂生长，不利于骨折愈合。

（6）过早和不恰当的功能锻炼，可能妨碍骨折部位的固定，影响骨折愈合。应当指出的是，正确而恰当的功能锻炼，可以促进肢体血液循环，消除肿胀；促进血肿吸收和骨痂生长；防止肌萎缩、骨质疏松和关节僵硬，有利于关节功能恢复。

第六节　骨折的急救

骨折急救的目的是用最为简单而有效的方法抢救生命、保护患肢、迅速转运，以便尽快得到妥善处理。

1. 抢救休克　　首先检查患者全身情况，如处于休克状态，应注意保温，尽量减少搬动，有条件时应立即输液、输血。合并颅脑损伤处于昏迷状态者，应注意保持呼吸道通畅。

2. 包扎伤口　　绝大多数的伤口出血可用加压包扎止血。大血管出血，加压包扎不能止血时，可采用止血带止血。最好使用充气止血带，并应记录所用压力和时间。创口用无菌敷料或清洁布类予以包扎，以减少再污染。若骨折端已戳出伤口，并已污染，又未压迫重要血管、神经者，不应将其复位，以免将污物带到伤口深处。应送至医院经清创处理后,再行复位。若在包扎时,骨折端自行滑入伤口内,应做好记录,以便在清创时进一步处理。

3. 妥善固定 固定是骨折急救的重要措施。凡疑有骨折者,均应按骨折处理。闭合性骨折者,急救时不必脱去患肢的衣裤和鞋袜,以免过多地搬动患肢,增加疼痛。若患肢肿胀严重,可用剪刀将患肢衣袖和裤脚剪开,减轻压迫。骨折有明显畸形,并有穿破软组织或损伤附近重要血管、神经的危险时,可适当牵引患肢,使之变直后再行固定。骨折急救固定的目的:① 避免骨折端在搬运过程中对周围重要组织,如血管、神经、内脏的损伤;② 减少骨折端的活动,减轻患者疼痛;③ 便于运送。固定可用特制的夹板,或就地取材用木板、木棍、树枝等。若无任何可利用的材料时,上肢骨折可将患肢固定于胸部,下肢骨折可将患肢与对侧健肢捆绑固定。

4. 迅速转运 患者经初步处理,妥善固定后,应尽快地转运至就近的医院进行治疗。

第七节 骨折的治疗原则

骨折的治疗有三大原则,即复位、固定和康复治疗。

1. 复位 是将移位的骨折段恢复正常或近乎正常的解剖关系,重建骨的支架作用。

2. 固定 即将骨折维持在复位后的位置,使其在良好对位情况下达到牢固愈合,是骨折愈合的关键。

3. 康复治疗 是在不影响固定的情况下,尽快地恢复患肢肌、肌腱、韧带、关节囊等软组织的舒缩活动。早期合理的功能锻炼,可促进患肢血液循环,消除肿胀;减少肌萎缩、保持肌肉力量;防止骨质疏松、关节僵硬和促进骨折愈合,是恢复患肢功能的重要保证。

一、骨折的复位

(一)复位标准

1. 解剖复位 骨折段通过复位,恢复了正常的解剖关系,对位(两骨折端的接触面)和对线(两骨折段在纵轴上的关系)完全良好时,称解剖复位。

2. 功能复位 经复位后,两骨折段虽未恢复至正常的解剖关系,但在骨折愈合后对肢体功能无明显影响者,称功能复位。每一部位功能复位的要求均不一样,一般认为功能复位的标准是:① 骨折部位的旋转移位、分离移位必须完全矫正。② 缩短移位在成人下肢骨折不超过 1 cm;儿童若无骨骺损伤,下肢缩短在 2 cm 以内,在生长发育过程中可自行矫正。③ 成角移位:下肢骨折轻微的向前或向后成角,与关节活动方向一致,日后可在骨痂改造期内自行矫正。向侧方成角移位,与关节活动方向垂直,日后不能矫正,必须完全复位。否则关节内、外侧负重不平衡,易引起创伤性关节炎。上肢骨折要求也不一致,肱骨干稍有畸形,对功能影响不大;前臂双骨折则要求对位、对线均好,否则影响前臂旋转功能。④ 长骨干横形骨折,骨折端对位至少达 1/3,干骺端骨折至少应对位 3/4。

(二)复位方法

骨折复位方法有两类,即手法复位(又称闭合复位)和切开复位。

1. 手法复位 应用手法使骨折复位,称为手法复位。大多数骨折均可采用手法复位的方法矫正其移位,获得满意效果。进行手法复位时,其手法必须轻柔,并应争取一次复位成功。粗暴的手法和反复多次的复位,均可增加软组织损伤,影响骨折愈合,且可能引起并发症。因此,对于骨折的复位,应争取达到解剖复位或接近解剖复位。如不易达到时,也不能为了追求解剖复位而反复进行多次复位,达到功能复位即可。

手法复位的步骤如下所述。

(1)解除疼痛:即使用麻醉解除肌痉挛和消除疼痛。可用局部麻醉、神经阻滞麻醉或全身麻醉,后者多用于儿童。采用局部麻醉时,即将注射针于骨折处皮肤浸润后,逐步刺入深处,当进入骨折部血肿后,可抽出暗红色血液,然后缓慢将 2% 普鲁卡因 10 mL(需先做皮试)或 0.5% 利多卡因 10 mL 注入血肿内,即可达到麻醉目的。

（2）肌松弛位：麻醉后，将患肢各关节置于肌松弛位，以减少肌肉对骨折段的牵拉力，有利于骨折复位。

（3）对准方向：骨折后，近侧骨折段的位置不易改变，而远侧骨折段因失去连续性，可使之移动。因此，骨折复位时，是将远侧骨折段对准近侧骨折段所指的方向。

（4）拔伸牵引：在对抗牵引下，于患肢远端，沿其纵轴以各种方法施行牵引，矫正骨折移位。绝大多数骨折都可施行手力牵引，也可将骨牵引的牵引弓系于螺旋牵引架的螺旋杆上，转动螺旋进行牵引，称螺旋牵引（图57-22）。

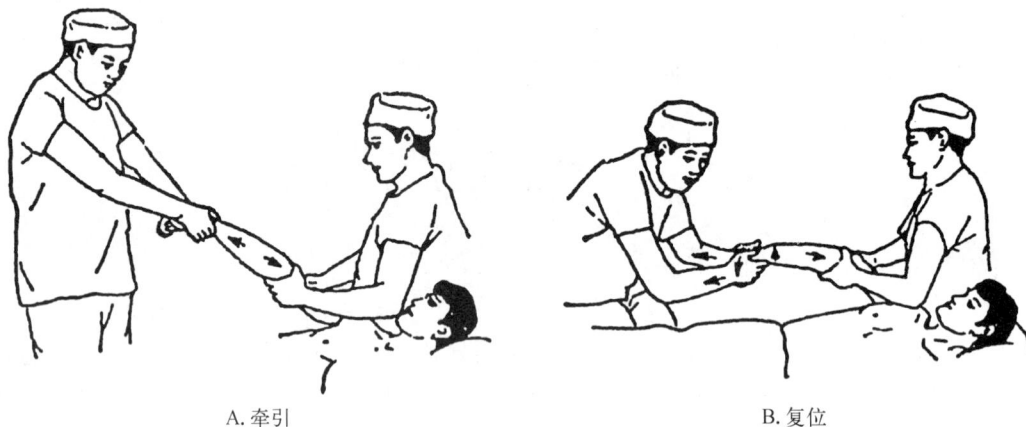

A. 牵引　　　　　　　　　　　　　　　B. 复位

图57-22 桡骨远端伸直型骨折牵引复位示意图（箭头所指为力的方向）

术者用两手触摸骨折部位，根据X线片所显示的骨折类型和移位情况，分别采用反折、回旋，端提、捻正和分骨、扳正等手法予以复位。

2. 切开复位 即手术切开骨折部位的软组织，暴露骨折段，在直视下将骨折复位，称为切开复位。由于大多数骨折可用手法复位治疗，切开复位只在一定的条件下进行。

（1）切开复位的指征

1）手法复位失败者。

2）关节内骨折，手法复位后对位不良，将可能影响关节功能者。

3）手法复位未能达到功能复位的标准，将严重影响患肢功能者。

4）骨折并发主要血管、神经损伤，修复血管、神经的同时，宜行骨折切开复位。

5）多处骨折，为便于护理和治疗，防止并发症，可选择适当的部位行切开复位。

（2）切开复位的优缺点

1）优点：切开复位的最大优点是可使手法复位不能复位的骨折达到解剖复位。有效的内固定，可使患者提前下床活动，减少肌萎缩和关节僵硬。还能方便护理，减少并发症。

2）缺点：切开复位有不少缺点，应引起重视。主要有：① 切开复位时分离软组织和骨膜，减少骨折部位的血液供应，如髓内钉内固定，可损伤髓腔内血液供应，可能引起骨折延迟愈合或不愈合。② 增加局部软组织损伤的程度，降低局部抵抗力，若无菌操作不严，易于发生感染，导致化脓性骨髓炎。③ 切开复位后所用的内固定器材如选择不当，术中可能发生困难或影响固定效果。内固定器材的拔除，大多需再一次手术。

二、骨 折 的 固 定

骨折的固定方法有两类，即外固定——用于身体外部的固定，和内固定——用于身体内部的固定。

（一）外固定

外固定主要用于骨折经手法复位后的患者，也有些骨折经切开复位内固定术后，需加用外固定者。自前常用的外固定方法有小夹板、石膏绷带、外展架、持续牵引和外固定器等。

1. 小夹板固定 是利用具有一定弹性的柳木板、竹板或塑料板制成的长、宽合适的小夹板，在适当部位加固定垫,绑在骨折部肢体的外面,以固定骨折。

(1) 小夹板固定的指征

1) 四肢闭合性管状骨骨折,但股骨骨折因大腿肌牵拉力强大,需结合持续骨牵引。

2) 四肢开放性骨折,创口小,经处理创口已愈合者。

3) 四肢陈旧性骨折,仍适合于手法复位者。

(2) 小夹板固定的优缺点:① 优点:能有效地防止再发生成角、旋转和侧方移位;一般不包括骨折的上、下关节,便于及早进行功能锻炼,防止关节僵硬。具有固定可靠、骨折愈合快、功能恢复好、治疗费用低、并发症少等优点。② 缺点:必须掌握正确的原则和方法,绑扎太松或固定垫应用不当,易导致骨折再移位;绑扎太紧可产生压迫性溃疡、缺血性肌挛缩,甚至肢体坏疽等严重后果。

2. 石膏绷带固定 是用熟石膏(无水硫酸钙)的细粉末撒布在特制的稀孔纱布绷带上,做成石膏绷带,用温水浸泡后,包在患者需要固定的肢体上,5~10 min 即可硬结成形,并逐渐干燥坚固,对患肢起有效的固定作用。近年来采用树脂绷带固定者日渐增多。

(1) 石膏绷带固定的指征

1) 开放性骨折清创缝合术后,创口愈合之前。

2) 某些部位的骨折,小夹板难以固定者。

3) 某些骨折切开复位内固定术后,如股骨骨折髓内钉或钢板螺丝钉固定术后,作为辅助性外固定。

4) 畸形矫正后矫形位置的维持和骨关节手术后的固定,如腕关节融合术后。

5) 化脓性关节炎和骨髓炎患肢的固定。

(2) 石膏绷带固定的优缺点

1) 优点:可根据肢体的形状塑型,固定作用确实可靠,可维持较长时间。

2) 缺点:无弹性,不能调节松紧度,固定范围较大,一般须超过骨折部的上、下关节,无法进行关节活动功能锻炼,易引起关节僵硬。

(3) 石膏绷带固定的注意事项

1) 应在石膏下垫置枕头,抬高患肢,以利于消除肿胀。

2) 包扎石膏绷带过程中,需将肢体保持在某一特殊位置时,助手可用手掌托扶肢体,不可用手指顶压石膏,以免产生局部压迫而发生溃疡。

3) 石膏绷带未凝结坚固前,不应改变肢体位置,特别是关节部位,以免石膏折断。

4) 石膏绷带包扎完毕,应在石膏上注明骨折情况和日期。

5) 观察石膏绷带固定肢体远端皮肤的颜色、温度、毛细血管充盈、感觉和指(趾)的运动。如遇持续剧烈疼痛、患肢麻木、颜色发紫和皮温下降,则是石膏绷带包扎过紧引起的肢体受压,应立即将石膏全长纵行切开减压,否则继续发展可致肢体坏疽。

6) 肢体肿胀消退引起石膏过松,失去固定作用,应及时更换。

7) 石膏绷带固定过程中,应做主动肌肉舒缩锻炼,未被固定的关节应早期活动。

3. 外固定器 即将骨圆钉穿过远离骨折处的骨骼,利用夹头和钢管组装成的外固定器固定。利用夹头在钢管上的移动和旋转矫正骨折移位。

外固定器适用于:① 开放性骨折;② 闭合性骨折伴广泛软组织损伤;③ 骨折合并感染和骨折不愈合;④ 截骨矫形或关节融合术后(图 57-23)。

外固定器的优点是固定可靠,易于处理伤口,不限制关节活动,可行早期功能锻炼。

4. 外展架固定 将用铅丝夹板、铝板或木板制成固定或可调节的外展架用石膏绷带或黏胶带固定于患者胸廓侧方,可将肩、肘、腕关节固定于功能位(图 57-23)。患肢处于抬高位,有利于消肿、止痛,且可避免肢体重量的牵拉,产生骨折分离移位,如肱骨骨折。

(1) 外展架固定的指征

1) 肱骨骨折合并桡神经损伤或肱骨干骨折手

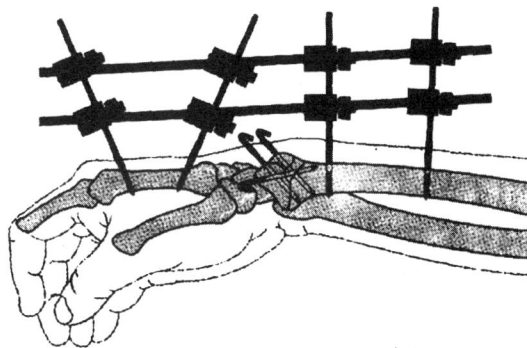

图 57-23 骨折外展架固定示意图

法或切开复位,小夹板固定后。

2）肿胀严重的上肢闭合性骨折和严重的上臂或前臂开放性损伤。

3）臂丛神经牵拉伤。

4）肩胛骨骨折。

5）肩、肘关节化脓性关节炎或关节结核。

5. 持续牵引　牵引既有复位作用,也是外固定。持续牵引分为皮肤牵引和骨牵引。皮肤牵引是将宽胶布条或乳胶海绵条黏贴在皮肤上或利用四肢尼龙泡沫套进行牵引。骨牵引是用骨圆钉或不锈钢针贯穿骨端松质骨,通过螺旋或滑车装置予以牵引。持续牵引的指征如下:

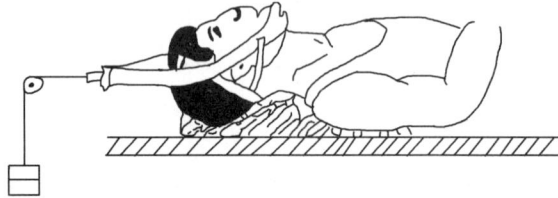

1）颈椎骨折脱位:枕颌布托牵引或颅骨牵引(图57-24)。

2）股骨骨折:大腿皮肤牵引或胫骨结节骨牵引。

3）胫骨开放性骨折:跟骨牵引。

4）开放性骨折合并感染。

图57-24　颈椎骨折颌枕带固定

5）复位困难的肱骨髁上骨折:尺骨鹰嘴骨牵引。持续牵引的方法和牵引重量应根据患者的年龄、性别、肌发达程度、软组织损伤情况和骨折的部位来选择。其牵引重量太小,达不到复位和固定的目的;重量过大,可产生骨折分离移位。

（二）内固定

内固定主要用于切开复位后,采用金属内固定物,如接骨板、螺丝钉、可吸收螺丝钉、髓内钉或带锁髓内钉和加压钢板等,将骨折段于解剖复位的位置予以固定。

有些骨折,如股骨颈骨折,可于手法复位后,在X线监视下,从股骨大转子下方,向股骨颈穿入三刃钉或钢针作内固定。

三、康　复　治　疗

康复治疗是骨折治疗的重要阶段,是防止发生并发症和及早恢复功能的重要保证。应在医务人员指导下,充分发挥患者的积极性,遵循动静结合、主动与被动运动相结合、循序渐进的原则,鼓励患者早期进行康复治疗,促进骨折愈合和功能恢复,防止并发症发生。

（1）早期阶段骨折后1~2周内,此期康复治疗的目的是促进患肢血液循环,消除肿胀,防止肌萎缩。由于患肢肿胀、疼痛、易发生骨折再移位,功能锻炼应以患肢肌主动舒缩活动为主。原则上,骨折上、下关节暂不活动。但身体其他各部关节则应进行康复治疗。

（2）中期阶段即骨折2周以后,患肢肿胀已消退,局部疼痛减轻,骨折处已有纤维连接,日趋稳定。此时应开始进行骨折上、下关节活动,根据骨折的稳定程度,其活动强度和范围逐渐缓慢增加,并在医务人员指导和健肢的帮助下进行,以防肌萎缩和关节僵硬。

（3）晚期阶段骨折已达临床愈合标准,外固定已拆除。此时是康复治疗的关键时期,特别是早、中期康复治疗不足的患者,肢体部分肿胀和关节僵硬应通过锻炼,尽早使之消除。并辅以物理治疗和外用药物熏洗,促进关节活动范围和肌力的恢复。

第八节　开放性骨折的处理

开放性骨折即骨折与外界相通,它可由直接暴力作用,使骨折部软组织破裂,肌肉挫伤所致,亦可由于间接暴力,由骨折端自内向外刺破肌肉和皮肤引起。前者骨折所伴软组织损伤远比后者严重。

开放性骨折的最大危险是由于创口被污染,大量细菌侵入,并在局部迅速繁殖,导致骨感染。严重者可致肢体功能障碍、残废,甚至引起生命危险。

一、开放性骨折的分类

开放性骨折根据软组织损伤的轻重,可分为三度。

第一度:皮肤由骨折端自内向外刺破,软组织损伤轻。

第二度:皮肤破裂或压碎,皮下组织与肌组织中度损伤。

第三度:广泛的皮肤、皮下组织与肌肉严重损伤,常合并血管、神经损伤。

二、术前检查与准备

(1)询问病史,了解创伤的经过、受伤的性质和时间,急救处理的情况等。

(2)检查全身情况,是否有休克和其他危及生命的重要器官损伤。

(3)通过肢体的运动、感觉,动脉搏动和末梢血循环状况,确定是否有神经、肌腔和血管损伤。

(4)观察伤口,估计损伤的深度,软组织损伤情况和污染程度。

(5)拍摄患肢正、侧位 X 线片,了解骨折类型和移位。

三、清 创 的 时 间

原则上,清创越早,感染机会越少,治疗效果越好。早期细菌停留在创口表面,仅为污染,以后才繁殖并侵入组织内部发生感染,这段时间称为潜伏期。因此,应争取在潜伏期内、感染发生之前进行清创。一般认为在伤后 6～8 h 内清创,创口绝大多数能一期愈合。若受伤时气温较低,如在冬天,其清创时间可适当延长。少数病例在伤后 12～24 h,甚至个别病例超过 24 h 还可进行清创。但绝不可有意拖延清创时间,以免增加感染的机会,造成不良后果。

四、清 创 的 要 点

开放性骨折的清创术包括清创、骨折复位和软组织修复及伤口闭合。它的要求比单纯软组织损伤更为严格,一旦发生感染,将导致化脓性骨髓炎。

1. 清创 清创即将污染的创口,经过清洗、消毒,然后切除创缘、清除异物,切除坏死和失去活力的组织,使之变成清洁的创口。

(1)清洗:无菌敷料覆盖创口,用无菌刷及肥皂液刷洗患肢 2～3 次,范围包括创口上、下关节,刷洗后用无菌生理盐水冲洗,创口内部一般不刷洗,如污染严重,可用无菌纱布轻柔清洗,用生理盐水冲洗。然后可用 0.1% 活力碘(聚吡咯酮碘)冲洗创口或用纱布浸湿 0.1% 活力碘敷于创口,再用生理盐水冲洗。常规消毒铺巾后行清创术。

(2)切除创缘皮肤 1～2 mm,皮肤挫伤者,应切除失去活力的皮肤。从浅至深,清除异物,切除污染和失去活力的皮下组织、筋膜、肌肉。对于肌腱、神经和血管,应在尽量切除其污染部分的情况下,保留组织的完整性,以便予以修复。清创应彻底,避免遗漏死腔和死角。

(3)关节韧带和关节囊严重挫伤者,应予切除。若仅污染,则应在彻底切除污染物的情况下,尽量予以保留,对关节的稳定和以后的功能恢复十分重要。

(4)骨外膜应尽量保留,以保证骨愈合。若已污染,可仔细将其表面切除。

(5)骨折端的处理:既要彻底清理干净,又要尽量保持骨的完整性,以利骨折愈合。骨端的污染程度在密质骨一般不超过 0.5～1.0 mm,松质骨则可深达 1 cm。密质骨的污染可用骨凿凿除或用咬骨钳咬除,污染的松质骨可以刮除,污染的骨髓腔应注意将其彻底清除干净。粉碎性骨折的骨片应仔细加以处理。游离的小骨片可以去除,与周围组织尚有联系的小骨片应予保留,并应复位,有助于骨折愈合。大块的骨片,即使已完全游离也不能摘除,以免造成骨缺损,影响骨折愈合,甚至导致骨不连接。应将其用 0.1% 活力碘浸泡 5 min,然后用生理盐水冲洗后,重新放回原骨折处,以保持骨的连续性。

(6) 再次清洗：彻底清创后，用无菌生理盐水再次冲洗创口及其周围 2～3 次。然后用 0.1% 活力碘浸泡或湿敷创口 3～5 min，该溶液对组织无不良反应。若创口污染较重，且距伤后时间较长，可加用 3% 过氧化氢溶液清洗，然后用生理盐水冲洗，以减少厌氧菌感染的机会。再清洗后应更换手套、敷单及手术器械，继续进行组织修复手术。

2. 组织修复

(1) 骨折固定：清创后，应在直视下将骨折复位，并根据骨折的类型选择适当的内固定方法将骨折固定。固定方法应以最简单、最快捷为宜，必要时术后可适当加用外固定。若骨折稳定，复位后不易再移位者，亦可不做内固定，而单纯选用外固定。第三度开放性骨折及第二度开放性骨折清创时间超过伤后 6～8 h 者，不宜应用内固定，可选用外固定器固定。因为超过 6～8 h，创口处污染的细菌已渡过潜伏期，进入按对数增殖的时期，内固定物作为无生命的异物，机体局部抵抗力低下，且抗菌药物难以发挥作用，容易导致感染。一旦发生感染，则内固定物必须取出，否则感染不止，创口不愈。

(2) 重要软组织修复：肌腱、神经、血管等重要组织损伤，应争取在清创时采用合适的方法予以修复，以便早日恢复肢体功能。

(3) 创口引流：用硅胶管，置于创口内最深处，从正常皮肤处穿出体外，并接以负压引流瓶，于 24～48 h 后拔除。必要时，在创口闭合前可将抗生素或抗生素缓释剂置入创口内。

3. 闭合创口　　完全闭合创口，争取一期愈合，是达到将开放性骨折转化为闭合性骨折的关键，也是清创术争取达到的主要目的。对于第 Ⅰ、Ⅱ 度开放性骨折，清创后，大多数创口能一期闭合。第 Ⅲ 度开放性骨折，亦应争取在彻底清创后，采用各种不同的方法，尽可能地一期闭合创口。

(1) 直接缝合：皮肤无明显缺损者，多能直接缝合。垂直越过关节的创口，虽然没有皮肤缺损，也不宜直接缝合，以免创口瘢痕挛缩，影响关节的活动。应采用"Z"字成形予以闭合。

(2) 减张缝合和植皮术：皮肤缺损，创口张力较大，不能直接缝合，如周围皮肤及软组织损伤较轻，可在创口一侧或两侧作与创口平行的减张切口。缝合创口后，如减张切口可以缝合者则直接缝合，否则于减张切口处植皮。

(3) 延迟闭合：第三度开放性骨折，软组织损伤严重，一时无法完全确定组织坏死情况，感染的机会较大。清创后，可将周围软组织覆盖骨折处，敞开创口，用无菌敷料湿敷，观察 3～5 d，可再次清创，彻底切除失活组织，进行游离植皮。如植皮困难，可用皮瓣移植覆盖。

(4) 皮瓣移植：伴有广泛软组织损伤的第三度开放性骨折，骨折处外露，缺乏软组织覆盖，极易导致感染。应设法将创口用各种不同的皮瓣加以覆盖，如局部转移皮瓣，带血管蒂岛状皮瓣或吻合血管的游离皮瓣移植等。

清创过程完成后，根据伤情选择适当的固定方法固定患肢。应使用抗生素预防感染，并应用破伤风抗毒素。

第九节　开放性关节损伤处理原则

开放性关节损伤即皮肤和关节囊破裂，关节腔与外界相通。其处理原则与开放性骨折基本相同，治疗的主要目的是防止关节感染和恢复关节功能。损伤程度不同、处理方法和术后效果亦不同，一般可分为以下三度。

第 Ⅰ 度：锐器刺破关节囊，创口较小，关节软骨和骨骼无损伤。此类损伤无须打开关节，以免污染进一步扩散。创口行清创缝合后，可在关节内注入抗生素，予以适当固定 3 周，开始功能锻炼，经治疗可保留关节功能。如有关节肿胀、积液则按化脓性关节炎早期处理。

第 Ⅱ 度：软组织损伤较广泛，关节软骨及骨骼部分破坏，创口内有异物。应在局部软组织清创完成后，更换手套、敷单和器械再扩大关节囊切口，充分显露关节，用大量生理盐水反复冲洗。彻底清除关节内的异物、血肿和小的碎骨片。大的骨片应予复位，并尽量保持关节软骨面的完整，用克氏针或可吸收螺丝钉固定。关节囊和韧带应尽量保留，并应予以修复。关节囊的缺损可用筋膜修补。必要时关节腔内可放置硅胶管，术后用林格液加抗生素灌洗引流，于术后 48 h 拔除。经治疗后可恢复部分关节功能。

第Ⅲ度：软组织毁损，韧带断裂，关节软骨和骨骺严重损伤，创口内有异物，可合并关节脱位及血管、神经损伤等。经彻底清创后敞开创口，无菌敷料湿敷，3～5 d后可行延期缝合。亦可彻底清创后，大面积软组织缺损可用显微外科组织移植，如用肌皮瓣或皮瓣移植修复。关节面严重破坏，关节功能无恢复可能者，可一期行关节融合术。

第十节　骨折延迟愈合、不愈合和畸形愈合的处理

一、骨折延迟愈合

骨折经治疗，超过一般愈合所需的时间，骨折断端仍未出现骨折连接，称骨折延迟愈合。X线片显示骨折端骨痂少，轻度脱钙，骨折线仍明显，但无骨硬化表现。

骨折延迟愈合除患者全身营养不良等因素外，主要原因是骨折复位后固定不确实，骨折端存在剪力和旋转力或者牵引过度所致的骨端分离。骨折延迟愈合表现为骨折愈合较慢，但仍有继续愈合的能力和可能性，针对原因经过适当的处理，仍可达到骨折愈合。

二、骨折不愈合

骨折经过治疗，超过一般愈合时间，且经再度延长治疗时间，仍达不到骨性愈合。X线片显示为骨折端骨痂少，骨端分离，两断端萎缩光滑，骨髓腔被致密硬化的骨质所封闭。临床上骨折处有假关节活动，称为骨折不愈合或骨不连接。

骨折不愈合多由于骨折端间嵌夹较多软组织，开放性骨折清创时去除的骨片较多造成的骨缺损，多次手术对骨的血液供应破坏较大等因素所致。骨折不愈合，不可能再通过延长治疗时间而达到愈合，而需切除硬化骨，打通骨髓腔，修复骨缺损。一般需行植骨、内固定，必要时还需加用石膏绷带外固定予以治疗。带血管蒂的骨膜和骨移植及吻合血管的游离骨膜和骨移植已成为治疗骨折不愈合的重要方法。近年来有应用低频电磁场治疗无骨质缺损的骨折不愈合成功者，可使某些病例免去手术。骨折畸形愈合即骨折愈合的位置未达到功能复位的要求，存在成角、旋转或重叠畸形。

三、畸　形　愈　合

可能由于骨折复位不佳，固定不牢固或过早地拆除固定，肌肉牵拉、肢体重量和不恰当负重的影响所致。畸形较轻，对功能影响不大者，可不予处理。畸形明显影响肢体功能者需行矫正。如骨折愈合时间在2～3个月，骨痂尚不坚固，可在麻醉下行手法折骨，将其在原骨折处折断，重新复位和固定，使其在良好的位置愈合。如骨折愈合已很坚固，则应行截骨矫形术。

知识拓展

骨　折　分　类

骨折最常用的分类为国际内固定研究学会（AO，ASIF）分类，该成立半个多世纪以来，一直致力于骨折治疗的基础和临床研究，形成了在骨折内固定治疗的基本理念和理论体系，及内固定设计和手术技术等方面的系统知识，其影响遍及全球。AO骨折分类由5位诊断数码组成，前两位表示部位，后三位表示形态特点。

骨折部位编码：1肱骨，2尺桡骨，3股骨，4胫腓骨，5脊柱，6骨盆，7手，8足，91.1髌骨，91.2锁骨，91.3肩胛骨，92下颌骨，93颅面骨。

骨干骨折分型：A简单骨折，B楔形骨折，C复杂骨折。

骨端骨折分型：A关节外骨折，B部分关节内骨折，C完全关节内骨折。

小 结

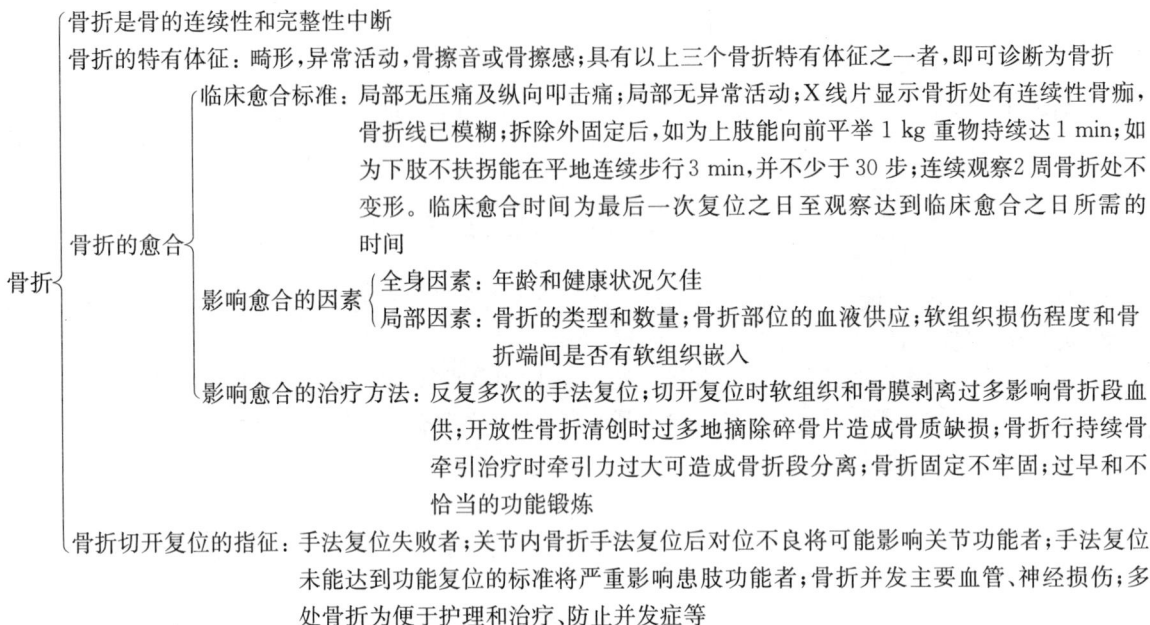

骨折是骨的连续性和完整性中断

骨折的特有体征：畸形，异常活动，骨擦音或骨擦感；具有以上三个骨折特有体征之一者，即可诊断为骨折

骨折的愈合
- 临床愈合标准：局部无压痛及纵向叩击痛；局部无异常活动；X线片显示骨折处有连续性骨痂，骨折线已模糊；拆除外固定后，如为上肢能向前平举1 kg重物持续达1 min；如为下肢不扶拐能在平地连续步行3 min，并不少于30步；连续观察2周骨折处不变形。临床愈合时间为最后一次复位之日至观察达到临床愈合之日所需的时间
- 影响愈合的因素
  - 全身因素：年龄和健康状况欠佳
  - 局部因素：骨折的类型和数量；骨折部位的血液供应；软组织损伤程度和骨折端间是否有软组织嵌入
- 影响愈合的治疗方法：反复多次的手法复位；切开复位时软组织和骨膜剥离过多影响骨折段血供；开放性骨折清创时过多地摘除碎骨片造成骨质缺损；骨折行持续骨牵引治疗时牵引力过大可造成骨折段分离；骨折固定不牢固；过早和不恰当的功能锻炼

骨折切开复位的指征：手法复位失败者；关节内骨折手法复位后对位不良将可能影响关节功能者；手法复位未能达到功能复位的标准将严重影响患肢功能者；骨折并发主要血管、神经损伤；多处骨折为便于护理和治疗、防止并发症等

【思考题】

(1) 简述骨折的专有体征。

(2) 简述骨折的治疗原则。

(3) 骨折的早起并发症和晚期并发症分别有哪些?

(4) 影响骨折愈合的因素有哪些?

(5) 简述骨折切开复位内固定的指征。

(6) 骨折解剖复位和功能复位的标准有哪些?

(7) 简述骨筋膜室综合征的临床表现。

（顾加祥）

第五十八章　上肢骨、关节损伤

学习要点

- **掌握**：① 肩关节脱位的分类，Dugas 征；② 肘关节脱位的分类及临床表现；③ 桡骨远端骨折分类、诊断及治疗。
- **熟悉**：① 肩锁关节脱位的分类；② 肱骨髁上骨折的诊断；③ 锁骨骨折的分类。
- **了解**：① 肱骨外科颈骨折的分类，肱骨干骨折骨折端移位的方向；② 尺桡骨干骨折的诊断及治疗。

上肢骨折包括从近端锁骨至远端手指骨折，上肢骨折的修复主要是解放在从事生产劳动中最主要的工具——手。上肢骨折包括肩、肘、腕等关节骨折和肱骨、尺桡骨和手部骨折。上肢占骨折总数的48.0％，上肢骨折部位中指骨骨折占上肢骨折的30.0％，桡骨远端骨折占上肢骨折的15.7％，锁骨骨折占上肢骨折的10.8％，掌骨骨折占上肢骨折的8.8％，上肢骨折病例中，指骨骨折占上肢骨折的31.6％，桡骨远端骨折占上肢骨折的10.9％，桡骨远端伴尺骨茎突骨折占上肢骨折的5.7％，锁骨骨折占上肢骨折的11.4％；掌骨骨折占上肢骨折6.5％。

第一节　锁骨骨折

锁骨骨折是常见的骨折之一，各年龄段均可发生，但主要发生于青少年及儿童。

【病因】　锁骨是皮下的"S"形结构，直接或间接暴力均可引起锁骨骨折，但以间接暴力居多。常见受伤机制为跌倒时手、肘部或肩部着地，暴力传导冲击锁骨，发生斜形或横形骨折（图58-1）。直接暴力常由胸上方或前方暴力直接撞击锁骨，导致粉碎性骨折。锁骨在解剖上临近第一肋和胸廓出口，向下移位较大的骨折块，有压迫和损伤锁骨下神经血管的可能。儿童锁骨骨折多为青枝骨折，成人多为斜形、粉碎形骨折。

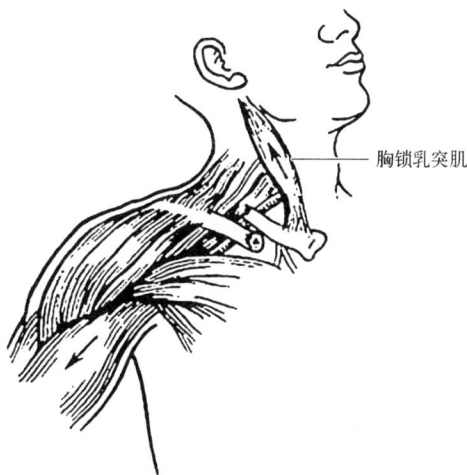

胸锁乳突肌

图58-1　常见锁骨骨折

【分类】　临床上按骨折部位可将锁骨骨折分为三型，Ⅰ型骨折发生在中 1/3，发生率最高，该区无韧带支持。Ⅱ型骨折发生在锁骨远端 1/3，常由该部位的直接暴力引起，有时合并肩锁关节脱位。而Ⅲ型骨折相对不常见，累及锁骨内 1/3，因胸锁乳突肌及肋锁韧带的作用，骨折端很少移位。

【临床表现/诊断】

1. 典型体征　为患者常用健手托住伤侧肘部，以减少肩部活动引起的骨折端移动而导致的疼痛，同时头部向患侧偏斜，以减轻因胸锁乳突肌牵拉骨折近端活动而导致疼痛。由于锁骨位置表浅，骨折后，出现肿胀、瘀斑及局部压痛，肩关节活动使疼痛加重，同时可触及骨摩擦感。儿童的青枝骨折时，局部肿胀及畸形不明显，或活动伤侧患肢及压迫锁骨时，患儿啼哭。结合受伤病史，检查的体征及锁骨X线检查，诊断并不困难。

2. 进一步的临床检查　　需评估锁骨下血管和神经的完好。如发现双上肢脉搏不对称、搏动性肿块，需进一步行血管检查。同时还应仔细检查上肢的神经功能，以便对合并神经损伤做出正确诊断。

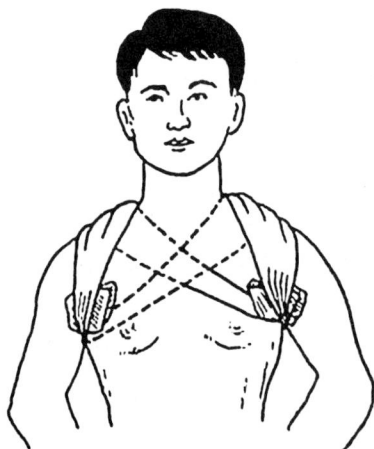

图 58-2　锁骨骨折"8"字绷带固定

【治疗】

（1）儿童的青枝骨折及成人的无移位骨折可选用外固定治疗。用三角巾或"8"字绷带将患肢固定 3~6 周即可开始活动。

（2）有移位的Ⅰ型中段骨折，可采用手法复位，"8"字绷带固定（图 58-2）。"8"字绷带固定术后需严密观察双上肢血循环及感觉运动功能，若出现肢体肿胀、麻木，表示固定过紧，应及时放松固定。术后 1 周左右，由于骨折区肿胀消失，或因绷带张力降低，常使固定的绷带松弛而导致再移位，因此复位后 2 周内应经常检查固定是否可靠，及时调整固定的松紧度。

（3）在以下情况时，可考虑行切开复位内固定：① 患者不能忍受"8"字绷带固定的痛苦；② 软组织嵌入、骨折不稳定、复位后再移位，保守治疗影响骨折愈合；③ 合并锁骨下神经、血管损伤，需手术探查修复；④ 开放性骨折；⑤ 陈旧骨折不愈合。切开复位时，应根据骨折部位、骨折类型及移位情况选择接骨板、螺钉或克氏针固定。在选用接骨板时，应按锁骨形状进行预弯，并应将钢板放在锁骨上方，锁骨前方软组织覆盖少，应尽量避免放置。

第二节　肩锁关节脱位

肩锁关节由锁骨外侧端与肩峰构成，脱位十分常见，在肩部损伤中占 4%~6%，多见于年轻人的运动创伤。

【病因】　　肩锁关节的稳定性依靠关节囊、肩锁韧带及喙锁韧带的相互作用，脱位多由直接暴力所致，少数为间接传导的暴力，前者见于肩峰受到外伤时，肩峰及肩胛骨猛然向下，关节囊及周围韧带断裂而发生脱位。后者见于跌倒时，力量沿肘肩部传导至肩锁关节，破坏关节囊及韧带而发生关节脱位。

【分类】　　临床上可按肩锁关节脱位程度将其分为三型（图 58-3）。

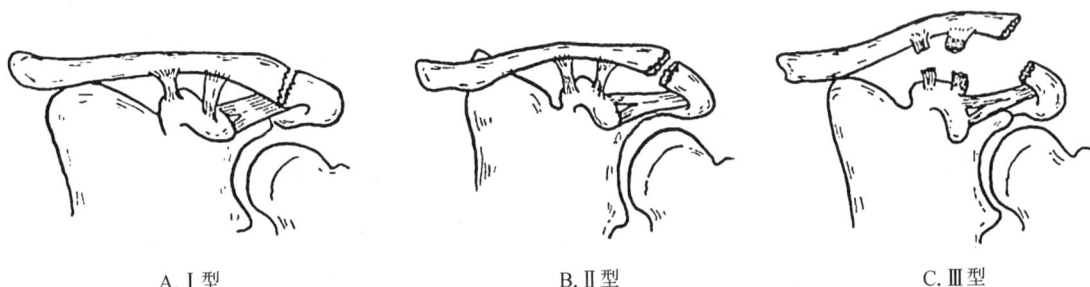

A. Ⅰ型　　　　　　　　　B. Ⅱ型　　　　　　　　　C. Ⅲ型

图 58-3　肩锁关节脱位分型

Ⅰ型：关节囊及肩锁韧带扭伤或松弛，而喙锁韧带完整，肩锁关节移位不明显。

Ⅱ型：关节囊及肩锁韧带不完全破裂，喙锁韧带拉伤，关节呈半脱位状态。

Ⅲ型：肩锁关节囊、肩锁及喙锁韧带完全断裂，关节完全脱位。

【临床表现/诊断】

（1）有明确外伤病史。

（2）疼痛：多局限在肩锁关节局部，尤以肩关节外展及上举时明显，并有压痛。

（3）肿胀和畸形：第Ⅰ型肿胀不明显或仅有轻度肿胀；Ⅱ、Ⅲ可显示肩锁关节处阶梯状畸形外观，于肩关节外展位时压迫锁骨远端可有弹性感，肿胀较Ⅰ型明显。肥胖者肿胀和畸形可不明显。

（4）活动受限：因疼痛而影响肩关节活动，患者喜以健手托患肢肘部的保护性姿势，以减少肩部活动。

（5）X线摄片：Ⅱ、Ⅲ型可作双肩对比显示肩锁关节脱位征。必要时行双上肢应力摄片，患者手持4～6 kg重物下摄片，此时锁骨外侧端移位更为清晰。

【治疗】　对于Ⅰ型损伤，用三角巾悬吊患肢2～3周后开始肩关节活动，可获得较好功能。Ⅱ型损伤有学者主张手法复位、加垫外固定，但固定常不可靠，易并发压疮，或演变为陈旧性脱位。对有症状的陈旧性半脱位及Ⅲ型患者，尤其是肩锁关节移位超过2 cm者，可选择手术治疗。手术方法可选择切开复位锁骨钩板内固定或行关节镜重建喙锁韧带。

第三节　肩关节脱位

肩关节脱位在全身大关节脱位中占38%～40%，多发生于青壮年，男性多于女性。

【病因】　创伤是肩关节脱位的主要原因，多为间接暴力所致。见于患者跌倒时手掌或肘部着地，上肢外展外旋，力量由肱骨传导到肩关节，肱骨头突破关节囊而脱位。此外，当肩关节极度外展外旋位，肱骨颈或肱骨大结节抵触于肩峰，形成杠杆作用，以致肱骨头脱位于关节盂下。直接暴力指外力直接作用于肱骨头处而导致肩关节脱位，较少见。另外，破伤风或癫痫发作等情况下因肌肉拉力也可发生肩关节脱位。

【分类】　根据肱骨头脱位方向可将其分为前脱位、后脱位、上脱位及下脱位四型。各种脱位中以前脱位最为常见，其进一步可分为喙突下脱位、盂下脱位和锁骨下脱位。

【临床表现/诊断】

（1）有上肢外展外旋或后伸着地等外伤病史，肩部疼痛、肿胀及功能障碍等一般损伤症状。患者以健手托着患肢前臂，头部向患侧倾斜以减轻疼痛。

（2）患肩呈方肩畸形，肩胛盂处空虚感。

（3）Dugas征阳性：即将患侧肘部紧贴胸壁时，手掌搭不到健侧肩部，或手掌搭在健侧肩部时，肘部无法贴近胸壁。

（4）影像学检查：X线检查可以确诊肩关节脱位，同时用来了解有无合并骨折，必要时行CT等检查。

（5）肩关节前脱位可合并血管、神经（大多为腋神经）损伤，查体时需注意。

【治疗】　按脱位治疗原则，尽量在无痛下及早予以复位，首先采用手法复位、外固定方式治疗，操作轻柔精确，避免暴力，以免发生合并症。

（1）Hippocrates法（又称手牵-足蹬法）：常用，患者仰卧，术者站在患侧，腋窝处垫棉垫，术者双手握住患者手腕部，于外展位沿患肢纵轴方向牵引，同时术者以足跟顶住腋部作为反牵引力。牵引均匀持续用力，牵引一段时间后肩部肌肉松弛，逐渐内收、内旋上肢，可感到有弹跳或听到响声，提示复位成功，再做Dugas征检查，应由阳性转为阴性（图58-4）。

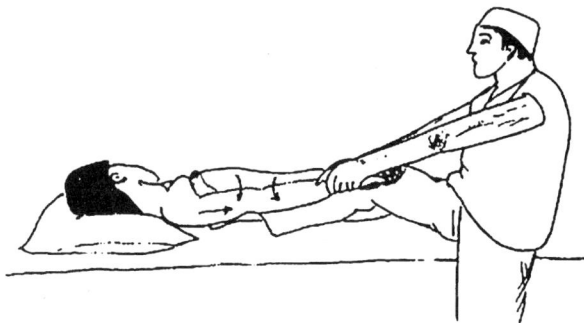

图58-4　肩关节脱位Hippocrates复位法

（2）固定方法　单纯性肩关节脱位复位后可用肩臂带悬吊上肢，肘关节屈曲90°，固定3周，合并大结节骨折者应延长1～2周。部分病例关节囊破损明显，或肩带肌肌力不足者，术后摄片会有肩关节半脱位，此类病例宜用搭肩位固定，即将患肢手掌搭在对侧肩部，肘部贴近胸壁，用绷带将上臂固定在胸壁，并托住肘部，这种体位可以纠正肩关节半脱位。

（3）康复治疗固定期间行腕部与手指各关节锻炼，解除固定后，鼓励患者主动锻炼肩关节各个方向活动。配合做理疗按摩，会有更好效果。遵循循序渐进原则。

对于陈旧性肩关节脱位影响上肢功能者，可选择切开复位，修复关节囊及韧带。合并神经损伤者，在关节复位后,神经牵拉压迫解除,大多数神经功能可以得到恢复。若判断为神经血管断裂伤应手术修复。

第四节　肱骨外科颈骨折

肱骨外科颈于解剖颈下 2~3 cm,胸大肌止点以上,是松质骨和密质骨的交接处,为解剖上的薄弱之处,骨折较为常见,占全身骨折的 1% 左右,以中、老年人发生较多。

【病因】　暴力作用是外科颈骨折的主要原因,多为间接暴力所致,如跌倒时手或肘部着地,暴力沿肱骨干向上传导冲击引起骨折。肩部外侧直接暴力亦可引起骨折。

【分类】　视致伤机制不同,所造成的骨折类型各异,临床上可分为:① 无移位骨折;② 外展型骨折;③ 内收型骨折;④ 粉碎型骨折。

1. 无移位骨折　骨折端无明显移位,可分为裂缝骨折和嵌插骨折两种类型,前者多由直接暴力所致,后者多由间接暴力导致。

2. 外展型骨折　由于跌倒时上肢外展位所致,骨折远侧端全部或部分骨质嵌插于骨折近侧端内,多伴有骨折向内成角畸形,临床上最为多见。

3. 内收型骨折　跌倒时上肢在内收位着地,骨折远侧端内收,近侧端相应外展,形成向前向外成角畸形。

4. 粉碎型骨折　为强大暴力作用或发生于骨质疏松患者,治疗相对复杂,且预后欠佳。

【临床表现/诊断】

(1) 有明确外伤病史。

(2) 肩部疼痛,肿胀、皮下瘀斑,上肢活动障碍。检查可发现局部明显压痛。

(3) 骨折断端畸形,根据受伤机制及骨折端的移位程度,可呈现不同的畸形。

(4) X 线拍片可证实骨折的存在及移位情况,对于粉碎型骨折可进一步做 CT 三维成像检查。

【治疗】　肱骨外科颈骨折易发生粘连,导致肩关节活动受限甚至僵硬,尤其是严重骨折。在处理外科颈骨折中,准确的整复,牢靠的固定及尽可能早的功能锻炼是重要的措施。对于无移位的骨折,或轻度移位的骨折,可不需要整复,用三角巾悬吊伤肢,4 周后即可开始功能锻炼。对有移位的骨折行手法复位外固定,尤其是年轻患者应使骨折移位整复满意,复位步骤如下所述(选用适当麻醉方法,尽量在无痛状态下施行)。

(1) 患者仰卧位或靠坐位,伤肢放在适当位置。

(2) 助手一手挽住前臂屈曲肘关节 90°,使得肱二头肌松弛,一手握住上前臂,缓慢牵引,同时另一人由伤侧肩胸部绕过一条宽布带,向健侧锁骨方向反牵引,在此牵引的情况下即可纠正成角及旋转畸形,以利手法整复骨折侧方移位。

(3) 根据骨折类型及移位情况,术者以骨折近端作为相对稳定端,施行恰当的手法整复,使得远端对合近端,纠正侧方移位畸形。

手法复位满意后,儿童及青壮年可使用外展架或肩部“U”形石膏固定,维持骨折端对位的稳定;老年患者不宜选用外展架,可使用“U”形石膏固定。“U”形石膏固定方法:在肘关节屈曲 90°位,用衬有棉垫的石膏板由腋窝绕过肘关节、上臂外侧达肩部,再用绷带环形缠绕,使得石膏紧贴肩部及上臂。对一些骨折移位严重,软组织嵌入,手法复位失败及陈旧性骨折不愈合者可行切开复位内固定。

对于粉碎性骨折,骨折端稳定性差,手法整复及外固定均较困难,若患者年龄过大,全身情况很差,可用三角巾悬吊,任其自然愈合。否则多采用手术方法治疗。在麻醉下经肩前外侧切口暴露骨折端,可先用松质骨螺钉等固定近端骨折块,使外科颈骨折复位,再以锁定钢板或解剖钢板固定,可结合张力带钢丝固定,术中注意修复肩袖。操作时勿使内固定物进入关节腔,内固定不确实者需辅助外固定。术后摄 X 线片复查骨折复位情况,术后 4~6 周开始肩关节活动。

第五节　肱骨干骨折

肱骨干的范围指肱骨外科颈远端 1 cm 以下,相当于胸大肌止点上方,至肱骨髁上 2 cm 段内。骨折好发于骨干中部,各年龄段均可发生,肱骨干中下 1/3 段后外侧有桡神经沟,有由臂丛神经后束发出的桡神经从后方紧贴骨面斜向外前方进入前臂,此处骨折容易发生桡神经损伤。

【病因】 大部分肱骨干骨折由创伤引起。直接暴力和间接暴力均可发生,复杂的肱骨干骨折常合并高能量的损伤机制,包括高处坠落伤、交通事故、工业事故及战时的火器伤等。高能量的损伤和开放性骨折更易合并患肢的血管、神经损伤。病理性骨折多见于老年人,常由低能量损伤机制造成,可合并转移性病变。

【分类】 临床分类方法较多,其中按骨折部位可分为肱骨干上 1/3 骨折,中上 1/3 骨折,中 1/3 骨折,中下 1/3 骨折及下 1/3 骨折。按骨折段端是否与外界相通分为开放性及闭合性骨折。按骨折线状态分为横行、斜形、螺旋形及粉碎形四种。

【临床表现/诊断】 均有明确的外伤病史。

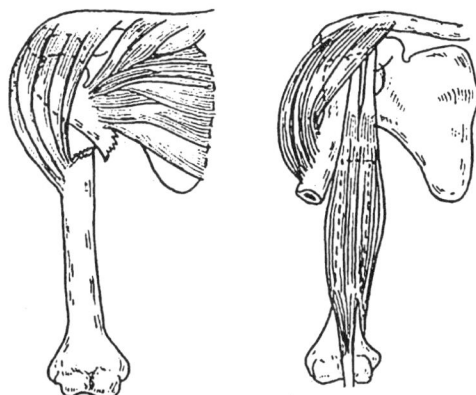

图 58-5　肱骨干骨折移位方向

(1) 伤后上肢出现疼痛、肿胀及畸形。畸形和骨折块的位移由骨折块相对于肌肉止点的位置决定,发生在三角肌止点以上、胸大肌止点以下的骨折,近端向内、向前移位;远端向外、向近端移位。发生在三角肌止点以下的骨折,近端由于三角肌的牵拉而向前、外移位;远端因肱二头肌、肱三头肌的牵拉而向近端移位(图 58-5)。

(2) 体格检查可发现假关节活动,骨摩擦感,骨传导音减弱或消失。

(3) X 线检查可确定骨折的类型、移位方向。如考虑病理性骨折需行 CT 及 MRI 检查。

查体中要强调软组织和神经系统的检查,若合并桡神经损伤,可出现垂腕,各手指掌指关节不能背伸,拇指不能伸,前臂旋后障碍,虎口区背侧感觉减退或消失。

【治疗】 主要有闭合手法复位外固定和切开复位内固定,视骨折部位、类型及患者的全身情况,可酌情灵活掌握。闭合手法复位外固定可按如下程序处理。

1. 手法复位　尽量在无痛状态下进行,患者仰卧位,助手握住前臂,在屈肘 90°位牵引,沿肱骨干纵轴牵引,在同侧腋窝施力做反牵引,纠正重叠、成角畸形。术者用双手握住骨折端,按骨折移位的相反方向,矫正成角及侧方移位。畸形矫正,骨传导音恢复即证明复位成功。对于短缩在 2 cm 以内、小于 1/3 的侧方移位、20°以内的前方成角畸形、30°以内的外翻成角畸形、15°以内的旋转畸形,因不影响功能,可不强求解剖复位。

2. 固定　上肢悬垂石膏固定,此法方便易行,肿胀消退后及时更换石膏,可配合上肢外展架固定。避免过牵。成人固定 6～8 周,儿童固定 4～6 周后视情况拆除。

3. 行 X 线拍片　确认骨折的对位对线情况。

4. 功能锻炼　石膏固定期间即开始非制动关节锻炼,拆除石膏后加强肘部功能锻炼,以防僵硬。

对于以下情况可采用切开复位内固定:① 反复手法复位失败;② 骨折端对位对线不良,估计愈合后影响功能;③ 骨折有分离移位,或骨折端有软组织嵌入;④ 合并神经血管损伤;⑤ 陈旧骨折不愈合;⑥ 影响功能的畸形愈合;⑦ 同一肢体有多发性骨折;⑧ 8～12 h 内轻度污染开放性骨折。手术方法如下所述。

(1) 麻醉:臂丛阻滞麻醉或全身麻醉。

(2) 体位:仰卧,伤肢外展 90°或置于胸前。

(3) 切口与暴露:作上臂前外侧纵无切口,从肱二头肌、肱三头肌间沿肌间隙暴露骨折端。若为上 1/3 骨折,切口向上经三角肌、肱二头肌间隙延长;若为下 1/3 骨折,切口向下经肱二头肌、肱桡肌间隙延长,注意保护桡神经。

(4) 复位与固定:尽可能达到解剖复位后选用合适接骨板、交锁髓内钉或外固定支架固定。

对于有桡神经损伤的患者,术中探查神经,若完全断裂,可一期修复桡神经。若为挫伤,神经连续性存在,则切开神经外膜,减轻神经继发性病理改变。

(5) 康复锻炼:复位术后抬高患肢减轻肿胀,主动锻炼手指屈伸活动。2～3 周后逐渐开始主动行腕、肘关节及肩关节功能锻炼。骨折完全愈合后去除固定装置,内固定若无不适也可不必取出。在锻炼过程中,可配合理疗、中医、中药治疗等。

第六节　肱骨髁上骨折

　　肱骨髁上骨折指发生在肱骨远端内外髁上方的骨折,常发生在5～12岁小儿,占小儿肘部骨折的30%～40%。常容易合并血管神经损伤及肘内翻畸形。

　　【病因】　多为间接暴力所致,当跌倒时,肘关节处于半屈或伸直位,手掌着地,暴力经前臂向上传递,或肘关节着地,身体向前倾,产生剪式应力,使肱骨干与肱骨髁交界处发生骨折。

　　【分类】　根据暴力的不同和骨折移位的方向,可分为伸直型和屈曲型(图58-6)。

　　1. 伸直型　占95%,肘关节呈半屈状跌倒,应力传导将肱骨髁推向后方引起骨折,骨折的近侧端向前移位,远侧端向后移位。骨折线方向由后上向前下方斜行经过。严重时可压迫或损失正中神经和肱动脉。按侧方移位方向又可分为伸直尺偏型和伸直桡偏型,其中伸直尺偏型易引起肘内翻畸形。

　　2. 屈曲型　约占5%,跌倒时肘关节屈曲,肘后部着地,骨折远侧端向前移位,近侧端向后移位,骨折线自前上方斜向后下方。

　　【临床表现/诊断】

　　(1) 有外伤病史。

　　(2) 伤后肘部出现疼痛、肿胀、畸形明显并处于半屈位。

　　(3) 局部明显压痛,有骨摩擦音及假关节活动,肘前方可触诊到骨折断端,肘后三角关系正常。

　　(4) 检查患者应注意有无血管神经损伤。伸直型肱骨髁上骨折由于近折端向前下移位,极易压迫或刺破肱动脉,加上创后的组织反应,局部肿胀严重,均会影响远端肢体血循环,导致前臂骨筋膜室综合征。需及早诊断行切口减压,否则可导致缺血性肌挛缩,严重影响手的功能及肢体的发育。当出现高张力肿胀,手指主动活动障碍,被动活动剧烈疼痛,桡动脉搏动扣不清,手指皮温降低,感觉异常,即应确定骨筋膜室高压存在。如出现5P征(painlessness 无痛,pulselessness 脉搏消失,pallor 皮肤苍白,paresthesia 感觉异常,paralysis 肌麻痹)则提示病情较晚。

　　(5) 肘部正、侧位X线拍片检查,不仅能确定骨折,还准确判断骨折移位情况。

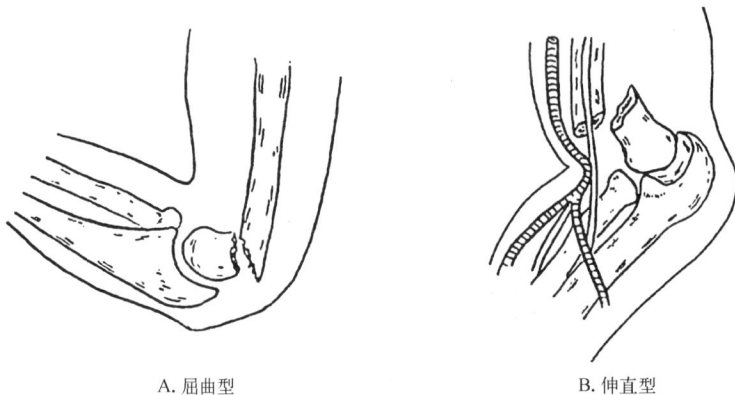

A. 屈曲型　　　　　　　　　　　　B. 伸直型

图58-6　肱骨髁上骨折

　　【治疗】

　　1. 手法复位外固定　对于没有血循环障碍者,力争早期行手法复位外固定,以免肿胀严重。在无痛状态下屈肘约50°位、前臂中立位,沿前臂纵轴牵引,以同侧腋窝部向上做反牵引,纠正侧方移位及重叠畸形。双手掌沿骨折移位相反方向对挤加压,同时缓慢使肘关节屈曲90°或100°,即可达到复位。复位后上肢石膏或外展架固定,复查X线证实骨折复位情况。复位后注意观察远端肢体的血循环情况。4～6周X线片证实骨折愈合良好,即可拆除石膏,开始功能锻炼。

　　2. 在以下情况可选择手术治疗　① 手法复位失败;② 小的开放伤口,污染不重;③ 有神经血管损伤。

　　手术方法如下所述。

　　(1) 血管损伤探查:臂丛麻醉或全身麻醉下,作肘前正中"S"形切口,切开深筋膜及肱二头肌筋膜,检查正中神经及肱动脉,若为血管破裂,可进行修补术或血管吻合术。对有正中神经挫伤,应切除外膜,减轻继发损伤。

(2) 切开复位内固定:臂丛麻醉或全身麻醉下,取肘后正中切口,术中可暴露尺神经并加以保护,显骨折段端,复位后用加压螺钉、接骨板或交叉钢针做内固定。术后应严密观察肢体血循环及手的感觉、运动功能。抬高患肢,早期进行手指及腕关节屈伸活动,有利于减轻肿胀。术后2周即可开始肘关节活动。

第七节 肘关节脱位

肘关节脱位发生率仅次于肩关节脱位,多发生在青少年,成人和儿童也时有发生,常合并肘部其他结构损伤。

【病因】 肘关节脱位主要由外伤引起,肘部系前臂与上臂的连接结构,暴力传导和杠杆作用是引起脱位的主要外力形式。

【分类】 根据尺桡骨近端移位的方向可分为后脱位、外侧方脱位、内侧方脱位及前脱位,以后脱位最为常见。

【临床表现/诊断】

(1) 有外伤病史。

(2) 肘部疼痛、肿胀、活动障碍,患者以健手托着患侧前臂,前臂处于半屈位。

(3) 肘后出现空虚感,可触到凹陷(图58-7)。

(4) 肘后三角关系发生改变。

(5) 肘部正、侧位X线摄片可发现肘关节脱位的移位情况、有无合并骨折。

(6) 严重肘关节脱位可合并神经损伤,应检查手部感觉、运动功能。

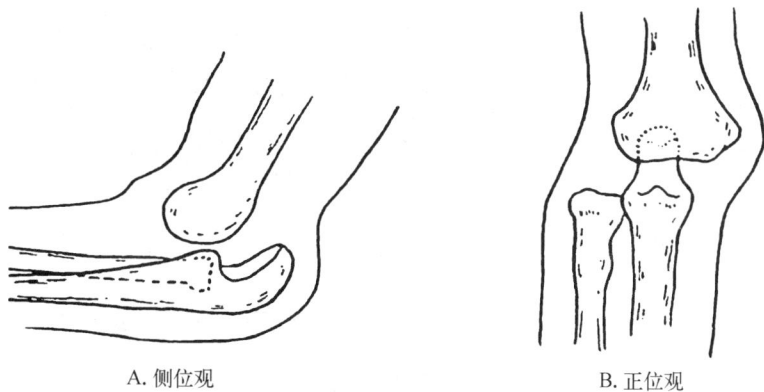

A. 侧位观   B. 正位观

图58-7 肘关节脱位畸形示意图

【治疗】

(1) 对新鲜肘关节脱位应以手法复位治疗为主,可以采用一人复位法,在麻醉镇痛后术者站在患者的前面,将患者的患肢提起,环抱术者的腰部,使肘关节置于半屈曲位置。以一手握住患者腕部,沿前臂纵轴做持续牵引,另一拇指压住尺骨鹰嘴突,亦沿前臂纵轴方向做持续推挤动作直至复位。也可让助手双手握住上臂,术者双手紧握腕部,着力牵引将肘关节屈曲60°~90°,并可稍加旋前,常可听到复位响声或震动感,如有侧方移位则应先行矫正。复位成功的标志为肘关节恢复正常活动,肘后三点关系恢复正常。

(2) 固定:用长臂石膏托固定肘关节于屈曲90°,再用三角巾悬吊胸前2~3周。

(3) 康复治疗:固定期间即应开始肌肉锻炼,嘱患者做肌肉收缩动作,并活动手指与腕部。解除固定后应及早练习肘关节屈、伸和前臂旋转活动。可用辅助理疗及体疗。肘关节易形成血肿而演化为骨化性肌炎,丧失关节功能,因此在治疗和康复过程中应避免加重期损伤。

对于手法复位失败常表示关节内有骨块或软组织嵌入,超过3周的陈旧性脱位,或合并神经血管损伤时应切开复位。

第八节 桡骨头半脱位

桡骨头半脱位多发生在5岁以下的幼儿,多由手腕或前臂被牵拉所致,故又称牵拉肘。

【病因】 5岁以下小儿,桡骨头尚未发育健全,小头和桡骨颈直径基本相同。环状韧带相对松弛,当手腕被向上提拉、旋转时,桡骨小头向下自环状软骨突出,环状韧带或部分关节囊嵌入肱骨小头与桡骨头之间。

【临床表现/诊断】

(1) 小儿的腕、手有被向上的牵位受伤病史,通常为患儿家长搀着小儿,小儿上肢上举,但遇有台阶或小儿跌倒时,家长突然提起小儿上肢引起。

(2) 患儿感肘部疼痛,活动受限,不愿用该手取物或活动肘部,拒绝别人触摸。

(3) 检查时体征不多,无明显肿胀,无畸形,桡骨头处有压痛。

(4) X线检查阴性。

【治疗】 手法复位,无须任何麻醉。术者一手握住小儿腕部,另一手托住肘部,以拇指压在桡骨头部位,肘关节屈曲90°,做轻柔的前臂旋后、旋前动作,反复多次,并用拇指轻轻推压桡骨头即可复位;常可听到轻微的弹响声,小儿可以患肢来取物(图58-8)。复位后不必固定,但须告诫家长不可再暴力牵拉,以免复发。

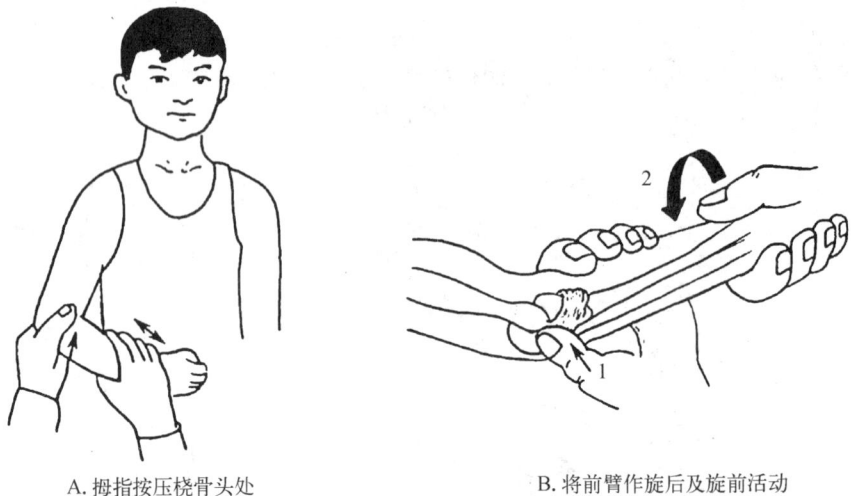

A.拇指按压桡骨头处   B.将前臂作旋后及旋前活动

图58-8 桡骨头半脱位手法复位

第九节 尺桡骨干双骨折

尺桡骨干双骨折较为常见,约占全身骨折的6%左右,青少年多见。由于前臂解剖关系的复杂性,两骨干完全骨折后骨折端可发生侧方、重叠、成角及旋转移位,复位要求较高。

【病因】 大多数前臂骨折由单次创伤引起,虽许多患者无法准确回忆受伤过程,但损伤机制多是直接打击。受伤原因主要包括交通事故、运动损伤、高处坠落和手工作业。战时枪击伤引起骨折的同时更易并发神经血管损伤,软组织损伤更为广泛。病理性骨折在前臂不常见,但轻微创伤引起的骨折或影像学可见病损的患者应加以排除。

【分类】 依据骨折的特点及临床治疗的要求不同,可分为以下两种。

1. 稳定型 复位后骨折断端不易移位的横形骨折、短斜形及无须复位的不完全骨折、青枝骨折和裂隙骨折等。

2. 不稳定型 指手法复位后骨折断端对位难以维持者,包括斜形、螺旋形及粉碎形骨折,或上、下尺桡关节不稳者、多尺桡骨干多发骨折等(图58-9)。

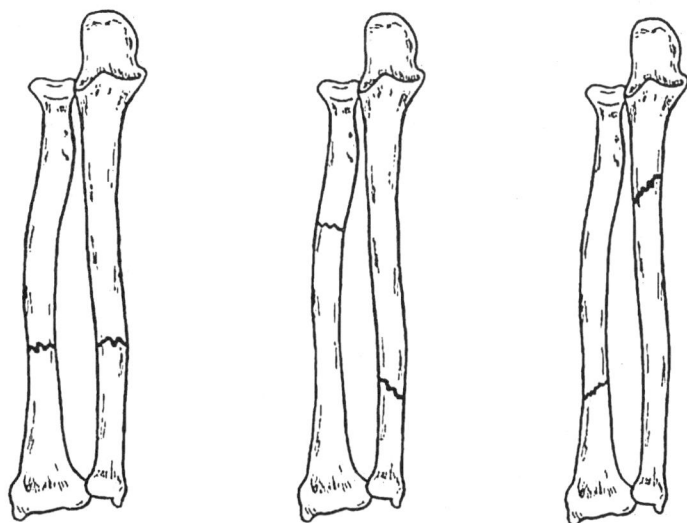

A. 由直接暴力引起的骨折　　　B. 由间接暴力引起的骨折　　　B. 由旋转暴力引起的骨折

图58-9　尺桡骨干骨折类型

【临床表现/诊断】

(1) 有明确外伤病史。

(2) 前臂疼痛、肿胀、畸形及功能障碍。

(3) 骨传导音减弱或消失,骨摩擦音及假关节活动。

(4) 注意检查神经血管损伤情况。

(5) X线拍片检查可发现骨折的准确部位、骨折类型及移位方向,摄片应包括肘关节和腕关节,观察是否合并上下尺桡关节脱位。尺骨上1/3骨干骨折可合并桡骨小头脱位,称为孟氏(Monteggia)骨折。桡骨干下1/3骨折合并尺骨小头脱位,称为盖氏(Galeazzi骨折)。

【治疗】

1. 手法复位外固定　　　尺、桡骨骨干双骨折若治疗不当可发生尺、桡骨交叉愈合,影响旋转功能。治疗的目标除了良好的对位、对线以外,特别注意防止畸形和旋转。

臂丛麻醉后,仰卧位,在肩外展90°,肘屈曲90°位,沿前臂纵轴向远端牵引,肘部向上做反牵引。纠正骨折端重叠、成角及旋转畸形,再用手法整复侧方移位。在操作中注意以下几点。

(1) 在双骨折中,若其中一骨干骨折线为横形稳定骨折,另一骨干为不稳定的斜形或螺旋形骨折时,应先复位稳定的骨折,通过骨间膜的联系,再复位不稳定的骨折则较容易。

(2) 若尺、桡骨骨折均为不稳定型,发生在上1/3的骨折,先复位尺骨;发生在下1/3的骨折先复位桡骨。发生在中段的骨折,一般先复位尺骨。这是因为尺骨位置表浅,肌附着较少,移位多不严重,手法复位相对较为容易。只要其中的一根骨折复位且稳定,复位另一骨较容易成功。

(3) 在X线片上发现斜形骨折的斜面呈背向靠拢,应认为是远折端有旋转,应先按导致旋转移位的反方向使其纠正,再进行骨折端的复位。

手法复位成功后用上肢前、后石膏夹板固定。按骨折移位相反方向进行塑形,并同时对骨间隙予以分离加压定型,待肿胀消退后改为上肢管型石膏固定,一般8~12周可达到骨性愈合。

2. 切开复位内固定　　　对于手法复位失败、受伤时间较短、伤口污染不重的开放性骨折,合并神经、血管、肌肉损伤,同侧肢体有多发性损伤,陈旧骨折畸形愈合或畸形愈合患者可选择切开复位内固定。

患者麻醉成功后,仰卧,患肢外展80°置于手术桌上。驱血后在止血带控制下手术。根据骨折的部位选择切口,一般均应在尺、桡骨上分别作切口,沿肌间隙暴露骨折端。在直视下准确对位。用接骨板螺钉固定,也可用髓内钉固定。

3. 康复治疗　　　手法复位外固定或切开复位内固定,术后均应抬高患肢,严密观察肢体肿胀程度、感觉、运动功能及血循环情况,警惕骨筋膜室综合征的发生。术后即行肌肉收缩运动,2周开始练习手指屈伸活动和腕关节活动,4周以后开始练习肘、肩关节活动,8~10周后拍片证实骨折已愈合,才可进行前臂旋转活动。

第十节　桡骨下端骨折

桡骨下端骨折是指距桡骨下端关节面 3 cm 以内的骨折。这个部位是松质骨与密质骨的交界处,为解剖薄弱处,一旦遭受外力,容易骨折。

【病因】　多为间接暴力引起。跌倒时,手部着地,暴力向上传导,暴力集中在松质骨与密质骨交界处,形成剪切和压缩破坏发生骨折。

【分类】　根据受伤的机制不同,可发生伸直型骨折(Colles 骨折)、屈曲型骨折(Smith 骨折)、关节面骨折伴腕关节脱位(Barton 骨折)。

1. 伸直型骨折　临床最为多见,多为跌倒时手过伸支撑,骨折远端向桡背侧移位,近端向掌侧移位,侧面观呈"银叉"畸形,正面看呈"枪刺样"畸形(图 58 - 10)。

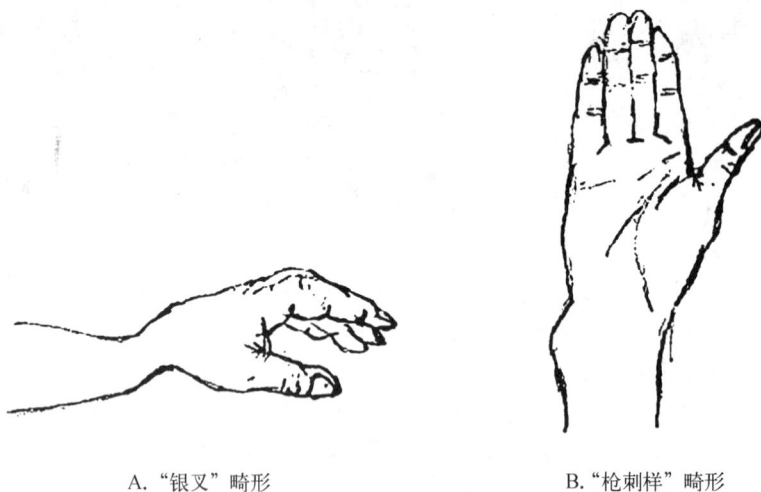

A. "银叉"畸形　　　　　　　　　　　B. "枪刺样"畸形

图 58 - 10　伸直型骨折(Colles 骨折)的正、侧面外观表现

2. 屈曲型骨折　较伸直型骨折少见。常由于跌倒时腕关节屈曲,手背着地受伤引起。也可由腕背部受到直接暴力打击发生。近折端向背侧移位,远折端向掌侧、桡侧移位。与伸直型骨折移位方向相反,称为反 Colles 骨折。

3. 关节面骨折伴腕关节脱位　是一种特殊类型骨折,跌倒时近排腕骨撞击桡骨远端引起关节面断裂,骨折线纵斜向桡骨远端,且大多伴有腕关节脱位。

【临床表现/诊断】

(1) 有受伤病史。

(2) 局部疼痛、肿胀,活动受限。

(3) 检查局部压痛明显,伸直型、屈曲型可见典型的畸形,有骨擦感。

(4) 影像学检查确诊及明确分型。

(5) 部分患者可合并尺骨茎突、舟骨、钩状骨的骨折,在诊断时加以注意;另外,还需排除有无血管神经损伤。

【治疗】　桡骨下端关节面呈由背侧向掌侧、由桡侧向尺侧的凹面,分别形成掌倾角(10°～15°)和尺倾角(20°～25°)。桡骨茎突位于尺骨茎突平面以远 1～1.5 cm。这些关系在骨折时常被破坏,治疗时应尽可能恢复正常解剖。

1. 手法复位外固定　以伸直型骨折为例,麻醉后仰卧位,肩外展90°,前臂中立位,助手一手握住拇指,另一手握住其余手指,沿前臂纵轴,向远端牵引,另一助手握住肘上方做反向牵引。经充分牵引后纠正重叠移位后术者双手握住腕部,拇指压住骨折远端向远侧推挤,余四指顶住骨折近端,加大屈腕角度,纠正成角,然后向尺侧挤压,可见畸形得以纠正。屈曲型复位方法原理相同,复位手法与伸直型相反。关节面骨折伴腕关节脱位稳定性较差,如复位后不能有效固定,结合患者全身情况,必要时行切开复位固定治疗。

复位后屈腕、尺偏位用超腕关节小夹板固定或石膏夹板固定,水肿消退后,在腕关节中立位继续用小夹板或改用前臂管型石膏固定。

2. 切开复位内固定 对于严重粉碎骨折移位明显,桡骨下端关节面破坏;手法复位失败,或复位成功,外固定不能维持复位的患者可选择切开复位内固定。

手术方法:经腕背桡侧切口暴露骨折端,在直视下复位,松质骨螺钉、"T"形钢板或克氏针固定。若骨折块碎裂、塌陷,有骨缺损,经牵引复位后,分别于桡骨及第2掌骨穿针,用外固定支架维持复位,植骨填充缺损。6～8周后取消外固定支架。

3. 康复治疗 无论手法复位或切开复位,术后均应早期进行手指屈伸活动。4～6周后可去除外固定后逐渐开始腕关节活动。

知识拓展

Monteggia 骨折

1814年Monteggia描述了尺骨近1/3骨折合并桡骨头前脱位的损伤,1967年Bado建议称之为Monteggia骨折。后来Bado将Monteggia的最初描述扩展为任何尺骨骨折伴有桡骨头脱位。Monteggia损伤分四型:Ⅰ型:任何水平的尺骨骨折,向前成角,桡骨头向前脱位,占60%;Ⅱ型:尺骨干骨折向后侧(背侧)成角,桡骨头向后脱位(可伴桡骨头和颈部骨折),占15%;Ⅲ型:尺骨近侧干骺端骨折,合并桡骨头向外侧或向前侧脱位,仅见于儿童,占20%;Ⅳ型:桡骨近端1/3骨折,尺骨也发生同一水平的骨折并向前侧成角,桡骨头向前脱位,占5%。

Galeazzi 骨折

桡骨中下1/3骨折合并下桡尺关节脱位称Galeazzi骨折。主要表现为前臂及腕部肿胀、疼痛,尺骨茎突突出。移位多者畸形明显,前臂旋转活动受限。依骨折的稳定程度及移位方向,将Galeazzi骨折分为三型:第一型为桡骨下1/3骨折(一般为青枝型或轻度成角畸形),合并下尺桡关节脱位或尺骨下端骨骺分离。第二型为桡骨干下1/3横断,短斜或螺旋形骨折,偶为粉碎,骨折移位,下尺桡关节明显脱位,多见于成人,传达暴力。第三型为桡骨干下1/3骨折,下尺桡关节脱位合并尺骨干骨折,多为机器绞伤,成人骨折脱位严重,青少年骨折移位不大,相对较稳定。

小 结

1. 肩锁关节脱位
- 分类
  - Ⅰ型:关节囊及肩锁韧带扭伤或松弛,而喙锁韧带完整,肩锁关节移位不明显
  - Ⅱ型:关节囊及肩锁韧带不完全破裂,喙锁韧带拉伤,关节呈半脱位状态
  - Ⅲ型:肩锁关节囊、肩锁及喙锁韧带完全断裂,关节完全脱位
- 患者Dugas征阳性:即将患侧肘部紧贴胸壁时,手掌搭不到健侧肩部,或手掌搭在健侧肩部时,肘部无法贴近胸壁

2. 肱骨外科颈骨折分类
- 无移位骨折
- 外展型骨折
- 内收型骨折
- 粉碎型骨折

3. 肱骨髁上骨折
- 根据暴力的不同和骨折移位的方向
  - 伸直型:由于近折端向前下移位,极易压迫或刺破肱动脉,加上创后的组织反应,局部肿胀严重,均会影响远端肢体血循环,导致前臂骨筋膜室综合征;需及早诊断行切口减压,否则可导致缺血性肌挛缩,严重影响手的功能及肢体的发育;当出现高张力肿胀,手指主动活动障碍,被动活动剧烈疼痛,桡动脉搏动摸不清,手指皮温降低,感觉异常,即应确定骨筋膜室高压存在;如出现5P征(painlessness无痛,pulselessness脉搏消失,pallor皮肤苍白,paresthesia感觉异常,paralysis肌麻痹)则提示病情较晚
  - 屈曲型
- 诊断:检查患者应注意有无血管神经损伤

4. 肘关节脱位根据尺桡骨近端移位的方向可分为 {
　后脱位：最为常见
　外侧方脱位
　内侧方脱位
　前脱位
}

5. 桡骨下端骨折根据受伤的机制不同,可发生 {
伸直型骨折(Colles 骨折)：临床最为多见,多为跌倒时手过伸支撑,骨折远端向桡背侧移位,近端向掌侧移位,侧面观呈"银叉"畸形,正面看呈"枪刺样"畸形

屈曲型骨折：较伸直型骨折少见;常由于跌倒时腕关节屈曲,手背着地受伤引起,也可由腕背部受到直接暴力打击发生;近折端向背侧移位,远折端向掌侧、桡侧移位;与伸直型骨折移位方向相反,称为反 Colles 骨折

关节面骨折伴腕关节脱位(Barton 骨折)
}

【思考题】

(1) 简述肱骨髁上骨折的分类。

(2) 简述肘关节脱位的分类。

(3) 简述肘关节脱位的临床表现和诊断。

(4) 简述 Dugas 征。

(5) 简述桡骨远端骨折分类、诊断。

(顾加祥)

第五十九章　断指(肢)再植

学习要点

● **掌握**：断指(肢)再植的术后处理。
● **熟悉**：断指(肢)再植的治疗。
● **了解**：断指(肢)再植的病因与分类

1963年陈中伟、钱允庆等在世界医学史上首先报告一例右腕上2.5 cm完全离断肢体再植成功,该患者康复治疗后右手功能恢复良好。Malt和Mckhann 1964年也报告了他们在1962年5月对一例12岁男孩上臂部再植成活。1965年Kleinert手指血管吻合成功,同年HarryBuncke成功地进行了兔耳再植和猴拇指再植的实验研究。1967年,陈中伟、Komatsa、Tamai等相继报告断指再植成功。断肢再植成功的经验表明,人体部分组织和器官离断后,在一定条件下利用显微外科技术重建其血供从而使它回归机体,这是一个重要的医学概念突破。自从1963年我国第一例断肢再植成功以来已50年,我国在断肢(指)再植领域始终保持着世界先进水平。

【病因/分类】　如刺伤、切割伤、挤压伤、钝器伤、辗压伤、火器伤、撕裂伤等。按肢体是否完全离断分为完全离断伤和不完全离断伤。按离断方式可分为切割离断伤、挤压离断伤、撕脱离断伤、旋转性离断伤等。按肢体离断部位分为高位及低位离断伤。

【临床表现】　① 肢体完全与身体分离;② 肢体虽部分或全部与身体相连,但肢体末梢存在循环障碍,色苍白或青紫。可能伴或不伴骨、神经、肌腱的离断。

【辅助检查】　影像学检查有助于明确诊断,确定离断肢体部位、类型及骨折离断情况。X线检查是首选的检查方法。CTA、DSA等检查可用于发现较大肢体隐性断面。

【治疗】　急诊行断指(肢)再植。

1. 再植时限　肢体离断后,一般以6～8 h为限,如伤后早期开始冷藏保存,可适当延长(图59-1)。

2. 再植适应证　年龄青年人出于生活和工作的需要,对断肢(指)再植要求强烈,应尽量设法再植。小儿修复能力和适应能力强,亦应争取再植。老年人断肢(指)机会较少,且多有慢性器质性疾病,是否再植应予慎重。双侧上肢或下肢,或多个手指离断,可组织两组人员同时进行。原则是先再植损伤较轻的肢体,如有必要可行异位再植。多个手指离断应先再植拇指,并按其手指的重要性依次再植。

3. 再植禁忌证　① 患全身性慢性疾病,不允许长时间手术,或有出血倾向者。② 断肢(指)多发性骨折及严重软组织挫伤,血管床严重破坏,血管、神经、肌腱高位撕脱者。③ 断肢经刺激性液体及其他消毒液长时间浸泡者。④ 在高温季节,离断时间过长,断肢未经冷藏保存者。⑤ 患者精神不正常,本人无再植要求且不能合作者。

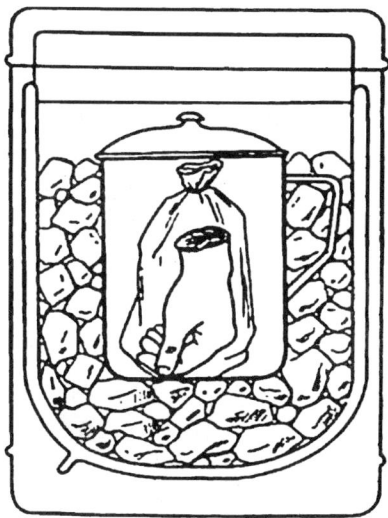

图59-1　断手的保存方法

4. 再植基本原则和程序　① 彻底清创清创既是手术的重要步骤,又是对离断肢体组织损伤进一步了解的过程。② 重建骨的连续性,恢复其支架作用修整和缩短骨骼,可根据情况选用螺丝钉、克氏针、钢丝、髓内针或钢板内固定。③ 缝合肌腱重建骨支架后,先缝肌腱再吻合血管,一方面缝合的肌腱或肌组织作为适当的血管床,有利于吻合血管张力的调节。另一方面可避免先吻合血管再缝合肌腱时的牵拉对血管吻合口的刺激和影响。④ 重建血循环将动、静脉彻底清创至正常部位,在无张力下吻合,如有血管缺损应行血管移位或移植。一般应将主要血管均予吻合,如尺、桡动脉和手指的双侧指固有动脉。吻合血管的数目尽可能多,动静脉比例以 1∶2 为宜。一般先吻合静脉,后吻合动脉。也可先吻合一根静脉,再吻合一根动脉,开放血管夹,恢复肢体血运,然后再吻合其余静脉和动脉。血管吻合最好在手术显微镜下进行。⑤ 缝合神经应尽可能一期缝合,并应保持在无张力状态,如有缺损应立即行神经移植修复。可采用神经外膜缝合或束膜缝合。⑥ 闭合创口断肢(指)再植的创口应完全闭合,不应遗留任何创面。⑦ 包扎温生理盐水洗去血迹,以便与健侧对比观察再植肢体皮肤颜色。多层松软敷料包扎,指间分开,指端外露,便于观察血液循环。手、腕功能位石膏托固定。固定范围根据断肢部位,从手指至前臂近端,必要时超过肘关节或整个上肢。

【术后处理】

(1)一般护理:病房应安静、舒适、空气新鲜,室温保持在 20～25℃。局部用一落地灯照射,以利血循环观察并可局部加温,一般是 60 W 侧照灯,照射距离 30～40 cm,过近有致灼伤之危险。抬高患肢,使之处于心脏水平面,卧床 10～14 d。严防寒冷刺激,严禁吸烟及他人在室内吸烟,防止血管痉挛发生。

(2)密切观察全身反应:一般低位断肢和断指再植术后全身反应较轻。高位断肢再植,特别是缺血时间较长的高位断肢再植,除了注意因血容量不足引起休克和再植肢体血循环不良外,还可能因心、肾、脑中毒而出现持续高热、烦躁不安甚至昏迷,心跳加快、脉弱、血压下降,小便减少和血红蛋白尿,甚至出现无尿,均应及时加以处理。如情况无好转,保留肢体可能危及患者生命时,应及时截除再植的肢体。

(3)定期观察再植肢体血循环,及时发现和处理血管危象。再植肢体血循环观察的指标有:皮肤颜色、皮温、毛细血管回流试验、指(趾)腹张力及指(趾)端侧方切开出血等。以上指标应综合分析并进行正确判断。一般术后 48 h 内易发生血管危象,如未能及时发现,将危及再植肢体的成活。因此,应每 1～2 h 观察一次,与健侧对比,并做好记录。正常情况下,再植肢体的指(趾)腹颜色红润,早期颜色可比健侧稍红,皮温亦可比健侧稍高,毛细血管回流良好,指(趾)腹饱满,如果切开指(趾)腹侧方,将在 1～2 s 内流出鲜红色血液。如果颜色变成苍白,皮温下降,毛细血管回流消失,指腹干瘪,指腹切开不出血,则表示动脉血供中断。如颜色由红润变成紫灰色,指腹张力降低,毛细血管回流缓慢,皮温降低,指腹侧方切开缓慢流出暗红色血液,则是动脉血供不足的表现。如指腹由红润变成暗紫色,且指腹张力高,毛细血管回流加快,皮温从略升高而逐渐下降,指腹切开立即流出暗紫色血液,不久又流出鲜红色血液,且流速较快,指腹由紫逐渐变红,则是静脉回流障碍。

血管危象由血管痉挛或栓塞所致,一旦发现应解开敷料,解除压迫因素,采用臂丛或硬膜外麻醉,应用解痉药物如罂粟碱、妥拉唑林等,有条件者,可行高压氧治疗。经短时间观察仍未见好转者,多为血管栓塞,应立即行手术探查,去除血栓,切除吻合口重新吻合,可使再植肢体转危为安。

(4)防止血管痉挛,预防血栓形成:除保温、止痛、禁止吸烟等外,保留持续臂丛或硬膜外管,定期注入麻醉药品,既可止痛,亦可保持血管扩张,防止血管痉挛。并适当应用抗凝解痉药物,如低分子右旋糖酐成人 500 mL 静脉滴注,每日 2 次,用 5～7 d,儿童用量酌减。还可适量应用复方丹参注射液等。一般不用肝素。

(5)应用适当抗生素预防感染。如有高热,首先应打开创口,观察是否有局部感染。

(6)肢体成活,骨折愈合拆除外固定后,应积极进行主动和被动功能锻炼,并适当辅以物理治疗,促进功能恢复。若有肌腱、神经需二期修复者,应适时尽早修复。

知识拓展

断指再植

20 世纪 60 年代开创了断指再植的新纪元,以后手外科的发展一直发展较快,这体现在小儿断指、末节再植、撕脱性或脱套性断指再植等再植难度大的特殊类型的断指治疗的成功,多指甚至十指的再植手术的成功报道,以及手指再造的手术完成。在我国不但断指再植的成功率高,而且术后功能的康复、外观的改善等在世界上也处于领先水平。

■ 小　结 ■

断指(肢)再植 ⎰ 适应证：青年人出于生活和工作的需要,对断肢(指)再植要求强烈,应尽量设法再植;小儿修复能力和适应能力强,亦应争取再植;老年人断肢(指)机会较少,且多有慢性器质性疾病,是否再植应予慎重;双侧上肢或下肢,或多个手指离断,可组织两组人员同时进行;原则是先再植损伤较轻的肢体,如有必要可行异位再植;多个手指离断应先再植拇指,并按其手指的重要性依次再植

禁忌证：患全身性慢性疾病,不允许长时间手术,或有出血倾向者;断肢(指)多发性骨折及严重软组织挫伤,血管床严重破坏,血管、神经、肌腱高位撕脱者;断肢经刺激性液体及其他消毒液长时间浸泡者;在高温季节,离断时间过长,断肢未经冷藏保存者;患者精神不正常,本人无再植要求且不能合作者

基本原则和程序：彻底清创清创;重建骨的连续性以恢复其支架作用;缝合肌腱;重建血循环(吻合血管的数目尽可能多,动静脉比例以 1∶2 为宜);缝合神经;闭合创口后多层松软敷料包扎,观察血液循环及手、腕功能位石膏托固定

术后护理及功能康复：病房应安静、舒适、空气新鲜,室温保持在 20～25℃;定期观察皮肤颜色、皮温、毛细血管回流试验、指(趾)腹张力,观察有无动静脉危象的发生;如果发生血管危象应尽早处理

【思考题】

(1) 断指再植的术后肢体血循环的观察指标有哪些?

(2) 简述断指再植的时限。

(3) 简述断指再植的适应证及禁忌证。

(4) 简述断指再植术后的动、静脉危象的诊断。

(顾加祥)

第六十章 下肢骨、关节损伤

学习要点

● **掌握**：股骨转子间骨折及胫腓骨骨折的移位特点、临床表现和治疗原则。
● **熟悉**：股骨颈骨折、髋关节脱位的诊断及处理。
● **了解**：膝关节半月板损伤的临床表现和治疗原则。

下肢骨折从流行病学看发病率高，易合并开放伤和复合伤。从解剖学及生物力学看，下肢主要为负重和行走功能，治疗中要求骨折满意复位，恢复正常下肢轴线，以避免骨关节炎的发生，而且下肢受力大要求内固定器材坚强。

第一节 髋关节脱位

【病因】 构成髋关节的髋臼与股骨头两者形态上紧密配合，是身体最大的杵臼关节，周围又有坚强的韧带与强壮的肌群，因此只有强大的暴力才会引起髋关节脱位。在车祸中，暴力往往是高速和高能量的，为此多发性创伤并不少见。按股骨头脱位后的方向可分为前脱位、后脱位和中心脱位，以后脱位最为常见，占85%～90%。

【脱位机制】 当髋关节屈曲位和大腿内收、内旋位时，传导暴力迫使股骨头冲破后关节囊滑向髋臼后方形成后脱位；若髋关节稍有外展，股骨头将撞击髋臼后缘发生髋臼后缘骨折，或股骨头前下方发生骨折，常合并股骨上端骨折和坐骨神经损伤。

髋关节前脱位较为少见，当下肢强力外展、外旋时，大转子顶于髋臼缘上，形成杠杆的支点，如突然暴力致使下肢继续外展，可使股骨头向前滑出，穿破髋关节前侧关节囊，发生髋关节前脱位。

髋关节中心脱位为强大暴力所致的严重损伤，当暴力直接作用于股骨大转子时，可使股骨头向髋臼中心撞击，髋臼可出现横形、斜形及凹陷粉碎骨折。严重者股骨头穿破髋臼突入盆腔，可损伤内脏器官或大血管。

【临床表现/诊断】 髋关节脱位常有明显外伤史，通常暴力很大，如车祸或高处坠落。髋关节有明显的疼痛、肿胀，不能主动活动。脱位关节有特征性的畸形，后脱位时髋关节呈屈曲、内收、内旋畸形及下肢短缩畸形，可以在臀部摸到脱出的股骨头，前脱位时髋关节呈外展、外旋和轻度屈曲畸形，比健肢稍延长，可以在髋关节前下方摸到脱出的股骨头。髋关节中心脱位大转子部可见淤血，髋部肿胀和疼痛程度更为严重，患肢短缩程度取决于股骨头突入盆腔程度。部分病例有坐骨神经损伤表现，大都为挫伤，为脱出的股骨头或移位的骨折块或髋臼后缘的骨折块的压迫，2～3个月后多会自行恢复，如持续压迫得不到缓解，可出现不可逆病理变化。部分患者后腹膜间隙内出血甚多，腰背部皮下淤血，可以出现出血性休克，合并有腹部内脏损伤的并不少见。

【辅助检查】 髋关节后脱位时X线检查可见股骨头脱出髋臼，Shenton线中断，还应注意是否合并骨折。前脱位时X线检查可见股骨头脱出于髋臼的下方，与闭孔或耻骨坐骨重叠。中心脱位X线检查可明确股骨头移位及髋臼骨折。必要时行CT检查，可显示髋臼及关节内骨折片情况，三维成像可立体再现脱位骨折情况。需注意全身合并损伤的检查。

【治疗】 髋关节脱位应在首先处理创伤性休克及腹腔内脏器官和大血管损伤、生命体征稳定后尽早麻醉下复位。复位宜早，最初24～48 h是复位的黄金时期，应尽可能在24 h内复位完毕，48～72 h后再行复位十分困难，并发症增多，关节功能亦明显减退。单纯髋关节后脱位常采用Allis法手法复位

（图 60-1），患者仰卧于地面木板垫上，助手双手向下按压两侧髂前上棘以固定骨盆，术者面对患者站立，两大腿骑跨于患肢小腿，双手握住小腿上端使髋、膝关节屈曲 90°，再向上用力提拉持续牵引，待肌肉松弛后，再缓慢外旋，当听到或感到弹响，表示股骨头滑入髋臼内即复位成功。髋关节前脱位手法复位时，术者位于患者侧方，用手握住患肢小腿上端使髋轻度外展并屈膝屈髋 90°，再沿股骨纵轴持续牵引，助手站于对侧用双手推按大腿内上端向外，当股骨头接近髋臼时，术者在持续牵引下内收、内旋髋关节，闻及弹响声后伸直下肢，股骨头滑入髋臼则复位成功（图 60-2）。复位成功后患肢做皮肤牵引或穿丁字鞋 2~3 周，不必做石膏固定。卧床期间做股四头肌收缩动作，2~3 周后开始活动关节，4 周后扶双拐下地活动，3 个月后可完全承重。髋关节中心脱位常需用股骨髁上骨牵引，若牵引复位成功，需卧床休息 10~12 周，3 个月后待骨折坚固愈合后可负重活动。

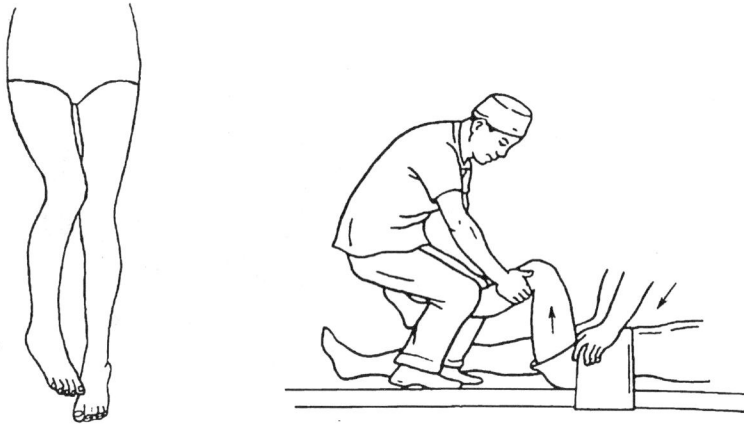

图 60-1　髋关节后脱位畸形及 Allis 法复位术

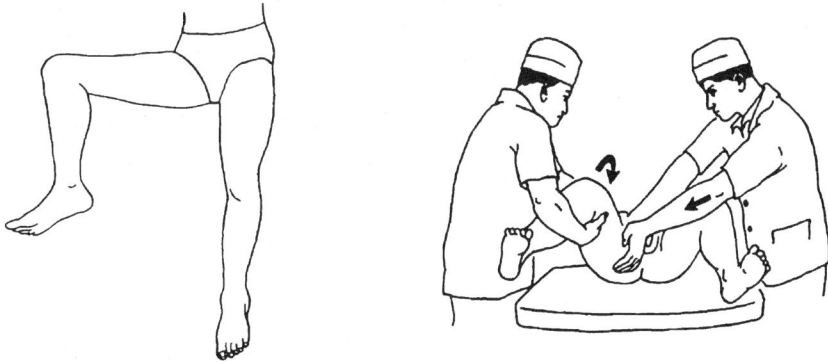

图 60-2　髋关节前脱位及手法复位术

当手法复位失败或合并有关节内骨折，或中心脱位牵引复位不良，日后产生创伤性骨关节炎的机会明显增多，且髋关节常不稳定，因此主张早期切开复位与内固定，用螺丝钉或特制钢板固定髋臼骨折，用螺钉或可降解材料螺钉固定股骨头大的骨折片。晚期常发生股骨头坏死或创伤性骨关节炎，必要时可行关节融合术或人工关节置换术。

第二节　股骨颈骨折

【病因】　股骨颈骨折多数发生在中、老年人，与骨质疏松导致的骨质量下降有关。在承受体重下遭受轻微扭转暴力，股骨上端受到瞬间扭转暴力的冲击损伤而发生骨折。多数情况下是在走路滑倒时，身体发生扭转倒地，间接暴力传导致股骨颈发生骨折。在青少年，发生股骨颈骨折较少，常需较大暴力才会引起。

【解剖概要】　股骨颈的长轴线与股骨干纵轴线之间形成颈干角，为 101°~140°，平均 127°。在儿童和成年人,颈干角的大小有不同,儿童颈干角大于成年人。在重力传导时,力线并不沿股骨颈中心线传导,而是沿股骨小转子、股骨颈内缘传导,因此形成骨皮质增厚部分。若颈干角变大,为髋外翻,变小为髋内翻。由于颈干角改变,使力的传导也发生改变,容易导致骨折和关节软骨退变,发生创伤性关节炎(图 60-3)。从矢状面观察,股骨颈的长轴线与股骨干的纵轴线也不在同一平面上,股骨颈有向前的12°～15°的角,称为前倾角(图 60-4),儿童的前倾角较成人稍大。在股骨颈骨折复位及人工关节置换时应注意此角的存在。

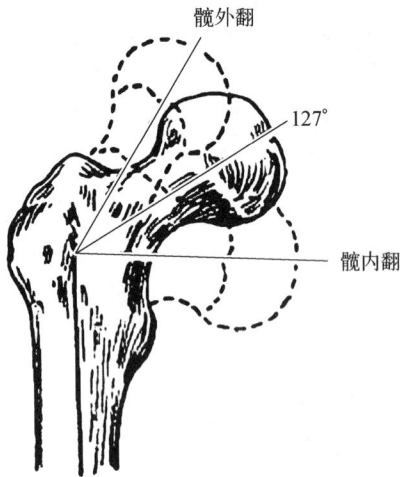

图 60-3　股骨的颈干角

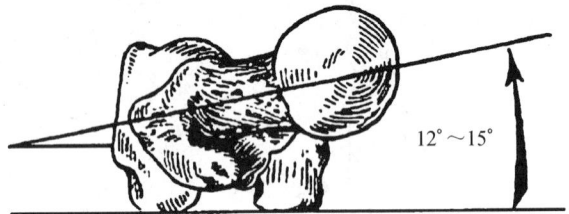

图 60-4　股骨头的血供来源

【病理/病理生理】　股骨头的血供主要来自下列三组动脉:股骨头圆韧带内的小凹动脉,股骨干滋养动脉升支和旋股内、外侧动脉的分支。其中旋股内侧动脉是股骨头最主要的血供来源。股骨折属于囊内骨折,股骨头被关节软骨覆盖,血供完全来自近端,移位骨折将显著损害股骨头的血供,与股骨颈骨折不愈合和股骨头缺血性坏死密切相关。儿童、青壮年和老年股骨颈骨折有其各自不同的特点:青壮年造成股骨颈骨折的暴力大,移位骨折多,软组织损伤重,骨折后血供障碍严重而影响愈合;儿童因有骨骺生长板存在,骨折后可出现骨骺早期闭合,下肢可发生短缩及髋内翻畸形;老年骨折因骨质疏松骨的强度降低,影响到骨折牢固的内固定,此外也因有骨髓萎缩,组织干细胞减少,成骨能力降低,影响骨折愈合(图 60-5、图 60-6)。

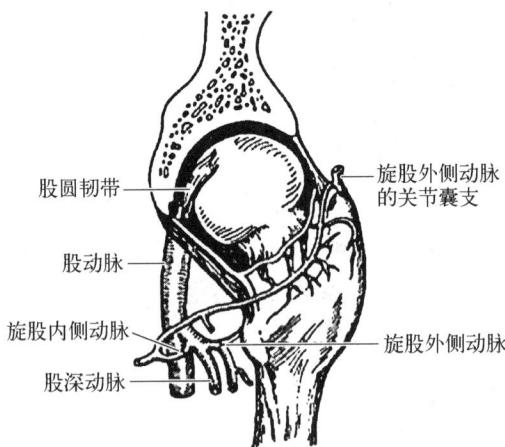

图 60-5　股骨头的血供来源

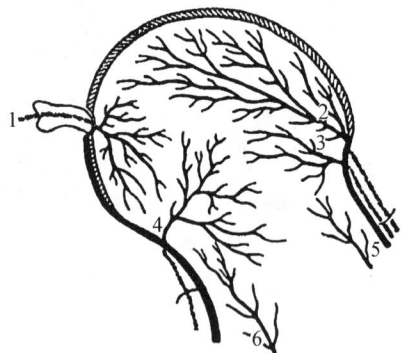

图 60-6　股骨头的血液供应
1. 小凹动脉;2. 骺外侧动脉;3. 干骺端上侧动脉;4. 干骺端下侧动脉;5、6. 滋养动脉升支

【分类】

1. 按骨折线部位分类(图 60-7)

(1) 股骨头下骨折:骨折线位于股骨头下,股骨头仅有小凹动脉很少量的血供,致使股骨头严重缺

血,故发生股骨头坏死的机会很大。

（2）经股骨颈骨折：骨折线位于股骨颈中部,股骨头亦有明显供血不足,易发生股骨头缺血坏死,或骨折不愈合。

（3）股骨颈基底骨折：骨折线位于股骨颈与大小转子间连线处。由于有旋股内外侧动脉分支吻合成的动脉环提供血循环,对骨折部血液供应的干扰较小,骨折容易愈合。

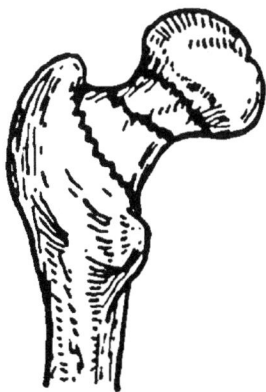

图 60-7 股骨颈骨折的分类

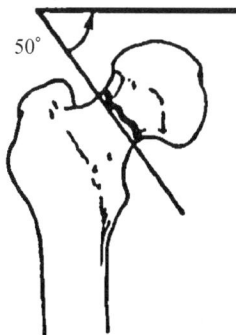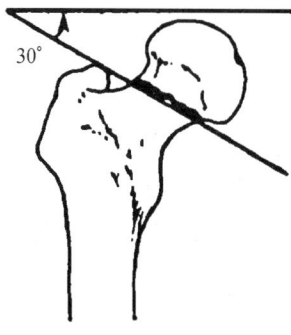

A. 内收型骨折   B. 外展型骨折

图 60-8 股骨颈骨折线与髂骨嵴连线所形成的角度,即 Pauwels 角

2. 按 X 线分类

（1）内收骨折：远端骨折线与两侧髂脊连线的夹角（Pauwells 角）大于 50°,为内收骨折。由于骨折面接触较少,容易再移位,故属于不稳定型骨折。Pauwells 角越大,骨折端所遭受的剪切力越大,骨折越不稳定。

（2）外展骨折：远端骨折线与两侧髂脊连线的夹角小于 30°,为外展骨折。由于骨折接触面多,不容易再移位,故属于稳定骨折。但若处理不当,如过度牵引、外旋、内收,或过早负重等,也可发生移位,成为不稳定骨折（图 60-8）。

3. 按移位程度分类   常采用 Garden 分析（图 60-9）。

（1）不完全骨折,骨完整性仅有部分出现裂纹。

（2）完全骨折但不移位。

（3）完全骨折,部分移位且股骨头与股骨颈有接触。

（4）完全移位的骨折。

由于暴力大小、扭转角度及全身因素等,骨折后可出现多种类型。从 X 线片上虽可见骨折为外展型,或未发生明显移位,甚至呈嵌入型而被认为是稳定型骨折,但在搬运过程中,或在保守治疗中体位不当、过早翻身、固定姿势不良等,都可能使稳定骨折变成不稳定骨折,无移位骨折变成移位骨折。

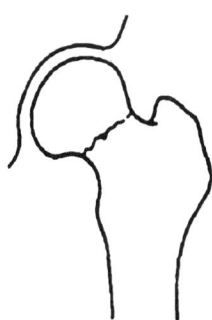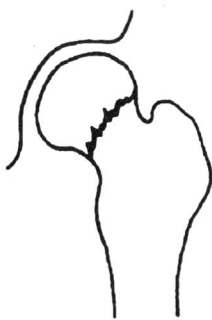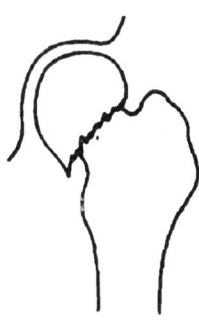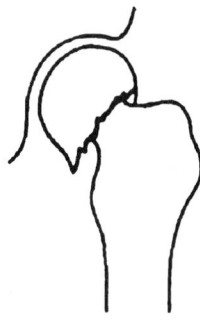

A. 不完全骨折   B. 无移位的完全骨折   C. 完全骨折,部分移位   D. 完全骨折,完全移位

图 60-9 股骨颈骨折的移位

【临床表现/诊断】 中、老年人有摔倒受伤历史,伤后感髋部疼痛,下肢活动受限,不能站立和行走,

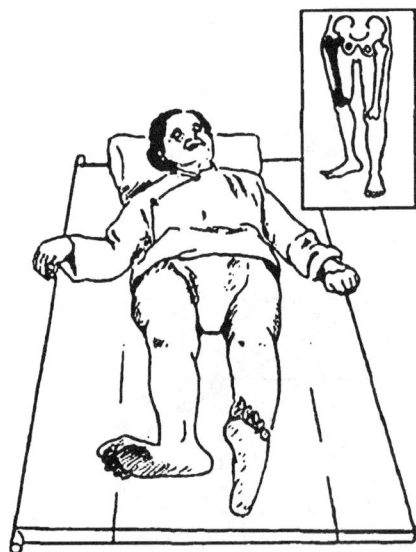

图 60-10　股骨颈骨折伤肢的外旋畸形

应怀疑患者有股骨颈骨折。有时伤后并不立即出现活动障碍，仍能行走，但数天后，髋部疼痛加重，逐渐出现活动后疼痛更加重，甚至完全不能行走，常说明受伤时可能为稳定骨折，以后发展为不稳定骨折而出现功能障碍。检查时可发现患肢出现外旋畸形，一般在 45～60°，为骨折远端失去关节囊和髂股韧带的稳定作用，附着于大转子的臀中肌、小肌和臀大肌及附着于小转子的髂腰肌肉和内收肌群的共同牵拉所致（图 60-10）。若外旋畸形达到 90°，应怀疑有转子间骨折。伤后少有出现髋部肿胀及瘀斑，可出现局部压痛及轴向叩击痛。

肢体测量可发现患肢短缩。在平卧位，由髂前上嵴向水平画垂线，再由大转子与髂前上嵴的垂线画水平线，构成 Bryant 三角（图 60-11），股骨颈骨折时，此三角底边较健侧缩短。在平卧位，由髂前上嵴与坐骨结节之间画线，为 Nelaton 线（图 60-12），正常情况下，大转子在此线上，若大转子超过此线之上，表明大转子有向上移位。

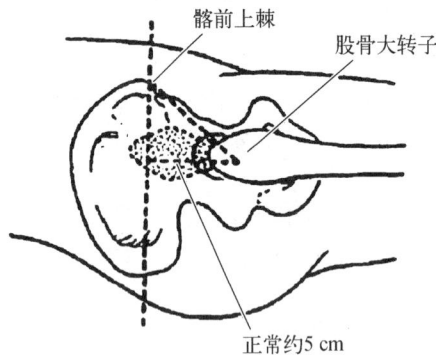

图 60-11　Bryant 三角

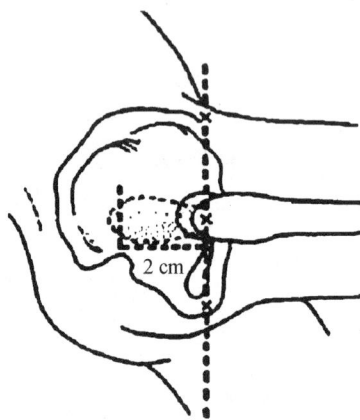

图 60-12　Nelaton 线

【辅助检查】　X 线检查可明确骨折的部位、类型、移位情况，是选择治疗方法的重要依据。髋部的正位片不能发现骨折的前后移位，需同时投照侧位片，才能准确判断移位情况。部分病例如有外伤史、髋痛症状、X 线检查显示不清楚时，则可能有嵌插骨折存在，骨折线隐匿，可行 CT 检查进一步明确，MRI 可发现细微的股骨颈骨折。

【治疗】　对于无移位、外展型或嵌插型等稳定性骨折，股骨颈基底骨折，年龄过大，全身情况差，且全身情况差合并有严重心、肺、肾、肝等功能障碍者，选择非手术方法治疗。可采用穿防旋鞋，患肢置于轻度外展位上牵引制动，卧床 6～8 周，同时进行股四头肌等长收缩训练和踝、足趾的屈伸活动，避免静脉回流障碍或静脉血栓形成。一般在 8 周后可逐渐在床上起坐，但不能盘腿而坐。3 个月后，骨折已基本愈合，可逐渐扶双拐下地，患肢不负重行走。6 个月后，骨已牢固愈合，可逐渐弃拐行走。但长期卧床易发生一系列并发症，如呼吸功能不全，肺部感染及泌尿系感染，下肢深静脉血栓，褥疮等，这些常威胁着老年人的生命。此外在治疗过程中，部分外展骨折可转变成内收骨折，影响骨折愈合。近来不少学者主张早期采用经皮空心螺钉内固定疗效更为安全。

手术治疗的指征包括：① 内收型骨折和有移位骨折；② 头下型骨折，股骨头缺血坏死率高，高龄患者不宜长期卧床者；③ 青壮年及儿童的股骨颈骨折，要求达到解剖复位；④ 陈旧性股骨颈骨折及骨折不愈合，股骨头缺血坏死或并发髋关节骨关节炎。手术治疗目的是达到骨折稳定，促进愈合，方便早期优质护理，并可达到早期临床活动以减少并发症的目的。三枚空心松质骨拉力螺钉倒"品"字形平行固定，分别沿股骨距和其上方的张力带进入股骨头，该固定加压作用较强。滑动加压鹅头钉（Richard 钉）属钉板内固定装置，手术为开放式内固定，其内固定作用与松质骨拉力螺钉相似，更适合于股骨颈基底部骨折。带血运的骨瓣植骨内固定术适用于青壮年股骨颈新鲜移位和陈旧性股骨颈骨折，能提高骨折愈合率和降低股骨头缺血坏死率,常用的有缝匠肌蒂髂骨瓣植骨术和旋髂深动脉髂骨瓣植骨术。65岁以上老年人的股骨头下型骨折,由于股骨头的血循环已严重破坏,头的坏死发生率很高,再加上患者的全身情况不允许长期卧床,目前多主张采用髋关节假体置换手术,可行单纯人工股骨头置换或全髋关节置换术。

第三节 股骨转子间骨折

【病因】 好发于中老年骨质疏松患者,转子间骨折多为间接暴力引起。在跌倒时,身体发生旋转,在过度外展或内收位着地发生骨折。也可为直接暴力引起,跌倒时,侧方倒地,大转子直接撞击,而发生转子间骨折。转子间是骨囊性病变的好发部位之一,因此也可发生病理性骨折。

【病理/病理生理】 股骨转子间区位于股骨干及股骨颈的交界处,为松质骨区域,周围肌肉多,血供丰富,骨折愈合快,但同时也是承受剪应力最大的部位。转子区的内侧为股骨矩,其骨质坚厚,抗压强度大起支撑作用,承担着直立负重时产生的巨大压应力,同时抵抗着扭曲应力,故股骨矩的存在决定了转子间骨折的稳定性。转子间骨折常由于转子区内侧密质骨和股骨矩呈粉碎骨折,松质骨被压缩形成骨缺损,由于内侧失去骨的支撑作用,骨折不稳定,加之强大的内收肌群牵拉,易发生髋内翻,而且也难以达到坚强的骨折内固定目的。

【临床表现/诊断】 伤后髋部出现疼痛,肿胀,瘀斑,下肢不能活动,肿胀往往比股骨颈骨折明显。出血较多,严重者可发生休克。因骨折位于髋关节囊外,不受髂股韧带束缚,故下肢外旋畸形、大转子上移、肢体短缩均较股骨颈骨折明显。

【辅助检查】 X线检查可明确骨折的类型及移位情况。对部分严重粉碎性骨折需行三维CT检查,明确骨折块数目及移位方向,有助于指导手术。

【治疗】 对稳定性骨折,采用胫骨结节或股骨髁上骨牵引。下肢置于外展位和旋转中立位,需要特别注意维持外展位持续牵引,以纠正髋内翻和下肢外旋畸形。6~8周后逐渐扶拐下地活动。非手术治疗需较长时间的卧床,并发症多,近期多主张早期手术骨折内固定治疗。

对不稳定性骨折,或非手术治疗复位失败者,可用手术切开复位内固定治疗。手术治疗目的是尽可能达到解剖复位,恢复股骨矩的连续性,矫正髋内翻畸形,使患者早期离床活动以减少并发症。内固定方法很多,可采用滑动鹅头加压鹅头钉(Richard钉)、Gamma钉等。针对高龄骨质疏松严重患者,特殊设计的PFNA的螺旋刀片大大加强了锚固作用,有力地减少了螺钉松动的风险,临床使用效果满意(图60-13)。

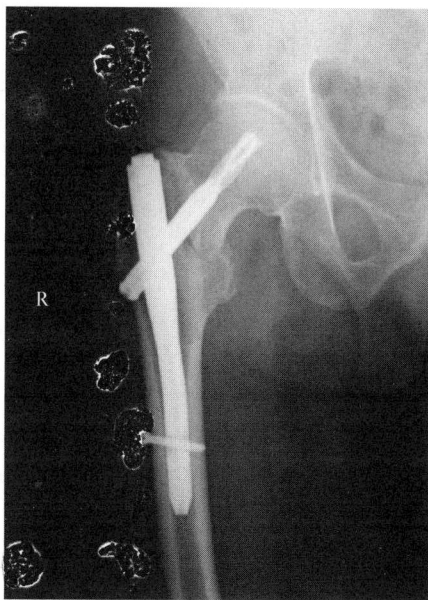

图60-13 PFNA固定股骨粗隆间骨折

第四节 股骨干骨折

【病因】 股骨干骨折较多见,任何年龄均可发生。重物直接打击、车轮辗轧、火器性损伤等直接暴力作用于股骨,容易引起股骨干的横形或粉碎性骨折,同时有广泛软组织损伤。高处坠落伤、机器扭转伤等间接暴力作用,常导致股骨干斜形或螺旋形骨折,周围软组织损伤较轻。

【病理/病理生理】 股骨干骨折往往骨折重叠移位大,骨膜撕裂多。股深动脉于股骨干中后部发出数条分支进入骨干滋养供血,骨折后这些血管受损伤,出血量较大。

股骨周围肌肉丰富,血循环好,对骨折愈合有利,但肌肉拉力大,对骨折移位和治疗影响大:① 股骨上1/3骨折:近折段受髂腰肌、臀中肌和外旋肌群牵拉,常向前外及外旋移位,远折段受内收肌群的牵拉,向上、向后移位;② 股骨中1/3骨折:重叠移位,远折段受内收肌牵拉,骨折向外成角;③ 股骨下1/3

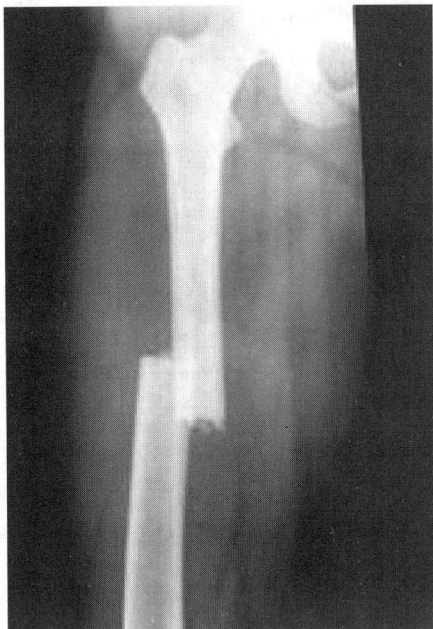

图 60 - 14　股骨干骨折示意图

骨折：远折段受腓肠肌牵拉向后移位，可压迫或损伤腘动静脉和神经，体检时需特别注意。

【临床表现/诊断】　股骨干骨折后会出现骨折的特有表现，局部肿胀明显，肢体短缩和畸形（图 60 - 14），功能丧失，据此即可做出临床诊断。单一股骨干骨折失血量较多，可能出现休克前期临床表现，若合并多处骨折，或双侧股骨干骨折，发生休克的可能性很大。应对患者的全身情况做出正确判断。

【辅助检查】　X 线正、侧位片可明确骨折的准确部位、类型和移位情况。股骨干骨折有时合并髋关节脱位、股骨颈骨折或胫骨平台骨折，摄 X 线片时需注意包括髋关节和膝关节。同时需注意患者血循环检查，必要时行彩色多普勒或静脉造影检查。由于股骨干骨折位高能量暴力骨折，需注意全身合并伤的检查。

【治疗】　儿童股骨干骨折的治疗与成人不同。小于 3 岁的儿童股骨干骨折常采用双下肢垂直悬吊牵引。臀部悬空，可方便大、小便的护理。一般牵引 3～4 周，X 线显示骨折愈合便去除牵引。牵引期间需密切注意肢端血循情况，防止发生肢端坏死和血管神经损伤。3 岁以上儿童常采用布朗架皮牵引治疗直到骨折愈合，可同时采用夹板辅助固定，一般牵引 4～6 周，X 线显示临床愈合后去除牵引。对较大儿童也可采用经过预弯的弹性髓内钉固定，效果较好，并避免了长期牵引不适和可能的畸形愈合。

成人股骨干骨折一般需手术治疗，手术指征包括：① 非手术治疗失败者；② 同一肢体或其他部位有多处骨折者；③ 合并神经血管损伤；④ 老年人的骨折，不宜长期卧床者；⑤ 陈旧性骨折不愈合或有功能障碍的畸形愈合者；⑥ 无污染或污染很轻的开放骨折。非手术治疗仅适用于比较稳定的股骨干骨折，软组织条件差或不能耐受手术者。

非手术治疗时将伤肢置在 Thomas 或 Braun 架上，在胫骨结节或股骨髁上进行持续骨骼牵引，直到骨折临床愈合，一般需要 8～10 周。牵引期间行股四头肌主动收缩训练，并要适当活动髋、膝及踝关节，防止肌萎缩、粘连及关节僵硬。手术方法传统采用加压钛板固定，适用于股骨横行和短斜形骨折，但由于可能产生应力遮挡效应，导致骨萎缩而影响骨折愈合质量，并有愈合后去除钢板再骨折的现象，故骨折内固定技术有由加压内固定方式趋向生物力学内固定的方式，近年来锁定板技术显示出其对粉碎性骨折或骨质疏松性骨折治疗的独特优势。交锁髓内钉内固定适用于股骨干任何类型的骨折，其优点在于能保持骨的长度和控制骨折端的旋转剪切力，在股骨干骨折应用最多。

第五节　膝关节半月板损伤

【病因】　半月板损伤多发生在剧烈运动，研磨力量是产生半月板破裂的主要原因。产生半月板损伤必须有四个因素：膝半屈、内收或外展、重力挤压和旋转力量。膝关节伸直时，两侧副韧带紧张状态，关节稳定，无旋转动作。当膝关节半屈曲时，股骨髁与半月板的接触面缩小，由于重力的影响，半月板的下面与胫骨平台的接触比较固定，这时膝关节猛烈的旋转所产生的研磨力量会使半月板发生破裂。膝屈曲外展时，股骨突然强力内旋并伸直，易发生内侧半月板损伤，如踢足球。膝屈曲内收时，股骨突然外旋并伸直，易发生外侧半月板损伤。半蹲或蹲位工作，如矿井下煤矿工人长期蹲位铲煤和抛煤动作也容易发生半月板损伤。

【病理/病理生理】　半月板的生理作用主要为：① 稳定作用：代偿股骨与胫骨关节面之间的不协调，防止关节囊和滑膜嵌入关节间隙，并提供较大的接触面积，对膝关节起稳定作用；② 缓冲作用：富有弹性纤维软骨，吸收纵向冲击及振荡，减少关节软骨的机械性损伤；③ 润滑作用：使滑液分布均匀，较少股骨与胫骨之间的磨损；④ 协同作用：半月板随膝关节伸屈而前后移动，双侧半月板一前一后随膝关节旋转运动。故膝关节要发挥正常的功能必须有半月板的存在，半月板全切后可发生膝关节间隙变窄、股骨髁磨损变平、骨赘形成及关节松弛不稳定。

半月板边缘部分由邻近关节囊及滑膜的血管供血,损伤修复后可获良好愈合;其他部位血供差,几乎不能愈合,常需手术切除。

【临床表现/诊断】　只有部分急性损伤病例有外伤病史,慢性损伤病例无明确外伤病史。多见于运动员与体力劳动者,男性多于女性。急性损伤受伤后膝关节剧痛,伸不直,并迅速出现肿胀,有时有关节内积血。急性期过后转入慢性阶段。此时肿胀已不明显,关节功能亦恢复,但总感到关节疼痛,活动时有弹响。有时在活动时突然听到"咔嗒"一声,关节便不能伸直,忍痛挥动几下小腿,再听到"咔嗒"声,关节又可伸直,此种现象称为关节交锁。交锁可以偶尔发生,也可以频繁发生。频繁地发作交锁影响日常生活与运动。慢性阶段的体征有关节间隙压痛、弹跳,膝关节屈曲挛缩与股内侧肌的萎缩。

半月板损伤诊断时应综合分析。患者常有股四头肌萎缩,尤其是股内侧肌的萎缩,为膝关节内部结构紊乱征象,有"交锁、解锁"症状,关节间隙有压痛,这些是诊断半月板损伤的重要临床依据,半月板旋转试验(McMurray‐Fouche's test)、研磨试验(Apley's test)可进一步帮助诊断。

【辅助检查】　X线平片检查不能显示半月板形态,主要是用来除外膝关节其他病变与损伤。分辨率高的MRI片可以清晰地显示出半月板有无变性、破裂,还可察觉有无关节积液与韧带的损伤,是目前主要的半月板无创检查。近年来内镜技术的广泛使用,对膝关节内紊乱有进一步认识,它不仅可以发现影像学检查难以察觉的半月板损伤,还可以同时发现有无交叉韧带、关节软骨和滑膜病变。不仅可用于诊断,也可通过内镜进行手术操作,如活组织检查和半月板修复及部分切除术。

【治疗】　半月板损伤急性期可用长腿石膏托固定2~3周,有积血者可于局麻下抽尽后加压包扎,急性期过去后疼痛减轻,可以开始做股四头肌操练,去石膏后行膝关节功能锻炼,以免发生肌萎缩。

膝关节半月板破裂诊断明确者,目前主张在关节镜下进行手术(图60‐15)。边缘分离的半月板可以缝合,容易交锁的破裂的半月板瓣片可以局部切除,半月板水平分层撕裂或体部完全横断撕裂需行全切除术。术后绷带包扎2周,早期即行股四头肌及膝关节功能锻炼,促进关节功能恢复。内镜下手术创口很小,对关节干扰小,术后恢复快,可以早期起床活动,已成为常规处理方法。

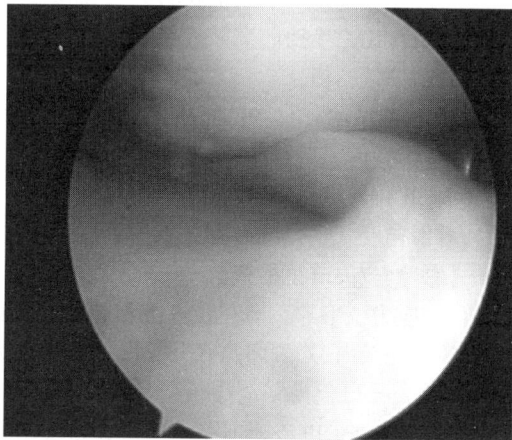

图60‐15　关节镜下半月板外观

第六节　膝关节韧带损伤

【解剖概要】　膝关节的关节囊松弛薄弱,关节的稳定性主要依靠韧带和肌肉。以内侧副韧带最为重要,它位于股骨内上髁与胫骨内髁之间,有深浅两层纤维。浅层成三角形,甚为坚韧;深层纤维与关节囊融合,部分并与内侧半月板相连。外侧副韧带起于股骨外上髁,它的远端呈腱性结构,与股二头肌腱汇合成联合肌腱结构,一起附着于腓骨小头上。外侧副韧带与外侧半月板之间有滑囊相隔。膝关节伸直时两侧副韧带拉紧,无内收、外展与旋转动作;膝关节屈曲时,韧带逐渐松弛,膝关节的内收、外展与旋转动作亦增加。前交叉韧带起自股骨髁间窝的外侧面(即股骨外侧髁的内侧面),向前内下方止于胫骨髁间嵴的前方。当膝关节完全屈曲和内旋胫骨时,此韧带牵拉最紧,防止胫骨向前移动。后交叉韧带起自股骨群间窝的内侧面(即股骨内侧髁的外侧面),向后下方止于胫骨髁间嵴的后方。膝关节屈曲时可防止胫骨向后移动。

【损伤机制/病理变化】

1. 内侧副韧带损伤　为膝外翻暴力所致。当膝关节外侧受到直接暴力,使膝关节猛烈外翻,便会撕断内侧副韧带。当膝关节半屈曲时,小腿突然外展外旋也会使内侧副韧带断裂。

2. 外侧副韧带损伤　主要为膝内翻暴力所致。因外侧方髂胫束比较强大,单独外侧副韧带损伤少见。如果暴力强大,髂胫束和腓总神经都难免受损伤。

3. 前交叉韧带损伤　　膝关节伸直位下内翻损伤和膝关节屈曲位下外翻损伤都可以使前交叉韧带断裂。一般前交叉韧带很少会单独损伤，往往合并有内、外侧韧带与半月板损伤，但在膝关节过伸时，有可能会单独损伤前交叉韧带。另外，暴力来自膝关节后方，胫骨上端的力量也可使前交叉韧带断裂。

4. 后交叉韧带损伤　　无论膝关节处于屈曲位或伸直位，来自前方的使胫骨上端后移的暴力都可以使后交叉韧带断裂。后交叉韧带损伤少见，通常与前交叉韧带同时损伤，单独后交叉韧带损伤更为少见。

【临床表现】　都有外伤病史。以青少年多见，男性多于女性；以运动员最为多见。受伤时有时可听到韧带断裂的响声，很快便因剧烈疼痛而不能再继续运动或工作。膝关节处出现肿胀、压痛与积液（血），膝部肌痉挛，患者不敢活动膝部，膝关节处于强迫体位，或伸直，或屈曲。膝关节侧副韧带的断裂处有明显的压痛点，有时还会摸到蜷缩的韧带断端。

1. 侧方应力试验　　在急性期做侧方应力试验是很疼痛的，最好于痛点局部麻醉后进行操作。在膝关节完全伸直位与屈曲 20°～30° 位置下做被动膝内翻与膝外翻动作，并与对侧做比较。如有疼痛或发现内翻外翻角度超出正常范围并有弹跳感时，提示有侧副韧带扭伤或断裂。

2. 抽屉试验　　也建议在麻醉下进行操作。膝关节屈曲 90°，小腿垂下，检查者用双手握住胫骨上段做拉前和推后动作，并注意胫骨结节前后移动的幅度。前移增加表示前交叉韧带断裂；后移增加表示后交叉韧带断裂。由于正常膝关节在膝关节屈曲 90°位置下胫骨亦能有轻度前后被动运动，故需将健侧与患侧做对比。单独前交叉韧带断裂时，胫骨前移幅度仅略大于正常，若前移明显增加，说明可能还合并有内侧副韧带损伤。

3. 轴移试验　　本试验用来检查前交叉韧带断裂后出现的膝关节不稳定。患者侧卧，检查者站在一侧，一手握住踝部，屈曲膝关节到 90°，另一手在膝外侧施力，使膝处于外翻位置，然后缓慢伸直膝关节，至屈曲 30°位时觉疼痛与弹跳，是为阳性结果。这主要是在屈膝外翻姿势下，胫骨外侧平台向前错位，股骨外髁滑向胫骨平台的后方。在伸直过程中股骨外髁突然复位而产生疼痛。

【影像学/关节镜检查】　普通 X 线平片检查只能显示撕脱的骨折块。为显示有无内、外侧副韧带损伤，可摄应力位平片。即在膝内翻和膝外翻位置下摄片。这个位置是很痛的，需于局部麻醉后进行。在 X 线片上比较内、外侧间隙张开情况。一般认为两侧间隙相差 4 mm 以下为轻度扭伤，4～12 mm 为部分断裂，12 mm 以上为完全性断裂，可能还合并有前交叉韧带损伤。

MRI 检查可以清晰地显示出前、后交叉韧带的情况，还可以发现意料不到的韧带结构损伤与隐匿的骨折线。

关节镜检查对诊断交叉韧带损伤十分重要。75% 急性创伤性关节血肿可发现为前交叉韧带损伤，其中 2/3 病例同时伴有内侧半月板撕裂，1/5 有关节软骨面缺损。

【治疗】

1. 内侧副韧带损伤　　内侧副韧带扭伤或部分性断裂（深层）可以保守治疗，用长腿管型石膏固定 4～6 周。完全断裂者应及早修补。如有半月板损伤与前交叉韧带损伤者也应在手术时同时进行处理。

2. 外侧副韧带损伤　　外侧副韧带断裂者应立即手术修补。

3. 前交叉韧带损伤　　凡不满 2 周的前交叉韧带断裂，应争取手术缝合。如果在韧带体部断裂，最好再移植一根肌腱以增强交叉韧带的稳定性。一般选用髌韧带的中 1/3 作为移植材料。对部分断裂者，可以缝合断裂部分，再石膏制动 4～6 周。目前主张在关节镜下做韧带缝合手术。

4. 后交叉韧带损伤　　对断裂的后交叉韧带是否要缝合以往有争论，目前的意见偏向于在关节镜下早期修复。

第七节　胫腓骨骨折

【病因】　由于胫腓骨表浅，又是负重的主要骨，易遭受直接暴力损伤，如重物撞击，车轮辗轧等，可引起胫腓骨同一平面的横形、短斜形或粉碎形骨折（图 60-16）。由于直接暴力需通过皮肤作用于骨骼，因此常合并软组织损伤，成为开放性骨折。在高处坠落伤，足着地，身体发生扭转时，可引起胫腓骨螺旋形或斜形骨折，若为双骨折，腓骨的骨折线常较胫骨骨折线高。有时在胫骨下 1/3 的斜形骨折，经力的传导,可致腓骨颈骨折,这种不在同一平面发生的骨折是胫腓骨遭受间接暴力损伤的特殊性,容易漏掉腓骨骨折的诊断。

【病理/病理生理】 胫骨两段膨大,密质骨薄,松质骨多,抗压能力弱;中段狭细,但密质骨厚而坚固,抗压能力弱。胫骨中、下 1/3 交界处,是三棱形与四边形骨干形态移形部,为骨折多发部位。胫骨的营养血管从胫骨干上、中 1/3 交界处进入骨内,在中、下 1/3 的骨折使营养动脉损伤,供应下 1/3 段胫骨的血循环显著减少;同时下 1/3 段胫骨几乎无肌附着,由胫骨远端获得的血循环很少,因此下 1/3 段骨折愈合较慢,容易发生延迟愈合或不愈合。腓骨干几乎全被肌肉包绕,血供丰富,骨折愈合快。

小腿以骨间膜为中心,将肌肉分为胫前肌间隔、腓侧肌间隔、后侧浅间隔和深间隔 4 个筋膜间隔。小腿骨折后出血、血肿及肌肉挫伤后肿胀可使筋膜间室内压力增高,极易发生筋膜间室综合征。

【临床表现/诊断】 胫腓骨骨折多由强大暴力造成,伤后局部肿胀明显,疼痛严重,畸形及功能障碍。对患者的检查除骨折体征外,特别要注意软组织损伤的严重程度。除具有骨折的一般特征和专有体征外,由于自身解剖特点往往具有特殊临床表现。腘动脉在分出胫前动脉后,穿过比目鱼肌腱向下走行。此处血管固定,胫骨上 1/3 骨折,可致胫后动脉损伤,引起下肢严重血循环障碍,甚至缺血坏死。小腿骨折后由于骨髓腔出血,或肌肉损伤出血,或因血管损伤出血,均可引起骨筋膜室高压,导致肌缺血坏死,后期成纤维化,将严重影响下肢功能。在腓骨颈,有腓总神经由腘窝后、外侧斜向下外方,经腓骨颈进入腓骨长、短肌及小腿前方肌群,腓骨颈有移位的骨折可引起腓总神经损伤。

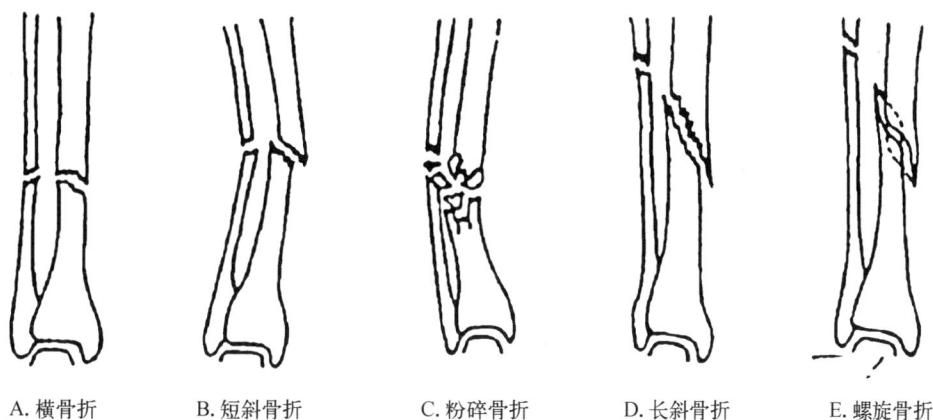

A. 横骨折　　B. 短斜骨折　　C. 粉碎骨折　　D. 长斜骨折　　E. 螺旋骨折

图 60 - 16　胫腓骨骨折类型

【辅助检查】 X 线摄片可以显示骨折部位、移位方向和粉碎程度,但需注意需包括膝关节和踝关节,以免遗漏相关部位损伤,除累及关节面骨折,胫腓骨干部骨折一般不需行 CT 检查。对怀疑血管损伤患者需行多普勒超声或血管造影检查,对怀疑骨筋膜室综合征患者可行骨筋膜室测压。

【治疗】 胫腓骨骨干骨折的治疗目的是矫正成角、旋转畸形,恢复胫骨上、下关节面的平行关系,恢复肢体长度。无移位的胫腓骨干骨折采用小夹板或石膏固定。有移位的横形或短斜形骨折采用手法复位,小夹板或石膏固定。不稳定的胫腓骨干双骨折可采用跟骨结节牵引,克服短缩畸形后,施行手法复位,小夹板固定。牵引中注意观察肢体长度,避免牵引过度而导致骨不愈合。固定期应注意夹板和石膏的松紧度,并定时行 X 线检查,发现移位应随时进行夹板调整,或重新石膏固定,6～8 周可扶拐负重行走。石膏外固定常常发生骨折对线不良愈合,尤其是应用在不稳定骨折的治疗时,常需要再次手术矫正畸形。

以下情况时需采用切开复位内固定:① 手法复位失败;② 严重粉碎性骨折或多段骨折;③ 污染不重,受伤时间较短的开放性骨折。钢板内固定多适用于骨折端相对稳定及软组织损伤较轻的骨折。带锁髓内钉由于不影响骨折端软组织包绕,能保持骨的长度,控制旋转应力,骨折固定稳固,可早期活动踝、足及膝关节,关节功能恢复良好,已被广泛接受,并有取代其他固定方法的趋向。腓骨干骨折任何方向的移位和短缩,都将影响到踝关节的组合不良,后期常继发踝关节炎,因此应重视腓骨骨折的治疗。软组织损伤严重的开放性胫腓骨干双骨折,可在进行彻底的清创术后采用外固定支架一期固定,既稳定骨折,又便于术后换药,待软组织情况好转后行钢板或髓内钉固定,并行皮瓣转移覆盖,避免固定物外露。

第八节 踝 部 骨 折

【解剖概要】 踝关节由胫骨远端、腓骨远端和距骨体构成。胫骨远端内侧突出部分为内踝,后缘呈唇状突起为后踝,腓骨远端突出部分为外踝。外踝与内踝不在同一冠状面上,较内踝略偏后,外踝远端较内踝远端和后方低 1 cm 左右。由内踝、外踝和胫骨下端关节面构成踝穴,包容距骨体。距骨体前方较宽,后方略窄,使踝关节背屈时,距骨体与踝穴适应性好,踝关节较稳定;在跖屈时,使距骨体与踝穴的间隙增大,因而活动度亦增大,使踝关节相对不稳定,这是踝关节在屈曲位容易发生骨折的解剖因素。与踝穴共同构成关节的距骨滑车其关节面约有 2/3 与胫骨下端关节面接触,是人体负重的主要关节之一。在负重中期,关节面承受的压应力约为体重的 2 倍;在负重后期则可达 5 倍,这也是踝关节容易受伤、发生退变性关节炎的原因之一。正常情况下,以足外缘与小腿垂直为中立位 0°,踝关节有背屈 20°~30°,跖屈 45°~50°的活动度。踝关节的内翻及外翻活动主要发生在距下关节,内翻 50°,外翻 30°~35°。

【病因/分类】 踝部骨折(fracture of the ankle)多由间接暴力引起。大多数是踝跖屈扭伤,力传导引起骨折。由于间接暴力的大小、作用方向、踝足所处的姿势各不相同,因此发生不同类型的骨折。有时暴力直接打击也可发生复杂性骨折。踝部骨折的分类方法很多,但从临床应用角度,将 Davis - Weber 和 Lange - Hanson 分类法结合的分类方法更为实用。

1. Ⅰ型内翻内收型 当踝关节在极度内翻位受伤时(旋后),暴力作用通过外侧副韧带传导至外踝,引起胫腓下韧带平面以下的外踝骨折。若暴力作用并未因外踝骨折而衰减,继续传导至距骨,使其撞击内踝,引起内踝自下而上的斜形骨折[图 60 - 17A]。

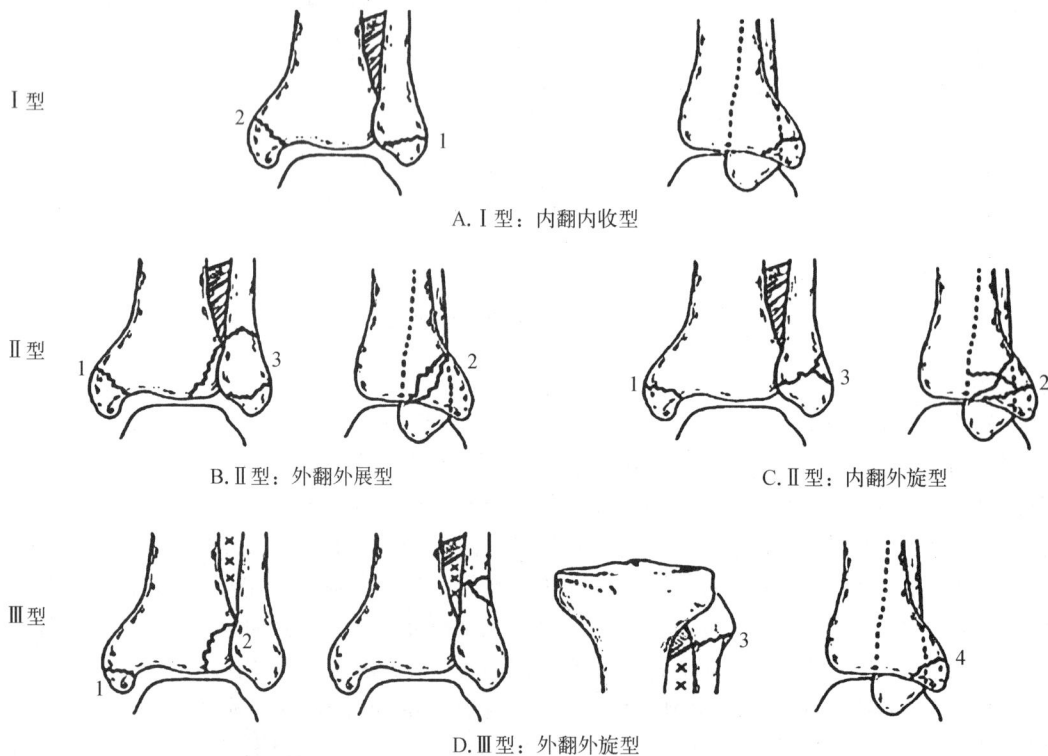

图 60 - 17 踝部骨折的分类(Davis - Weber 和 Lange - Hanson 法)

图中 1、2、3、4 系指伤力的顺序

2. Ⅱ型分为两个亚型 ① 外翻外展型:踝关节遭受间接暴力,在极度外翻位受伤,或重物打击外踝,使踝关节极度外翻,暴力经内侧副韧带传导,牵拉内踝而发生骨折。若暴力作用继续传导,距骨极度外翻撞击外踝和后踝,使外踝发生由下而斜向上外的斜形骨折,并同时发生后踝骨折,骨折多在胫腓下韧带平面[图 60 - 17B]。② 内翻外旋型:暴力作用于外踝,首先导致外踝粉碎性骨折和后踝骨折,但胫腓下韧带完整。暴力继续传导,踝外旋力量使内侧副韧带牵拉内踝;导致内踝撕脱骨折[图 60 - 17C]。

Ⅱ型骨折均为三踝骨折。胫腓下韧带完整,不发生踝关节脱位是此型骨折的特征。

3. Ⅲ型外翻外旋型 踝关节遭受外翻(旋前)暴力时,使内侧副韧带紧张,导致内踝撕脱骨折。若暴力作用不衰减,使距骨撞击外踝,导致胫腓下韧带断裂,发生胫腓下关节分离。若暴力继续作用,经胫腓骨间膜传导,引起胫腓下韧带平面以上腓骨的斜形或粉碎形骨折,有时暴力传导可达腓骨上端,发生高位腓骨骨折[图60-17D],临床上常因对这种损伤机制认识不足而漏诊。

4. 垂直压缩型(Pilon 骨折) 常为高处跌落时胫骨下端受距骨垂直方向的压力,导致塌陷型骨折,根据受伤时踝及足所处的位置不同,压缩重点部位可在胫骨下端的前缘、中部及后缘。中心部位压缩常同时伴有腓骨下端的粉碎性骨折或斜形骨折。

【临床表现/诊断】 踝部受伤后,局部肿胀明显,瘀斑,出现内翻或外翻畸形,活动障碍。检查可在骨折处扪及到局限性压痛。踝关节正位、侧位 X 线摄片可明确骨折的部位、类型、移位方向。对第Ⅲ型骨折,需检查腓骨全长,若局部有压痛,应补充摄 X 线片,以明确高位腓骨骨折的诊断。

【治疗】 踝关节结构复杂,暴力作用的机制及骨折类型也较多样,按一般的原则,先手法复位,失败后则采用切开复位的方式治疗,如果不对损伤机制、移位方向、踝关节稳定性等多种因素进行仔细分析,则可能加重骨折移位,导致新的损伤,为今后的治疗及功能恢复带来困难。治疗的原则是在充分认识损伤特点的基础上,以恢复踝关节的结构及稳定性为原则,灵活选择治疗方案。无移位的和无胫腓下关节分离的单纯内踝或外踝骨折,在踝关节内翻(内踝骨折时)或外翻(外踝骨折时)位石膏固定6~8周,固定期可进行功能锻炼。有移位的内踝或外踝单纯骨折,由于骨折块移位导致附着的韧带松弛,手法复位难以成功,即使复位成功也难以能维持韧带张力,应切开复位,松质骨螺钉内固定或可吸收螺钉固定。胫腓下关节分离常在内、外踝损伤时出现,应首先手术修复内、外侧副韧带,复位、固定骨折,才能使胫腓下关节稳定。为防止术后不稳定,在进行韧带修复、固定骨折的同时,用螺钉固定胫腓下关节,石膏固定6~8周。

Ⅰ型骨折为双踝骨折,为恢复韧带的张力,一般均应行切开复位,松质骨螺钉内固定8~12周,或用高分子材料制成的可吸收螺钉固定。

Ⅱ型骨折为三踝骨折,内踝骨折采用松质骨螺钉或可吸收螺钉内固定,外踝骨折常需采用钢板固定。影响胫骨1/4~1/3关节面的后踝骨折也需用松质骨螺钉或可吸收螺钉内固定。

Ⅲ型骨折除需对内踝行切开复位、内固定外,外踝或腓骨骨折也应行钢板螺钉内固定,固定腓骨是保证胫腓下端稳定性的重要方法。

垂直压缩性骨折多需切开复位内固定或外固定架固定,并应将压缩塌陷部位复位后遗留之空隙用质骨或人工骨充填,以恢复其承重强度。

第九节 踝 部 扭 伤

【解剖概要】 踝关节关节囊纤维层增厚形成韧带,主要有三组:① 内侧副韧带,又称三角韧带,是踝关节最坚强的韧带。主要功能是防止踝关节外翻。② 外侧副韧带,起自外踝,分三束分别止于距骨前外侧,距骨外侧和距骨后方,是踝部最薄弱的韧带。③ 下胫腓韧带,又称胫腓横韧带,有两条,分别于胫腓骨下端的前方和后方将胫骨、腓骨紧紧地连接在一起,加深踝穴的前、后方,稳定踝关节。若内侧副韧带损伤,将出现踝关节侧方不稳定;若外侧副韧带损伤,将出现踝关节各方向不稳定。

病因在下台阶时,或在高低不平的路上行走,踝关节处于跖屈位,遭受内翻或外翻暴力时,使踝部韧带过度牵拉,导致韧带部分损伤或完全断裂,也可导致韧带被拉长、撕脱骨折、踝关节或胫腓下关节半脱位、全脱位。若急性韧带损伤修复不好,韧带松弛,易致复发性损伤,导致踝关节慢性不稳定。

【临床表现/诊断】 踝部扭伤后出现疼痛,肿胀,皮下瘀斑,活动踝关节疼痛加重。检查可以发现伤处有局限性压痛点,踝关节跖屈位加压,使足内翻或外翻时疼痛加重,即应诊断为踝部韧带损伤。对韧带部分损伤、松弛或完全断裂的诊断有时比较困难。在加压情况下的极度内翻位行踝关节正位 X 线摄片,可发现外侧关节间隙显著增宽,或在侧位片上发现距骨向前半脱位,多为外侧副韧带完全损伤。踝关节正、侧位摄片可发现撕脱骨折。

【治疗】 急性损伤应立即冷敷,以减少局部出血及肿胀程度。48 h 后可局部理疗,促进组织愈合。

韧带部分损伤或松弛者,在踝关节背屈 90°位,极度内翻位(内侧副韧带损伤时)或外翻位(外侧副韧带损伤时)靴形石膏固定,或用宽胶布、绷带固定 2～3 周,韧带完全断裂合并踝关节不稳定者,或有小的撕脱骨折片,也可采用靴形石膏固定 4～6 周。若有骨折片进入关节,可切开复位,固定骨折片,或直接修复断裂的韧带。术后用石膏靴固定 3～4 周。

对反复损伤副韧带松弛、踝关节不稳定者,宜长期穿高帮鞋,保护踝关节。后期由于慢性不稳定,可致踝关节脱位,关节软骨退变致骨关节炎,可在关节内注射药物如玻璃酸钠等,或采用关节成形术治疗。

知识拓展

跟 腱 断 裂

【解剖概要】 小腿后方的腓肠肌和比目鱼肌腱向下合并成为一粗而十分坚强的肌腱,称为跟腱,止于跟骨结节后方。主要功能是跖屈踝关节,维持踝关节的平衡及跑跳、行走。跟腱内侧有跖肌腱伴行向下。由于跖肌肌腹很小,故收缩力较弱。

【病因/分类】 跟腱损伤较常见。直接暴力作用如重物打击跟腱,可使跟腱挫伤、部分或完全断裂,常同时有皮肤损伤。间接暴力较为常见,主要是肌的猛烈收缩,如不恰当的起跳,落地姿势不当等,小腿三头肌突然剧烈收缩,使跟腱被撕裂损伤。跟腱损伤可发生在跟腱的止点、中分及肌腹肌腱移行部,多为极不整齐的乱麻状撕裂。也可由锐器如玻璃、刀等切割致伤,为污染较轻的开放损伤。

【临床表现/诊断】 在受伤时,可听到跟腱断裂(rupture of Achilles tendon)的响声,立即出现跟部疼痛,肿胀,瘀斑,行走无力,不能提跟。检查可在跟腱断裂处扪到压痛及凹陷、空虚感。部分损伤者伤后功能障碍不明显,以至当作软组织损伤治疗。超声波检查可探到跟腱损伤的部位、类型。

【治疗】 极少见的闭合性部分跟腱断裂可在踝关节悬垂松弛位,用石膏靴固定 4～6 周。然后加强功能训练,可自行修复。完全断裂者应早期手术,直接缝合或修补断裂跟腱。术后在屈膝和踝关节跖屈位用石膏固定 4～6 周周后开始功能训练。开放性跟腱损伤原则上应早期清创,修复跟腱。若皮肤缝合有张力,不可勉强在张力下直接缝合,有皮肤坏死致跟腱暴露的危险,可采用皮瓣转移覆盖跟腱。陈旧性跟腱完全断裂应手术治疗。由于小腿三头肌处于松弛位而发生挛缩,很难直接缝合跟腱,一般均要采用成形术修复跟腱。

第十节 足 部 骨 折

每只足有 26 块骨(不包括籽骨),由韧带、关节联结成为一个整体。在足底,由骨和关节形成了内纵弓、外纵弓和前面的横弓,这是维持身体平衡的重要结构。足弓还具有弹性,吸收震荡、负重,完成行走、跑跳等动作。足部骨折若破坏了这一结构,将带来严重的功能障碍。因此足部骨折的治疗目的是尽可能恢复正常的解剖关系和生理功能。

一、跟 骨 骨 折

【解剖概要】 跟骨是足骨中最大的骨,以松质骨为主,呈长而略有弓形。跟骨后端为足弓的着力点之一。跟骨与距骨形成距跟关节。跟骨的载距突与距骨颈接触,支持距骨头并承担体重。跟骨上关节面与距骨远端形成距骨下关节,跟骨与骰骨形成跟骰关节。由跟骨结节与跟骨后关节突的连线与跟骨前-后关节突连接形成的夹角称为跟骨结节关节角(Bohler 角)(图 60-18),正常时约为 40°。跟骨结节与第 1 跖骨头和第 5 跖骨头形成足的三点负重,并形成足弓。若跟骨骨折,塌陷,使足底三点负重关系发生改变,足弓塌陷将引起步态的改变和足的弹性、减震功能降低。

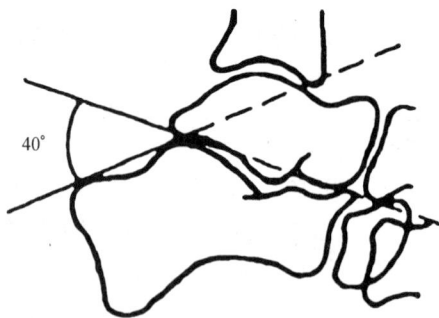

图 60-18 跟骨结节关节角

【病因/分类】　高处坠落,足跟着地是跟骨发生骨折的主要原因,常导致跟骨压缩或劈开。在战争时期,也可有自下而上的暴力作用,如足踏地雷爆炸,引起跟骨粉碎骨折。由于暴力作用的大小、受力部位及伤前骨质量的不同,可发生多种类型的跟骨骨折(fracture of the calcaneum)。以骨折是否影响肠骨下关节分为两类。

1. 不波及距骨下关节的跟骨骨折　这类骨折包括:① 跟骨前端骨折,仅波及跟骨关节;② 跟骨结节垂直骨折;③ 载距突骨折;④ 跟骨结节的鸟嘴状骨折(图60-19)。

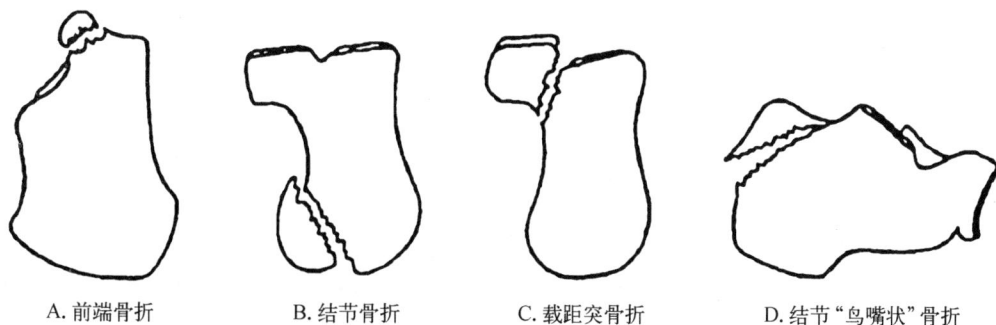

A. 前端骨折　　B. 结节骨折　　C. 载距突骨折　　D. 结节"鸟嘴状"骨折

图60-19　不波及距骨下关节的跟骨骨折

2. 波及距骨下关节的骨折　这类骨折包括:① 垂直压缩骨折,跟骨后关节面被距骨所传导的垂直暴力作用,使跟骨发生压缩或塌陷;② 单纯剪切暴力骨折,剪切暴力使跟骨发生骨折,将跟骨分成前内部分和包括截距突的后面部分,距骨随跟骨骨折而楔入,为Ⅰ度损伤;③ 剪切和挤压暴力骨折,骨折的跟骨除有前后两块外,前骨块有纵形裂开,在腓侧面还形成三角形骨块和跗骨窦处的柱状骨块。后骨块内有半月形的后关节面及载距突的后、内骨折块嵌入其内,为Ⅱ度损伤,此型骨折临床上最为多见;④ 粉碎骨折,跟骨的前、后及关节面均发生多数骨折,为Ⅲ度骨折(图60-20)。

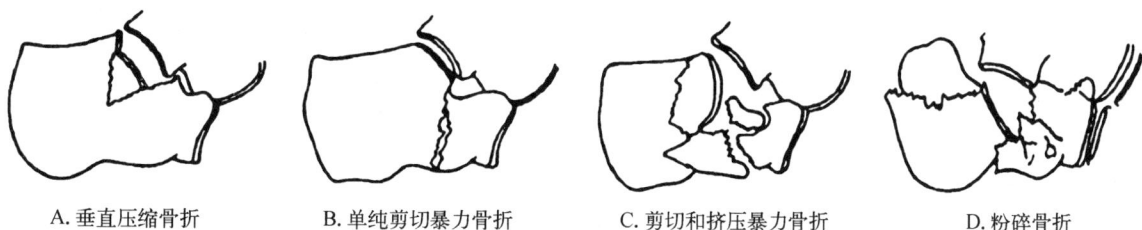

A. 垂直压缩骨折　　B. 单纯剪切暴力骨折　　C. 剪切和挤压暴力骨折　　D. 粉碎骨折

图60-20　波及距骨下关节的跟骨骨折

【临床表现/诊断】　在坠落伤后出现跟部疼痛,肿胀,皮下瘀斑,足底扁平及局部畸形,不能行走。检查跟部有局限性压痛,跟骨横径较健侧增宽,应怀疑有跟骨骨折。踝关节正位、侧位、斜位和跟骨轴位拍片,可明确骨折的类型、移位程度。同时要注意坠落伤虽为足着地受伤,但力可沿下肢向骨盆、脊柱传导,因此应注意髋部、脊柱的临床表现和及时进行X线检查,以免漏诊。

【治疗】　跟骨骨折的治疗原则是恢复距下关节的对位关系和跟骨结节关节角,维持正常的足弓高度和负重关系。在不波及距下关节的骨折中,由于跟骨前端骨折、结节骨折和载距突骨折常移位不大,仅用绷带包扎固定,或管型石膏固定4～6周,即可开始功能训练。对于跟骨结节鸟嘴状骨折,由于减少了关节角,导致足弓塌陷,可采用切开复位,松质骨螺钉固定,并早期活动踝关节。

波及距骨下关节的跟骨骨折的治疗以达到解剖复位为目标。无移位的Ⅰ度骨折仅用绷带包扎或石膏固定4～6周即可开始活动。有移位的Ⅰ度骨折和Ⅱ、Ⅲ度骨折,手法复位难以达到治疗目的,可采用X线下插入骨圆针进行撬拨复位,复位后遗留的骨空隙不能充填,致使复位的骨折块难以维持在复位位置。因此近几年,有采用切开复位、植骨充填复位后的空隙,使跟骨骨折的疗效有了提高。对于复杂的跟骨骨折,用任何方法均难以达到解剖复位的程度,因此也有主张不做任何特殊处理,早期仅做包扎固定,任其自然愈合,早期进行功能锻炼,部分患者仍可有较好功能。对于功能差,症状严重,负重困难者最后选择距骨下关节融合术或三关节融合术治疗。

二、跖 骨 骨 折

在大多数情况下,跖骨骨折(fracture of the metatarsal)为直接暴力引起,如重物打击、车轮辗压等。少数情况下,由长期慢性损伤(如长跑、行军)致第2或第3跖骨干发生疲劳骨折。在足的5个跖骨中,第1跖骨最粗大,发生骨折的机会较少,第2~4跖骨发生骨折机会最多。第5跖骨基底由于是松质骨,常因腓骨短肌猛裂收缩而发生骨折。单纯的第5跖骨基底骨折在足外翻位用绷带固定或石膏固定4~6周即可进行功能锻炼。跖骨骨折可发生在跖骨基底部、跖骨干和跖骨颈部。跖骨基底骨折后,远折端常向下、后移位,也可压迫或损伤足底动脉弓,若足背动脉也有损伤或代偿不完全时,可发生前足坏死,应紧急手法复位,石膏外固定。若手法复位失败,经跖骨头下方打入髓内针,通过骨折端直到跗骨做内固定。

跖骨干骨折因暴力作用的大小、方向不同,可出现横形,斜形、粉碎性骨折。2~4跖骨的单一跖骨干骨折常少有明显移位,不需特殊治疗,休息3~4周即可下地活动。有移位的多个跖骨干骨折先试行手法复位,若不成功则行切开复位,经跖骨头下方打入髓内针固定4~6周。跖骨颈骨折后,骨折远端常向下、后移位,使跖骨头下垂,影响足的正常负重,会出现疼痛,应先试行手法复位。若复位失败,做切开复位,交叉钢针内固定,4~6周后可拔出钢针,骨愈合牢固后负重行走。

三、趾 骨 骨 折

病因多为直接暴力损伤,如重物高处落下直接打击足趾,或走路时踢及硬物等。重物打击伤常导致粉碎骨折或纵形骨折,同时合并趾甲损伤,开放骨折多见。踢撞硬物致伤多发生横形或斜形骨折。

治疗趾骨表浅,伤后诊断不困难。无移位的趾骨骨折(fracture of the phalanx)不需特别治疗,休息2~3周即可行走。有移位的单个趾骨骨折,行手法复位,将邻趾与伤趾用胶布一起固定,可早期行走。多数趾骨骨折在复位后,用超过足趾远端的石膏托板固定2~3周即可进行功能训练。在趾骨和跖骨骨折的治疗中,特别注意纠正旋转畸形及跖侧成角畸形,避免足趾因轴线改变而出现功能障碍。

> **知识拓展**
>
> (1)股骨颈骨折的治疗方法有存在争议的地方,目前大家认识较为一致的是:① 无明显移位的外展"嵌插"型骨折,可用持续皮牵引6~8周。3个月后考虑扶拐杖下地行走。骨折愈合后,一般在6个月后,可脱离拐杖行走。非手术疗法,不进一步加重血供的破坏,故股骨头的坏死率低。② 内收骨折或有移位的股骨颈骨折,先做皮牵引或胫骨结节处骨牵引,定患肢于外展内旋位。7~10 d内进行内固定术。③ 65岁以上病人的股骨头下骨折,发生股骨头缺血性坏死的机会较多,骨折不愈合,如全身情况许可,可做人工股骨头置换术或全髋置换术。④ 对年龄过大、体力较差,不宜做手术内固定或人工股骨头置换术者,可做皮牵引,保持下肢于中立位,患者半卧位,3个月后,骨折虽未愈合,但仍能扶拐杖下地活动。⑤ 儿童和青壮年的股骨颈骨折,往往需要很大的暴力才会造成骨折,以低位经颈骨折为主。由于儿童股骨头血液供应与成人不同,因而很容易发生缺血性坏死,故应采用内固定治疗。⑥ 陈旧性股骨颈骨折不愈合,可做人工股骨头置换术或内固定术。
>
> (2)关节镜是用于医师诊治关节疾患的内镜。该器械从1970年推广应用,关节镜在一根细管的端部装有一个透镜,将细管插入关节内部,关节内部的结构便会在监视器上显示出来。因此,可以直接观察到关节内部的结构。关节镜手术可治疗关节内各种炎症。如骨性关节炎滑膜炎、创伤性关节炎、类风湿关节炎、结核性关节炎、化脓性关节炎,剥脱性骨软骨炎等,以及滑膜软骨瘤病;髌骨软化症;骨赘(骨刺),游离体,滑膜皱襞,关节紊乱症,半月板损伤,关节囊粘连,各种关节内骨折,各部关节粘连及关节活动受限,各种不明原因的关节痛。切口小不感染、皮肤瘢痕极小。手术创伤小,手术安全,可重复手术,不影响关节以后做其他手术。一次关节镜术可同时治疗多种疾病,如膝关节手术可同时进行关节清理术、滑膜皱襞切除术等。关节镜手术的适应证宽,它适用于关节内的各种各样病变。禁忌证少,如身体条件差不能行常规手术,但不一定禁忌关节镜手术。关节镜既能诊断疾病也有治疗的作用,目前全身大部分关节均能使用关节镜完成诊治。

小　结

1. 股骨颈骨折按骨折线的部位分类 {
   - 股骨头下骨折：骨折线位于股骨头下，使旋股内、外侧动脉的营养支损伤，股骨头严重缺血，坏死率高
   - 经股骨颈骨折：骨折线位于股骨颈中部，常呈斜形，可使股骨干滋养动脉升支损伤，易发生股骨头坏死或骨折不愈合
   - 股骨颈基底骨折：骨折线位于股骨大、小转子连线处，因骨折部位对股骨头血供干扰较小，容易愈合，股骨头坏死率低

2. 股骨颈骨折按 X 线表现分类 {
   - 内收骨折：指 Pauwells 角（远端骨折线与两髂嵴连线所成的角度）大于 50°的骨折，属于不稳定骨折，容易移位
   - 外展骨折：外展骨折是指 Pauwel's 角小于 30°的骨折，属于稳定骨折

3. 股骨颈骨折按移位程度，根据 Garden 分类 {
   - 不完全骨折：骨的完整性存在，仅有裂纹
   - 完全骨折：骨折线贯通股骨颈，完整性受到破坏，又可分为无移位的完全骨折、部分移位的完全骨折和完全移位的完全骨折

4. 股骨干骨折的部位与骨折端移位方向 {
   - 股骨上 1/3 骨折：近折段受髂腰肌、臀中肌和外旋肌群牵拉，常向前外及外旋移位，远折段受内收肌群的牵拉，向上、向后移位
   - 股骨中 1/3 骨折：重叠移位，远折段受内收肌牵拉，骨折向外成角
   - 股骨下 1/3 骨折：远折段受腓肠肌牵拉向后移位，可压迫或损伤腘动静脉和神经，体检时需特别注意

5. 踝部骨折的 Davis - Weber 和 Lange - Hanson 分类法 {
   - Ⅰ型骨折：为双踝骨折，为恢复韧带的张力，一般均应行切开复位，松质骨螺钉内固定 8～12 周，或用高分子材料制成的可吸收螺钉固定
   - Ⅱ型骨折：为三踝骨折，内踝骨折采用松质骨螺钉或可吸收螺钉内固定，外踝骨折常需采用钢板固定，影响胫骨 1/4～1/3 关节面的后踝骨折也需用松质骨螺钉或可吸收螺钉内固定
   - Ⅲ型骨折：除需对内踝行切开复位、内固定外，外踝或腓骨骨折也应行钢板螺钉内固定，固定腓骨是保证胫腓下端稳定性的重要方法
   - 垂直压缩性骨折：多需切开复位内固定或外固定架固定，并应将压缩塌陷部位复位后遗留之空隙用质骨或人工骨充填，以恢复其承重强度

6. 由跟骨结节与跟骨后关节突的连线与跟骨前-后关节突连接形成的夹角称为跟骨结节关节角（Bohler 角）。

【思考题】

(1) 简述股骨干上、中、下 1/3 骨折的移位规律。

(2) 简述股骨颈骨折的分类。

(3) 股骨颈骨折和股骨转子间骨折的临床表现有什么区别？

(4) 简述踝部骨折的分类。

(5) 什么是跟骨结节关节角？

（顾加祥）

第六十一章　脊柱和骨盆骨折

学习要点

- **掌握：**① 脊柱骨折的治疗；② 脊髓震荡；③ Brown-Sequard 征。
- **熟悉：**脊髓损伤的临床表现。
- **了解：**骨盆骨折的治疗。

脊柱脊髓损伤和骨盆骨折是较为严重的创伤性疾病，骨盆骨折尤其是开放性骨盆骨折常合并其他脏器损伤，易导致失血性休克等危及患者的生命。脊柱脊髓损伤中胸腰段损伤最为常见，但近年来随着交通事故逐渐增多，颈椎损伤有上升趋势，而且合并脊髓损伤者也增多，脊柱脊髓损伤有较高的致残率和致死率，而且患者多为健康的青壮年，因此正确诊治该病成为临床工作者关注的热点。

第一节　脊柱骨折

脊柱骨折(the fracture of the spine)是骨科常见创伤，占全身骨折的 5%～6%，脊柱骨折包括颈、胸、腰、骶尾椎的骨折，其中胸腰段骨折最多见，其次是颈椎、腰椎，胸椎最少见，脊柱骨折往往合并脊髓或马尾神经损伤(图 61-1)。

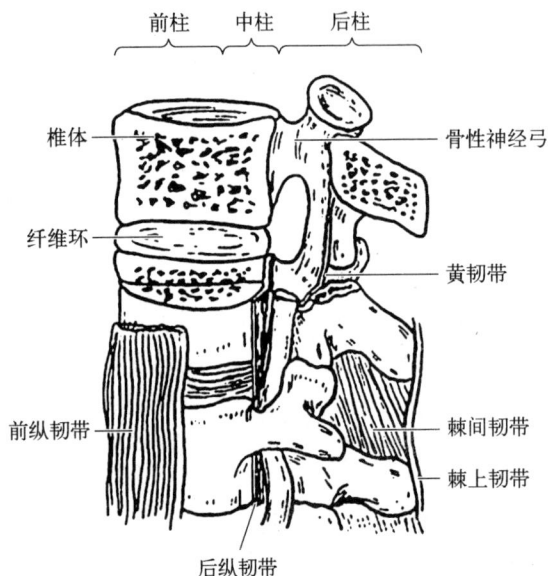

图 61-1　胸腰椎的解剖结构示意图

【病因/分类】 多为间接外伤所致，如高处坠落，臀、足着地造成胸腰段骨折，少数为直接外伤所致。从解剖上分为椎体骨折和附件骨折。根据受伤时脊柱姿势分为伸直型和屈曲型。屈曲型多见，常见于 T_{10}～L_2，可有椎体压缩，棘间韧带断裂，附件骨折和脱位。伸直型多发生在颈椎，跌倒时面部着地，颈椎过伸，常有前纵韧带断裂、附件骨折和上端颈椎后移位。

【临床表现】 ① 外伤后局部肿胀、疼痛，脊柱活动受限，站立及翻身困难；② 局部有压痛，叩击痛，后突畸形；③ 常合并脊髓和神经根损伤，使损伤平面以下感觉、运动障碍，高位截瘫可影响呼吸运动而危及生命；④ 腹膜后血肿刺激了腹腔神经节，使肠蠕动减慢，常出现腹痛、腹胀甚至出现肠麻痹症状；⑤ 多发伤病例往往合并有颅脑、胸、腹脏器的损伤，产生相应症状及体征。

【辅助检查】 影像学检查有助于明确诊断，确定损伤部位、类型和移位情况。X 线检查是首选的检查方法，但有其局限性，它不能显示出椎管内受压情况。凡有中柱损伤或有神经症状者均须做 CT 检查。CT 检查可以显示出椎体的骨折情况，还可显示出有无碎骨片突出于椎管内，并可计算出椎管的前后径与横径损失了多少。但 CT 片不能显示出脊髓受损情况，为此必要时应做 MRI 检查。在 MRI 片上可以看到椎体骨折出血所致的信号改变和前方的血肿，还可看到因脊髓损伤所表现出的异常高信号。

【治疗】

　　1. 急救搬运　　脊柱骨折者从受伤现场运输至医院内的急救搬运方式至关重要。一人抬头,一人抬脚或用搂抱的搬运方法十分危险,因这些方法会增加脊柱的弯曲,可以将碎骨片向后挤入椎管内,加重了脊髓的损伤。正确的方法是采用担架、木板甚至门板运送。先使患者双下肢伸直,木板放在患者一侧,三人用手将患者平托至门板上;或二三人采用滚动法,使者保持平直状态,成一整体滚动至木板上(图61-2)。头颈两侧用沙袋或衣物固定。

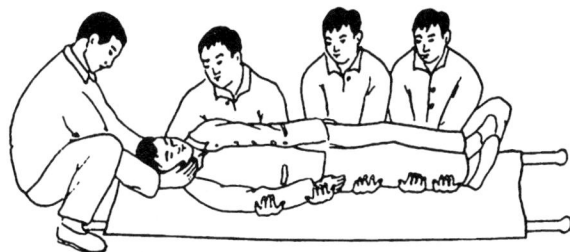

A.平托法

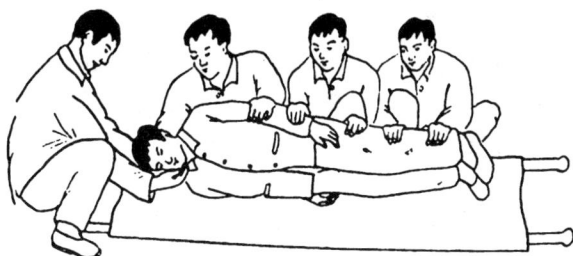

B.滚动法

图61-2　脊柱骨折患者的搬运

　　2. 颈椎骨折或脱位　　压缩或移位较轻者无脊髓和神经根症状,用枕颌吊带卧床牵引3～4周,复位后行头颈胸石膏固定2个月;有半脱位及明显压缩者行颅骨牵引,牵引重量3～5 kg,逐渐增加重量,必要时可增加到6～10 kg。及时床边摄X线片,如已复位则维持3～5 kg持续牵引4周,再行头颈胸石膏固定2个月;颈椎骨折脱位有小关节交锁并截瘫者,行手术切开复位、减压、植骨融合内固定。

　　3. 胸腰椎骨折或脱位　　单纯压缩性骨折,椎体压缩不到1/3者,平卧硬板床,骨折部位垫厚枕,使脊柱过伸自行复位,3个月后逐渐下床活动,注意卧床期间功能锻炼;骨折脱位、小关节交锁、脊柱骨折合并截瘫者,其脊柱不稳定,后期出现疼痛的患者行切开复位,植骨融合同时内固定。

　　4. 有其他严重多发伤者　　应优先治疗其他损伤,以挽救患者生命为主。

第二节　脊　髓　损　伤

　　脊髓损伤是脊柱骨折的严重并发症,由于椎体的移位或碎骨片突出于椎管内,使脊髓或马尾神经产生不同程度的损伤,导致损伤平面以下感觉、运动、反射障碍及膀胱括约肌功能丧失(图61-3)。胸腰段损伤使下肢的感觉与运动产生障碍,称为截瘫;而颈段脊髓损伤后,双上肢也有神经功能障碍,为四肢瘫痪,简称"四瘫"。

　　【分类】　按脊髓损伤的程度分为以下五种。

　　1. 脊髓震荡　　是最轻微的脊髓损伤。脊髓遭受震荡后立即发生弛缓性瘫痪,损伤平面以下感觉、运动、反射及括约肌功能丧失。在数分钟或数小时内即可完全恢复。

　　2. 脊髓挫伤与出血　　为脊髓的实质性破坏,外观虽完整,但脊髓内部可有出血、水肿、神经细胞破坏和神经传导纤维束的中断。脊髓挫伤的程度有很大的差别,因此预后极不相同。

3. 脊髓断裂　脊髓的连续性中断,可为完全性或不完全性,不完全性常伴有挫伤,又称挫裂伤。脊髓断裂后恢复无望,预后恶劣。

4. 脊髓受压　骨折移位,碎骨片,破碎的椎间盘,韧带,血肿可以直接压迫脊髓,而皱褶的黄韧带与急速形成的血肿亦可以压迫脊髓,使脊髓产生一系列脊髓损伤的病理变化。

5. 马尾神经损伤　第2腰椎以下骨折脱位可产生马尾神经损伤,表现为受伤平面以下出现弛缓性瘫痪。马尾神经完全断裂者少见。

【**临床表现/并发症**】　损伤平面以下感觉、运动、反射、括约肌功能部分或完全丧失,如截瘫平面比较高,四肢瘫痪,患者可出现呼吸困难。

1. 脊髓损伤　在脊髓休克期间表现为受伤平面以下弛缓性瘫痪,运动、反射及括约肌功能丧失,有感觉丧失平面及大小便不能控制。2～4周后逐渐演变成痉挛性瘫痪,表现为肌张力增高,腱反射亢进,并出现病理性锥体束征。脊髓半切征:又名 Brown-Sequard 征。损伤平面以下同侧肢体的运动及深感觉消失,对侧肢体痛觉和温觉消失。

2. 脊髓圆锥损伤　表现为会阴部皮肤鞍区感觉缺失,括约肌功能丧失致大小便不能控制和性功能障碍,两下肢的感觉和运动仍保留正常。

3. 马尾神经损伤　表现为损伤平面以下弛缓性瘫痪,有感觉及运动功能障碍及括约肌功能丧失,肌张力降低,腱反射消失,没有病理性锥体束征。

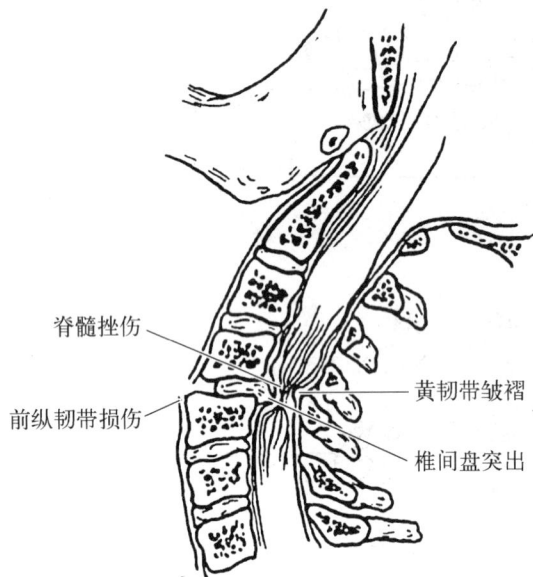

图 61-3　颈椎骨折损伤脊髓示意图

(图中标注:脊髓挫伤、前纵韧带损伤、黄韧带皱褶、椎间盘突出)

4. 并发症　脊髓损伤患者常并发呼吸衰竭与呼吸道感染、泌尿生殖道的感染和结石、压疮、体温失调、疼痛、深静脉血栓、便秘和腹胀、电解质紊乱。

【**辅助检查**】　X线、CT、MRI,可了解骨折部位、程度和椎管腔改变、脊髓受压情况。MRI是诊断脊髓损伤的重要手段,可了解脊髓损伤程度、有无血肿、骨折块压迫,也是判断预后的方法。脊髓诱发电位可了解脊髓现有的功能。

【**治疗**】

(1)合适的固定,防止因损伤部位的移位而产生脊髓的再损伤。一般先采用颌枕带牵引或持续的颅骨牵引。

(2)减轻脊髓水肿和继发性损害:地塞米松、20%甘露醇每日静脉滴注,甲强龙冲击,高压氧治疗,电针、推拿、按摩、康复训练。

(3)手术治疗:手术只能解除对脊髓的压迫和恢复脊柱的稳定性,目前还无法使损伤的脊髓恢复功能。手术的指征是:① 脊柱骨折脱位有关节突交锁者;② 脊柱骨折复位不满意,或仍有脊柱不稳定因素存在者;③ 影像学显示有碎骨片凸出至椎管内压迫脊髓者;④ 截瘫平面不断上升,提示椎管内有活动性出血者。

(4)防治并发症。

第三节　骨盆骨折

骨盆由髂骨、坐骨、耻骨和骶尾骨共同构成,保护盆腔脏器,同时通过髋关节连接下肢支撑体重。骨盆单处骨折属稳定骨折,若有两处以上骨折,则为完整性破坏,是不稳定骨折。骨盆骨折时伴有大出血、内脏损伤,需积极处理,否则危及生命。

【病因/分类】　高能量即强大暴力外伤是骨盆骨折最常见的致伤原因,如交通事故、高处坠落和工业挤压伤等。临床主要按骨折位置与数量分类。

(1) 骨盆边缘撕脱性骨折:发生于肌肉猛烈收缩而造成骨盆边缘肌附着点撕脱性骨折,骨盆环不受影响。最常见的有:髂前上棘撕脱骨折、髂前下棘撕脱骨折、坐骨结节撕脱骨折、髂翼骨折。

(2) 骶骨、尾骨骨折。

(3) 骨盆环单处骨折:髂骨骨折、闭孔环处有 1～3 处出现骨折、轻度耻骨联合分离、轻度骶髂关节分离。

(4) 骨盆环双处骨折伴骨盆变形:双侧耻骨上、下支骨折;一侧耻骨上、下支骨折合并耻骨联合分离;耻骨上、下支骨折合并骶髂关节脱位;耻骨上、下支骨折合并髂骨骨折;髂骨骨折合并骶髂关节脱位;耻骨联合分离合并骶髂关节脱位。

【临床表现/并发症】

(1) 外伤后局部有疼痛,肿胀,皮下瘀斑,压痛,叩击痛,活动受限,不能坐及站立。

(2) 骨盆挤压、分离实验阳性(图 61 - 4);两侧髂棘不对称,骨盆上移,肢体长度不对称,偶尔可查出骨擦感。

(3) 合并症:内出血休克;实质性或空腔脏器破裂可产生相应的症状和体征;神经损伤:坐骨神经、股神经、闭孔神经、腰骶神经丛和神经根损伤,可出现相应部位感觉和运动障碍。

【辅助检查】　X线检查可显示骨折类型及骨折块移位情况,但骶髂关节情况以 CT 检查更为清晰。只要情况许可,骨盆骨折病例都应该做 CT 检查。

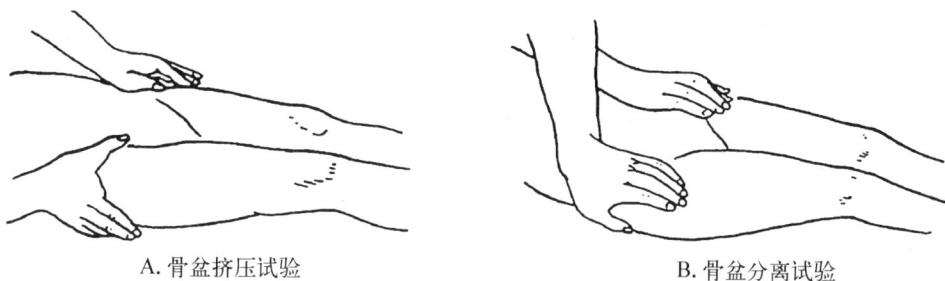

A. 骨盆挤压试验　　　　　　　　　　B. 骨盆分离试验

图 61 - 4　骨盆骨折挤压分离试验

【治疗】　① 首先抗休克:包括输血、止血剂、输液,如不能改善,可行放射介入,将出血的血管栓塞或手术探查,行一侧或双侧髂内动脉结扎术;② 有内脏损伤者应剖腹探查处理原发破裂灶,如直肠损伤修补、结肠造瘘、膀胱、尿道损伤造瘘,尿道二期修补等;③ 骨盆边缘撕脱性骨折、骶尾骨骨折、骨盆环单处骨折、一侧耻骨上下支骨折、髂骨纵行裂开骨折的患者、卧木板床 4～6 周后可扶拐步行,不负重;④ 耻骨联合分离轻者用骨盆紧身带包扎,分离严重者骨盆悬吊 6～8 周或手术复位固定;⑤ 骨盆环双处骨折伴骨盆环断裂:大都主张手术复位及内固定,再加上外固定支架。

知识拓展

(1) 骨盆系一完整的闭合骨环。由骶尾骨和两侧髋骨(耻骨、坐骨和髂骨)构成。两侧髂骨与骶骨构成骶髂关节,并借腰骶关节与脊柱相连;两侧髋臼与股骨头构成髋关节,与双下肢相连。因此骨盆是脊柱与下肢间的栋梁,具有将躯干重力传达到下肢,将下肢的震荡向上传到脊柱的重要作用。骨盆的两侧耻骨在前方由纤维软骨连接构成耻骨联合(有 4～6 mm 间隙);骶髂关节间隙为 3 mm,关节韧带撕裂时此间隙增宽。骨盆呈环状,其前半部(耻、坐骨支)称为前环,后半部(骶骨、髂骨、髋臼和坐骨结节)称为后环。骨盆负重时的支持作用在后环部,故后环骨折较前环骨折更为重要;但前环系骨盆结构最薄弱处,故前环骨折较后环骨折为多。

(2) 颈椎骨折脱位类型:Jefferson 骨折为环椎发生爆裂性骨折;Hangman 骨折为枢椎发生齿状突骨折及伸展型绞刑者骨折,以及 $C_{1\sim2}$ 的脱位等。

小 结

1. 脊髓损伤

　病理及类型

脊髓休克：脊髓损伤早期多伴有脊髓休克，表现损伤平面以下感觉、运动、括约肌功能完全丧失，单纯脊髓休克可在数周内自行恢复；球海绵体反射的出现或深腱反射的出现是脊髓休克终止的标志

脊髓挫裂伤：可以是轻度出血和水肿，也可以是脊髓完全挫灭或断裂；后期可出现囊性变或萎缩

脊髓受压：由于突入椎管的移位椎体、碎骨块、椎间盘等组织直接压迫脊髓，导致出血、水肿、缺血变性等改变

上述病理所致的脊髓损伤临床表现，根据损伤程度可以是完全性瘫痪，也可以是不完全瘫痪。

脊髓损伤是脊柱骨折的严重并发症，由于椎体的移位或碎骨片突出于椎管内，使脊髓或马尾神经产生不同程度的损伤，导致损伤平面以下感觉、运动、反射障碍及膀胱括约肌功能丧失。胸腰段损伤使下肢的感觉与运动产生障碍，称为截瘫；而颈段脊髓损伤后，双上肢也有神经功能障碍，为四肢瘫痪，简称"四瘫"

2. 脊髓震荡

是最轻微的脊髓损伤

脊髓遭受震荡后立即发生弛缓性瘫痪，损伤平面以下感觉、运动、反射及括约肌功能丧失；在数分钟或数小时内即可完全恢复

3. 骨盆骨折

临床表现：外伤后局部有疼痛，肿胀，皮下瘀斑，压痛，叩击痛，活动受限，不能坐及站立。骨盆挤压、分离实验阳性；两侧髂棘不对称，骨盆上移，肢体长度不对称，偶尔可查出骨擦感

合并症：内出血休克；实质性或空腔脏器破裂可产生相应的症状和体征；神经损伤：坐骨神经、股神经、闭孔神经、腰骶神经丛和神经根损伤，可出现相应部位感觉和运动障碍

【思考题】

（1）简述脊髓震荡。

（2）简述脊髓损伤的临床表现。

（3）简述骨盆骨折的治疗原则。

（顾加祥）

第六十二章　周围神经损伤

第一节　概　　述

周围神经分为脑神经、脊神经和自主神经,遍及全身皮肤、黏膜、肌肉、骨关节、血管及内脏等。它是神经元的细胞突起,又称神经纤维,由轴索、髓鞘和施万(Schwann)鞘组成。

周围神经可因切割、牵拉、挤压等而损伤,使其功能丧失,按损伤程度,可分为三类。

1. 神经传导功能障碍(neuropraxia)　神经暂时失去传导功能,神经纤维不发生退行性变。临床表现运动障碍明显而无肌萎缩,痛觉迟钝而不消失。数日或数周内功能可自行恢复,不留后遗症,如术中止血带麻痹。

2. 神经轴索中断(axonotmesis)　神经受钝性损伤或持续性压迫,轴索断裂致远端的轴索和髓鞘发生变性,神经内膜管完整,轴索可沿施万鞘管长入末梢。临床表现为该神经分布区运动、感觉功能丧失,肌萎缩和神经营养性改变,但多能自行恢复。严重的病例,神经内瘢痕形成,需行神经松解术。

3. 神经断裂(neurotmesis)　神经完全断裂,神经功能完全丧失,需经手术治疗,方能恢复功能。

【损伤神经的变性和再生】　神经断裂后,其近、远端神经纤维将发生华勒(Waller)变性。远端轴索及髓鞘伤后数小时即发生结构改变,2~3 d 渐分解成小段或碎片,5~6 d 后,吞噬细胞增生,吞噬清除碎裂溶解的轴索与髓鞘。与此同时,施万细胞增生,约在伤后 3 d 达到高峰,持续 2~3 周,使施万鞘形成中空的管道,近端再生的神经纤维可长入其中。近端亦发生类似变化,但仅限于 1~2 个郎飞结。神经断伤,其胞体亦发生改变,称为轴索反应,即胞体肿大,细胞质尼氏体溶解或消失。损伤部位距胞体越近反应越明显,甚至可致细胞死亡。

伤后 1 周,近端轴索长出许多再生的支芽,如神经两断端连接,再生的支芽中如有一根长入远端的施万鞘的空管内,并继续以 2~4 mm/d 的速度向远端生长,直至终末器官,恢复其功能,其余的支芽则萎缩消失。而且施万细胞逐渐围绕轴索形成再生的髓鞘。如神经两端不连接,近端再生的神经元纤维组织,迂曲呈球形膨大,称为假性神经瘤。远端施万细胞和成纤维细胞增生,形成神经胶质瘤。

周围神经内含有感觉神经和运动神经纤维,两者在神经内相互交叉,修复神经时需准确对合,各自长入相应的远端才能发挥功能。

【临床表现/诊断】

1. 运动功能障碍　神经损伤,其所支配的肌呈弛缓性瘫痪,主动运动、肌张力和反射均消失。关节活动可被其他肌肉所替代时,应逐一检查每块肌的肌力,加以判断。由于关节活动的肌力平衡失调,出现一些特殊的畸形,如桡神经肘上损伤的垂腕畸形、尺神经腕上损伤的爪形手等。随时间延长,肌逐渐发生萎缩。且肌萎缩的程度和范围与神经损伤的程度和部位有关。

2. 感觉功能障碍　皮肤感觉包括触觉、痛觉、温度觉,检查触觉用棉花,检查痛觉用针刺,检查温度觉分别用冷或热刺激。神经断伤,其所支配的皮肤感觉均消失。由于感觉神经相互交叉、重叠支配,实际感觉完全消失的范围很小,称之为该神经的绝对支配区,如正中神经的绝对支配区为示、中指远节,尺神经为小指。如神经为部分损伤,则感觉障碍表现为减退、过敏或异常感觉。感觉功能检查对神经功能恢复的判断亦有重要意义,特别是两点辨别觉,即闭目状态下,区别两点同时刺激的能力,其标准是两点间的距离,距离越小越敏感,如手指近节为 4~7 mm,末节为 3~5 mm。可用分规的双脚同时刺激或特制的两点试验器来检查。

还有一种实体感觉,即闭目时可分辨物体的质地和形状,如金属、玻璃、棉布、丝绸、纸张等,可以代替视觉。一般神经损伤修复后,实体感觉难以恢复。

3. 神经营养性改变 即自主神经功能障碍的表现,神经损伤立即出现血管扩张、汗腺停止分泌,表现为皮肤潮红、皮温增高、干燥无汗等。晚期因血管收缩而表现为苍白、皮温降低、自觉寒冷,皮纹变浅触之光滑。还有指甲增厚,出现纵嵴,生长缓慢,弯曲等。

汗腺功能检查对神经损伤的诊断和神经功能恢复的判断均有重要意义。手指触摸局部皮肤的干、湿和显微镜放大观察指端出汗情况虽可帮助做出判断,但化学方法的检查则更为客观:① 碘淀粉试验,即在患肢检查部位涂抹 2.5% 碘酒,待其干燥后再扑以淀粉,若有出汗则局部变为蓝色。② 茚三酮试验,即将患手指指腹印压在涂有茚三酮的试纸上,出现蓝紫色指纹,则表示有汗。还可用固定液将指纹形态固定并将其保存,以供日后多次检查进行对比观察。无汗表示神经损伤,从无汗到有汗则表示神经功能恢复,而且恢复早期为多汗。

4. 叩击试验(Tinel 征) Tinel 征既可帮助判断神经损伤的部位,亦可检查神经修复后,再生神经纤维的生长情况。即按压或叩击神经干,局部出现针刺性疼痛,并有麻痛感向该神经支配区放射为阳性,表示为神经损伤部位。或从神经修复处向远端沿神经干叩击,Tinel 征阳性则是神经恢复的表现。

5. 神经电生理检查 肌电检查和体感诱发电位对于判断神经损伤的部位和程度,以及帮助观察损伤神经再生及恢复情况有重要价值。

肌电图是将肌肉、神经兴奋时生物电流的变化描记成图,来判断神经肌肉所处的功能状态。正常肌松弛状态没有兴奋,不产生电位,描记图形呈一条直线,称电静息。轻收缩时,呈单个或多个运动单位电位,称单纯相。中度收缩时,有些电位相互重叠干扰,有些仍可见清晰的单个电位,称混合相。最大收缩时,运动单位电位密集、杂乱、互相干扰,称干扰相。神经损伤 3 周后,肌电图呈现失神经支配的纤颤、正相电位。神经修复后随着神经功能逐渐恢复,纤颤和正相电位逐渐减少直至消失。并出现新生电位,逐渐转为复合电位,直到恢复为混合相和干扰相肌电图。同时,还可利用肌电图测定单位时间内传导神经冲动的距离,称为神经传导速度。正常四肢周围神经传导速度一般为 40~70 m/s。神经受损时,神经传导速度减慢,甚至在神经断裂时为 0。当然,肌电图检查也会受一些因素的影响,其结果应与临床结合分析判断。

体感诱发电位即刺激周围神经引起的冲动,传播到大脑皮质的感觉区,从头部记录诱发电位,用以观察感觉通路是否处于正常生理状态。特别是吻合神经的初期和靠近中枢部位的损伤,如臂丛神经损伤,肌电图测定感觉神经传导速度比较困难,从头部记录诱发电位,对观察神经吻合恢复情况和提高诊断的准确性是一种有效的方法。

【治疗】

1. 治疗原则 神经损伤的治疗原则是尽可能早地恢复神经的连续性。

(1)闭合性损伤:大部分闭合性神经损伤属于神经传导功能障碍和神经轴索断裂,多能自行恢复。因此,需观察一定时间,如仍无神经功能恢复表现,或已恢复部分神经功能,但停留在一定水平后不再有进展,或主要功能无恢复者,则应行手术探查。观察时间一般不超过 3 个月,最好每月做一次电生理检测,如连续两次无进步则不必再等待。观察期间应进行必要的药物和物理治疗及适当的功能锻炼,防止肌萎缩、关节僵硬和肢体畸形。

(2)开放性损伤:切割伤,创口整齐且较清洁,神经断端良好而无神经缺损,闭合伤口后估计不会发生感染,有一定技术和设备条件,均应一期进行神经缝合。辗压伤和撕脱伤致神经缺损而不能缝合,断端不整齐且难以估计损伤的范围,应将两神经断端与周围组织固定,以防神经回缩,留待二期行神经修复。火器伤,受高速震荡,神经损伤范围和程度不易确定,不宜行一期处理。

未行一期缝合的神经断伤,在创口愈合后 3~4 周即应手术。创口感染者,在愈合后 2~3 个月进行。

开放性损伤,神经连续性存在,神经大部分功能或重要功能丧失,伤后2～3个月无明显再生征象者,应立即手术探查。

2. 手术方法 神经损伤的修复方法有以下几种。

(1) 神经缝合法(neurorrhaphy, neurosuture):是将神经两断端缝合,适用于神经切割伤的一期缝合和未经缝合的神经断伤,切除两断端的瘢痕后,在无张力下缝合。神经缝合方法有外膜缝合法和束膜(束组)缝合法,无论是外膜还是束膜缝合均难以达到完全准确地将神经两断端感觉和运动神经纤维相互对合。

(2) 神经移植术(neuve transfer):神经缺损过大,采用神经缝合时克服张力的各种方法仍不能直接缝合时,应进行神经移植。常用方法是切取自体腓肠神经做游离移植。若需修复的神经干较粗,可采用多股移植神经行电缆式缝合。

(3) 神经松解术(neurolysis):神经受牵拉、压迫、慢性磨损,使神经与周围组织粘连或神经内瘢痕形成,需行松解减压术。即将神经从瘢痕组织中游离出来,并将增厚的神经外膜切开减压,剥去增厚的神经外膜,显露出质地柔软的正常神经束。如神经束间有瘢痕,亦应将瘢痕切除,并将束膜切开及部分切除。将已游离减压的神经移至血运良好的组织床,改善神经内、外环境,利于神经功能恢复。

(4) 神经移位术(nerve transposition):神经近端毁损性损伤,无法进行修复者,采用功能不重要的神经,将其切断,其近端移位到功能重要的损伤神经远端,以恢复肢体的重要功能。如臂丛神经根部撕脱伤,可将同侧副神经、颈丛神经、膈神经、肋间神经和健侧的颈神经根,根据损伤情况分别移位修复肌皮神经、肩脚上神经、腋神经、正中神经等,达到恢复患肢的部分重要功能。

(5) 神经植入术(nerve implantation):神经远端在其进入肌肉处损伤,无法进行缝接时,可将神经近端分成若干神经束,分别植入肌组织内,可通过再生新的运动终板或重新长入原运动终板,恢复部分肌肉功能。亦可将感觉神经近端植入皮下而恢复皮肤感觉功能。

第二节 上肢神经损伤

上肢神经来自臂丛,由第5～8颈神经及第1胸神经前支组成。在前斜角肌外缘由颈5～6组成上干,颈7为中干,颈8胸1组成下干。三干向外下方延伸,于锁骨中段平面,各干分为前后两股。上、中干前股组成外侧束,下干前股为内侧束,三干的后股组成后束。各束在喙突平面分出神经支,外侧束分为肌皮神经和正中神经外侧头,内侧束分出尺神经和正中神经内侧头,后束分出腋神经和桡神经。正中神经的内、外侧头分别在腋动脉两侧至其前方组成正中神经。

臂丛神经于根、干、束部分别发出很多分支,支配肩、背部的肌肉,分出的几条重要神经中腋神经支配三角肌和小圆肌,肌皮神经支配肱二头肌和肱肌,桡神经、正中神经和尺神经分别支配上臂伸肌和前臂伸屈肌及手内部肌。

一、臂丛神经损伤

臂丛神经损伤(brachial plexus injury)多由牵拉所致,如汽车或摩托车事故或从高处跌下,肩部和头部着地,重物压伤颈肩部及胎儿难产等,暴力使头部与肩部向相反方向分离,常引起臂丛上干损伤,重者可累及中干。如患肢被皮带或传送带卷入,肢体向上被牵拉,造成臂丛下干损伤,水平方向牵拉则可造成全臂丛损伤,甚至神经根从脊髓发出处撕脱。

臂丛神经损伤主要分为上臂丛、下臂丛和全臂丛神经损伤。上臂丛包括颈5～7,由于颈7神经单独支配的肌肉功能障碍不明显,主要临床表现与上干神经损伤相似,即腋神经支配的三角肌麻痹致肩外展障碍和肌皮神经支配的肱二头肌麻痹所致的屈肘功能障碍。下臂丛为颈8、胸1神经,其与下干神经相同,主要临床表现为尺神经及部分正中神经和桡神经麻痹,即手指不能伸屈,并有手内部肌麻痹表现,而肩、肘、腕关节活动基本正常。全臂丛损伤表现为整个上肢肌呈弛缓性麻痹,全部关节主动活动功能丧失。臂丛神经如为根性撕脱伤,则其特征性的表现为颈5～7——肩胛提肌、菱形肌麻痹及前锯肌麻痹;颈8及胸1——出现Horner征,即患侧眼裂变窄,眼球轻度下陷,瞳孔缩小,面颈部不出汗。臂丛神经根的感觉支配为颈 5——上臂外侧,颈 6——前臂外侧及拇、示指,颈 7——中指,颈 8——环、小指及前臂内侧,胸 1——上臂内侧中、下部。

臂丛神经损伤的治疗原则为:如为开放性损伤、手术伤及药物性损伤,应早期探查。闭合性牵拉伤,应确定损伤部位、范围和程度,定期观察恢复情况,3 个月无明显功能恢复者应行手术探查,根据情况行神经松解、缝合或移植术。如为根性撕脱伤,则应早期探查,采用隔神经、副神经、颈丛神经、肋间神经和健侧颈:神经移位,以恢复患肢和手部部分重要功能。臂丛神经部分损伤,神经修复后功能无恢复者,可采用剩余有功能的肌肉行肌腱移位术或关节融合术重建部分重要功能。

二、正中神经损伤

正中神经由臂丛内、外侧束的正中神经内、外侧头组成,于喙肱肌起点附近移至腋动脉前方,在上臂于肱动脉内侧与之伴行。在肘前方,通过肱二头肌腱膜下方进入前臂,穿过旋前圆肌肱骨头与尺骨头之间,于指浅屈肌与指深屈肌之间下行,发出分支支配旋前圆肌、指浅屈肌、桡侧腕屈肌、掌长肌。在旋前圆肌下缘发出骨间掌侧神经,沿骨间膜与骨间掌侧动脉同行于指深屈肌与拇长屈肌之间,至旋前方肌,发出分支支配上述三肌。其主干于前臂远端于桡侧腕屈肌腱与掌长肌腱之间,发出掌皮支,分布于掌心和鱼际部皮肤。然后经过腕管至手掌部发出分支,支配拇短展肌、拇短屈肌外侧头、拇指对掌肌和 1~2 蚓状肌,3 条指掌侧总神经支配桡侧 3 个半手指掌面和近侧指关节以远背侧的皮肤。

正中神经于腕部和肘部位置表浅,易受损伤,特别是腕部切割伤较多见。正中神经在肘上无分支,其损伤可分为高位损伤(肘上)和低位损伤(腕部)。腕部损伤时所支配的鱼际肌和蚓状肌麻痹及所支配的手部感觉障碍,临床表现主要是拇指对掌功能障碍和手的桡侧半感觉障碍,特别是示、中指远节感觉消失。而肘上损伤则所支配的前臂肌亦麻痹,除上述表现外,另有拇指和示、中指屈曲功能障碍。

正中神经挤压所致闭合性损伤,应予短期观察,如无恢复表现则应手术探查。如为开放性损伤应争取行一期修复,错过一期修复机会者,伤口愈合后亦应尽早手术修复。神经修复后感觉功能一般都能恢复,拇指和示、中指屈曲及拇指对掌功能不能恢复者可行肌腱移位修复。

三、尺 神 经 损 伤

尺神经来自臂丛内侧束,沿肱动脉内侧下行,于上臂中段逐渐转向背侧,经肱骨内上髁后侧的尺神经沟,穿尺侧腕屈肌桡骨头与肱骨头之间,发出分支至尺侧腕屈肌,然后于尺侧腕屈肌与指深屈肌间进入前臂掌侧,发出分支至指深屈肌尺侧半,再与尺动脉伴行,于尺侧腕屈肌桡侧深面至腕部,于腕上约 5 cm 发出手背支至手背尺侧皮肤。主干通过豌豆骨与钩骨之间的腕尺管(Guyon 管)即分为深、浅支,深支穿小鱼际肌进入手掌深部,支配小鱼际肌,全部骨间肌和 3~4 蚓状肌及拇收肌和拇短屈肌内侧头。浅支至手掌尺侧及尺侧一个半手指的皮肤。

尺神经易在腕部和肘部损伤,腕部损伤主要表现为骨间肌、蚓状肌、拇收肌麻痹所致环、小指爪形手畸形及手指内收、外展障碍和 Froment 征(见手外伤章)以及手部尺侧半和尺侧一个半手指感觉障碍,特别是小指感觉消失。肘上损伤除以上表现外另有环、小指末节屈曲功能障碍,一般仅表现为屈曲无力。

尺神经损伤(injury of ulnar nerve)修复后手内肌功能恢复较差,特别是高位损伤。除应尽早修复神经外,腕部尺神经运动与感觉神经已分成束,可采用神经束缝合,以提高手术效果。晚期功能重建主要是矫正爪形手畸形。

四、桡 神 经 损 伤

桡神经来自后束,在腋动脉之后,于肩胛下肌、大圆肌表面斜向后下,绕经肱骨后方桡神经沟至臂外侧,沿肱三头肌外侧头下行。桡神经在腋部发出数支至肱三头肌,然后在肱肌与肱桡肌之间至肘前外侧,于肘上发出分支至肱桡肌和桡侧腕长伸肌。继之于肱桡肌与桡侧腕长伸肌之间进入前臂,分成深、浅两支,浅支与桡动脉伴行,在肱桡肌深面于桡骨茎突上 5 cm 转向背侧,至手背桡侧及桡侧三个半手指皮肤。深支又称骨间背侧神经,在进入旋后肌之前发出分支至桡侧腕短伸肌,穿经旋后肌并于其下缘分成数支,支配旋后肌、尺侧腕伸肌、指总伸肌、示指和小指固有伸肌、拇长展肌和拇长、短伸肌。

桡神经在肱骨中、下 1/3 交界处紧贴肱骨,该处骨折所致的桡神经损伤最为常见,主要表现为伸腕、伸指、前臂旋后障碍及手背桡侧和桡侧 3 个半手指背面皮肤主要是手背虎口处皮肤麻木区。典型的畸形是垂腕。如为桡骨小头脱位或前臂背侧近端所致骨间背侧神经损伤,则桡侧腕长伸肌功能完好,伸腕功能基本正常,而仅有伸指障碍,而无手部感觉障碍。

肱骨骨折所致桡神经损伤多为牵拉伤,大部分可自行恢复,在骨折复位固定后,应观察 2~3 个月,如肱桡肌功能恢复则继续观察,否则可能是神经断伤或嵌入骨折断端之间,应即手术探查。如为开放性损伤应在骨折复位时同时探查神经并行修复。晚期功能不恢复者,可行肌腱移位重建伸腕、伸指功能,效果良好。

第三节 下肢神经损伤

下肢最重要的神经是前方的股神经和后方的坐骨神经。下肢神经损伤远较上肢神经损伤为少,简述如下。

一、股 神 经 损 伤

股神经来自腰丛,沿髂肌表面下行,穿腹股沟韧带并于其下 3~4 cm 股动脉外侧分成前、后两股,支配缝匠肌、股四头肌,皮支至股前部及隐神经支配小腿内侧皮肤。股神经损伤较少见,且多为手术伤,伤后主要临床表现为股四头肌麻痹所致膝关节伸直障碍及股前和小腿内侧感觉障碍。如为手术伤应尽早予以修复。

二、坐 骨 神 经 损 伤

坐骨神经由胫神经、腓总神经组成,分别起自腰 4~5 和骶 1~3 的前、后股,包围在一个结缔组织鞘中。穿梨状肌下孔至臀部,于臀大肌深面沿大转子与坐骨结节中点下行,股后部在股二头肌与半膜肌之间行走,至腘窝尖端分为胫神经和腓总神经,沿途分支支配股后部的股二头肌、半腱肌和半膜肌。损伤后表现依损伤平面而定。髋关节后脱位、臀部刀伤、臀肌挛缩手术伤及臀部肌内注射药物均可致其高位损伤,引起股后部肌肉及小腿和足部所有肌肉全部瘫痪,导致膝关节不能屈、踝关节与足趾运动功能完全丧失,呈足下垂。小腿后外侧和足部感觉丧失,足部出现神经营养性改变。由于股四头肌健全,膝关节呈伸直状态,行走时呈跨越步态。如在股后中、下部损伤,腘绳肌正常,膝关节屈曲功能保存。高位损伤预后较差,应尽早手术探查,根据情况行神经松解或修复手术。

三、胫 神 经 损 伤

胫神经于腘窝中间最浅,伴行腘动、静脉经比目鱼肌腱弓深面至小腿,小腿上 2/3 部行走于小腿三头肌和胫后肌之间,于内踝后方穿屈肌支持带进入足底,支配小腿后侧屈肌群和足底感觉。股骨髁上骨折及膝关节脱位易损伤胫神经,引起小腿后侧屈肌群及足底内在肌麻痹,出现足跖屈、内收、内翻,足趾跖屈、外展和内收障碍,小腿后侧、足背外侧、跟外侧和足底感觉障碍。此类损伤多为挫伤,应观察 2~3 个月,无恢复表现则应手术探查。

四、腓 总 神 经 损 伤

腓总神经于腘窝沿股二头肌内缘斜向外下,经腓骨长肌两头之间绕腓骨颈,即分为腓浅、深神经。前者于腓骨长、短肌间下行,小腿下1/3穿出深筋膜至足背内侧和中间。后者于趾长伸肌和胫前肌间,贴骨间膜下降,与胫前动、静脉伴行,于跨、趾长伸肌之间至足背。支配小腿前外侧伸肌群及小腿前外侧和足背皮肤。腓总神经易在腘部及腓骨小头处损伤,导致小腿前外侧伸肌麻痹,出现足背屈、外翻功能障碍,呈内翻下垂畸形。以及伸踇、伸趾功能丧失,呈屈曲状态,和小腿前外侧和足背前、内侧感觉障碍。该处损伤位置表浅,神经均可触及,应尽早手术探查。功能不恢复者,晚期行肌腱移位或踝关节融合矫正足下垂畸形。

知识拓展

缝合重建术

缝合重建术是周围神经修复最常使用的技术,但缝合线用于神经修复可能会产生排异反应,造成进一步的损伤和神经瘤的形成。同时,该方法依赖于外科医生的技术,不精确的缝合容易造成再生轴突对合不精确。生物材料黏合剂(白蛋白和胶原等)由激光活化光热(组织焊接)或光化学(组织融合)与神经组织形成连接等无线缝合技术已用于密封和缝合神经。

小　结

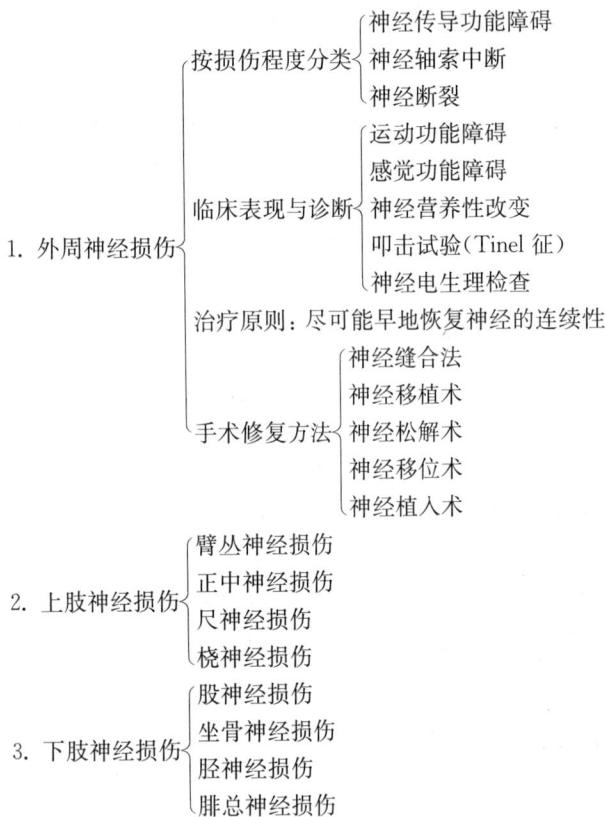

```
          ┌ 按损伤程度分类 ┬ 神经传导功能障碍
          │              ├ 神经轴索中断
          │              └ 神经断裂
          │
          │              ┌ 运动功能障碍
          │              ├ 感觉功能障碍
          │ 临床表现与诊断 ┼ 神经营养性改变
1. 外周神经损伤            ├ 叩击试验(Tinel 征)
          │              └ 神经电生理检查
          │
          │ 治疗原则:尽可能早地恢复神经的连续性
          │
          │              ┌ 神经缝合法
          │              ├ 神经移植术
          └ 手术修复方法   ┼ 神经松解术
                         ├ 神经移位术
                         └ 神经植入术

          ┌ 臂丛神经损伤
          │ 正中神经损伤
2. 上肢神经损伤 ┤ 尺神经损伤
          └ 桡神经损伤

          ┌ 股神经损伤
          │ 坐骨神经损伤
3. 下肢神经损伤 ┤ 胫神经损伤
          └ 腓总神经损伤
```

【思考题】

(1) 简述周围神经损伤的分类。

(2) 简述华勒(Waller)变性。

(3) 简述桡神经损伤的临床表现。

(4) 简述腓总神经损伤的临床表现。

(顾加祥)

第六十三章 腰腿痛和颈肩痛

学习要点

● **掌握**：腰椎间盘突出症、颈椎病的临床表现、体格检查、辅助检查、治疗原则。
● **熟悉**：腰椎间盘突出症、颈椎病的病因。

腰腿痛和颈肩痛是一组临床多见的症状，病因复杂，以退变为多。两者临床表现多样化，病程较长，鉴别诊断复杂，治疗困难，有待临床上进一步研究。

一、腰椎间盘突出症

腰椎间盘突出症（lumbar intervertebral disc herniation）是由于腰椎间盘变性，纤维环破裂，髓核突出刺激或压迫神经根、马尾神经所表现出来的一系列临床症状和体征，是临床的常见病和引起腰腿痛最主要的原因。其中以 $L_{4\sim5}$、$L_5\sim S_1$ 间隙发病率最高。

【病因】 一般认为腰椎间盘突出症是在椎间盘退变的基础上发生的，而外伤则常为其发病的重要原因。

【病理】 腰椎间盘突出症的病理变化过程大致可分为三个阶段。

1. 突出前期 髓核因退变和损伤可变成碎块状物，或呈瘢痕样结缔组织；变性的纤维环可因反复损伤而变薄变软或产生裂隙。

2. 突出期 外伤或正常的活动使椎间盘压力增加时，髓核从纤维环薄弱处或破裂处突出。

3. 突出晚期 腰椎间盘突出后，病程较长者，椎间盘本身和其他邻近结构均可发生各种继发性病理改变。

【临床表现】

（1）疼痛：疼痛是大多数本症患者最突出的症状，任何使腹压增加的因素都容易诱发腰腿痛，或使已发生的腰腿痛加重。

（2）腰部活动受限。

（3）代偿性活动：腰椎间盘突出症患者为减轻疼痛所采取的姿势性代偿畸形。

（4）腿麻无力：受累神经根受到较重损害时，所支配的肌肉力量减弱，感觉减退，轻者可出现感觉过敏，重者肌肉瘫痪。

（5）大小便功能变化：椎间盘突出压迫硬膜囊较重时，马尾神经损伤者可引起便秘、排便困难、尿频、尿潴留或尿失禁，会阴部感觉减退或消失，以及性功能障碍。

【体格检查】

（1）活动受限：腰肌紧张，腰椎生理性前凸消失。脊柱前屈后伸活动受限制，前屈或后伸时可出现向一侧下肢的放射痛。侧弯受限往往只有一侧，据此可与腰椎结核或肿瘤鉴别。

（2）压痛伴放射痛：椎间盘突出部位的患侧棘突旁有局限的压痛点，并伴有向小腿或足部的放射痛，此点对诊断有重要意义。

（3）直腿抬高试验阳性或股神经牵拉试验阳性。

（4）神经系统检查：$L_{3\sim4}$ 突出（L_4 神经根受压）时，可有膝反射减退或消失，小腿内侧感觉减退。$L_{4\sim5}$ 突出（L_5 神经根受压）时，小腿前外侧足背感觉减退，第 2 趾肌力常有减退。$L_5\sim S_1$ 间突出（S_1 神经根受压）时，小腿外后及足外侧感觉减退，第 3、4、5 趾肌力减退，跟腱反射减退或消失。神经压迫症状严重者患肢可有肌肉萎缩。

【辅助检查】

1. X 线检查　　能发现腰椎的退行性改变和结构异常,对提示椎间盘突出有重要意义,并且能排除其他的一些腰椎疾患。

2. CT 检查　　可以清楚地显示椎间盘突出的部位、大小、形态和神经根、硬脊膜受压的情况,同时还可显示黄韧带肥厚、小关节增生、椎管和侧隐窝狭窄等情况。

3. 磁共振(MRI)检查　　可以排除神经和脊柱肿瘤等。对于一些落到椎管的髓核组织也不会遗漏。

4. 肌电图检查　　辅助诊断和判断神经根的受压情况,同时也可以用来作为判断治疗后神经根恢复情况的指标之一。

【治疗】

(1) 非手术治疗:非手术疗法是治疗腰椎间盘突出症的基本疗法,其主要疗法有:① 卧床休息;② 牵引治疗;③ 推拿按摩治疗;④ 物理治疗;⑤ 消炎镇痛药物的治疗;⑥ 减轻神经根水肿药物的应用。

(2) 手术治疗。

知识拓展

腰椎间盘突出症的手术治疗方法

(1) 腰椎间盘突出症传统手术治疗方法包括:椎板开窗椎间盘摘除术、半椎板切除椎间盘摘除术、全椎板切除椎间盘摘除术等。在目前,国内外应用最广泛的治疗腰椎间盘突出症的手术方式就是传统手术。

(2) 介入的治疗方法:包括了射频间盘切除术、经皮激光椎间盘减压术、冷凝汽化、臭氧治疗和各种融核酶的方法,以及各种介入方法的组合。

(3) 内镜的治疗方法:内镜的方法包括椎间孔镜下腰椎间盘切除术、椎间盘镜下椎间盘切除术等。

(4) 开放性椎间盘手术:包括单纯开窗腰椎间盘摘除术、多节段开窗侧隐窝减压术及全椎板切除回植椎管成形术。

二、颈 椎 病

颈椎病(cervical spondylosis)是指颈椎间盘退行性变、颈椎肥厚增生及颈部损伤等引起颈椎骨质增生,或椎间盘突出、韧带增厚,刺激或压迫颈脊髓、颈部神经、血管而产生一系列症状的临床综合征。

【分型】

1. 神经根型　　颈椎间盘退行性改变或骨质增生的刺激,压迫脊神经根,引起上肢的感觉、运动功能障碍,常表现为一侧上肢节段的运动障碍或感觉麻木。

2. 脊髓型　　颈椎间盘突出、韧带肥厚骨化或者其他原因造成颈椎椎管狭窄,脊髓受压和缺血,引起脊髓传导功能障碍者。主要表现为走路不稳、四肢麻木、大小便困难等。

3. 椎动脉型　　由于钩椎关节退行性改变的刺激,压迫椎动脉,造成椎基底动脉供血不全者,长伴有头晕、黑矇等症状,与颈部血管有关。

4. 交感神经型　　颈椎间盘退行性改变的刺激,压迫颈部交感神经纤维,引起一系列反射性症状者,临床上比较少见。

【病因】　　颈椎病是中、老年人常见病、多发病之一。外伤是颈椎病发生的直接因素。往往,在外伤前人们已经有了不同程度的病变,使颈椎处于高度危险状态,外伤直接诱发症状发生。不良的姿势是颈椎损伤的另外一大原因。另外颈椎的发育不良或缺陷也是颈椎病发生不可忽视的原因之一。

【病理】　　颈椎病的基本病理变化之一是椎间盘的退行性变。其主要病理改变是:早期为颈椎间盘的脱水,髓核的含水量减少和纤维环的纤维肿胀,继而发生变性,甚至破裂。

【临床表现】　　颈椎病的症状非常丰富,多样而复杂,多数患者开始症状较轻,在以后逐渐加重,也有部分症状较重者。常以一个类型为主合并有其他几个类型一起,称为混合型颈椎病。

主要症状如下所述。

(1)颈肩酸痛可放射至头枕部和上肢。

(2)一侧肩背部沉重感,上肢无力,手指发麻,肢体皮肤感觉减退,手握物无力,有时不自觉得握物落地。

(3)其严重的典型表现是:下肢无力,步态不稳,二脚麻木,行走时如踏棉花的感觉。

(4)最严重者甚至出现大、小便失控,性功能障碍,甚至四肢瘫痪。

(5)常伴有头颈肩背手臂酸痛,颈脖子僵硬,活动受限。

(6)有的伴有头晕,房屋旋转,重者伴有恶心呕吐,卧床不起,少数可有眩晕,猝倒。

(7)当颈椎病累及交感神经时可出现头晕、头痛、视力模糊,二眼发胀、发干、二眼张不开,耳鸣、耳堵、平衡失调,心动过速、心慌,胸部紧束感,有的甚至出现胃肠胀气等症状。也有吞咽困难,发音困难等症状。

【辅助检查】

1. 颈椎 X 线检查　颈椎病 X 片常表现为颈椎正常生理曲度消失或反张,椎间隙狭窄,椎管狭窄,椎体后缘骨赘形成,在颈椎的过伸过屈位片上还可以观察到颈椎节段性不稳定。

2. 颈椎 CT 检查　可更清晰地观察到颈椎的增生钙化情况,对于椎管狭窄、椎体后缘骨赘形成具有明确的诊断价值。

3. 颈椎 MRI 检查　可以清晰地观察到椎间盘突出压迫脊髓,常规作为术前影像学检查的证据用以明确手术的节段及切除范围。

4. 椎基底动脉多普勒检查　用于检测椎动脉血流的情况,也可以观察椎动脉的走行,对于以眩晕为主要症状的患者来说鉴别价值较高。

5. 肌电图检查　适用于以肌肉无力为主要表现的患者,主要用途为明确病变神经的定位,与侧索硬化、神经变性等神经内科疾病相鉴别,但对检查条件要求较苛刻,常常会出现假阳性结果。

【治疗】

(1)保守治疗:① 口服药物治疗;② 牵引法,但急性期禁止做牵引,防止局部炎症、水肿加重;③ 物理疗法。

(2)手术治疗。

小　结

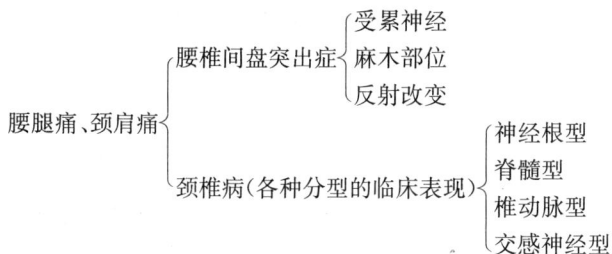

【思考题】

(1)腰椎间盘突出症的治疗方法有哪些?

(2)试述颈椎病的分型及各型的特点。

(杨建东)

第六十四章　骨与关节化脓性感染

化脓性骨髓炎(suppurative osteomyelitis)是一种常见疾病,多由化脓性细菌感染引起,涉及骨膜、骨密质、骨松质和骨髓组织。按病情的发展可分为急性化脓性骨髓炎和慢性化脓性骨髓炎。

化脓性关节炎(suppurative arthritis)为关节内化脓性感染,多见于儿童,好发于髋、膝关节。

一、急性化脓性骨髓炎

【病因】　病原菌以金黄色葡萄球菌为最多见(占80%~90%),其次为链球菌和大肠埃希菌。肺炎双球菌、伤寒杆菌等则少见。一般进入骨骼途径有三。

1. 血源性　化脓性细菌通过血液循环在局部骨质发生病变,即为血源性骨髓炎。

2. 外伤性　系直接感染,由火器伤或其他外伤引起的开放性骨折,伤口污染,未经及时彻底清创而发生感染,即为外伤性骨髓炎。手术时,无菌操作不严格,也可引起化脓性感染。

3. 蔓延性感染　骨骼附近软组织感染扩散引起。

【病理生理】　该病的病理变化为骨质破坏与死骨形成,后期有新生骨,成为骨性包壳。

【临床表现】

1. 全身症状　初发症状是典型的恶寒、高热、呕吐等败血病症状。

2. 局部症状　骨干骺部局限的压痛是最早出现的局部体征,也是重要的体征。局部反应性肿胀、发热、发红是典型的急性炎症表现。股骨近、远干骺端和肱骨近端均包括在关节内,脓液直接波及关节内形成化脓性关节炎。化脓性关节炎也可直接波及干骺端,引起干骺端及骨骺的骨髓炎。骨质因炎症而变疏松,常有病理性骨折。

【辅助检查】

1. 实验室检查　急性化脓性骨髓炎患者早期血液中白细胞及中性粒细胞均明显升高,可伴有贫血及血沉增快。局部穿刺抽出脓液,涂片找到细菌可确诊。

2. X线检查　起病后14 d内的X线检查往往无异常发现,用过抗生素的病例出现X线表现的时间可以延迟至1个月左右。早期的X线表现为层状骨膜反应与干骺端骨质稀疏。当微小的骨脓肿合并成较大脓肿时才会在X线片上出现干骺区散在性虫蛀样骨破坏。

3. CT检查　可以提前发现骨膜下脓肿,对细小的骨脓肿仍难以显示。

4. 核素骨显像　病灶部位的血管扩张和增多,一般于发病后48 h即可有阳性结果。

5. MRI检查　根据MRI影像的异常信号,可以早期发现局限于骨内的炎性病灶,并能观察到病灶的范围,病灶内炎性水肿的程度和有无脓肿形成,具有早期诊断价值。

【治疗】

1. 全身支持疗法　包括充分休息与良好护理,注意水、电解质平衡,少量多次输血,预防发生褥疮及口腔感染等,给予易消化的富于蛋白质和维生素的饮食,使用镇痛剂,使患者得到较好的休息。

2. 药物治疗　及时采用足量而有效的抗菌药物,开始可选用广谱抗生素,可两种以上联合应用,以后再依据细菌培养和药物敏感试验的结果及治疗效果进行调整。如经治疗后体温不退,或已形成脓肿,则药物应用需与手术治疗配合进行。

3. 局部治疗　用适当夹板或石膏托限制活动,抬高患肢,以防止畸形,减少疼痛和避免病理骨折。如脓肿不明显,症状严重,药物在 24～48 h 内不能控制,患骨局部明显压痛,应及早切开引流,以免脓液自行扩散,造成广泛骨质破坏。

二、慢性化脓性骨髓炎

慢性化脓性骨髓炎是急性化脓性骨髓炎的延续,往往全身症状大多消失,只有在局部引流不畅时,才有全身症状表现,一般症状限于局部,往往顽固难治,甚至数年或十数年仍不能痊愈。

【病因】　形成慢性骨髓炎常见的原因如下所述。

（1）在急性期未能及时和适当治疗,有大量死骨形成。

（2）有死骨或弹片等异物和无效腔的存在。

（3）局部广泛瘢痕组织及窦道形成,循环不佳,利于细菌生长,而抗菌药物又不能达到。

【病理生理】　急性期的症状消失后,一般情况好转,但病变持续,转为慢性期。由于死骨形成,较大死骨不能被吸收,成为异物及细菌的病灶,引起周围炎性反应及新骨增生,形成包壳,故骨质增厚粗糙。如形成窦道,常经年不愈。如引流不畅,可引起全身症状。

【临床表现】　多有急性血源性骨髓炎、开放性骨折或战伤史。临床上进入慢性炎症期时,有局部肿胀,骨质增厚,表面粗糙,有压痛。如有窦道,伤口长期不愈,偶有小块死骨排出。有时伤口暂时愈合,但由于存在感染病灶,炎症扩散,可引起急性发作,有全身发冷发热,局部红肿,经切开引流,或自行穿破,或药物控制后,全身症状消失,局部炎症也逐渐消退,伤口愈合,如此反复发作。全身健康较差时,也易引起发作。

【辅助检查】　放射学变化:早期阶段有虫蛀状骨破坏与骨质稀疏,并逐渐出现硬化区。骨膜掀起并有新生骨形成,骨膜反应为层状,部分呈三角状,状如骨肿瘤。新生骨逐渐变厚和致密。在 X 线片上死骨表现为完全孤立的骨片,没有骨小梁结构,浓白致密,边缘不规则,周围有空隙。CT 片可以显示出脓腔与小型死骨。

【治疗】　治疗的原则为尽可能地彻底清除病灶,摘除死骨,清除增生的瘢痕和肉芽组织,消灭无效腔,改善局部的血液循环,为愈合创造条件。

1. 抗生素治疗

（1）全身用药:应用于慢性化脓性骨髓炎的急性发作期、术前准备和术后。选择最敏感的杀菌抗生素,足量使用。另外,抗生素要联合使用,起到协同作用。

（2）局部用药:可提高局部药物浓度。

2. 手术治疗　慢性骨髓炎存在无效腔、死骨、异物、硬化骨、硬化瘢痕及窦道者,应行病灶清除术。但死骨摘除等择期性手术,应在炎症已局限(死骨已分离且有足量的新生骨形成)的情况下进行,急性期则应行切开引流术。

三、化脓性关节炎

以发病关节红、肿、热、痛,关节功能障碍,甚至关节脱位为局部主要表现的化脓性感染性疾病。

【病因】　常见的病原菌是金黄色葡萄球菌,占 85% 以上。感染途径多数为血源性,也可经邻近关节附近的化脓性病灶直接蔓延至关节腔内。另外现在医源性感染也不少见。

【病理生理】　化脓性关节炎病变发展大致可分为三个阶段。

1. 浆液性渗出液　滑膜肿胀、充血、白细胞浸润,渗出物中含多量白细胞。该期病理改变为可逆性。

2. 浆液纤维蛋白性渗出期　滑膜炎程度加剧,滑膜不仅充血,且有更明显的炎症,滑膜面上形成若干纤维蛋白。

3. 脓性渗出液　渗出液转为脓性,脓液内含有大量细菌和脓细胞,关节液呈黄色,死亡的多核细胞释放出蛋白分解酶,使关节软骨溶解,滑膜破坏,关节囊及周围软组织有蜂窝组织炎改变。

【临床表现】

1. 全身表现　化脓性关节炎急性期主要症状为中毒的表现,患者突有寒战高热,全身症状严重,小儿患者则因高热可引起抽搐。

2. 局部表现　　局部有红肿疼痛及明显压痛等急性炎症表现。关节液增加,有波动,这在表浅关节如膝关节更为明显,有髌骨漂浮征。患者常将膝关节置于半弯曲位,使关节囊松弛,以减轻张力。如长期屈曲,必将发生关节屈曲挛缩,关节稍动即有疼痛,有保护性肌肉痉挛,甚至有半脱位或脱位。

【辅助检查】

1. 实验室检查　　化验周围血常规中白细胞计数可增高至 $10 \times 10^9/L$ 以上,多量中性多核白细胞。红细胞沉降率增快。关节液外观可为浆液性(清),纤维蛋白性(混)或脓性(黄白色)。镜检可见多量脓细胞,或涂片做革兰染色,可见成堆阳性球菌。寒战期抽血培养可检出病原菌。

2. 影像学检查　　X线早期见关节肿胀、积液,关节间隙增宽,以后关节间隙变窄,软骨下骨质疏松破坏,晚期可有增生和硬化。关节间隙消失,发生纤维性或骨性强直,有时尚可有骨骺滑脱或病理性脱位。X线表现出现较迟,不能作为诊断依据。

3. 关节穿刺　　关节穿刺和关节液检查是确定诊断和选择治疗方法的重要依据。依病变不同阶段,关节液可为浆液性、黏稠混浊或脓性,白细胞计数若超过 $5 \times 10^9/L$,中性多形核白细胞占 90%,即使涂片未找到细菌,或穿刺液培养为阴性,也应高度怀疑化脓性关节炎。若涂片检查可发现大量白细胞、脓细胞和细菌即可确诊,细菌培养可鉴别菌种以便选择敏感的抗生素。

【治疗】　　治疗原则是早期诊断,及时正确处理,以保全生命与肢体,尽量保持关节功能。

1. 全身治疗　　包括全身支持疗法及选用对致病菌敏感的抗生素。

2. 局部治疗　　包括关节穿刺,患肢固定及手术切开引流等。

知识拓展

化脓性骨髓炎的并发症

1. 全身并发症

(1) 贫血,低蛋白血症。慢性化脓性骨髓炎病程迁延,长期反复急性发作,低热和窦道内脓性分泌物的排出,对全身将产生慢性消耗性损害,贫血和低蛋白血症是慢性化脓性骨髓炎的常见并发症。

(2) 全身性淀粉样变。

2. 局部并发症

(1) 病理骨折。当骨的破坏严重且广泛,而骨包壳尚未形成,或者骨包壳不牢固时,在外力作用下,即便是比较轻微的外力,也可造成骨折——即病理骨折。

(2) 骨不连。病理骨折发生后未进行及时正确的治疗,可发生骨不连,另外,在骨包壳尚未完全形成之前进行手术治疗,摘除大块死骨,亦可造成骨缺损或骨不连。

小　结

急慢性骨髓炎、化脓性关节炎的鉴别要点 { 致病菌 / 好发部位 / 病理表现 / 临床表现 / 局部症状 / X线表现

【思考题】

如何鉴别急、慢性骨髓炎及化脓性关节炎?

(杨建东)

第六十五章　骨与关节结核

学习要点

- **掌握：**骨与关节结核的治疗原则。
- **熟悉：**骨与关节结核的临床表现。
- **了解：**骨与关节结核的病理改变、影像学特征。

骨与关节结核(bone and joint tuberculosis)好发于儿童与青少年。这是一种继发性结核病,原发病灶主要为肺结核或消化道结核。在我国,以原发于肺结核的占绝大多数。骨与关节结核可以出现在原发性结核的活动期,但大多发生于原发病灶已经静止,甚至痊愈多年以后。

在原发病灶活动期,结核杆菌经血液循环到达骨与关节部位,但是不一定会立刻发病。它在骨关节内可以潜伏几年甚至十几年,若机体的抵抗力下降,都可以促使潜伏在骨关节处的结核杆菌活跃起来而表现出临床症状。如果机体的抵抗力增强,潜伏的结核杆菌可被抑制甚至被消灭。骨与关节结核的好发部位是脊柱,是最常见的部位,其次是膝关节、髋关节和肘关节。

【病理/病理生理】　骨与关节结核的最初病理变化是单纯性滑膜结核或单纯性骨结核,以后者多见。在发病最初阶段,关节软骨面是完好的。如果在早期阶段,结核病便被很好地控制住,则关节功能不受影响。骨结核继续发展,侵入关节或滑膜结核穿透软骨,侵入骨组织,则演变成全关节结核。最终使关节软骨面完全游离,浮游于脓液或肉芽中,则治愈结核后关节功能将大部分丧失,致患肢残废。

【临床表现】

(1)起病缓慢,有低热、乏力、盗汗、消瘦、纳差及贫血等结核病的症状特点;也有起病急骤,有高热及毒血症状,一般多见于儿童患者。

(2)病变部位大多为单发性,少数为多发性。青少年患者起病前往往有关节外伤病史等一些使机体免疫力降低的既往史。

(3)病变部位有疼痛,初起不甚严重,活动后加剧。因起病缓慢,多逐渐感到关节部位疼痛,髋关节结核患者因刺激闭孔神经而表现为膝关节疼痛。儿童患者常有"夜啼"。部分患者因病灶内脓液突然破入关节腔而产生急性症状,此时疼痛剧烈。单纯骨结核者髓腔内压力高,脓液积聚过多,疼痛也很剧烈。

(4)浅表关节可以查出有肿胀与积液,并有压痛,关节常处于半屈状态以缓解疼痛;至后期,肌萎缩,关节呈梭形肿胀。

(5)全关节结核发展的结果是在病灶部位积聚了多量脓液、结核性肉芽组织、死骨和干酪样坏死物质。因为缺乏红、热等急性炎性反应,称之为"冷脓肿"或"寒性脓肿"。

(6)冷脓肿破溃后必然会有混合性感染。引流不畅时会有高热。局部急性炎症反应也加重。重度混合感染的结果是慢性消耗、贫血、中毒症状明显,甚至因肝、肾衰竭而致死。

(7)脊柱结核的冷脓肿会压迫脊髓而产生肢体瘫痪。

(8)病理性脱位与病理性骨折也为该病的临床表现之一。

【辅助检查】　影像学检查特征如下所述。

(1)骨质破坏一旦形成,须仔细观察,有骨小梁模糊,似磨砂玻璃样的感觉,继之发展,呈现出骨质缺损。其缺损区为局限性,边缘相对清晰,发展到一定程度,可有硬化,是为局限性结核病灶的特点,再继续以弥散性破坏加剧,易向髓腔拓展而形成结核性骨髓炎。

(2)关节改变:关节软骨被破坏可使关节间隙狭窄,软骨破坏后不会再生,狭窄发生后会长期存在。脊椎椎间盘破坏不能再生,如破坏明显,椎间隙永久性消失。

(3)骨形改变:管状长骨的破坏可表现为不同程度的膨胀变形,脊椎的椎体结核、椎体坍塌可呈楔状变形,椎体上下之间相互嵌入出现驼背或龟背畸形等。

【治疗】

1. 全身治疗　　主要为全身支持疗法及药物疗法。

(1) 全身支持疗法:包括增进营养、新鲜空气,适当阳光和患者的精神安慰等。平时多卧床休息,必要时遵医嘱严格卧床休息。有贫血者可给补血药,重度贫血或反复发热不退的可间断性输给少量新鲜血。混合感染的急性期可给以抗生素治疗。

(2) 药物疗法:常用的抗结核药物有异烟肼、链霉素、对氨基水杨酸、乙胺丁醇、卡那霉素、利福平及吡嗪酰胺等。

经过抗结核药物治疗后,全身症状与局部症状都会逐渐减轻。用药满 2 年能治愈的标准为:① 全身情况良好,体温正常,食欲良好;② 局部症状消失,无疼痛,窦道闭合;③ X 线表现脓肿缩小乃至消失,或已经钙化;无死骨,病灶边缘轮廓清晰;④ 3 次血沉都正常;⑤ 起床活动已 1 年,仍能保持上述 4 项指标。符合标准者可以停止抗结核药物治疗,但仍需定期复查。

2. 局部治疗　　局部治疗包括局部制动、脓肿穿刺、药物局部应用治疗等。

(1) 局部制动:应用牵引(主要在髋关节、膝关节)与固定,预防与矫正患肢畸形,保持关节在功能位,需4～6 个月。

(2) 脓肿的处理:根据脓肿大小做处理,小的脓肿可以自然吸收或钙化而沉着于结缔组织中,但需相当长的时间,抗结核药物往往对脓肿内的结核菌不起作用。因此,较大的脓肿应及早行排脓术。

(3) 链霉素、异烟肼和利福平可用于局部治疗,将上述药物注入病变的关节腔内或窦道内,形成局部高浓度杀灭结核杆菌。

3. 手术治疗

(1) 切开排脓:冷脓肿有混合感染,体温高,中毒症状明显者,因全身状况不好,不能耐受病灶清除术,可以做冷脓肿切开排脓。

(2) 病灶清除术:采用合适的手术切口途径,直接进入骨关节结核病灶部位,将脓液、死骨、结核性肉芽组织与干酪样坏死物质彻底清除掉,并放入抗结核药物,称之为病灶清除术。在全身性抗结核药物治疗下做病灶清除术可以取得疗效好、疗程短的效果。

(3) 其他矫形手术的治疗,如关节融合术,用于关节不稳定者;截骨术,用以矫正畸形;关节成形术,用以改善关节功能。

知识拓展

骨与关节结核骨组织的病理变化是以溶骨性病变为主要特征的。研究显示,成骨细胞和破骨细胞的平衡可以使骨骼形态趋于健康,一旦破骨细胞的数量和功能不断增强,最终成骨细胞无法承受骨质就会被破坏。结核分枝杆菌正是通过破骨细胞的增生而造成骨质破坏的。

小　结

骨与关节结核治疗 { 全身治疗(支持疗法与抗结核治疗)
局部治疗(局部制动、脓肿穿刺、局部用药等)
手术治疗(切开排脓、病灶清除等)

【思考题】

骨与关节结核有哪些治疗方法?

(杨建东)

第六十六章　运动系统畸形

学习要点

● **掌握：** 先天性运动系统畸形的治疗原则。
● **了解：** 脊柱侧凸的临床表现及防治原则。

运动系统畸形是骨科常见病、多发病，根据病因可以分为以下几种：神经源性、非神经源性及创伤性畸形。

第一节　先天性肌斜颈

先天性肌斜颈(congenital myogenic torticollis)是指一侧胸锁乳突肌发生纤维性挛缩后形成的畸形。

【病因】　目前仍有不少分歧，有说法指出是因为胎儿胎位不正或受到子宫的异常压力使头颈部姿态异常而阻碍一侧胸锁乳突肌的血液循环，从而致使该肌肉缺血、萎缩、发育不良、挛缩而引起斜颈。也有说法认为一侧胸锁乳突肌在难产时受伤产生出血、机化，致纤维变性后引起胸锁乳突肌挛缩，所导致的病变。

【临床表现】　在婴儿出生后，一侧胸锁乳突肌内可摸到一梭形肿块，质硬且较固定。约 3 个月后肿块可消失，继而发生挛缩，出现斜颈。头部向一侧倾斜，下颌偏向健侧，若将头摆正，可见胸锁乳突肌紧张而突出于皮下，形如硬索。在发育过程中若不予矫正，脸部发育将不对称，患侧短小，健侧饱满。颈椎侧凸，头部运动受限制，并随年龄增长而加重。

【治疗】

1. 非手术疗法　适用于 1 岁以内的幼儿。包括局部热敷、按摩、手法扳正和固定头部。

2. 手术疗法　适于 1 岁以上的病儿。在 12 岁以上者，虽然脸部和颈部畸形已难于矫正，但手术疗法仍可使畸形有所改善。

第二节　脊柱侧凸

脊柱侧凸(scoliosis)是指脊柱的侧向弯曲畸形。国际脊柱侧凸研究学会提出：应用 Cobb 法测量站立正位 X 线片的脊柱侧方弯曲，大于 10° 为脊柱侧凸。

【病因】　许多因素可引起脊柱侧凸，大体有以下内容。

1. 先天性因素　如先天性半椎体、椎体缺如、楔形椎体等。

2. 后天性因素　如姿势性、癔症性、神经肌肉性、外伤性、瘢痕性、代偿性脊柱侧弯等。

3. 特发性因素　即病因不明，占脊柱侧弯的 70%~80%。

【临床表现】　早期畸形不明显，常不引起注意。生长发育期，侧凸畸形发展迅速，可出现身高不及同龄人，双肩不等高，胸廓不对称。侧凸畸形严重者可出现剃刀背畸形，影响心肺发育，可出现神经系统牵拉或压迫的相应症状。

【辅助检查】　明显的脊柱侧凸，体格检查即能确诊。但是 X 线检查不可缺少，它可以测定侧弯的角度和排除脊椎结核、肿瘤、类风湿关节炎等疾病。

【治疗】

1. 非手术疗法 采取正确的坐姿及体操疗法,支具疗法,电刺激疗法,腰背肌、腹肌、髂肌及肩部肌锻炼,这些疗法的目的在于纠正姿势性侧凸,增强肌力,增加脊柱的活动度,控制脊柱畸形的恶化。

2. 手术疗法 经保守治疗无效,脊柱侧弯明显,且进行性加重者,需手术治疗,一般来说,如侧弯有 45°以上就可考虑手术矫正。

知识拓展

先天性脊柱侧凸的病因学研究取得重大突破*

北京协和医院及其合作单位研究发现散发先天性脊柱侧凸患者的基因组 16p11.2 区域内存在大片段的 DNA 缺失,基因测序分析将缺失区域内的 *TBX6* 基因确认为致病基因。在机制探寻中,该研究发现 *TBX6* 基因的缺失、无义或移码等不同形式的无效变异本身还不足以导致先天性脊柱侧凸,通常需要联合一个常见的 *TBX6* 亚效等位基因来共同致病。进一步分析病例的临床特征发现,此类突变所致的脊柱畸形在临床表型上具有高度的一致性。这些结果不仅揭示了 *TBX6* 是迄今最重要的先天性脊柱侧凸致病基因,而且解释了 *TBX6* 基因致病的复合遗传机制。

* 引自:吴志宏.先天性脊柱侧凸的病因学研究取得重大突破.首都食品与医药,2015,(5):66.

第三节　先天性髋关节脱位

先天性髋关节脱位(congenital dislocation of the hip)是指婴儿出生时部分或全部股骨头脱出髋臼的畸形,为一种较常见的先天性缺陷,女多于男,约 6:1。

【病因】 先天性髋关节脱位与下列因素有关。

1. 遗传因素 现认为它是一种单基因或多基因的遗传性疾病。

2. 原发性髋臼发育不良及关节囊、韧带松弛因素 它被认为是主要的发病因素。

3. 机械性因素 胎儿在子宫内位置不正常,臀位生产时受到异常的机械性压力破坏髋关节的正常结构,继而发生髋关节脱位。

【病理/病理生理】 病理改变主要表现在髋臼、股骨头、股骨颈和关节囊四个部分。若脱位时间长也可引起其他(如髋部的肌肉、韧带、神经、血管、骨盆和脊柱的)继发性病理变化。

【临床表现】

1. 0～6 个月 主要临床表现为下肢活动障碍,其单侧肢体运动较对侧差;患侧下肢短缩;双侧皮纹及会阴部不对称。

2. 6～12 个月 患儿步行前除具有 0～6 个月患儿全部临床表现外还有患侧力量不佳,蹬踩力量差于另一侧;11 个月仍无法站稳;髋关节外展受限等表现。

3. 12～18 个月 开始行走后表现为一侧脱位时表现为跛行;髋关节外展受限;双下肢不等长更加明显;患儿臀部明显后突;腰前凸增大。

4. 18 个月后 则主要表现为双侧脱位即鸭步或单侧脱位即跛行;患侧髋关节外展受限,同时有内收畸形;年龄较大患儿可能出现疼痛等不适。

【辅助检查】

1. B 超检查 较多的用于 0～6 个月的患儿髋脱位筛查。

2. 常规骨盆正位片 适用于 6 个月以上的儿童。

3. CT 检查 可以评价股骨头与髋臼的骨性情况,并测量股骨头前倾角度、股骨头颈干角等。

4. MRI 检查 则能够观察髋关节内的软骨:股骨头软骨及髋臼软骨、圆韧带、盂唇等的情况。

【治疗】 治疗越早,效果越好。根据年龄不同,治疗方法也有所不同。

1. 1 岁以内患儿的治疗 为非手术治疗的最佳时机。方法是将两髋保持屈曲外展位,保证股骨头复位,具体方法是使用简单的支具,如尿裤、连衣裤套等。若小儿年龄超过 6 个月,则手法复位后应用外固定支架保持两髋屈曲外展位,时间 3 个月左右。

2. 1~3 岁患儿的治疗 仍以非手术治疗方法为主。如果复位困难,可做股内收肌肌腱切断术。

3. 3 岁以上患儿的治疗 主要采用手术治疗,主要方法有：沙尔特(Salter)骨盆截骨治疗术、骨盆内移截骨术(Chiari 截骨术)、髋臼成形术等。

小 结

运动系统畸形 {
　先天性肌斜颈(临床表现、治疗)
　脊柱侧凸(临床表现、治疗)
　先天性髋关节脱位 {
　　临床表现(0~6 个月、6~12 个月、12~18 个月、18 个月以后)
　　治疗(1 岁以内、1~3 岁、3 岁以后)
　}
}

【思考题】

(1) 先天性肌斜颈的治疗方法有哪些?

(2) 试述先天性髋关节脱位各个时期的临床特点及治疗方法。

(杨建东)

第六十七章 骨 肿 瘤

学习要点

- **掌握**：① 骨肿瘤的分类；② 良性与恶性肿瘤的临床表现。
- **熟悉**：① 骨软骨瘤、软骨瘤、骨巨细胞瘤；② 骨肉瘤的临床表现、X线诊断和治疗原则。
- **了解**：转移性骨肿瘤的临床表现及治疗原则。

凡发生在骨内或起源于各种骨组织成分的肿瘤，无论是原发性、继发性还是转移性肿瘤一律统称为骨肿瘤。

第一节 骨肿瘤总论

骨肿瘤根据来源可分为原发性和继发性。原发性骨肿瘤来自骨骼及其附属组织，又可分为良性和恶性两类。继发性肿瘤为转移性肿瘤，是指从体内其他部位转移至骨的肿瘤，均为恶性。有些病变并非真性肿瘤，但其临床表现、辅助检查的结果与骨肿瘤相似，称为肿瘤样病损。

【病因】 目前对骨肿瘤的成因仍不十分明确。与其他肿瘤相同，其发病因素较为复杂。

【临床表现】

1. 局部肿块和肿胀 良性肿瘤常表现为质硬而无压痛，生长较为缓慢。局部膨胀迅速和肿块发展迅速多见于恶性肿瘤。肿瘤的血运丰富，也多属恶性。

2. 疼痛与压痛 疼痛是生长迅速的肿瘤最显著的症状。良性肿瘤多无疼痛，但有些良性肿瘤，如骨样骨瘤可因反应骨的生长而产生剧痛；恶性肿瘤几乎均有局部疼痛。

3. 功能障碍 骨肿瘤后期，因疼痛肿胀而患部功能将受到障碍，病情发展迅速则功能障碍症状更为明显，可伴有相应部位肌肉萎缩。

4. 压迫症状 邻近关节的肿瘤，脊髓肿瘤不论是良、恶性都可能引起压迫症状，甚至出现截瘫。

5. 畸形 因肿瘤影响肢体骨骼的发育及坚固性而合并畸形，以下肢为明显，如髋内翻、膝外翻及膝内翻。

6. 病理性骨折 轻微外伤引起病理性骨折是某些骨肿瘤的首发症状，也是恶性骨肿瘤和骨转移癌的常见并发症。创伤常引起肿瘤的早期发现，但不会导致肿瘤。

7. 晚期恶性骨肿瘤 可出现贫血、消瘦、纳差、体重下降、低热等全身症状。远处转移多为血行性转移，偶见淋巴结转移。

> **知识拓展**
>
> **骨肿瘤外科分期**
>
> 骨肿瘤外科分期是将病理分度(G)、外科区域性(T)和远隔转移(M)结合起来的GTM外科分级系统，以制订手术方案、指导治疗、评估骨肿瘤的疗效和预后。G分 G_0(良性)、G_1(低度恶性)、G_2(高度恶性)三期。G_0：组织学上细胞分化良好，肿瘤明确为囊内，无伴随病灶，无跳跃病损，无转移，X线表现肿瘤界限清楚或穿破囊壁或向软组织延伸。G_1：中等分化，核分裂少见。X线表现骨皮质破坏，有侵袭现象。临床表现为活动病灶，向囊外生长，无跳跃转移，偶有远隔转移。G_2：常见有丝分裂相，分化极差，多形性和染色质过多，X线表现肿瘤扩散，波及软组织，破坏侵袭性明显。临床生长迅速，有跳跃性转移，常发生局部及远隔转移。

第二节　良性骨肿瘤

一、骨样骨瘤

骨样骨瘤(osteoid osteoma)是一种孤立性、圆形的、成骨性的良性肿瘤,以疼痛为主,较少见。常发生于儿童和青少年,好发部位以下肢长骨为主。

【临床表现】　主要症状是疼痛,有夜间痛,进行性加重,多数服用止痛药可缓解,并以此作为诊断依据。若病损在关节附近,可出现关节炎症状,影响关节功能。

【辅助检查】　X线检查该病最常见于股骨颈和胫骨上端。但可累及任何骨骼。典型的X线表现是由致密骨包绕的小病灶,大多数直径小于1 cm,中央呈致密度较小的透射线区,可有不同程度的钙化。少数病例有1个以上的病灶。

【治疗】　以手术治疗为主。

二、骨软骨瘤

骨软骨瘤(osteochondroma)是一种常见的、软骨源性的良性肿瘤,也是儿童期最常见的良性骨肿瘤,通常位于干骺端的一侧骨皮质,向骨表面生长可分为单发和多发性骨软骨瘤。多发性骨软骨瘤也叫骨软骨瘤病,多数有家族遗传史,具有恶变倾向。多见于长骨干骺端。

【临床表现】　局部有生长缓慢的骨性包块,本身无症状,多因压迫周围组织如肌腱、神经、血管等影响功能而发现。疼痛是由于肿瘤压迫周围组织或其表面的滑囊发生炎症。

【辅助检查】　X线表现单发或多发,表现为骨性病损自干骺端突出,一般比临床所见的要小,因软骨帽和滑囊不显影,肿瘤的骨质影像与其所在部位干骺端的骨质结构完全相同。其皮质和松质骨以窄小或宽广的蒂与正常骨相连,彼此髓腔相通,皮质相连续,突起表面为软骨帽,不显影,厚薄不一,有时可呈不规则钙化影。

【治疗】　一般不需治疗。若肿瘤生长过快,有疼痛或影响关节活动功能者;影响邻骨或发生关节畸形者;压迫神经、血管及肿瘤自身发生骨折时;肿瘤表面滑囊反复感染者;或病变活跃有恶变可能者应行切除术。

三、软骨瘤

软骨瘤(chondroma)是一种松质骨的、透明软骨组织构成的、软骨源性的良性肿瘤。软骨瘤在良性骨肿瘤中较为常见,内生(髓腔性)软骨瘤是指发生在髓腔内的软骨瘤,最为常见。

【临床表现】　软骨瘤多见于青少年,发病缓慢,以无痛性肿胀和畸形为主。有时也以病理性骨折或偶然发现。

【辅助检查】　X线检查可见:单发性内生软骨瘤为椭圆形的透明暗区,呈溶骨性破坏,边缘整齐,骨膨胀变薄,溶骨区内有间隔或斑点状钙化影,多发性内生软骨瘤可引起骨骼畸形。

【治疗】　以手术治疗为主。

第三节　原发性恶性骨肿瘤

一、骨肉瘤

骨肉瘤(osteosarcoma)是一种最常见的恶性骨肿瘤,其特点是肿瘤细胞产生的骨样基质。好发于青少年,好发部位为股骨远端、胫骨近端和肱骨近端的干骺端。常形成梭形瘤体,可累及骨膜、骨皮质及髓腔,病灶切面呈鱼肉状,棕红或灰白色。

【临床表现】 疼痛为早期症状,可发生在肿瘤出现以前,起初为间断性疼痛,渐转为持续性剧烈疼痛,尤以夜间为甚。恶性大的肿瘤疼痛发生较早且较剧烈,常有局部创伤史。骨端近关节处肿瘤大,硬度不一,有压痛,局部温度高,静脉扩张,有时可摸出搏动,可以伴有全身恶病质表现。溶骨性骨肉瘤因侵蚀皮质骨而导致病理性骨折。核素骨显像可以确定肿瘤的大小及发现转移病灶。化验检查可用来检测病变的状态。

【辅助检查】 X线可有不同形态,密质骨和髓腔有成骨性、溶骨性或混合性骨质破坏,骨膜反应明显,呈侵袭性发展,可见 Codman 三角或呈"日光射线"形态。

【治疗】 无转移者,应采取综合治疗。骨肉瘤肺转移的发生率极高,有转移者,还可行手术切除转移灶。

二、软 骨 肉 瘤

软骨肉瘤(chondrosarcoma)是成软骨性的恶性肿瘤。特点是肿瘤细胞产生软骨,有透明软骨的分化,常出现黏液样变、钙化和骨化。好发于成人和老年人;男性稍多于女性。好发部位骨盆最多见,其次是股骨上端、桡骨上端和肋骨。

【临床表现】 临床表现没有特异性。多表现为缓慢发展的疼痛。有时可触及肿块。以疼痛和肿胀为主。开始为隐痛,以后逐渐加重。肿块增长缓慢,可产生压迫症状。

【辅助检查】 X线片上不连续的钙化斑块是软骨性病变特征性的影像学标志。软骨性病灶一般表现为透亮区,其间比较均匀地分布着小斑点的或环状的不透亮区。

【治疗】 手术治疗为主,方法与骨肉瘤相同。

三、骨 巨 细 胞 瘤

骨巨细胞瘤(giant cell tumor of the bone)为交界性肿瘤,可分为巨细胞瘤和恶性巨细胞瘤。骨巨细胞瘤是一种良性的、局部侵袭性的肿瘤,它是由成片的卵圆形单核瘤性细胞均匀分布于大的巨细胞样成骨细胞之间。而恶性巨细胞瘤表现为原发性骨巨细胞瘤的恶性肉瘤,或原有骨巨细胞瘤的部位发生恶变。

【临床表现】 好发部位为股骨下端和胫骨上端(膝关节周围),其次为肱骨近端和桡骨远端,主要表现为局部疼痛,逐渐加重,随着病情进展,可有肿胀,压痛。轻微外伤即可发生骨折,表现为突然剧痛、肿胀、畸形、不能活动。

【辅助检查】 典型X线特征为骨端偏心位、溶骨性、囊性破坏而无骨膜反应,病灶膨胀生长、骨皮质变薄,呈肥皂泡样改变。应注意与动脉瘤样骨囊肿、骨肉瘤、骨囊肿相鉴别。

【治疗】 骨巨细胞瘤手术为首选治疗方案。

第四节 转移性骨肿瘤

转移性骨肿瘤(metastatic tumor of the bone)是指原发于其他脏器的恶性肿瘤,通过血液循环及淋巴系统转移到骨骼的肿瘤,它不包括生长在骨骼附近直接侵犯到骨骼的肿瘤。转移性骨肿瘤临床上较常见。

【病因】 恶性肿瘤转移至骨骼的主要途径是血液系统和淋巴系统。常见转移部位依次为:骨盆、股骨、脊柱、肋骨、肱骨、肩胛骨、胫骨。

【病理/病理生理】 转移性骨肿瘤组织与原发肿瘤有密切关系,大体见多数骨肿瘤为灰白色、质脆,切面常可见出血坏死区。肿瘤无包膜,无清楚边界,扩大时可穿破骨皮质到软组织中。镜下显示,转移性骨肿瘤多数为腺癌,其次为鳞癌。

【临床表现】 局部疼痛是最常见的症状,早期疼痛较轻,呈间歇性,一般夜间加重,晚期疼痛剧烈,位于骨盆则有髋关节及股内侧疼痛。当转移性骨肿瘤较深时,初期往往不易发现体表肿块,以疼痛或功能障碍为主要症状。而位于表浅的转移性骨肿瘤,疼痛与肿块有可能同时出现。有时会有压迫症状,从而出现神经血管等一系列症状,还有的会因外伤而发生骨折。

【治疗】 转移性骨肿瘤是癌瘤的晚期表现,要想治愈很困难,常常采用姑息性治疗。治疗的目的主要是延长寿命,提高患者的生活质量并保存一定的功能。

小 结

骨肿瘤根据来源可分为 $\begin{cases} 原发性 \begin{cases} 良性骨肿瘤(如骨样骨瘤,骨软骨瘤,软骨瘤等) \\ 恶性骨肿瘤(如骨肉瘤,软骨肉瘤等) \end{cases} \\ 继发性(转移性骨肿瘤,均为恶性) \end{cases}$

【思考题】

如何鉴别良、恶性骨肿瘤?

(杨建东)

推荐补充阅读书目及网站

于仲嘉.四肢显微血管外科学.上海：上海科学技术出版社,1995.

邓小明,姚尚龙,于布为.现代麻醉学上下册.第4版.北京：人民卫生出版社,2014.

邓永福,杨明清.临床输血实用新技术.北京：人民军医出版社,2007.

石美鑫.实用外科学.第2版.北京：人民卫生出版社,2005.

卡内尔.坎贝尔骨科手术学.王岩,译.北京：人民军医出版社,2013.

田兴松.实用甲状腺外科学.北京：人民军医出版社,2009.

冯传汉,张铁良.临床骨科学.第2版.北京：人民卫生出版社,2004.

刘延清,崔健君.实用疼痛学.北京：人民卫生出版社,2013.

汤锦波.桡骨远端骨折.上海：上海科学技术出版社,2013.

孙衍庆.现代胸心外科学.北京：人民军医出版社,2000.

吴在德,吴肇汉.外科学.第7版.北京：人民卫生出版社,2008.

吴阶平.吴阶平泌尿外科学.济南：山东科学技术出版社,2012.

张延龄,吴肇汉.实用外科学.第3版.北京：人民卫生出版社,2012.

陈孝平,汪建平.外科学.第8版.北京：人民卫生出版社,2013.

陈孝平,陈义发.外科手术基本操作.北京：人民卫生出版社,2005.

实用骨折治疗学.第4版.徐卫东,候铁胜,译.上海：第二军医大学出版社,2006.

姜军.现代乳腺外科学.北京：人民卫生出版社,2005.

栗占国.类风湿关节炎.北京：人民卫生出版社,2009.

顾恺时.顾恺时胸心外科手术学.上海：上海科学技术出版社,2003.

郭应禄,李雪松.Smith腔内泌尿外科学.第2版.北京：人民卫生出版社,2011.

唐金海.乳腺癌.南京：江苏科学技术出版社,2008.

韩少良.胃十二指肠疾病外科治疗.北京：人民军医出版社,2005.

韩德民.头颈外科学和肿瘤学.北京：人民卫生出版社,2005.

鲁玉来,刘晓光.腰椎间盘突出症.第3版.北京：人民军医出版社,2014.

黎介寿,吴孟超,黄志强.普通外科手术学.第2版.北京：人民军医出版社,2004.

S. Terry Canale, James H. Beaty,等.坎贝尔骨科手术学.第11版.王岩主译.北京：人民军医出版社,2011.

Leesa M. Galatz.肩肘外科学.第3版.崔国庆主译.北京：北京大学医学出版社,2012.

Reinhard Schnettler, Hans-Ulrich Steinau.感染性骨与关节外科治疗.徐林主译.北京：人民卫生出版社,2012.

中华普通外科网.http://www.puwaichn.com.

中国外科医生网.http://www.cnsurgeon.com.

中国颅脑创伤网.http://www.chinese-neurotrauma.com.

中国器官移植网.http://www.transplantation.org.cn.

外科科学.http://www.surgical-science.com.

美国心胸外科网.http://www.ctsnet.org.

美国国立综合癌症网.http://www.nccn.org.

美国泌尿外科学会网.http://www.auanet.org.

美国骨科医师学会网.www.aaos.org.

主要参考文献

邓小明,李文志. 危重病因学. 第 3 版. 北京:人民卫生出版社,2011.

吴孟超,吴在德. 黄家驷外科学. 第 7 版. 北京:人民卫生出版社,2008.

邹声泉,龚建平. 外科学:前沿与争论. 第 2 版. 北京:人民卫生出版社,2005.

陈孝平. 外科学(英文版). 北京:人民卫生出版社,2008.

郑树森. 外科学. 北京:高等教育出版社,2004.

高居中. 外科学(成人教育). 北京:高等教育出版社,2004.

韩少良. 小肠疾病的外科治疗. 上海:复旦大学出版社,2008.

程国良. 手指再植与再造. 第 2 版. 北京:人民卫生出版社,2005.

Courtney M Townsend Jr,Daniel Beauchamp R,Mark Evers B,等. 克氏外科学. 第 15 版. 王德炳主译. 北京:人民卫生出版社,2000.

Joseph Schatzker,Marvin Tile. 骨折手术治疗原理. 第 3 版. 彭阿钦译. 北京:人民卫生出版社,2007.